临床内科常用技术和诊疗要点

王　东◎主编

吉林科学技术出版社

图书在版编目（CIP）数据

临床内科常用技术和诊疗要点 / 王东主编 . -- 长春：
吉林科学技术出版社 , 2017.4
ISBN 978-7-5578-2095-4

Ⅰ . ①临… Ⅱ . ①王… Ⅲ . ①内科－疾病－诊疗
Ⅳ . ① R5

中国版本图书馆 CIP 数据核字（2017）第 076066 号

临床内科常用技术和诊疗要点
LINCHUANG NEIKE CHANGYONG JISHU HE ZHENLIAO YAODIAN

主　　编　王　东
出 版 人　李　梁
责任编辑　孟　波　陆海燕
封面设计　长春创意广告图文制作有限责任公司
制　　版　长春创意广告图文制作有限责任公司
开　　本　889mm×1194mm　1/16
字　　数　750千字
印　　张　42
印　　数　1—1000册
版　　次　2017年4月第1版
印　　次　2018年3月第1版第2次印刷

出　　版　吉林科学技术出版社
发　　行　吉林科学技术出版社
地　　址　长春市人民大街4646号
邮　　编　130021
发行部电话/传真　0431-85635177　85651759　85651628
　　　　　　　　　85652585　85635176
储运部电话　0431-86059116
编辑部电话　0431-86037565
网　　址　www.jlstp.net
印　　刷　永清县晔盛亚胶印有限公司

书　　号　ISBN 978-7-5578-2095-4
定　　价　85.00元

前　言

　　内科学是临床医学的基础,许多疾病都是临床工作中的常见病和多发病,严重威胁着人们的健康。近年来,随着医学新技术的不断创新、新药物的不断问世和分子生物学的不断开拓,内科领域的诊断治疗技术也取得了突飞猛进的发展。临床内科医师需要不断学习,吸收现代医学的先进理论和经验,才能跟上时代的发展,更好的为患者服务。为了反映当前临床内科常见病的最新研究成果,更好地为临床工作服务,我们在广泛参阅了国内外最新最权威文献资料基础上,并结合自己的经验,编撰了《临床内科常用技术和诊疗要点》一书。

　　本书从临床实用性出发,介绍了内科临床常见病的诊断与治疗方法,对每种疾病均介绍了其病因、发病机制、临床表现、诊断与鉴别诊断和治疗措施等。全书分别介绍了内科常见病诊疗的相关基础知识与基本理论;呼吸系统疾病、内分泌系统疾病、心血管疾病、神经系统疾病、风湿免疫性疾病及消化内科的常见病、多发病。在整个编撰过程中,力求资料详实、内容丰富,争取集科学性、先进性和实用性于一体。

　　本书得以顺利出版要感谢各位编者的辛勤工作,但限于编者知识范围有限、时间仓促、血液学研究进展迅速,书中亦有可能存在不足和疏漏之处,敬请读者和同行不吝指正。

《临床内科常用技术和诊疗要点》编委会

2017 年

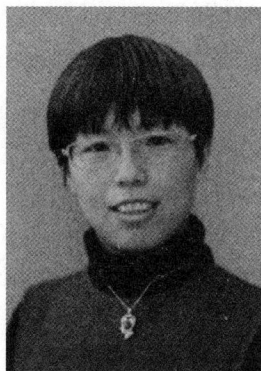

王 东

女,42 岁。安徽省立医院内分泌科副主任医师,安徽省省医学会糖尿病学分委员。2007 年毕业于复旦大学附属华山医院内分泌与代谢病专业,获得硕士学位。曾主持或参与国家自然科学基金,安徽省卫生厅基金,安徽省立医院三新项目等多项课题。自 1997 年蚌埠医学院本科毕业以来,从事内分泌与代谢性疾病诊治工作 10 余年,2010 年担任内分泌科副主任医师,擅长内分泌代谢病如糖尿病、甲状腺疾病、痛风、垂体疾病、肾上腺疾病、性腺疾病以及骨质疏松症等疾病的诊断和治疗。以第一作者身份在 SCI 期刊,中华内科杂志,中国糖尿病杂志等中文核心期刊发表论文数篇。

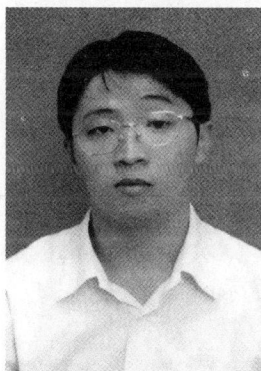

董 林

男,38 岁。安徽省立医院内分泌科主治医师,毕业于安徽医科大学内分泌与代谢病专业,获得硕士学位。从事内分泌与代谢性疾病诊治工作 10 余年,擅长内分泌代谢病如糖尿病、甲状腺疾病、痛风、垂体疾病、肾上腺疾病、性腺疾病以及骨质疏松症等疾病的诊断和治疗。以第一作者身份在中文期刊发表论文数篇。

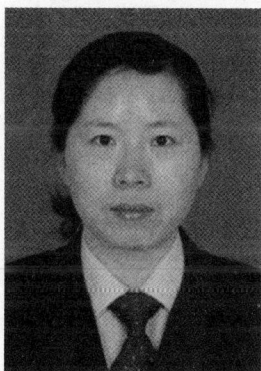

李晓雯

女,1976 年.生,湖北医药学院附属人民医院,副主任医师。2000 年毕业于湖北医药学院,目前为湖北省医学会血管外科分会糖尿病足学组委员,十堰市医学会临床营养学会委员。从事内分泌临床工作十余年,先后到武汉中南医院、上海瑞金医院进修学习。对肥胖、甲状腺疾病合并妊娠、甲状腺相关性眼病、糖尿病、垂体－肾上腺疾病的诊治方面有较丰富的临床经验。主持市级科研一项,参与省市级科研立项 5 项,先后在各类期刊上发表论文十余篇,主编著作 1 部,参编著作 1 部。

目　　录

第一章　内科常见症状

第一节　昏迷

昏迷是最严重的意识障碍,即意识完全丧失,系由于弥漫性大脑皮质或脑干网状结构的损害或功能抑制所致。根据程度分为:①浅昏迷,对强烈痛刺激有反应,基本生理反应存在,生命体征正常;②中度昏迷,对痛刺激的反应消失,生理反应存在,生命体征正常;③深昏迷,除生命体征存在外,其他均消失;④过度昏迷,即脑死亡,临床表现为意识丧失,运动、感觉和反射障碍,各种刺激不能唤醒。

一、病因

可归纳为颅内和颅外(感染与非感染)两大类。

(1)颅内感染性疾患:乙型脑炎,流行性脑炎,结核性脑膜炎,单胞病毒性脑炎等。

(2)颅内非感染性疾患:严重颅脑外伤,颅内占位性病变,脑血管疾病,脑水肿,癫痫持续状态等。

(3)颅外感染性疾患:全身性感染(如败血症、中毒性菌痢)所致中毒性脑病及 Reye 综合征。

(4)颅外非感染性疾患:食物、药物或酒精中毒,严重肝病,肺性脑病,尿毒症,急性循环障碍,糖尿病,酮症酸中毒及高渗状态,低血糖,垂体或甲状腺或肾上腺皮质功能减退危象,高温中暑,触电等。

二、鉴别诊断

昏迷的鉴别诊断,首先应解决是否昏迷。如是昏迷,昏迷的病因是什么。所以,昏迷的鉴别诊断包括了昏迷状态的鉴别和昏迷病因的鉴别。

昏迷必须与类昏迷鉴别。所谓类昏迷是指患者的临床表现类似昏迷或貌似昏迷,但实际上并非真昏迷的一种状态或症候。它一般包括假性昏迷(如癔症性不反应状态、木僵状态、闭锁综合征)、醒状昏迷(如去皮质状态、无动性缄默及植物状态)及其他一些病症(如晕厥,失语,发作性睡病)。

第二节　呼吸困难

呼吸困难指患者呼吸时感到费力。客观表现为呼吸活动用力,重者有鼻翼煽动,张口耸肩,发绀,并有呼吸频率、深度与节律的改变。它既是症状又是体征。

一、病因、病理

(一)肺源性呼吸困难

由呼吸系统疾病引起的通气、换气功能障碍,导致缺氧和(或)二氧化碳潴留。因呼吸系统病变部位不同,临床可表现为吸气性、呼气性及混合性呼吸困难。

(二)心源性呼吸困难

由左心和(或)右心衰竭引起。左心衰竭所致呼吸困难较为严重。急性左心衰时,常出现阵发性呼吸困难,多在夜间睡眠中发生,称夜间阵发性呼吸困难,有的甚至不能平卧,称端坐呼吸。可有哮鸣音,称为心源性哮喘。

(三)中毒性呼吸困难

代谢性酸中毒时,可出现酸中毒大呼吸(kussmaul 呼吸);急性感染时,由于体温升高及毒性代谢产物的影响,刺激呼吸中枢,使呼吸频率增加;某些药物和化学物质中毒如吗啡类、巴比妥类药物、有机磷中毒时,呼吸中枢受抑制,使呼吸变慢,并可以表现为呼吸节律异常。

(四)神经精神性呼吸困难

重症颅脑疾患如颅脑外伤、出血、炎症、肿瘤时,呼吸中枢因受增高的颅内压及供血减少的影响,使呼吸变慢而深,并常伴有呼吸节律异常。神经官能症或癔症患者,由于精神或心理因素的影响可有呼吸困难发作,常表现为自诉胸部压抑感、气短,呼吸频率明显增快,但仔细观察并无呼吸困难客观表现。

(五)血源性呼吸困难

重度贫血、高铁血红蛋白血症或硫化血红蛋白血症等,因红细胞携氧量减少,血氧含量降低,致呼吸变快,伴心率加快。大出血或休克时,因缺血或血压下降,刺激呼吸中枢,也可使呼吸加速。

二、诊断要点

(1)突然发生的呼吸困难:见于肺梗死、自发性气胸。

(2)急性发作性呼吸困难:见于急性左心衰竭、支气管哮喘、喘息型支气管炎。

(3)慢性呼吸困难:见于慢性支气管炎、慢性阻塞性肺气肿、弥漫性肺纤维化,充血性心力衰竭、大量胸水、腹水。

(4)吸气性呼吸困难:见于上呼吸道梗阻,如急性喉炎、大气道异物、肿瘤,可出现"三凹征"。

(5)呼气性呼吸困难:见于气道远端阻塞、痉挛,如慢性阻塞性肺气肿,此时可见腹肌在呼气时收缩,而发生腹部凹陷。

(6)混合性呼吸困难:见于大叶性肺炎、气胸、大量胸水胸廓限制性疾病等。

(7)端坐呼吸:见于急性左心衰竭、自发性气胸、支气管哮喘。夜间阵发性呼吸困难为左心衰竭的典型早期临床表现。

(8)深大呼吸:见于代谢性酸中毒。

(9)浅快呼吸:见于癔症、胸膜炎、肺炎、大量胸腹水。

(10)潮式呼吸:中枢神经系统病变,充血性心力衰竭,一些老年人深睡时,脑动脉硬化,中枢神经供血不足时均可出现。比奥呼吸多发生于中枢系统疾病,比潮式呼吸更为严重,预后多不良。双吸气、下颌呼吸见于呼吸停止前。

第三节　发绀

发绀指血液中还原血红蛋白增多,其绝对值在 50 g/L(5 g/dl)以上时,表现为皮肤、黏膜呈青紫色的现象。广义的发绀包含少数由于异常血红蛋白衍生物(高铁血红蛋白、硫化血红蛋白)所致皮肤、黏膜青紫现象。发绀在皮肤较薄,色素较少和毛细血管丰富的部位,如口唇、鼻尖、颊部与甲床等处较为明显,易于观察。有时临床所见发绀,不能确切反映动脉血氧下降情况,因为血红蛋白低于 60 g/L,即使有严重缺氧,发绀也不会出现。

一、病因、病理

（一）血液中还原血红蛋白增多

1. 中心性发绀

由于心、肺疾病导致 SaO_2 降低引起。发绀的特点是全身性的,除四肢及面颊外,也见于黏膜与躯干的皮肤。皮肤温暖。按摩后发绀不消失。

2. 周围性发绀

由于周围循环血流障碍所致,发绀的特点是常见于肢体的末梢与下垂部分如肢端、耳垂、鼻尖,局部皮肤发凉,按摩或加温后,发绀即可消失。可分为淤血性周围性发绀与缺血性周围性发绀。

3. 混合性发绀

中心性发绀与周围性发绀并存,可见于心力衰竭患者。因肺淤血,血液在肺内氧合不足以及周围血流缓慢,毛细血管内血液脱氧过度所致。交叉发绀:见于先天性动脉导管关闭不全,表现为上半身正常、下半身发绀。

（二）血液中存在异常血红蛋白衍生物

（1）药物或化学物质中毒所致的高铁血红蛋白血症,当血中高铁血红蛋白量达 30 g/L时,即可出现发绀。

（2）先天性高铁血红蛋白血症。自幼即有发绀,而无心、肺疾病及引起异常血红蛋白的其他原因。

（3）硫化血红蛋白血症。当血中硫化血红蛋白含量达 5 g/L 时,即可出现发绀。发绀的特点是持续时间很长,可达几个月或更长,因硫化血红蛋白一经形成,不论在体内或体外均不能恢复为血红蛋白,而红细胞寿命仍正常。

二、诊断要点

（一）发绀伴杵状指（趾）

说明发绀较久。见于先天性心脏病、某些慢性肺部疾病、风湿性心脏病并发感染性心内膜炎。

（二）发绀伴呼吸困难

常见于重症心肺疾病和急性呼吸道阻塞、气胸等。发绀急性起病伴循环衰竭见于休克、急性中毒、急性心力衰竭等。

（四）发绀出现的部位

仅出现于上半身,见于上腔静脉阻塞;仅出现于下半身,见于下腔静脉阻塞;主要出现在指、趾端,见于雷诺现象、休克及血栓闭塞性静脉炎。

第四节 咯血

咯血是指喉及喉以下呼吸道出血经口排出。

一、病因

(一)呼吸系统疾病

以肺结核最多见,其次为支气管扩张、肺癌。其他原因包括肺脓肿、慢性支气管炎、肺炎、肺梗死、支气管结石、肺寄生虫病、肺囊肿、尘肺、支气管异物及韦格内肉芽肿等。

(二)其他系统疾病

循环系统疾病(如二尖瓣狭窄、房间隔缺损、动脉导管未闭等)、血液病(如血小板减少性紫癜、白血病、血友病、再生障碍性贫血等)、风湿病(如白塞病、结节性动脉周围炎等)、传染病(如肾综合征出血热、钩端螺旋体病等)、肺出血肾炎综合征及子宫内膜异位症等。

二、诊断

(1)明确病因:通过详细的病史询问、全面的体格检查、胸部X线及其他必要检查综合判断。如咯血伴低热、盗汗,胸片示空洞等病灶时应考虑肺结核病(痰查到结核杆菌可确诊)。40岁以上的男性吸烟者,少量咯血,胸片示占位性病变,应考虑肺癌可能(病理学确诊,如纤维支气管镜检查等)。长期咳嗽、咳脓痰、反复咯血,应考虑支气管扩张(支气管造影可确诊)。发热、咯血、皮下出血、尿少、休克、肾功能异常,可能为肾综合征出血热。咯血伴全身出血倾向,应考虑血液病,需做相应的检查。

(2)确定出血部位:胸部听诊及酌情选择X线、CT、纤维支气管镜以及支气管动脉造影等检查。

(3)判断严重程度:每日咯血量 < 100 ml 为小量咯血,100 ~ 500 ml 为中等量咯血,> 500 ml(或1次咯血 > 300 ml)为大量咯血。1次出血量 > 800 ml 可有血压改变,> 1 500 ml 可发生休克。短时间内大量咯血,血块阻塞气道可引起窒息,表现为突然烦躁不安、极度紧张、端坐呼吸、咯血不畅、发绀、昏迷、抽搐等。

三、治疗原则

(一)小量咯血

应镇静、止咳、保持大便通畅,酌情应用止血药物,如卡巴克络(安络血)片、云南白药等。

(二)中等量及大量咯血

1. 一般处理

卧床休息(患侧卧位)、镇静、通便、吸氧、监护生命体征等。

2. 止血

(1)药物:垂体后叶素5 U加入50%葡萄糖液40 ml,缓慢静脉注射。继用10 ~ 20 U加入50%葡萄糖液500 ml中静脉滴注维持。冠心病、高血压患者及孕妇忌用。普鲁卡因200

~300 mg 或酚妥拉明 10~20 mg 加入 5% 葡萄糖液 500 ml 静脉滴注。云南白药 0.5 g,每日 3 次口服。

（2）经纤维支气管镜局部止血:灌注冷生理盐水、凝血酶止血,明胶海绵、Fogarty 气囊压迫止血,或激光止血氩气刀止血等。

（3）支气管动脉栓塞疗法。

（4）反复大量咯血,内科治疗无效者,出血部位明确,对侧肺无活动性病变,且无手术禁忌证,可行相应肺叶或肺段切除术。

3. 输血

咯血量过多,可根据血压和血红蛋白酌情输注新鲜血。

（三）窒息

（1）立即取头低脚高体位,拍击患者背部,以便血块排出。

（2）尽快挖出或吸出口、咽、喉、鼻部血块,保持气道通畅。

（3）必要时气管插管或气管切开,吸出淤血,解除呼吸道阻塞。

（4）充分给氧。

（5）心跳、呼吸停止者,立即予心肺复苏术。纠正酸碱平衡失调。

（四）其他

病因治疗。

第五节　心悸

心悸是一种自觉心脏跳动的不适感觉或心慌感。心悸时心率可快、可慢,也可有心律失常。

一、病因、病理

（一）心脏搏动增强

心脏收缩力增强引起的心悸,生理性原因有:①剧烈运动,精神过度紧张;②饮酒、茶、咖啡;③药物如肾上腺素、甲状腺片等。

病理性原因有:①心室肥大如高血压心脏病及主动脉瓣、二尖瓣关闭不全,动脉导管未闭,室间隔缺损等;②甲状腺功能亢进症、贫血、发热、低血糖症等可引起心脏搏出量增加,搏动增强。

（二）心律失常

（1）各种原因引起的窦性心动过速、阵发性室上速或室性心动过速（室速）。

（2）窦性心动过缓,病态窦房结综合征（病窦）或高度房室传导阻滞。

（3）房性或室性早搏,心房颤动。

（三）心脏神经官能症

由自主神经功能紊乱所致。

二、诊断要点

（一）病史

有基础心脏病或其他疾病的病史、症状和体征,或存在上述某种诱因。

(二)伴随症状

(1)心悸伴心前区痛可见于冠心病(心绞痛、心肌梗死)、心肌炎、心包炎,亦可见于心脏神经官能症。

(2)心悸伴发热见于急性传染病、风湿热、心肌炎、心包炎、感染性心内膜炎。

(3)心悸伴晕厥或抽搐见于高度房室传导阻滞、心室颤动或室速、病窦综合征。

(4)心悸伴贫血见于各种原因引起的急性失血,此时常有虚汗、脉搏细弱、血压下降或休克。

(5)心悸伴消瘦及出汗见于甲状腺功能亢进症。

三、治疗

(一)一般处理

治疗原发病,解除诱因。

(二)对症处理

(1)心率快者可应用减慢心率的药物,如普萘洛尔(心得安)10~20 mg,一日3次口服。

(2)心率慢者给予阿托品、异丙肾上腺素或行心脏起搏治疗。

(3)如为心律失常,则根据其不同类型选用相应的抗心律失常药物。

第六节　晕厥

晕厥是由于一过性脑血流量不足所引起的短暂性意识丧失。

一、病因及诊断要点

(一)反射性晕厥

由于反射性周围血管扩张,心脏输出量减少及(或)小动脉收缩,反射功能失常而引起。

(1)血管抑制性晕厥:也称血管迷走性晕厥,最为常见,多见于青少年,女性多见。发作前有焦虑、情绪刺激等诱因,多在站立位。发作前有全身不适、心悸、胸闷、恶心、苍白、出汗、乏力等前驱症状,逐渐摇晃、跌倒,晕厥时间数秒至数分,当时血压降低,心率减慢,少数可有暂时性抽搐。

(2)体位性低血压晕厥:发生于自卧位或下蹲位突然站立时,患者猝然跌倒,并无前驱症状,当时血压下降,心率不变。

(3)颈动脉窦晕厥:见于颈动脉窦过敏及颈动脉硬化者。衣领过紧、突然转颈、吞咽动作均可导致发病,无前驱症状,当时血压下降,心率可慢或不变。

(4)排尿性晕厥:多见于中年男性,发生于排尿时或排尿后,尤其是夜间起床小便时。

(5)反射性停搏:迷走神经功能亢进时,某些刺激可引起短暂的传导阻滞甚至停搏,如舌咽神经痛、食管刺激、胸膜和支气管刺激等。

(二)心源性晕厥

由于心排血量不足引起。其特点是发作与体位无关,多无前驱症状。

(1)心律失常:①心动过缓型心律失常,如房室传导阻滞、窦房阻滞、窦性停搏等;②心动过速型心律失常,如阵发性室上型心动过速、阵发性快速型房颤、室性心动过速等;③QT 或 QTu 间期延长常致尖端扭转型室速、室颤;

(2)急性心脏排血受阻:①主动脉瓣狭窄;②肥厚型梗阻性心肌病;③心房黏液瘤或球瓣样血栓;④心脏压塞;⑤主动脉夹层;

(3)心肺功能不全:①先天性心脏病,如法洛四联症等;②原发性肺动脉高压,可在运动时或运动后发生晕厥;③肺动脉栓塞;④缺血性心脏病多在急性心肌梗死(AMI)时或后发生晕厥,常由心律失常引起;

(三)脑源性晕厥

由于脑血管阻力过高或血管运动中枢调节失常引起的晕厥。

(1)脑动脉粥样硬化:椎基系统动脉硬化常会引起一过性脑供血不足而引起晕厥。

(2)无脉症:原发性无脉症涉及颈动脉,晕厥多在仰视时发生。

(3)脑干病变:如肿瘤、炎症、变性可直接或间接影响延髓的血管运动中枢而致晕厥。

(四)其他病因

(1)咳嗽性晕厥:剧烈咳嗽引起胸腔和腹腔压力升高而影响静脉回流,或间接产生颅内压升高。

(2)屏气性晕厥:持续用力屏气可产生晕厥,机制同上。

(3)仰卧位低血压综合征:少数孕妇和腹腔巨大肿瘤患者,仰卧位时下腔静脉受压而产生晕厥。

(4)癔症性晕厥:有精神刺激史,卧倒不动或伴发不规则肢体动作,生命体征正常。

二、处理

(一)病因治疗

根据不同病因采取相应措施。频发血管抑制性晕厥者须避免久立、疲劳。频发体位性晕厥者,如非药物引起可给予高盐饮食;频发颈动脉窦晕厥者可施行该窦的神经切除术;排尿性晕厥患者宜在夜间排尿时取坐位。心动过缓型晕厥可安装心脏起搏器,心动过速晕厥者可药物治疗心律失常或安装抗心律失常起搏器。

(二)对症治疗

绝大部分晕厥者将体位平卧,头部放低后,不久可恢复,快速心律失常如室速、室颤者应尽快采取电复律术。

(刘江凯)

第七节 恶心与呕吐

恶心为上腹部不适、紧迫欲吐的感觉;呕吐则是胃或部分小肠内容物通过食管逆流经口腔排出的现象。

一、病因

(一)反射性呕吐

(1)消化系统疾病,如急、慢性胃肠炎,消化性溃疡,幽门梗阻,肠梗阻,急性肝炎,急性胆囊炎,胆石症,急性胰腺炎,急性腹膜炎等。

（2）其他系统疾病,如泌尿系统结石,肾绞痛,肾盂肾炎,盆腔炎,急性心肌梗死,心力衰竭,急性传染病,青光眼,屈光不正等。

（二）中枢性呕吐

（1）中枢神经系统疾病,如脑膜炎,脑炎,脑肿瘤,脑积水,脑血管意外,颅脑外伤等。

（2）药物或毒物作用,如洋地黄,吐根碱,抗癌药物以及砷、有机磷等。

（3）其他:妊娠,尿毒症,酮中毒,低钠血症等。

（三）前庭障碍性呕吐

迷路炎,晕动病等。

（四）神经官能性呕吐

胃肠神经官能症、癔症等。

二、鉴别诊断要点

（1）呕吐伴腹泻,多见于急性胃肠炎或细菌性食物中毒。

（2）呕吐伴眩晕,常见于前庭障碍。

（3）呕吐伴右上腹痛、发热、寒战或黄疸者,应考虑胆囊炎、胆石症或肝炎。

（4）呕吐伴剧烈头痛,常提示中枢神经系统疾病、偏头痛、青光眼等。

（5）呕吐大量隔宿食物者,应考虑幽门梗阻或十二指肠淤滞。

三、处理

（1）治疗引起呕吐的原发疾病。

（2）对症治疗:可适当选用维生素 B_6 50 mg,肌内注射;胃复安 10 ~ 20 mg,肌内注射;或山莨菪碱 10 mg,肌内注射,

第八节　呕血

呕血是上消化道急性出血时,血液经口腔呕出的现象。

一、病因

（1）食管疾病:食管炎、食管癌、食管贲门黏膜撕裂、食管裂孔疝等。

（2）胃及十二指肠疾病:消化性溃疡、慢性胃炎、急性胃黏膜病变、胃癌、十二指肠炎等。

（3）肝、胆、胰疾病:肝硬化所致胃底及食管下端静脉曲张破裂、肝癌、胆管癌、胆管结石、胰头癌等。

（4）血液系统疾病:血小板减少性紫癜、过敏性紫癜、白血病、再生障碍性贫血、血友病、DIC 等。

（5）急性传染病:流行性出血热、钩端螺旋体病、暴发性肝炎等。

二、鉴别诊断要点

（1）中青年人,有慢性反复发作的上腹痛病史,并带有周期性与节律性,多为消化性溃疡。中老年人,有慢性上腹痛,但疼痛无明显规律性,并有厌食及消瘦者,应警惕胃癌。

（2）伴肝掌、蜘蛛痣、脾大、腹壁静脉曲张或腹水者，提示肝硬化门静脉高压、食管静脉破裂出血。

（3）伴黄疸、发热和右上腹绞痛者，可能系胆管疾病所致。

（4）皮肤黏膜有出血者，可能为血液疾病、传染病、败血症或尿毒症等。

（5）剧烈呕吐后继而呕血者，应考虑有食管贲门黏膜撕裂的可能。

（6）近期有服用非甾体类药物史、大面积烧伤、颅脑手术、休克、严重外伤者，应注意急性胃黏膜病变（应急性溃疡）。

第九节　便血

消化道出血，血液由肛门排出称为便血。便血颜色可鲜红、暗红或黑色（柏油便）。

一、病因

（1）上消化道疾病：见"呕血"。

（2）小肠疾病：肠结核、肠伤寒、急性出血坏死性肠炎、克罗恩病、小肠肿瘤、肠套叠、血管瘤等。

（3）结肠疾病：细菌性痢疾、阿米巴性痢疾、溃疡性结肠炎、结肠癌、结肠息肉等。

（4）直肠肛管疾病：直肠炎、直肠息肉、直肠癌、痔、肛裂、肛瘘等。

（5）急性传染病：流行性出血热、钩端螺旋体病、血吸虫病、重症肝炎、败血症等。

（6）血液系统疾病：血小板减少性紫癜、过敏性紫癜、白血病、血友病等。

二、鉴别诊断要点

（1）便血伴急性腹痛，见于急性坏死性小肠炎、肠系膜血栓形成、肠套叠等。

（2）伴下腹痛、里急后重者，应考虑细菌性痢疾、直肠炎或直肠癌。

（3）便血伴发热，常见于急性传染病或肠道恶性肿瘤。

（4）腹部扪及肿块者，应注意小肠恶性淋巴瘤、结肠癌、肠结核、肠套叠和克罗恩病等。

三、处理

（一）病因治疗

尽快查清病因做针对性处理，首先要分清需外科治疗的便血，其次对老年慢性便血者应力求排除恶性肿瘤。

（二）一般治疗及对症治疗

（1）注意适当休息，饮食以流质或少渣半流质为宜。

（2）止血药应用与输血参阅"上消化道出血"。

第十节　黄疸

黄疸是指血清中胆红素浓度增高，导致巩膜、黏膜、皮肤及体液发生黄染的现象。

一、分类及病因

（一）溶血性黄疸

（1）先天性或遗传有关的溶血性贫血：如地中海贫血、遗传性球形红细胞增多症、蚕豆病等。

（2）获得性溶血性贫血：如自身免疫性溶血性贫血、新生儿溶血、异型输血、中毒、阵发性睡眠性血红蛋白尿等。

（二）肝细胞性黄疸

（1）肝脏疾病：病毒性肝炎、中毒性肝炎、肝硬化、肝癌等。

（2）其他：钩端螺旋体病、败血症、疟疾、伤寒等。

（三）胆汁淤积性黄疸

可分为肝内性和肝外性 2 种。

（1）肝内胆汁淤积的病因：肝内胆汁泥沙样结石、癌栓、华支睾吸虫病等；毛细胆管型病毒性肝炎、药物性胆汁淤积、原发性胆汁性肝硬化、妊娠期复发性黄疸等。

（2）肝外胆汁淤积的病因：主要为肝外胆管中炎性狭窄、结石、蛔虫、肿瘤等阻塞所致。

（四）先天性非溶血性黄疸

系由肝细胞对胆红素的摄取、结合和排泄有缺陷所致的黄疸，临床上较少见。

二、鉴别诊断要点

（1）黄疸伴发热，见于急性胆管炎、肝脓肿、钩端螺旋体病、败血症、病毒性肝炎和急性溶血。

（2）黄疸伴右上腹痛，主要见于胆石症、胆管蛔虫、肝炎、肝癌。

（3）黄疸伴肝肿，见于肝炎、肝癌、早期肝硬化等。

（4）黄疸伴胆囊肿大，提示胆总管有梗阻，常见于胰头癌、壶腹癌、胆总管癌等。

（5）黄疸伴脾大，可见于肝炎、肝硬化、疟疾、钩端螺旋体病、败血症等。

（6）黄疸伴消化道出血者，应考虑肝硬化、重症肝炎和肝胰壶腹癌。

（7）黄疸伴腹水，见于肝硬化、重症肝炎、肝癌等。

三、处理

（1）治疗引起黄疸的原发疾病。

（2）支持、对症处理，可给予高蛋白、低脂肪、适量糖的饮食；有出血者，可肌内注射维生素 K；瘙痒者，可口服抗组织胺药物或镇静药；感染者应用抗生素控制感染。

第十一节　水肿

水肿是由细胞外液尤其血管外组织间液过多聚集引起，视病变不同分为全身性或局限性水肿。

一、病因

（一）全身性水肿

（1）心源性：右心衰竭、缩窄性心包炎。

（2）肝性：肝硬化、门静脉高压。

（3）肾性：肾病综合征、肾炎综合征和肾功能不全。

（4）内分泌性：甲状腺功能亢进、甲状腺功能减退和月经前期。

（5）营养不良性：低蛋白血症和维生素 B2 缺乏症。

（6）妊娠：妊娠中毒症。

（7）药物：解热镇痛剂、糖皮质激素、降压药、雌激素和甘草。

（8）特发性：原因不明。

（二）局限性水肿

（1）血栓性静脉炎和大静脉栓塞。

（2）淋巴回流障碍。

（3）神经血管水肿。

（4）毛细血管通透性增加、感染、炎症、热敏。

二、诊断与鉴别诊断

（一）病史

有引起水肿的原发病，如心脏、肾脏、肝脏病等。

（二）水肿的特点

（1）心性水肿：以下肢为主，严重者呈全身性伴心功能不全。

（2）肾性水肿：轻者眼睑水肿，严重者全身性水肿伴尿的改变。

（3）营养性或肝性水肿：为全身性伴血浆蛋白明显下降。

（4）炎性水肿：局部肿胀、发红、温度较高伴压痛。

（5）静脉或淋巴管受阻性水肿：常为一个肢体或两臂水肿。

（6）特发性水肿：女性多见，水肿与体位有关，可有周期性。

（7）经前紧张综合征：常于经前 1～2 周出现，月经来潮后逐渐消退。

（三）辅助检查

立卧位水试验：清晨空腹排尿后，于 20 分钟内饮水 1 000 ml（或每千克体重 15～20 ml）后，每小时排尿 1 次，共 4 次，并记录每次尿量，第 1 日卧位（去枕），第 2 日在相同时间内立位重复试验 1 次。

临床意义：正常人卧位 4 小时排尿量常可超过饮水量，立位时 4 小时排尿量较卧位时少，但一般多在饮水量 80% 以上。特发性水肿卧位排尿量可正常，但立位时有水潴留，4 小时排尿量平均仅为饮水量的 40% 左右。同时测定尿钠，立位时较卧位时明显减少。

第十二节　急性少尿与无尿

尿量 <400 ml/24 小时或 <17 ml/小时称少尿；若尿量 <100 ml/24 小时或 12 小时完全

无尿称无尿。

一、病因

（1）急性肾小球肾炎及小血管炎。

（2）肾血管病变。

（3）急性间质性肾炎。

（4）急性肾小球坏死。

二、诊断步骤

（1）首先寻找有无肾后性因素的存在，若有应尽早解除。

（2）迅速对肾前性抑或肾性少尿作出正确判断，可用快速补液法：20%甘露醇100～200 ml 在 10 分钟内静脉滴注完毕，若能排出尿液 40 ml/h 以上提示肾前性，若尿量仍＜17 ml/h 提示肾性。

（3）对肾性少尿的病因，迅速、正确作出诊断。

三、处理

（1）膀胱尿潴留者插导尿管导尿，并解除梗阻因素。

（2）肾前性者及时补足血容量，纠正休克。根据病因选用胶体、晶体等。

（3）呋塞米 200 mg 稀释后静脉缓慢注射，无效则隔 2 小时后再用 400 mg（加在 50% 葡萄糖液中静脉注射）；亦可溶于 100～200 ml 溶液中以 4～5 mg/min 速度静脉滴注。每日用量一般可达 1 g。若同时用多巴胺 20～40 mg 溶于 5% 葡萄糖盐液中静脉滴注，2 小时内滴完，利尿效果可能更好。

（4）无尿或少尿合并肾功能衰竭者宜早做透析；心衰肺水肿者应急诊透析。

（5）记 24 小时出入液量，掌握液体出入平衡。监测电解质，尤其是血钾变化。

第十三节　意识障碍

一、意识与意识障碍的概念

意识是中枢神经系统对内外环境中的刺激具有的有意义的应答能力，这种应答能力的减退或消失为不同程度的意识障碍，严重者称为昏迷。意识的内容就是高级神经活动，包括定向力、感知力、注意力、思维、情感等。意识障碍可以是意识水平（觉醒或警醒）的异常，也可以是内容（认知功能）异常。

二、意识障碍的病因

意识障碍和昏迷是中枢神经系统受损的结果，任何病损累及脑干或双侧大脑皮层就有可能引起意识障碍和昏迷。常见的原因主要有以下几方面。

（一）颅内疾病

为局部原因，指中枢神经系统本身的疾患。

1.局限性病变

(1)脑血管病:脑出血、脑梗塞、暂时性脑缺血发作等。

(2)颅内占位性病变:原发性或转移性颅内肿瘤、脑脓肿、脑肉芽肿、脑寄生虫囊肿等。

(3)颅脑外伤:脑挫裂伤、颅内血肿等。

2.脑弥漫性病变

(1)颅内感染性疾病:各种脑炎、脑膜炎、蛛网膜炎、室管膜炎、颅内静脉窦感染等。

(2)弥漫性颅脑损伤。

(3)蛛网膜下隙出血。

(4)脑水肿。

(5)脑变性及脱髓鞘性病变。

3.癫痫发作

(二)颅外疾病

为全身性原因。

1.急性感染性疾病

各种败血症、感染中毒性脑病等。

2.内分泌与代谢性疾病(内源性中毒)

如肝性脑病、肾性脑病、肺性脑病、糖尿病性昏迷、黏液水肿性昏迷、垂体危象、甲状腺危象、肾上腺皮质功能减退性昏迷、乳酸酸中毒等。

3.外源性中毒

包括工业毒物、药物、农药、植物或动物类中毒等。

4.缺乏正常代谢物质

(1)缺氧(脑血流正常):血氧分压正常而含氧量降低,有一氧化碳中毒、严重贫血及变性血红蛋白血症等;血氧分压及含氧量均降低,有肺部疾病、窒息及高山病等。

(2)缺血(脑血流量降低):见于心输出量减少的各种心律失常、心力衰竭、心脏停搏、心肌梗死;脑血管阻力增加的高血压脑病、高黏血症;血压降低导致的各种休克等。

(3)低血糖:如胰岛素瘤、严重肝脏疾病、胃切除术后、胰岛素注射过量及饥饿等。

5.水、电解质平衡紊乱

如高渗性昏迷、低渗性昏迷、酸中毒、碱中毒、高钠血症、低钠血症、低钾血症等。

6.物理性损害

如日射病、热射病、电击伤、溺水等。

三、意识障碍的发生机制

在神经活动的反射弧中,感受器、传出神经和效应器三部分与意识障碍和昏迷无关,而传入神经和中枢整合机构才和意识障碍与昏迷直接相关。在这里,传入神经指的是脑干腹侧的上行网状激动系统,任何病变只要累及这一系统,就会产生不同程度的意识障碍,直至昏迷,所以被称为意识的"开关"系统;中枢整合机构指的是双侧大脑皮层,大脑皮层主要和条件反射有关。

意识的内容包括"觉醒状态"及"意识内容与行为"。觉醒状态有赖于所谓"开关"系统——脑干网状结构上行激动系统的完整,意识内容与行为有赖于大脑皮层的高级神经活动的完整。

当脑干网状结构上行激动系统抑制或两侧大脑皮层广泛性损害时,使觉醒状态减弱,意识内容减少或改变,即可造成意识障碍。

颅内病变可直接或间接损害大脑皮质及网状结构上行激动系统。

颅外疾病主要通过影响神经递质和脑的能量代谢而影响意识。

四、意识障碍的分级与临床特点

确定意识障碍的程度或类型常用临床分类法,主要是给予言语和各种刺激,观察患者反应情况加以判断。如呼唤其姓名、推摇其肩臂、压迫眶上神经、针刺皮肤、与之对话和嘱其执行有目的的动作等。按其深浅程度或特殊表现分类如下。

(一)嗜睡

是程度最浅的一种意识障碍,为一种病理性倦睡,患者陷入持续的睡眠状态,给予较轻微的刺激即可被唤醒,并能正确回答和做出各种反应,但对周围环境的鉴别能力较差,反应迟钝,当刺激去除后很快又再入睡。

(二)意识模糊

是意识水平的轻度下降,较嗜睡为深的一种意识障碍。患者能保持简单的精神活动,但对时间、地点、人物的定向能力发生障碍。

(三)昏睡

是接近于人事不省的意识状态。表现为意识范围明显缩小,精神活动极迟钝,患者处于熟睡状态,不易唤醒,对较强刺激(如压迫眶上神经、推摇其肩臂等)有反应,醒时睁眼,但缺乏表情,对反复问话仅能作简单回答,回答时含混不清,常答非所问,很快又再入睡,各种反射活动存在。

(四)昏迷

是严重的意识障碍,表现为意识持续的中断或完全丧失,对外界各种刺激或自身内部的需要不能感知。可有无意识的活动,任何刺激均不能被唤醒。各种反射随着意识障碍加重表现为减弱或消失。按刺激反应及反射活动等可分三度。

1. 轻度昏迷

意识大部分丧失。无自主运动,对声、光刺激无反应,对疼痛刺激尚可出现痛苦的表情或肢体退缩等防御反应。各种生理反射(吞咽、咳嗽、角膜反射、瞳孔对光反射等)存在,生命体征无明显异常,可伴谵妄或躁动。

2. 中度昏迷

对周围事物及各种刺激均无反应,对于强烈刺激或可出现防御反射。角膜反射、瞳孔对光反射迟钝,眼球无运动,生命体征轻度异常,直肠膀胱功能亦出现一定程度的障碍。

3. 深度昏迷

全身肌肉松弛,对各种刺激全无反应,各种深、浅反射均消失。生命体征明显异常,可有呼吸不规则、血压下降、大小便失禁或出现去大脑强直等。

脑死亡又称极度昏迷,患者处于濒死状态,瞳孔散大,眼球固定,无自主呼吸,完全靠人工呼吸和药物维持生命,脑电图呈病理性电静息,脑功能丧失持续在 24 小时以上(排除药物因素的影响)。

（五）谵妄

系一种特殊类型意识障碍，是一种以兴奋增高为主的高级神经中枢急性活动失调状态，在意识模糊的同时，伴有明显的精神运动兴奋，表现为意识模糊、定向力丧失、感觉错乱（幻觉、错觉）、躁动、言语杂乱、抗拒喊叫等。见于急性感染的发热期间，也可见于某些药物中毒（如颠茄类药物中毒、急性酒精中毒）、代谢障碍（如肝性脑病）、循环障碍或中枢神经疾患等。

（六）其他

还有几种特殊类型的意识障碍状态，如蒙眬状态、无动性缄默、去大脑皮质状态、木僵等。

去大脑皮质状态与昏迷不同，是大脑皮层受到严重的广泛损害，功能丧失，而大脑皮层下及脑干功能仍然保存在一种特殊状态，有觉醒和睡眠周期。觉醒时睁开眼睛，各种生理反射如瞳孔对光反射、角膜反射、吞咽反射、咳嗽反射存在，喂之能吃，貌似清醒，但缺乏意识活动，故有"睁目昏迷"、"醒状昏迷"、"植物人"之称。患者常可较长期存活。常见于各种急性缺氧、缺血性脑病、癫痫大发作持续状态、各种脑炎、严重颅脑外伤后等。

五、意识障碍的伴随症状

（1）伴有发热：先有发热后有意识障碍，可见于重症感染性疾病；先有意识障碍后有发热，见于脑出血、蛛网膜下隙出血等。

（2）伴有呼吸缓慢：是呼吸中枢受抑制的表现，见于吗啡、巴比妥类、有机磷中毒、脑血管疾病等。

（3）伴有瞳孔散大：可见于颠茄类、酒精和氰化物中毒、癫痫及低血糖状态等。

（4）伴有瞳孔缩小：可见于吗啡类、巴比妥类、有机磷中毒等。

（5）伴有心动过缓：可见于颅内高压、房室传导阻滞、吗啡中毒等。

（6）伴有高血压：见于高血压脑病、脑血管意外、肾炎等。

（7）伴有低血压：见于各种原因的休克。

（8）伴有皮肤黏膜改变：出血点、淤斑和紫癜等可见于严重感染和出血性疾病，口唇出血呈樱桃红色提示一氧化碳中毒。

（9）伴有脑膜刺激征：见于脑膜炎、蛛网膜下隙出血等。

（10）伴瘫痪：见于脑出血、脑梗死或颅内占位性病变等。 （柯金勇）

第二章 内科常用诊疗技术

第一节 胸膜腔穿刺术

一、适应证

（1）了解胸膜腔积液的性质，以明确诊断。

（2）大量胸膜腔积液，压迫症状明显，抽液减压。

（3）肺及胸膜腔病变，腔内给药局部治疗。

二、方法

（1）患者取坐位面向椅背，两前臂平放于椅背上，头部伏于前臂上。病重不能坐起者可取半坐卧位，患侧前臂上举抱于枕部。

（2）术前胸部叩诊结合超声波检查定位选择穿刺点。通常取肩胛线、腋后线第7~9肋间、腋中线第6~7肋间或腋前线第5肋间为穿刺点。包裹性积液必须经超声波定位。

（3）常规消毒皮肤，戴无菌手套，覆盖消毒洞巾，用2%利多卡因在穿刺点沿肋骨上缘自皮肤至胸膜壁层局部浸润麻醉。

（4）左手示指、中指固定穿刺处皮肤，右手将穿刺针（针尾橡皮管用血管钳夹住）沿肋骨上缘缓缓刺入，针尖抵抗感突然消失时，示已穿过胸膜壁层，取注射器接上橡皮管，松开血管钳，抽吸积液，记录液量并送检（常规、生化、免疫、病原学及病理检查等）。

（5）抽液毕拔出穿刺针，覆盖无菌纱布并用胶布固定。

三、注意事项

（1）术前向患者说明穿刺目的，消除顾虑。对精神紧张者，术前半小时给予地西泮10 mg或可待因30 mg。

（2）术中患者如有头昏、心悸、胸闷、出汗、面色苍白、剧痛、昏厥等胸膜反应，或出现连续咳嗽、气短、咳泡沫痰等肺水肿现象时，应立即停止抽液，并予皮下注射0.1%肾上腺素0.5 ml、吸氧及其他对症处理。

（3）抽液不可过快过多，一般首次不超过600 ml，以后每次不超过1 000 ml。脓胸应尽量抽净。检查肿瘤细胞至少需100 ml，并立即送检以免细胞自溶。

（4）严格无菌操作，并防止空气进入胸膜腔。

（5）应避免在第9肋间以下穿刺，以免穿透横膈损伤腹腔脏器。

第二节　腹膜腔穿刺术

一、适应证

（1）常用于检查腹腔积液的性质，协助确定病因或腹腔给药。

（2）穿刺放液，减轻因大量腹水引起呼吸困难或腹胀症状。

二、穿刺部位

（1）通常选左下腹脐与髂前上棘连线中、外 1/3 交点，此处不易损伤腹壁动脉。

（2）少量腹水患者取侧卧位，取脐水平线与腋前线交点，此常用于诊断性穿刺。

（3）包裹性分隔积液，需在 B 超指导下定位穿刺。

三、操作方法

（1）患者通常取半卧位或仰卧位，少量腹水可取向患侧侧卧位，并嘱患者排尿。

（2）自穿刺点自内向外常规消毒，戴无菌手套，铺消毒洞巾，以 2% 利多卡因自皮肤逐层向下浸润麻醉直到腹膜壁层。

（3）术者以左手示指与拇指固定穿刺部位皮肤，作诊断性穿刺时，右手持带有适当针头的 20 ml 或 50 ml 消毒注射器，针头经麻醉处垂直刺入皮肤后以 45° 斜刺入腹肌再垂直刺入腹腔，当针头阻力突然消失时，表示针尖已进入腹膜腔，即可抽取腹水 20～100 ml 送检。当大量腹水作治疗性放液时，通常用针座接有橡皮管的 8 号或 9 号针头，在麻醉处刺入皮肤，在皮下组织横行 0.5～1.0 cm，再垂直刺入腹膜腔，用胶布固定针头，腹水即沿橡皮管进入容器中记量。橡皮管上可用输液夹调整腹水流出速度。

（4）放液后拔出穿刺针，覆盖消毒纱布，以手指压迫数分钟，再用胶布固定。大量放液后需用多头腹带包扎腹部，防止腹压骤降、内脏血管扩张引起血压下降或休克。

四、注意事项

（1）腹腔穿刺前须排空膀胱，以防穿刺时损伤充盈膀胱。

（2）术中应密切观察患者，如有头晕、心悸、恶心、气短、脉搏增快及面色苍白等，应立即停止操作，并做适当处理。

（3）放液不宜过快过多，一次放液通常不超过 3 000 ml。

（4）若腹水流出不畅，可将穿刺针稍作移动或稍变换体位。

（5）术后嘱患者仰卧，使穿刺孔位于上方，可防止腹水渗漏。若大量腹水，腹腔压力太高，术后有腹水漏出，可用消毒棉胶粘贴穿刺孔，并用蝶形胶布拉紧，再用多头腹带包裹腹部。

（6）放液前后均应测量腹围、脉搏、血压，观察病情变化。

（7）作诊断性穿刺时，应立即送检腹水常规、生化、细菌培养和脱落细胞检查。

第三节　骨髓穿刺术

骨髓穿刺术是采取骨髓液的一种常用诊断技术,其检查内容包括细胞学、原虫和细菌等几个方面。

一、适应证

(1)确定贫血类型,如再生障碍性贫血、巨幼细胞性贫血等。

(2)确定白血病的诊断及类型,如急、慢性白血病(粒细胞、单核细胞及淋巴细胞等)。

(3)协助诊断血小板减少性紫癜,鉴别为急性或慢性、成熟障碍型或再生障碍型等。

(4)协助诊断恶性组织细胞病、淋巴肉瘤细胞性白血病、多发性骨髓瘤等。

(5)原因不明的全血细胞减少症,或红细胞、白细胞及血小板三个系统中 1~2 个系统减少者。

(6)原因不明的淋巴结或脾脏肿大者,和(或)不规则发热,疑有疟疾、黑热病、伤寒或某种败血症可能时。

(7)类白血病反应与慢性粒细胞性白血病鉴别时。

(8)疑有骨髓纤维化或骨髓转移肿瘤时。

(9)经过治疗的白血病、贫血等,观察治疗的效果并进行治疗前后的对比。

二、禁忌证

血友病及凝血机制障碍性疾病。

三、方法

(1)选择穿刺部位:①髂前上棘穿刺点,位于髂前上棘后 1~2 cm,该部骨面较平,易于固定,操作方便,无危险性。②髂后上棘穿刺点,位于骶椎两侧,臀部上方突出的部位。③胸骨穿刺点在胸骨柄或胸骨体相当于第 1~2 肋间隙的位置,胸骨较薄(约 1 cm),其后方为心房和大血管,要严防穿通胸骨发生意外;但由于胸骨骨髓液含量丰富,当其他部位穿刺失败时,仍需做胸骨穿刺。④腰椎棘突穿刺点,位于腰椎棘突突出处。

(2)胸骨或髂前上棘穿刺时,患者取仰卧位;棘突穿刺时取坐位或侧卧位;髂后上棘穿刺时应取侧卧位。

(3)常规消毒局部皮肤,手术者带无菌手套,铺无菌洞巾,用 2% 利多卡因做局部皮肤、皮下及骨膜麻醉。

(4)将骨髓穿刺针的固定器固定在适当的长度上(胸骨穿刺约 1 cm、髂骨穿刺约 1.5 cm),用左手的拇指和示指固定穿刺部位,以右手持针向骨面垂直刺入(若为胸骨穿刺,则应保持针体与骨面成 30°~40°角),当针尖接触骨质后则将穿刺针左右旋转,缓缓钻刺骨质,当感到阻力消失,且穿刺针已固定在骨内时,表示已进入骨髓腔。若穿刺针未固定,则应再钻入少许达到能固定为止。

(5)拔出针芯,接上干燥的 10 ml 注射器,用适当力量抽吸,若针头确在骨髓腔内,抽吸时患者感到一阵尖锐的酸痛,随即有少量红色骨髓液进入注射器中。骨髓液吸取量以 0.1~0.

2 ml 为宜。如做骨髓液细菌培养,需在留取骨髓液计数和涂片制标本后,再抽取 1~2 ml。

（6）将抽取的骨髓液滴于载玻片上,急速做有核细胞计数及涂片数张备做形态学及细胞化学染色检查。

（7）如未能抽出骨髓液,则可能是针腔被皮肤或皮下组织块堵塞或干抽,此时应重新插上针芯,稍加旋转或再钻入少许或退出少许,拔出针芯,如见针芯带有血迹时,再行抽吸即可取得骨髓液。

（8）抽吸完毕,左手取无菌纱布置于针孔处,右手将穿刺针一起拔出,随即将纱布盖于针孔上,并按压 1~2 分钟,再用胶布将纱布加压固定。

四、注意事项

（1）术前应做出、凝血时间检查,有出血倾向患者操作时应特别注意,对血友病患者禁止做骨髓穿刺。

（2）注射器与穿刺针必须干燥,以免发生溶血。

（3）穿刺针头进入骨质后避免摆动过大,以免折断;胸骨穿刺不可用力过猛,以防穿透内侧骨板。

（4）抽吸液量如为做细胞形态学检查,则不宜过多,过多会使骨髓液稀释,影响有核细胞增生度判断、细胞计数及分类结果。

（5）骨髓液取出后应立即涂片,否则会很快发生凝固,使涂片失败。

（6）送检涂片,除骨髓涂片外,应同时附送血片 2~3 张和病历摘要申请单 1 份。

（柯金勇）

第四节　腰椎穿刺术

一、目的

（1）诊断:取脑脊液进行常规、生化及其他相关检查,诊断与神经系统有关的疾病。以往通过腰椎穿刺方法进行的椎管造影及气脑造影目前已被 CT 及 MRI 检查代替。

（2）治疗:向蛛网膜下隙注入药物进行治疗。

（3）腰麻。

二、方法

（1）体位:患者侧卧于硬床,背面与床面垂直;头尽量前屈,双膝尽量靠近腹壁,以使腰椎椎间隙增大。

（2）部位:一般选取腰 3~4 或腰 4~5 椎间隙。

（3）操作:选取穿刺点后以碘酊及乙醇消毒皮肤,铺洞巾,以 2% 利多卡因于穿刺点做局麻。术者应戴好口罩、帽子及消毒手套,持穿刺针经穿刺点刺入腰椎间隙,穿刺针进入方向须与腰背面垂直。针尖刺破黄韧带和硬脊膜进入蛛网膜下隙时有突破感,此时拔出针芯,观察有无脑脊液流出,如无脑脊液流出应轻轻转动穿刺针使之深浅适宜。留取完脑脊液后插入针芯,拔出穿刺针,盖上无菌纱布后用胶布固定。术后嘱患者去枕平卧 6 小时,留取的脑脊液尽快送检,以防细胞崩解。

三、注意事项

(1)穿刺时应严格执行无菌操作。

(2)应严格掌握腰穿的适应证,穿刺部位有炎症时不宜穿刺;颅内压增高者不宜穿刺,若必须穿刺时应先脱水治疗然后再用细针穿刺,针芯拔出时要慢,勿将针芯完全拔出。

(3)穿刺时应注意观察患者呼吸、脉搏、面色等状况。

第五节 导尿术

一、适应证

适应于解除尿潴留,留尿作细菌培养,准确记录尿量,了解少尿或无尿原因,测定残余尿量、膀胱容量及膀胱测压以及盆腔器官术前准备等。

(1)无菌法取尿标本作细菌学检查。

(2)解除尿潴留。

(3)测量残余尿量、膀胱容量和膀胱内压力改变,探测尿道有无狭窄。

(4)危重患者观察尿量变化。

(5)注入造影剂,膀胱冲洗,膀胱内注药。

(6)盆腔器官术前准备。

二、禁忌证

急性尿道炎、急性前列腺炎、急性附睾炎、月经期。

三、方法

(1)患者仰卧,两腿屈膝外展,臀下垫油布。患者先用肥皂液清洗外阴,男患者翻开包皮清洗。

(2)用0.1%新洁尔灭溶液,女性由内向外,自上而下,消毒外阴;男性从尿道外口开始,尔后周围皮肤消毒。外阴部盖无菌洞巾,男性则用消毒巾裹住阴茎,露出尿道口。

(3)术者戴无菌手套站于患者右侧,取无菌弯盆置于会阴部无菌巾上,将无菌导尿管末端置于弯盆中,前端涂无菌石蜡油。对女性患者,以左手拇指及示指分开小阴唇(注意用无菌纱布缠绕手指)显露尿道口;对男性患者,以无菌纱布缠绕阴茎后,用左手无名指及中指夹持阴茎,用拇指及示指分开尿道口。右手持无菌钳夹住导尿管前端轻轻插入尿道,男性约进入15~20 cm,女性约进入6~8 cm,松开止血钳,尿液即可流出。

(4)需作细菌培养者,留取中段尿于无菌试管中。

(5)导尿完毕,将导尿管慢慢拔出。

(6)若需留置导尿管,应用胶布将导尿管妥善固定,若为气囊导尿管,应以无菌生理盐水将气囊充气。

四、注意事项

（1）严格无菌操作，防止感染。

（2）操作须轻巧，避免损伤尿道或增加患者痛苦。

（3）导尿管前端插入部分应涂抹足够润滑剂。

（4）导尿管直径大小适当，不要过粗。

（5）膀胱过度充盈者，排尿宜缓慢，以免骤然减压引起出血或晕厥。

（6）留置导尿管时，应经常检查导尿管固定情况，必要时冲洗膀胱或更换导尿管。

第六节 氧气疗法

氧气疗法（简称氧疗）主要是向缺氧患者提供氧气，提高肺泡内氧分压，纠正由各种原因引起的缺氧状态，维持机体生命活动。

一、适应证

（1）通气障碍性疾病：限制性通气障碍性疾病：中枢神经系统疾病，如颅内高压、安眠药中毒、低钾麻痹、格林巴利综合征等；胸廓限制性疾病，如胸部畸形、胸腔大量积液、张力性气胸等。②阻塞性通气障碍性疾病：气管异物、哮喘等。

（2）换气障碍性疾病：肺炎、心力衰竭、肺水肿、肺出血、呼吸窘迫综合征等。

（3）肺内外分流：先天性心脏病、肺动静脉瘘、肺不张等。

（4）空气中氧分压及氧浓度低：如空气稀薄的高海拔地区。

（5）耗氧量增加：高热、心动过速、甲亢等。

（6）组织缺氧性疾病：严重贫血、休克、亚硝酸盐中毒；一氧化碳、氰化物中毒等。

二、氧疗的指征及给氧浓度

（1）临床上根据 PaO_2 和 SaO_2 判断低氧血症的程度。轻度：常无发绀，$PaO_2 8.0 \sim 10.6$ kPa（$60 \sim 80$ mmHg），$SaO_2 90\% \sim 94\%$，一般不需氧疗。中度：轻至中度发绀，$PaO_2 5.33 \sim 8.0$ kPa（$40 \sim 60$ mmHg），$SaO_2 75\% \sim 89\%$。重度：明显发绀，$PaO_2 < 5.33$ kPa（40 mmHg），$SaO_2 < 75\%$，若 $PaO_2 2.67 \sim 3.3$ kPa（$20 \sim 25$ mmHg），应及时给予氧疗，必要时机械通气。

（2）给氧浓度是根据缺氧程度决定的。①高浓度氧疗：在急性呼吸衰竭（ARF）时，给 $FiO_2 > 50\%$，氧流量 > 4 L/min，但时间不宜过长，吸纯氧不超过 6 h，80% 的 O_2 不超过 12 h，60% 的 O_2 不超过 24 h，使 PaO_2 维持在 $7.3 \sim 8.0$ kPa，SaO_2 在 85% ~ 95% 即可。②低浓度持续氧疗：缺 O_2 伴 CO_2 潴留的呼吸衰竭（RF）患者，一般采用低浓度持续吸氧，$FiO_2 > 35\%$，流量 < 4 L/min，24 h 内吸 O_2 可达 $5 \sim 18$ h 以上。吸 FiO_2 为 24% ~ 25% 时，30 min 到 2 h 后复查 PaO_2 和 $PaCO_2$，如 PaO_2 仍处于中等以下低氧血症水平，$PaCO_2$ 不超过 $0.67 \sim 1.33$ kPa，可将吸氧浓度提高到 28% — 30%，但不应 > 35%。

三、给氧的方法

（一）无创给氧方法

1. 鼻导管或鼻塞给氧

是临床上最常用的方法,具有简单、价廉、方便、舒适等特点。鼻导管吸氧浓度可用公式计算,即 $FiO_2\% = 21 + 4 \times$ 给氧流速 L/min,此时 FiO_2 计算结果是粗略的,实际上它还受潮气量和呼吸频率等影响,如患者张口呼吸、咳嗽、说话和进食等,均可使 FiO_2 计算值低于实际值。鼻导管或鼻塞的缺点:①FiO_2 不恒定;②易于堵塞需经常检查;③局部刺激作用,致鼻黏膜干燥、痰液黏稠;④耐受性差,当氧流量大于 7 L/min 时,患者多不能耐受。

2. 简单面罩

适用于缺氧严重而无 CO_2 潴留的患者。面罩的容量宜小,以减少重复呼吸气量。用简单面罩时,氧流量应为 5~6 L/min,FiO_2 可达到 40%~50%。如氧流量太低,呼出的 CO_2 易在面罩内积聚造成重复呼吸。简单面罩的优点是能提供较好的湿化,缺点是影响患者进食和咳痰,面罩易移位及脱落。

3. 附贮袋的面罩

指在简单面罩上装配一个贮气袋,目的是用较低流量氧为患者提供较高的 FiO_2。在呼气或呼吸间歇期间,氧气进入贮气袋,吸气时主要由贮气袋供氧。因此,附贮袋面罩比简单面罩的耗氧量小是突出优点。

4. Venturi 面罩

当氧气经狭窄的孔道进入面罩时,在喷射气流的周围产生负压,携带一定量的空气从开放的边缝流入面罩。因输送氧的孔道有一定口径,以致从面罩边缝进入的空气与氧混合后可保持固定的比例,调整面罩边缝的大小可改变空气与氧的比例,比例的大小决定吸入氧气浓度的高低。常用的氧浓度有 24%、26%、28%、30%、35% 和 40% 等。由于喷射入面罩的气体流速超过患者吸气时的最高流速和潮气量,所以它不受患者通气量变化的影响。该面罩耗氧量少,不需湿化,吸氧浓度恒定,不受张口呼吸的影响。因高流速的气体不断冲洗面罩内部,呼出气中的 CO_2 难以在面罩内滞留,基本上无重复呼吸。面罩也不必与脸紧密接触,佩戴比较舒适,患者不觉面罩内有明显潮热感。应用 Venturi 面罩虽也可提供 40% 以上的 FiO_2,但不如低 FiO_2 时准确可靠。低 FiO_2 时面罩实际输送的氧浓度与面罩刻度上的预计值仅相差 1%~2%;而高 FiO_2 时,实际氧浓度与预计氧浓度偏差可高达 10%。Venturi 面罩已广泛用于临床,尤其是在持续低浓度氧疗时应用更为普遍,其效果和可靠性均较肯定。

5. 贮氧导管

将鼻导管和贮氧器相结合形成贮氧导管,可提高经鼻给氧的效益。贮氧器是一个与鼻导管连接的潜在的空腔,容积为 20 ml。在呼气时空腔扩张充满氧,贮氧器内的氧在吸气的早期被吸入,此时用氧量可减少 30%~50%。贮氧导管优点是节氧,在应用便携式氧源时,使用贮氧导管可延长氧源使用时间。

6. 氧帐或头罩

指制作一个相对密闭的空间,提供相对恒定的 FiO_2 供患者吸入。一般罩内的氧浓度、湿度和温度均可调节。患者较舒适、FiO_2 较稳定是突出优点,但耗氧量大、设备复杂是主要不足。主要用于儿童或重症不合作的患者。

7. 脉冲给氧

主要特点是仅在吸气时输送氧气,克服了持续吸氧时氧气浪费的缺点,用氧量可节约 50%~60%。脉冲给氧在患者呼气时不送氧,不影响呼气,患者舒适程度提高。缺点是较复杂、价格较贵、维护费用高。在临床上使用时间较短,尚需进一步积累应用经验。

（二）有创给氧方法

1. 鼻导管（鼻咽部）给氧

指鼻导管插入到鼻咽部进行吸氧的方法,与鼻导管（插至鼻前庭）相比输氧效果更可靠,但因其对鼻黏膜刺激较大且易堵塞,目前临床已很少使用。

2. 经气管给氧

指将一特制的给氧导管经穿刺直接留置于气管内进行吸氧的方法。具体放置方法:在局麻下将穿刺针于第2、3气管软骨环间穿刺进入气管,经穿刺针将导管（直径1.7~2.0 mm）放入气管内,留置导管在气管内约10 cm,使管端在隆突上约3 cm,外端固定于颈部,与输氧管相接。主要用于慢性阻塞性肺病等长期慢性缺氧患者的氧疗,可供慢性低氧血症患者长期应用,大多数患者可耐受。主要优点是节氧,有利于慢性患者的家庭长期氧疗。缺点是需每日冲洗导管2~3次,应用不便;偶有局部皮下气肿、皮肤感染、出血、导管堵塞、肺部感染等并发症发生。

3. T型管和气管造口项圈

适用于人工气道的患者,能为这些患者提供恒定、可预置的吸氧浓度。对人工气道患者说来,能把氧疗和湿化结合应用是理想的。患者不接受机械通气时,可用T型管和气管造口项圈吸入高流量气体,由于在吸气回路中连接有贮气袋及湿化装置,因此可保证吸入气中的氧气浓度和充分湿化。

4. 呼吸机给氧

对严重的通气障碍、ARDS、自主呼吸微弱和呼吸暂停患者,常规氧疗不能维持正常氧供者,应及时建立人工气道,呼吸机辅助给氧。

四、氧疗的并发症

（一）CO_2 潴留

伴有 $PaCO_2$ 增高的呼吸衰竭患者在氧疗后,常出现 $PaCO_2$ 进一步升高。对于通气不足为主的呼吸衰竭患者,当 FiO_2 增加到25%~30%时,部分患者的 $PaCO_2$ 可升高2.7~5.3 kPa（20~40 mmHg）。发生 CO_2 潴留主要与氧疗后缺氧对呼吸中枢的兴奋作用减低,每分钟通气量减少及通气/血流比例进一步失调等因素有关。此时应尽量减少 FiO_2（即采用低流量吸氧,限制氧流量为1~2 L/min）,同时加强病情观察和血气监测,当 $PaCO_2$ 迅速升高时应及时采用机械通气治疗。

（二）吸收性肺不张

对呼吸道不完全阻塞的患者,在吸入较高浓度氧后,局部肺泡内的氧被吸收后,易出现肺泡萎陷发生肺不张。预防措施主要包括:FiO_2 尽量小于60%,如行机械通气应加用 PEEP,并鼓励患者排痰,以保持局部气道通畅。

（三）氧中毒

氧中毒是氧疗最主要的毒不良反应,尽管发生率很低,但发生后危害严重,应引起重视。氧中毒导致急性肺损伤,出现类似 ARDS 样改变,临床主要表现为气管支气管炎、ARDS、肺不张和影响儿童的肺发育等,还可累及中枢神经系统、红细胞生成系统、内分泌系统及视网膜。目前尚无法对氧中毒进行早期诊断,也缺乏特效的治疗方法。氧中毒系医源性疾患,最好的治疗是预防,限制高浓度吸氧是临床上有效预防氧中毒的方法。应尽量将 FiO_2 控制在 60%~80% 以下,以防止氧中毒发生。

第七节　雾化吸入疗法

雾化吸入疗法主要指气溶胶吸入疗法。所谓气溶胶是指悬浮于空气中微小的固体或液体微粒。因此雾化吸入疗法是用雾化的装置将药物(溶液或粉末)分散成微小的雾滴或微粒,使其悬浮于气体中,并进入呼吸道及肺内,达到洁净气道、湿化气道、局部治疗(解痉、消炎、祛痰)及全身治疗的目的。

一、适应证

(1)稀释痰液:对呼吸道内痰液黏稠不易咳出或痰量较少留标本困难时,进行雾化,使痰液稀释,便于咳出。

(2)吸入药物:对呼吸道炎症、气管内插管、气管切开或人工通气治疗的患者,可雾化吸入抗生素,以预防或控制感染;对哮喘及支气管痉挛患者,可雾化吸入解痉平喘药物;对结核病或痰菌长期阳性的患者,可吸入抗痨药物。

(3)有助于检查:在支气管造影、纤维支气管镜或肺导管检查时,可吸入黏膜表面麻醉药物。支气管肺癌患者吸入蛋白溶解酶,使瘤体表面支气管分泌物所形成的薄膜溶解,可提高癌细胞的检出率。

二、雾化吸入器的种类及吸入的方法

(1)定量吸入器:是利用手压制动、定量喷射药物微粒的递送装置。

(2)干粉吸入器:由于可与吸气同步,吸入效果较好。主要有旋转式、碟式和涡流式 3 种。指导患者采取正确的气雾吸入方式是很重要的。

(3)雾化器:包括各种超声波雾化器和喷射式雾化器。①超声波雾化器:是应用超声波声能,使药液变成细微的气雾,由呼吸道吸入,达到治疗目的。其特点是雾量大小可以调节,雾滴小而均匀(直径在 5 μm 以下),药液随着深而慢的吸气被吸入终末支气管及肺泡。又因雾化器电子部分能产热,对雾化液有加温作用,使患者吸入温暖、舒适的气雾。②喷射式雾化器:即氧气雾化吸入法,是利用高速氧气气流,使药液形成雾状,再由呼吸道吸入,并且氧气又可解决缺氧问题,达到治疗的目的。

(4)吸入方法:雾化吸入时雾滴的大小决定了它在呼吸道中的沉降部位,雾滴直径 1~5 μm,沉积部位在细支气管及肺泡;直径 5~20 μm,沉积在支气管;20~40 μm,沉积在鼻、咽、喉及上部气管。故临床上根据所治疗呼吸道疾病的不同,选用不同的雾化器,一般临床所需雾滴直径以 1~5 μm 为宜。

三、常用的雾化吸入药物

(1)湿化祛痰剂:这类药物可使黏痰溶解液化,以利于痰液排出。单纯应用生理盐水、蒸馏水或 4% 碳酸氢钠;α-糜蛋白酶 2.5~5 mg 加生理盐水 10 ml;或必嗽平 2 ml 加生理盐水 5 ml 稀释后应用。

（2）支气管扩张剂：①间羟异丙肾上腺素 1~2 mg/次。②异丙肾上腺素 0.5~1 mg/次。③肾上腺素 0.2 mg/次。④喘速宁 0.5~1 mg/次。⑤舒喘灵 0.1 mg/次。⑥氨茶碱 12.5~50 mg/次。

（3）激素：目前供吸入的合成皮质激素包括二丙酸倍氯米松（信可松、安得新）、丁地去炎松（布地奈德、普米克）、曲安奈德、氟尼缩松及氟替卡松。

（4）抗生素：在止咳化痰的同时一般加入抗生素控制炎症，常用药物：青霉素 5 万~10 万 U/次，加生理盐水 5~10 ml 皮试后应用；庆大霉素 2 万~4 万 U/次，加生理盐水 10 ml。

（5）其他：10% 异烟肼、病毒灵、菌苗或疫苗、中草药等。

四、注意事项

（1）雾化液每日新鲜配制，每次吸入药量用蒸馏水或生理盐水 30~50 ml 稀释后放入雾化罐内。

（2）治疗前先将痰液咳出或吸尽，以免妨碍雾滴深入。

（3）治疗时嘱患者进行慢而深的吸气，吸气末梢停片刻，使雾滴吸入更深。

（4）治疗开始后要注意有无呛咳和支气管痉挛。如雾量过大、雾化吸入时间过长、水分过多或应用对呼吸道有刺激的药物时，可引起支气管痉挛或水中毒。

（5）治疗后 1~2 h 内注意拍击患者胸背，并鼓励患者咳嗽。

（6）每日治疗结束时，面罩、雾化罐及管道要清洗，之后用 1‰ 新洁而灭浸泡消毒。绿脓杆菌的污染要用福尔马林在密闭箱内熏。

第八节　气管插管术

一、适应证与禁忌证

（一）适应证

（1）心脏、呼吸骤停需立即进行复苏者。

（2）呼吸衰竭、呼吸肌麻痹、呼吸抑制需进行辅助呼吸者。

（3）各种原因引起的呼吸道堵塞，如分泌物阻塞、溺水等。

（4）手术需要全麻者。

（二）禁忌证

（1）咽喉局部的感染性疾病，如咽喉脓肿。

（2）颈部及上胸部的肿瘤压迫气管者。

二、操作方法

（1）患者仰卧，头向后仰，肩背部垫一小枕，使口、咽、气管处于一条轴线上。

（2）术者面对患者头顶部，右手启开口腔，左手持直接喉镜从右口角伸入，将舌体推向左侧，显露悬雍垂，然后将喉镜沿舌背弯度深入至咽部，直至见到会厌为止。

（3）用直形窥视片者，将其前端置于会厌的喉面并上提，以暴露声门；若用弯形窥视片，则将喉镜前端置于会厌软骨前窝，并暴露声门。用 1% 普鲁卡因或 2% 利多卡因 1 ml 表面麻醉。

(4)将气管导管(内放导向管芯)经声门插入气管。拔出管芯,放入牙垫,退出喉镜,用胶布将导管和牙垫一并固定于嘴唇皮肤上;并向气管导管前端的套囊内注气 3~5 ml,用止血钳夹住不使之漏气。

三、注意事项

(1)操作要轻巧、准确、迅速,防止损伤喉部引起术后喉狭窄;插管要进入气管,但勿达隆突部位,以防阻塞一侧总支气管,造成一侧肺不张。

(2)选择粗细适当的气管导管进行插管,男性可选用 F36~40 号,女性可用 F32~36 号。

(3)插管术后应保持插管通畅,套囊内的气每 6 h 放气一次,5~10 min 后再注。置管时间一般为 48~72 h,72 h 后病情无好转者应及时行气管切开术。因时间过长可引起喉头损伤、水肿及坏死。

(4)对神志不清或躁动者,应防止自行脱管窒息死亡。

第九节 气管切开术

气管切开术是指切开颈段气管,放入金属气管套管,以解除喉源性呼吸困难、呼吸机能失常或下呼吸道分泌物潴留,使患者直接经套管呼吸的一种急救措施。

一、适应证

(1)各种原因引起的喉梗阻,如喉头炎症、外伤、异物、肿瘤、声带麻痹、过敏性或血管神经性喉头水肿等。

(2)各种原因引起的咳嗽无力、咳嗽反射消失或呼吸肌瘫痪,如尿毒症、肝昏迷、脑血管意外、颅脑外伤、高位截瘫、多发性神经根炎、破伤风、中毒等,造成下呼吸道痰液滞留,自主呼吸减弱或停止,有发生窒息危险者。

(3)通气功能严重不足者,如慢性支气管炎、肺气肿、肺心病、呼吸衰竭等,引起严重缺氧或二氧化碳滞留,或需要使用呼吸器者。

(4)预防性气管切开,如颌下、鼻咽、喉或颈部大手术时,为防止术中血液下流,保证术后呼吸道通畅,术前可先进行气管切开。

(5)某些气管异物经支气管镜下钳取未成功或无施行气管镜检查的设备和技术时,可经气管切开途径取出异物。

二、操作方法

(一)术前准备

向患者家属讲明病情及气管切开的必要性和手术过程中可能出现的并发症,做普鲁卡因局麻试验。手术器械包括注射器及针头各一套,切皮刀及气管切开刀各 1 把,止血钳 6 把,甲状腺拉钩 1 对,有齿、无齿镊各 1 把,弯、直解剖剪各 1 把,合适的气管套管 1 个,持针器、缝针、缝线、气管撑开器 1 把,吸引器、吸引管、氧气、照明设备等。

(二)手术方法

（1）取仰卧位，垫肩，头后仰，助手坐于头侧，固定头部保持正中位。

（2）沿颈前正中上自甲状软骨下缘、下至胸骨上窝，以1%普鲁卡因或2%利多卡因浸润麻醉。

（3）采用纵切口，自甲状软骨下缘至接近胸骨上窝处，沿颈前正中线切开皮肤和皮下组织。横切口是指在环状软骨下3 cm处沿颈前皮肤横纹切开皮肤和皮下组织。

（4）用血管钳沿中线分离胸骨舌骨肌及胸骨甲状肌，暴露甲状腺峡部，若峡部过宽，可在其下缘稍加分离，向上牵拉暴露气管，必要时也可将峡部夹持切断缝扎。

（5）确定气管后，一般于第3～4气管环处，用尖刀片自下而上挑开2个气管环，刀尖勿插入过深，以免刺伤气管后壁和食管前壁，引起气管食管瘘。

（6）用弯钳或气管切口扩张器撑开气管切口，插入大小合适，带有管芯的气管套管，取出管芯，放入内管，吸干净分泌物，并检查有无出血。

（7）气管套管上的带子系于颈部，打成死结以牢固固定。切口一般不予缝合，以免引起皮下气肿。最后用一块开口纱布垫于伤口和套管之间。

三、注意事项

（1）皮肤切口不可过小，手术自始至终应保持在颈前正中线上，并随时用手指探查气管位置。

（2）加强术后护理，观察有无出血、皮下气肿、纵隔气肿等术后并发症；保持管口通畅。

（3）及时清除分泌物，定时或连续气管内滴药。可用生理盐水20～40 ml加 α－糜蛋白酶5 mg，庆大霉素4万 U，以4滴/min左右为宜，以稀释痰液，防治感染。

（4）气管套管附有气囊，便于使用呼吸器，每4 h放气5～15 min，放气前应吸出鼻咽部分泌物，以免流入气道。

（5）管口以双层湿纱布覆盖，以防止尘埃或异物吸入，并应保持湿度。吸引管定期消毒，分开使用，以防污染气道。

（6）拔管前1～3 d，要逐渐堵管观察，确无呼吸困难及分泌物滞留，才可拔管。

四、并发症

可有皮下气肿、气胸、纵隔气肿、出血、气管食管瘘及拔管困难。

第十节 机械通气

机械通气是指用人工的机械装置定期向患者呼吸道输送空气（或氧气）来代替或辅助患者进行呼吸，以达到增加通气量，改善换气功能，保证氧供，减少呼吸功消耗的目的。

一、适应证与禁忌证

（一）适应证

（1）慢性阻塞性肺疾病（COPD）所致呼吸衰竭：①出现严重呼酸，pH＜7.20～7.25。②$PaCO_2$进行性升高，超过9.33～10.67 kPa（40～80 mmHg）。③氧疗后PaO_2仍低于4.67～6.0 kPa（35～45 mmHg）。④呼吸频率＞30～40次/min，或出现呼吸衰竭。⑤严重神志障碍。

（2）重症哮喘所致呼吸衰竭：①呼吸抑制和意识障碍，呈重度衰竭表现。②极度呼吸困难，呼吸频率超过 40 次/min。③吸氧浓度超过 60% 而 PaO_2 仍低于 8.0 kPa（60 mmHg），$PaCO_2$ 超过 6.0 kPa（45 mmHg）。④呼碱合并代酸。

（3）急性呼吸窘迫综合征（ARDS）或重症肺炎所致呼吸衰竭：①虽然面罩给氧，FiO_2 超过 50% ~60%，而 PaO_2 仍低于 8.0 kPa（60 mmHg）。②氧疗过程中 PaO_2 进行性下降，增加 FiO_2 反应不佳。③pH < 7.30，$PaCO_2$ 超过 6.0 kPa（45 mmHg），出现呼酸。

（4）呼吸中枢受损所致呼吸衰竭：见于颅脑外伤、脑炎、脑水肿、脑出血或镇静剂过量等。①$PaCO_2$ > 6.7 kPa（50 mmHg），pH < 7.25，存在呼酸。②FiO_2 > 50% 而 PaO_2 仍低于 8.0 kPa（60 mmHg）。③呼吸频率 > 30 ~ 40 次/min 或 < 6 ~ 8 次/min。④咳嗽、吞咽反射减弱或消失，有窒息危险。

（5）神经肌肉疾病所致呼吸衰竭：见于脊髓灰质炎、肌肉萎缩性侧索硬化症、多发性神经炎、重症肌无力等。①最大吸气负压 < 2.45 kPa（25 cmH_2O）。②肺活量 < 15 ml/kg。③$PaCO_2$ > 6.0 kPa（45 mmHg）。④呼吸频率 > 30 ~ 40 次/min。

（6）心肌梗死后呼吸衰竭：与心梗后急性心功能不全、肺水肿有关。一般认为 FiO_2 > 60% 而 PaO_2 < 8.0 kPa（60 mmHg），无致命心律失常的心梗，可考虑进行机械通气。

（7）外科手术后呼吸功能不全常见于开胸手术、上腹部大手术或术前有潜在呼吸功能不全的患者。①呼吸频率 > 40 次/min 或 < 5 次/min。②$PaCO_2$ > 6.7 kPa（50 mmHg）。③FiO_2 > 40% 而 PaO_2 < 8.0 kPa（60 mmHg）。④出现进行性呼吸困难，PaO_2 进行性下降，疑有 ARDS 发生。

（8）呼吸、心搏骤停：是进行机械通气的紧急指征。

（二）禁忌证

随着机械通气技术的进步，现代机械通气已无绝对禁忌证。相对禁忌证主要有以下几个方面。

（1）大咯血活动期。

（2）未经胸腔减压的严重气胸。

（3）巨大肺大泡。

（4）多发性肋骨骨折。

（5）严重低血压或休克。

二、机械通气模式及临床应用

（一）间歇正压通气（IPPV）

也称控制通气（CV），分为定压型和定容型两类。无论患者自主呼吸情况如何，呼吸机均按预设的参数为患者提供通气支持，通气频率、潮气量、吸/呼比完全由呼吸机控制。可用于①呼吸中枢严重抑制或重度通气泵衰竭，自主呼吸非常微弱或完全停止时；②严重缺氧的急性肺水肿、急性肺损伤或 ARDS 患者；③需要实施反比通气、控制低通气及控制过度通气时。

（二）同步间歇正压通气（SIPPV）

亦即辅助——控制通气（A – CV）。SIPPV 与 IPPV 的区别在于可由患者自主呼吸触发呼吸机提供 IPPV。目前使用较少。

（三）辅助通气（AV）

呼吸频率完全由患者控制,而呼吸方式和潮气量由呼吸机控制。近年来已被一些新型辅助通气模式所代替。

(四)压力控制通气(PVC)

与 IPPV 相比,其吸气相向呼气相转换采用时间切换;并将气道压控制在一定水平之内,减少了发生气压伤的机会;在一定程度上减小了胸肺顺应性或气道阻力变化时对潮气量的影响,有利于肺泡充盈和肺内气体交换。可以和 IPPV、SIMV 等通气方式配合使用。

(五)间歇指令通气(IMV)和同步间歇指令通气(SIMV)

IMV 是指呼吸机以预置的频率间断进行 IPPV,IPPV 的间歇允许患者无辅助自主呼吸存在。SIMV 与 IMV 的区别在于 IPPV 是由患者自主呼吸触发的,若等待触发期内无自主呼吸,则在触发窗结束时由呼吸机强制给予 IPPV。由于减少了人机对抗,SIMV 应用远比 IMV 普遍。优点:①自主呼吸与 IPPV 有机结合,可保证有效通气量;②允许自主呼吸存在,有利于呼吸肌功能的维持和锻炼;③增加患者的舒适感;④当 $PaCO_2$ 过高或过低时,可通过患者自主呼吸的调节来加以纠正。

(六)指令分钟通气量通气(MMV)

该通气方法一般不会因患者自主呼吸能力衰退而导致严重通气不足和缺氧,并有利于保证由机械控制通气向自主呼吸平稳过渡,减少了人工监测和调节呼吸机的次数。临床上可安全地用于麻醉和外科手术后呼吸功能不全、神经肌肉疾病所致呼吸衰竭等患者的恢复过程中。对小潮气量、快频率的不良方式呼吸的患者应避免使用 MMV。

(七)压力调节容量控制通气(PRVCV)

是一种结合了容量控制模式和压力控制模式优点的新型控制通气模式。适用于各种自主呼吸能力微弱或无自主呼吸的患者,对呼吸系统力学特性欠稳定者尤其合适。

(八)压力支持通气(PSV)

亦称吸气压力支持(IPS),由患者的自主吸气努力触发呼吸机,提供一恒定的预设气道正压,直至吸气结束。该通气模式与自主呼吸有很好的相容性,患者自觉舒服。通过调节吸气压力支持水平,不同程度地分担了一部分呼吸功,有利于撤机,是目前临床采用较多的撤机通气方式之一。

(九)容量支持通气(VSV)

可以说是智能化的 PSV。当患者自主呼吸启动呼吸机后,呼吸机能在每一次通气中自动测定胸肺顺应性、潮气量、通气频率等,并根据测得结果自动调节下一次通气时的吸气压力支持水平,使实际分钟通气量在预设分钟通气量之上。

(十)容量保障压力支持通气(VAPSV)

是 PSV 和定容型辅助通气相结合的结果。VAPSV 可提供更好的吸气流速,增加患者的舒适感,减轻呼吸肌负荷。

(十一)反比通气(IRV)

将吸气时间/呼气时间的比值设计为(1.5~4):1,与正常吸呼比相反,称之。仅限用于严重低氧血症经用较高水平呼气末气道内正压(PEEP)而氧合仍不理想者。

(十二)持续气道正压(CPAP)

在患者自主呼吸的过程中,呼吸机在吸气期提供一个超过自主吸气气流的高速气流,呼气期给呼出气流一定阻力,从而使气道压力始终高于大气压。一般插管患者可从 0.20~0.

49 kPa(2 ~ 5 cmH$_2$O)开始,根据需要可增至 0.98 ~ 1.47 kPa(10 ~ 15 cmH$_2$O),最高不超过 2.45 kPa(25 cmH$_2$O);采用面罩通气者,通常采用 0.20 ~ 0.98 kPa(2 ~ 10 cmH$_2$O)的 CPAP,一般不超过 1.47 kPa(15 cmH$_2$O)。仅适用于有较稳定自主呼吸的患者,轻症或恢复期 ARDS、阻塞性睡眠呼吸暂停综合征、哮喘等可酌情采用。

(十三)气道压力释放通气(APRV)和间歇指令压力释放通气(IMPRV)

APRV 是在 CPAP 基础上,通过周期性气道压力释放造成呼吸系统被动增加呼出容积,从而达到增加肺泡通气目的的一种通气方式。当 APRV 与自主呼吸同步,并按间歇指令进行时,即为 IMPRV。

(十四)双水平气道正压(BiPAP)

是一种新型综合通气模式。通气时需设置 2 个压力水平 P1、P2 及其相应的执行时间 t1、t2。既可用于自主呼吸,也可用于控制呼吸,在这两个水平上均可有自主呼吸存在。调节 P1、P2、t1、t2 可产生压力控制 IPPV、压力控制 SIMV、CPAP、IRV、APRV 等多种通气模式。在一些简单的无创性 BiPAP 呼吸机上,P1 被称为吸气末气道正压(IPAP),P2 被称为呼气末气道正压(EPAP),在患者进行自主呼吸时,IPAP 和 EPAP 或执行时间完全由自主呼吸决定,无需预先设置。

三、呼吸机参数的调节

(一)每分钟通气量、潮气量和通气频率

一般要求每分钟通气量达到 6 ~ 10 L 才能获得理想的通气效果。正常的成人,自主呼吸的潮气量为 6 ~ 8 ml/kg。有关潮气量的大小,目前意见尚未完全一致,以前多采用 10 ~ 15 ml/kg 进行机械通气,近年来有些研究者提出将潮气增减少为 5 ~ 7 ml/kg。通气频率的确定取决于通气方式,应根据患者自主呼吸能力选择。

(二)吸气流速

适当的吸气流速可维持良好的通气功能,吸气流速过快将增加气道压力,产生气压伤。吸气流速的调节一般原则为:婴儿 4 ~ 10 L/min,成人 40 ~ 80 L/min。

(三)吸气与呼气时间比

正常人平静呼吸时,吸气时间为 0.8 ~ 3.2 s,吸气与呼气时间比为 1∶(1.5 ~ 2.0)。因此,对无明显肺部疾病的患者,吸气与呼气时间比一般调整在 1∶(1.5 ~ 2.0)。对于存在基础肺部疾病的患者,应根据具体情况作必要的调节。

(四)吸氧浓度

一般定容型呼吸机可在 21% ~ 100% 之间随意调节吸氧浓度。吸氧浓度选择的原则为:在维持 PaO$_2$ 在 8.0 kPa(60 mmHg)以上的前提下,使用最低的吸氧浓度。

四、并发症

(1)呼吸机相关性肺损伤:主要包括压力伤、容积伤和生物伤,表现为肺间质气肿、纵隔气肿、气胸、肺实质炎性浸润等。

(2)血流动力学影响:胸腔内压力升高,心排出量减少,血压下降。

(3)呼吸机相关肺炎(VAP)。

(4)气管导管插入过浅或过深,导管气囊压迫气管,痰栓阻塞导管等。

第十一节　人工心脏起搏

用脉冲发生器发出规律的电脉冲,经电极导管刺激心脏,以控制心律的方法叫人工心脏起搏。分临时起搏和永久起搏2种。

一、临时起搏

(一)适应证

(1)治疗性起搏:①缓慢心律:各种原因引起的严重窦性心动过缓、窦性停搏、窦房传导阻滞、高度或完全性房室传导阻滞。②各种原因引起Q-T间期延长,并发尖端扭转型室性心动过速。③阵发性室上性心动过速需行超速抑制治疗时。

(2)保护性起搏:①有慢性心脏传导系统功能障碍者进行大手术、妊娠分娩、心血管造影时。②冠心病者行PTCA或瓣膜病患者行球囊扩张瓣膜成形术时。③心肌病或疑有窦房结功能不全的心脏病患者行心房颤动、心房扑动或室上性心动过速电复律时。④心律不稳定患者在安置永久性心脏起搏或更换起搏器时。⑤洋地黄或β受体阻滞剂中毒引起缓慢心律失常,需要心率支持者。

(3)诊断性起搏:主要用于临床电生理检查。

(二)禁忌证

严重心脏病合并其他脏器受损者,严重充血性心力衰竭药物难于控制者。

(三)操作方法

1. 经静脉心内膜起搏

是目前最常用的人工心脏起搏方式。紧急情况时,可以在无X线条件下,经颈内静脉穿刺置入双极起搏导管或带有气囊的漂浮起搏导管电极,在心腔内心电图监测下进行紧急床旁操作,可迅速有效地起搏。

(1)穿刺部位:一般选择锁骨下静脉和颈内静脉,通过这两个部位最容易把导管放入心房与心室的理想起搏位置,易于固定,起搏可靠稳定,对患者的活动限制小。缺点是偶可发生气胸等较严重并发症。一般静脉径路(如贵要静脉)虽然安全,但不易固定,容易出现导管移位。

(2)起搏电极导管置入,一般用5~7F起搏电极导管,心房起搏可用"J"型或螺旋型电极导管,导管顶部带气囊者更易进入右室心尖部。如同常规右心导管置入方法,使用穿刺针穿刺一定部位的静脉,插入引导钢丝,用血管钳小心分离钢丝周围皮下组织,然后用导管鞘沿引导钢丝进入静脉,拔出引导钢丝和导管鞘的闭孔器,将导管鞘外鞘留在静脉内,导管经外鞘进入静脉,被送至心室或心房,进行心内膜起搏。

(3)导管位置的判断和起搏功能测试:X线示前后位时导管头向左,侧位时向前,说明位置在右室心尖部。心内膜心电图出现明显ST段升高,即损伤电流,表明导管头端与心内膜表面接触良好。心室或心房起搏值应≤1V或1mA,而起搏输出应2倍于阈值。

(4)按需功能测试:逐渐减慢脉冲发生器的频率,直至其被患者自己的心率所控制,而无竞争心律发生,说明按需功能正常。

(5)导管电极与体外临时起搏器的连接,完成上述步骤后,将导管缝合固定在皮肤上。

远端电极与起搏器负极相连,近端电极与起搏器正极相连。将起搏器各旋钮调至适当位置,输出≥2倍阈值,频率按需要而定;敏感度应在腔内心电图R波与T波振幅之间,一般为4～5 mV,若临时起搏持续数天,因阈值逐日增大,输出也应随之增如。

2.心外膜起搏

开胸心脏手术时,可将电极导线缝于心肌内或心外膜上,电极导线远端经胸壁引至体外备用。

3.非创性临时起搏

用特制的大面积电极,紧密地贴于心前区胸壁与心脏背部的皮肤上,并与大输出的特别起搏器相连。调整输出至既能起搏心脏,患者又能耐受的程度。

二、永久起搏

(一)适应证

(1)不论任何水平的完全性或高度房室传导阻滞,伴有明显的临床症状,均为适应证。

(2)束支－分支水平阻滞,间歇发生两度Ⅰ型房室传导阻滞,有症状者应安置起搏器。在观察过程中阻滞程度在进展、H－V间期>10 ms者,虽无症状也宜安置起搏器。

(3)窦房结功能障碍,心室率经常<50次/min,有明显的临床症状。

(4)不论由于病态窦房结综合征或房室传导阻滞,间歇发生心室率<40次/min,或有长达3 s的R－R间期,虽无症状,也应安置起搏器。

(5)由于颈动脉窦过敏引起的心率缓慢反应,心率或R－R间隔达到上述标准,伴有明显症状者用起搏器治疗有效。但由于血管反应(血压降低)所致的症状起搏器不能防止。

(6)有窦房结功能障碍和/或房室传导障碍者,必须采用使心搏节律受到抑制的药物治疗时,为了保证合理的心室率,应安置起搏器。

(二)禁忌证

有下列情况暂不宜施行起搏器埋藏手术,如周身感染性疾病、局部有化脓性感染、出血性疾患或有出血倾向、严重肝肾功能障碍、严重心功能障碍、急性疾病的极重期、慢性疾病的临终期及严重电解质紊乱、酸碱平衡失调。

(三)起搏方式的选择

1.VVI方法

即R波抑制型起搏器,又称心室按需型起搏器。是最基本的心脏起搏形式,优点是简单、方便、可取、经济。适用于一般的心室率缓慢患者,特别是房室传导阻滞和/或有房颤、房扑者以及间歇发生的心室率缓慢及长R－R间隔。使用VVI起搏时血压下降2.0 kPa(20 mmHg)以上、心功能代偿不良以及有起搏器综合征的患者不适宜应用。

2.AAI方式

即P波抑制型起搏器,又称心房按需型起搏器。具有简单、方便、可靠、经济等优点,为生理性起搏。适用于房室传导功能及心房应激功能正常的病态窦房结综合征。所谓房室传导功能正常是指心房调搏频率130次/min,能保持1:1房室传导,H－V间期<55 ms。不适宜应用者包括:房室传导障碍及有潜在可能者(用心房调搏术检验)、慢性房颤、心房应激性低下、房内电信号(A波)幅度过低。

3.DDD方式

即全自动型起搏器。是心房和心室双腔顺序起搏、双腔感知,具有抑制或触发两种方式。因此,它比房室按需起搏器具有更好的生理功能.可避免发生起搏器综合征。但不如单腔起搏器那么方便、经济。适用于房室传导阻滞伴或不伴窦房结功能障碍。慢性房颤、房扑不适宜应用。

4.频率应答方式(RR)

起搏频率根据机体对心排血量的需求而自动适应,提高机体运动耐量优于非频率应答方式的起搏器。适用于心脏变时能力不良者及需要从事中至重度体力活动者。用 VVI 而心脏变时能力不良者可用 VVIR;用 AAI 而心脏变时能力不良者可用 AAIR 方式;用 DDD 而心脏变时能力不良者可用 DDDR 方式。但心率加快后心慌等症状加重或诱发心绞痛者不宜应用频率应答型起搏器。

(四)操作方法

起搏电极置入方法同临时起搏心内膜起搏所述。永久起搏器一般埋在电极静脉入口同侧的胸大肌前面。如果是经锁骨下静脉穿刺或头静脉锁骨下段途径送入电极,则电极与起搏器可用一个切口途径。如是经头静脉肌间沟段送电极,则电极与起搏器需两个分别的切口。

三、埋植起搏器时的注意事项

(1)再次观察 X 线下电极的位置,复测电参数。
(2)囊袋应在脂肪下筋膜与胸大肌上筋膜之间,钝性分离,大小合适。
(3)电极与起搏器连接要牢固。
(4)将起搏器阳极朝上(带字的面),缝线固定。
(5)观察起搏器是否正常工作,当自身心率过快时可加用磁铁。
(6)手术完毕可拍胸部 X 线片。

四、常见并发症

(一)囊袋感染或皮肤破溃

需要更换起搏器埋藏部位。体瘦而发生皮肤破囊的患者,应选用薄而轻的起搏器。

(二)起搏失效

早期可能是导管电极脱位;中期可能是心肌穿孔、阈值过高;晚期可能是导线断裂,导线与起搏器连接处松脱或电源耗竭。综合分析起搏心电图有否起搏标记改变,起搏 QRS 波电轴与图形改变,起搏状况与体位、上肢活动的关系,胸部 X 线片及心脏 B 超资料可找出失效原因。

(三)不感知或感知过度

可能与起搏失效原因相同并与之同时存在,亦可能单独存在。后者原因有导管所在部位的心内心电图不符合要求,起搏器元件失灵,肌电或电磁干扰,患者发生心肌梗死或心衰等。

(四)起搏器综合征

约5%使用单腔心室起搏器的患者由于房室收缩不协调,血液自心室向心房返流,而引起低血压、头晕等症状。其中多数患者经数日后逐渐习惯,症状消失;少数患者需要更换双腔全自动型起搏器。

五、更换起搏器指征

除发生上述并发症中的部分患者应更换外,以下指征提示电池耗竭,应更换起搏器:①磁频率比出厂时减少10%;②脉冲振幅降低40%;③脉冲宽度增加30%。   (荆凌华)

第十二节 射频消融术

射频消融术是指应用射频发生器释放出频率(300~1 000)kHz连续未调整的正弦波,通过电切、电脱水、电凝3种作用方式,使引起阵发性室上性心动过速或室性心动过速的心脏异位兴奋灶或旁道组织消融,从而达到治疗的目的。由于它具有损伤小、不良反应少的优点,且手术较安全,故在国内外迅速推广使用。

影响射频电能损伤面积的因素:①释放的能量及电压;②放电持续时间;③电极与组织接触的紧密程度;④电极面积的大小;⑤射频发生器中电极导管、组织及液体(血液及盐水)的阻抗。

一、适应证与禁忌证

(一)适应证

(1)预激综合征、房室结折返性室上性心动过速:凡药物难以控制,或有引起致命性快速心律失常的患者。

(2)室性心动过速:右室流出道室速及左室特发性室速(亦称分支性室速或异搏定反应性室速)、束支折返性室速等。

(3)心房扑动、房性心动过速。

(二)禁忌证

(1)不引起室上性心动过速的预激综合征成房室结双通道。

(2)15岁以下儿童除非有猝死危险,原则上不做射频消融术治疗。

(3)右室发育不良合并心动过速者,疗效不佳。

二、术前准备

(1)术前空腹4 h,停用一切抗心律失常药至少5个半衰期。应做超声心动图,注意有无二尖瓣和主动脉瓣的病变,以便与术后对比。常规查肝功、凝血时间、血常规、心电图等。

(2)涉及左心导管操作,常规使用肝素,插管后即给3 000 U,以后每延长1 h增加1 000 U,以防止血栓及栓塞形成。

(3)常规电生理检查及标测:常规由股静脉放入3根导管电极,分别放置在右房上部,右室心尖部及希氏束,经锁骨下静脉放入一根导管电极至冠状窦,根据激动传导的先后顺序及特征可测出旁道位置或判定房室结双通道等,并可区分房性心动过速和室性心动过速。

三、射频消融术的应用

(一)阻断预激综合征旁道

预激综合征最常见的心律失常为室上性心动过速,射频消融阻断旁道,可达到治疗目的。

左侧旁路的位置在冠状窦内标测,常规使用四极 10 mm 电极导管放入冠状窦内。先用双极记录判断旁路大约在游离壁还是在后间隔,然后将高位右房的电极导管下拉至下腔静脉作无关电极,将冠状窦内 4 个电极分别与无关电极组合,进行"单极"标测。显性预激综合征在窦性心律时标测。隐匿性时,在心室起搏或诱发房室折返性心动过速时标测,初步定位,然后经股动脉将大头消融导管插入左室,在二尖瓣叶下方靠近二尖瓣环处,在 AV 或 VA 最靠近的冠状窦电极附近仔细标测,确定旁道的确切部位,即为射频消融的"靶点"。

右侧旁路标测时大多采用左前斜位 30°~45°,此时三尖瓣环暴露最好,可把三尖瓣环假想为钟表面,冠状窦导管所示窦口约在 5~6 点钟,为右后间隔旁路,希氏束电极顶端指示 11~12 点,为前间隔旁路,3 点为右中间隔旁路,9 点左右的大范围为右侧游离壁旁道。

1. 判断射频消融"靶点"的标准

(1)有 A 波,有 V 波,A 波小于 V 波,A 与 V 之比为 1/4~1/18。

(2)A 波与 V 波贴近融合,或其间有碎裂波。

(3)显性预激时,V 波比体表心电图 δ 波提前出现 10~30 ms。

(4)见到旁道电位:前传时在 A 波之后,δ 波之前,逆传时在 A 波之前,多为低振幅高频波。电能量选用 20~40 W。

2. 消融成功的标志

(1)体表心电图 δ 波消失。

(2)右室起搏呈房室分离或房室递减性传导。

(3)不能诱发房室折返性心动过速。

(二)房室结折返性心动过速的射频消融术——房室结改良术

近年 Rackev 等发现狗的房室交界区为真房室结,前上方纤维分布至心房肌,后下方纤维下行至冠状窦窦口区。房室结快径路为前上组纤维,后下组纤维为慢径路。因此,射频消融快慢径路,可消除房室结的折返激动,而又保留了房室传导功能,称为房室结改良术。应首选慢径消融,效果比较可靠。

1. 快径路消融方法

大头电极导管记录到清晰希氏束电图,然后将导管向心房侧后撤,直至希氏束电图刚刚消失或隐约可见,大 A 波,小 V 波,即可放电,如发生 P−R 延长或快速交界性心律,是发生严重房室传导阻滞的危险信号,应在 3~5 s 内及时停止放电。

2. 慢径路消融有 3 种方法

(1)后位法:采用左前斜位 30°,冠状窦窦口在下部,希氏束导管顶端为上方,两点间等分为 3 区,从上至下依次为 A、B、C 区,冠状窦口下方为 D 区,冠状窦入口内为 E 区。快径消融部位在 A 区,慢径消融部位可从 D 区开始,依次在 C、B、E 区消融、直至成功。

(2)下位法:用右前斜位 30°,先用大头导管记录到希氏束电位,然后将导管顶端下弯,即可放电。

(3)中间隔法:用右前斜位 30°,大头导管顶端放在希氏束导管顶端与冠状窦口连线的中点附近放电消融。后两法比较简单省时,但右位法较安全,成功的关键要保持大头导管的心腔内心电图稳定,A 波峰越多(大多 5 个以上)、越碎裂、越宽(50 毫秒以上)越容易成功。采用低能(10~30 W)、低电压(<100 V)、较长时间(10~60 s)内释放射频电能的方法。

3. 终止放电消融的指征

(1)P－R 间期延长 >50%。

(2)出现Ⅱ°房室传导阻滞持续 30 s 以上。

(3)出现 2 次短暂的完全性房室传导阻滞(持续时间 <1 min)。

(4)出现完全性房室传导阻滞持续 2 min 以上。

(5)用异丙肾上腺素或心电刺激不能诱发室上速。

(6)心房刺激无 A－H 或 P－R 的跳跃式延长。

(三)室性心动过速的射频消融治疗

治疗心脏结构正常的特发性室性心动过速,成功率为 75% ~94%,其中束支折返性心动过速可消融其折返环的右束支而获根治,病灶位于右室流出道者成功率达 90% 以上。

对室速起源或折返环的精确定位,应在左、右心室均进行标测,用程控刺激诱发室速,在自发或诱发的室速发作时。记录 12 导联体表心电图。心内膜标测时记录到的最早电活动部位即认为是折返环上的一部分或室速的原发部位。心内膜标测:参照 Josophson 方法,将左室分为 12 点,右室分为 6 点进行心内膜标测。在每一个心内膜标测点均起搏,并记录 12 导心电图,将所得的 12 导心电图与自发或诱发的室速 12 导心电图图形对比。术后 20 ~30 min 应重复心室程序刺激,当不能再诱发室速则消融成功。

与室上速相比,室速的消融疗效较差,其原因可能为:①室速起源定位较难,不易精确;②室速的发生机制各不相同(大折返、小折返、灶性);③经导管电极释放的射频电能所造成的损伤过小;④消融部位组织学特性不同(瘢痕或存活心肌)。

(四)心房扑动的射频消融

经典理论认为心房扑动属折返性心律失常,折返环围绕下腔静脉及邻近缓慢传导的右房内,其中似有一区域为诱发和维持心房扑动的关键途径。可能在右房间隔的 Koch 三角一带。

(1)在下腔静脉和三尖瓣环之间区域进行射频消融,能取得满意效果,可使心房扑动全部终止。具体方法是在心内标测后,将大头导管顶端从右室贴紧心脏膈面缓慢回撤,直至远端电极双极记录为心房电图,即可放电,电能 25 ~30 W,时间 30 ~60 s。沿着向下腔静脉的回撤途径,每间隔距离 3 mm 放电消融一次,直至心房扑动终止。

(2)也可在冠状窦口上低位右房间隔放电,先将大头导管顶端记录到希氏束电图,然后向下至冠状窦口上,向上或向下移动 1 ~2 mm 处放电。

(五)房性心动过速的射频消融

起源处可在右房,亦可在左房,病灶处心房电图较体表心电图 P 波起始处提高 10 ~30 ms。Kay 等的射频消融方法是以两根大头导管做心内标测,其中一根大头导管顶端电极记录到较早的心房激动后作为参照导管,移动另一根大头导管直到记录到更为提前的心房电图,则可放电。Trocy 采用常规标测和起搏顺序标测相结合的标测方法,理想的放电部位是大头电极紧贴该点,起搏可重复出房速发作的激动顺序。放电能量宜较小(30 W),以免造成心房穿孔。

四、并发症

射频消融法本身对组织损伤小、比较安全,但是否出现并发症与术者的熟练程度及手法是否粗暴有关。

(1)气胸:多因锁骨下静脉穿刺引起,有经验的医生可避免此并发症。

（2）心包填塞：发生率＜1%，可因为粗暴操作导致冠状窦破裂引起。

（3）完全性房室传导阻滞：发生率应在1%以下，不熟练者可达7%或更高。

（4）周围血管损伤或出血：发生率为2%～4%，多与插管技术不当有关。

第十三节　经皮球囊二尖瓣成形术

经皮球囊二尖瓣成形术（PBMV）是治疗风湿性心脏病二尖瓣狭窄的一项较新的、非外科手术治疗技术。由日本心脏科医生 Inoue 于 1984 年首先用于临床。其治疗机制与二尖瓣闭式分离术相似，即在高压球囊作用下，使粘连的二尖瓣交界区分离，二尖瓣口面积扩大。因其方法相对简单、疗效可靠、创伤小、并发症低，目前已广泛用于二尖瓣狭窄的治疗，对适应证患者是理想的外科手术替代方法。

正常二尖瓣分前后两叶，质地柔软，瓣口面积 4 cm2，直径 3～3.5 cm。如果瓣叶间粘连、融合，把那膜增厚硬化，腱索缩短及粘连则可造成二尖瓣狭窄。按形态异常分为两型：隔膜型（瓣膜粘连型，瓣膜增厚型和隔膜漏斗型）和漏斗型（常伴二尖瓣关闭不全）。

临床将二尖瓣狭窄分为三度：①轻度狭窄：瓣孔直径 2.0～1.2 cm；②中度狭窄为 0.8～1.2 cm；③重度狭窄为 0.8 cm 以下。正常二尖瓣口血流量约每分钟 5 L。瓣口面积在 2 cm^2 以下时，即可出现症状；如有效面积窄至 1 cm2 以下时，经瓣口的血流会严重受阻而导致机械性循环障碍。经皮球囊二尖瓣成形术适用于 1.5～0.5 cm 狭窄的二尖瓣口。

一、适应证与禁忌证

（一）适应证

1.绝对适应证

（1）青壮年二尖瓣中、重度狭窄，瓣叶无变形，无钙化，瓣下结构无异常。

（2）轻度二尖瓣返流。

（3）轻度主动脉瓣返流。

（4）合并三尖瓣、肺动脉瓣轻度狭窄和/或轻度返流。

（5）经食道或经胸超声证实左房无血栓。

（6）无风湿活动。

（7）外科二尖瓣分离术后再度狭窄。

2.相对适应证

（1）瓣叶明显硬化、钙化。

（2）房颤伴血栓者，须在抗凝治疗之后进行此治疗。

（3）二尖瓣分离术后重度狭窄。

（4）高龄患者、重度狭窄所致心肾功能不全者、不宜换瓣者、为改善症状者。

（二）禁忌证

（1）二尖瓣狭窄伴重度二尖瓣返流。

（2）二尖瓣狭窄伴中度主动脉瓣返流或瓣上型主动脉瓣狭窄。

（3）二尖瓣结构明显钙化。

（4）房颤伴左心房血栓。

（5）腱索及乳头肌病变严重。

（6）心脏或大血管转位。

（7）风湿活动期。

（8）造影剂过度。

二、术前准备

（一）患者准备

（1）了解患者的病史（血栓史、心功不全史、过敏史、风湿活动史）、给患者听诊：第一心音改变和开瓣音对估计二尖瓣病变程度较有帮助。有明显亢进和拍击性的第一心音及清脆的开瓣音表明瓣膜弹性良好，扩张效果理想。如果第一心音低钝，表明瓣膜硬化粘连较重，扩张时应谨慎，易导致二尖瓣撕裂，产生或加重返流。

（2）做心电图、X线胸片、超声心动图、肝肾功能、电解质等检查。

（3）术前日做碘过敏试验，手术当日禁食。

（二）导管室准备

（1）准备 C 型臂 X 线机，该机能完成多角度透视、造影，并备有电影、录像回放系统；也可以在带有影像增强的胃肠机上进行。

（2）心电压力监测系统，可配量 1~2 压力放大器，以便监测术中和术后二尖瓣跨瓣压差及心腔内压力变化。

（3）除颤器、急救及抢救药品及设备。

（4）心导管检查的穿刺器械和全套二尖瓣球囊扩张的器械。

（5）球囊选择：用多普勒超声测定二尖瓣环直径，要选用比瓣环小 2 mm 以上的球囊，通常是 24~28 mm。也可按身高选择，身高 >180 cm 用 30 mm 直径球囊，身高 160~180 cm 用 28 mm，<160 cm 用 26 mm，<148 cm 用 24 mm。也可用公式计算：身高 ÷10 + 10 = 球囊直径。球囊配件计有：球囊延伸器用以延长球囊，使其直径变小易通过静脉穿刺点及房间隔穿刺孔；左房固定钢丝；易于操纵转向的二尖瓣钢丝；16 F 扩张器；测量球囊直径的游标卡尺；定量注射器。

（6）穿刺器械：房间隔穿刺针其尾端囊有方向指示标；房间隔穿刺套管以保护穿刺针不损伤静脉和心腔，还可扩张房间隔穿刺孔。

（7）前期准备：①1：4 稀释的造影剂冲洗球囊，检查有无泄漏并排空气体。②用定量注射器将造影剂推入球囊并达所需直径并用游标卡尺确认。③自球囊内导管推入金属延长器，使球囊延伸并与外导管近端上螺丝拧紧，使内外导管和延长器完全固定。球囊和外导管涂少许石蜡油润滑。④房间隔穿刺针内注入肝素抗凝。

三、操作方法

（一）房间隔穿刺术

（1）右腹股沟常规消毒，局麻后在腹股沟下方 2 cm，股动脉内侧 0.5 cm，经皮穿刺送入长交换钢丝至上腔静脉。

（2）扩张皮肤后将鞘延长钢丝送至右房上部靠近上腔静脉处，并使其指向左后方。

（3）退出长钢丝，房间隔穿刺针尾端连上注满造影剂的注射器。并送入房间隔穿刺套管,进针时推送不应出现阻力,如遇阻力可调整方向,必要时边进针边推造影剂,用 X 线监测,可见造影剂从鞘端溢出并弥散在右房内,以保证针在鞘内而鞘的顶端也没顶到房壁上,避免刺伤。针头与顶保持 0.5 cm 的距离。

（4）穿刺定位:选在卵圆窝上缘。房间隔的卵圆窝在心房影下 1/3 与脊柱中线到右侧缘的交汇处,透视下位于第八胸椎体右侧。如穿刺点过高可刺破其上方的主动脉,穿刺点过低则损害其下方的三尖瓣环和房室交界区而造成房室传导阻滞。

（5）穿刺进程:穿刺针保持指向后 45°,巨大左房则针尖向后指向 90°。鞘管紧贴右房壁并下移,当到达左房影下 1/3 时,一种失控感觉,可见管尖突然靠向脊柱左侧表明已滑入卵圆窝,然后向上推送鞘管使其顶住卵圆窝上缘,固定后快速推进穿刺针,穿过卵圆窝进入左房,感觉有突破感,推注造影剂向前上方弥散于左房内。回抽血液变成鲜红,测血氧饱和度在 95% 以上,表明穿刺成功。如压力监测系统太敏感可将压力换能器与穿刺针尾相接。再记录左房压力及曲线,确实已进入左房后将针固定,慢慢推进房间隔穿刺套管 2 ~ 3 cm,拔出穿刺针,连接压力系统记录左房压,给予肝素化。

（二）二尖瓣球囊成形术

（1）由房间隔套管送入左房钢丝并盘在左房内,退出套管。

（2）沿左房钢丝插入 16 F 扩张器并反复扩张股静脉及房间隔穿刺孔,退出扩张器。沿钢丝送入导管,球囊前半部通过房室隔孔时,松开尾部螺丝,并把内导管和延伸器后退而球囊继续推进左房,拔出延伸器送球囊至左房下部,撤出钢丝,插入二尖瓣钢丝至球囊远端,操纵尾部,边后退球囊边做逆时针转动,球囊即向左下方二尖瓣口,再推送入左室并将球囊前端略充盈,自左室腔至二尖瓣口移动数次,确认卡在腱索间,然后导管撤至二尖瓣口并使球囊中部恰处于二尖瓣口处,迅速推注造影剂使球囊快速充盈,达到预定的直径并保持 3 ~ 5 s,迅速排空球囊,完成 1 次扩张。多数病例扩张 1 次可以完成,瓣膜病变严重者需多次扩张才能完成。如仍未达到效果,第二天二尖瓣返流发生可以重复扩张数次或再加大球囊直径,直到达到理想结果。扩张时应严密监测心电图、压力变化。心音变化、X 线及患者反应等。

（3）扩张完毕后,球囊导管撤至右房并连续测压,观察左室,左房压力及压力差是否满意。然后送入延伸器及内套管至球囊顶端,使球囊重新变长变细并慢慢退出房间隔穿刺孔直至体外。

（4）球囊撤出体外后,局部加压 30 min 止血,砂袋加压 6 h,平卧 12 h,做常规护理及抗感染处理。

四、并发症

（1）穿刺房间隔可引起心包填塞。

（2）误穿入主动脉造成主动脉 - 右心房瘘,或出现房间隔缺损、心律不齐等。

（3）球囊扩张可引起二尖瓣返流、体循环栓塞、心律不齐、心脏穿孔及急性肺水肿等,严重者可造成死亡。

第十四节　溶栓疗法

溶栓疗法主要应用于急性血管内血栓形成的疾患,目前常用于急性心肌梗死、急性肺栓塞、急性周围动脉血栓性闭塞和深部静脉血栓形成四类疾病。

一、溶栓剂分类

(一)经典的纤溶剂

为非选择性纤溶剂,即第一代纤溶剂。它能激活与血栓关联的纤维蛋白溶酶原转化为纤溶酶而溶解血栓,也能激活血液中的纤溶酶原转化为纤溶酶而使血液中的纤维蛋白原广泛降解,导致全身的纤溶激活状态而破坏了相关的血凝系统。前者有治疗作用,后者则是负面效应。此类溶栓剂主要有尿激酶(UK)和链激酶(SK)。

1.尿激酶

由肾小管上皮细胞产生,可从尿中提取。它可直接激活纤溶酶原转化为纤溶酶而溶解血栓,无抗原性故不会引起过敏反应,安全性较好,但其半衰期较短,仅18 min。

2.链激酶

由C组P溶血性链球菌产生并提取的蛋白质。它通过与纤溶酶原结合成链激酶 - 纤溶酶原复合物,间接激活纤维蛋白溶解系统,使纤溶酶原转化为纤溶酶而溶解血栓。具有抗原性,部分患者可引起过敏反应如发热、皮疹、低血压,尤其在输液过快时更易产生,因此半年内不宜重复使用。其半衰期为18 ~ 33 min。国产药是用基因重组技术生产的重组链激酶(RSK),与进口的链激酶相同。

(二)选择性纤溶剂

又称第二代纤溶剂。主要相对选择性地作用于血栓局部,使血栓部位结合的纤溶酶原激活,起到溶栓作用,而不发生明显地全身纤溶状态,提高了安全性。此类溶栓剂主要有重组组织型纤维蛋白溶酶原激活剂(rt - PA)、单链尿激酶纤溶酶原激活剂(scu - PA)、乙酰化纤溶酶原链激酶激活剂复合物(APSAC)。

(1)重组组织型纤溶剂(rt - PA):由基因重组技术生产的一种糖蛋白。能选择性地与血栓表面的纤维蛋白结合,形成组织型纤溶酶原 - 纤维蛋白复合物,再将与血栓结合的纤溶酶原激活转化为纤溶酶而使血栓溶解。由于它不激活血液循环中的纤溶酶原而很少发生全身的纤溶激活状态,故出血的并发症很少。临床应用此药,血管的再通率较高,但其半衰期很短,首次半衰期仅为5 ~ 8 min,清除半衰期为1 ~ 3 h,且价格昂贵。

(2)单链尿激酶纤溶酶原激活剂(scu - PA):是一种单链的糖蛋白。

(3)乙酰化纤溶酶原链激酶激活剂复合物(APSAC):此药半衰期较长,达105 ~ 120 min,一次给药作用可持续4 ~ 6 h,对纤维蛋白无选择性,且可引起过敏反应。

二、溶栓法监测

(1)凝血酶原时间(PT):正常为12 ~ 14 s,治疗期间应控制在2倍以内,如延长大于2.5倍时则有致命性出血危险。

(2)凝血酶时间(TT):正常为16 ~ 18 s,溶栓期间,其延长应限制在5倍以内。

(3)优球蛋白溶解时间(ELT):正常为120 min,溶栓期间缩短至30 ~ 60 min,如 < 30 min可能出血。

(4)血浆纤维蛋白原测定:正常为2 ~ 4 g/L,溶栓时含量降低,如低于1 g/L时凝血时间明显延长,当低于0.6 g/L时可引起出血。

（5）监测价值：在溶栓期间监测血浆纤溶活性，对了解药物作用倾向十分必要，但不能用于指导调整药物剂量、预测出血或反应血栓溶解情况。

三、急性心肌梗死的溶栓疗法

约 80% 的患者在急性 Q 波心肌梗死症状开始的 6 h 内，经冠状动脉造影证实有阻塞性血栓形成。如能及早地应用溶栓剂使血栓溶解，迅速血管再通，便可使心肌获得早期再灌注而挽救濒临死亡的心肌，从而可明显提高急性心肌梗死患者的早期存活率，据统计能降低死亡率 30%，而且改善了后期的心功能。

（一）适应证

（1）典型缺血性心绞痛：持续时间超过 30 min，含化或静滴硝酸甘油持续不能缓解，发病 12 h 以内，年龄小于 70 岁，心电图至少两个相邻胸前导联或 Ⅱ、Ⅲ、aVF 导联中的 2 个导联 ST 段抬高 ≥0.1 mV。

（2）发病时间虽在 12 h 以上，但在 24 h 以内，仍有进行性心绞痛和心电图 S－T 段抬高者。

（3）年龄虽大于 70 岁，在 80 岁以内，一般状况良好者。

（4）对不稳定心绞痛和非 Q 波心梗冠脉造影阳性者，不提倡做常规的溶栓治疗。

（二）禁忌证

1.绝对禁忌证

（1）活动性内脏出血（月经除外）。

（2）主动脉夹层动脉瘤或急性心包炎。

（3）10 d 内做过大手术、活检、外伤、流产等。

（4）2 个月内曾患消化性溃疡出血。

（5）6 个月内发生过脑血管病或短暂性脑缺血。

（6）肝、肾功能重度损害，病已到晚期。

2.相对禁忌证

（1）有溃疡病史，但近期无活动。

（2）糖尿病视网膜病变，无活动出血。

（3）慢性高血压病史，血压 >23.3/13.3 kPa（175/100 mmHg）。

（4）无创伤发生的 <5 min 的心肺复苏患者。

（5）6～9 个月前用过链激酶或乙酰化纤溶酶原链激酶激活剂复合物（可用尿激酶或重组组织型纤维蛋白溶酶原激活剂）。

（三）静脉溶栓

静脉溶栓简便、易行、费用较低，而且可达到冠状动脉内注入链激酶一样的效果，故常作为急性心肌梗死溶栓的首选措施。

（1）尿激酶 150 万 U 加生理盐水 60 ml，30 min 内静脉滴入。血管再通率达 65% 左右。

（2）链激酶 150 万 U 或重组链激酶 150 万 U 加生理盐水 100 ml，1 h 内静脉滴入。血管再通率达 68%～70%。

（3）rt－PA：首先 10 mg 静脉注射，继以每小时 50 mg 静滴 1 h，再以每小时 20 mg 静滴 2 h。血管再通率 77%～79%。

（4）APSAC：30 mg，2～5 min 内静脉注入。

（5）溶栓前口服阿司匹林 0.3 g，若用链激酶或重组链激酶可给地塞米松 5 mg 静脉注入，预防发生过敏反应；溶栓前还应记录 12 导联心电图；查血清心肌酶谱、血小板、出凝血时间、凝血酶原时间、部分凝血活酶、纤维蛋白原、血型，并备新鲜血。

（6）溶栓开始后每 30 min 复查一次 12 导联心电图，直至溶栓后 4 h；以后在发病 6、12、18、24 h 复查。每 2 h 查心肌酶谱直至溶栓后 20 h。溶栓时应记录心绞痛程度，密切观察再灌注心律失常及出血的发生，以便及时处置。

（四）冠状动脉内溶栓

冠脉内溶栓用药剂量小，血栓溶解快，血管再通率高，而且对全身纤溶系统影响小，若配合经皮冠状动脉成形术则是一种较理想的急性心梗早期再灌注措施。

（1）链激酶：首先用 2 万 U 经导管向冠状动脉内注入，继以每分钟 2～44 U 速度输入冠脉。其间每 15 min 对梗塞相关的血管重复造影 1 次，如血管再通后再以半量继续输注 1 h，总量可达 25 万～50 万 U。血管再通率 70%～80%。

（2）尿激酶：首先给 40 万 U 经导管注入，继以每分钟 6 000～12 000 U 速度输入冠脉。血管再通后，以半量继续输注 1 h。血管再通率与链激酶相同。

（3）rt－PA：0.4～0.75 mg/kg 体重，经导管注入冠脉，持续 1～2 h。

（4）冠脉内溶栓术前准备：同冠脉造影术和静脉溶栓。预置临时起搏器以备急用。造影前静注利多卡因 50 mg 和肝素 5 000 U。如果造影显示冠脉闭塞，可向冠脉内注入硝酸甘油 0.2～0.3 mg，除外冠脉痉挛引起的闭塞。如发现冠脉内有新鲜血栓形成，口服阿司匹林 0.3 mg 即开始冠脉内溶栓。

（5）溶栓期间连续心电图监护，每 15 min 记录 1 次。间断监测动脉血压和冠状动脉内压力，同时记录心绞痛缓解程度。再通后如发现仍残留严重狭窄则可在术后行经皮冠状动脉成形术。

（五）溶栓后治疗

（1）阿司匹林：溶栓后纤维蛋白的降解产物可以激活血小板功能，而阿司匹林可抑制血小板聚集、释放反应，有助于防止新的血栓形成。150 mg/d，口服，可长期服。

（2）肝素：溶栓后局部血管壁的损伤和残留血栓的存在，很容易再形成闭塞性血栓。肝素通过加速抗凝血酶，阻断凝血酶的连锁反应，减弱凝血酶对血小板激活的诱导作用，抑制了血栓形成。在尿激酶溶栓后 4、12 h，链激酶溶栓后 12、24 h 检测凝血时间或激活的全血凝固时间，如已恢复至对照的 1.5～2 倍，即可开始应用肝素（如无条件检测，一般可在尿激酶溶栓后 12 h，链激酶溶栓后 24 h 开始应用）。肝素钠 600～800 U/h 持续静滴，或皮下注射肝素钙 7 500～10 000 U，1 次/12 h，连续 3～5 次。由于 rt－PA 半衰期短，故溶栓后可立即使用肝素，用法同上。

（3）β 受体阻滞剂：溶栓后如反复出现心绞痛、窦性心动过速及心室率快的房颤，可选用 β 受体阻滞剂来减少心肌耗氧量，预防再次梗死。可用普萘洛尔 10 mg，3 次/d，并逐渐加量，可达 40～240 mg/d。氨酰心安 6.25 mg，2 次/d，逐渐加量，可达 25～100 mg。

（4）钙拮抗剂：溶栓后为预防冠脉痉挛，避免再闭塞，可先用普通量硝酸甘油，无效时可用钙拮抗剂，如异搏定 40～80 mg，3 次/d，每日可达 120～320 mg；心痛定 10～20 mg，3 次/d，每日可达 30～90 mg，仅心痛定可同 β 受体阻滞剂联合应用。

（5）硝酸甘油：有扩冠、解除冠脉痉挛和降低心脏前负荷的作用。静滴从 10 μg/min 开始，每 5～10 min 增加 10 μg，最大量可达 200 μg/min。正常血压下降 10% 或高血压患者下降 30% 时应终止增量。溶栓后 1～3 d 内可作为常规静滴。

第十五节　血液透析

血液透析（Hemodialysis，HD）是最常用的血液净化方法之一，系将患者血液与透析液同时引入透析器，在透析膜的两侧反向流动，利用二种液体溶质间的梯度差及流体压力差，通过弥散达到平衡，超滤达到脱水，借以清除体内的代谢产物，调节水、电解质和酸碱平衡。

一、适应证与禁忌证

（一）适应证

1. 急性肾功能衰竭（ARF）

少尿或无尿超过 24～48 h，并具备以下条件之一。

（1）血尿素氮 ≥21.4 mmol/L。

（2）血肌酐 ≥442 μmol/L。

（3）血清钾 ≥6.5 mmol/L 或心电图提示高钾。

（4）HCO_3^- < 15 mmol/L。

（5）有尿毒症症状，如恶心、呕吐、肺水肿、意识障碍等。

（6）异型输血或其他原因所致溶血，游离血红蛋白 ≥12.4 mmol/L。

（7）高分解代谢型 ARF，即每日尿素氮上升 ≥14.3 mmol/L，肌酐上升 ≥177 μmol/L，钾上升 ≥1～2 mmol/L，血清 HCO_3^- 下降 ≥2 mmol/L。

下列情况下应紧急透析：①血清钾 ≥7.0 mmol/L；②CO_2 结合力 ≤15 mmol/L；③血 pH ≤7.25；④血尿素氮 ≥54 mmol/L；⑤血肌酐 ≥884 μmol/L；⑥急性肺水肿。

2. 慢性肾功能衰竭（CRF）

（1）有尿毒症的临床表现。

（2）血肌酐 >707.2 μmol/L 内生肌酐清除率 Ccr <10 ml/min。

（3）早期透析指征：肾功能衰竭进展迅速致使全身状态明显恶化，有严重消化道症状，不能进食，营养不良者；并发周围神经病变者；红细胞容积在 15% 以下，有糖尿病肾病及高龄患者。

（4）需紧急透析的慢性肾功能衰竭：药物不能控制的高血钾 >6.5 mmol/L；有水钠潴留、少尿、无尿、高度浮肿伴心力衰竭、肺水肿、高血压、代谢性酸中毒（pH <7.2）者；并发尿毒症性心包炎、消化道出血；有中枢神经系统症状如神志恍惚、嗜睡、昏迷、抽搐及精神症状等。

3. 急性药物或毒物中毒

凡能够通过透析膜而被析出的药物及毒物，即分子量小，不与组织蛋白结合，在体内分布比较均匀、而不固定于某一部位者，均可采用血液透析治疗。

（1）镇静、安眠及麻醉药：如巴比妥类、甲丙氨酯（眠尔通）、甲喹酮（安眠酮）、水合氯醛、地西泮等。

（2）醇类：乙醇、甲醇、异丙醇等。

（3）解热镇痛药：乙酰水杨酸、对乙酰氨基酚（扑热息痛）、非那西丁等。

（4）抗生素：氨基糖苷类、四环素、青霉素类、利福平、异烟肼、磺胺类、万古霉素、多黏霉素等。

（5）内源性毒素：氨、内毒素、尿酸、胆红素等。

（6）其他：造影剂、氟化物、溴化物、砷、汞、铜、铝、金、海洛因、地高辛、鱼胆、奎宁、环磷酰胺、硼酸等。透析应争取在 8~12 h 内进行。

4. 其他疾病

严重的水、电解质代谢紊乱及酸碱失衡，常规疗法难以纠正者；急性重型胰腺炎、肝昏迷、牛皮癣、高胆红素血症等。

（二）禁忌证

血液透析没有绝对禁忌证。相对禁忌证包括：休克或低血压［收缩压 <10.7 kPa（80 mmHg）］，严重心肌病变导致的肺水肿、心力衰竭、严重心律失常、严重出血倾向或脑出血、晚期恶性肿瘤极度衰竭患者、精神病不合作患者。

二、血液透析方式

（一）急性血液透析

急性肾功能衰竭可用常规间断血液透析治疗，也可用连续性肾脏替代治疗。后者常用于重症或复杂患者。

（二）维持性血液透析

由诱导透析和维持性透析组成。

1. 诱导透析

用于首次透析或间断很久的长期透析患者，主要目的为防止失衡综合征。一般要求时间短，每次透析时间 2~3 h，透析血流量宜小（150 ml/min 左右），普通患者超滤脱水不超过 0.5 kg。如果患者有心衰、肺水肿，可以先行单纯超滤，再进行透析。

2. 维持性透析

每周 1 次的方式适用于有一定残余肾功能的患者，或者腹膜透析不充分的患者。有些患者每日尿量正常，肾脏可以排除一定量的代谢废物，贫血较轻，自觉症状良好；或者患者体重轻，年龄较大，基础代谢率低；或者腹膜透析患者小分子物质清除不理想，或腹膜功能已经下降，每周 Kt/V 达不到 2.0，可以补充一次血液透析。每周 2 次或 3 次是目前国内外最常用的透析次数，透析 2 次者一般延长透析时间至 5~6 h；透析 3 次者，可以每次透析 4 h，使每周透析时间达到 10~12 h。如果患者还有一些残余肾功能，每日有 500 ml 左右的尿量或者更多，可以考虑每周 2 次透析，如果患者少尿或无尿应每周透析 3 次，以免透析间期体重增加过多，增加心衰的发生率。

（三）其他常用血液净化疗法

1. 单纯超滤

指血液引入透析器后不用透析液，单纯依赖血泵增加负压，扩大透析膜压力差达到清除体内水分的目的。单纯超滤主要是单纯清除 1~3 L 水分，可以减轻体液过多，控制心衰。一般不需要补液，由于超滤量相对少，不能满意地清除氮质、钾，不足以纠正代谢性酸中毒，不过体内丢失氨基酸、激素等显著少于血液滤过。

2.序贯透析

序贯透析将超滤和弥散两个过程分别进行,即在单纯超滤时不用透析液,只靠增加负压,扩大跨膜压力差以清除水分,而不进行弥散透析;在单纯弥散时不用负压超滤脱水,只单纯清除溶质。这样可以明显降低症状性低血压发生率,尤其适用于合并心力衰竭的急慢性肾功能衰竭患者的急救。

3.血液滤过

其原理是模仿肾单位的滤过和肾小管的重吸收及排泄功能。用具有孔径较大的滤过器,在跨膜压作用下,清除体内潴留过多的水分和溶质。由于在 4～5 h 从体内均匀超滤出水分20～25 L,因此需要从滤器的动脉端或静脉端同步地输入与细胞外液成分相仿的置换液17～22 L 进入体内,以保持水、电解质及酸碱平衡,使内环境保持稳定。因此血液滤过是一种更接近生理状态的血液净化疗法。血液滤过应用对流原理,因而对中分子物质的清除优于依靠弥散的血液透析,而对小分子物质的清除则逊于常规血液透析。此外,对清除大分子量毒物,特别是与血浆蛋白结合率高的药物和毒物也有一定作用。

4.连续性动－静脉血液滤过(CAVH)

其原理是模拟肾小球的滤过功能,利用患者的动、静脉血流压力差和重力作用进行体外持续超滤。具体指患者血液经动脉引入一小型高效能、低阻力的滤过器,依赖血液在滤器内的跨膜压力差,每分钟可超滤血浆水份5～10 ml,然后血液经滤过器静脉端回输到体内,如此24 h 不断进行超滤,每日可清除水分 7～14 L,这样防治了体液潴留,并保证了全静脉内营养。回补液常用静脉端补液(后稀释法)。这一治疗过程进行缓慢,虽属体外循环,但对血流动力学影响甚小且可在床边操作。因此该治疗适用于心血管系统不稳定(心力衰竭、低血压)伴多脏器功能衰竭、创伤后及严重高分解代谢需全静脉营养的急性肾功能衰竭者,对常规透析或腹膜透析不能耐受者,特别是有严重水潴留而对其他治疗抵抗的患者。

5.连续性动静脉血液滤过透析

为弥补 CAVH 清除氮质不足而设计。连续性动静脉血液滤过透析(CAVHD)则在 CAVH的同时施行弥散透析,可增加氮质清除。CAVHD 与一般血液透析不同点在于透析液量仅为常规透析的3%,不需人工肾供液装置,故也可用于床旁急救。透析液可用腹透液替代,每小时用 1 L,故透析液量近 17 ml/min,清除率为 22～27 ml/min。CAVHD 的优点除了具有CAVH 优点外,还能较满意清除尿素和中分子量物质。多用于治疗危重急性肾衰伴高分解状态。

6.血液灌流

是指将患者血液引入装有固态吸附剂的灌流器中,以吸附清除某些外源性或内源性毒物、药物及其代谢产物,因此血液灌流清除的毒物必须是可吸附性的。最常用的吸附材料是活性炭和树脂。目前临床上主要用于抢救药物逾量和毒物中毒,首选中毒药物为脂溶性高、分布容积大、易于与血浆蛋白结合的毒物。

7.血浆置换

是指将患者血液引入血浆置换装置,如血浆分离器,将血浆分离出去并去除,并借以清除循环中自身抗体、可溶性免疫复合物、抗基底膜抗体等有害物质或与蛋白质结合的毒物;然后将分离后的血液有形成分加入正常血浆或清蛋白的置换液,重新输回患者体内,以达到治疗目的。血浆置换可分为非选择性血浆置换和选择性血浆置换两大类,后者可选择性去除血浆中的病理性因子,大大减少置换液量和治疗费用,并可减少不良反应。血浆置换的适应证广泛,主要适用于免疫性疾患,在病情危及生命时血浆置换可迅速去除致病因素(如抗原、抗体、循环免疫复合物),而这是口服或静脉输注免疫抑制剂难以奏效的。

第十六节 腹膜透析

腹膜透析是指通过腹膜这层天然的生物膜,使透析液和腹膜毛细血管内的血液之间进行水和溶质转运与交换,达到清除患者血液中过多的肌酐、尿素氮、磷和水,并补充碱基的目的。腹透液中通常含有钠、氯、乳酸盐以及提供渗透压所需的高浓度葡萄糖等,根据葡萄糖浓度不同通常分为1.5%、2.5%、4.25%等透析液,可根据超滤需要进行组合搭配。

一、适应证与禁忌证

(1)适应证:同血液透析。

(2)禁忌证:无绝对禁忌证,相对禁忌证包括:①腹壁感染:腹腔、盆腔感染或肠造瘘术后有腹部引流者;②慢性阻塞性肺病、呼吸功能不全者;③腹部疾患:肠梗阻、肠粘连、肠麻痹等;④腹部手术:腹腔手术后3 d内,各种腹部疝未经修补者等;⑤肿瘤:腹内巨大肿瘤、恶性肿瘤晚期;⑥其他:严重营养不良、精神病患者、中晚期妊娠等。肝硬化腹水、多囊肾患者一般腹透不作为首选。

二、导管植入术

进行腹膜透析前,首先需要在腹腔内植入腹透管。常用手术方法有四种:①外科切开植入法;②用Tenckhoff套针盲穿植入法;③用导引钢丝盲穿植入法;④用腹腔镜微套管植入法。其中外科切开植入法最常用。

三、常用腹膜透析方式

(一)持续不卧床腹膜透析(CAPD)

是使用最广泛的腹透方式,可以由患者自行手工完成,因而实现居家透析,较适合偏远、行动不便的患者。CAPD能提供持续性治疗和稳定的内环境,患者血压容易维持正常,糖尿病患者可以通过腹腔应用胰岛素来控制血糖,据报道该方式更符合人体的生理需要。缺点是一天需要多次交换(通常4次);由于腹腔内压力的增高限制了留腹的容量,从而限制了其清除率的进一步提高;以往腹腔感染发生率较高,现改进连接系统后明显下降。

(二)自动化腹膜透析(APD)

是借助自动化腹膜透析机完成,具有自动化和减少管路连接操作使感染率降低等优点。APD又分为持续性循环腹膜透析(CCPD)和夜间间歇性腹膜透析(NIPD)。CCPD对于白天需要工作的人、生活不能自理的老年人或儿童都是较好的选择。缺点是透析机价格较为昂贵,且白天一袋透析液长时间留腹会使液体重吸收过多。NIPD于CCPD相似,但白天腹中不留透析液,较适合由于葡萄糖快速重吸收导致超滤有困难的高转运患者。NIPD的缺点是费用较高,且由于白天腹腔内没有腹膜透析液,对大多数患者来说,无法提供足够的溶质清除。

几种方式的比较见表3-16-1。

表 3 – 16 – 1　CAPD 和 APD 方式的比较

	CAPD	CCPD	NIPD
每周使用的腹膜透析液量(L)	56 ~ 72	70 ~ 120	84 ~ 120
每周透析时间(h)	168	168	70
每周机器开动时间(h)	0	63 ~ 70	63 ~ 70
每周交换次数	28	14	14
每周 Kt/Vurea *	1.5 ~ 2.4	1.5 ~ 2.6	1.2 ~ 2.0
每周肌酐清除率(L)	40 ~ 70	40 ~ 70	25 ~ 50

　＊为尿素清除指数,即尿素分布容积相关的尿素清除率,反映腹膜对小分子物质的清除效率。

　(三)透析方式的选择

　一般应从患者病情、经济条件及医疗设备各方面综合考虑,而选择透析方式。相对而言,以下情况腹透较血透更适宜:①婴儿或幼儿;②有严重心血管疾病;③建立血管通路有困难;④不能定期到医院,需独立在家透析;⑤糖尿病患者。　　　　　　　　　　　　　　**(王东)**

第三章　心肺脑复苏技术

第一节　心脏骤停

一、心脏骤停的分类

心脏骤停时,虽然心脏丧失了泵血功能,但并非心电和心脏活动完全停止。依据心电图表现,心脏骤停可分为:①心室颤动(ECG 示 QRS 波群消失,代之以不规则的连续的、每分钟 200～400 次的室颤波)。②电－机械分离(缓慢而无效的心室自主心律,ECG 示间断出现的、宽而畸形,低振幅的 QRS 波群,每分钟 20～30 次以下)。③心室停搏(ECG 示直线无心室波或仅可见心房波)。心脏骤停分心源性心脏骤停和非心源性心脏骤停。

(一)心源性心脏骤停

心血管疾病是心源性心脏骤停最常见且最重要的原因。其中以冠心病最常见,特别是急性心肌梗死的早期,约占 80%。

(二)非心源性心脏骤停

1. 电解质和酸碱平衡失调

高钾血症(>6.5 mmol/L)时,可抑制心肌收缩力和心脏自律性,引起心室内传导阻滞,心室自主心律或缓慢的心室颤动而发生心脏骤停;低钾血症时可引起多源性室性期前收缩,反复发作的短阵室性心动过速、心室扑动和室颤,均可导致心脏骤停。低钠和低钙可加重高钾血症的影响。如伴有低钙血症的肾功能不全的患者,更易发生心脏骤停。酸中毒时,细胞内钾外移,加重高钾血症,严重的高钙血症可导致房室和室内传导阻滞,室性心律失常以致发生室颤;严重的高镁血症也可引起心脏骤停;低镁血症可加重低钾血症。

2. 呼吸停止

各种原因引起的呼吸停止,气体交换中断,心肌和全身器官组织严重缺氧,可致心脏骤停。

3. 药物中毒和变态反应

锑剂、洋地黄类、氯奎、奎尼丁等抗快速性心律失常药物的毒性反应;混合不均并快速注射心得安、利多卡因、苯妥英钠、异搏定、氨茶碱或氯化钙时;青霉素、链霉素和血清制品等猝发变态反应均可致心脏骤停。

4. 手术、治疗操作和麻醉意外可致心脏骤停

5. 突然意外事件

如雷击、溺水等。

二、病理生理

心脏骤停后主要病理生理改变是缺氧,迷走神经张力增高,酸碱与水电解质失调。心脏骤停后,体内立刻发生酸碱度和水电解质的急剧变化,细胞内酸中毒,细胞外钾浓度增高,自由基增多,细胞膜功能障碍,钙内流增加,最终发生线粒体和溶酶体破裂,细胞死亡和自溶,进

入生物学死亡阶段。

人体内各组织对缺氧的耐受性不同:最敏感的是中枢神经系统(尤其是大脑),循环停止8～10分钟内,即可导致脑细胞的不可逆性损伤,受累部位依次是脑干、基底神经节、丘脑和皮质。其次是心脏,心脏在缺氧、酸中毒的情况下,心肌收缩力严重受到抑制,处于弛缓状态,周围血管张力减低,两者对儿茶酚胺的反应性大为减弱,最终心肌细胞停止收缩。再次是肝脏和肾脏,肝脏在心脏骤停后首先发生肝小叶中心坏死,肾脏则产生肾小管坏死而致急性肾衰竭。如心脏骤停后抢救不及时,脑、心、肾等重要脏器的缺氧性损害变为不可逆时,便失去了抢救机会。故心脏骤停的抢救必须争分夺秒。

心脏性猝死(SCD)是指由于心脏原因意外地引起猝然死亡。世界卫生组织推荐为发病6小时内的死亡为猝死,但多数心脏病学者主张1小时内的死亡为猝死。

三、临床表现

心脏骤停造成血液循环停止,由于脑组织对缺氧最敏感,临床立即出现循环系统和神经系统的症状。

(一)先兆征象

1.病情危重

特别是低心输出量状态者,如急性心肌梗死、大出血或急性肺栓塞。

2.神经系统体征

神志不清,叹息样呼吸,瞳孔散大等严重脑缺血、缺氧表现。

3.心律失常

常出现室性期前收缩,室性心动过速,心动过缓,房室传导阻滞等。

(二)典型临床表现

(1)心音消失。

(2)脉搏触不到,血压测不到。

(3)意识突然丧失或伴有短阵抽搐,常为全身性,持续时间不等,多发生于心脏停搏10秒内,有时伴眼球偏斜。

(4)呼吸断续,呈叹息样,随后停止,多发生于心脏停搏后20～30秒内。

(5)意识丧失,深度昏迷,多发生于心脏停搏后30秒后。

(6)瞳孔散大,多在心脏停搏后30～60秒内。在完全性房室传导阻滞或病窦综合征患者中,可反复发作短暂的心脏骤停,称为阿－斯综合征(心源性脑缺氧综合征),有自限性,多在1～2分钟内恢复,如持续时间长,超过4～6分钟,可致严重的脑缺氧性损害或死亡。

四、诊断标准

(1)意识突然丧失。

(2)大动脉搏动消失,如颈动脉、股动脉。

一般以一手拍喊患者断定意识是否存在,同时另一手触其大动脉以了解有无搏动,若两者均消失,即可肯定心脏骤停的诊断,立即心肺复苏。

成人心尖搏动和心音消失,血压测不到也未必都是心脏骤停。故怀疑心脏骤停的患者反复听诊心音或测血压是徒劳之举,只能延误复苏进行。另外,瞳孔改变亦不能视为心脏骤停的可靠依据。

第二节　脑死亡

脑死亡的前提条件:①原发性脑器质性障碍;颅脑损伤、脑血管障碍(脑卒中)和颅内占位病变;自主呼吸停止;深昏迷。②原发病因已确诊,已进行全部合适的治疗,但因病变的性质患者已不可能恢复生命。

脑死亡:又称过度昏迷或不可逆性昏迷,是颅内结构的最严重损伤,一旦发生,即意味着生命终止。许多国家制定出脑死亡的诊断标准,归纳起来如下:①自主呼吸停止,表现为至少需进行 15 分钟的人工呼吸后仍无自主呼吸。②深度昏迷:患者意识完全丧失,对一切刺激全无知觉,也不引起运动反应,GGS 评分 3 分。③脑干反射消失(眼脑反射、眼前庭反射、光反射、角膜反射、吞咽反射、瞬目反射、呕吐反射等均消失)。④脑生物电活动消失:EEG 呈电静止,AEP 的各波消失。如有脑生物电活动可否定脑死亡诊断,像中毒等疾患时 EEG 可呈直线而不一定是脑死亡。上述条件经 6~12 小时观察和重复检查仍无变化,即可诊断。

在没有脑血管造影和脑电图的条件下,没有人工呼吸机进行抢救时,一般可根据心跳和呼吸永久性停止来诊断脑死亡。因临床已证明,心跳和呼吸不可逆性停止如不做抢救,很快就会导致全脑功能永久性丧失。

脑死亡应除外的病例:①6 岁以下的儿童。②急性药物中毒。③低体温,直肠温度在 32 ℃以下。④代谢内分泌系统障碍、肝性脑病、尿毒症或高渗性昏迷等。

第三节　心肺脑复苏

无论是何种原因引起心脏骤停或心脏性猝死,一旦发现患者心跳、呼吸停止,应立即采取心肺脑复苏。复苏成功的关键在于时间。规范化的复苏一般分为 3 个阶段,9 个程序。

3 个阶段:

一期复苏:支持基础生命活动,即基础复苏(BLS)。

二期复苏:进一步支持生命活动,即高级复苏(ALS)。

三期复苏:心搏恢复后的处理即脑复苏(PLS)。

9 个程序:A. 畅通气道(Airway);B. 人工呼吸(Breathing);C. 人工循环(Circulation);D. 药物治疗(Drug);E. 心电监护(Electrocardiogram);F. 除颤(Fibrilation treatment);G. 评价,检测(Gauge);H. 低温(Hypothermia);I. 重症监护(Intensive)。

一、一期复苏

即基础复苏(BLS),目的在于建立有效氧合血液循环,维持脑部氧合及血供,维持基础生命活动,为进一步复苏处理创造条件。此期关键是争分夺秒地规范化地施行畅通气道、人工呼吸、人工循环三部曲。

确定患者需要复苏时,首先呼唤及轻摇患者,以判断其知觉程度,使患者仰卧平放,紧急呼救。

（一）畅通气道

意识丧失患者，常因舌后坠和异物堵塞气道，故首先要畅通气道。

1. 仰头抬颏法

食指和中指托起下颏，使下颏前移，舌根离开咽喉后壁，气道即可通畅。此法简单易行，效果好。

2. 仰头抬颈法

一手置于额部使头后仰，另一手抬举后颈，打开气道。

3. 对疑有颈部损伤者

仅托下颏，以免损伤颈髓。

4. 如有异物

需迅速清除，或在其背后猛击一下；如仍无效，则采用 Heimlich 动作。

（二）人工呼吸

1. 畅通气道后

通过一看（胸部有无呼吸动作）、二听（把耳放在患者口和鼻上有无呼吸音）、三感觉（将面部靠近口鼻以感觉有无气流）同时进行，判断有无自主呼吸。

2. 人工呼吸

①口对口人工呼吸。②口对鼻人工呼吸。进行人工呼吸时，应注意观察患者胸壁的起伏，呼吸道的阻力和间歇有无呼气。在开始复苏时，应予连续 2 次吹气，使呼吸道内维持正压，使肺膨胀。吹气时间为 $1 \sim 1.5$ 秒，间歇 1.5 秒。在单人复苏时，按压和通气比为 15/2，双人时为 5/1。在进行人工呼吸时，常可致胃胀气，使横膈抬高，肺容量减少，并可发生胃内容物反流（气管插管时可避免发生），严重胀气者需使胃内气体排出后再进行。③咽气管通气道（PTL）：该通气道由一长一短 2 个组合在一起的导管和 2 个一近一远能同时充气的气囊组成。在急救时，可盲目插入，如进入气管导管充气后通过长的导管即可进行人工呼吸；若插到食管充气后远端气囊将食管堵塞，近端气囊将口鼻部堵塞，通过短的导管进行人工呼吸。④食管气管联合导管：为了尽快进行人工呼吸，在急救时可先插入食管气管联合导管，该管由 2 个腔和 2 个气囊组成。急救时可盲目插入，如进入气管，充气后即可进行人工呼吸；若插入食管，2 个气囊充气后将食管堵塞，人工呼吸时，可通过另一孔进入气管进行有效通气。同时也可防止胃内容物反流而致误吸。⑤喉罩（LMK）：插入较容易，气囊充气后，将咽部密闭，可以进行通气；或经喉罩置入气管导管。CPR 中使用喉罩尚需进一步研究。⑥面罩通气和气管插管：患者一旦发生呼吸心跳停止，应立即进行面罩通气，同时准备气管插管。

（三）人工循环

人工胸外按压是建立人工循环的主要方法。

1. 判断有无脉搏（检查颈动脉或股动脉有无搏动）

如无搏动则进行胸外按压。

2. 人工胸外心脏按压

①水平位，头部不应高于心脏水平，否则由于重力作用而影响脑血流。下肢可抬高，以促进血液回流和加强人工循环。②左手与患者长轴方向平行置于胸骨前方，掌根相当于胸骨中下 1/3（剑突上 2 cm），右手掌根重叠其上，双肘关节伸直，自背肩部直接向前臂掌根加压，使胸骨下端下陷 $4 \sim 5$ cm。按压后迅速放松，使胸廓复原，胸腔内压下降，血液回流（胸腔压力

的改变,改善全身血流量)。平均 80～100 次份,规律地、均匀地、不间断(在开始 8～10 次按压期间心排出量呈累积增加,故短暂的中断也是有害的)地进行。按压与放松时间比为 1:1,脑及心脏灌注较好。③并发症:按压不当,可发生骨折、血气胸、肺挫伤、肝脾破裂和脂肪栓塞等。④按压有效的判断标准:可触及大动脉搏动;收缩压可达 11.6～13.3 kPa;唇、皮肤变红;已散大的瞳孔缩小,睫毛反射存在;恢复自主呼吸;肌张力增加,患者挣扎。

有人主张在胸外按压前先心前区叩击,认为通过机械 – 电转换产生 – 低能电流而中止异位心律的折返通路。但实验证明,心前区叩击可能使有些室性心动过速中止,但也可使之转为更严重的室扑或室颤,而对室颤和心室停顿无效;它又不具有胸外心脏按压推动血流的作用,故不主张作为心脏复苏抢救的常规措施。此法只在有心电监护和备有除颤器的条件下试用。

3. 气动 CPR 背心

为机械胸外按压器,完全是根据胸泵机制设计的,能提供更适当按压频率、力量和时间,并节约急救者体力。

4. 插入式腹部反搏术(简称 IAC – CPR)

是在胸外心脏按压的舒张期进行腹部按压,可增加主动脉张力和冠状动脉灌注压,增加静脉回流和强化胸泵机制。

5. 主动加压 – 减压 CPR

是应用负压吸引技术,提起胸部和胸骨,使胸腔主动减压,增加静脉血回流,改善血液动力学状态。可增加复苏成功率,但存活率无区别。

二、二期复苏

即高级复苏(ALS),进一步支持心脏生命活动,包括进一步维持有效的换气和人工循环,建立液路,复苏药物应用,心电监测和心律失常(除颤)治疗以及增加心排血量和维持血压。

(一)进一步维持有效的换气和循环

面罩或气管插管给氧,人工简易呼吸器或呼吸机人工呼吸。及早气管插管可以保证气道通畅和高浓度氧进入肺组织,是十分重要的复苏措施。开胸心脏挤压指征:①胸廓或脊椎畸形,或其他原因所致心脏移位。②某些心脏病变如室壁瘤、心房黏液瘤、严重二尖瓣狭窄、心肌撕裂或穿孔、人工瓣膜置换术后或心包填塞等。③某些胸部病变,如严重肺气肿、气胸、血胸和胸部挤压伤等。④发生于手术过程或妊娠后期的心脏骤停。

(二)建立静脉液路

为给予必要的液体和药物,应尽早建立静脉液路,这是高级复苏阶段的重要措施。循环骤停后皮下或肌肉注射均不能奏效,也可采用气管内给药。实验证明,心内、静脉、气管内给药效果相似。心内注射只有在静脉通道和气管插管未能建立的情况下作为应急措施。因心内注射易误伤冠状动脉而导致破裂、出血、心包填塞或气胸等;心内注射常干扰胸外心脏按压和人工呼吸的正常进行而影响 CPCR 效果。

(三)药物治疗

1. 静脉输液

5% 葡萄糖可用,推荐用生理盐水或林格氏液;扩充血容量宜用胶体液如全血、代血浆等,但对于没有血容量减少指征的心脏骤停患者不主张扩容,因其结果可致脑和冠脉循环中的血流减少。

2. 抗心律失常药

利多卡因:是治疗室性心律失常的首选药物。用药指征:①室早频发 >6 次/分。②成对的、多形性、2 个或更多的连续的短阵发作。③RonT。④室性心动过速。⑤除颤及注射肾上腺素无效的室颤,为改善电治疗的效果而试用。用法:心脏停搏时,开始需一次静推 1.0 ~ 1.5 mg/kg,5 ~ 10 分钟可追加静推 0.5 ~ 1.5 mg/kg,总剂量可达 3 mg/kg。复苏成功后,予 2 ~ 4 mg/min 维持。24 小时后剂量减少,否则易引起中毒反应。

普鲁卡因:与利多卡因一样抑制室早。用于利多卡因有禁忌或无效的次选药。用法:每次 50 mg,5 分钟后可重复使用,总量可达 17 mg/kg。

阿托品:是副交感神经阻滞剂,能解除迷走神经对心脏的抑制而提高窦性心律,并促进房室传导。用于窦缓、心室静止、房室结水平的房室阻滞。用法:每次 1.0 mg 静注,3 ~ 5 分钟后可重复。

其他如溴苄胺、心得安、异丙肾上腺素、异搏定等也可选用。

3. 增加心排血量和维持血压的药物

肾上腺素:一线和首选用药,具有兴奋 α 和 β 肾上腺素能神经受体作用。α 样作用使血管收缩,提高灌注压,改善冠脉循环和脑的血供;β 样作用可增强心肌收缩力,刺激心脏自动收缩,并可使室颤的细波变粗而易被电除颤。目前主张肾上腺素剂量为 1 mg 静注稀释至 10 ml 气管内注入,每 3 ~ 5 分钟使用 1 次。如果对常规标准剂量无效,则必要时用大剂量 5 mg 静注。

去甲肾上腺素:心脏正性肌力药,强烈的血管收缩剂,是肾上腺素能神经的主要介质。主要兴奋 α 受体。

碳酸氢钠:循环骤停后,由于酸中毒和高血钾的发生和进行性加重,进一步抑制心肌的电活动和机械功能,因此必须用碱性药物。纠正酸碱平衡的主要措施是保证充分通气。依照“稍酸勿碱”的原则,对心血管系统的功能既无明显抑制,又有利于血钾水平和 HbO_2 对组织的氧供,只有在心脏骤停 10 分钟后,pH <7.2,或心跳停止前已有代谢性酸中毒或高血钾,或孕妇心跳停止,pH <7.3 时方可考虑给予碳酸氢钠以纠酸,剂量为 1 mmol/kg(5% $NaHCO_3$ 溶液 1 ml = 0.6 mmol)。

其他如多巴胺、多巴酚丁胺、间羟胺、洋地黄、钙剂等也可选用。

4. 心电监测和电除颤

心电监测,以明确心脏骤停的性质,了解迅速变化的心律及其治疗的反应,指导治疗。性质未明的心脏骤停患者可先盲目除颤。电起搏,多采用心外起搏器。

二期复苏有效的指征:患者恢复自动心搏,并可扪及大动脉搏动(若心电图显示有满意的心律但触不到脉搏,则继续胸外按压和给药);继之,皮肤变红,瞳孔缩小,出现自主呼吸,意识恢复。但由于心脑肾缺血缺氧,加之代谢紊乱,功能受损,需进一步以脑复苏为重点进行处理。

三、三期复苏

持续生命支持,即以脑复苏为中心的心搏恢复后的处理。

BLS 和 ALS 的 CPR 手法抢救及时并得当,心搏有较大可能恢复,但往往自主呼吸不能恢复,此时,脑经历了急性缺血缺氧的损害之后,又遭受"再灌注损伤"的第二次打击。故脑复苏是复苏成功与否的关键。

（一）心血管的管理（核心是维持有效循环）

1. 控制心律失常

心搏恢复后,反复心律失常是死亡的最主要原因。此时要合理选用抗心律失常药物,或安装临时人工心脏起搏器,纠正低血压,改善缺氧,维持水电解质和酸碱平衡,以防止体温过低等。

2. 纠正心功能障碍

①纠正酸中毒和正性收缩药物的应用。②根据血液动力学监测指导治疗。

（二）呼吸管理

在自主呼吸未完全恢复之前,需人工机械通气维持呼吸（气管插管、气管切开）。呼吸兴奋剂不能改善呼吸中枢的缺氧状态,没有根本性的治疗作用。当循环已恢复,具备了呼吸中枢恢复功能的物质基础后,方可选用呼吸兴奋剂。

（三）脑缺氧和脑水肿的防治

心搏停止 10 秒,脑内可利用氧将耗尽,有氧代谢三羧酸循环停止,代之以无氧糖酵解,随之糖原耗尽,4~5 分钟内 ATP 耗竭,所有能反应均停止。因此,脑复苏时既要加强有效循环功能以维持平均动脉压,又要降低颅内压,以维持足够的脑灌注压,促进脑血流的再流通。

1. 过度换气

使动脉血 $PaCO_2$ 保持在 $3.33 \sim 4.67$ kPa,Paq > 13.33 kPa 水平。使肺泡和血中的 $PaCO_2$ 降低导致低碳酸血症,直接作用于血管壁的肌层,引起脑阻力血管的收缩和脑血流减少,增加颅内顺应性,从而使颅内压降低,循环自主调节恢复。

2. 冬眠低温

降低脑代谢,减少脑血流量与血压,缩减脑体积和降低颅内压,提高脑细胞对氧的耐受力。要及早、足够、持久。亦有人认为低温增加血液黏稠度,减少心排血量,诱发严重心律失常,并易感染,程度不易控制,主张正常体温为好。故无冬眠降温条件,并不强调。

3. 脱水利尿

①20% 甘露醇:渗透性脱水剂。不易从毛细血管透入组织,故血浆渗透压升高,将组织中水分吸回血浆,产生组织脱水作用:,从而降低颅内压。作用持续 4~8 小时,需快速静点,一般 15~30 分钟内输入 250 ml,一般每次 1~2 g/kg,每天 3~4 次,每克甘露醇约排尿 10 ml。进行性肾衰、肺水肿、颅内活动性出血（开颅手术除外）者慎用,老年及心衰者联合应用呋塞米。②10% 复方甘油:渗透性脱水剂,0.7~1 g/kg,1~2 次/天。滴速每分钟不超过 2 ml 为宜,过快,易出现血红蛋白尿或血尿。心脏病及心衰患者慎用。③呋塞米:强利尿剂,静注 2~5 分钟起效,维持 2~3 小时,与甘露醇合用,可增强脱水效果。每次 0.5~2 mg/kg,1~6 次/天。

4. 高压氧

通过高压氧治疗,动脉 $PaCO_2$ 正常、PaO_2 增高,使脑血管收缩,脑体积减小,降低颅内压,改善脑缺氧,有助于脑复苏。随着脑干缺氧的改善,有利于生命功能的维持和缩短苏醒时间;同时使全身其他脏器的血供亦获得改善。

5. 肾上腺皮质激素

可提高人体的应激能力,改善脑毛细血管的通透性,维持血脑屏障的完整,稳定溶酶体膜,使水和电解质向组织内渗透减少,调节下丘脑功能,减少醛固酮及抗利尿激素的分泌,增加肾血流量和肾小球的滤过能力,防止和减轻脑水肿。

6.钙拮抗剂

能阻止脑缺血后的钙离子细胞内移行,减轻神经原损害。同时,钙拮抗剂是强的脑血管扩张剂,可降低脑缺血后的低灌注状态。

7.氧自由基清除剂

如超氧化物歧化酶,过氧化氢酶,维生素 E、C,甘露醇等。

8.应用神经营养药物

(四)维持水电解质和酸碱平衡

这是保证复苏成功的必要条件。

(五)急性肾衰竭的防治

①维持好心脏和循环功能,避免使用肾损害药物。②严格记录出入量。③严格限制入量及防治高血钾,进水量/日＝前一日尿量＋500 ml＋其他失水量。高血钾时,可静推钙剂、碱性液、高渗糖及胰岛素等。④血液透析。⑤促进细胞代谢。

(六)防止继发感染

这方面也很重要。

四、终止复苏的指征

(1)复苏成功。

(2)脑死亡(标准如前述)。

(3)经 30 分钟 BLS 和 ALS‐CPR 抢救,心肌无任何活动。　　　　　　　　（王东）

第四章 神经内科诊疗精要

第一节 短暂性脑缺血发作

一、概述

短暂性脑缺血发作(TIA)是局灶性脑缺血导致突发短暂性、可逆性神经功能障碍。发作一般持续数分钟,通常在30 min内完全恢复,超过2 h常遗留轻微神经功能缺损表现或CT及MRI显示脑组织缺血征象。TIA多发于中老年人(50~70岁),男性较多。近期频繁发作的TIA是脑梗死的预兆。颈内动脉系统TIA和表现一过性黑蒙的椎——基底动脉系统TIA易发生脑梗死,心房纤颤合并TIA易发生栓塞性脑梗死。

二、诊断

(一)临床表现

发病突然,迅速出现局限性神经功能缺失症状体征,数分钟达到高峰,持续数分钟或十余分钟缓解,不遗留后遗症;反复发作,每次发作症状相似。常合并高血压、糖尿病、心脏病和高脂血症等。

1. 颈内动脉系统TIA

(1)常见症状:对侧单肢无力或轻偏瘫,伴对侧面部轻瘫,是大脑中动脉供血区或大脑中动脉、前动脉皮质支分水岭区缺血表现。

(2)特征性症状:①眼动脉交叉瘫(病变侧单眼一过性黑蒙、对侧偏瘫及感觉障碍)和Horner征交叉瘫(病变侧Horner征、对侧偏瘫);②主侧半球受累出现失语症,是大脑中动脉皮质支缺血累及大脑外侧裂周围区。

(3)可能出现的症状:①对侧偏身麻木或感觉减退,为大脑中动脉供血区或大脑中 - 后动脉皮质支分水岭区缺血;②对侧同向性偏盲,较少见:为大脑中 - 后动脉皮质支或大脑前 - 中、后动脉皮质支分水岭区缺血使顶、枕、颞交界区受累所致。

2. 椎—基底动脉系统TIA

(1)常见症状:眩晕、平衡障碍,大多不伴耳鸣(脑干前庭系统缺血),少数伴耳鸣(内听动脉缺血使内耳受累);

(2)特征性症状:①跌倒发作:患者转头或仰头时下肢突然失去张力而跌倒,无意识丧失,可很快自行站起;②短暂性全面性遗忘症:发作性短时间记忆丧失,持续数分至数十分钟,患者对此有自知力,伴时间、地点定向障碍,谈话、书写和计算能力正常;③双眼视力障碍:由于双侧大脑后动脉距状支缺血累及枕叶视皮质。

(3)可能出现的症状:①急性发生的吞咽困难、饮水呛咳及构音障碍(椎动脉或小脑后下动脉缺血导致短暂的真性延髓性麻痹);②小脑性共济失调;③一侧或双侧面、口周麻木及交叉性感觉障碍(病侧三叉神经脊束核及对侧已交叉的脊髓丘脑束受损,小脑后下动脉或椎动脉缺血导致延髓背外侧综合征);④意识障碍伴或不伴瞳孔缩小(高位脑干网状结构缺血累及网状激活系统及交感神经下行纤维);⑤眼外肌麻痹及复视:主要由于脑干旁中线动脉缺血累及动眼、滑车及展神经核;⑥交叉性瘫痪。

(二)辅助诊断

1.影像学检查

EEG、CT 或 MRI 检查大多正常,部分病例(发作时间 >20 min)在 MRI 弥散加权(DMI)可显示片状缺血灶。数字减影血管造影(DSA)可见颈内动脉粥样硬化斑块、狭窄等。

2.彩色经颅多普勒(TCD)

脑血流检查可显示血管狭窄、动脉粥样硬化斑,发作频繁的 TIA 患者可行微栓子监测。单光子发射计算机断层扫描(SPECT)可发现局部脑灌流量减少程度及缺血部位,正电子发射断层扫描(PET)可显示局灶性代谢障碍。

三、鉴别诊断

1.可逆性缺血性神经功能缺损(RIND)或小卒中

脑缺血导致神经功能缺损症状体征超过 24 h,可在数日至 3 周内完全或近于完全消失。

2.短暂发作性神经疾病

如局灶性癫痫、偏瘫型偏头痛、基底动脉型偏头痛、内耳性眩晕、晕厥和阿一斯综合征,以及严重心律失常,如室上性及室性心动过速、心房扑动、多源性室性期前收缩及病态窦房结综合征等引起发作性全脑供血不足,须注意鉴别。

四、治疗

1.病因治疗

病因明确者应针对病因治疗,控制卒中危险因素,如动脉粥样硬化、高血压、心脏病、糖尿病、高脂血症和颈椎病等,消除微栓子来源和血流动力学障碍,戒除烟酒,坚持体育锻炼等。

2.药物治疗

(1)抗血小板聚集药:减少微栓子及 TIA 复发。①阿司匹林:75～150 mg/d,晚餐后服用,仍有 TIA 时可加大剂量。副作用包括消化不良、恶心、腹痛、腹泻、皮疹、消化性溃疡、胃炎及胃肠出血等;②盐酸噻氯匹定:125～250 mg,1～2 次/d,预防 TIA 和卒中较 Aspirin 有效,副作用为皮疹、腹泻,偶可发生严重但可逆的中性粒细胞减少症,用药前 3 个月应定期检查血象;③氯吡格雷:75 mg/d 口服;腹泻、皮疹等副作用较阿司匹林常见;④双嘧达莫和磺吡酮:25～50 mg,3 次/d 口服;缓释双嘧达莫 200 mg 与阿司匹林 25 mg 合用,2 次/d,可预防卒中。

(2)抗凝药物:用于心源性栓子引起 TIA、预防 TIA 复发和一过性黑蒙发展为卒中。①首选肝素 100 mg 加入 0.9% 生理盐水 500 ml 静脉滴注,20～30 滴/min,紧急时可用 50 mg 静脉注射,达到快速肝素化,再用 50 mg 静脉滴注,滴速 8～15 滴/min,每日至少测定一次部分凝血活酶时间(APTT),根据 APTT 调整剂量,维持治疗前 APTT 值 I.5～2.5 倍(100 mg/d 以内)。5 日后可用低分子肝素 4000～5000IU,2 次/d,腹壁皮下注射,连用 7～10 d。②华法林 6～12 mg,每晚 1 次口服,3～5 d 改为 2～6 mg 维持,用药 4～6 周逐渐减量停药,也可用于长期治疗;消化性溃疡病或严重高血压为禁忌证。

(3)血管扩张药:如麦全冬定或尼可占替诺 600～900 mg 静脉滴注;

(4)扩容药:低分子右旋糖酐 500 ml 静脉滴注,可扩充血容量、稀释血液和改善微循环。

（5）溶栓药：近期频繁发作的 TIA 可用尿激酶 50 万～100 万 U 加入生理盐水 100 ml 静脉滴注，1 次/d，连用 2～3 d。高纤维蛋白原血症可选用降纤药改善血液高凝状态。

（6）脑保护治疗：缺血再灌注使钙离子大量内流引起细胞内钙超载，可加重脑组织损伤，可用钙通道拮抗剂，如尼莫地平、氟桂利嗪等治疗。

第二节　脑血栓形成

一、概述

脑血栓形成（CT）是脑梗死最常见的类型，是脑动脉主干或皮质支动脉粥样硬化导致血管增厚、管腔狭窄闭塞和血栓形成，引起脑局部血流减少或供血中断，脑组织缺血缺氧导致软化坏死，出现局部性神经系统症状体征。动脉粥样硬化性脑梗死多见于中老年，动脉炎以中青年多见。

脑梗死包括脑血栓形成、腔隙性梗死和脑栓塞等，是缺血性卒中的总称，脑血液供应障碍引起缺血、缺氧，导致局限性脑组织缺血性坏死或脑软化。

动脉粥样硬化是本病基本病因，可能的病因包括脑血管痉挛、来源不明的微栓子、抗磷脂抗体综合征、蛋白 C 和蛋白 S 异常、抗凝血酶 III 缺乏、纤溶酶原激活物不全释放伴发高凝状态等。

二、分类

依据症状体征演进过程分完全性卒中、进展卒中和可逆性缺血性神经功能缺失。

1. 完全性卒中

发生缺血性卒中后神经功能缺失症状体征较严重、较完全，进展较迅速，常于数小时内（<6 h）达到高峰。

2. 进展性卒中

缺血性卒中发病后神经功能缺失，症状较轻微，但呈渐进性加重，在 48 h 内仍不断进展，直至出现较严重的神经功能缺损。

3. 可逆性缺血性神经功能缺失

缺血性卒中发病后神经功能缺失症状较轻，但持续存在，可在 3 周内恢复。

三、诊断

（一）临床表现

常在安静或睡眠中发病，部分病例有 TIA 前驱症状如肢麻、无力等，局灶性体征多在发病后 10 余小时或 1～2 日达到高峰，患者意识清楚或有轻度意识障碍。

1. 颈内动脉闭塞综合征

颈内动脉卒中可无症状，症状性闭塞可出现单眼--过性黑蒙，偶见永久性失明或 Horner 征，伴对侧偏瘫、偏身感觉障碍或同向性偏盲等，优势半球受累可有失语症。颈动脉搏动减弱或血管杂音，亦可出现晕厥发作或痴呆。

2. 大脑中动脉闭塞综合征

（1）主干闭塞：导致病灶对侧中枢性面舌瘫与偏瘫（基本均等性）、偏身感觉障碍及偏盲（三偏）；优势半球受累出现完全性失语症，非优势半球出现体象障碍。

（2）皮质支闭塞：①上部分支卒中：包括眶额、额部、中央前回及顶前部分支，导致病灶对侧面部、手及上肢轻偏瘫和感觉缺失，下肢不受累，伴 Broca 失语和体象障碍，无同向性偏盲。②下部分支卒中：包括颞极、颞枕部和颞叶前中后部分支，较少单独出现，导致对侧同向性偏盲，下部视野受损较重；对侧皮质感觉明显受损，无偏瘫；优势半球受累出现 Weinicke 失语，非优势半球出现急性意识模糊状态。

（3）深穿支闭塞：导致对侧中枢性均等性偏瘫，可伴面舌瘫；对侧偏身感觉障碍；可伴对侧同向性偏盲；优势半球病变出现皮质下失语。

3. 大脑前动脉闭塞综合征

（1）分出前交通动脉前主干闭塞：因对侧代偿不出现症状。

（2）分出前交通动脉后闭塞：导致对侧中枢性面舌瘫与下肢瘫；尿潴留或尿急，表情淡漠、反应迟钝、欣快和缄默等，强握及吸吮反射；优势半球病变可出现 Broca 失语和上肢失用。

（3）皮质支闭塞：导致对侧中枢性下肢瘫，可伴感觉障碍，对侧肢体短暂性共济失调、强握反射及精神症状。

（4）深穿支闭塞：引起对侧中枢性面舌瘫、上肢近端轻瘫。

4. 大脑后动脉闭塞综合征

主干闭塞引起对侧同向性偏盲，上部视野损伤较重，黄斑视力可不受累。中脑水平大脑后动脉起始处闭塞，可见垂直性凝视麻痹、动眼神经瘫、核间性眼肌麻痹、眼球垂直性歪扭斜视。优势半球枕叶受累可出现命名性失语、失读，不伴失写。双侧大脑后动脉闭塞导致皮质盲、记忆受损。

5. 小脑后下动脉或椎动脉闭塞综合征

也称延髓背外侧综合征，是脑干梗死最常见类型。主要表现为眩晕、呕吐、眼球震颤，交叉性感觉障碍，同侧 Horner 征，饮水呛咳、吞咽困难和声音嘶哑（疑核受损）；同侧小脑性共济失调（绳状体或小脑受损）。

6. 椎—基底动脉闭塞综合征

可引起脑干梗死，出现眩晕、呕吐、四肢瘫、共济失调、昏迷和高热等。中脑受累出现中等大固定瞳孔，脑桥病变出现针尖样瞳孔，常见眼球垂直性歪扭斜视、娃娃头或冰水试验眼球水平运动缺如或不对称；眼球向偏瘫侧同向偏视，垂直性眼球运动可受损。中脑支闭塞出现 Weber 综合征、Benedit 综合征；脑桥支闭塞出现 Millard - Gubler 综合征、Foville 综合征。小脑上、小脑后下或小脑前下动脉闭塞可导致小脑梗死，常见眩晕、呕吐、眼球震颤、共济失调、站立不稳和肌张力降低等，可出现脑干受压和颅内压增高症状。

（二）辅助诊断

1. CT 检查

应常规进行 CT 检查，多数病例发病 24 h 后逐渐显示低密度梗死灶，发病后 2～15 d 可见均匀片状或楔形的明显低密度灶，大面积脑梗死伴脑水肿和占位效应，出血性梗死呈混杂密度，应注意病后 2～3 周梗死吸收期，病灶水肿消失及吞噬细胞浸润可与脑组织等密度，CT 上难以分辨，称为"模糊效应"。

2. MRI 检查

MRI 可清晰显示早期缺血性梗死、脑干及小脑梗死、静脉窦血栓形成等,梗死后数小时即出现 T1 低信号、T2 高信号病灶,出血性梗死显示其中混杂 T1 高信号。功能性 MRI 可早期诊断缺血性卒中,发病 2 h 内即显示缺血病变,为早期治疗提供重要信息。

3. 其他检查

颅多普勒(TCD)可发现颈动脉及颈内动脉狭窄、动脉粥样硬化斑或血栓形成。超声心动图检查可发现心脏附壁血栓、心房黏液瘤和二尖瓣脱垂。

四、治疗

(一)对症治疗

1. 降血压

缺血性卒中后血压升高一般不需紧急处理,病后 24 ~ 48 h 收缩压 > 220 mmHg(29.33 kPa)、舒张压 > 120 mmHg(16 kPa)或平均动脉压 > 130 mmHg(17.33 kPa)时用降压药,如卡托普利 6.25 ~ 12.5 mg 含服。血压过高时,舒张压 > 140 mmHg(18.67 kPa),可用硝普钠 0.5 ~ 1 μg/(kg·min),维持血压在 170 ~ 180/95 ~ 100 mmHg(22.67 ~ 24/12.67 ~ 13.33 kPa)水平。切忌过度降压使脑灌注压降低,导致脑缺血加剧。

2. 控制感染

意识障碍和呼吸道感染者宜选用适当抗生素控制感染,保持呼吸道通畅、吸氧和防治肺炎,预防尿路感染和褥疮等。

3. 治疗脑水肿

根据临床观察或颅内压监测用 20% 甘露醇 250 ml,静脉滴注,1 次/6 ~ 8 h;或呋塞米 40 mg 静脉注射,2 次/d;10% 白蛋白 50 ml,静脉滴注。应注意避免脱水剂使用时间过长,量过大,发生严重不良反应,如肾损害、水电解质紊乱等。

4. 预防肺栓塞和深静脉血栓

卧床患者可用低分子肝素 4000 IU 皮下注射,1 ~ 2 次/d。

5. 预防致死性心律失常和猝死

发病 3 d 内进行心电监护,必要时可给予钙拮抗剂、β - 受体阻滞剂治疗。

(二)超早期溶栓治疗

1. 静脉溶栓疗法

(1)常用溶栓药物:①尿激酶(UK):50 万 ~ 150 万 U 加入 0.9% 生理盐水 100 ml,在 1 h 内静脉滴注;②重组组织型纤溶酶原激活物:一次用量 0.9 mg/kg,最大剂量 < 90 mg;10% 的剂量先予静脉推注,其余剂量在约 60 min 持续静脉滴注;使用 rt - PA 最初 24 h 内不能再用抗凝剂和抗血小板药,24 h 后 CT 显示无出血,可用抗凝和抗血小板治疗。

(2)溶栓适应证:①急性缺血性卒中,无昏迷;②发病 3 h 内,在 MRI 指导下可延长至 6 h;③患者年龄 ≥ 18 岁;④CT 未显示低密度病灶,已排除颅内出血;⑤本人或家属同意治疗。

(3)绝对禁忌证:①TIA 单次发作或迅速好转的卒中以及症状轻微者;②病史和体检提示蛛网膜下腔出血;③两次降压治疗后 BP 仍 > 185/110 mmHg(24.67/14.67 kPa);④CT 检查发现出血、脑水肿、占位效应、肿瘤和动静脉畸形等;⑤患者 14 d 内做过大手术或有创伤,7 d 内做过动脉穿刺,有活动性内出血以及正在应用抗凝剂或卒中前 48 h 曾用肝素治疗;⑥病史有血液疾病、凝血障碍(PT > 15s,Am > 40s,INR > 1.4,血小板计数 < 100×10^9/L)等。

（4）溶栓并发症：①梗死灶继发出血，UK 可激活血栓及血浆内纤溶酶原，有诱发出血潜在风险，用药后应监测凝血时及凝血酶原时间；②溶栓也可导致致命的再灌注损伤和脑水肿；③溶栓再闭塞率高达 10%～20%，机制不清。

2. 动脉溶栓疗法

作为卒中紧急治疗，可在 DSA 直视下进行超选择介入动脉溶栓。尿激酶动脉溶栓合用小剂量肝素静脉滴注，可能对出现症状 3～6 h 的大脑中动脉分布区卒中患者有益。

（三）脑保护治疗

目前推荐早期（<2 h）应用头部或全身亚低温治疗，药物可用胞磷胆碱、新型自由基清除剂、10% 白蛋白等。

（四）抗凝治疗

可以短期应用。常用药物包括肝素、低分子肝素及华法林等。治疗期间应监测凝血时间和凝血酶原时间。

（五）抗血小板治疗

脑梗死患者发病 48 h 内用阿司匹林 100～300 mg/d，可降低死亡率和复发率，推荐应用。但溶栓或抗凝治疗时不要同时应用，可增加出血风险。抗血小板聚集剂如噻氯匹定、氯吡格雷等也可应用。

脑梗死急性期不宜使用或慎用血管扩张剂，在脑卒中急性期不宜使用脑细胞营养剂脑活素等，可使缺血缺氧脑细胞耗氧增加，加重脑细胞损伤，宜在脑卒中亚急性期（2～4 周）使用。有条件的医院应组建卒中单元（SU），SU 将卒中的急救、治疗、护理及康复等融为一体，使患者得到及时、规范的诊断和治疗。中、重度脑卒中，如大面积脑梗死、小脑梗死、椎基底动脉主干梗死及病情不稳定脑梗死患者均应进入 SU 治疗。

对有明确的缺血性卒中危险因素，如高血压、糖尿病、心房纤颤和颈动脉狭窄等应尽早进行预防性治疗。如阿司匹林 50～100 mg/d 口服，对脑卒中预防有肯定效果，长期用药中要有间断期，有出血倾向者慎用。

第三节　脑栓塞

脑栓塞是各种栓子随血流进入颅内动脉使血管腔急性闭塞，引起相应供血区脑组织缺血坏死及脑功能障碍。脑栓塞常见于颈内动脉系统，大脑中动脉尤多见。

一、病因

1. 心源性

常见病因是慢性心房纤颤，栓子主要来源于风湿性心瓣膜病、心内膜炎赘生物及附壁血栓脱落等，以及心肌梗死、心房黏液瘤、心脏手术（如瓣膜置换）和心脏导管、二尖瓣脱垂及钙化等。

2. 非心源性

如动脉粥样硬化斑块脱落、肺静脉血栓或血凝块、骨折或手术时脂肪栓和气栓、血管内治疗时血凝块或血栓脱落等；颈动脉纤维肌肉发育不良是节段性非动脉硬化性血管病变，可发生脑栓塞；肺感染、败血症或肾病综合征的高凝状态可引起脑栓塞。

3. 来源不明

约 30% 的脑栓塞不能明确原因。

二、临床表现

脑栓塞多在活动中急骤发病,无前驱症状,局灶性神经体征在数秒至数分钟达到高峰,多表现完全性卒中。意识清楚或轻度意识模糊,颈内动脉或大脑中动脉主干栓塞导致大面积脑梗死,可发生严重脑水肿、颅内压增高,甚至脑疝和昏迷,常见痫性发作;椎—基底动脉系统栓塞常发生昏迷。

大多数脑栓塞发生于前循环,特别是大脑中动脉,出现偏瘫、偏身感觉障碍、失语或局灶性癫痫发作等,偏瘫以面部和上肢较重。椎基底动脉系统受累,表现为眩晕、复视、交叉瘫或四肢瘫、共济失调、饮水呛咳、吞咽困难及构音障碍等。栓子进入一侧或两侧大脑后动脉导致同向性偏盲或皮质盲,基底动脉主干栓塞可导致突然昏迷、四肢瘫或基底动脉尖综合征。大多数患者伴有风心病、冠心病和严重心律失常等,或有心脏手术、长骨骨折、血管内介入治疗等栓子来源,以及肺栓塞、肾栓塞、肠系膜栓塞和皮肤栓塞等体征。

三、辅助诊断

1. CT 和 MRI 检查

可显示缺血性梗死或出血性梗死改变,合并出血性梗死高度支持脑栓塞诊断。患者继发出血性梗死时临床症状并未加重,发病 3~5 d 内复查 CT 可早期发现继发梗死后出血,及时调整治疗方案。MRI 可发现颈动脉狭窄程度或闭塞。

2. 腰穿

脑压正常,脑压增高提示大面积脑梗死。出血性梗死 CSF 可呈血性或镜下红细胞;感染性脑栓塞,CSF 细胞数增高(200×10^6/L 或以上),早期中性粒细胞为主,晚期淋巴细胞为主。

3. 心电图检查

是常规检查,确定心肌梗死、风心病、心律失常等。

4. 超声检查

超声心动图检查可证实存在心源性栓子;颈动脉超声检查可评价颈动脉管腔狭窄程度及动脉斑块。

四、治疗要点

1. 一般治疗

与脑血栓形成相同。

2. 对症治疗

颈内动脉或大脑中动脉栓塞可导致大面积脑梗死,引起严重脑水肿和继发脑疝,小脑梗死也易发生脑疝,应积极脱水、降颅压治疗,必要时需行减压术。房颤患者可用抗心律失常药物治疗;心源性脑栓塞发病后数小时内可用血管扩张剂罂粟碱静脉滴注,也可采用脑保护性治疗。

3. 抗凝治疗

房颤或有再栓塞风险的心源性病因、动脉夹层或高度狭窄的患者可用肝素预防再栓塞或栓塞继发血栓形成,栓塞复发的风险可完全抵消发生出血的风险。治疗中要定期监测凝血功能并调整剂量。抗血小板聚集药阿司匹林也可试用,可能预防再栓塞。

4. 其他治疗

气栓处理时患者应取头低、左侧卧位,如为减压病应尽快行高压氧治疗,减少气栓,增加脑含氧量。气栓常引起癫痫发作,应严密观察并抗癫痫治疗。脂肪栓处理可用扩容剂、血管扩张剂静脉滴注。感染性栓塞需选用足量有效的抗生素治疗。

第四节　脑出血

一、概述

脑出血(ICH)是指原发性脑实质出血,占全部脑卒中的 10% ~ 30% 。高血压性脑出血常发生于 50 ~ 70 岁,男性略多,冬春季易发。

高血压性脑出血是非创伤性颅内出血常见的病因,其他病因包括脑动脉粥样硬化、血液病以及脑淀粉样血管病、动脉瘤、动静脉畸形和脑动脉炎、硬膜静脉窦血栓形成、夹层动脉瘤、原发性或转移性肿瘤、梗死后脑出血、抗凝或溶栓治疗等。

二、临床表现

本病通常在活动和情绪激动时发病,出血前多无预兆,50% 的患者出现剧烈头痛,常发生呕吐,出血后血压明显升高。临床症状常在数分钟至数小时达到高峰,临床症状体征因出血部位及出血量不同而异,基底节、丘脑与内囊出血引起轻偏瘫是常见的早期症状;约 10% 的病例出现痫性发作,常为局灶性;重症者迅速转入意识模糊或昏迷。

1. 基底节区出血

壳核和丘脑是高血压性脑出血的两个最常见部位,典型表现可见三偏体征,病灶对侧偏瘫、偏身感觉缺失和偏盲等,大量出血可出现意识障碍,也可穿破脑组织进入脑室,出现血.性CSF。

(1)壳核出血:主要是豆纹动脉外侧支破裂,通常引起较严重运动功能缺损,持续性同向性偏盲,可出现双眼向病灶对侧凝视不能,主侧半球可有失语。

(2)丘脑出血:由丘脑膝状体动脉和丘脑穿通动脉破裂所致,出现较明显的感觉障碍,短暂的同向性偏盲;出血灶压迫皮质语言中枢可产生失语症,丘脑局灶性出血可出现独立的失语综合征,预后好。

丘脑出血特点:①上下肢瘫痪较均等,深感觉障碍较突出;②大量出血使中脑上视中枢受损,眼球向下偏斜,如凝视鼻尖;③意识障碍多见且较重,出血波及丘脑下部或破入第三脑室则昏迷加深,瞳孔缩小,出现去皮质强直等;④累及丘脑底核或纹状体可见偏身舞蹈一投掷样运动;⑤如出血量大使壳核和丘脑均受累,难以区分出血起始部位,称为基底节区出血。

(3)尾状核头出血:临床较少见,多表现为头痛、呕吐及轻度脑膜刺激征,无明显瘫痪,颇似蛛网膜下腔出血,有时可见对侧中枢性面舌瘫。

2. 脑叶出血

常由脑动静脉畸形、血管淀粉样变性和肿瘤等所致。常出现头痛、呕吐、失语症、视野异常及脑膜刺激征、癫痫发作较常见。顶叶出血最常见,可见偏身感觉障碍、空间构象障碍;额叶可见偏瘫、Broca 失语等;颞叶可见 Weinicke 失语、精神症状;枕叶出现对侧偏盲。

3.脑桥出血

多由基底动脉脑桥支破裂所致,出血灶位于脑桥基底与被盖部之间。大量出血(血肿 > 5ml)累及脑桥双侧,常破入第四脑室或向背侧扩展至中脑,患者于数秒至数分钟内陷入昏迷、四肢瘫痪和去大脑强直发作,可见双侧针尖样瞳孔固定于正中位、呕吐咖啡样胃内容物、中枢性高热、中枢性呼吸障碍和眼球浮动等,通常在 48 h 内死亡。小量出血表现为交叉性瘫痪或共济失调性轻偏瘫,两眼向病灶侧凝视麻痹或核间性眼肌麻痹,可无意识障碍。中脑出血罕见,轻症表现为一侧或双侧动眼神经不全瘫痪或 Weber 综合征,重症表现深昏迷,四肢弛缓性瘫痪,迅速死亡。

4.小脑出血

小脑齿状核动脉破裂所致。临床多突然起病,数分钟内出现头痛、眩晕、频繁呕吐、枕部剧烈头痛和平衡障碍等,但无肢体瘫痪。病初意识清楚或轻度意识模糊,轻症表现一侧肢体笨拙、行动不稳、共济失调和眼球震颤。大量出血可在 12~24 h 内陷入昏迷并出现脑干受压征象,如周围性面神经麻痹、两眼凝视病灶对侧、瞳孔缩小而光反应存在、肢体瘫痪及病理反射等;晚期瞳孔散大,中枢性呼吸障碍,可因枕大孔疝死亡。

5.原发性脑室出血

由脑室内脉络丛动脉或室管膜下动脉破裂出血所致。多数患者是小量脑室出血,可见头痛、呕吐、脑膜刺激征及血性脑脊液,无意识障碍及局灶性神经体征,可完全恢复,预后好。大量脑室出血起病急骤,迅速陷入昏迷,四肢弛缓性瘫及去脑强直发作、频繁呕吐、针尖样瞳孔、眼球分离斜视或浮动。

三、辅助诊断

1.CT 检查

CT 检查是首选检查方法,可显示圆形或卵圆形均匀高密度血肿,边界清楚,并可确定血肿部位、大小、形态,以及是否破入脑室、血肿周围水肿带和占位效应等。1 周后血肿周围可见环形增强,血肿吸收后变为低密度或囊性变。

2.MRI 检查

可发现 CT 不能确定的脑干或小脑小量出血,能分辨病程 4~5 周后的脑出血,区别陈旧性脑出血与脑梗死,显示血管畸形流空现象。根据血肿信号的动态变化判断出血时间。

3.数字减影脑血管造影(DSA)

可检出脑动脉瘤、脑动静脉畸形、Moyamoya 病和血管炎等。

四、鉴别诊断

1.高血压性壳核、丘脑及脑叶出血

须与脑梗死,特别是脑栓塞后出血鉴别。CT 检查可明确识别病变。

2.外伤性脑出血

由于闭合性头部外伤所致,发生于受冲击颅骨下或对冲部位,外伤史可提供诊断线索,常见于额极和颞极,CT 可显示血肿。

3. 其他疾病

脑动脉瘤、脑动静脉畸形、原发性或转移性脑肿瘤可引起脑出血。血液病以及抗凝、溶栓治疗引起出血有相应病史或治疗史，CT、MRI、MRA 及 DSA 可确诊。脑淀粉样血管病是脑出血的罕见病因，常见于老年人，血压正常，典型为多灶性脑叶出血，可有家族性病史。

五、治疗

1. 一般治疗

患者卧床，保持安静。严密观察体温、脉搏、呼吸和血压等生命体征，注意瞳孔和意识变化。保持呼吸道通畅，及时清理呼吸道分泌物，必要时给予吸氧，动脉血氧饱和度维持在 90% 以上。加强护理，保持肢体功能位。意识障碍或消化道出血者宜禁食 24～48 h，放置胃管。

2. 高血压处理

急性脑出血时血压升高是颅内压增高情况下保持正常脑血流量的脑血管自动调节机制，降压可影响脑血流量，导致低灌注或脑梗死，持续高血压可使脑水肿恶化。一般将舒张压保持在 100 mmHg（13.33 kPa）水平，降压治疗时注意防止个体对降压药异常敏感。急性期后可常规用药控制血压。

3. 脑水肿

脑水肿可使颅内压（ICP）增高和导致脑疝，是脑出血主要死因。常用脱水药，如 20% 甘露醇、10% 复方甘油，利尿药如呋塞米等；或用 10% 血浆白蛋白，皮质类固醇减轻水肿的疗效不确定。

4. 抗纤维药

高血压性脑出血部位发生再出血不常见，通常不须用抗纤维蛋白溶解药，如需给药可早期（<3 h）给予抗纤溶药物如 6 - 氨基己酸、氨甲环酸等，巴曲酶也推荐使用。脑出血后凝血功能评估对监测止血治疗是必要的。

5. 保证营养和维持水电解质平衡

每日液体输入量是尿量 +500 ml，如患者高热、多汗、呕吐或腹泻需适当增加入液量。注意防止低钠血症，以免加重脑水肿。

6. 并发症防治

（1）感染：发病早期或病情较轻时通常不使用抗生素。老年患者及意识障碍患者易并发肺部感染，尿潴留或导尿易合并尿路感染，保持气道通畅，加强口腔和呼吸道护理，痰多不易咳出应及时气管切开，尿潴留可留置尿管并定时膀胱冲洗；根据痰或尿培养、药物敏感试验等选用抗生素治疗。

（2）应激性溃疡：可用 H$_2$ 受体阻滞剂预防，如甲氰咪胍 0.2～0.4 g/d，静脉滴注；雷尼替丁 150 mg 口服，1～2 次/d；奥美拉唑 20 mg/d 口服，1～2 次/d，或，40 mg 静脉注射；还可用氢氧化铝凝胶 40～60 ml 口服，4 次/d；若发生上消化道出血可用去甲肾上腺素 4～8 mg 加冰盐水 80～100 ml 口服，4～6 次/d；保守治疗无效时可在胃镜直视下止血，并应注意呕血引起窒息，补液或输血维持血容量。

（3）稀释性低钠血症：每日应限制水摄入量 800～1000 ml。补钠 9～12 g；避免纠正过快，以免导致脑桥中央髓鞘溶解症；

（4）癫痫发作：可用安定 10～20 mg 静脉缓慢推注，或用苯妥英钠 15～20 mg/kg 静脉缓慢推注，不需长期用药；

（5）中枢性高热：一般给予物理降温，如效果不佳可用多巴胺受体激动剂如溴隐亭 3.75 mg/d，逐渐加量至 7.5～15.0 mg/d，分次服用；或用丹曲林 0.8～2.0 mg/kg，肌肉或静脉给药，1 次/6～12 h，缓解后 100 mg，2 次/d；

（6）下肢深静脉血栓形成：常见患肢进行性水肿和发硬，肢体静脉血流图检查可确诊，可用肝素 100 mg 静脉滴注，1 次/d；或低分子肝素 4000 IU 皮下注射，2 次/d 治疗。勤翻身、被动活动或抬高瘫痪肢体可预防静脉血栓形成。

第五节　蛛网膜下腔出血

一、概述

蛛网膜下腔出血（SAH）是脑底部动脉瘤或脑动静脉畸形破裂，血液直接流入蛛网膜下腔所致，又称自发性 SAH。脑实质或脑室出血、外伤性硬膜下或硬膜外出血流入蛛网膜下腔为继发性 SAH。

本病病因主要包括：①粟粒样动脉瘤：约占 75%；②动静脉畸形：约占 10%，多见于青年人，90% 以上位于幕上，常见于大脑中动脉分布区；③梭形动脉瘤：高血压、动脉粥样硬化所致；④脑底异常血管网：占儿童 SAH 的 20%；⑤其他如真菌性动脉瘤、颅内肿瘤、垂体卒中、脑血管炎及凝血障碍疾病、血液病颅内静脉系统血栓和抗凝治疗并发症等。

二、临床表现

粟粒样动脉瘤破裂多发生于 40～60 岁，两性发病率相近，动静脉畸形男性发生率为女性 2 倍，常在 10～40 岁发病。动脉瘤性 SAH 典型表现是突发异常剧烈全头痛，可提示破裂的动脉瘤部位。约 1/3 的动脉瘤性 SAH 患者发病前数日或数周可出现早期轻微头痛，是小量出血或动脉瘤受牵拉所致。头痛可持续数日不变，2 周后缓慢减轻，头痛再发常提示再次出血。动静脉畸形破裂头痛常不严重。

发病多有激动、用力排便等诱因。出血常引起血压急骤上升，最初 2 周内脑膜刺激可引起体温升高达 39℃。短暂意识丧失很常见，可伴呕吐、畏光、项背部或下肢疼痛，严重者突然昏迷并短时间死亡。

后交通动脉瘤压迫动眼神经可产生麻痹，颈内动脉海绵窦段动脉瘤易损伤Ⅲ、Ⅳ、Ⅴ和Ⅵ脑神经，破裂引起颈内动脉海绵窦瘘；大脑前动脉瘤出现精神症状，大脑中动脉瘤出现偏瘫、偏身感觉障碍和痫性发作，椎—基底动脉瘤出现面瘫等脑神经瘫痪。动静脉畸形患者常见癫痫发作，可伴轻偏瘫、失语或视野缺损等局灶性体征，具有定位意义；可出现颈强、Kernig 征、Brudzinski 征等脑膜刺激征，部分患者眼底可见玻璃体下片块状出血，发病 1 h 内即出现，是急性颅内压增高和眼静脉回流受阻所致，对诊断具有提示性。急性期偶见欣快、谵妄和幻觉等精神症状。

60 岁以上老年 SAH 患者临床表现不典型，起病较缓慢，头痛、脑膜刺激征不明显，意识障碍及脑实质损害症状较严重，或以精神症状起病；常伴心脏损害心电图改变，常见肺部感染、消化道出血、泌尿道和胆管感染等并发症。

三、辅助诊断

1.CT 和 MRI 检查

临床疑诊 SAH 首选 CT 检查,可早期诊断。出血当日敏感性高,可检出 90% 以上的 SAH,显示大脑外侧裂池、前纵裂池、鞍上池、桥小脑角池、环池和后纵裂池高密度出血征象,并可确定脑内出血或脑室出血,伴脑积水或脑梗死。CT 增强可发现大多数动静脉畸形和大的动脉瘤,CT 可显示约 15% 的患者仅中脑环池少量出血,称非动脉瘤性 SAH。MRI 可检出脑干小动静脉畸形,应注意 SAH 急性期 MRI 检查可能诱发再出血。

2.腰穿检查

肉眼呈均匀一致血性脑脊液,压力明显增高,可提供 SAH 诊断的重要证据。须注意腰穿可诱发脑疝形成。最初 CSF 红细胞与白细胞数比例与外周血相同(700 ∶ 1),但血液引起化学性脑膜炎导致 CSF 淋巴细胞增多,48 h 内白细胞可达数千,出血后 4 ~ 8 日 CSF 糖降低。

3.数字减影血管造影(DSA)

DSA 可确定动脉瘤位置,显示血管解剖走行、侧支循环及血管痉挛等,发现烟雾病、血管性肿瘤等 SAH 病因,为 SAH 病因诊断提供可靠证据,是制定合理外科治疗方案的先决条件。

4.心电图检查

可显示 T 波高尖或明显倒置、PR 间期缩短、出现高 U 波等异常。

四、鉴别诊断

1.高血压性脑出血

有明显局灶性体征如偏瘫、失语等。原发性脑室出血与重症 SAH 患者临床难以鉴别,小脑出血、尾状核头出血等因无明显的肢体瘫痪易与 SAH 混淆,CT 和 DSA 检查可以鉴别。

2.颅内感染

结核性、真菌性、细菌性和病毒性脑膜炎等可有头痛、呕吐及脑膜刺激征,但临床先有发热,CSF 检查提示为感染,并需与 SAH 后发生化学性脑膜炎鉴别。

五、并发症

1.再出血

是 SAH 主要的急性并发症,病情稳定后突发剧烈头痛、呕吐、癫痫发作、昏迷甚至去脑强直发作,颈强、Kernig 征加重。

2.脑血管痉挛

导致 1/3 以上患者脑实质缺血,引起轻偏瘫等局灶性体征。病后 10 ~ 14 d 是迟发性血管痉挛高峰期,经颅多普勒或脑血管造影可确诊。

3.扩展至脑实质内的出血

大脑前或大脑中动脉动脉瘤破裂,血液喷射到脑实质导致轻偏瘫、失语,有时出现小脑天幕疝。

4.急性或亚急性脑积水

分别发生于发病当日或数周后,为蛛网膜下腔脑脊液吸收障碍所致,进行性嗜睡、上视受限、展神经瘫痪、下肢腱反射亢进等可提示诊断。

六、治疗要点

1. 一般处理

SAH 患者绝对卧床休息 4~6 周,床头抬高 15°~20°,病房保持安静、舒适和暗光。避免引起血压及颅压增高的诱因,如用力排便、咳嗽、喷嚏和情绪激动等,以免发生动脉瘤再破裂。高血压患者需审慎降压至 160/100 mmHg(21.33/13.33 kPa),通常卧床休息和轻度镇静即可。适量给予生理盐水保证正常血容量和足够脑灌注,低钠血症常见,可口服 NaCl 或 3% 生理盐水静脉滴注。心电监护防止心律失常,注意营养支持,防止并发症。避免使用损伤血小板功能药物如阿司匹林等。

2. 颅内高压的处理

SAH 引起颅内压升高,可用 20% 甘露醇、呋塞米和白蛋白等脱水降颅压治疗。颅内高压征象明显有脑疝形成趋势者可行颞下减压术和脑室引流。

3. 预防再出血

抗纤溶药可抑制纤溶酶形成,推迟血块溶解和防止再出血。常用 6-氨基己酸(EACA)4~6 g 加于 0.9% 生理盐水 100 ml 静脉滴注,15~30 min 内滴完,再以 1 g/h 剂量静滴 12~24 h;之后 24 g/d,持续 3~7 d,逐渐减量至 8 g/d,维持 2~3 周;肾功能障碍者慎用,副作用为深静脉血栓形成。氨甲苯酸(PAMBA)0.4 g 缓慢静注,2 次/d;或巴曲酶、维生素 K 等,止血剂临床应用存在争论。

4. 高血压伴癫痫发作

可增加动脉瘤破裂风险,常规推荐预防性应用抗癫痫药如苯妥英 300 mg/d。

5. 放脑脊液疗法

腰穿后缓慢放出血性脑脊液,每次 10~20 ml,每周 2 次,注意有诱发脑疝、颅内感染和再出血的风险,严格掌握适应证,并密切观察。 （王双双）

第六节 化脓性脑膜炎

化脓性脑膜炎指因化脓菌累及软脑膜所致的细菌性炎症,是严重的中枢神经系统感染性疾病。如治疗不当,可致死或遗有严重的后遗症。流行性双球菌性脑膜炎(即流脑)属急性传染病。

一、病因与发病机制

最常见的致病菌为肺炎双球菌和流感嗜血杆菌 B 型,其次为金黄色葡萄球菌、链球菌、大肠杆菌及其他革兰阴性杆菌(变形杆菌、绿脓杆菌等)。致病菌通过血行入脑,亦可直接侵入或由邻近器官扩散至脑。

二、临床表现

患者在原有化脓性病灶的基础上,症状突然加重,出现颅内压增高和脑膜刺激征。

（一）症状

出现高热、头痛、呕吐、四肢抽搐。意识障碍为谵妄、嗜睡,甚至昏迷。脑神经损害主要表现为视力减退、复视、面神经瘫痪、耳聋等。

（二）体征

颈强直、Kernig 征、巴宾斯基征等脑膜刺激征阳性,但在婴幼儿、年老或病情严重者,此征不明显。脑神经损害可出现睑下垂、斜视、视力减退、周围性面瘫、耳聋等,如双侧瞳孔不等大,则提示脑疝形成。其他可见偏瘫、失语、病理征。全身性并发症可见肺炎、心内膜炎、肾炎等相应体征。

化脓性脑膜炎合并证为脑脓肿,后遗症为脑和脊髓的蛛网膜粘连、小儿脑积水、脑神经瘫痪等。

三、实验室与特殊检查

（一）周围血象

白细胞总数明显增高,以中性为主。

（二）脑脊液

压力增高,色浑浊,白细胞增高(以中性粒细胞为主),蛋白含量增加,糖和氯化物减少。细胞涂片和培养可帮助确诊。

四、诊断与鉴别诊断

根据发热、头痛、脑膜刺激征,脑脊液中以中性粒细胞增多为主的炎症变化,可予诊断。但需与流行性脑脊髓膜炎相鉴别。

流行性脑脊髓膜炎常在冬、春季节流行。病原菌为脑膜炎双球菌,其脑膜刺激症状更明显,皮肤常有出血点或淤斑。脑脊液涂片及培养可发现革兰阴性双球菌。

五、治疗

（一）一般治疗

脱水降颅压、降温、止痛、抗惊厥等对症处理。

（二）抗生素

根据致病菌类型选用有效抗生素。用药原则是足量、长程、联合及静脉用药,疗程为6～8周。在用药过程中,应根据治疗效果及时调整及更换抗生素,并注意抗生素的毒副作用。

1.肺炎双球菌脑膜炎

青霉素:首选,成人剂量800万～1200万 u/d,分次肌注或静滴,2周为一疗程;氨苄西林:成人6～8g/d,分4～6次肌注或静滴。儿童0.1～0.5g/,(kg·d);氯霉素:对青霉素过敏者可选用,剂量与用法同流行性脑脊髓膜炎;头孢菌素:头孢呋辛、头孢唑肟、头孢噻肟治疗也取得良效。

2.流感嗜血杆菌

氯霉素;氨苄西林等。

3.金黄色葡萄球菌

苯唑西林:成人8～12g/d,儿童150～200mg/(kg·d),分次静滴,同时口服丙磺舒;万古霉素:适用于对青霉素过敏或耐药者,因其不易透过血脑屏障,治疗期间配合鞘内注射庆大霉素。万古霉素剂量:成人2g/d,儿童50mg/(kg·d)。头孢菌素与氨基糖苷类抗生素也有较好疗效。

4.大肠杆菌或变形杆菌脑膜炎

可选用氨基糖苷类,因其不易透过血脑屏障,可鞘内或脑室内注射。庆大霉素24万~32万u/d,儿童4~8mg/(kg·d),静滴;鞘内注射每次5~10mg,隔日1次。可与青霉素及头孢菌素配伍。

第七节　流行性脑脊髓膜炎

流脑是由脑膜炎双球菌引起的急性化脓性脑膜炎。主要临床表现为发热、头痛、呕吐、皮肤淤点及脑膜刺激征。脑脊液呈化脓性改变。以儿童多见,冬春为流行季节。

一、病因与发病机制

病原菌为脑膜炎双球菌,其由鼻咽部侵入血循环,形成败血症。此期细菌常侵袭皮肤血管内壁引起栓塞、坏死、出血,出现淤点或淤斑。暴发型败血症是一种特殊类型,是由于脑膜炎双球菌的脂多糖内毒素引起微循环障碍和内毒素性休克,继而导致播散性血管内凝血(DIC)发生。当败血症累及脑脊髓膜时,形成化脓性脑脊髓膜炎。

二、临床表现

在上呼吸道感染基础上,出现败血症和脑膜炎的症状体征。

(一)症状

表现为突然高热、寒战、头痛、喷射样呕吐、抽搐及意识障碍。

(二)体征

脑膜刺激征阳性,皮肤出血点,不同程度神志改变。如呼吸浅慢、脉缓、血压升高,双瞳孔对光反应迟钝,瞳孔不等大或双侧散大时考虑脑疝形成。暴发型可见血压降低及病理征阳性。

三、实验室与特殊检查

(一)血常规

以中性粒细胞为主的白细胞总数增高。可达$(11.5 \sim 30.0) \times 10^9/L$。

(二)脑脊液

压力增高,外观呈混浊或脓样改变。白细胞增高,在$1.0 \times 10^9/L$以上.以中性粒细胞为主。蛋白质含量增高,糖、氯化物降低。

(三)细菌学

涂片:出血点涂片可找到病原菌;细菌培养阳性率较低。

(四)免疫学

对流免疫电泳、乳胶凝集、放射免疫测定、反向间凝试验等,均有利早期诊断。

四、诊断与鉴别诊断

（一）诊断

流行季节突起高热、头痛、呕吐，伴有神志改变、抽搐。体检皮肤、黏膜有淤点或淤斑，脑膜刺激征阳性者，可初步作出临床诊断。进一步确诊有赖于脑脊液及病原菌检查。免疫学检查也有利于早期确诊。

（二）鉴别诊断

1. 流行性乙型脑炎

发病季节在 7～9 月，脑实质损害严重，昏迷、惊厥多见，皮肤一般无淤点。脑脊液外观正常，细胞数在 $0.5 \times 109/L$ 以下，糖、蛋白含量正常或稍高，氯化物正常。免疫学检查如特异性 IgM、补体结合试验等有助鉴别。

2. 其他化脓性脑膜炎

依侵入途径可初步鉴别。如肺炎球菌脑膜炎多继发于肺炎、中耳炎；流感杆菌脑膜炎多发生于婴幼儿；绿脓杆菌脑膜炎常继发于腰穿、麻醉或手术后。且上述脑膜炎均无季节性。

五、治疗

（一）一般处理

患者隔离以防传染，其他一般处理同化脓性脑膜炎。

（二）药物治疗

1. 抗菌治疗

磺胺药：国内首选磺胺嘧啶。首次剂量为 4.0～80mg/kg，缓慢静脉注射；继以每日 80～160mg/kg 分 4 次口服或静脉注射。同时应用等量的碳酸氢钠及足量水分，以防发生血尿、少尿等。若 48h 症状无减轻，应及时换药。青霉素：因不易透过血脑屏障，故需大剂量才能达到有效脑脊液浓度。成人量：800 万～2000 万 u，静脉持续滴注，儿童 20 万 u/（kg·d），分次或持续静滴。氯霉素：对青霉素过敏者可选用。首剂为 50mg/kg，成人最大量 4g/d，分次静滴或口服。应密切注意对骨髓抑制作用。其他：氨苄西林及头孢菌素等也可酌情选用。

2. 肾上腺皮质激素

目的为抗休克，减轻脑水肿和炎症反应，从而减少并发症和后遗症。常用药物为地塞米松和氢化可的松，原则为先停激素后停抗生素。

3. 暴发型治疗

一般处理：高热和频繁惊厥者可用亚冬眠疗法。颅内压高者给予脱水，以甘露醇为主，可与呋塞米合用或交替使用，以防脑疝发生。

呼吸衰竭的处理：给予吸氧、吸痰，呼吸停止时应立即气管插管或气管切开，进行间歇正压呼吸。发生呼吸衰竭时可给予洛贝林、尼可刹米、二甲弗林等呼吸中枢兴奋药物。

抗休克：①扩充血容量及纠正酸中毒，常用药物为右旋糖酐 40 及 5% 碳酸氢钠。②血管活性药物：山莨菪碱、阿托品等；③抗弥散性血管内凝血治疗，可应用肝素，但要作凝血时间测定。

抗生素：治疗同前。

第八节　结核性脑膜炎

结核性脑膜炎是由结核杆菌引起的脑膜非化脓性炎症。常继发于粟粒性结核及其他器官的结核病灶。

一、病因与发病机制

病原菌为结核杆菌。粟粒性结核时,结核杆菌可随血行播散到脑膜及脑。婴幼儿结核性脑膜炎常因纵隔淋巴结的干酪样坏死溃破到血管,结核杆菌大量侵入血循环,在脑部形成小病灶,继后病灶破裂蔓延至软脑膜、蛛网膜及脑室,形成结核性脑膜炎。

二、临床表现

起病隐袭。有结核的全身症状,如低热、盗汗、消瘦,儿童表现易激惹、食欲差、体重下降等,继而出现头痛、呕吐、颈项强直,部分患者可出现抽搐和意识障碍,脑神经受累出现复视、睑下垂等。神经系统体征主要为脑膜刺激征,部分患者有视力障碍、视盘水肿、瞳孔不等大、眼肌麻痹、肢体瘫痪等。婴幼儿可有前囟饱满隆起。严重病例因呼吸衰竭而死亡。

三、实验室与特殊检查

（一）血常规

血沉增快,结核菌素试验阳性。

（二）脑脊液

压力增高,外观呈毛玻璃状,数小时后常有白色纤维薄膜形成。白细胞增多,多在 $500 \times 10^6/L$ 以下,以淋巴细胞为主。蛋白含量增高,约 $1 \sim 2g/L$。糖、氯化物降低。涂片可找到结核杆菌。荧光素钠试验阳性。

四、诊断与鉴别诊断

根据结核病接触史和病史,身体其他部位结核病灶,脑膜刺激征和特征性脑脊液改变,典型病例诊断不难。应与以下疾病鉴别。

（一）病毒性脑膜炎

起病多急骤,高热者伴肌痛、腹痛等;脑脊液中糖、氯化物正常,蛋白含量在 $0.1g/L$ 以下。$2 \sim 3$ 周后可康复。

（二）真菌性脑膜炎

新型隐球菌脑膜炎临床表现及脑脊液改变酷似本病,诊断有赖于脑脊液墨汁染色和培养,可发现新型隐球菌。

五、治疗

（一）一般处理

同化脓性脑膜炎。

（二）药物治疗

1.抗结核治疗

易联合用药。①异烟肼(INH)、链霉素、对氨基水杨酸(PAS)联合:异烟肼易透过血脑屏障,是治疗的主要药物,儿童 20~30mg/(kg·d),症状好转后改为 10mg/(kg·d),成人 300~500mg/d,重症者 600~1200mg/d,症状缓解后减量,疗程 1.5~2 年,同时加用维生素 B6;链霉素,儿童 20~30mg/(kg·d),成人 1g/d,分 2 次肌注,连续 2 月后改为隔日 1 次或每周 2 次;对氨基水杨酸:儿童 300mg/(kg·d),成人 8~12g/d,静滴。重症患者或病情恶化者可用鞘内注射:异烟肼 50mg(儿童 25mg)加地塞米松 2mg,每周 2 次。②异烟肼、利福平、链霉素联合。③异烟肼、利福平、乙胺丁醇联合:利福平剂量儿童 20mg(kg.d),成人 450~600mg/d,分 1~2 次空腹口服,应注意肝脏损害。乙胺丁醇,儿童 15mg/(kg·d),成人 600~750mg/d,应注意球后视神经炎及皮疹等副作用。

2.肾上腺皮质激素

在有效抗结核治疗基础上合并使用。地塞米松 5~10mg/d(成人),静滴,或泼尼松 30~40mg/d(成人)口服。待症状及脑脊液检查开始好转后,逐渐减量至停药。

(三)手术治疗

因蛛网膜粘连导致脑积水者,可行脑脊液分流术。

第九节　流行性乙型脑炎

流行性乙型脑炎是由于乙型脑炎病毒侵入中枢神经系统引起的急性传染病。经蚊或其他吸血昆虫传播,流行于夏秋季节。临床以高热、抽搐、意识障碍、脑膜刺激征等为特征。

一、病因与发病机制

病原体是乙型脑炎病毒,蚊虫为其宿主和传染媒介。传染源为患者和带病毒的蚊类叮咬的家畜和家禽。当人体被带病毒的蚊虫叮咬后,病毒即侵入血循环,当其量大或机体免疫力低下时,病毒易侵入中枢神经系统,发生脑炎。

二、临床表现

(一)症状

起病急,出现高热、头痛、呕吐、烦躁、抽搐及程度不同的意识障碍。脑神经损害出现进食咳呛、吞咽困难等。严重病例可出现叹息样呼吸或呼吸暂停。

(二)体征

可见脑膜刺激征、失语、不自主运动、偏瘫或四肢瘫;瞳孔对光反应迟钝或消失;腹壁、提睾反射消失,深反射亢进,病理征阳性及中枢性呼吸障碍,如潮式呼吸、下颌呼吸等。

2 周内患者开始恢复,如半年至 1 年内仍留有神经精神障碍者称为后遗症,包括智能减退、去皮质状态、失语、瘫痪、吞咽困难等。

三、实验室与特殊检查

(一)血常规

白细胞总数常在(10~20)×10^9/L,以中性粒细胞为主。嗜酸粒细胞减少。

（二）脑脊液

压力升高、白细胞增高，在$(50 \sim 500) \times 10^6/L$，早期以中性粒细胞为主，数天后转为以淋巴细胞增多为主。蛋白含量轻度增高，糖、氯化物正常。

（三）血清学检查

血凝抑制试验、乙脑病毒单克隆抗体检测，可发现 IgM 抗体，以早期诊断有价值。补体结合试验，抗体出现较晚，可作回顾性诊断。

（四）病毒分离

脑组织中可分离出病毒，血和脑脊液中不易分离。

四、诊断与鉴别诊断

根据流行于夏秋季节，儿童及青少年多见，突然起病，有高热、头痛、呕吐、抽搐、意识障碍、脑膜刺激征及神经系统症状体征，结合血及脑脊液的检查，一般诊断不难，确诊有赖于血清学或病原学检查。需与以下疾病鉴别。

（一）中毒性菌痢

与乙脑流行季节相同，但起病更急，多在发病一天内出现高热、抽搐、休克或昏迷等。乙脑除暴发型外，很少出现休克。可用 1% ~ 2% 盐水灌肠，如出现脓血便，即可确诊。脑脊液检查无改变。

（二）化脓性脑膜炎

病情发展迅速，重症患者在发病 1~2d 内进入昏迷，脑膜刺激征明显。如为流脑，则有季节性特点，皮肤常有淤点，脑脊液混浊，中性粒细胞占 90% 以上。涂片或培养可发现病原菌。不典型病例需密切观察病情和复查脑脊液。

五、治疗

本病尚无特异性治疗措施，故以降温、止痉、脱水降颅压和处理呼吸衰竭为主。

（一）一般处理

注意饮食和营养，昏迷患者采用鼻饲饮食。注意口腔卫生和皮肤护理，经常翻身以防褥疮和肺炎发生。早期发现并治疗合并证。

（二）对症治疗

1. 降温

对高热者可降低室温并采用物理或药物降温，避免使用过量的退热药，以免发生虚脱，必要时采用冬眠疗法。

2. 抗惊厥

使用镇静止痉剂，如地西泮、氯氮革、水合氯醛、苯巴比妥、苯妥英钠、异戊巴比妥钠等。同时针对原因采取相应措施，如因脑水肿者以脱水药物为主；因气道堵塞致脑缺氧者，应吸氧、吸痰，保持呼吸道通畅；高热者以物理降温为主。

3. 呼吸障碍和呼吸衰竭的处理

如呼吸困难、呼吸道分泌物增多应早作气管切开；呼吸衰竭者作人工辅助呼吸；中枢性呼吸衰竭可同时应用呼吸兴奋剂。并发肺部感染，或昏迷时间长者，选用有效抗生素。

4. 循环衰竭的处理

如血容量不足应以扩容为主;心力衰竭者加用强心药物;因脑水肿者采用脱水降颅压。

（三）肾上腺皮质激素

具有减轻炎症反应,改善脑水肿,减轻中毒症状和降温作用,但可促使感染加重或扩散,故应慎重使用。常用药物为地塞米松、氢化可的松。　　　　　　　　　　　　（徐红强）

第十节　疱疹性脑炎

一、单纯疱疹脑炎

单纯疱疹脑炎又称急性坏死性脑炎,系由单纯疱疹病毒引起的脑实质坏死性炎症。呈散发性、病情严重,死亡率高。

（一）病因与发病机制

病原体是单纯疱疹病毒,属于 DNA 病毒,分为两个抗原亚型:Ⅰ型,引起唇疱疹,并通过嗅神经和三叉神经侵入脑组织,选择性损害额叶和颞叶,引起脑炎,以成人及儿童感染为多。Ⅱ型,常见于女性生殖道,新生儿感染与此有关。

（二）临床表现

1. 症状

前驱症状为发热、头痛、呕吐及上呼吸道感染症状。急性起病,上述症状加重,并出现精神异常,如欣快、呆滞、定向障碍、幻觉等,也可出现谵妄等意识障碍。神经系统症状可见抽搐、失语、双眼斜视、不自主运动,部分病例出现口唇疱疹。病程为数日到数周。

2. 体征

可见脑膜刺激征、视神经盘水肿、瞳孔不等大、肌张力增高、病理征阳性。部分病例出现去大脑强直或去皮质状态,严重病例呈深昏迷状。

（三）实验室与特殊检查

1. 血常规

白细胞总数增高,少数达 25×10^9/L 以上。

2. 脑脊液

压力增高,细胞数正常或增高,可达 1000×10^6/L,以淋巴细胞为主,部分病例出现红细胞,蛋白含量增加在 1.0g/L 以下,糖、氯化物正常。IgG 于病后第 2 周明显增高。

3. 血清学检查

血清和脑脊液中疱疹病毒抗体滴定度增高。双份血清显示补体结合试验、中和试验、免疫酶联吸附分析法等抗体四倍以上增长。

4. 脑电图

具有重要价值。典型改变为 α 节律丧失,弥散性高幅慢活动,以一侧颞、额叶为主。出现高波幅周期性棘波和慢波。

（四）诊断与鉴别诊断

根据病前有呼吸道感染或口周疱疹史,发热、精神异常、抽搐发作、去脑强直、失语、偏瘫或颅内压增高等脑炎体征,结合脑电图、脑脊液异常,可考虑本病。鉴别诊断如下:

1. 其他病原体所致脑炎、脑膜炎

尤其应与乙脑、化脑、结脑、流脑相鉴别。

2. 多发性硬化

病灶为多发,病程以缓解复发为特点,血及脑脊液有免疫学改变。

(五)治疗

1. 一般处理

注意口腔清洁,皮肤护理,防止肺炎、泌尿系感染及褥疮发生。高热者给予物理降温。昏迷患者注意全身情况,保持呼吸道通畅,必要时早期加用抗生素。

2. 药物治疗

(1)对症治疗:给予降温、止痉及脱水降低颅内压处理。保持水电解质平衡。必要时给予小量输血,或用转移因子、干扰素及免疫球蛋白等,以增强免疫力。

(2)抗病毒治疗:阿昔洛韦是首选药物,对正在细胞内复制的病毒有抑制其 DNA 合成的作用。剂量为每次 10mg/kg,溶于 100ml 溶液中 1～2h 内滴完。每 8h 一次,10d 一疗程。另有碘苷、阿糖胞苷、阿糖腺苷,由于不易透过血脑屏障,疗效较差。

(3)激素:可减轻脑水肿及全身中毒反应。常用药物:氢化可的松、地塞米松。

(4)中医中药:急性期给予清热、解毒、开窍类方剂。

3. 其他治疗

对脑疝形成者,可行颞肌下减压手术。

二、带状疱疹脑炎

带状疱疹感染后长期存在于脊神经背根神经节或三叉神经节细胞内,当机体免疫力低下时,病毒被激活并复制,当其进入中枢神经系统即可引起脑炎或脑膜炎。脑部症状一般在疱疹出现应 3～5 周出现,表现为头痛、烦躁不安、谵妄、脑膜刺激征,也可出现脑神经麻痹、偏瘫及病理征阳性,重症者出现抽搐、昏迷。脑脊液细胞数轻度增高,蛋白略增高。治疗可参考单纯疱疹脑炎的处理。

第十一节　急性脊髓炎

一、概述

急性脊髓炎又称急性非特异性脊髓炎,是一组原因不明的急性横贯性脊髓损害。临床表现为损害平面以下的肢体瘫痪,各种感觉缺失和自主神经功能障碍。现未找到明确的病因,目前多认为本病可能是病毒感染或疫苗接种后所诱发的一种自身免疫性疾病。

二、病理

本病可累及脊髓的任何节段,以胸 3～5 节段受累最为多见。病损多为局灶性和横贯性,亦有多灶融合或散在于脊髓多个节段。肉眼可见脊髓肿胀,软脊膜充血,切面上灰白质界限不清。镜下见神经细胞溶解、消失,白质内髓鞘脱失、轴突变性,血管周围淋巴细胞、浆细胞浸润。疾病后期胶质瘢痕形成,脊髓萎缩。

三、临床表现

临床特点主要是损害平面以下运动、感觉和自主神经功能障碍。

1.多发生于青壮年

无性别差异,病前 1～2 周常有上呼吸道感染或疫苗接种史。

2.急性起病

常在数小时或 1～2 d 发展到完全性截瘫,以胸段累及最多见。前驱症状多有肢体麻木、根痛及束带感。

3.运动障碍

早期呈现脊髓休克现象,即肌张力降低、腱反射消失、尿潴留,病理征阴性。一般休克期为 2～4 周。多数患者在休克期后,部分肌力恢复,屈肌和伸肌张力逐渐增高,腱反射增强,病理征阳性,尿潴留转为反射性排尿。少数严重病损或并发感染者休克期延长,或恢复停留在屈肌张力增高阶段,此时轻微的刺激即引起双下肢屈曲痉挛,伴有出汗、竖毛、血压升高及大小便排出等症状,称总体反射。

4.感觉障碍

损害平面以下各种感觉缺失,在感觉消失区上缘可有一感觉过敏带或束带感。在病情恢复期,感觉障碍平面逐渐下降,但远比运动障碍恢复差,且时间更慢。

5.自主神经功能障碍

早期主要表现为大小便潴留,无膀胱充盈感,常出现充盈性尿失禁。恢复期表现为反射性排尿;此外,损害平面以下出现泌汗异常、皮肤菲薄、指(趾)甲脆裂等。

6.其他

少数患者在发病后 1～2 d 甚至数小时内病变上升至延髓,出现四肢瘫痪、吞咽困难、构音障碍、呼吸肌麻痹而死亡,称上升性脊髓炎。若病变上升至脑干,出现多颅神经麻痹,累及大脑出现精神症状者,称为弥散性脑脊髓炎。

四、辅助检查

急性期周围血白细胞计数正常或偏高。脑脊液压力正常,细胞数及蛋白质正常或轻度增高。少数患者因脊髓严重水肿或脊髓蛛网膜粘连,蛋白质含量明显增高。

脊髓 CT 和 MRI 检查通常无特异性改变,少数因脊髓严重肿胀,MRI 可见病变部位脊髓增粗。

五、诊断

(1)病前常有上呼吸道感染或疫苗接种史;

(2)急性起病,迅速出现脊髓横贯性损害的症状和体征;

(3)脑脊液压力正常,无椎管阻塞,细胞数及蛋白质正常或轻度增高。

六、鉴别诊断

1.视神经脊髓炎

是多发性硬化的一种特殊类型,除有横贯性脊髓炎表现外,常有视力下降等视神经炎的表现或视觉诱发电位的异常。

2.急性硬脊膜外脓肿

急性起病,常有机体其他部位的化脓性病灶,有明显的发热和全身中毒症状。病灶相应区脊柱剧烈疼痛及叩痛,椎管阻塞,脑脊液蛋白质含量显著增高。MRI检查有助诊断。

3.脊柱结核及转移性肿瘤

脊柱结核常有全身结核中毒症状,X线摄片可见椎体破坏或椎旁寒性脓肿。转移性肿瘤常有原发性肿瘤病灶,疼痛剧烈,椎体破坏,无寒性脓肿。

4.脊髓出血

多为脊髓血管畸形引起,起病急骤,背痛剧烈,神经根牵拉症状明显。脑脊液为血性,脊髓CT可见高密度影,脊髓DSA可发现血管畸形。

七、治疗

(一)药物治疗

(1)早期使用糖皮质激素,可选用氢化可的松100～300 mg/d或地塞米松10～20 mg/d,静脉滴注,连用7～10 d。以后改为口服泼尼松40～60 mg/d,一般1个月后逐渐减量停药。

(2)维生素B族有助于神经功能恢复,还可使用血管扩张药如烟酸、尼莫地平、川芎嗪等,神经营养药如神经生长因子、纳洛酮、三磷腺苷、辅酶A及胞磷胆碱等。

(3)选用适当抗生素防治泌尿道或呼吸道感染。

(二)并发症防治

1.褥疮的防治

勤翻身,在骶尾部、足跟及骨隆起处加垫气圈,保持皮肤清洁、干燥;经常按摩及活动瘫痪肢体,以促进血液循环;皮肤发红时可用70%酒精或温水轻揉,再涂以3.5%安息香酊;已有褥疮者应勤换药,清除坏死组织,加强营养,以利愈合。

2.排尿障碍处理

有大小便失禁者应勤换尿布,保持会阴部清洁;尿潴留者应行无菌导尿,留置尿管,并用0.02%呋喃西林溶液定时冲洗膀胱;每3～4 h定时放尿,训练膀胱功能。

3.肺部感染防治

避免受凉,勤换体位、拍背,鼓励患者咳痰,防止坠积性肺炎。

4.高颈段脊髓炎伴有呼吸困难

应尽早行气管切开或人工辅助呼吸。

(三)康复治疗

早期进行康复治疗,加强肢体主动或被动锻炼及按摩,促进肌力恢复,改善肢体血液循环。保持瘫痪肢体功能位,避免肢体痉挛及关节挛缩。

本病若无并发症,通常3～6个月可恢复到生活自理,部分患者可死于并发症,上升性脊髓炎往往在短期内死于呼吸循环衰竭。

(陈希源)

第五章 呼吸内科诊疗精要

第一节 总论

呼吸系统疾病是我国的常见病、多发病。近年来随着大气污染、工业发展所导致的理化因子和生物因子的吸入、吸烟以及人口老龄化等,致使肺癌、支气管哮喘的发病率明显增加;慢性阻塞性肺疾病的患病率居高不下;肺结核又有增高趋势。呼吸系统传染病,如 SARS、禽流感、甲型 H1N1 流感等传染性强、病死率高,因而引起了群众的恐慌,也给国家造成了巨大的经济损失。据 2006 年全国部分城市及农村的统计,呼吸系统疾病(不包括肺癌)在城市人口的死亡病例中占第 4 位(13.1%),在农村人口中占第 3 位(16.4%)。因此,呼吸系统疾病严重地危害着我国人民的健康,如不予控制,日后将更为突出,这就需要广大医务工作者,尤其是社区基层医务工作者暨全社会的努力,做好呼吸系统疾病的防治工作。

一、呼吸系统疾病的病因

呼吸系统在人体的各种系统中与外环境接触最频繁,接触面积大。在呼吸过程中,外界环境中的各种微生物、异性蛋白过敏原、尘粒及有害气体等皆可吸入呼吸道及肺部引起各种疾病,其中以肺部感染最为常见。

(一)感染

是呼吸系统疾病最常见的病因,各种致病微生物如病毒、立克次体、衣原体、支原体、细菌、真菌等均可引起呼吸系统疾病。原发性感染以病毒感染最多见,最先出现于上呼吸道,随后可伴发细菌感染。肺部感染病原的变异及耐药性的增加成为呼吸系统疾病患病率增加的重要原因。如抗生素的广泛应用虽使细菌性肺炎的病死率下降,但目前院内获得性肺部感染中革兰阴性杆菌占优势,耐药菌株不断增加;社区获得性肺炎虽仍以肺炎球菌肺炎为主,但军团菌、支原体、衣原体、病毒感染也在增加。

(二)过敏因素

呼吸系统的很多疾病都与过敏有关。最常见的是支气管哮喘,其次是过敏性肺炎。有机粉尘,如鸟类曲菌孢子等,皆可使致敏者引起肺炎。许多风湿性疾病也可以引起肺的组织病变,如肺间质纤维化等。

(三)大气污染

有资料证明,空气中烟尘或二氧化硫超过 1000 μg/m³ 时,慢性支气管炎急性发作显著增多;其他粉尘如二氧化碳、煤尘、棉尘等可刺激支气管黏膜、削弱肺清除和自然防御功能,为微生物入侵创造条件。工业发达国家比工业落后国家的肺癌发病率高,说明其发生与工业废气中致癌物质污染有关。

(四)吸烟

吸烟成为小环境的主要污染源,与慢性支气管炎和肺癌关系密切。1994 年世界卫生组织提出吸烟是世界上引起死亡的最大"瘟疫",经调查表明发展中国家在近半个世纪内,6 000万人死于吸烟相关疾病,其中 2/3 是 45 岁至 65 岁。如按目前吸烟情况继续下去,到 2025

年,世界每年因吸烟致死将达 1 000 万人,为目前死亡率的 3 倍,其中我国占 200 万人。

(五)肿瘤

原发性肿瘤以支气管癌为最常见。肺部转移性肿瘤,常为多发性的,其原发病灶多见于胃肠道、泌尿生殖器官、乳腺、皮肤、骨等。

(六)全身疾病的呼吸系统表现

二尖瓣狭窄,左侧心力衰竭常引起肺水肿。肝硬化、肾病综合征和营养不良的血浆低蛋白血症,可引起胸腔积液。严重的挤压外伤、中毒性休克等可使肺毛细血管通透性增高而引起的肺间质水肿。霍奇金病、白血病等也可有肺部表现。

二、呼吸系统疾病的诊断

周密详细地了解病史和体格检查是诊断呼吸系统疾病的基础,X 线胸部检查对肺部病变的诊断具有重要作用。除此之外,还应结合实验室检查及其他特殊检查结果,进行全面综合分析,力求做出病因、解剖、病理和功能的诊断。

(一)病史

应重点询问有无毒性物质吸入的职业和个人史,如是否接触各种粉尘、发霉的干草、空调机;是否有与肺部传染性疾病患者(如 SARS、肺结核)的密切接触史;是否吸烟及吸烟的时间、数量;生食溪蟹或蝲蛄则可能感染肺吸虫;是否使用可致肺部病变的药物,如博来霉素、胺碘酮可能引起肺纤维化、β-肾上腺素能阻滞药可导致支气管痉挛、氨基糖苷类抗生素可引起呼吸肌肌力降低等;还有一些遗传性疾病,如支气管哮喘、肺泡微结石症等可有家族史。

(二)症状

呼吸系统疾病常有咳嗽、咳痰、咯血、呼吸困难、胸痛等共同症状,但不同疾病的症状各有其特点,可以为诊断提供参考。

1.咳嗽

急性发作的刺激性干咳常为上呼吸道感染引起;若咳嗽伴有发热、声音嘶哑,常提示为咽喉炎;慢性支气管炎的咳嗽多在寒冷季节发作,气候转暖时缓解。体位改变时咳痰加剧,常见于肺脓肿、支气管扩张。支气管癌初期出现干咳,肿瘤阻塞呼吸道时则出现具有高亢金属音色的咳嗽。阵发性咳嗽可为支气管哮喘的一种表现,晚间阵发性咳嗽则可见于左侧心力衰竭的患者。

2.咳痰

痰的性质、量、气味,对诊断有一定帮助。慢性支气管炎咳白色泡沫或黏液痰,合并细菌感染时则咳脓性痰。支气管扩张、肺脓肿常咳大量黄色脓性痰,伴厌氧菌感染时,痰则有恶臭味。急性肺水肿的痰为粉红色稀薄泡沫痰。肺阿米巴病的痰为咖啡色。典型肺炎球菌肺炎的痰为铁锈色,肺炎杆菌肺炎的痰常为棕红色胶冻样。痰量的变化,可反映出感染的加重或减轻。

3.咯血

肺结核、支气管肺癌以血痰或少量咯血为多见;支气管扩张或肺结核空洞常出现反复、大量咯血,24 h 达 300 ml 以上。二尖瓣狭窄可出现不同程度的咯血。咯血应注意与口、鼻、喉及上消化道出血相鉴别。

4.呼吸困难

可表现为呼吸频率、节律及深度的变化。按其发作快慢,呼吸困难可分为急性、慢性和反复发作性。急性呼吸困难伴胸痛常提示肺炎、气胸、胸腔积液;左侧心力衰竭患者常出现夜间阵发性呼吸困难;慢性进行性呼吸困难则常见于慢性阻塞性肺病、弥漫性肺间质纤维化等疾病。呼吸困难还可分吸气性、呼气性和混合性 3 种。支气管哮喘发作时,出现呼气性呼吸困难,且伴哮鸣音,缓解时可消失,但常反复发作。喉头水肿、喉气管炎、肿瘤或异物引起上呼吸道狭窄,则表现为吸气性呼吸困难,出现"三凹征"。

5. 胸痛

肺和脏层胸膜对痛觉不敏感,肺炎、肺结核、肺梗死、肺脓肿等病变累及壁层胸膜时,方发生胸痛。胸痛伴高热,考虑肺炎。肺癌侵及胸壁层胸膜或骨,出现隐痛、持续加剧,乃至刀割样痛。但应注意与非呼吸系统疾病引起的胸痛相鉴别,如心绞痛、纵隔、食管、膈和腹腔疾患所致的胸痛。

(三)体征

由于病变的性质、范围不同,胸部疾病的体征可有可无。气管 – 支气管病变以干、湿啰音为主;肺部炎症则有呼吸音性质、音调和强度的改变;胸腔积液、气胸或肺不张可出现相应的体征,并伴有气管的移位。某些胸部疾患还可有肺外的表现,如支气管、肺和胸膜化脓性病变常出现杵状指(趾);某些支气管肺癌也可引起肺性骨关节病、杵状指(趾)以及因异位内分泌症群等副癌综合征。

(四)实验室和其他检查

1. 血液检查

呼吸系统感染时,血常规检查白细胞和中性粒细胞增加,有时还可出现中毒颗粒;过敏性疾病或寄生虫感染常出现嗜酸性粒细胞增加。血清学抗体试验,如荧光抗体、对流免疫电泳、酶联免疫吸附测定等,对于病毒、支原体、细菌等感染的诊断有一定帮助。

2. 痰液检查

痰涂片在低倍镜视野中上皮细胞 < 10 个,白细胞 > 25 个为相对污染少的痰标本,定量培养菌量 $\geq 10^7$ cfu/ml 可判定为致病菌。若经环甲膜穿刺气管吸引、或经纤维支镜防污染双套管毛刷采样时,培养菌量 $\geq 10^3$ cfu/ml 即有诊断意义。做痰脱落细胞检查,有助于肺癌的诊断。

3. 胸腔积液检查和胸膜活检

常规胸腔积液检查可明确渗出还是漏出性胸液。胸腔积液的溶菌酶、腺苷脱氨酶、癌胚抗原测定及染色体分析,有利于结核与癌性胸腔积液的鉴别。脱落细胞和胸膜病理活检对明确肿瘤或结核有诊断价值。

4. 变应原皮肤试验

哮喘的变应原皮肤试验阳性有助于变应原体质的确定及用相应抗原做脱敏治疗。对结核或真菌呈阳性的皮肤反应仅说明已受感染,并不能肯定患病。

5. 影像学检查

胸部透视配合正侧位胸片除了可以发现被心、膈等掩盖的病变,还可以观察膈、心血管活动情况。要进一步明确病变部位、性质以及有关气管 – 支气管通畅程度则应进行高电压、体层摄片和 CT 检查。磁共振成像(MRI)检查对纵隔疾病和肺动脉栓塞的诊断有较大帮助。支气管造影术有助于支气管扩张、狭窄、阻塞的诊断。肺血管造影则用于肺栓塞和各种血管先天的或获得性的病变。

6. 支气管镜纤维支镜(纤支镜)

能深入支气管亚段,直接窥视黏膜水肿、充血、溃疡、肉芽肿、新生物、异物等,并做黏膜的刷检或钳检,进行组织学检查;还可经纤维支镜做支气管肺泡灌洗,冲洗液的微生物、细胞、免疫学、生物化学等检查,以利明确病原和病理诊断;通过它还可取出异物、诊治咯血,或经高频电流、激光、微波治疗良、恶性肿瘤。借助纤维支镜的引导还可做鼻－气管插管治疗。

7. 肺活组织检查

经纤维支镜可反复取材做病灶活检,有利于诊断和随访疗效;近胸壁的肺肿块等病灶,则可在胸透、B超或CT下定位做经胸壁穿刺肺活检,进行微生物和病理检查。但以上两种方法不足之处为所取肺组织过小,故必要时可做剖胸肺活检。

8. 呼吸功能测定

主要用于了解疾病对呼吸功能损害的性质及程度。如慢性阻塞性肺病等疾病表现为阻塞性通气功能障碍,而肺间质纤维化、胸廓畸形、胸腔积液、胸膜增厚或肺切除术后则出现限制性通气损害。测定通气与血流在肺内的分布、右至左静脉血的分流以及弥散功能,有助于明确换气功能损害的情况。测定呼吸肌功能和呼吸中枢敏感性和反应性,结合动脉血气分析,可进一步了解呼吸衰竭的病理生理,并能对呼吸衰竭的性质、程度、指导治疗以及疗效做出全面的评价。

9. 其他检查

放射性核素扫描对肺区域性通气或血流情况、肺血栓栓塞和血流缺损以及占位性病变诊断有帮助。超声检查可用于胸腔积液定位及指导穿刺抽液。

三、呼吸系统疾病的防治

近年来,随着医学科学的发展,呼吸系统疾病防治取得了很大的进步。各种新研制的抗菌药物的问世(如第4代头孢菌素、新一代喹诺酮等)对产生超广谱酶的阴性杆菌将有更强的治疗作用;分子生物学技术的发展,如缺陷基因的补充、基因转染、人重组抗体、反义寡核苷酸技术等,为呼吸系统疾病的治疗提供了广阔的前景。机械通气对抢救呼吸衰竭患者起着关键作用;胸腔镜的使用使我们对一些肺功能差的患者进行肺部手术成为可能;肺移植的开展将会为高度失代偿呼吸功能不全患者带来治愈的希望。 **(陈希源)**

第二节 上呼吸道感染

一、概述

急性上呼吸道感染是指鼻腔、咽或喉部急性炎症的概称,患者不分年龄、性别、职业和地区,全年皆可发病,冬春季节多发。全科门诊中有11%的患者是因为上呼吸道感染、鼻塞、咽喉不适、咳嗽而就诊。由于病毒的类型较多,人体对各种病毒感染后产生的免疫力较弱且短暂,并且无交叉免疫,同时在健康人群中有病毒携带者,故一年内可有多次发病。

二、临床表现

上呼吸道感染的主要传播途径是通过不清洁的手接触了鼻孔或眼睛,而不像人们所通常认为的是通过空气中的悬浮微粒传播。当有受凉、淋雨、过度疲劳等诱发因素,使全身或呼吸道局部防御功能降低时,原已存在于上呼吸道或从外界侵入的病毒或细菌可迅速繁殖,引起本病。急性上呼吸道感染 70% ~80% 由病毒引起,主要有鼻病毒、副流感病毒、呼吸道合胞病毒、腺病毒、埃可病毒、柯萨奇病毒、麻疹病毒、风疹病毒等,细菌感染可直接或继病毒感染之后发生。其感染的主要表现为鼻炎、咽喉炎或扁桃体炎。

急性上呼吸道感染起病较急,初期有咽干、咽痒或烧灼感,发病同时或数小时后,可有喷嚏、鼻塞、流清水样鼻涕,2~3 天后变稠,也可出现流泪、味觉迟钝、呼吸不畅、声嘶、轻度咳嗽等,发生化脓性扁桃体炎可有明显咽痛。一般无发热及全身症状,或仅有低热、不适、轻度畏寒和头痛。检查可见鼻腔黏膜充血、水肿、有分泌物,咽部轻度充血,发生化脓性扁桃体炎可有扁桃体充血、脓性渗出。通常病程较短,症状持续若干天,有些症状可能持续较长时间,尤其是咳嗽。主要的感冒症状通常在 1~3 天达高峰,1 周内完全消失,但咳嗽症状可能持续较久。

三、辅助检查

(一)血常规检查

病毒性感染,白细胞计数多为正常或偏低,淋巴细胞比例升高。细菌感染有白细胞计数和中性粒细胞增多以及核左移现象。

(二)病原学检查

可用免疫荧光法、酶联免疫吸附法、血清学诊断和病毒分离鉴定,以判断病毒的类型,区别病毒和细菌感染。咽拭子细菌培养可判断细菌类型和进行药物敏感试验。

四、鉴别诊断

(1)过敏性鼻炎:过敏性鼻炎起病急骤、鼻腔发痒、频繁喷嚏、流清水样鼻涕,发作与环境或气温突变有关,有时异常气味亦可引起发作,数分钟至 1~2 小时内缓解。检查:鼻黏膜苍白、水肿,鼻分泌物可见嗜酸性粒细胞增多。

(2)急性传染病前驱症状:如麻疹、脊髓灰质炎、脑炎、严重急性呼吸综合征(SARS)等在患病初期也可有上呼吸道症状,在这些病的流行季节或流行区应密切观察,并进行必要的实验室检查。

五、治疗

普通感冒不会增加死亡率和导致严重的并发症,但会引起患者不适、导致误工,增加医疗费用。普通感冒病毒感染目前尚无特殊抗病毒药物,治疗目的主要为缓解症状、缩短病程、减少并发症、降低传染性。

(一)对症支持治疗

休息、多饮水、注意营养,饮食要易于消化,特别在儿童和老年患者更应重视。密切观察和监测并发症。可根据症状选用以下药物。

（1）抗组胺药：包括氯苯那敏和多西拉敏等，抗组胺药主要不良反应为镇静。

（2）减轻鼻部充血的药物：包括去甲肾上腺素、羟甲唑啉或伪麻黄碱，能够在短时间内（3~10小时）缓解鼻塞症状。

（3）中医中药：中医中药在我国广泛用于感冒的治疗，如常用的感冒清热冲剂等，但中医中药治疗感冒缺乏循证医学的证据，其确切疗效及相关机制需要进一步研究。

（二）抗生素

本病不推荐常规使用抗生素，盲目应用抗生素可导致较多不良反应，如恶心、呕吐、皮疹、头痛和阴道炎等，并可能导致细菌对抗生素耐药。抗菌药物仅在明确或有充分证据提示继发细菌感染时应用。

第三节 急性气管－支气管炎

急性气管－支气管炎是一种自限性的下呼吸道疾病，通常有病毒感染参与其病程，主要临床特征为持久和严重的咳嗽，可发生于肺部正常的人群，因而可与慢性阻塞性肺疾病的急性加重期相鉴别。

一、病因

（1）大多数急性气管－支气管炎患者在病程初期有病毒感染，几乎所有能在呼吸道内寄殖的病毒都可参与急性气管－支气管炎的发病，流感病毒、副流感病毒、柯萨奇病毒、鼻病毒、腺病毒和冠状病毒为常见病原体。

（2）肺炎双球菌、流感嗜血杆菌等细菌在急性气管－支气管炎中的致病作用并不肯定。

（3）肺炎支原体和肺炎衣原体也可能参与急性气管－支气管炎的发病。

二、诊断

（1）病史：发病初期常表现为上呼吸道感染症状，鼻塞、流清涕、咽痛和声音嘶哑等临床表现。全身症状较为轻微，但可出现低热、畏寒、周身乏力，自觉咽喉部发痒，并有刺激性咳嗽及胸骨后疼痛。

（2）早期痰量不多，但痰液不易咳出，2~3日后痰液可由黏液性转为黏液脓性。如受凉、吸入冷空气或刺激性气体可使咳嗽加剧或诱发咳嗽。晨起时或夜间咳嗽常常较为显著。咳嗽也可为阵发性，有时呈持久性咳嗽。咳嗽剧烈时伴有恶心、呕吐及胸部、腹部肌肉疼痛。如伴有支气管痉挛，可有哮鸣和气急。

（3）病程有一定的自限性，全身症状可在4~5天内消退，但咳嗽有时可延长数周。

（4）严重并发症较为少见，只有相当少的患者会发生肺炎。偶尔严重的咳嗽可造成肋骨骨折，有时会发生晕厥、呕吐、尿失禁和肌酸磷酸激酶的升高。

（5）查体有时可发现干性啰音，咳嗽后消失；肺底部偶可听到湿性啰音。伴有支气管痉挛时，可听到哮鸣音。

（6）通常白细胞计数正常，胸部X线片检查也无异常发现。

诊断主要依靠病史和临床表现，X线检查无异常或仅有肺纹理增厚。在病毒感染者白细胞计数并不增高，淋巴细胞相对轻度增加，细菌感染时则白细胞总数和中性粒细胞比例均升高。痰涂片或痰培养、血清学检查等有时能发现致病的病原体。

三、鉴别诊断

（1）多种急性感染性疾病如肺结核、肺脓肿、支原体肺炎、麻疹、百日咳、急性扁桃体炎等及鼻后滴流综合征、咳嗽变异性哮喘、胃食管反流性疾病、间质性肺疾病、急性肺栓塞和肺癌等在发病时常有咳嗽，类似于急性气管－支气管炎的咳嗽症状，故应深入检查，临床上需详加鉴别。

（2）流行性感冒的症状与急性气管－支气管炎颇相似，但从流感的流行病学史、急骤起病、全身明显的中毒症状、高热和全身肌肉酸痛等，一般鉴别并不困难，病毒分离和补体结合试验可确诊。

四、治疗

（1）需要补充液体和应用退热药物。适当应用镇咳药物，对久咳不愈的患者，必要时可慎用可待因:10～30 mg，每日 4 次。

（2）痰量较多或较粘时，可应用祛痰剂，如沐舒坦 30 mg 每日 3 次；或必嗽平 16 mg 每日 3 次。

（3）对有家族史的患者，如查体发现哮鸣音，可吸入支气管扩张剂，如喘乐宁或喘康速等，每 4 小时 2 喷。

（4）如出现发热、脓性痰和重症咳嗽，为应用抗生素的指征。可应用针对肺炎衣原体和肺炎支原体的抗生素，如红霉素，每日 1 g。分 4 次口服，也可选用克拉霉素或阿奇霉素。

在流行性感冒流行期间，如有急性气管－支气管炎的表现应该应用抗流感的治疗措施。

第四节　慢性阻塞性肺疾病

一、概述

慢性阻塞性肺疾病（COPD）由于其患患者数多，病死率高，社会经济负担重，已成为一个重要的公共卫生问题。在世界，COPD 已居当前死亡原因的第 4 位，至 2020 年 COPD 将成为世界疾病经济负担的第 5 位。在我国，COPD 同样是严重危害人民群体健康的重要慢性呼吸系统疾病。近年来对我国北部及中部地区农村 102 230 成年人群调查，COPD 患者约占 15 岁以上人口的 3%，患病率之高十分惊人。

COPD 是一种具有气流受限特征的疾病，气流受限不完全可逆，呈进行性发展，与肺部对有害气体或有害颗粒的异常炎症反应有关。

COPD 与慢性支气管炎和肺气肿密切相关。通常，慢性支气管炎是指在除外慢性咳嗽的其他已知原因后，患者每年咳嗽、咳痰 3 个月以上，并连续 2 年者。肺气肿则指肺部终末细支气管远端气腔出现异常持久的扩张，并伴有肺泡壁和细支气管的破坏而无明显的肺纤维化。当慢性支气管炎、肺气肿患者肺功能检查出现气流受限，并且不能完全可逆时，即可诊断为COPD。如患者只有慢性支气管炎和（或）肺气肿，而无气流受限，则不能诊断为 COPD，可将具有咳嗽、咳痰症状的慢性支气管炎视为 COPD 的高危期。

支气管哮喘也具有气道内气流受限,但支气管哮喘是一种特殊的气道炎症性疾病,其气流受限具可逆性,它不属于COPD。某些患者在患病过程中,可能慢性支气管炎合并支气管哮喘或支气管哮喘合并慢性支气管炎。在这种情况下:表现为气流受限不完全可逆,从而使两种疾病难以区分。此外,一些已知病因或具有特征病理表现的气流受限疾病,如肺囊性纤维化、弥漫性泛细支气管炎以及闭塞性细支气管炎等均不属于COPD。

二、病因

(一)个体因素

某些遗传因素如α1-抗胰蛋白酶缺乏可增加COPD发病的危险性。重度α1-抗胰蛋白酶缺乏与非吸烟者的肺气肿形成有关。在我国α1-抗胰蛋白酶缺乏引起的肺气肿迄今尚未见正式报道。

(二)吸烟

吸烟是COPD最常见的致病因素,其发生率与烟的消耗量相关。长期吸烟影响呼吸道上皮纤毛运动,抑制肺泡巨噬细胞功能,导致黏液腺的增生和肥大。吸烟可以抑制抗蛋白酶活性,促使多核细胞快速释放蛋白水解酶。吸烟通过刺激黏膜下感受器经迷走神经介导促使平滑肌收缩而增加呼吸道阻力。被动吸烟也可引起咳嗽、气喘和咳痰。吸烟不但是慢性气道阻塞的最常见病因,而且可增加各种因素的致病作用。

(三)感染

呼吸道感染是COPD发病和加剧的另一个重要因素。肺炎链球菌和流感嗜血杆菌可能是COPD急性发作的主要病原菌。病毒也对COPD的发生和发展起重要作用,鼻病毒在发作期经常发现,严重病毒性肺炎也可导致以小气道为主的慢性气道阻塞。肺炎衣原体和肺炎支原体与COPD发病的直接关系仍有待进一步阐明。病原菌、支原体和其他病毒在发作期与发作间期均较少见。儿童期重度呼吸道感染和成年时的肺功能降低及呼吸系统症状发生有关。

(四)空气污染

化学气体如氯、氧化氮、二氧化硫等对支气管黏膜有刺激和细胞毒性作用。空气中的烟尘或二氧化硫明显增加时,COPD急性发作显著增多。其他粉尘如二氧化硅、煤尘、棉尘、蔗尘等也刺激支气管黏膜,使气道清除功能遭受损害,为细菌入侵创造条件。COPD的危险因素还可能与烹调时产生的大量油烟和燃料产生的烟尘有关。

(五)职业

当职业性粉尘及化学物质(烟雾、过敏原、工业废气及室内空气污染等)的浓度过大或接触时间过久,均可导致与吸烟无关的COPD发生。接触某些特殊的物质、刺激性物质、有机粉尘及过敏原能使气道反应性增加。

(六)遗传因素

尽管吸烟和COPD的发病关系密切,但是只有15%~20%的吸烟者表现为COPD。COPD的家族聚集性说明吸烟易患性与遗传有关。

(七)社会经济地位

COPD的发病与经济地位相关,这也许与室内外空气污染的程度不同、营养状况或其他和社会经济地位等差异有一定的内在联系。

三、发病机制

COPD 由气道炎症过程所致,而氧化剂活性增强伴抗氧化活性减弱,可促进炎症和 COPD 的发展。吸烟与 COPD 发病有关,这是因为吸烟诱发高浓度的氧自由基,包括过氧化物、过氧化氢和次氯酸;促进转铁蛋白中 Fe^{2+} 的释放,通过嗜酸性粒细胞、中性粒细胞和肺泡巨噬细胞催化 O^{2-} 和过氧化氢(H_2O_2)合成高度活性的羟自由基;香烟焦油含一氧化氮(NO),可诱发 NO 合酶的产生。存在氧化剂时,NO 转化为细胞毒性的羟基化合物过硝酸盐;吸烟也可作为化学诱导剂并上调黏附分子,延长中性粒细胞通过肺循环的时间,增加黏附和减少变形能力。为使弹性蛋白酶降解弹性蛋白,必须有 α1-AT 的灭活。吸烟、氧化剂、激活的中性粒细胞和Ⅱ型肺泡上皮细胞都可以灭活 α1-AT。氧化应激可使黏膜过度分泌,吸烟和弹性蛋白酶都增加前炎症核转录因子 κB(NF-κB)和白细胞介素 8(IL-8)的表达。在 COPD 患者气道中 IL-8 水平升高,募集中性粒细胞、嗜碱性粒细胞、嗜酸性粒细胞和 T 细胞。COPD 患者小气道黏膜下层 CD8 淋巴细胞、嗜酸性粒细胞、巨噬细胞和肥大细胞的数量增加。有研究表明吸烟者中性粒细胞增加,但数量与气流阻塞的程度不相关。慢性气流阻塞患者的髓过氧化物酶和嗜酸性细胞阳离子蛋白水平较无气流受限患者高。巨噬细胞和肥大细胞产生一种与纤维化有关的多肽——转化生长因子 8(TGF-β),慢性气流阻塞患者的支气管肺泡灌洗液中 TGF-β 水平升高 2 倍,与 FEV1 成负相关。此外,吸烟也可以引起脂质过氧化反应和 DNA 的破坏。在肺癌和癌前病变的患者中,可以出现 p53 基因位点的多点突变,出现这些变化容易诱发肺癌。

四、病理

COPD 患者典型的肺实质破坏表现为小叶中央型肺气肿,涉及呼吸性细支气管的扩张和破坏。病情较轻时,这些破坏常发生于肺的上部区域,但病情发展,可弥漫分布于全肺,并有肺毛细血管床的破坏。由于遗传因素或炎症细胞和介质的作用,肺内源性蛋白酶和抗蛋白酶失衡,为肺气肿性肺破坏的主要机制,氧化作用和其他炎症后果也起作用。

COPD 肺血管的改变以血管壁的增厚为特征,这种增厚始于疾病的早期。内膜增厚是最早的结构改变,接着出现平滑肌增加和血管壁炎症细胞浸润。COPD 加重时,平滑肌、蛋白多糖和胶原的增多进一步使血管壁增厚。

五、病理生理

(1)气流受限:肺气肿,气道环状软骨牵拉力丧失后使得被动呼气时弹性回缩力减弱,导致小气道塌陷阻力增加,气流受限。

(2)过度充气:肺弹性回缩力减弱、残气量和功能残气量增高。此外,肺泡弹性回缩力减弱以及与阻塞有关的呼气延长,功能残气量动态性增加,肺泡压上升,产生内源性呼气末正压(PEEPi)。因此,PEEPi 会增加自主呼吸功,并降低机械通气时的触发灵敏度。

(3)气体交换障碍:小气道狭窄导致远端肺泡通气减少,通气/血流比值下降,引起轻到中度的低氧血症。如果肺气肿所致肺泡壁破坏后减少肺泡毛细血管灌注,可维持通气/血流的匹配和 PaO_2 水平,肺内也可存在相对的低灌注区,增加死腔通气量。

(4)肺循环异常:不仅涉及血流分布区域,还涉及压力-流量关系异常。重度患者在休息时有不同程度的肺动脉高压,活动时心输出量即不成比例升高。肺气肿时的毛细血管床减少及缺氧/高碳酸血症时导致的肺血管收缩、继发性红细胞增多,增加肺血管阻力,引起肺动脉高压和肺心病。增加肺泡氧分压可以降低这种异常。

(5)肾脏和激素异常:慢性缺氧和高碳酸血症导致循环中去甲肾上腺素、肾素和醛固酮水平升高,血管升压素(抗利尿激素)水平下降。由于肾动脉功能异常,血流由皮质向髓质转移,影响肾储备功能。血流动力学和激素的紊乱会导致水、盐排泄障碍,甚至同时合并右心室功能不全和出现水肿。

六、临床表现

(一)症状

(1)慢性咳嗽:通常为首发症状。初起咳嗽呈间歇性,早晨较重,以后早晚或整日均有咳嗽,但夜间咳嗽并不显著。少数病例咳嗽不伴咳痰,也有少数病例虽有明显气流受限但无咳嗽症状。

(2)咳痰:咳嗽后通常咳少量黏液性痰,部分患者在清晨较多;合并感染时痰量增多,常有脓性痰。

(3)气短或呼吸困难是COPD的标志性症状,早期仅于劳力时出现,后逐渐加重,晚期于日常活动甚至休息时也感气短。

(二)病史

COPD患病过程应有以下特征:①吸烟史,多有长期较大量吸烟史;②职业性或环境有害物质接触史,如较长期粉尘、烟雾、有害颗粒或有害气体接触史;③家族史,COPD有家族聚集倾向;④发病年龄及好发季节,多于中年以后发病,症状好发于秋冬寒冷季节;⑤慢性肺源性心脏病史,COPD后期出现低氧血症和(或)高碳酸血症,可并发慢性肺源性心脏病和右心衰竭。

(三)体征

COPD早期体征可不明显。随疾病进展,常有以下体征。

(1)视诊及触诊胸廓呈桶状胸;有呼吸变浅,频率增快,辅助呼吸肌如斜角肌及胸锁乳突肌参加呼吸运动,重症可见胸腹矛盾运动、患者张口呼吸及前倾坐位;低氧血症者有黏膜及皮肤发绀,伴右心衰竭者可见下肢水肿、肝脏增大。

(2)叩诊心浊音界缩小,肺肝界降低,肺呈过清音。

(3)听诊两肺呼吸音可减低,呼气延长,平静呼吸时可闻干性啰音,两肺底或其他肺野可闻湿啰音;心音遥远,剑突部心音较清晰响亮。

七、实验室检查及特殊检查

(一)肺功能检查

肺功能检查是判断气流受限增高且重复性好的客观指标,对COPD的诊断、严重度评价、疾病进展、预后及治疗反应等均有重要意义。气流受限是以第1秒用力呼气容积(FEV1)和FEV1与用力肺活量(FVC)之比(FEV1/FVC)降低来确定的。吸入支气管扩张剂后,FEV1 < 80%预计值且FEV1/FVC <70%者,可确定为不能完全可逆的气流受限。气流受限可导致肺过度充气,使肺总量(TLC)、功能残气量(FRC)和残气容量(RV)增高、肺活量(VC)减低、

RV/TLC 增高。

（二）胸部 X 线检查

X 线检查对确定肺部并发症及与其他疾病（如肺间质纤维化、肺结核等）鉴别有重要意义。早期 X 线胸片可无明显变化，以后出现肺纹理增多、紊乱等非特征性改变；主要 X 线征为肺过度充气，肺容积增大，胸腔前后径增长，肋骨走向变平，肺野透亮度增高，横膈位置低平，心脏悬垂狭长，肺门血管纹理呈残根状，肺野外周血管纹理纤细稀少等，有时可见肺大疱形成。并发肺动脉高压和肺源性心脏病时，除右心增大的 X 线征外，还可有肺动脉圆锥膨隆，肺门血管影扩大及右下肺动脉增宽等。

（三）胸部 CT 检查

CT 检查一般不作为常规检查，但当诊断有疑问时，高分辨率 CT（HRCT）有助于鉴别诊断。另外，HRCT 对辨别小叶中心型或全小叶型肺气肿及确定肺大疱的大小和数量，有很高的敏感性和特异性，对预计肺大疱切除或外科减容手术等的效果有一定价值。

（四）血气检查

血气检查对晚期患者十分重要。FEV1 <40% 预计值者及具有呼吸衰竭或右心衰竭临床征象者，均应做血气检查。血气异常首先表现为轻中度低氧血症。随疾病进展，低氧血症逐渐加重，并出现高碳酸血症。

（五）其他化验检查

并发感染时，痰涂片可见大量中性粒细胞。痰培养可检出各种病原菌，常见者为肺炎链球菌、流感嗜血杆菌、卡他摩拉菌、肺炎克雷白杆菌等。

八、诊断与鉴别诊断

COPD 的诊断应根据病史、危险因素接触史、体征及实验室检查等资料，综合分析确定。肺功能检查是诊断 COPD 的金标准。支气管扩张剂后 FEV1 <80% 预计值及 FEV/FVC <70% 可确定为不完全可逆性气流受限。

COPD 应与支气管哮喘、支气管扩张症、充血性心力衰竭、肺结核等鉴别。与支气管哮喘的鉴别有时存在一定的困难。COPD 多于中年后起病，哮喘则多在儿童或青少年期起病；COPD 症状缓慢进展，逐渐加重，哮喘则症状起伏大；COPD 多有长期吸烟史和（或）有害气体、颗粒接触史，哮喘则常伴过敏体质、过敏性鼻炎和（或）湿疹等，部分患者有哮喘家族史；COPD 时气流受限基本为不可逆性，哮喘时则多为可逆性。然而，部分病程长的哮喘患者已发生气道重塑，气流受限不能完全逆转，而少数 COPD 患者伴有气道高反应性，气流受限部分可逆。此时应根据临床及实验室所见全面分析，必要时做支气管激发试验、支气管扩张试验和（或）最大呼气流量（PEF）昼夜变异率来进行鉴别。在少部分患者中，两种疾病可重叠存在。

九、严重度分级

COPD 严重度分级是基于气流受限的程度。气流受限是诊断 COPD 的主要指标，也反映了病理改变的严重度。由于 FEV1 下降与气流受限有很好的相关性，故 FEV1 的变化是严重度分级的主要依据。此外，还应考虑临床症状及并发症的程度。

COPD 病程可分为急性加重期与稳定期。COPD 急性加重期是指在疾病过程中，患者短期内咳嗽、咳痰、气短和(或)喘息加重,痰量增多,呈脓性或黏脓性,可伴发热等炎症明显加重的表现。稳定期则指患者咳嗽、咳痰、气短等症状稳定或症状轻微。

十、治疗

(一)COPD 稳定期的治疗

1. 治疗目的

(1)减轻症状,阻止病情发展。

(2)缓解或阻止肺功能下降。

(3)改善活动能力,提高生活质量。

(4)降低病死率。

2. COPD 稳定期的治疗原则

(1)教育与管理:通过教育与管理可以提高患者及有关人员对 COPD 的认识和自身处理疾病的能力,更好地配合治疗和预防措施,减少反复加重,维持病情稳定,提高生活质量。

(2)控制职业性或环境污染,避免或防止粉尘、烟雾及有害气体吸入。

(3)药物治疗。

(4)戒烟:戒烟不能改善肺功能,但能明显减缓肺功能的受损害速度,延长生存率。

3. 药物治疗

用于预防和控制症状,减少急性加重的频率和严重程度,提高运动耐力和生活质量。

(1)支气管舒张剂:支气管舒张剂可松弛支气管平滑肌、扩张支气管、缓解气流受限,是控制 COPD 症状的主要治疗措施。短期按需应用可缓解症状,长期规则应用可预防和减轻症状,增加运动耐力。但不能使所有患者的 FEV1 得到改善。

主要的支气管舒张剂有 β2 激动剂、抗胆碱药及甲基黄嘌呤类,根据药物的作用及患者的治疗反应选用。定期用短效支气管舒张剂较为适宜,但不如长效制剂方便。不同作用机制与作用时间的药物联合可增强支气管扩张作用,减少不良反应。短效 β2 激动剂与抗胆碱药异丙托溴胺联合应用与各自单用相比,可使 FEV1 获得较大与较持久的改善;β2 受体激动剂、抗胆碱药物和(或)茶碱联合应用,肺功能与健康状况亦可获进一步改善。

1)β2 受体激动剂:主要有沙丁胺醇、特布他林(间羟舒喘宁)等,为短效定量雾化吸入剂,数分钟内开始起效,15~30 min 达到峰值,持续疗效 4~5 h,每次剂量 100~200 μg,24 h 不超过 8~12 喷。主要用于缓解症状,按需使用。沙美特罗与福莫特罗为长效定量吸入剂,作用持续 12 h 以上。

2)抗胆碱药:主要品种为异丙托溴胺气雾剂,可阻断 M 胆碱受体。定量吸入时,开始作用时间比沙丁胺醇等短效 β2 受体激动剂慢,但持续时间长,30~90 min 达最大效果。维持 6~8 h,剂量为 40~80 μg(每喷 20 μg),每天 3~4 次。该药不良反应小,长期吸入可能改善 COPD 患者健康状况。新一代的长效抗胆碱药噻托溴胺维持时间达 72 h,已开始上市,疗效更加显著。

3)茶碱类药物:可解除气道平滑肌痉挛,改善心搏血量,扩张全身和肺血管,增加水、盐排出,兴奋中枢神经系统,改善呼吸肌功能以及某些抗炎作用等。在一般治疗血浓度下,茶碱的其他多方面作用不很突出。缓释型或控释型茶碱每天 1 次或 2 次口服可达稳定的血浆浓度,对 COPD 有一定效果。茶碱血浓度监测对估计疗效和不良反应有一定意义。血茶碱浓度

>5 mg/L,即有治疗作用;>15 mg/L,不良反应明显增加。吸烟,饮酒,服用抗惊厥药、利福平等可引起肝脏酶受损并减少茶碱半减期;老人、持续发热、心力衰竭和肝功能明显障碍者,同时应用西咪替丁、大环内酯类药物(红霉素等)、氟喹诺酮类药物(环丙氟哌酸等)和口服避孕药等都可使茶碱血浓度增加。

(2)糖皮质激素:COPD稳定期应用糖皮质激素吸入治疗,并不能阻止其FEV1的降低。吸入糖皮质激素的长期规律治疗只适用于具有症状且治疗后肺功能有改善者。对FEV1<50%预计值的COPD患者及反复加重要求抗生素或口服糖皮质激素者亦可考虑使用。有关长期吸入糖皮质激素治疗COPD的效果和安全性,目前尚无结论。临床上可进行6周至3个月的糖皮质激素吸入实验性治疗,根据治疗效果确定是否进行糖皮质激素吸入治疗。对COPD患者,不推荐长期口服糖皮质激素治疗。

(3)其他药物:①祛痰药(黏液溶解剂):COPD气道内可产生大量黏液分泌物,可促使继发感染,并影响气道通畅。应用祛痰药似有利于气道引流通畅,改善通气,但除少数有黏痰患者获效外,总的来说效果并不十分确切。常用药物有盐酸氨溴索、乙酰半胱氨酸等。②抗氧化剂:COPD气道炎症使氧化负荷加重,促使COPD的病理生理变化。应用抗氧化剂如N-乙酰半胱氨酸,可降低疾病反复加重的频率。但目前尚缺乏长期、多中心临床研究结果,有待今后进行严格的临床研究考证。③免疫调节剂:对降低COPD急性加重严重程度可能具有一定的作用,但尚未得到确证,不推荐作常规使用。④疫苗:流感疫苗可减少COPD患者的严重程度和死亡,可每年给予1次(秋季)或2次(秋、冬)。它含有杀死的或活的、无活性病毒,应每年根据预测的病毒种类制备。肺炎链球菌疫苗含有23种肺炎链球菌荚膜多糖,已在COPD患者应用,但尚缺乏有力的临床观察资料。⑤中医治疗:辨证施治是中医治疗的原则,对COPD的治疗亦应据此原则进行。实践中体验到某些中药具有祛痰、支气管舒张、免疫调节等作用,值得深入的研究。

4.氧疗

COPD稳定期进行长期家庭氧疗(LTOT)对具有慢性呼吸衰竭的患者可提高生存率,对血流动力学、血液学特征、运动能力、肺生理和精神状态都会产生有益的影响。LTOT应在Ⅳ级重度COPD患者应用,具体指征是:①PaO_2<7.3 kPa(55 mmHg)或SaO_2<88%,有或没有高碳酸血症。②PaO_2 7.3~9.3 kPa(55~70 mmHg),或SaO_2<89%,并有肺动脉高压、心力衰竭水肿或红细胞增多症(血细胞比容>55%)。LTOT一般是经鼻导管吸入氧气,流量1.0~2.0 L/min,吸氧持续时间>15 h/d。长期氧疗的目的是使患者在海平面水平,静息状态下,PaO_2>8.0 kPa(60 mmHg)和(或)使SaO_2升至90%,这样才可维持重要器官的功能,保证周围组织的氧供。

5.康复治疗

康复治疗可以使进行性气流阻塞、严重呼吸困难而很少活动的患者改善活动能力,提高生活质量,是COPD患者一项重要的治疗措施,包括呼吸生理治疗、肌肉训练、营养支持、精神治疗与教育等多方面措施。在呼吸生理治疗方面包括帮助患者咳嗽,用力呼气以促进分泌物清除;使患者放松,进行缩唇呼吸以及避免快速浅表的呼吸以帮助克服急性呼吸困难等措施。在肌肉训练方面有全身性运动与呼吸肌锻炼,前者包括步行、登楼梯、踏车等,后者有腹式呼吸锻炼等。在营养支持方面,应要求达到理想的体重;同时避免过高糖类饮食和过高热量摄入,以免产生过多CO_2。

6.外科治疗

(1)肺大疱切除术:在有指征的患者,术后可减轻患者呼吸困难的程度并使肺功能得到改善。术前胸部 CT 检查、动脉血气分析及全面评价呼吸功能对于决定是否手术是非常重要的。

(2)肺减容术:与常规的治疗方法相比,其效果及费用仍待进一步调查研究,目前不建议广泛应用。

(3)肺移植术:对于选择合适的 COPD 晚期患者,肺移植术可改善生活质量,改善肺功能,但技术要求高、花费大,很难推广应用。总之,稳定期 COPD 的处理原则根据病情的严重程度不同,选择的治疗方法也有所不同。

(二)急性发作期的治疗

1.家庭治疗

轻度发作可使用抗胆碱能药和短效 β2 - 激动剂联合治疗。为提高吸入治疗效果,可通过储雾器使用定量吸入器。痰量增加或者脓痰常提示发作的原因为感染性,此时,应该考虑使用抗生素。常见病原体为流感嗜血杆菌、肺炎链球菌和卡他莫拉菌等。选择头孢菌素、多西环素(强力霉素)或阿莫西林,有条件者可参考抗生素敏感性选择药物。接受糖皮质激素治疗的患者,或者对于支气管舒张治疗反应不好的患者可以口服泼尼松,剂量为 20 ~ 40 mg/d,7 ~ 10 d。有条件者可考虑吸入糖皮质激素治疗,无效者应停药。

2.住院治疗

关键是改善气流受限、气体交换和酸碱失衡。氧疗是治疗的重要部分,氧疗不当可导致高碳酸血症,保证氧疗时 $SaO_2 > 90\%$ 和 PaO_2 为 60 ~ 65 mmHg,可避免这种情况。$PaCO_2$ 升高是多因素的,与潮气量减少引起死腔/潮气比值增加有关,也可涉及 Haldane 效应,氧合血红蛋白增加导致 CO_2 离解曲线右移。治疗前 PaO_2 越低,治疗后增加幅度越大,$PaCO_2$ 升高就越明显。pH < 7.25,而且 $PaO_2 < 6.7$ kPa(50 mmHg)的患者可危及生命,应该密切观察。对于意识障碍、每分钟呼吸超过 35 次的呼吸急促、胸腹部矛盾呼吸、严重低氧血症、明显呼吸性酸中毒、经治疗后病情仍然恶化者立刻进行无创或有创机械通气,注意避免发生机械通气的各种并发症。

第五节　肺源性心脏病

肺源性心脏病(简称肺心病)主要是由于支气管 - 肺组织、肺血管病变、胸廓疾病或呼吸控制功能异常所致肺动脉高压而引起的右心室室壁肥厚或(和)右心室室腔扩大的心脏病。根据起病缓急和病程长短,可分为急性和慢性两类。急性肺心病时以右心室扩张为主要表现,而慢性肺心病在出现右心室扩张以前先出现右室壁肥厚。

一、肺心病的原因

肺动脉高压是肺心病发生发展过程中重要的病理生理阶段,所有引起肺动脉高压的疾病终将进展为肺心病。在中国和美国,肺心病最常见的病因是慢性阻塞性肺病(COPD)。近年来,人们已经注意到睡眠疾病也是导致肺心病的重要病因。

二、肺心病的血流动力学特点

肺源性心脏病在发生以前必先经历肺动脉高压。正常情况下的右心室是一个壁薄血泵，当回心血量增加时，右心室舒张末期充盈压并无显著增加。当慢性肺动脉高压时，右心室后负荷增加，初期心肌代偿肥厚以克服后负荷阻力。右室游离壁肥厚致心肌顺应性差，舒张功能降低，右室舒张末期压力和右心房压力开始升高。持续右室壁应力增加，右室扩张，右心室代偿能力降低，出现体静脉压升高，组织器官淤血和功能受损，即右心功能衰竭失代偿。

急性肺动脉高压多见于大面积肺栓塞。大面积肺栓塞引起肺血管床骤减，肺毛细血管阻力显著增加，导致肺动脉高压，右心室急剧扩大。由于右心室舒张末期充盈压增高，体循环静脉回流受阻，出现急性肺源性心脏病和右心衰竭的表现。

三、肺心病的临床表现

（一）右心功能代偿期

此期右心功能代偿良好，根据实验室检查如心电图、超声心动图等可确诊肺源性心脏病，但患者并无体循环淤血的症状或体征。

（二）右心功能失代偿期

右心衰竭主要表现为体循环淤血为主的临床综合征。

1. 症状

（1）胃肠道症状：胃肠道淤血可引起食欲不振、腹胀、恶心、呕吐，便秘等。

（2）肾脏症状：肾脏淤血可引起肾功能减退、血尿素氮升高、夜尿增多，可有少量蛋白尿、镜下血尿等。

（3）肝脏症状：肝脏因淤血而肿大，肝包膜牵张导致右上腹饱胀、肝区疼痛。长期肝淤血可引起心源性肝硬化。

（4）呼吸困难：如前所述，左心疾病和二尖瓣狭窄患者初期发生左心衰竭，晚期可发生全心衰竭。当在左心衰竭基础上发生右心衰竭时，肺淤血减轻，因而呼吸困难减轻。单纯右心衰竭也会伴有呼吸困难，因肺动脉高压本身将导致乏氧。

2. 体征

（1）心脏体征：右室扩大导致相对性三尖瓣关闭不全，在胸骨左缘第4肋间可闻收缩期吹风样杂音，吸气时增强。肺动脉扩张导致肺动脉瓣相对性关闭不全，在肺动脉瓣听诊区可闻及舒张期吹风样杂音，即"Graham steell"杂音。右心室舒张早期奔马律（增强的S3）是由于右心室舒张期负荷过重，心肌张力减低与顺应性减退，心室舒张时血液充盈室壁振动造成，位于胸骨右缘第5肋间或剑突下。

（2）体静脉压力增高和体循环淤血的体征：双下肢水肿、胸/腹水、颈静脉怒张及肝颈静脉回流征阳性、心率增快、肝脏肿大伴有压痛。当出现血压下降、脉压变窄、肢端厥冷，往往提示心输出量降低、组织灌注不良、外周血管收缩，病情危重。

四、实验室检查

（一）X线检查

符合下列一项标准即可确诊肺心病：①右下肺动脉干扩张，其横径≥15 mm 或其横径与气管横径之比值≥1.07;②肺动脉段明显突出或其高度≥3 mm;③截断征:中心肺动脉干增粗和外周血管分支纤细;④肺动脉圆锥(右前斜位45°)突出或其高度≥7 mm。

(二)心电图检查

具备下列一项主要条件即可确诊肺心病:①额面平均电轴≥90°;②V1R/S≥1;③重度顺时针向转位(V5R/S≤1);④RV1 + SV5 > 1.05 mV;⑤aVR/S 或 R/Q≥1;⑥V1 ~ V3 呈 Qs、Qr、qr(除外心梗);⑦"肺型 P 波"即 Ⅱ、Ⅲ、aVF 导联出现 P 波高尖(≥2.5 mm 即 0.25 mV)。

(三)超声心动图检查

具备下列两项条件,其中一项为主要条件者即可确诊为肺心病。

主要条件:①右室流出道内径≥30 mm;②右心室内径性≥20 mm;③右室前壁厚度 > 5 mm;④左右心室内径比值 < 2;⑤右肺动脉内径增宽≥18 mm 或肺动脉干内径增宽≥20 mm;⑥右室流出道/左房内径比值 > 1.4;⑦肺动脉瓣曲线出现肺高压征象者(如收缩中期关闭等)。

次要条件:①室间隔厚度≥12 mm,振幅 < 5 mm,或呈矛盾运动;②右心房增大≥25 mm(剑突下区探查);③三尖瓣前叶曲线 DE、EF 速度增快,E 峰高尖或 AC 间期延长;④二尖瓣前叶曲线幅度低,CE < 18 mm,CD 段上升缘慢、延长,呈水平位或有 EF 下降速度减慢,< 90 mm/s。

(四)心向量图检查

主要表现为右心增大图形。随右心室肥大的程度加重,QRS 向量环由正常的左下前或左下后逐渐向后、再向下,最后转向右前,但终末部分仍在右后。重度时 QRS 向量环可发展至顺时针向运行。P 环狭窄,左侧和前额面 P 环振幅增大,最大向量向前下、左或右。右心室肥大越严重,P 环向量越向右。

五、诊断和鉴别诊断

患者有支气管 – 肺组织、肺血管病变、胸廓疾病或呼吸控制功能异常的病因,出现前述症状、体征,经过实验室检查,肺心病即可确立诊断。应注意肺心病与其他心脏病进行鉴别,如冠状动脉粥样硬化性心脏病、原发性心肌病、风湿性心脏病、先天性心脏病等。需强调的是,大部分肺心病患者都为老年患者,因此肺心病合并冠心病者并非少见。而风湿性心脏病尤其是二尖瓣狭窄患者晚期合并右心衰竭,应注意鉴别发病顺序。

明确肺心病同时,还应了解导致肺动脉高压的原发病因如 COPD、肺栓塞、结缔组织病等,有利于选择治疗方法。

六、治疗

(一)急性加重期

积极控制感染;通畅呼吸道,改善呼吸功能;纠正缺氧和二氧化碳潴留;控制呼吸和心力衰竭。

1.控制感染

参考痰菌培养及药物敏感试验选择抗生素。在还没有培养结果前,根据感染的环境及痰涂片革兰染色选用抗生素。院外感染以革兰阳性菌占多数;院内感染则以革兰阴性菌为主。或选用二者兼顾的抗生素。常用的有青霉素类、氨基甙类、喹诺酮类及头孢类抗生素。原则上选用窄谱抗生素为主,选用广谱抗生素时必须注意可能的继发真菌感染。

2.通畅呼吸道

纠正缺氧和二氧化碳潴留。

3.控制心力衰竭

肺心病心力衰竭的治疗与其他心脏病心力竭的治疗有其不同之处,因为肺心病患者一般在积极控制感染,改善呼吸功能后心力衰竭便能得到改善。患者尿量增多,浮肿消退,肿大的肝缩小、压痛消失。不需加用利尿剂,但对治疗后无效的较重患者可适当选用利尿、强心或血管扩张药。

(1)利尿剂。有减少血容量减轻右心负荷,消除浮肿的作用。原则上宜选用作用轻,小剂量的利尿剂。如氢氯噻嗪 25 mg,1~3 次/d;尿量多时需加用 10% 氯化钾 10 ml,3 次/d 或用保钾利尿剂,如氨苯蝶啶 50~100 mg,1~3 次/d。重度而急需行利尿的患者可用呋塞米 20 mg 肌注或口服。利尿剂应用后出现低钾、低氯性碱中毒,使痰液黏稠不易排痰和血液浓缩,应注意预防。

(2)强心剂。肺心患者由于慢性缺氧及感染,对洋地黄类药物耐受性很低,疗效较差,且易发生心律失常,这与处理一般心力衰竭有所不同。强心剂的剂量宜小,一般约为常规剂量的 1/2 或 2/3 量,同时选用作用快、排泄快的强心剂,如毒毛花苷 K 0.125~0.25 mg,或毛花苷 C 0.2~0.4 mg 加于 10% 葡萄糖液内静脉缓慢推注。用药前应注意纠正缺氧,防治低钾血症,以免发生药物毒性反应。低氧血症、感染等均可使心率增快,故不宜以心率作为衡量强心药的应用和疗效考核指征。应用指征是:①感染已被控制,呼吸功能已改善,利尿剂不能取得良好的疗效而反复浮肿的心力衰竭患者。②以右心衰竭为主要表现而无明显急性感染的患者。③出现急性左心衰竭者。

(3)血管扩张剂的应用。血管扩张剂作为减轻心脏前、后负荷,降低心肌耗氧量,增加心肌收缩力,对部分顽固性心力衰竭有一定效果,但并不象治疗其他心脏病那样效果明显。血管扩张剂对降低肺动脉压力仍有不同看法。因为目前还没有对肺动脉具有选择性的药物应用于临床。血管扩张药在扩张肺动脉的同时也扩张体动脉,往往造成体循环血压下降,反射性使心率增快,氧分压下降、二氧化碳分压上升等副作用。因而限制了一般血管扩张剂在肺心病的临床应用。有研究认为钙离子拮抗剂、中药川芎嗪等有一定降低肺动脉压效果而无副作用,长期应用的疗效还在研究中。

4.控制心律失常

一般心律失常经过治疗肺心病的感染、缺氧后可自行消失。如果持续存在可根据心律失常的类型选用药物。

5.加强护理工作

本病多急重、反复发作,多次住院,造成患者及家属思想、精神上和经济上的极大负担,加强心理护理,提高患者对治疗的信心,配合医疗十分重要。同时又因病情复杂多变,必须严密观察病情变化,宜加强心肺功能的监护。翻身、拍背排除呼吸分泌物是改善通气功能的一项有效措施。

(二)缓解期

原则上是采用中西药结合的综合措施,目的是增强患者的免疫功能,去除诱发因素,减少或避免急性加重期的发生,希望逐渐使肺、心功能得到部分或全部恢复。

第六节 肺血栓栓塞

一、概述

肺栓塞(pulmonary embolism,PE)是以各种栓子阻塞肺动脉系统为其发病原因的一组疾病或临床综合征的总称,包括肺血栓栓塞症、脂肪栓塞综合征、空气栓塞等。其中肺血栓栓塞症(pulmonary thromboembolism,PTE)是最常见的类型,为来自静脉系统或右心的血栓阻塞肺动脉或其分支所致疾病,以肺循环和呼吸功能障碍为其主要临床和病理生理特征。肺动脉发生栓塞后若其支配区的肺组织因血流受阻或中断而发生坏死称为肺梗死。

肺血栓栓塞症的血栓来源以下肢深静脉为主,可达80%~90%。静脉血栓形成需要以下3个条件:①血流淤滞;②静脉管壁损伤;③高凝状态。任何可以导致这些条件的因素都是静脉血栓形成的危险因素。

急性大面积肺栓塞是临床上常见的危重症之一。据美国统计每年新发病者达65万之众,其发病率在心血管病中仅次于冠心病和高血压病,居第三位。常规尸检阳性率可达5%~25%。在老年人及心脏患者中更高。我国目前无流行病学资料。PTE病死率为25%~30%,近1/5的PTE在1小时内死亡,1/4在7天内死亡,约30%在30天内死亡。但由于症状多种多样,缺乏特异性,临床上漏诊、误诊多,延误治疗,病死率居高不下,据报道约11%患者在发病后1小时内死亡。

二、PTE – DVT 的危险因素

严格来讲,深静脉血栓形成(deep venous thrombosis,DVT)和肺血栓栓塞症(pulmonary thromboembolism,PTE)都属于静脉血栓栓塞症(venous thromboembolism,VTE)。两者的危险因素见表5-6-1。

表5-6-1 PTE-DVT 的获得性危险因素

高度危险因素	中度危险因素	低度危险因素
大的普通外科手术	经关节镜手术	卧床 >3 天
髋、膝关节置换术	中心静脉插管	经济舱综合征
长骨骨折(股骨、胫骨)	化疗	年龄增加
严重创伤	充血性心力衰竭	经腹腔镜手术
呼吸衰竭		(如胆囊切除)
脊髓损伤	激素替代疗法	肥胖
恶性肿瘤	静脉曲张	
口服避孕药		
瘫痪型卒中		
妊娠期、产褥期		

高度危险因素	中度危险因素	低度危险因素
VTE 病史		
易栓症		

PTE - DVT 的原发性因素包括:40 岁以下,无明显诱因或反复出现静脉血栓栓塞症,有家族倾向者。如抗心脂抗体综合征、V 因子 Leuden 突变、蛋白 S 和(或)蛋白 C 缺乏、抗凝血酶缺乏、先天性异常纤维蛋白原血症等。

三、PTE 的临床表现

PTE 的临床表现:轻度者无症状或有肺梗死综合征,中度者仅有呼吸困难综合征,重度者为循环衰竭或猝死。

(一)PTE 临床分型

1. 大面积 PTE

以休克和低血压为主要表现,即体循环动脉收缩压 < 12.0 kPa(90 mmHg),或较基础值下降幅度 > 5.3 kPa(40 mmHg),持续 15 分钟以上。须除外新发生的心律失常、低血容量或感染中毒症所致血压下降。

2. 非大面积 PTE

不符合以上大面积 PTE 标准的 PTE。此型患者中,一部分人的超声心动图表现有右心室运动功能减弱或临床上出现右心功能不全表现,归为次大面积 PTE(submassive PTE)。

(二)急性 PTE 的症状

急性大面积 PTE 症状:突发呼吸困难、气短、焦虑、惊恐和濒死感、低血压、发绀、肢端湿冷、心率增快,甚至发生急性呼吸窘迫综合征(ARDS)、呼吸衰竭、突发晕厥。

急性非大面积 PTE:栓子阻塞面积小于肺循环的 50%,常无症状。最常见的症状是突发的呼吸困难和胸痛、发热。当血栓阻塞中等大小肺动脉分支,可出现肺梗死表现,如胸部锐痛,咳嗽,可有咯血。

(三)体检

(1)呼吸急促(70%),R > 20 次/分。

(2)心动过速(30% ~40%)。

(3)血压变化,严重时可出现血压下降或休克。

(4)肺部可闻及哮鸣音(5%)和(或)细湿啰音(18% ~51%)。

(5)肺动脉瓣区 P2 亢进或分裂(23%),P2 > A2,三尖瓣区收缩期杂音。

(6)颈静脉充盈或怒张(12%),肝脏肿大、压痛。

(7)下肢静脉血栓(DVT):患肢肿胀,周径增粗、疼痛或压痛,浅静脉扩张,皮肤色素沉着,行走后患肢易疲劳或肿胀加重。下肢周径测量方法:①距髌骨上缘 15 cm 处测量大腿;②距髌骨下缘 10 cm 处测量小腿;③双侧同一部位周径相差 > 1 cm,可疑下肢 DVT。

(8)其他:发绀(11% ~16%);发热(43%)多为低热;胸腔积液的相应体征(24% ~30%)。

四、实验室检查及其他特殊检查

注意:平车运送,尽量少搬运,最好有医生陪护。

(一)血常规,凝血分析,CK、CK - MB

血常规,凝血分析,CK、CK - MB(除肺梗塞者外,血清酶多无改变,以除外心梗)溶栓前还需查血型,作好输血准备。

(二)D - 二聚体

低于 500 μg/L 可基本除外急性 PTE,但手术、肿瘤、炎症、感染、心脑血管病也可增高。

(三)胸片

多有异常但缺乏特异性。

(1)区域性肺血管纹理变细、稀疏或消失,部分肺野透亮度增加。

(2)右心负荷增加表现:右下肺动脉干增宽或伴截断征;肺动脉段膨隆;右心室扩大。

(3)典型的尖端指向肺门的楔形阴影少见;此外还可有肺不张或膨胀不全、病侧膈肌抬高、少 - 中量胸腔积液。

(四)心电图

(1)典型改变:S Ⅰ Q Ⅲ T Ⅲ(即 Ⅰ 导 S 波加深,Ⅲ 导出现 Q/q 波及 T 波倒置)。

(2)右心负荷增加表现:完全或不完全右束支阻滞,肺性 P 波,电轴右偏,顺钟向转位。

(3)大多数为非特异性,如 V1 ~ V4 T 波倒置,Ⅱ、Ⅲ、aVF、T 波、ST 段改变。

(4)可有动态变化,如急性右心室扩张表现减轻,胸前导联 T 波倒置、加深、直立等改变。

(五)动脉血气分析

常低碳酸血症、低氧血症、PA - aO$_2$ 增大。PaCO$_2$ 和 PA - aO$_2$ 正常则肺栓塞可能性不大。正常值尉 PaCO$_2$ 为 5.3 kPa ± 0.67 kPa(40 mmHg ± 5 mmHg),PaO$_2$ 大于(102 - 年龄/3)mmHg,PA - aO2 = 713 × FiO$_2$ - PaCO$_2$/0.8 - PaO$_2$(正常 1.3 ~ 2.0 kPa)(1 mmHg = 0.133 kPa)。

(六)下肢深静脉检查

肺栓塞栓子75% ~90%来源于下睡肢深静脉,而下肢深静脉患者有51%发生肺栓塞,故此检查盖具重要作用。其方法有以下几种。

1.下肢静脉 B 超

能反映血流受阻,准确率达93%。

(1)分 3 型:①中央型,髂总静脉、髂外静脉、髂内静脉及股总静脉、股浅静脉血栓形成;②周围型,腘静脉、胫后、胫前和腓静脉血栓形成;③混合型,髂静脉和全下肢深静脉血栓形成。

(2)分 3 期:急性、亚急性和慢性血栓。

(3)如以上检查阴性,进一步检查大、小隐静脉、下腔静脉、上肢静脉。

2.静脉造影

显示清楚,但可加重静脉炎或疼痛,甚而促使血栓脱落而形成新肺栓塞,故现已较少应用。

3.静脉核素显影

用 ^{99m}Tc 标记白蛋白足背静脉注射,通过动态追踪及静栓显像(^{99m}Tc - MAA 黏附于血栓上),判断有无梗阻及侧支循环形成,还可确定血栓部位。与静脉造影相比,其准确性约为

85%~90%。

4.肢体阻抗血流图

利用血压袖带捆绑大腿使小腿充血,观察放气前后电阻抗下降速度。其准确率为静脉造影的95%。

（七）核素通气/灌注扫描

国际公认的标准筛选检测手段。但若肺动脉不全梗阻,V/Q也可正常。先进行肺灌注显像,如异常再完成肺通气显像。如有低氧血症检查前应吸氧。

（1）灌注扫描:用^{99m}Tc标记聚合人血浆白蛋白(MAA)作显像剂,其直径为10~100μm(>肺毛细血管),注射3~5分钟后用扫描显像,采用6个体位投照。肺栓塞区呈灌注缺损。灌注扫描敏感性高(90%~95%),但特异性差,故灌注阴性时排除意义较之灌注阳性的意义大。

（2）通气扫描:用放射性惰性气体(133Xe)或放射性气溶胶(雾化的99mTc-DTPA)作气道显像,根据放射性分布估计肺局部通气情况。通气扫描可辅助灌注扫描诊断肺栓塞。

（3）通气/灌注扫描的评估:①高度可能,≥2个肺段局部灌注缺损而该部位通气良好或X线胸片无异常;②正常或接近正常;③非诊断性异常,介于高度可能和正常之间。

（八）超声心动图

平车运送或作床旁UCG,尽量少搬运,必要时经食管行超声。

UCG对肺栓塞的诊断:直接征象为肺动脉内或右心血栓,间接征象为肺动脉高压和肺源性心脏病。

（1）明确提示急性肺栓塞:直接征象加肺源性心脏病表现加肺动脉高压征象;次大面积PTE:不符合大面积PTE标准,但UCG表现右心室运动功能减弱(右心室前后径/左心室前后径>0.6,或右心室壁运动幅度<5mm)。

（2）急性肺栓塞可能性大:急性肺源性心脏病表现加肺动脉高压征象。

（3）可疑急性肺动脉栓塞:肺源性心脏病表现。

（4）慢性肺源性心脏病:肺源性心脏病表现加肺动脉高压征象加右室肥厚。

（九）螺旋CT和电子束CT(超高速CT)(CTPA)

提高了扫描的时间分辨率,螺旋CT通过血管重建可有效地显示中心性(包括肺段支)肺栓塞。诊断有以下两点。

（1）直接征象:肺动脉内低密度中心性、附壁性、偏心性、完全性充盈缺损,新鲜血栓有蜂窝征,呈圆形膨隆、漂浮征;肺动脉内完全充盈缺损时远端血管不显影;三叶草征;丝瓜样改变(内有溶解坏死)。

（2）间接征象:马赛克征(梗死区无造影剂而其他区域造影剂增多),可有支气管气相,胸膜增厚。

（十）肺动脉造影

PTE的经典确诊方法。

（1）禁忌证:优维显过敏,严重心律失常,肝肾功能不全,高血压,发热,糖尿病,洋地黄中毒,凝血机制障碍、甲亢。

（2）并发症:穿刺静脉损伤、形成血肿,血栓性静脉炎,心包填塞,导管断裂,肺出血,咯血,心律失常,心力衰竭,栓子脱落再次肺栓塞,死亡。

（3）检查前向患者本人或家属交待病情和肺动脉造影检查可能出现的危险性,签血管导管造影同意书。

（4）具诊断意义征象有:①直接征象,肺动脉主干及分支内造影剂充盈缺损,伴或不伴轨道征的血管阻断,外周血管呈截断或枯枝征。②间接征象:肺动脉内造影剂流动缓慢,局部低灌注,静脉回流延迟,未累及血管增粗、扭曲,肺动脉高压征象。

（5）数字减影血管造影（DSA）:无须将造影剂直接注入肺动脉,相对安全,图像不如肺动脉造影,亚段以下分支显影不太好,但可满足肺动脉及其大支栓塞的诊断要求。

（十一）MRI

可显示肺动脉至肺段分支,对外周栓子敏感性和特异性较高,有助于识别新旧血栓。必要时可同时行下肢静脉 MRI,监测盆腔静脉、下腔静脉、上肢深静脉有无血栓。

（十二）其他

抗心磷脂抗体、蛋白 S（PS）和蛋白 C（PC）。

五、诊断与鉴别诊断

（一）诊断

根据临床情况怀疑 PTE:①对存在危险因素,特别是并存多个危险因素的病例,需有较强的诊断意识。②临床症状、体征,特别是在高危病例出现不明原因的呼吸困难、胸痛、晕厥和休克,或伴有单侧或两侧不对称性下肢肿胀、疼痛等对诊断具有重要的提示意义。③结合心电图、X 线胸片、动脉血气分析等基本检查,可以初步疑诊 PFE 或排除其他疾病。④宜尽快常规行 D - 二聚体,据以作出可能的排除诊断。⑤超声检查可以迅速得到结果并可在床旁进行,若同时发现下肢静脉血栓的证据则更增加了诊断的可能性。

对疑诊病例合理安排核素肺通气/灌注扫描检查或在不能进行通气显像时进行单纯灌注扫描,其结果具在重要的诊断或排除诊断意义,如为非诊断性异常,则需进一步做螺旋 CT 或肺动脉造影。

疑诊 PTE,即应检查下肢静脉有无深静脉血栓,及其他 PTE 的成因和危险因素。

大面积 PTE 的评判标准:临床上以休克和低血压为主要表现,即体循环动脉收缩压 < 12.0 kPa（90 mmHg）,或较基础值下降幅度,>5.3 kPa（40 mmHg）,持续 15 分钟以上。须除外新发生的心律失常、低血容量或感染中毒症所致血压下降。

次大面积 PTE 的评判标准:不符合以上大面积 PTE 标准,但在超声心动图上表现有右心室运动功能减弱（右心室前后径/左心室前后径 >0.6,或右心室壁运动幅度 <5 mm）或临床上出现心功能不全的表现。

慢性栓塞性肺动脉高压表现为进行性呼吸困难、双下肢水肿、反复晕厥、胸痛和发绀、低氧血症,影像学检查证实肺动脉阻塞,并可见提示慢性肺动脉血栓栓塞的征象:肺动脉内偏心性分布、有钙化倾向的团块状物,贴近血管壁;部分叶或段的肺动脉呈截断现象;肺动脉管径不规则,UCG 及 ECG 显示慢性肺源性心脏病。

（二）鉴别诊断

鉴别诊断注意除外冠心病、夹层动脉瘤、肺炎、支气管扩张、COPD 急发、大动脉炎、原发性肺动脉高压、肺动脉肿瘤、结缔组织病等疾病。

（1）急性心肌梗死:急性肺栓塞可出现心绞痛症状及心梗心电图形,鉴别可根据心电图及酶学演变以及同位素扫描结果相鉴别。

（2）心绞痛：部分老年肺栓塞者 ECG 可出现 Ⅱ、Ⅲ、aVF 导联 ST 及 T 改变，甚至 V1~4 出现"冠状 T"，常因胸痛气短而误诊为冠脉供血不全或心内膜下心梗。但急性肺栓塞者，ECG 常有肺性 P 波、电轴右偏、S Ⅰ Q Ⅲ T Ⅲ 等改变，核素心肌显像及肺同位素扫描可资鉴别。

（3）夹层动脉瘤：急性肺栓塞出现胸痛、上纵隔增宽（上腔静脉扩张）伴休克者，可与之相混，但夹层动脉瘤者多有高血压病史、肢体脉搏改变，超声或 CT 检查有主动脉增宽现象。

（4）肺炎：胸痛、咳嗽、发热及肺部阴影可与肺梗塞相混，但肺炎血气分析及 ECG 也多无改变，D-Dimer 正常，抗炎有效，灌注扫描、胸部 CT 应能鉴别。

（5）肺不张：手术后肺不张可与术后肺梗塞相混，血气改变也相近，但肺不张者肺灌注及下肢静脉检查正常。

六、治疗

（一）急性 PTE

目的为帮助患者渡过危急期，缓解栓塞所致的心肺功能紊乱，尽可能多的恢复和维持循环血量及组织供氧，并防止复发。

1. 一般治疗

病后 2 天最危险，应严密监护，监测呼吸、心率、血压、静脉压、心电图、血气变化，大面积 PTE 可收入监护病房。

（1）绝对卧床，保持大便通畅，避免用力。

（2）烦躁、惊恐者可予镇静剂，疼痛者给止痛剂。

（3）发热、咳嗽可予相应的对症处理。

（4）低氧血症者：鼻导管或面罩吸氧，必要时 BiPAP/经气管插管行机械通气。尽量避免气管切开。

（5）右心功能不全：使用多巴酚丁胺或多巴胺，维持收缩压在 12.0~13.3 kPa（90~100 mmHg），尽可能不用或少用洋地黄类药物。

（6）抗休克：休克者可补充液体（但应注意补液速度，避免肺水肿），如无效可给多巴胺或阿拉明，如仍然无效者可加用糖皮质激素。

2. 溶栓治疗

（1）目的：溶解肺动脉内血栓，迅速降低肺动脉压，改善右心功能；减少或消除对左室舒张功能影响，改善左心功能及心源性休克；改善肺灌注，预防慢性肺动脉高压及远期预后；溶解深静脉血栓，防止反复栓塞。

（2）适应证：大面积肺栓塞（超过 2 个肺叶血管）；肺栓塞伴休克；原有心肺疾病的次大面积肺栓塞引起的循环衰竭者。本次症状加重或证实栓子脱落在 2 周之内，年龄≤75 岁，无溶栓禁忌证。

（3）禁忌证：绝对禁忌证为活动性内出血或自发性颅内出血。相对禁忌证：①2 周内大手术、器官活检或不易压迫的血管穿刺；②2 个月内的缺血性中风；③10 天内胃肠道出血；④15 天内的严重创伤；⑤1 个月内的神经外科或眼科手术；⑥收缩压 >24.0 kPa（180 mmHg）或舒张压 >14.7 kPa（110 mmHg）；⑦心肺复苏术后；⑧血小板计数低于 $100×10^9$/L；⑨妊娠、分娩后 2 周之内的；⑩感染性心内膜炎；（11）严重肝肾功能不全；（12）糖尿病出血性视网膜病变；

(13)明确慢性栓塞性肺动脉高压而无近期新发肺栓塞。

(4)并发症:皮肤出血,内脏出血,颅内出血。预防措施为溶栓前留置导管针,治疗前避免注射和血管穿刺。严重出血者应停药并给予6-氨基乙酸等治疗。

(5)治疗方案:常用药物为尿激酶、链激酶及组织型纤维蛋白溶酶原激酶(recombinant tissue plasminogen activator,rt-PA)。其作用均是激活体内纤维蛋白溶酶原,加速纤维蛋白溶解。rt-PA优点在于其选择性作用于已形成血栓内的纤维蛋白溶酶原,因而可减少出血几率。1支尿激酶含50万U;1支rt-PA含50 mg rt-PA和注射用水50 ml。

1)目前有5种溶栓方案。①尿激酶(UK)12小时溶栓:UK 4400 U/kg+氯化钠20 ml静推10分钟,随后2 200 U/(kg·h)+氯化钠250~500 ml静滴12小时。②尿激酶2小时溶栓:UK 20 000 U/kg+氯化钠100 ml静滴2小时。③rt-PA 50 mg+附带的注射用水50 ml静滴2小时。④rt-PA 100 mg+附带的注射用水100 ml静滴2小时。⑤链激酶(SK)250 000 U+氯化钠20 ml静推30分钟,随后100 000 U/h+氯化钠250~500 ml静滴24小时,用药前肌注氟美松以防止过敏。

2)溶栓结束后每4小时测APTT,当低于正常2倍,开始规则的肝素治疗。

3)应用肝素后1~2天加用华法林,初始剂量为3~5 mg。与肝素/低分子肝素至少重叠4~5天。当连续2天INR达2.5(2~3),或胛至1.5~2.5倍时,即可停用肝素。达到治疗水平前,每日测INR。

3. 抗凝治疗

(1)目的:防止血栓发展和形成新血栓。

(2)适应证:经V/Q、CT、MRI、肺动脉造影确诊的非大面积、非次大面积肺栓塞,本次症状加重或证实栓子脱落在2月之内,年龄≤75岁,无溶栓禁忌证;临床疑诊PTE时也可先应用。

(3)禁忌证:年龄>75岁;大面积PTE,次大面积PTE;妊娠;近期内脑出血、活动性内脏出血;肝素过敏;既往患肝素相关性血小板减少症;慢性栓塞性肺动脉高压无近期新发肺栓塞。妊娠前3个月的最后6周禁用华法林。

(4)抗凝方案:①普通肝素(1支肝素12 500 U,2 ml):80 U/kg静脉注射,随后18 U/(kg·h)微量泵入(氯化钠49.2 ml+肝素0.8 ml=肝素100 U/ml=氯化钠250 ml+肝素2 ml);初始治疗24小时内,每4~6小时测APTY,尽快使APTY达到并维持于正常的1.5~2.5倍。达稳定治疗水平后,每天上午测APTT 1次(表5-6-2)。治疗第3~5天、第7~10天、第14天复查血小板(PLT)。如PLT迅速或持续降低达30%以上或PLT<$100×10^9$/,应停用肝素。一般10天后开始恢复。②低分子肝素抗凝:以速碧林为例,0.01 ml/kg(86 anti-Xa U/kg)iH,12小时1次。无须监测APTT,监测指标为抗Xa因子活性。对于肾功能不全,特别是肌酐清除率低于30 ml/min的病例须慎用。疗程>7天者每隔2~3天查PLT。③口服抗凝药:应用肝素后3~5天加用华法林,初始剂量为3~5 mg。至少重叠4~5天,监测PT-INR达2.5(2~3)。大面积PIE或髂股静脉血栓,肝素约需用至10天或更长。对危险因素为可逆性或一过性的初次发病者抗凝3~6个月;对初次发生的特发性DVT的患者,疗程需达6个月以上;伴有恶性肿瘤的初发患者、复发患者、易栓症、抗心磷脂酶抗体综合征或抗凝血酶缺乏者,抗凝应持续1年甚至终生。

表 5-6-2　根据 APTT 结果调整静脉肝素用量的方法

APTT	初始及调解剂量	下次 APTT 测定时间间隔（小时）
基础 APTT	初始:80 U/kg 静脉注射,然后按 18 U/(kg·h)静滴	4~6
<35 秒(INR<1.2)	予 80 U/kg 静脉注射,然后增加静脉剂量 4 U/(kg·h)	6
35~45 秒(1.2~1.5)	予 40 U/kg 静脉注射,然后增加静脉剂量 2 U/(kg·h)	6
46~70 秒(1.5~2.5)	无须调整	6
71~90 秒(2.3~3.0)	减少静脉滴注量 2 U/(kg·h)	6
>90 秒(IRN>3	)停药 1 小时,减少静脉滴注量 3 U/(kg·h)	6

　　(5)抗凝并发症:主要为出血,出血几率约 5%~10%。出血常见部位是皮肤、消化道、腹膜后间隙及颅内。肝素引起小量出血者可停用肝素,出血量大者可静注鱼精蛋白对抗(1 mg 鱼精蛋白可中和肝素 1 00 U 左右,注射速度<20 mg/min,每次总量<50 mg)。华法林过量所致出血时可静点维生素 K 10~20 mg。

　　4.经静脉导管碎解和抽吸血栓,球囊血管成形术,局部小剂量溶栓

　　适用于肺动脉主干或主要分支大面积 PTE 并存以下情况者:①溶栓和抗凝治疗禁忌;②经溶栓或积极的内科治疗无效;③缺乏手术条件。

　　5.下腔静脉静脉滤器植入术

　　适应证:下肢近端静脉血栓,而抗凝治疗禁忌或有出血并发症;经充分抗凝而仍反复发生 PTE;伴血流动力学变化的大面积 PTE;近端大块血栓溶栓前;伴有肺动脉高压的慢性反复性 PTE;行肺动脉血栓切除术或肺动脉血栓内膜剥脱术。置入后,如无禁忌证,宜长期口服华法林,定期复查滤器上有无血栓。

　　6.肺动脉血栓摘除术

　　适用于经积极的保守治疗无效的紧急情况。

　　适应证:大面积 PTE,肺动脉主干或主要分支次全堵塞,不合并固定性肺动脉高压者;有溶栓禁忌证;经溶栓或其他积极的内科治疗无效。

　　(二)慢性栓塞性肺动脉高压的治疗

　　(1)重者,若阻塞部位在肺动脉近端,可行肺动脉血栓内及膜剥脱术。

　　(2)介入治疗,球囊扩张肺动脉成型术。

　　(3)口服华法林 3.0~5.0 mg/d,保持 INR 在 2~3 之间。

　　(4)存在反复下肢静脉血栓脱落者,可放置下腔静脉滤器。

　　(5)使用血管扩张剂降低肺动脉压力,治疗心力衰竭。

第七节　特发性肺动脉高压

　　特发性肺动脉高压(idiopathic pulmonary arterial hypertension,IPAH)指原因不明的肺血管阻力增加引起持续性肺动脉压力升高,在静息状态下肺动脉平均压力大于 3.3 kPa(25 mm-Hg),在运动状态下大于 4.0 kPa(30 mmHg),而肺毛细血管嵌顿压或左房压力≤2.0 kPa(15 mmHg)。并排除所有引起肺动脉高压的继发性因素。IPAH 发病率为 1/100 万~2/100 万,多见于中青年人,平均患病年龄为 36 岁,女男之比为(2~3):1。近年研究发现,IPAH 发生与骨形成蛋白 II 的基因突变有关。由于目前尚缺乏有效的根治性药物,IPAH 平均生存期仅为 2.8 年,死亡的主要原因是右心衰竭。

一、临床表现

(一)症状

活动后呼吸困难(最为常见),胸痛,晕厥,咯血。

(二)体征

(1)肺动脉瓣第二心音(P2)亢进。

(2)肺动脉瓣听诊区喷射性收缩期杂音。

(3)三尖瓣区第四心音。

(4)肺动脉瓣舒张期杂音,在吸气相较明显(提示肺动脉瓣环或右心室流出道扩大)。

(三)合并右心功能不全的表现

(1)颈静脉充盈或怒张。

(2)三尖瓣区第三心音。

(3)肝大,肝-颈静脉反流征阳性。

(4)下肢水肿。

(5)腹腔积液。

二、辅助检查

(一)实验室检查

为除外继发于结缔组织病、血管炎、门脉高压、AIDS 等引起的肺动脉高压需进行相关检查,如 ANA、抗 dsDNA、抗 ENA 抗体、抗 RNP 抗体、抗 rRNP、抗 Jo-1、抗着丝点抗体、抗磷脂抗体和 ANCA 等。肝功能与肝炎病毒标志物、HIV 抗体、甲状腺功能、动脉血气分析等。

(二)心电图

对于疑诊 IPAH 的患者应常规进行心电图检查。心电图检查可提供右心房、右心室、心律失常及预后的信息,但心电图诊断肺动脉高压的敏感性较低。

(三)多普勒超声心动图

是筛查肺动脉高压的无创检查手段。可通过测定和计算三尖瓣反流速度和反流压差估测肺动脉收缩压。另外,多普勒超声心动图还可以排除先天性心脏病及二尖瓣狭窄等可左向右分流引起肺动脉高压。

(四)X 线胸片

可排除实质性肺部疾病引起的继发性肺动脉高压。轻到中度 IPAH 患者胸片可正常,重度 IPAH 患者胸片可见:①肺动脉段突出,肺门动脉明显扩张,左右肺动脉粗大;②整个肺野清晰,纹理纤细,与扩张的肺门动脉形成鲜明对比(截断现象);③右心房、右心室扩大。

(五)放射性核素肺通气灌注扫描

是排除慢性栓塞性肺动脉高压的重要手段。慢性栓塞性肺动脉高压有不同程度的灌注缺损,而特发性肺动脉高压患者可呈弥漫性稀疏或基本正常。

（六）胸部 CT

CT 肺动脉造影（CTPA）可帮助排除肺栓塞、慢性栓塞性肺动脉高压；高分辨 CT 能有助于排除肺间质纤维化、肺静脉闭塞征、肺泡蛋白沉积症等肺部疾病。

（七）肺动脉造影

不常用于特发性肺动脉高压的诊断，当鉴别诊断有困难时，肺动脉造影可帮助排除肺栓塞、肺动脉肿瘤等继发性引起肺动脉高压的疾病。

（八）多导睡眠监测

因为 10%～20% 的睡眠呼吸障碍患者合并有肺动脉高压，所以对可疑患者应行睡眠监测，排除睡眠呼吸障碍相关性肺动脉高压。

（九）右心导管检查

是诊断肺动脉高压的金标准，并可获取详细的肺血管血流动力学的资料，所以严格讲，如无右心导管资料不能诊断特发性肺动脉高压。右心导管术应在有条件的医院进行。

（十）胸腔镜肺活检

肺活检是有创的检查，尤其对中、重度肺动脉高压患者风险大，因此，不推荐肺动脉高压患者常规进行肺活检检查。进行活检时应注意取材深入肺内 1 cm，肺组织应大于 2.5 cm×1.5 cm×1 cm。

三、诊断策略

（1）通过病史、体检、心电图及胸部 X 线等初步检查，对疑诊肺动脉高压的患者进行超声心动图检查初步诊断 PH。

（2）排除继发于心、肺以及结缔组织疾病等病因引起的肺动脉高压。

（3）右心导管检查明确诊断，并获取肺血流动力学资料，同时进行急性血管舒张试验。

（4）评估肺动脉高压严重程度和预后，包括 6 分钟步行距离测定、WHO 肺动脉高压功能分级和风险评估（表 5-7-1、表 5-7-2）。

表 5-7-1 WHO 肺动脉高压功能分级标准

Ⅰ级	无体力活动受限，日常体力活动不引起呼吸困难、乏力、胸痛或晕厥
Ⅱ级	静息状态无不适，体力活动轻度受限，一般体力活动可引起呼吸困难、乏力、胸痛或晕厥
Ⅲ级	体力活动明显受限，静息状态下无不适，轻微体力活动就可引起呼吸困难、乏力、胸痛或晕厥
Ⅳ级	静息状态下有呼吸困难和（或）乏力，有右心衰竭表现，任何活动都可加重病情

表 5-7-2 肺动脉高压风险评估

	低危	高危
右心衰竭	无	有
临床表现		
症状进展速度	缓慢	快
WHO 分级	Ⅱ，Ⅲ	Ⅳ
6 分钟步行距离	长（>400 m）	短（<300 m）

	低危	高危
运动心肺功能检查	最大氧耗量 >10.4 ml/(kg·min)	最大氧耗量 <10.4 ml/(kg·min)
超声心动图	右心室功能轻度受损	心包积液、明显右心室增大或功能不全、右心房增大
血流动力学	右房压 <1.33 kPa,心指数 >2.5 L/(min·m²)	右房压 >2.7 kPa,心指数 <2.0 L/(min·m²)
BNP	轻度增高	明显增高

四、肺动脉高压的临床分类

2003 年威尼斯第三届世界 PAH 会议修订的肺动脉高压的临床分类标准见表 5 - 7 - 3,将不同病因的 PAH 划分为 5 大类。

表 5 - 7 - 3 肺动脉高压的临床分类(WHO 2003 年)

一、肺动脉高压
1. 特发性肺动脉高压(idiopathic pulmonary arterial hypertension,IPAH)
2. 家族性肺动脉高压(familial pulmonary arterial hypertension,FPAH)
3. 危险因素或疾病相关性肺动脉高压
结缔组织病
先天性体 - 肺循环分流性疾病
门脉高压
HIV 感染
药物和毒素
其他:甲状腺疾病、糖原贮积病、Gaucher 病、遗传性出血性毛细血管扩张症、骨髓增生异常综合征、血红蛋白病、脾切除后
4. 肺静脉或毛细血管病变
肺静脉闭塞病(pulmonary veno - occlusive disease,PVOD)
肺毛细血管瘤(pulmonary capillary hemangiomatosis,PCH)
5. 新生儿持续性肺动脉高压(PPHN)
二、左心疾病相关肺动脉高压
1. 主要累及左房或左室的心脏疾病
2. 二尖瓣或主动脉瓣疾病
三、呼吸系统疾病和(或)低氧血症相关肺动脉高压
1. 慢性阻塞性肺疾病(COPD)
2. 间质性肺疾病
3. 睡眠呼吸障碍(如阻塞性睡眠呼吸暂停)

4.肺泡低通气综合征
5.慢性高原病
6.新生儿肺病
7.肺泡－毛细血管发育不良
四、慢性血栓形成和(或)栓塞性疾病相关肺动脉高压
1.肺动脉近端血栓栓塞
2.肺动脉远端血栓栓塞
3.远端肺动脉梗阻
非血栓性肺栓塞(肿瘤、寄生虫、异物)
原位血栓形成
五、其他原因肺动脉高压
1.结节病
2.肺朗格汉斯细胞组织细胞增多症
3.肺淋巴管血管肌瘤病
4.肺血管受压(淋巴结肿大、肿瘤、纤维素性纵隔炎)

五、治疗

肺动脉高压的治疗以减轻患者症状,改善生活质量和提高生存率为主要目的。

(一)氧疗

长期氧疗可有效降低肺血管阻力和肺动脉压力,提高患者生存率。对 IPAH 低氧血症患者,可采用经鼻或面罩吸氧,使血氧饱和度在90%以上。

(二)抗凝治疗

IPAH 患者应坚持长期抗凝治疗,华法林起始剂量 3～5 mg/d,维持剂量 1.5～3 mg/d,INR 维持在 1.5～2.5。

(三)利尿剂和强心药

对于存在右心负荷过重的 IPAH,尤其是出现下肢水肿和(或)腹腔积液,应考虑给予利尿剂,但应注意避免电解质紊乱、心律失常和血容量不足。对于难治性右心衰竭、右心功能障碍伴发房性心律失常、或右心功能障碍伴发左室功能衰竭的肺动脉高压患者,可给予洋地黄类药物,但长期治疗的效果尚不肯定。

(四)扩张肺血管和降低肺动脉压力药物

1.钙离子通道阻滞剂(calcium channel blockers,CCB)

CCB 主要用于急性肺血管扩张试验阳性的肺动脉高压患者。常用药物有硝苯地平、地尔硫(艹卓)和氨氯地平。其他 CCB,如维拉帕米负性肌力作用大,应避免使用。对心率＜100 次/分 IPAH 患者首选硝苯地平,心率＞100 次/分选择地尔硫(艹卓)。CCB 治疗肺动脉高压,应从小剂量开始,一般硝苯地平 10 mg,3 次/日;地尔硫(艹卓)30 mg,3 次/日;逐渐加量,每 2～4 周加量 1 次,加量过程中密切观察患者心率、血压及心功能情况,摸索出患者最大耐受剂量。CCB 治疗后患者肺动脉高压功能分级维持 Ⅰ 或 Ⅱ 级,血流动力学指标接近正常,可认为 CCB 治疗有效。应用 CCB 治疗 IPAH 应注意,只有 12% 左右 IPAH 急性肺血管扩张试验阳性,其中仅一半的患者 CCB 长期有效,因此不应盲目对所有 IPAH 患者使用 CCB。

2. 前列环素及其类似物

(1)常用的前列环素类药物:包括依前列醇、依洛前列素、曲前列环素以及贝前列素。依前列醇半衰期短,需要持续中心静脉给药。起始剂量 2 ng/(kg·min),逐渐增加剂量,一般长期治疗的剂量范围为 25~40 ng/(kg·min)。曲前列环素较依前列醇稳定,半衰期 4.5 小时,可皮下注射给药,但皮下注射部位的疼痛和皮疹发生率高。目前国内可应用的前列环素类似物只有依洛前列素,商品名万他维。

(2)用法:雾化吸入,2.5~5 μg/次,6~9 次/天。

(3)常见不良反应为:头痛、下颌痛、面红、恶心、腹泻、皮疹和肌肉骨骼疼痛。

3. 内皮素受体拮抗剂

(1)内皮素受体拮抗剂:包括波生坦、司他生坦、安贝生坦。波生坦是内皮素 -1 受体 A 和 B 的双重拮抗剂,2006 年已在我国上市,商品名全可利。

(2)用法:口服,125 mg/次,每日 2 次。主要副作用为肝损害,表现为谷丙转氨酶和谷草转氨酶升高,总胆红素升高,少数可出现贫血、下肢水肿、腹痛、发热、疲劳或流感样症状。对中重度肝功能不全以及转氨酶高于正常 3 倍以上患者禁用波生坦。司他生坦和安贝生坦是高选择性内皮素 -1 受体 A 的拮抗剂,目前司他生坦在欧洲、加拿大和澳大利亚已上市,2007 年美国 FDA 批准安贝生坦用于 Ⅱ、Ⅲ 级 IPAH 患者。

4. 磷酸二酯酶 -5 抑制剂

包括西地那非、他达拉非、伐地那非等。

(1)西地那非商品名 Revatio,2005 年和 2006 年在美国和欧洲已批准西地那非用于治疗肺动脉高压,目前尚未在中国得到审批。用法:起始剂量 25 mg/次,3 次/日,如患者可耐受,剂量增加至 50 mg,4 次/日。常见副作用腹泻、皮疹、头痛、消化不良,视觉异常为轻度和一过性,表现为视物色淡、光感增强和视物模糊。

(2)他达拉非、伐地那非是新型磷酸二酯酶 -5 抑制剂,半衰期长,肺选择性高,2009 年 FDA 已批准他达拉非用于治疗 IPAH,用法:40 mg,1 次/日。最常见的不良反应是头痛、肌肉疼痛和颜面潮红,大多数为中度或轻度,根据 FDA 的报告,他达那非应该避免用于有重度肝、肾损伤的患者。

5. 药物联合治疗

单药治疗无效,可考虑联合应用不同作用机制的降低肺动脉高压药物,以增加疗效和减少高剂量使用单药的不良反应。目前已有文献报道的联合治疗较单药有效的方案包括波生坦 + 西地那非、依前列醇 + 西地那非、西地那非 + 吸入依洛前列素、波生坦 + 曲前列环素、波生坦 + 吸入依洛前列环素,但这些研究多为小规模、非随机对照研究,并且观察时间较短,还需要进一步评价治疗的有效性和不良反应。

(五)手术治疗

1. 房间隔造口术

通过球囊导管扩张和撕裂房间隔,形成左右心房之间的交通,以调节右 - 左分流量,缓解右心过高负荷,改善右心功能,是一种姑息性治疗手段。主要适用于经规范药物治疗无效的肺动脉高压分级Ⅲ、Ⅳ级或反复晕厥发作以及难治性右心衰竭的肺动脉高压患者,排除标准为超声心动图或右心导管检查显示房间隔交通和右房压 >2.7 kPa(20 mmHg)。禁忌证包括严重左、右心功能障碍(特别是 LVEF <50%)和全肺阻力严重增高者。

2.肺移植

对药物或其他治疗均无效患者还可进行单肺、双肺或心肺联合移植。国外报道,肺动脉高压患者肺移植后 5 年存活率为 70.9%,10 年存活率 40.9%。移植相关并发症主要有缺血再灌注肺损伤、急性排异反应、感染、慢性排异反应或闭塞性细支气管炎综合征等。

(周海祥)

第八节　支气管哮喘

支气管哮喘(简称哮喘)是由多种细胞如嗜酸性粒细胞、肥大细胞、T 淋巴细胞、中性粒细胞等和细胞组分参与的气道慢性炎症性疾病。这种慢性炎症使易感者对各种激发因子具有气道高反应性,并引起广泛多变的可逆性气流受限。临床上表现为反复发作的喘息、呼气性呼吸困难、胸闷或咳嗽等症状,多在夜间和(或)清晨发作、加剧,常常出现可逆性气流受限,多数患者可自行缓解或经治疗后缓解。若长期反复发作,也可因出现气道重构而产生气道不可逆性阻塞。全球哮喘防治创议(GINA)是目前防治哮喘的重要指南。

支气管哮喘是全球最常见的慢性病之一,全球约有 3 亿患者,是目前全球发病率上升最快的疾病之一,不同国家和地区间的哮喘流行差异极大,各国患病率 1%～13% 不等,我国的患病率约为 1%～4%。约 40% 患者有家族史。

一、病因和发病机制

(一)病因

哮喘的病因尚不完全清楚,一般认为是受遗传因素和环境因素双重影响的疾病。

目前认为哮喘是一种多基因遗传病,一些遗传因子控制着气道对环境刺激的反应性,即遗传因素决定了哮喘的易感性。此外,哮喘患者可能存在特异的哮喘基因、IgE 调节基因和特异性免疫反应基因。

环境因素决定了哮喘患者是否发病,哮喘发作的诱发因素有:①吸入物如尘螨、花粉、真菌、动物毛屑等;②感染如细菌、病毒、原虫、寄生虫等;③食物如鱼蟹、蛋类、牛奶等;④气候变化如寒冷、干燥等;⑤精神因素如情绪激动、精神紧张等;⑥剧烈运动;⑦药物如阿司匹林、普萘洛尔等;⑧内分泌因素如月经、妊娠期哮喘等。

(二)发病机制

哮喘的发病机制不完全清楚。多数人认为哮喘与变态反应、气道炎症、气道反应性增高及神经等因素相互作用有关。

1.变态反应

当变应原进入体内刺激机体后,合成特异性 IgE,并结合于肥大细胞和嗜碱性粒细胞表面的高亲和性的 IgE 受体,当变应原再次进入体内,可与结合在 IgE 受体上的 IgE 交联,使这些细胞合成并释放多种活性介质导致平滑肌收缩、黏液分泌增加、血管通透性增高和炎症细胞浸润等。

2.气道炎症

气道慢性炎症是哮喘的本质,表现为多种炎症细胞特别是肥大细胞、嗜酸性粒细胞和T淋巴细胞等在气道的浸润和聚集。这些细胞相互作用可以分泌多种炎症介质和细胞因子,这些介质、细胞因子与炎症细胞互相作用构成复杂的网络,使气道反应性增高,气道收缩,黏液分泌增加,血管渗出增多。

3.气道高反应性(AHR)

是支气管哮喘患者的共同病理生理特征,表现为气道对各种刺激因子出现过强或过早的收缩反应。目前认为气道炎症是导致气道高反应性的重要机制之一,当气道受到变应原或其他刺激后,由于多种炎症细胞、炎症介质和细胞因子的参与,气道上皮和上皮内神经的损害等而导致气道高反应性。AHR常有家族倾向,受遗传因素的影响。

4.神经机制

神经因素也被认为是哮喘发病的重要环节。支气管受复杂的自主神经支配。除胆碱能神经、肾上腺素能神经外,还有非肾上腺素能非胆碱能(NANC)神经系统。支气管哮喘与β肾上腺素受体功能低下和迷走神经张力亢进有关,并可能存在有α肾上腺素神经的反应性增加。NANC能释放舒张支气管平滑肌的神经介质及收缩支气管平滑肌的介质,两者平衡失调,则可引起支气管平滑肌收缩。

二、临床表现

(一)症状

为发作性呼气性呼吸困难或发作性胸闷,可伴咳嗽、干咳或咳白色黏痰,严重发作者端坐呼吸、大汗淋漓、颜面发绀等。喘息发作可持续数分钟、数小时至数天,可自行缓解或用支气管舒张药缓解。咳嗽可以是不典型性哮喘的唯一症状(咳嗽变异型哮喘)。有些青少年在剧烈运动后出现胸闷、咳嗽和呼吸困难,即为运动性哮喘。

(二)体征

典型的哮喘发作时胸部呈过度充气状态,两肺广泛的哮鸣音,呼气相延长。严重哮喘发作时,小气道闭塞,可听不到哮鸣音;辅助呼吸肌和胸锁乳突肌收缩加强,可见三凹征、心率增快、奇脉、胸腹反常运动和发绀。

三、实验室检查

(一)呼吸功能检查

在哮喘发作时有关呼气流速的全部指标均显著下降,第一秒用力呼气量(FEV1)、第一秒用力呼气量占用力肺活量(FVC)的比值(FEV1/FVC%)、最大呼气中期流速(MMEF)、25%与50%肺活量时的最大呼气流速(MEF25%与MEF50%)以及呼气流速峰值(PEF)均减少。支气管舒张试验阳性。缓解期上述指标可全部或部分恢复。咳嗽变异型哮喘行支气管激发试验用以判断是否存在气道高反应性。

(二)动脉血气分析

严重哮喘发作时可有不同程度的低氧血症,PaO_2降低,$PaCO_2$一般正常或降低。若$PaCO_2$增高,提示气道阻塞非常严重或呼吸肌过度疲劳。

(三)胸部X线检查

发作时可见两肺透亮度增加,呈过度充气状态;缓解期多无明显异常。如并发呼吸道感染,可见肺纹理增加及炎性浸润阴影。

（四）血液检查

发作时可有嗜酸性粒细胞增高,如并发感染可有白细胞总数和中性粒细胞比值增高。

（五）痰液检查

涂片在显微镜下可见较多嗜酸性粒细胞。

四、诊断与鉴别诊断

（一）诊断标准

（1）症状与诱因:反复发作的喘息、呼吸困难、胸闷或咳嗽,其发作多与接触变应原、冷空气、物理化学性刺激、上呼吸道感染、运动等有关。

（2）体征:发作时双肺可闻及散在或弥漫性、以呼气相为主的哮鸣音,呼气相延长。

（3）临床经过特点:上述症状可经治疗或自行缓解。

（4）症状不典型者应至少具备下列三项中的一项试验阳性:①支气管激发试验或运动试验阳性;②支气管舒张试验阳性（经吸入 β2 肾上腺素受体激动剂后,FEV1 增加 15% 以上,且 FEV1 增加绝对值 > 200 ml）;③呼气流速峰值（PEF）日内变异率或昼夜变异率≥20%。

（5）除外其他疾病引起的喘息、气急、胸闷和咳嗽。

（二）哮喘控制水平分类

2006 年 GINA 方案建议根据临床控制状况对哮喘进行分类,可分为控制、部分控制和未控制三类。哮喘临床控制的定义是:①无（或≤2 次/周）白天症状;②无日常活动（包括运动）受限;③无夜间症状或因哮喘憋醒;④无（或≤2 次/周）需接受缓解药物治疗;⑤肺功能正常或接近正常;⑥无哮喘急性加重。

（三）鉴别诊断

1. 心源性哮喘

常见于左心衰竭,发作时的症状与哮喘相似,但心源性哮喘多有高血压、冠状动脉粥样硬化性心脏病、风湿性心脏病等病史。常咳粉红色泡沫痰,两肺可闻及广泛的湿啰音和哮鸣音,心界向左下扩大,心率增快,心尖部可闻及舒张早期奔马律。胸部 X 线检查时,可见心脏增大、肺淤血征,有助于鉴别。若一时难以鉴别,可静脉注射氨茶碱缓解症状后进一步检查,忌用肾上腺素或吗啡,以免造成危险。

2. 喘息型慢性支气管炎

多见于中老年人,有慢性咳嗽、咳痰史,喘息长年存在,冬春季加重。有肺气肿体征,两肺可闻及湿啰音。

3. 支气管肺癌

中央型肺癌可导致支气管狭窄,伴发感染时可出现喘鸣音或哮喘样呼吸困难、肺部可闻及固定的哮鸣音。但肺癌的呼吸困难及喘鸣症状进行性加重,常无诱因,可有痰中带血,胸部 X 线片、CT、支气管镜检查常可明确诊断,痰中可找到癌细胞。

4. 变态反应性肺浸润

包括热带嗜酸性粒细胞增多症、肺嗜酸性粒细胞增多性浸润、外源性过敏性肺泡炎等。致病原为寄生虫、原虫、花粉、化学药品、职业粉尘等,多有接触史,症状较轻,患者常有发热,胸部 X 线检查可见多发性、此起彼伏的淡薄斑片浸润阴影,可自行消失或再发。肺组织活检有助于鉴别。

五、并发症

发作时可并发气胸、纵隔气肿、肺不张等,长期反复发作和感染可并发 COPD 和肺源性心脏病。

六、治疗

2006 GINA 提出哮喘治疗目标:达到并维持哮喘临床控制。

哮喘的治疗原则是:①当哮喘达到并维持控制至少 3 个月时,可考虑减量治疗;②当患者在最低剂量的控制药物下仍能维持哮喘控制,并且哮喘症状不再反复发作长达 1 年时,才可以考虑停用哮喘控制药物;③当哮喘失去控制时,应考虑升级治疗。

(一)消除病因

应避免和消除引起哮喘发作的变应原和其他特异性刺激,去除各种诱发因素。如果因感染诱发,则应积极抗感染治疗。

(二)药物治疗

治疗哮喘的药物主要分以下两类。

1. 缓解哮喘发作

此类药物主要作用为舒张支气管,也具有抗炎等作用。

(1)β2 受体激动剂:是控制哮喘急性发作症状的首选药物,通过激动分布于气道的 β2 受体,从而松弛支气管平滑肌。按照作用持续时间和起效时间分为速效和长效两种。常用的速效 β2 受体激动剂有沙丁胺醇、特布他林,雾化吸入后数分钟起效,作用时间为 4 ~ 6 小时。新一代长效 β2 受体激动剂沙美特罗等,起效时间 30 分钟,作用时间达 12 小时以上。

β2 受体激动剂的用药方法有定量雾化(MDI)吸入、口服或静脉注射。现多用吸入法,起效快副作用少。常用剂量如沙丁胺醇或特布他林,每次 1 ~ 2 喷,每天 3 ~ 4 次。口服 β2 受体激动剂如沙丁胺醇或特布他林,一般用量 2 ~ 2.5 mg,3 次/天,15 ~ 30 分钟起效,维持 4 ~ 6 小时,但心悸及骨骼肌震颤等副作用较多。

(2)茶碱类:一般剂量 6 ~ 10 mg/(kg·d),现多提倡选用控释或缓释茶碱以减少茶碱的毒副作用。如氨茶碱 0.1 g,3 次/天,或舒弗美 0.1 ~ 0.2 g,2 次/天;用 0.125 g 氨茶碱加入 5% 葡萄糖水 250 ml 静脉滴注,2 次/天,或用微量泵泵入 24 小时维持。静脉给药主要应用于重、危症哮喘。

茶碱的主要副作用为胃肠道症状(恶心、呕吐),心血管症状(心动过速、心律失常、血压下降),偶可兴奋呼吸中枢,严重者可引起抽搐甚至死亡。

(3)抗胆碱药:这类药物通过降低迷走神经兴奋性而舒张支气管,与 β2 受体激动剂联合吸入治疗具有协同作用,尤其适用于夜间哮喘及多痰的患者。常用药物为异丙托溴胺或噻托溴胺,异丙托溴胺气雾剂 20 ~ 40 μg,3 次/天吸入;噻托溴胺 18 μg,1 次/天吸入。副作用少,少数患者口苦或口干。

2. 控制哮喘发作

降低气道反应性,防止哮喘发作。

（1）糖皮质激素：是目前治疗哮喘最有效的抗炎药物。可分为吸入、口服和静脉用药。长期吸入糖皮质激素是控制哮喘和预防哮喘发作的第一线药物。吸入药物有倍氯米松、布地奈德和丙酸氟替卡松，通常需连续规律吸入一周作用方可稳定。一般认为长期使用剂量＞1 mg/d 可引起骨质疏松等全身副作用。现推荐小剂量糖皮质激素与长效 β2 受体激动剂联合使用，提高控制哮喘的疗效，减少副作用。如目前临床常用吸入制剂舒利迭（沙美特罗/弗替卡松）被认为是最有效的的药物之一，每次 1 吸，2 次/天。①口服剂：常用泼尼松、甲泼尼龙。用于哮喘急性发作或重症哮喘静脉使用激素后需转为吸入表面激素的过渡。根据病情需要，使用不同剂量。②静脉用药：重症或危重症哮喘，应及早应用甲泼尼龙或地塞米松静脉给药。常用量为地塞米松 5～20 mg/d，甲泼尼龙 40～120 mg/d。大多数在 3～5 日内症状逐渐缓解，病情缓解后可改口服、吸入激素。

（2）色苷酸钠：是一种非甾体类抗炎药物，通过稳定肥大细胞膜，减少炎症介质释放而治疗哮喘，对外源性哮喘效果较好。干粉吸入 20 mg，3～4 次/天，可控制或预防哮喘发作。

（3）过敏介质阻释药：酮替酚 1 mg，1～2 次/天；孟鲁司特（顺尔宁）10 mg，每晚一次。

（三）对症治疗

由于患者张口呼吸易发生水分丢失过多，甚至出现水电解质紊乱或酸碱失衡，故须进行必要的补液、纠酸等治疗。

七、预防

哮喘患者的教育与管理是哮喘防治工作中的重要组成部分，可以显著提高哮喘患者对疾病的认识，更好地配合治疗和预防，从而达到减少哮喘发作，使病情持续长期稳定，提高生活质量的目的。

（王双双）

第九节　支气管扩张

支气管扩张是常见的慢性支气管化脓性疾病，大多数继发于呼吸道感染和支气管阻塞，尤其是儿童时期麻疹、百日咳后的支气管肺炎，由于支气管管壁肌肉和弹性组织破坏，形成了管腔的扩张和变形。临床上表现为慢性咳嗽伴大量脓痰和（或）反复咯血。

一、病因与发病机制

支气管扩张的主要影响因素为支气管-肺组织的感染和支气管的阻塞。①婴幼儿支气管壁薄弱、管腔较细狭，易阻塞，反复感染破坏支气管壁各层组织，或细支气管周围组织纤维化，牵拉管壁致使支气管变形扩张，故婴幼儿麻疹、百日咳、支气管肺炎等感染，是支气管扩张最常见的原因；②肺结核纤维组织增生和收缩牵引，或因支气管结核引起管腔狭窄、阻塞，伴或不伴肺不张均可引起支气管扩张；③肿瘤、异物吸入或因管外肿大淋巴结压迫引起支气管阻塞，导致远端支气管-肺组织感染，阻塞和感染互为恶化因素，导致支气管扩张的发生和发展。继发于支气管-肺组织炎性病变的支气管扩张多见于下叶，而左下叶支气管细长，又受心脏血管的压迫，引流不畅易发生感染，更容易发病。左舌叶支气管开口接近下叶背支，常因下叶感染而受累及，故左下叶与舌叶的支管扩张常同时存在。发生在上叶尖、后段的支气管扩张少见，多为结核所致。

二、临床表现

病程多呈慢性经过,多数患者在童年有麻疹、百日咳或支气管肺炎迁延不愈的病史,以后常有反复的下呼吸道感染。

（一）症状

典型的症状为慢性咳嗽、大量脓痰和（或）反复咯血。

1. 慢性咳嗽伴大量脓性痰

痰量与体位改变有关,如晨起或临睡卧床时痰量增多,呼吸道感染急性发作时,黄绿色脓痰明显增加,每日可达数百毫升,若有厌氧菌混合感染,则有臭味。收集痰液于玻璃瓶中分离为四层:上层为泡沫,下悬脓性成分,中为混浊黏液,底层为坏死组织沉淀物。

2. 反复咯血

咯血可反复发生,从小量的痰中带血至上千毫升的大量咯血不等,咯血量与病情严重程度不成正比,支气管扩张咯血后一般无明显乏力、低热等全身中毒症状。有些患者以反复咯血为唯一症状,平时无咳嗽、脓痰等症状,临床上称为"干性支气管扩张"。其支气管扩张多位于引流良好的部位,且不易感染。

3. 其他症状

若反复继发感染,支气管引流不畅,痰不易咳出,可感到胸闷不适。炎症扩展到病变周围的肺组织,出现高热、食欲不振、盗汗、消瘦、贫血等症状。一旦咳痰通畅,大量脓痰排出后,患者自感轻松,体温下降,精神改善。慢性重症支气管扩张的患者,肺功能严重障碍时,劳动力明显减退,稍活动即有气急、发绀。

（二）体征

早期或干性支气管扩张可无明显体征,病情严重或继发感染时病侧下胸部、背部常可闻及固定持久的湿啰音,有时可闻及哮鸣音,部分慢性患者常有杵状指（趾）。

三、实验室检查

（一）血常规检查

白细胞总数和分类一般在正常范围,急性感染时白细胞及中性粒细胞增高。

（二）痰液检查

痰涂片革兰染色、细菌培养及药物敏感试验有助于病原菌诊断及指导治疗。

（三）X 线检查

（1）X 线胸片是最基本的检查,早期轻症患者一侧或双侧下肺纹理局部增多及增粗,典型的 X 线表现为粗乱肺纹中有多个不规则的环状透亮阴影或沿支气管走行的卷发状阴影,感染时阴影内出现液平。

（2）支气管碘油造影是确诊支气管扩张最重要的依据,可确定支气管扩张的部位、性质、范围和病变的程度,为外科决定手术指征和切除范围提供依据。

（3）胸部高分辨 CT（HRCT）检查可明确显示管壁增厚的柱状扩张或成串成簇的囊状扩张,已有取代支气管碘油造影的趋势。

（四）支气管镜检查

通过支气管镜检查,可以明确出血、扩张或阻塞部位,还可进行局部灌洗,取得灌洗液作涂片革兰染色、细胞学检查或细菌培养等,也可进行局部给药治疗。

四、诊断与鉴别诊断

（一）诊断依据

（1）幼年起病,反复下呼吸道感染。

（2）慢性咳嗽、大量脓痰和（或）反复咯血。

（3）胸背部固定持久的湿啰音,有时可闻及哮鸣音及杵状指（趾）。

（4）HRCT 可见明确管壁增厚的柱状扩张或成串成簇的囊状扩张。

（二）鉴别诊断

1. 慢性支气管炎

多发生在中年以上吸烟的患者,咳嗽、咳痰在冬、春季节明显,咳白色黏液痰,很少或仅在急性发作时才出现脓性痰,反复咯血少见,两肺底有散在的部位不固定的干湿性啰音。

2. 肺脓肿

起病急,有高热、咳嗽、大量脓臭痰,X 线检查可见局部浓密炎症阴影,中有空腔液平。急性肺脓肿经有效抗生素治疗后,炎症可完全消退吸收。若为慢性肺脓肿则以往有急性肺脓肿的病史。

3. 肺结核

常有低热、盗汗等结核中毒症状,干湿性啰音多位于上肺局部,X 线胸片和痰结核菌检查可帮助诊断。

4. 先天性肺囊肿

X 线检查肺部可见多个边界纤细的圆形或椭圆形阴影,壁较薄,周围组织无炎症浸润,胸部 CT 检查和支气管造影可助诊断。

五、治疗

（一）保持呼吸道引流通畅

包括稀释脓性痰和体位引流。

1. 祛痰剂

可服祛痰药如氯化铵 0.3 g、沐舒坦 30 mg、盐酸氨溴索 10 ml,每日 3 次口服,或用气道湿化如蒸气吸入、超声雾化吸入使痰液变稀,必要时可加用支气管舒张剂如沙丁胺醇雾化吸入、口服氨茶碱或其他缓释茶碱制剂以缓解支气管痉挛,以利于排痰。

2. 体位引流

体位引流的作用有时较抗生素治疗更为重要。病变部位处于高位,其引流支气管开口向下,可使痰液顺体位引流至大支气管和气管而咳出。根据病变部位采取不同体位引流,每日 2~4 次,每次 15~30 分钟。体位引流时,间歇做深呼吸后用力咳嗽,同时用手轻拍患部,可提高引流效果。引流痰量较多的患者,应注意将痰液逐渐咳出,以防发生痰量过多涌出发生窒息,亦应注意避免过分增加患者呼吸和循环生理负担而发生意外。

（二）控制感染

根据感染轻重,参考细菌培养及药物敏感试验结果选用敏感抗生素。轻症者可选用阿莫西林 0.5 g,4 次/天,环丙沙星 0.5 g,2 次/天,左氧氟沙星 0.2 g,2 次/天,或口服第一、二代头孢菌素。严重感染时可用氨苄西林4~6 g,或三代头孢菌素联合丁胺卡那治疗。如有厌氧菌混合感染,加用甲硝唑、替硝唑或克林霉素。除全身用药外,可配合局部给药,如环甲膜穿刺、经纤支镜局部灌注抗生素治疗,以提高抗感染疗效。

(三)手术治疗

反复发生呼吸道急性感染和(或)大咯血患者,其病变范围不超过二叶肺,尤以病变局限而反复大咯血经药物治疗不易控制,年龄40岁以下,全身情况良好者,可根据病变范围作肺段或肺叶切除术。病变较广泛累及两侧肺,伴呼吸功能严重损害的患者,则不宜手术治疗。

六、预防

防治婴幼儿麻疹、百日咳、支气管肺炎,积极治疗肺结核等急、慢性呼吸道感染,对预防支气管扩张具有重要意义。支气管扩张患者应积极预防呼吸道感染,坚持体位引流排痰,增强机体免疫功能以提高机体的抗病能力。

第十节 肺炎

肺炎是由病原微生物或其他因素所致的肺实质炎症,以感染引起者最常见。临床主要表现为发热、咳嗽、咳痰及呼吸困难。肺炎可按病因或病灶解剖进行分类。

一、分类

(一)病因分类

1.感染因素

病原体包括:①细菌,是最常见的病原体,约占肺炎总数的80%。常见革兰阳性球菌如肺炎球菌、金黄色葡萄球菌等;需氧革兰阴性杆菌如肺炎克雷白杆菌、流感嗜血杆菌、铜绿假单胞菌等;厌氧菌如棒状杆菌、梭形杆菌等。②病毒,如腺病毒、呼吸道合胞病毒、麻疹病毒、流感病毒、巨细胞病毒等。③支原体。④衣原体。⑤真菌,如白假丝酵母菌、曲霉菌、放线菌等。⑥其他,如立克次体、弓形虫、原虫、寄生虫等。尤其是机体免疫功能低下者(如艾滋病患者)易并发卡氏肺孢子虫、军团菌、结核杆菌、弓形虫等感染。

2.非感染因素

(1)化学因素。包括吸入刺激性气体(如氯气)、应用某些化学药物(如白消安)等。

(2)物理因素。如放射线所致的放射性肺炎,患者接受的放射线剂量越大(超过20 Gy)则患者肺部炎症越重。

(3)过敏因素。为机体对某些过敏原发生变态反应时所致的肺部嗜酸性粒细胞浸润。均可表现轻重不一的呼吸道症状。

(二)解剖分类

1.大叶性(肺泡性)肺炎

炎症起初在肺泡内,经肺泡孔(Cohn)扩展,累及整个肺叶、肺段或肺段的一部分,通常不累及支气管。

2.小叶性(支气管)肺炎

病原体经支气管侵入,引起细支气管、终末细支气管及肺泡的炎症。

3.间质性肺炎

病变累及支气管壁及周围组织和肺泡壁。

二、肺炎球菌肺炎

肺炎球菌肺炎是由肺炎链球菌感染所引起的肺实质性的炎症,约占院外获得性肺炎的首位。临床上以突发寒战、高热、胸痛、咳嗽、咳铁锈色痰为主要表现。近年来轻症及不典型病例较多见。好发于 20~40 岁健康青壮年。

(一)病因和发病机制

肺炎球菌为革兰阳性球菌,常成对或呈短链状排列(故又称肺炎双球菌或肺炎链球菌),20%~40%健康人鼻部可分离出肺炎球菌。当受凉、淋雨、醉酒、全身麻醉时,可导致上呼吸道防御功能受损,存在于上呼吸道的细菌即随呼吸进入下呼吸道在肺泡内繁殖而发病。肺炎球菌不产生毒素,不引起原发性组织坏死或空洞形成,其致病力是由于含有高分子多糖体的细菌荚膜对组织的侵袭造成的,先引起肺泡壁水肿,接着出现白细胞、红细胞渗出,带菌的渗出液经过肺泡间的 Cohn 孔向肺组织中央部位扩散,严重者甚至蔓延几个肺段或整个肺叶。因病变常起于肺组织的外周,所以叶间分界清楚,且易累及胸膜引起渗出性胸膜炎。

(二)病理

肺炎球菌肺炎的病理改变为充血期、红肝变期、灰肝变期和消散期。实际上以上 4 个病理阶段并无绝对分界。细菌入侵后肺组织充血水肿,肺泡内浆液渗出,红细胞、中性粒细胞、巨噬细胞浸润,接着纤维蛋白渗出物溶解吸收。肺泡重新充气。病变消散后,肺组织结构多无损坏,不留纤维瘢痕。极少数患者肺泡内纤维蛋白吸收不完全,可形成机化性肺炎。老年人及婴幼儿的感染可沿支气管分布(支气管肺炎)。如未能及时使用抗生素,5%~10%的患者可并发脓胸,15%~20%的患者体内细菌经淋巴管、胸导管进入血液循环,可形成脑膜炎、关节炎、心包炎、心内膜炎、腹膜炎、中耳炎等肺外感染。

(三)临床表现

起病急,多数患者在发病前常有受凉、淋雨、疲劳、醉酒、睡眠不足及病毒感染病史。

1.症状

(1)战栗、高热:为本病的始发症状,大多数患者突感战栗,持续约 0.5 h,体温骤升至 40 ℃,呈稽留热,脉率与之平行。常伴头痛、全身酸痛、衰弱乏力。若不经治疗,约 1 周体温可自行下降。若使用抗生素,则退热较快,1~3 d 内可降至正常。但严重者可出现意识模糊、烦躁不安、嗜睡、谵妄、昏迷等。

(2)咳嗽、咳痰:初为干咳,继而有痰,1~2 d 后可咳出具特征性的铁锈色痰,这是因渗入肺泡中的红细胞破坏后释放出含铁血黄素混于痰液所致。

(3)胸痛:为病变波及胸膜所致。呈尖锐的刺痛,因呼吸、咳嗽而加重,迫使患者取患侧卧位。下叶肺炎可刺激膈胸膜,疼痛放射到肩部或腹部。

(4)呼吸困难:由于病变部位的肺泡被大量渗出物所填充,肺泡通气不足,血液换气障碍,部分肺动静脉血分流,使动脉血缺氧,加上胸痛、发热致新陈代谢增加等因素,可造成呼吸困难与发绀。

(5)消化道症状:患者食欲减退,可出现恶心、呕吐、腹痛、腹泻等,易被误诊为急性胃肠炎。

2. 体征

患者呈急性病容,两颊绯红,鼻翼扇动,皮肤干燥。约 1/3 患者口角及鼻周有单纯性疱疹。病变广泛时可出现发绀;累及脑膜时可有脑膜刺激征。心率增快,时有心律失常。早期肺部仅有胸式呼吸减弱,轻度叩浊,呼吸音减弱,累及胸膜时有胸膜摩擦音。肺实变时有典型的实变体征:叩诊呈浊音、触觉语颤增强且可听到支气管呼吸音等。消散期可闻及湿性啰音。

(四)实验室和其他检查

1. 血液检查

白细胞计数 $(15 \sim 30) \times 10^9/L$,中性粒细胞增多 >0.80,并有核左移或中毒性颗粒,某些重症感染或老年患者白细胞计数常不高,但中性粒细胞比例高。

2. 痰液检查

痰液直接涂片做革兰染色可见大量革兰阳性且带荚膜的双球菌,痰液培养 $24 \sim 48$ h 可确定病原体。

3. X 线检查

早期可见肺纹理增粗或受累的肺段、肺叶稍模糊。实变期可见呈段叶分布的大片密实阴影。消散期可因片状区域吸收较快而呈现"假空洞征"。多数病例在起病 $3 \sim 4$ 周后病灶逐渐消散。少数老年患者病灶吸收较慢,也可转化为机化性肺炎。

(五)诊断和鉴别诊断

1. 诊断

根据病史、典型症状、体征,结合胸部 X 线检查不难做出初步诊断。病原体检测是确诊本病的主要依据。

2. 鉴别诊断

(1)干酪样肺炎:即大片浸润型肺结核,与肺炎球菌肺炎相似,但前者起病缓慢常呈长时间低热、乏力,痰中易于找到结核分枝杆菌,X 线检查显示病变多在肺尖或锁骨上下区域,密度不均,消散缓慢,且易于形成空洞或在肺组织内播散,抗炎治疗无效。

(2)其他病原体所致肺炎:葡萄球菌肺炎和克雷白杆菌肺炎的临床表现均较严重。革兰阴性杆菌所致的肺炎则多见于年老体弱者、原有慢性心肺疾患者或有免疫缺陷者,常为医院内继发感染。痰液和(或)血液的阳性细菌培养结果是诊断的重要依据。病毒和支原体肺炎病情一般较轻,白细胞无明显改变。临床经过、痰液病原体分离及血液免疫学试验对鉴别诊断有重要意义。

(3)急性肺脓肿:早期表现与肺炎球菌肺炎相似。但随病情发展,可出现具有特征性的大量脓臭痰。X 线检查可见脓腔及液平,肺部病变吸收费时较长,完全吸收需 8 周以上。

(4)肺癌:肺癌可以伴发阻塞性肺炎,但肺癌患者年龄较大,常有刺激性咳嗽和痰中带血,经抗生素治疗后炎症消退,肿瘤阴影渐趋明显,或伴有肺门淋巴结大、肺不张等。必要时需进一步做 CT、MRI、纤维支镜、痰液脱落细胞检查等,以明确诊断。

(六)并发症

感染性休克:表现以微循环严重障碍为主的重症肺炎。患者常在 24 h 内血压突然降到 $10.7/6.7$ kPa($80/50$ mmHg)以下,表现烦躁不安、面色苍白、出冷汗、意识障碍、嗜睡或昏迷、脉搏细速、心音微弱、尿少或无尿,消化道可出现肠胀气和肠麻痹等。病情严重,进展迅速,病死率高,关键在于及时诊断、及时抢救。

（七）治疗

1. 一般治疗

患者应卧床休息，注意补充足够的蛋白质、热量和维生素。注意监测神志、呼吸、脉搏、血压及尿量等，以免休克的发生。对胸痛明显患者，可适当少量应用镇痛药物（可待因 15 mg 口服）。但对发热患者以物理降温为主，如乙醇擦浴、冰袋冷敷等，一般不用阿司匹林或其他解热镇痛药物，以免过度出汗、脱水，或干扰真实热型，造成临床误诊。需鼓励患者多饮水。对中等或重症患者，$PaO_2 < 8.0$ kPa（60 mmHg）或有发绀时，应清除呼吸道分泌物，保持呼吸道通畅，同时给予吸氧。对腹胀患者可用腹部热敷和肛管排气。

2. 抗菌药物治疗

一经诊断就应立即给予抗生素治疗，青霉素为首选，不必等待细菌培养结果。用药途径及用药剂量视病情轻重及有无并发症而定。对于成年轻症患者，可用 240 万 U/d，分 3 次肌内注射，重症患者可加至 1 000 万～3 000 万 U/d，分 4 次静脉滴注。静脉滴注时每次量应尽可能在 1 h 内滴完，以保证有效血药浓度。对青霉素过敏的患者，轻症可用红霉素代替，2 g/d，分 4 次口服，或者 1.5 g/d 静脉滴注；重症者还可改用其他第 1 代或第 2 代头孢菌素，如头孢噻吩钠，2～4 g/d，分 3 次静脉滴注；头孢唑啉钠 2～4 g/d，分 2 次静脉滴注。但头孢菌素有时与青霉素有交叉过敏性，故用药前应做皮肤过敏试验。喹诺酮类药物（如氧氟沙星、环丙沙星等）口服或静脉滴注，亦可用于对青霉素过敏或耐青霉素菌株感染者。抗生素治疗疗程一般为 5～7 d，或在退热后 3 d 停药，或根据药敏结果及时调整抗生素的应用。

3. 感染性休克的治疗

治疗原则是积极控制感染和抗休克。

（1）控制感染：是治疗休克型性肺炎的根本措施。应加大青霉素剂量，1 000 万 U/d 静脉滴注；或用第 2、第 3 代头孢菌素，或联合应用 2～3 种广谱抗生素。

（2）抗休克治疗：①补充血容量：是抗休克的关键。一般先给予低分子右旋糖酐或平衡盐液以维持有效血容量，降低血液黏稠度，预防弥散性血管内凝血。24 h 输液量在 2 500～3 000 ml。对明显酸中毒者，应给予 5% 碳酸氢钠 250 ml 静脉滴注。当中心静脉压降低 <0.49 kPa（<5 cmH_2O）时可以尽快输液，当中心静脉压达到 0.98 kPa（10 cmH_2O）时输液应慎重。②血管活性药物：在积极扩容的同时，可加入血管活性药物（如多巴胺、间羟胺、异丙肾上腺素等）能更好地恢复血压，以保证重要脏器供血，当血压维持在 12.0～13.3 kPa（90～100 mmHg）时，可逐渐减少血管活性药物用量。同时，感染性休克时也可因小血管强烈收缩，致使外周阻力增强，心排血量减少，组织灌注量降低，此时可在补充血容量的情况下，适当应用血管扩张药物如酚妥拉明（苄胺唑啉）等可改善微循环。当休克并发肾衰竭、心力衰竭时可酌情应用利尿药、强心药等。③糖皮质激素：有利于缓解中毒症状，改善病情及回升血压，可在有效抗生素使用的前提下短期（3～5 d）应用，每日静脉滴注氢化可的松 100～200 mg 或地塞米松 5～10 mg。④纠正水电解质和酸碱平衡紊乱：输液不宜过快，以免诱发心力衰竭及肺水肿。密切监测并纠正钾、钠、氯紊乱和酸、碱中毒。对血容量已经补足而 24 h 尿量仍 <400 ml，尿比重 <1.018 时，应注意是否并发急性肾衰竭。

（八）健康指导

避免受凉、淋雨、过度疲劳、醉酒等诱发因素。对于年老体弱、患有糖尿病、慢性心肺疾患、慢性肝病、器官移植等免疫功能减退者，注射多型组合的纯化荚膜抗原疫苗。

（九）预后

本病通常预后好,但存在下列因素则预后差,如老年体弱,患有心、肺、肝、肾及代谢疾病者,体温、血白细胞计数不高者及免疫缺陷者,病变广泛、多叶受累者,严重并发症如伴感染性休克者。

三、葡萄球菌肺炎

葡萄球菌肺炎是由葡萄球菌引起的急性肺部化脓性炎症。常发生于老年人等免疫功能缺陷者及有基础疾病者,病情较重,若治疗不及时或治疗不当,病死率较高。

（一）病因和发病机制

葡萄球菌为革兰阳性球菌,可以分为金黄色葡萄球菌(简称金葡菌)和表皮葡萄球菌2类。前者为致病菌,可引起全身多发性化脓性病变。葡萄球菌肺炎多发生于免疫功能原已受损的患者,如糖尿病、血液病、艾滋病、肝病、营养不良以及原已患有慢性支气管－肺病的患者。皮肤感染灶(疖、痈等)中的葡萄球菌可经血液循环到达肺部,引起肺炎。葡萄球菌释放的凝固酶可使细菌周围产生纤维蛋白,保护细菌不被吞噬,其释放的毒素均有溶血、坏死、杀白细胞及血管痉挛等作用。肺内多处浸润、化脓和组织破坏,形成单个或多发性肺脓肿。炎症吸收时,空气经引流支气管进入脓腔,形成气囊肿。

（二）临床表现

起病多急骤,战栗、高热、胸痛、咳痰(痰量大、呈脓性、带血丝或呈粉红色乳状)。毒血症状显著,可全身衰竭或周围循环衰竭。院内感染患者起病稍缓慢,但亦有高热及脓痰等。老年人可不发热或低热,肺炎症状可不典型。早期体征不明显,与严重的毒血症状和呼吸道症状不相称。有大片支气管肺炎或肺脓肿形成后,可闻及湿性啰音,很少有肺实变体征,常有胸腔积液体征。

（三）实验室和其他检查

血白细胞计数常在$(15\sim25)\times10^9/L$,可高达$50\times10^9/L$,中性粒细胞比例增加,核左移,有中毒颗粒。痰液和血培养有凝固酶阳性的金黄色葡萄球菌。X线片显示肺段或肺叶实变,或小叶样浸润,其中有单个或多个液气囊肿。

（四）诊断

根据全身毒血症症状、咳嗽、脓血痰,白细胞计数增多、中性粒细胞核左移,X线检查表现片状阴影伴有空洞及液平等,可做出初步诊断。细菌学检查是确诊的依据,可行痰、胸腔积液、血和肺穿刺物培养。

（五）治疗

一般治疗同肺炎球菌肺炎,强调及早清除、引流原发病灶,同时选用敏感抗菌药物。首选耐酶的β内酰胺类抗生素,如苯唑西林、氯唑西林、奈夫西林等;也可应用第2、第3代头孢菌素如头孢唑啉、头孢呋辛钠等;对甲氧西林耐药的菌株可用万古霉素、替考拉宁、利福平、喹诺酮类及磺胺类等药物。临床选择抗菌药物时应参考细菌培养的药物敏感试验。

（六）预后

多数患者经早期诊断、有效治疗预后好,但病情严重者、老年人、患有慢性疾病及出现严重并发症者预后差。

四、革兰阴性杆菌肺炎

革兰阴性杆菌肺炎常由肺炎克雷白杆菌、流感嗜血杆菌、铜绿假单胞杆菌、大肠埃希菌、变形杆菌等引起。也是院内获得性肺炎的最常见致病菌。起病急缓不一,以发热、咳嗽、脓痰和气促为主要表现。其中以肺炎克雷白杆菌引起者最常见,占细菌性肺炎的 $1\%\sim5\%$。多见于年老、营养不良及患有慢性肝病、慢性支气管 – 肺疾患或全身衰竭的患者。病死率为 $20\%\sim50\%$,预后差。

（一）病因和发病机制

肺炎克雷白杆菌为具有荚膜的革兰阴性杆菌,属条件致病菌,$2\%\sim5\%$ 的正常人的上呼吸道和肠道有该菌定居。

（二）临床表现

本病多见于中年以上男性,起病突然,有战栗、高热、咳嗽、咳痰、呼吸困难,部分患者有胸痛。全身感染中毒症状严重,可早期出现休克、意识障碍。本病患者痰液较黏稠、不易咳出。部分患者可咳出具有特征性的砖红色胶冻状痰。体征:有肺实变体征和少量湿性啰音。

（三）实验室和其他检查

血白细胞和中性粒细胞增多,伴核左移。痰培养易发现肺炎克雷白杆菌。X 线检查显示肺叶或小叶实变,有多发性蜂窝状肺脓肿,叶间隙呈弧形下坠。

（四）诊断

年老体弱者有发热、咳脓痰或有血性黏稠痰者须考虑本病。确诊有待于痰的细菌学检查。

（五）治疗

选择有效抗菌药物是治愈本病的关键。首选头孢菌素及氨基糖苷类抗生素,对重症者需两者联合应用。头孢菌素类可用头孢噻肟 $3\sim6$ g/d,静脉滴注。氨基糖苷类抗生素常选用阿米卡星、庆大霉素、妥布霉素等,如阿米卡星 $0.4\sim0.6$ g/d,肌内注射或静脉注射,1 次给药,以减轻肾毒性,疗程至少 $2\sim3$ 周。此外尚需加强对症支持治疗。

五、军团菌肺炎

军团菌肺炎是由军团菌引起的以肺炎为主的一种全身性疾病。军团菌为革兰阴性杆菌,存在于水和土壤中,常经供水系统、空调和雾化吸入而被吸入,引起呼吸道感染,亦可经淋巴管进入血液循环导致全身感染。呈散发或小的暴发流行。年老体弱者、患有慢性疾患者或恶性肿瘤、血液病、艾滋病患者等,易患本病。本病的发病率占成年人肺炎的 $5\%\sim10\%$,占医院内获得性肺炎的 30%。夏、秋季多见,病死率高达 45%。肺部改变有化脓性支气管炎或大叶性肺炎,伴有小的脓肿,可与其他病原微生物混合感染,形成难治性肺炎。

（一）临床表现

多种多样,轻者似流感样,$2\sim5$ d 可自愈,重者除肺部病变外尚可有全身多脏器损害。典型患者起病较缓慢,亦可经 $2\sim10$ d 潜伏期后急性发病。患者初感肌痛、乏力、头痛、畏寒,体温于 $24\sim48$ h 后可升至 $39\sim40$ ℃,呈稽留热。咳嗽,有少量黏液性血痰,早期消化道症状较突出,可有恶心、呕吐、腹痛、腹泻。重症病例有精神神经症状,如嗜睡、谵妄等。随病变进展病情加重,可出现呼吸衰竭及休克。

患者呈急性病容,多汗,呼吸困难,重者有发绀,相对缓脉。病灶范围较大时肺部有明显实变体征,可闻及湿性啰音。部分患者可有肝、脾及淋巴结大。

(二)实验室和其他检查

1.军团菌检测

对支气管抽取物、胸腔积液、痰液或支气管肺泡灌洗液做直接免疫荧光抗体染色可显示病原菌。应用间接免疫荧光抗体检测时前后 2 次抗体滴度呈 4 倍增长,达 1 : 128 或更高者,有助于诊断。此外,尿液细菌可溶性抗原测定,也具有较高特异性。应用 PCR 技术能迅速诊断。

2.X 线检查

早期为片状肺泡浸润阴影,继之发生肺叶实变,下叶多见,可为单侧或双侧。部分患者可伴有胸腔积液。

(三)诊断

依据当地的流行病史以及患者的临床特点,结合肺部 X 线检查表现及化验检查,可做出诊断,确诊有赖于痰、胸腔积液检出病原菌或血清学检查阳性结果。

(四)治疗

应及早选用有效抗生素。首选红霉素 1.5 ~ 2 g/d,分 2 次静脉滴注,疗程 3 ~ 4 周。必要时在病变控制后改用口服红霉素维持治疗。其他大环内酯类抗生素如罗红霉素、阿奇霉素、克拉霉素等对本病也有较好疗效。危重者可联合应用利福平 0.45 ~ 0.60 g/d 或喹诺酮类如环丙沙星、氧氟沙星、加替沙星等可提高疗效,疗效需 3 周以上。氨基糖苷类及青霉素、头孢菌素类抗生素对本病无效。

六、肺炎支原体肺炎

肺炎支原体肺炎是由肺炎支原体引起的呼吸道感染和肺部的急性炎症改变,常同时有咽炎、支气管炎和肺炎。好发于秋、冬季,儿童及青少年感染多见。可呈散发或小流行。

(一)临床表现

大多起病缓慢,可有低热、乏力、肌肉酸痛、食欲减退等,部分患者头痛明显且持久。顽固持久性剧烈的咳嗽是本病最突出的症状,多为刺激性干咳或伴有少量黏痰,50% 患者可无症状,多无明显肺部体征。起病 2 周后,50% 以上患者冷凝集试验和 MG 链球菌凝集试验阳性。胸部 X 线检查呈多形性改变,早期呈细网状,接着融合成片状阴影,呈节段性或支气管肺炎表现,以两肺下野多见,有的从肺门附近向外伸展。

(二)实验室和其他检查

多数患者白细胞计数正常,部分稍增高,血沉增快。胸部 X 线检查无特异性改变,早期显示肺纹理增粗及网状阴影,以后可有多种形态的浸润性阴影,以下叶多见,呈节段性斑片状模糊影。痰、鼻咽拭子培养分离肺炎支原体技术条件高,临床推广应用较难。起病约 2 周后,2/3 的患者冷凝集试验阳性,滴度在 1 : 32 以上,尤其滴度逐渐增高有助于诊断。约 50% 患者链球菌 MG 抗体阳性(1 : 40 ~ 1 : 80)。此外血清支原体 IgM 抗体测定、抗原检测以及肺炎支原体特异性核酸检测均具有重要价值。

(三)诊断

根据临床表现结合 X 线检查,冷凝集试验阳性,滴定效价 >1: 32,特别当滴度逐步升高时,有诊断价值。

（四）治疗

抗生素首选红霉素 2 g/d,分 3~4 次口服;阿奇霉素 0.25~0.5 g 顿服;罗红霉素 0.15 g,2 次/d 口服。四环素类药物亦可选用,但青霉素、头孢菌素类抗生素无效。疗程 7~14 d。

（五）预后

本病呈良性经过,轻者可自愈,较重者经治疗可痊愈。 （董林）

第六章　心血管内科诊疗精要

第一节　心力衰竭

心力衰竭是一个临床综合征,是由于心脏受到损伤后其结构或功能发生异常,泵血受限。心力衰竭有急性与慢性之分。急性心力衰竭是由于心脏急性病变引起的收缩、舒张功能不全,在数小时或数日内出现明显的心排血量下降,引起周围组织与器官的灌注不足与淤血,临床上可出现肺水肿甚至休克。慢性心力衰竭是由于心脏受到损伤后,长期缺血或长期血流动力学负荷绝对或相对过重,引起心脏结构和功能进一步改变,以至心排血量在充盈压正常的条件下不能随机体对代谢、循环的需要而相应增加,临床上出现气急、乏力、运动耐量减退、液体潴留等表现。而且,由于代偿机制的负面作用,慢性心力衰竭可以形成恶性循环,自身不断发展,不断恶化。

一、流行病学

心力衰竭发病率高,预后差,5 年存活率与恶性肿瘤相仿。全球心力衰竭患者数高达 2 250 万,每年新增病例数 200 万。我国 2003 年一项心力衰竭流行病学调查资料显示,在 35 ~ 74 岁人群中,心力衰竭患病率为 0.9%。按此推算,我国 35 ~ 74 岁人群中约有心力衰竭患者 400 万人。美国大约有 500 万人罹患心力衰竭,每年新增病例 55 万。心力衰竭的病死率与临床严重程度有关;就中、重度心力衰竭而言,5 年病死率可达 30% ~ 50%。医疗花费相当巨大。

二、病因

心脏的损伤可以来自不同原因,如心脏的压力、容量负荷过度、心肌病变、心率或心律异常、心肌缺血或梗死。

(一)收缩功能损伤

常见于心肌缺血、扩张型心肌病、长期压力负荷增加(高血压、狭窄性瓣膜病)、长期容量负荷过度(反流性瓣膜病、心内或心外分流)。

(二)舒张功能损伤

常见于心脏充盈受限的疾病(如肥厚型心肌病、继发性心肌肥厚、限制型心肌病、心内膜病变)。

(三)心率与心律异常引起的损伤

可见于长期心动过缓(病窦、房室传导阻滞)或多种快速性心律失常。

(四)肺部疾病引起的损伤

常见于广泛肺部疾病或肺血管病变。

(五)高排血量状态引起的损伤

可见于贫血、甲亢、动静脉瘘等情况。

已有心脏病的患者,常因心脏负荷进一步增加而出现心力衰竭,常见诱因为:①感染;②

血容量增加,如摄钠过多、补液过多过快、服用潴钠的药物;③心律失常,如房颤、各种心动过速、心动过缓等;④不适当的体力劳累、情绪激动、妊娠后期及分娩过程等;⑤治疗不当:如不恰当停用治疗心力衰竭的药物、降压药或加用某些非甾体消炎药;⑥原有心脏病加重或并发其他疾病如心肌梗死、肺栓塞、高血压加重、风湿活动等。

三、病理生理

（一）心脏受损后的代偿机制

心脏受到损伤后,泵血功能减退,机体为使心排血量能随代谢和循环的需要而增加,运用多种代偿机制,也产生了很多正面和负面的影响。

（二）心室功能曲线所显示的代偿作用和心肌肥厚

按照心室功能曲线的规律,增加心室前负荷,亦即增加左心室舒张末期容量（LVEDV）能使心排血量增加。但在有病变的心脏,心肌收缩力减退后的心室功能曲线较正常曲线下移而平坦,依靠与正常心室等容积的前负荷已不再能使它排出与正常心功能时相当的血液,必须依靠更大的 LVEDV 才能完成,久之则导致心室渐渐扩大,扩大的心室又必然跟随 Laplace 定律出现室壁张力增加,促使心肌代偿性肥厚。虽然肥厚的心室壁增加心肌收缩成分,能减轻个别心肌细胞负担,使室壁张力降低,但同时也使心室顺应性和舒张功能减退,心肌氧需增加而呈相对缺血。

（三）神经内分泌系统的代偿性激活和细胞因子的激活

心排血量减少后,机体循坏和（或）组织中去甲肾上腺素、醛固酮、血管紧张素 II、精氨酸加压素（AVP）、内皮素及 TNF-α、IL-6、IL-1、生长因子等物质的水平均有升高。醛固酮促使水钠潴留和心室前负荷增加,从而增加心排血量。血管紧张素 II 促使周围血管收缩和心室后负荷增加,从而支持心、脑重要器官和周围组织的灌溉。交感神经兴奋和肾上腺素类物质分泌增加使心肌收缩和血管阻力加强,但也同时增加心肌 Ca^{2+} 负荷、氧耗和心律失常的机会,并能直接损伤心肌。在急性心力衰竭时心肌收缩力和前、后负荷的增加能增加心排血量,改善器官灌溉,满足机体代谢需要,是一种积极和必要的代偿机制。但在慢性心力衰竭,这些代偿机制的长期持续进行会进一步伤害心脏,促使心室重构（表6-1-1）。

表6-1-1 心脏功能失常后代偿机制引起的短期和长期反应

代偿机制	短期（适应性）反应（如急性心力衰竭等）	长期（损害性）反应（如慢性心力衰竭）
盐与水潴留	增加前负荷以增加心排血量	肺淤血、水肿
血管收缩	维持血压、是重要器官得到灌注	加速心泵功能减退,增加心脏耗能
交感神经兴奋	增加心率和心排血量	增加耗能,损害心肌
细胞因子激活	血管扩张	促进血管内皮细胞功能及心肌收缩功能减退,左心室重构,增加骨骼肌分解代谢
心肌肥厚与毛细血管减少	减轻个别肌纤维负荷	心肌细胞损毁,增加心肌负荷,引起心肌病变,小号能量
增加胶原组织	减少心脏扩张	影响舒张功能
线粒体密度	密度增加,在需要能量时有帮助	密度减少,能量缺乏

（四）心室重构

激活的神经、内分泌和炎性细胞因子会促使心肌细胞肥大、增生、缺血、凋亡、坏死和纤维化，促使心肌内 NO 增加而损害心肌。基质金属蛋白酶（MMP）亦被激活，使心脏的胶原纤维和细胞外基质降价与增生，改变原有的心脏支架结构，进一步影响心脏收缩和舒张。二尖瓣、三尖瓣的瓣环扩大，使心室内血液反流到心房。内皮功能减退和内皮素增加影响心脏舒缩和外周血管的扩张。虽然心脏扩大也促使心房和心室分泌更多的心钠素（ANP）和脑钠素（BNP），从而增加尿量和排钠量，降低血管阻力，减少肾素与醛固酮释放，但在许多慢性心力衰竭的情况下，其效应常不足以抗衡上述心室重构的恶性循环。还在临床尚未出现心力衰竭症状之前，患者的心功能和射血分数（EF）已经不断下降。

（五）慢性心力衰竭期的进入

当神经内分泌的活动影响到肾对水、钠的排泄，机体开始水肿。当血管壁内钠含量增高，血管舒张就更受影响。心脏缺血使内源性 ANP 作用减弱。当血管阻力增加超过心脏可负担的能力时，即出现肺和内脏淤血，此时临床已进入慢性心力衰竭期。如果心脏再丧失相当数量的心肌细胞，要维持心排血量与周围组织的灌注就更不容易，将在更大程度上依靠交感神经、肾素－醛固酮和 AVP 的激活来支持。如肾脏灌注进一步减少，肾小球滤过率进一步受到损害，使心力衰竭更陷于难治的境地。

（六）舒张功能损伤

舒张功能损伤，可以和收缩功能损伤同时或先后存在，也可以单独存在。心脏的舒张期可分为三个阶段，即主动舒张期、灌注期与心房收缩期。如果舒张延迟或心脏僵硬，顺应性减退，则被动充盈受到影响，心搏出量减少。为使被动充盈得到完成，必须升高左心房压。左心房压持续增高可使肺静脉压力增高，引起肺淤血。临床上，患者表现为运动耐力下降，劳动后气急增加。由于心脏舒张依赖能量，心脏缺血缺氧时舒张功能就会受损。反复的心脏缺血、肥厚型心肌病、限制型心肌病、老龄、糖尿病、高血压等变化，都会引起舒张功能减退。此外，二尖瓣或三尖瓣狭窄，心包缩窄或填塞，心动过速，虽然不是心肌的问题，也影响心脏的充盈，使心脏的舒张功能减退。

（七）心肌能量代谢异常

ATP 是心肌组织内唯一能够直接利用的能源，来自糖酵解和氧化磷酸化两条途径，正常情况下以后者为主。供能物质是脂肪酸、葡萄糖和乳酸，其中 60% ~ 70% 来自脂肪酸的有氧氧化。心力衰竭时心肌能量的产生、运转、储存和利用均受到影响。心肌缺血后氧供减少或中断，使氧化磷酸化作用减弱或停止，心肌能量来源只能依靠糖酵解和糖原的分解，这就引起细胞内代谢产物的积蓄与酸中毒。除因 ATP 不足外，还由于脂肪酸、三酰甘油酶的激活与脂酰辅酶 A 合酶的活性受到抑制，脂肪分解加强，游离脂肪酸（FFA）产生增多而 FFA 的活化却被抑制，FFA 和长链脂酰辅酶 A 在心肌细胞内积蓄，损伤生物膜，使线粒体的氧化磷酸化被进一步阻滞。线粒体的结构亦遭受破坏。能量代谢酶的基因表达也向胚胎型转化。心肌内代谢产物积蓄，酸中毒和 ATP 不足严重影响心肌的收缩与舒张。心肌舒缩除需要 ATP 提供能量外，还需要高浓度 ATP 造成的离子移位空间效应。后者对启动 Ca^{2+} 泵、$Na^+ - K^+$ 交换及离子通道的开放均起润滑作用。ATP 不足时，Ca^{2+} 泵的启动和运转被影响，使心肌的肌球－肌蛋白复合体的分离被阻，心肌的舒张功能就受到损害。

（八）与心功能减退有关的分子生物学

变化心力衰竭是心肌细胞一系列基因异常表达的结果。

(1)在心肌压力超负荷等病理刺激下,心肌细胞核内多种原癌基因(如 c‑myc、c‑fos、f‑jun)和 HSP70 等早期反应基因发生快速和短暂的表达。若刺激持续,数日后 s、α‑肌动蛋白、β 肌球蛋白重链、β 原肌球蛋白以及 ANF、血管紧张素 Ⅱ(Ang Ⅱ)等后期反应基因激活开放,相应的基因转录、蛋白质合成加速造成心肌肥厚。肥大心肌收缩蛋白基因的异常变化类似于胎儿表型,收缩无力,易于衰竭,细胞寿命缩短。

(2)交感神经系统的长期兴奋使心肌 β1 受体蛋白基因转录减少,受体过磷酸化及内移,使衰竭心肌 β1 受体数目减少,亲和力降低。与此同时,β2 和 α1 受体表达相对增高,正常情况下岛的正性肌力调节途径转向通过 β2、α1 调控;相应细胞膜信号转导系统发生一系列改变,使心肌细胞内 cAMP 产生不足,对肾上腺素能的反应性降低。

(3)心力衰竭时心室肌细胞内肌质网 Ca^{2+} 泵基因表达和转录降低,细胞膜 $Na^+ - K^+ - ATP$ 酶 mRNA 减少,造成肌质网释 Ca^{2+}、摄 Ca^{2+} 能力减弱,细胞膜 $Na^+ - Ca^{2+}$ 交换异常。

(4)心脏压力负荷的增大激活心脏组织局部 ANF、Ang Ⅱ 等物质的基因表达。它们与生长因子激活介导的心肌间质细胞增生以及细胞凋亡等共同参与心力衰竭时的心肌重构过程。

(九)与心功能减退有关的其他因素

1.心率与心脏传导

由于心力衰竭时每搏量(SV)较难增加,心率就对心排血量的增加起到十分重要的作用。良好的心室充盈和收缩需要适当的心率、正常的房室传导时间和协调的心室收缩舒张程序,这对顺应性不良的心室尤其重要。但心率增快能增加氧耗,缩短心室舒张时间,影响心室充盈,减少心肌灌注,心率增快也上调细胞内 Ca^{2+} 浓度,增加正性肌力状态。因此长期的心动过速会损害心肌功能,发展成心肌病。心力衰竭时常有室内传导阻滞,造成收缩的不协调,也会使心功能减退。

2.心肌血流与氧需

在正常的心脏,心肌血流与心肌氧需紧密匹配,在心脏缺血时匹配失调,心脏功能减退甚至心肌坏死。如果动脉舒张压降低到 8 kPa 以下可能影响到冠状循环自主调节的储备能力,也可能引起心肌缺血。如果心脏体积增加、工作增加,则氧需亦随之增加。心动过速引起的后负荷增加,以及心室的肥厚和扩大,代谢和运动等因素引起的氧需增加,到一定程度都会影响到血流和氧需的匹配,使心肌相对缺血,即使没有冠状动脉阻塞,也会使心功能减退。

3.心肌顿抑与心肌冬眠

心肌顿抑是指在短暂心肌缺血后,虽然血流恢复正常或接近正常,亦无心肌不可逆损伤发生,但其心肌机械功能依然低下,并常持续到再灌注后数小时,数日乃至数周后方才恢复。

心肌顿抑的功能障碍是可逆的,它没有心肌细胞的坏死,但有心肌高能磷酸盐储备的降低。心肌的功能障碍与缺血程度、时间有关。顿抑时给予正性肌力药物可以使心肌出现暂时的收缩功能。现认为氧自由基损伤和细胞内 Ca^{2+} 超载是顿抑发生过程中的重要机制。

临床上有许多情况可发生心肌顿抑,如急性心肌梗死早期溶栓成功、血栓自溶、冠状动脉成形术后、不稳定型心绞痛发作后等。

心肌冬眠是指在长期亚急性或慢性心肌缺血的状态下,心肌收缩力、代谢和心室功能均降低,以适应血液供应的减少,从而预防心肌坏死。在血液供应恢复时,心肌功能可能恢复至正常或接近正常。虽然冬眠时局部心肌血流降低,但尚足以维持组织的存活,并具有一定的功能储备。因此,当使用小剂量正性肌力药物时,可使心肌功能出现暂时的提高。冬眠的收缩功能障碍可达数月或数年之久,冠状动脉血运重建可以解除冬眠状态,使功能恢复。心肌冬眠的确切机制尚不清楚,可能是缺血诱发的 ATP 依赖性 K^+ 通道激活增加 K^+ 外流,减少 Ca^{2+} 内流至心肌细胞。细胞内 Ca^{2+} 浓度减少能降低收缩功能,持续的心肌低灌注可引起心肌细胞内 pH 降低,NAD/NADH 比例下降,促使心肌收缩降低,从而保留心肌线粒体功能和能量储备,维持心肌存活。心肌顿抑反复发作,可引起心肌功能的持续减退;如果心肌顿抑后心肌血供未彻底恢复,则可引起心肌冬眠。

心肌顿抑和心肌冬眠也可以同时存在(表 6 - 1 - 2)。

表 6 - 1 - 2　心肌缺血、顿抑与冬眠之比较

项目	冠状动脉血流量	乳酸产生	收缩功能
心肌缺血	明显缺少/消失	是	暂时或永久受损,缺血解除后可能恢复
心肌顿抑	保留	否	受损,正性肌力药可使其暂时恢复,过一定时间后可自动恢复
心肌冬眠	减少	否	受损,必须血运重建后才能使其恢复

心力衰竭引起的气急有多种形式。早期呈劳累时气急,呼吸浅快。随着肺泡和肺间质淤血增加,激活附近毛细血管的 J 受体,休息时也气急。后期因平卧时内脏与下肢血液集中到中央循环,使肺毛细血管压力更高,平卧时亦气急,需要高枕或坐起,呈端坐呼吸。有时在半夜中气急、咳嗽,称为 nocturnal cough。如间质肺水肿引起气道阻力增加,能使患者在睡后 1 ~3 h 突然惊醒,除严重气急、咳嗽外,还伴有支气管痉挛所致之哮鸣音,称为阵发性夜间气急(PND),须与肺源性或原发性支气管哮喘区别。如患者出现右心衰竭与三尖瓣反流,则气急可减轻。PND 和端坐呼吸不同,后者可因患者坐起或将下肢下垂而缓解,前者则不能。心脏性端坐呼吸还应与腹部肥胖、腹水以及肺部疾病需要采取坐位者区别。晚期心力衰竭心排血量降低影响脑血流量,可引起陈 - 施呼吸。此外,呼吸肌和(或)膈肌疲劳及贫血都可以参与心力衰竭之气急机制。

四、临床表现

心力衰竭的临床表现众多,有反映心排血量不足和骨骼肌功能紊乱的劳累后气急与乏力,反映肺淤血的呼吸急促、阵发性夜间气急、咳嗽、端坐呼吸和肺啰音,反映体静脉淤血的颈静脉怒张、肝肿大、肝颈反流征阳性和下肢水肿,反映心脏结构或功能异常的心率增快、心界扩大、奔马律、病理性杂音等。还可存在与心脏原有基础病变如高血压、心瓣膜病等有关的病史和体征。

五、辅助检查

(一)二维、三维超声心动图及多普勒超声检查

超声可以诊断心包、心肌、心脏瓣膜病和有些血管(颈动脉、股动脉、肾动脉等)的病变;可测定房室内径、心脏几何形状、室壁厚度、室壁运动及瓣膜狭窄程度;可测量左心室舒张末期容量,算出 LVEF;可区别舒张功能不全和收缩功能不全。

(二)心电图检查

心电图提供心肌梗死、左/右心室肥厚、广泛心肌损害、心包炎及心律失常等的信息。

（三）胸片

胸片提供心脏增大、肺淤血、胸膜积液、肺水肿及原有肺部疾病的信息。

（四）生物标记物

心力衰竭时心室容量、压力负荷和室壁张力的增加使心肌受到牵张而分泌 BNP。BNP 与 NT－proBNP 已被用作生物标记物以评估心力衰竭。有报道，血浆 BNP＞500 pg/ml 可诊断心力衰竭，BNP＜100 pg/ml 可否定心力衰竭；也有报道，如血浆 BNP＞100 pg/ml，则 83.4% 的可能性为心力衰竭，低于 50pg/ml 则 96% 的可能性为非心力衰竭。心力衰竭程度越重，血浆 BNP 水平越高。随着心力衰竭好转，BNP 水平亦下降。在失代偿性心力衰竭患者，BNP 能反映肺毛细血管楔嵌压（PCWP）的变化。BNP 的水平能很好地区别来自心或肺的呼吸困难，帮助诊断无症状性心力衰竭、舒张性心力衰竭和右心衰竭。血浆 BNP 水平越高，预后越差。在 LVEF 降低的患者，对预测猝死有一定帮助。但应注意，主动脉瓣狭窄、肺动脉栓塞、严重肺动脉高压和急性冠状动脉综合征患者都可有血 BNP 水平升高，老年和肾衰竭易使血 BNP 水平偏高，肥胖易使其偏低。

（五）放射性核素心室造影及心肌灌注显像

放射性核素心室造影可准确测定左心室容积、LVEF 及室壁运动。放射性核素心肌灌注显像可诊断心肌缺血和心肌梗死，对鉴别扩张型心肌病和缺血性心肌病有一定帮助。

（六）心导管测定

可以测定 PCWP、右心房压、心排血量、心排血指数（CI）、体循环阻力（SVR）、肺循环阻力（PVR），以及通过左心室造影观察节段室壁活动和测定 LVEF、dp/dt 曲线等重要指标。在出现急性肺水肿或心源性休克时可做血流动力学监测。

六、诊断和鉴别诊断

心力衰竭的诊断应综合上述病史与检查做出最后决定。Framingham 标准也可作为参考。该标准以阵发性夜间气急、颈静脉扩张、肺啰音、心脏扩大、急性肺水肿、S3 奔马律、中心静脉压增高（＞1.569 kPa）、循环时间最短 25 s、肝颈反流征阳性、治疗 5 d 后体重减少不低于 4.5 kg 作为主要标准，双踝水肿、夜间咳嗽、一般劳累后气急、肝肿大、胸腔积液、肺活量较过去最大值减少 1/3、心动过速（≥120 次/min）为次要标准。如患者具有 2 个主要或 1 个主要加 2 个次要标准以上者，心力衰竭诊断成立。次要标准必须在不能用其他疾病解释的条件下才被采纳。鉴别诊断包括肾衰竭和呼吸系统引起的气急以及肥胖、静脉曲张引起的下肢水肿等。

七、类型和分级

（一）类型

由于各种心力衰竭的心脏损伤和病理生理不同，心力衰竭可有多种类型。心脏的整体功能衰竭称为泵衰竭。此外，尚有收缩功能衰竭和舒张功能衰竭等，各有不同性质，治疗方法各不相同。

1. 泵衰竭和心肌收缩功能衰竭

心肌收缩功能衰竭是泵衰竭的原因之一，但两者并非等同。心肌收缩功能衰竭是指在正常后负荷的条件下,每单位心室肌纤维无力以正常速度作正常间距的缩短或使心室在等容收缩期以正常速度产生正常压力。泵衰竭可以伴或不伴有心肌收缩功能衰竭,例如在严重而突然发生的主动脉瓣关闭不全或严重的急性高血压,由于后负荷过度增加,即使心肌收缩力正常,也可出现左心室泵衰竭。有时因心脏充盈受损,如心肌舒张功能减退、心包填塞或缩窄、心室机械性梗阻(如二尖瓣或三尖瓣狭窄、三腔心房、心房内血栓或肿瘤、纤维性纵隔炎等)或心律失常影响心室舒张时间和心房收缩,虽然心肌收缩功能正常,心泵功能亦可衰竭。目前临床上对心泵功能的评估用心排血指数和心房压来表示。正常心排血指数参考值为 $2.6 \sim 4.2$ L/(min·m²),正常右心房压参考值为 $0 \sim 1.07$ kPa,正常左心房压参考值为 $1 \sim 1.3$ kPa,后者可用 PCWP 表示。对左心室收缩功能的评估可用 EF,正常大于50%。

2. 收缩性心力衰竭和舒张性心力衰竭

收缩性心力衰竭表现为:①左心室增大,收缩末期容量增加,LVEF < 40%。②有基础心脏病变的表现。③有或无呼吸困难、乏力、体液潴留等症状。舒张性心力衰竭具有心力衰竭的症状和体征,但心形不大、收缩功能正常、LVEF > 50%、心室舒张速度减慢、顺应性减退。收缩性心力衰竭易出现 S3 奔马律,舒张性心力衰竭易出现 S4 奔马律,两种心力衰竭可以同时或先后存在。单纯收缩性心力衰竭可见于急性大块心肌梗死或肺栓塞,单纯性舒张性心力衰竭可见于肥厚型或限制型心肌病。两者同时存在则常见于慢性缺血性心脏病,在这种情况下过去的梗死和长期或暂时出现的缺血使心肌的收缩力减退,瘢痕和缺血使心肌顺应性减退。此外,心包填塞或缩窄、心室内机械性梗阻、心动过速都能影响心脏的充盈。

3. 左心衰竭、右心衰竭和全心衰竭

左心衰竭表现为肺循环淤血和心排血量不足。右心衰竭表现为体循环淤血与心排血量不足。因为心肌细胞是联体细胞,左、右心室又紧邻于同一心包内,故左、右心衰竭常同时存在。单纯右心衰竭见于右心室梗死或急性肺动脉栓塞。

4. 急性心力衰竭和慢性心力衰竭

前已述及。

5. 前向性心力衰竭和后向性心力衰竭

前向性心力衰竭的理论认为心力衰竭后心排血量减少,器官组织血供减少,引起心力衰竭的各种临床症状,由于肾血流量减少而引起水钠潴留。后向性心力衰竭的理论认为心力衰竭后心排血量减少,引起心室后方心房和静脉系统的压力增加,从而出现器官组织淤血、水肿等表现。事实上,心力衰竭发展的速度常与不同临床症状的出现有关。例如在左心室大块心肌梗死后患者出现急性肺水肿,似符合后向性心力衰竭的理论。但如患者的肺水肿得到控制,转变为慢性心排血量不足,通过肾素-血管紧张素-醛固酮系统(RAAS)的激活潴留钠和水,使排尿减少,则又符合前向性心力衰竭的理论。

6. 高心排血量心力衰竭和低心排血量心力衰竭

大部分心力衰竭患者为低心排血量,在休息时心排血量较正常人低。有些轻度心力衰竭患者休息时心排血量可能正常,但在运动后或受到某些应激后即降低。高心排血量心力衰竭则不同,虽然在心力衰竭时其心排血量较本人未出现心力衰竭时为低,但在休息时心排血量却较常人为高。这种情况见于严重贫血、甲状腺功能亢进、动静脉瘘等疾病。临床上低心排血量心力衰竭患者周围血管收缩、四肢厥冷、皮肤苍白或发绀、脉压变小。高心排血量心力衰竭患者四肢温暖、脉压正常或变宽。低心排血量心力衰竭患者动脉血与混合静脉血间的氧含量差别大,休息状态下可高于 50 ml/L;高心排血量心力衰竭患者该氧差在正常范围内或变小。这是因为高心排血量心力衰竭常有动脉血分流,未经组织代谢即混入静脉系统,遂使混合静脉血氧含量提高。

7.无症状性心力衰竭和有症状性心力衰竭

无症状性心力衰竭在心力衰竭症状尚未出现前 EF 已经降低,心功能属 NYHA Ⅰ 级。随着病情的发展,大多数将变为有症状性心力衰竭。

8.孤立性心房衰竭

有许多心瓣膜狭窄或心房内肿瘤引起二尖瓣口或三尖瓣口狭窄,使心房排血受阻,引起心房扩大,心房内压力及与之相连的肺、体循环压力升高,引起与心室衰竭相似的肺、体循环充血表现。此时心室功能正常,因此被称为孤立性心房衰竭。例如二尖瓣狭窄、左心房黏液瘤及 Ebstein 畸形引起的右心房衰竭。治疗应针对病因进行手术;药物治疗应减轻心脏前负荷,而不应使用正性肌力药物。

(二)对心力衰竭严重程度的评估

1.NYHA 分级

美国纽约心脏病学会分级(NYHA 分级)根据患者的自觉活动能力将心力衰竭分为 4 级。

Ⅰ级,有心脏病,但平时一般活动不引起疲乏、心悸、呼吸困难等症状。

Ⅱ级,体力活动受到轻度限制,休息时无自觉症状,但一般活动时可出现疲乏、心悸、呼吸困难等症状。

Ⅲ级,体力活动明显受限制,轻度活动即可引起上述症状。

Ⅳ级,不能从事任何体力活动,休息时也出现心力衰竭症状,体力活动后加重。

该分级的优点是简便易行,缺点是分级的依据全凭患者主诉。

2.ACC/AHA 分期

美国 ACC/AHA 分期为结合患者的症状和客观检查,将心力衰竭分为 4 个阶段,有利于防治参考。

A 期,无心脏病变的客观依据,但有发展成心力衰竭的危险,如高血压、糖尿病、代谢综合征、心肌病家属史、用过心脏毒性的药物治疗、酗酒等。

B 期,有结构性心脏疾病,后者容易发展成心力衰竭,但从未有心力衰竭的症候出现,如左心室肥厚或扩大、心瓣膜疾病、陈旧性心肌梗死等。

C 期,有结构性心脏疾病,且曾出现或目前有心力衰竭症状。

D 期患者已处于休息状态,且有充分的药物治疗,但仍有心力衰竭的症状。

B 期相当于 NYHAI 级,C 期相当于 Ⅱ、Ⅲ 级,D 期相当于 Ⅳ 级。

3.Killip 与 Forrester 分级分型

急性心肌梗死常并发心力衰竭,为便于指导治疗,Killip 与 Forrester 对之进行分级分型。

(1)Killip 分级法:以临床症状及体征来判定。

Ⅰ级,无心力衰竭征象。

Ⅱ级,轻度到中度心力衰竭,心尖部舒张期奔马律,肺叶 50% 以下有湿啰音。

Ⅲ级,严重心力衰竭,肺叶 50% 以上有湿啰音或出现肺水肿。

Ⅳ级,心源性休克。

此分级不包括急性右心室梗死并发右心衰竭,并应注意鉴别老年人慢性支气管炎、肺部感染等所引起的肺啰音。

(2)Forrester 分型:改良 Forrester 分型根据血流动力学检查结果,有利于指导重症心力衰竭的治疗。

Ⅰ型,PCWP≤2.4 kPa,心排血指数不低于 2.2 L/(min·m²),临床无肺充血,无周围组织灌注不足。

Ⅱ型,PCWP>1.07 kPa,心排血指数不低于 2.2 L/(min·m²),临床有肺充血,无周围组织灌注不足。

Ⅲ型,PCWP≤1.07 kPa,心排血指数低于 2.2 L/(min·m²),临床有低血压及周围组织灌注不足,无肺充血。此型根据右心室舒张末压(右心房压)是否升高可分为 A、B 两个亚型。Ⅲ A 型,右心室舒张末压低于 0.67 kPa,为绝对或相对血容量不足。Ⅲ B 型,右心室舒张末压高于 1.3 kPa,为右心室梗死。

Ⅳ型,PCWP>1.07 kPa,心排血指数低于 2.2 L/(min·m²),临床有肺充血和周围组织灌注不足。

4. 对患者运动耐力的评估

6min 步行试验(6 - MWT)是根据 6min 步行的距离来评定患者的运动耐力,也可预测患者的预后。Bittner 等提出的方法是在平坦地面上划一 30.5 m 直线,两端各置一坐椅作为标志,让患者沿直线按自己体能往返走动,直到 6 min 结束时测量其步行距离。步行距离小于 300 m 为Ⅰ级,300~374.9 m 为Ⅱ级,375~449.9 m 为Ⅲ级,超过 450 m 为Ⅳ级。Ⅳ级者心功能接近正常。若在步行中发生胸痛、气急、面色苍白、出汗、体力难支,即终止试验。SOLVD (studies of left ventricular dysfunction)试验亚组分析显示,在 8 个月随访期内,Ⅰ级者死亡率为 10.23%,Ⅳ级者为 2.99%(P=0.01);心力衰竭的住院率,Ⅰ级者为 22.16%,Ⅳ级者为 1.99%(P<0.001)。6 - MWT 的绝对禁忌证是 1 个月内曾有不稳定型心绞痛或心肌梗死。相对禁忌证为:①静息心率大于 120 次/min。②收缩压大于 24.0 kPa,舒张压大于 13.3 kPa。③未控制的高血压。

八、预防

(1)必须预防能够损伤心脏的各种高危因素,如高血压、高血脂、糖尿病、风湿活动等。

(2)若心脏受损已经出现,应尽量阻止心肌的继续损害。例如,对心肌梗死或心绞痛患者考虑血运重建和抗血小板治疗;对心瓣膜疾病及先天性心脏病患者考虑手术纠正;对高血压、高血脂、糖尿病患者应严格控制等。

(3)如认为神经内分泌机制已被激活,引起心肌重塑,可考虑使用 ACEI 和(或)β 受体阻滞剂。

九、治疗

(一)一般治疗

如患者已经出现心力衰竭症状,则患者的病期已在 ACC/AHA 的 C 级或 NYHA Ⅱ级,应及时治疗。治疗目标不仅是改善症状、提高生活质量,还要增加心排血量,提高 EF,防止肺淤血。必须控制心肌重构,减少患者以后出现住院和死亡的机会。

1. 去除或缓解基本病因

所有心力衰竭患者都应对导致心力衰竭的基本病因进行评价。对原有瓣膜疾病、心功能在 NYHA Ⅱ级以上的患者和主动脉瓣疾患伴晕厥、心绞痛患者均应给予手术修补或置换瓣膜的机会。对缺血性心脏病伴心绞痛、左心室功能低下,但证实有存活心肌的患者,给予施行冠状动脉血运重建手术的机会。其他如甲状腺功能亢进的治疗、室壁瘤的手术矫正等均有利于改善心功能。

2. 去除诱发因素

应控制感染、治疗心律失常(特别是房颤合并快速心室率)、纠正贫血或电解质紊乱、注意是否并发心肌梗死等。

3. 改变不利于心力衰竭的生活方式

应戒烟、戒酒,肥胖患者减轻体重,控制高血压、高血脂、糖尿病,注意预防感染等。饮食宜低脂,限制盐的摄入,患者应每日测体重以早期发现液体潴留。限制盐的摄入事实上是限制钠的摄入,因此食盐(氯化钠)、苏打(碳酸氢钠)和味精(谷氨酸钠)均在限制的范围内。正常成年人每日摄入食盐量一般在 10 g(相当于钠 4 g)左右。轻度心力衰竭患者应限制在 5 g 左右,中度患者应限制在 2.5 g 左右,重度患者应限制在 1 g。患者可用中号牙膏盖估计,装平一盖约为 1 g。以上所指的量包括食物中原来含有的食盐在内。因此,心力衰竭患者的饮食应给予豆浆、米粥、米饭、无碱面、淡水鲜鱼、鲜肉、鸡蛋、牛奶等含盐量低的食品。一切含钠和潴留钠的药物都应该限制。在严格限制钠摄入时,一般水分不必严格控制,每日以 1.5 ~ 2.0 L 为宜,夏季可适当增至 2.0 ~ 3.0 L。

4. 保持一定程度的活动

我国"慢性收缩性心力衰竭治疗建议"中推荐除重度心力衰竭患者外,心力衰竭患者应每日进行多次步行运动,每次持续 3 ~ 5 min。心力衰竭患者运动耐量下降的重要原因之一是骨骼肌功能紊乱、有氧代谢减少、无氧代谢增加,导致细胞内酸中毒、细胞凋亡和纤维蛋白类型改变。运动训练可以提高患者骨骼肌的有氧代谢,改善其功能和组织学状况,降低血浆 TNF-α 和血清 TNF 受体水平,降低血清去甲肾上腺素和 IL-6 水平,增加 LVEF。

5. 停用某些药物

(1)抗心律失常药:大多具有心脏抑制作用和致心律失常作用。只有胺碘酮、多非利特不影响心力衰竭患者的存活率。

(2)钙拮抗剂:除氨氯地平外均能使心力衰竭患者出现血压降低、心功能降低和心力衰竭加重。

(3)非甾体消炎药:能使心力衰竭患者心、肾功能减退,利尿剂和 ACEI 的疗效降低,特别在肾灌注不良患者,因该类药物能阻滞前列腺素的合成,而后者是一种内源性血管扩张剂。当肾灌注不良时,前列腺素能支持肾小球滤过率,对利尿剂的利钠和 ACEI 的扩血管都能起到一定作用。阿司匹林由于对前列腺素合成的干扰,影响 ACEI 对心力衰竭患者血流动力学和生存率的改善,因此有主张心力衰竭患者需要血小板抑制药时改用氯吡格雷。

(4)细胞因子拮抗剂:如英夫利昔单抗、依那西普等药物具有拮抗 TNF 的作用,临床用于类风湿关节炎、Crohn 病等慢性炎症,对慢性心力衰竭患者会使心力衰竭加重。

(5)内皮素拮抗剂:如波生坦,具有干扰内皮素与其受体的作用,用于肺动脉高压征有效,但长期应用使心力衰竭加重。

（6）正性肌力药物：如多巴酚丁胺、米力农等，短期使用对血流动力学能明显改善，长期使用好处不明显，且有增加心律失常与死亡率的危险，故不宜长用。

6. 调节心脏的代谢

调节心脏的代谢有可能减缓心力衰竭的进展、改善心脏功能。如曲美他嗪，其作用机制是经过选择性抑制长链 3 - KAT 以抑制脂肪酸氧化，使代谢转向更为高效的葡萄糖氧化，生成更多的 ATP。其剂量为 20 μg，每日 3 次。又如 L - 卡尼汀，其作用是使缺氧时堆积在心肌细胞内的长链脂酰辅酶 A 进入线粒体内，减少其对腺嘌呤核苷酸转位酶的抑制，使心脏从以无氧酵解为主回到以脂肪酸氧化为主，改善心肌细胞的能量代谢。其剂量为 1 ~ 3 g，静滴或缓慢静注，每日 2 次。

（二）慢性收缩性心力衰竭的治疗

慢性收缩性心力衰竭的治疗除进行心力衰竭的常规治疗外，很多患者尚需加用药物或其他辅助心室的器械治疗。

1. 利尿剂

凡是心力衰竭患者，如有或曾有体液潴留，可考虑长期给予利尿剂。它能增加尿钠排泄，减轻液体潴留，给药数小时到数日后即可降低肺静脉压和减轻肺淤血、腹水、外周水肿、体重，继续使用能改善心功能和运动耐量。利尿剂应从小剂量开始渐渐增加，一旦病情控制、肺啰音消失、水肿消退、体重稳定，即以最小有效量长期维持，并按液体潴留情况随时调整，使患者的钠平衡得到维持，保持干重，防止体液容量负荷过重。如剂量不足，体内即有液体潴留，会降低机体对其他治疗心力衰竭药物的效果，并有增加 β 受体阻滞剂负性肌力作用的危险。如用量过度会导致倦怠、无力、血容量不足、低血压、低血钾、低血镁，并增加其他能引起肾功能不全药物的危险。因此，必须经常检查血电解质、血压与肾功能，如有低血压、氮质血症而无液体潴留，可能为血容量不足；如低血压、氮质血症伴液体潴留，可能为心力衰竭加重，须行相应的治疗措施。利尿剂的作用是在肾小管特定部位抑制对钠、氯的重吸收。目前临床上用的利尿剂有噻嗪类（如氢氯噻嗪）、美托拉宗（甲苯喹唑酮）、襻利尿剂类（如呋塞米）和保钾利尿剂类（如螺内酯、阿米洛利）等。噻嗪类利尿剂和美托拉宗作用点以远曲小管为主，襻利尿剂的作用点以髓襻为主，保钾利尿剂的作用点以肾皮质的集合管为主。噻嗪类利尿剂在肾小球滤过率低于 30 ~ 40 ml/min 时一般无效，故对重度心力衰竭患者无效。美托拉宗在 20 ~ 30 ml/min 时尚有效。襻利尿剂可使滤过钠的排泄增加 20% ~ 25%，且增加对水的清除，在肾功能损害较重时亦有作用。噻嗪类利尿剂只能使滤过钠排泄增加 5% ~ 10%，因此只适用于肾功能正常的心力衰竭患者，而襻利尿剂可用于肾功能不佳、需要显著利尿的重症心力衰竭者。静注襻利尿剂的作用较口服强，如再加用其他类利尿剂作用可再增强效果。保钾利尿剂阿米洛利和氨苯蝶啶作用于肾远曲小管和集合管，在该处阻滞 $Na^+ - K^+$、$Na^+ - H^+$ 交换，促使肾脏利钠保钾。螺内酯竞争性地抑制醛固酮，因此同样地抑制 $Na^+ - K^+$、$Na^+ - H^+$ 在远曲小管和集合管的交换，促使肾脏利钠保钾。单独使用保钾利尿剂的利尿作用不强，如与襻利尿剂和（或）噻嗪类同用，则由于作用不在同一部位，效果可以相互增强，而且可以减少出现高血钾或低血钾的机会。保钾利尿剂不应使用于血清 $[K^+]$ > 5 mmol/L、肾衰竭或有低血钠的患者。

利尿剂的不良作用主要为：①电解质失衡。低钾、低镁可引起严重的心律紊乱，在同时服用毛地黄类药物时更危险。此外，低钠、低氯、碱中毒时亦可出现低钾。②利尿剂对心力衰竭患者能进一步激活神经内分泌系统,促使心室重构更进展。③低血压、氮质血症和血容量不足。④对尿酸排泄与糖耐量不利。⑤个别患者可以出现皮疹、血小板减少、粒细胞减少。呋塞米可以引起耳聋。⑥保钾利尿剂可以引起高血钾和高血心血管疾病镁。螺内酯还可引起男性患者阳痿和乳房发育。

常用的利尿剂剂量见表6-1-3。

表6-1-3　常用利尿剂剂量表

药物	起始剂量	最大剂量
襻利尿剂		
布美他尼	0.5~2 mg,每日1~2次	10 mg/d
呋塞米(速尿)	20 mg,每日1~2次	100 mg,每日2次
托拉塞米	5~20 mg,每日1次	200 mg/d
保钾利尿剂		
阿米洛利	使用ACEI的患者,每日1次;未使用ACEI的患者5~10 mg,每日1次	20 mg/d
氨苯蝶啶	50~75 mg,每日2次	200 mg
螺内酯	12.5~25 mg,每日1次	50 mg
噻嗪类利尿剂		
环戊氯噻嗪	0.25~0.5 mg,每日1次	1 mg/d
氯噻酮	25~100 mg,每日1次	200 mg/d
氢氯噻嗪(双氢氯噻嗪)	25 mg,每日1次	100 mg/d
其他利尿剂		
美托拉宗	2.5 mg,每日1~2次	10 mg/d
吲达帕胺	1~2mg,每日1次;或2.5~5 mg,每日1次	5 mg/d

2. ACEI

因为利尿剂不能阻止心室重构的进行,而促使心室重构的RAAS在心力衰竭发展过程中很早就被激活,因此当利尿剂使患者的液体潴留得到解除后就应及时使用ACEI与β受体阻滞剂。通过大规模临床试验发现,ACEI不但能改善患者的临床症状、增加心排血量、降低PCWP,还能减少住院与死亡危险的20%~30%。疗效出现于用药数周或数月后。因此,心力衰竭患者即使无症状,都应长期使用ACEI,除非有禁忌证或无法耐受。

ACEI对心力衰竭的作用主要通过下列途径:①抑制RAAS:ACEI能抑制使Ang I转化为Ang II的转化酶活性,限止血管紧张素II引起的血管收缩,改善对重要器官的灌注,减少心脏后负荷,增加心排血量。②干扰RAAS,减少醛固酮分泌,减少钠的潴留和钾的排出。③作用于激肽酶II,抑制缓激肽的降价,增加缓激肽活性及其所介导的前列腺素和氧化氮的生成,使血管扩张。但由于缓激肽活性的增加,也可以引起咳嗽。④抑制交感神经的兴奋性和毒性以及抑制RAAS都能改善心室与血管的重构。

ACEI的使用必须从极小剂量开始,如能耐受,3~7 d后可将剂量翻倍。如能渐渐增加到大规模临床试验时所用之量,则效果更能保证。但在实际临床诊治中,药量应个体化,并须定期监测肾功能与血清钾。

ACEI重要的不良反应有血压降低、肾功能恶化与钾潴留。如患者出现血压降低或肾功能减退,可调整利尿剂、降压药或其他扩血管药的剂量,或改变服药时间,以避开几种降压药的峰作用时间。应尽量维持使用ACEI,待心力衰竭稳定后再加用β受体阻滞剂。血压降低易发生在血压已有降低、血容量不足、肾前氮质血症(特别是由利尿所致)和低钠血症的患者,也常见于递增剂量的最初数日。因此,在增加剂量后的数日或至少在2周内要查询患者有无血压降低、肾功能减退及血钾情况。对ACEI曾有致命性不良反应的患者,如血管神经性水肿、无尿性肾衰竭或妊娠妇女,绝对禁用ACEI。以下情况需慎用:①双侧肾动脉狭窄。②血肌酐水平升高,高于225.2 μmol/L(3 mg/dl)。③高血钾,高于5.5 mmol/L。④低血压,收缩压低于10.7 kPa。⑤咳嗽无法耐受。⑥有胶原血管病。⑦同时在用螺内酯。ACEI突然停止会使临床情况恶化,故除致命性并发症(如血管神经性水肿)外,应避免突然停药。常用ACEI剂量见表6-1-4。

表6-1-4　常用ACEI剂量表

药物	半衰期(h)	起始剂量(mg)	目标剂量*
卡托普利	3	6.25	50 mg,每日3次
依那普利	11	2.5～5	10～20 mg,每日2次
赖诺普利	12	5	20～40 mg,每日1次
雷米普利	9～18	2.5	10 mg,每日2次
培哚普利	24	2	8～16 mg,每日1次

　*目标剂量系文献中推荐,临床处理应个体化。

3.血管紧张素Ⅱ受体(AT1)拮抗剂(ARB)

ARB是一种作用于AT1的药物,比ACEI能更完全地阻断AngⅡ的作用。ARB对心力衰竭患者血流动力学的效应,以及改善运动耐力、心功能和心力衰竭症状等方面与ACEI相仿。因根据现有临床研究,ARB长期治疗后降低心力衰竭死亡率和病残率的作用尚不比ACEI优越,而且缺乏通过缓激肽所引起的作用,故一般对心力衰竭患者先用ACEI,如有咳嗽、血管神经性水肿等不良反应或效果不满意时则可改用ARB。常用ARB剂量见表6-1-5。

表6-1-5　常用ARB剂量表

药物	半衰期(h)	起始剂量(mg)	目标剂量*
氯沙坦	2	25	50～100 mg,每日1次
缬沙坦	6	40	80～160 mg,每日2次
厄贝沙坦	11～15	75	150 mg,每日1次
坎地沙坦	9	4	16～32 mg,每日1次
依普罗沙坦	5～9	200	400 mg,每日2次

　*目标剂量系文献中推荐,临床处理应个体化。

4. 醛固酮拮抗剂

过去认为醛固酮仅引起钠潴留和钾、镁的丢失。现在发现它还促使儿茶酚胺释放、血管内皮功能失调,增加纤溶酶原激活剂抑制物对纤溶的抑制,促使心肌和周围血管纤维化。醛固酮拮抗剂螺内酯不仅能帮助心力衰竭患者保钾、保镁、利尿,还可以减少心肌纤维化和心室重构,有助于控制高血压、改善血管顺应性。大规模临床试验证实它能降低心力衰竭患者的住院率和死亡率。因此,对 NYHA Ⅲ~Ⅳ级,特别是心肌梗死后左心室收缩功能减退(LVEF ≤40%)的患者,在使用 ACEI/ARB 与 β 受体阻滞剂外,除非有高血钾或肾功能减退,应尽早使用螺内酯。螺内酯用于抑制心血管重构的剂量为 12.5~25 mg,每日 1~2 次;用于利尿的剂量为 12.5~25 mg,每日 3 次。为避免出现血钾过高,在用药前应先检查肾小球滤过率,并经常测定血钾。在已用固定量 ACEI 与 β 受体阻滞剂的情况下,如血清肌酐不高于 221 μmol/L(2.5mg/dl,男性)或不高于 176.8 μmol/L(2.0 mg/dl,女性),血清$[K^+]$≤5 mmol/L,而肾小球滤过率不低于 60 ml/min 时,可用螺内酯 25 mg/d。并在用药后 1 周、1 个月及以后 3~6 个月监测血清钾。如肾小球滤过率为 30~60 mmol/min,应在更短期限内监测血钾。如肾小球滤过率低于 30 mmol/min 或基础血钾高于 5 mmol/L,则不宜用醛固酮拮抗剂。如患者需要排钾,可用噻嗪类或襻利尿剂。高血钾易见于老年、慢性肾病、肾小球滤过率低、糖尿病,以及同时使用 ACEI、非甾体消炎药、β 受体阻滞剂、环孢素、他克莫司、保钾利尿剂和补充钾盐的患者。螺内酯的另一个不良反应是无选择性地影响其他类固酮受体,引起男性乳房发育、阳痿,或女性月经周期紊乱、乳房胀痛等。依普利酮是另一种醛固酮拮抗剂,它选择性地作用于醛固酮受体,因此不会引起上述不良反应,其剂量为 25~50 mg/d。

5. β 受体阻滞剂

心力衰竭时心排血量的减少使肾上腺素能 α1、β1、β2 受体,特别是既受体长期过度激活,致心脏受到进一步损害。持续使用 β 受体阻滞剂能减轻心力衰竭症状,提高运动耐量,缩小已扩大的心脏,增加 EF,减少心律失常的发生。据统计,ACEI 能减少心力衰竭患者住院率和死亡率的 20%~30%,加用 β 受体阻滞剂后能再减少主要临床事件 30%~40%。因此,虽然 β 受体阻滞剂有负性肌力作用,却有益于心力衰竭的恢复。β 受体阻滞剂有许多种类,各具特性,在大规模临床试验中证实最能改善患者生存率者为美托洛尔缓释片、比索洛尔与卡维地洛三种。

由于交感神经的激活在心脏受到初始损伤后很早就开始,因此当心脏受损患者的 EF 有减损时,虽无心力衰竭现象,也可使用 β 受体阻滞剂。但由于该药的负性肌力作用,对于已有液体潴留的心力衰竭患者应在潴留消除、病情稳定,并在利尿剂、ACEI 已经使用且剂量已调整到最适宜的情况下再起用。从小剂量开始,密切观察体重、心率、血压与心力衰竭症状。如无不良反应,每 2 周可以加量。如用药后体重增加、液体潴留、气急增加,可追加利尿剂剂量,或减少 β 受体阻滞剂剂量。如有血压降低,可减少其他可使血压降低的药物,或减少 β 受体阻滞剂剂量,有时可将两种药的服用时间分开,以免作用的高峰时间相遇。务求 β 受体阻滞剂能缓慢不断地向最大耐受量递增,并长期使用。其疗效将在用药后数周到数月才显示。如必须中途停药,最好先减半量后再渐渐递减,不宜突然停药。在使用过程中如患者感到乏力、头晕,轻者不必治疗,重者减少利尿剂或改用其他有效的 β 受体阻滞剂。如出现心动过缓,心室率低于 60 次/min 或出现Ⅱ度及以上房室传导阻滞时应停药,必要时也可植入起搏器以维持 β 受体阻滞剂继续使用。如心功能进一步代偿失调,在增加利尿剂剂量外,缓撤β受体阻滞剂,并可加用米力农或多巴酚丁胺。β受体阻滞剂的禁忌证为:①支气管痉挛性疾病。②心动过缓,心率低于60次/min,Ⅱ度及以上房室传导阻滞。③急性心力衰竭。④NYHA Ⅳ级患者大多不宜用β受体阻滞剂。

常用β受体阻滞剂剂量见表6-1-6。

表6-1-6　常用β受体阻滞剂剂量表

药物	起始剂量	目标剂量 *	
		<75~85 kg	≥75~85 kg
美托洛尔缓释剂	12.5 mg,每日1次	200 mg,每日1次	200 mg,每日1次
比索洛尔	1.25 mg,每日1次	5 mg,每日1次	10 mg,每日1次
卡维地洛	3.125 mg,每日2次	25 mg,每日2次	50 mg,每日2次

＊目标剂量系文献中推荐,临床处理应个体化。

6.洋地黄类药物

洋地黄类药物被用于治疗心力衰竭已200余年,几十年来认为其疗效来自药物的正性肌力作用,由洋地黄抑制心肌细胞上的 $Na^+ - K^+ - ATP$ 酶,使细胞内 Na^+ 增高,促使 $Ca^{2+} - Na^+$ 交换,于是心肌细胞内 Ca^{2+} 增加,心肌收缩力增强。近来发现它还抑制迷走神经传入神经的 $Na^+ - K^+ - ATP$ 酶,提高颈动脉窦和心脏压力感受器的敏感性,转而使中枢神经系统下达的交感兴奋性和循环中的正肾上腺素浓度减少。此外,它通过抑制肾脏的 $Na^+ - K^+ - ATP$ 酶,减少肾小管对钠的重吸收,增加钠向肾远曲小管的释放,并使肾素分泌减少,因此它也起到减轻神经内分泌系统激活的作用。治疗量的洋地黄降低窦房结和心房的自律性,提高交界区和浦肯野纤维的自律性,减慢房室交界区的传导速度,缩短心房和浦肯野纤维的有效不应期。中毒量洋地黄能抑制传导系统,也能使心脏不同组织的自主起搏增多,后者在血钾过低时更易出现。对心肌细胞传导性的抑制常间接通过迷走神经所致,自主起搏增多系晚期后除极所引起的触发活动,主要为细胞内 Ca^{2+} 过多所致。

洋地黄有很多制剂,目前最常用的是地高辛。在轻到中度心力衰竭患者,用药1~3个月后可以减轻症状、提高生活质量和运动耐受性、改善EF。由于长期应用是否能减少死亡率目前尚无定论,因此常认为地高辛只对减轻症状有效,仅用于慢性心力衰竭有EF减低,经过利尿剂和ACEI治疗仍有症状的患者,以减轻症状。其实地高辛对症状严重和收缩功能较差的患者常较有效,可以对这类患者在应用β受体阻滞剂前先用地高辛,待改善病情后再加β受体阻滞剂,更容易奏效。对伴有快速心率的房颤或阵发性室上速的心力衰竭患者,地高辛应作为首选药物。对于无症状的左心室功能减退患者,目前并不主张用地高辛。

地高辛的剂量一般为0.125~0.25 mg/d,在消瘦、老年(大于70岁)或肾功能不良[血清肌酐高于132.6 μmol/L(1.5 mg/dl)]的患者剂量应减少。如欲控制房颤的心室率,剂量可能需要大些。用放射免疫法可测定血清地高辛浓度,但地高辛的疗效与血药浓度不成正比,地高辛浓度也不需常规测定。对于肾功能不佳或联用其他有相互作用的药物时,应在开始后的7~10 d测定,一般浓度在0.5~1.0 ng/ml较为适宜。低于0.5 ng/ml表示地高辛的治疗量不足。地高辛的不良反应主要表现为心律失常、消化道症状和神经系统症状。这些症状出现时血清地高辛浓度常高于2 ng/ml,但症状也可发生在浓度较低,尤其是伴有低钾血症、低镁血症、高钙血症,以及有缺氧、老龄、体重轻、肾功能差等情况时。大环内酯抗生素、胺碘酮、伊曲康唑、环孢素、维拉帕米、奎尼丁、螺内酯、普罗帕酮、氟卡尼等药物都可增加血清地高辛浓度,增加其中毒机会,联合应用时应将地高辛的剂量减半,质子泵抑制剂和一些抗生素能增加消化道对地高辛的吸收,临床应用时应予以注意。

洋地黄中毒的表现与处理。

(1)心血管方面如患者在使用洋地黄过程中出现窦性静止、窦房传导阻滞和房室传导阻滞,心率突然转慢或转快,心律突然变为不规则或规则,出现加速性交界性节律、房速或室速,伴有频发交界性逸搏或室性早搏的房颤,伴有房室传导阻滞的异位心律,多源性室性早搏呈二联律及双向性或双重性室速,均提示有出现洋地黄中毒的可能。

如出现心律失常同时又有低血钾,应立即补钾,并停用排钾利尿剂。如钾盐无效,血钾正常,可用苯妥英钠或利多卡因静注。超速起搏亦有效。但禁用电复律,以防室性心律失常恶化。对Ⅱ度及以上窦房或房室传导阻滞,可用阿托品静注。如心室率过慢,则可用临时心室起搏。异丙肾上腺素在洋地黄中毒时易诱发室性心律失常,不宜应用。洋地黄特异性抗体地高辛 Fab 抗体片段能迅速逆转洋地黄所起的作用,38 mg(1 vial)洋地黄特异性抗体能中和0.5 mg 地高辛。其指征为有生命危险的心律失常如反复出现室速、室颤等,效果良好。由于该抗体的半衰期较地高辛为短,因此在用药24～48 h 后血地高辛浓度可以再度增加,毒性症状又反复出现,须及时将抗体补足。

(2)消化道症状如食欲不振、恶心、呕吐,神经系统和视觉症状如眩晕、定向障碍、意识错乱、视觉障碍、黄视等,亦提示洋地黄中毒可能。在停药后均能自动缓解,不需特殊用药。

7. 扩血管药物

能扩张小静脉的药物主要有硝酸酯类、BNP、ACEI、ARB;能扩张小动脉的药物有双肼屈嗪、钙拮抗剂、硝酸酯、BNP、α1 受体阻滞剂、ACEI、ARB。使用扩血管药物的目的为降低周围血管阻力,减少心脏前(后)负荷,减少室壁张力与氧需。从实际使用效果看,硝酸酯类对高血压伴功能性二尖瓣关闭不全、肺动脉高压和阵发性夜间气喘的患者均能减轻症状,且能增加运动耐量,但远期效果并不理想。剂量为硝酸异山梨酯 10～20 mg,每日 3～4 次,或长效单硝酸异山梨酯(异乐定)50 mg,每日 1 次。联合应用硝酸酯类与双肼屈嗪 25～100 mg,每日 3 次,可降低死亡率,但效果仍较 ACEI 为差,且两者单独使用均不能改善心力衰竭患者的死亡率,因此目前并不常规使用于慢性心力衰竭,主要用于不能耐受 ACEI 类药物的患者。对急性心力衰竭,则硝酸酯类能起重要作用,但对于那些依赖左心室充盈压升高以维持心排血量的阻塞性心瓣膜病或左心室流出道梗阻的患者不宜应用。α1 受体阻滞剂治疗心力衰竭的效果不定,钙拮抗剂治疗心力衰竭的效果不佳。ACEI 效果最好,可能还与许多其他作用有关。

8. 正性肌力药物

(1)cAMP 依赖性正性肌力药:主要是肾上腺能受体兴奋剂多巴胺、多巴酚丁胺,以及磷酸二酯酶抑制剂氨力农、米力农。这些药物不能改变心力衰竭的死亡率,而是使心肌内 cAMP 浓度增加,细胞内 Ca^{2+} 浓度亦增加。它可增加心肌收缩力,扩张周围血管,但也可能加重心肌缺氧,降低冠状动脉灌注压,加速心率,容易触发室性心律失常。其应用指征为:①各种原因引起的急性心力衰竭,如心脏手术后心肌抑制所致的急性心力衰竭等。②慢性心力衰竭患者病情变化,对利尿剂、地高辛和血管扩张剂联合治疗无效时可短期应用,有助于病情的稳定和争取下一步治疗的机会。③对心力衰竭患者不主张长期使用 cAMP 依赖性正性肌力药物,这会增加死亡率。只有在心力衰竭非常严重并危及生命时才应用。

(2)对钙增敏的正性肌力药:左西孟旦是一种钙增敏剂,能增加肌原纤维对 Ca^{2+} 的敏感性,从而发挥其正性肌力作用。它能开放 ATP 敏感的 K^+ 通道,使血管扩张。因为它的正性肌力作用并不牵涉到 β 受体,因此它的血流动力学作用不会被 β 受体阻滞剂所减弱。它对严重低心排血量心力衰竭患者较多巴酚丁胺更能改善血流动力学,用药后 6 个月的死亡率较多巴酚丁胺为低。与安慰剂比,静滴左西孟旦 $0.05 \sim 0.6\ \mu g/(kg \cdot min)$ 能使每搏量增加 28%,心排血指数增加 39%,降低 PCWP、右心房压与肺动脉压。其改善程度为剂量依赖性。

9. 心脏再同步治疗(CRT)

心脏失同步化是指心脏在收缩时丧失了房室间、左右心室间甚至左心室局部之间的协调运动,从而减弱了心室收缩功能,造成二尖瓣反流,减少左心室充盈,增加前负荷,降低心排血量。CRT 是在传统右心房、右心室双心腔起搏基础上增加左心室起搏,以恢复房室、室间和室内运动的同步性。设定适当的房室间期可实现房室的同步运动,减少二尖瓣反流,延长左心室充盈时间,恢复心房收缩对左心室充盈的帮助。设定适当的室间间期,纠正左、右心室收缩的时差,从而避免室间隔矛盾运动,增加心排血量。此外,CRT 通过刺激左心室较晚激动部位的心肌,可使左心室心肌同步收缩,协调地向心运动以提高心脏的排血效率,同时改善左心室舒张。长期应用还可改善神经激素环境、逆转心室重构。

目前结合我国情况,我国 CRT 治疗的 I 类适应证为同时满足以下条件者:①缺血性或非缺血性心肌病。②充分抗心力衰竭药物治疗后,心功能仍能在Ⅲ级或不必卧床的Ⅳ级。③窦性心律。④LVEF≤35%。⑤LVEDD≥55 mm。⑥QRS 时限≥120 ms 伴有心脏运动不同步。Ⅱa 类适应证为:①充分药物治疗后心功能好转至Ⅱ级,并符合 I 类适应证其他条件。②慢性房颤,又符合 I 类适应证其他条件者可行 CRT 治疗,部分患者可结合房室结射频消融以保证有效夺获双心室。

10. 抗凝剂

对有房颤或有过栓塞史的患者应抗凝,对急性心肌梗死后有心室血栓形成的患者应抗凝。心力衰竭患者因有肝充血、吸收不良,用药又多,抗凝难控制,但有心室血栓者,偏向抗凝治疗药物选用华法林,并监测 INR。

11. 慢性收缩性心力衰竭的治疗原则

治疗慢性心力衰竭的众多药物和方法必须针对不同患者的不同病期和病理生理状态作个别处理。一般可根据 NYHA 分类或 ACC/AHA 分期来设计的治疗方案。如药物或 CRT 无效,而病情严重者,可考虑心脏移植与心室辅助装置。

(三)难治性心力衰竭的治疗

慢性心力衰竭经过利尿、ACEI、β 受体阻滞剂、扩血管药物、正性肌力药物的应用后一部分患者改善了症状,延长了寿命。还有一部分患者随着年龄增长和心脏疾患的反复,功能渐渐减退,有的更难治疗,大致有以下几种形式。

1. 顽固性水肿

顽固性水肿患者口服利尿剂失效,水肿无法控制,体重明显上升,此时应深入找寻诱因,尽量治疗基础病变,不宜再用 ACEI 或 β 受体阻滞剂,并可考虑下列问题:①是否饮食不按医嘱?②有无同时服用非甾体消炎药? 如有,应立即停止。③是否合并其他疾病,如肾衰竭、肺炎、心律失常？④是否右心衰竭加重、肠系膜充血而影响利尿剂吸收？是否左心衰竭加重、肾血流量减少而影响利尿剂在。肾脏作用部位的释放？需要增加利尿剂剂量？如口服利尿剂难吸收，静注呋塞米可使其高浓度进入循环，可能起效。⑤试再加作用于肾小管其他部位的药物，如美托拉宗可能有效。如因此引起大量利尿，要注意低血钾和低血镁。⑥是否因为某些扩血管药物（如 ACEI 等）降低肾脏灌注，从而降低利尿剂的效果？如是，应停止。⑦如再无效，可加用能够增加肾血流量的药物如多巴胺或再加多巴酚丁胺可能有效。⑧静注 BNP可能有效。目前供治疗用的 BNP 为重组人类 BNP（奈西立肽）。⑨用血液透析、腹膜透析方法可能有效。

2. 低钠血症

低钠血症是指血清钠浓度低于 135 mmol/L，可因机体缺钠引起，也可因血清钠浓度被细胞外液体稀释所致。在严重的晚期慢性心力衰竭患者，常以后者为多见。

（1）稀释性低钠血症：其原因多与慢性心力衰竭的肾血流动力学改变、神经体液因素改变、多用利尿剂或严格限制钠盐而未限制摄水有关。有许多慢性心力衰竭患者的 AVP 与BNP 分泌增多。AVP 有抗利尿作用，它通过拮抗肾脏 V2 受体，抑制水分排泄，并改变尿素与钠在肾脏的再吸收，使大量水分潴留在体内，稀释血液。BNP 又有排钠作用。两者一起更促进血钠浓度降低。长期使用利尿剂，特别是保钾利尿剂和襻利尿剂，使血压降低、血钠降低、肾血流量降低、血浆渗透压降低，而血尿素则常升高。以上这些都是心力衰竭患者出现低血钠的重要原因。据统计，慢性心力衰竭伴有低钠血症者，3 年死亡率较慢性心力衰竭血钠正常者高 1 倍以上。

临床上这类患者血容量增多、静脉充盈、全身水肿甚至脑水肿、血液稀释、血细胞比容降低。对稀释性低钠血症患者的治疗首先要限制进水，在必须使用利尿剂的时候更要限水。对襻利尿剂和保钾利尿剂的使用要非常慎重。ACEI 能减低肾小球滤过率，有可能引起血尿素升高，使用时剂量要小。如出现脑水肿、抽搐，可用 20% 甘露醇静滴再加静注呋塞米脱水。有建议在短期内使用地塞米松或乙酰唑胺，数日后再应用襻利尿剂，但疗效不肯定。目前试用的托伐普坦是一种口服的非肽类 V2 受体拮抗剂。托伐普坦和 V2 受体结合后能减少肾血管阻力，使肾血流量增加、肾小球滤过率增加，排出大量稀释尿。Gheorghiade 等对有体液容量过多的心力衰竭患者，将托伐普坦 30～90 mg/d 加入原来的标准心力衰竭治疗方案（包括利尿剂在内）或单独使用后，发现其能增加排水、减轻体重、提高血钠水平，60 d 后对血压、心率、电解质（包括血钾）平衡或肾功能均无不良影响。对失代偿的心力衰竭患者和明显水肿、低血钠患者更有益。目前对托伐普坦效果的最后评估尚有待大规模临床试验证实。

（2）缺钠性低钠血症：即低钠血症完全由机体缺钠引起。患者有限钠和反复利尿的病史，表现为脱水、体重减轻、血容量减少、静脉塌陷、血压降低、尿比重高、血液浓缩、血细胞比容增加。

对于轻症缺钠性低钠血症患者应暂停利尿，在饮食中适量加盐。对病情严重者，静脉给予生理盐水，少量多次补充，但须缓慢滴入，以免加重心力衰竭。

3. 心排血量减少伴全身组织灌注不足

难治性心力衰竭患者可以不出现肺或全身淤血和水肿，但有明显乏力、气短、运动受限、四肢厥冷、尿少、氮质血症，甚至低血压、神志模糊。此时血流动力学已不稳定，由于灌注不足，极易引起终末器官功能衰竭、休克或死亡。治疗目标应针对心脏功能和器官灌注的改善以及全身血流动力学的维持。

(1)使用正性肌力药物改善心肌收缩,需要时再用加压药支持全身系统的血压。正性肌力药物能刺激心脏收缩,增加心排血量,也同时扩张周围血管,使 PCWP 降低,增加对周围器官的灌注。这些药物包括增加心肌内合成 cAMP 的多巴酚丁胺等,减少心肌内 cAMP 降解的米力农等,以及增加肌原纤维对 Ca^{2+} 敏感性的左西孟旦。米力农和多巴酚丁胺相比,米力农的扩血管作用较强,持续时间较长,如有不良作用则持续时间亦较长,出现耐药性较少,但引起低血压的机会较多。因为两药作用的部位不一样,联用两药对某些非缺血性心肌病可能特别有用,但要注意两药均能使心率增快、心肌缺血增加,出现心律失常的机会也增加。同样,由于作用部位不一样,慢性心力衰竭长期服用 β 受体阻滞剂的患者如因代偿失调需用正性肌力药,亦以米力农类为佳。多巴酚丁胺的用法是连续静滴,开始为 $2 \sim 3$ μg/(kg·min),以后可渐渐增加到 $2.5 \sim 10$ μg/(kg·min),最大可达 20 μg/(kg·min)。米力农开始时一次 25 μg/(kg·min),$10 \sim 20$ min 内静注;继以静滴 $0.375 \sim 0.75$ μg/(kg·min),最大剂量可达 1.13 mg/(kg·min)。短期单用或合用两药均对难治性心力衰竭有效,但长期应用能增加心脏事件(包括死亡),应予避免。如 cAMP 依赖性正性肌力药无效,亦可用左西孟旦。

(2)对液体的处理:应将患者维持于干重而不影响周围组织灌注。应同样重视血流动力学测定(PCWP、心排血指数、中心静脉压)和临床观察的结果,相互参考。

(3)CRT。

(4)用升压药支持血压常用的是多巴胺和去甲肾上腺素。多巴胺作用于心脏和周围循环中的多巴胺受体亚型 DA1、DA2 受体以及 β1、α1 受体,其综合的血流动力学作用与剂量有关。低剂量[<2 μg/(kg·min)]刺激 DA1、DA2 受体,扩张肾和内脏血管;中剂量[$2 \sim 10$ μg/(kg·min)]作用于 β1 受体,增加心排血量;大剂量[$5 \sim 20$ μg/(kg·min)]刺激 α1 受体,使 PCWP、SVR、血压和心率均增加,但使肾血流量下降。多巴胺有助于同时出现肺淤血和周围组织灌注不足的患者。对于血压正常而有肺淤血者用小剂量多巴胺可增加肾血流量,单用或与多巴酚丁胺联用可增加呋塞米的利尿效果。大剂量多巴胺对血压降低、周围器官灌注减少患者的血压有支持作用。去甲肾上腺素在治疗量时能刺激 α1 和 β1 受体。由于没有 DA1 受体的效应,其增加全身血管阻力和血压的程度较多巴胺为强。由于其对全身血管收缩的程度较强,即使在心排血量因 β1 受体刺激而增加时,它仍能使肾血流量减少。因此它只用于休克且对多巴胺无效的患者。剂量一般为 $0.02 \sim 0.04$ μg/(kg·min)静滴,调节滴速到满意血压水平。维持量为 $2 \sim 44$ μg/min,极量为 254 μg/min。

两种药物均可产生严重的不良作用。刺激 α 受体过多会引起周围血管收缩,影响到器官的灌注;如局部有药液溢出,则引起组织坏死。刺激 β 受体过多会引起严重的房性、室性心律紊乱与心肌缺血。刺激 DA1 受体过多会引起恶心、呕吐。

(5)机械手术方法和心脏移植:如药物无效,可用主动脉内球囊反搏(IABP)、心室辅助等方法稳定难治性心力衰竭的病情,直至行心脏移植。IABP 对急性心肌梗死、急性心肌缺血引起的心源性休克,特别是同时存在室间隔缺损、乳头肌断裂等并发症时,能有效地稳定病情。心室辅助的短期应用对于临床和血流动力学的稳定有较好效果,因此在等待心脏移植的过程中,该治疗方法的死亡机会较对照组减少 48%;长期应用则易引起感染、血栓栓塞、出血和辅助器失效。如做心脏移植,则 1 年存活率为 80%～90%,5 年可达到 60%～70%,生活质量亦明显提高。

（四）舒张性心力衰竭和高心排血量心力衰竭的治疗

1. 舒张性心力衰竭（亦称射血分数正常的心力衰竭）

舒张性心力衰竭的治疗需要纠正过度的容量负荷，但此时心脏搏出常很依赖于前负荷，过分的利尿和静脉扩张会使心室充盈不足，引起血压降低。因此，理想的治疗目标是在防止气急与肝肿大的同时能保持足够的心排血量。当血流动力学经治疗得到稳定，充血症状消失后，治疗应针对发病原因如高血压、心动过速、心肌缺血等。β受体阻滞剂、钙拮抗剂、ACEI、ARB、醛固酮拮抗剂对舒张功能不全可能有帮助。曾有报道磷酸二酯酶抑制剂依诺昔酮在舒张功能急性减退时能使其改善，但尚有待于进一步证实。他汀类药物的效果亦在试验中。为防止心力衰竭的反复出现，需要特别注意控制血压和心率，维持窦性心律，保持房室顺序传导，保证舒张期充分的容量，限制钠盐，监测体重，调整利尿剂，建立适宜的体力活动方案。

2. 高心排血量心力衰竭

高动力性循环（或称高动力性心脏状态，hyperkinetic cardiac state）是指静息状态下心排血指数大于 4 L/（min·m2）。如果患者心脏原来就有病变，极易引起心力衰竭，表现为高心排血量心力衰竭，但心排血量比其未出现心力衰竭时已减低，不再能满足机体代谢的需要。虽然患者心排血量在心力衰竭时仍高于正常人，但因机体常存在动脉向静脉的分流，周围组织对氧供的需求只能依靠增加心排血量才能得到维持。这一类患者虽然有淤血、水肿等心力衰竭症状，但循环常呈血流加快、静脉回流与心脏前负荷过多、脉搏宽大、四肢温暖、血循环时间不延长等特点。临床上可以引起高心排血量心力衰竭的疾病有贫血、先天性或获得性动静脉瘘、甲状腺功能亢进、维生素 B1 缺乏病（脚气病）、妊娠、肝硬化、肺源性心脏病、肾小球肾炎、真性红细胞增多征、极度肥胖、类癌综合征与肢端肥大征等，也偶见于 Paget 病、纤维异常综合征和多发性骨髓瘤等。

治疗方面，以严重贫血所引起的高心排血量心力衰竭为例，其处理应非常及时。治疗成功的关键在于纠正贫血以减轻对高心排血量需要的同时，要防止血容量迅速增加所引起的心力衰竭加重。患者应卧床休息、给氧，然后缓慢静滴红细胞悬液 200～400 ml/d，同时积极利尿，可给呋塞米 40 mg 静注，每 8～12 h 一次。严密观察患者是否有气急与肺啰音加重。如有肺水肿出现，应停止或减慢红细胞输入。因为此类心力衰竭本身已处于血管充分扩张状态，扩血管药物的效果常不明显。对引起贫血的原因应尽快做出诊断，及时纠正。

又如脚气病性心脏病为维生素 B1 缺乏引起，患者呈高动力性循环状态，有水肿、脉压增宽、小动脉与表皮血管扩张、心率增快、心脏有杂音与奔马律、心脏扩大，左、右心室可同时衰竭。严重者心力衰竭呈暴发性出现，可在 48 h 内死亡。有时表现为低血压、乳酸性酸中毒、心动过速，在数小时内出现心源性休克与肺水肿。单用洋地黄和利尿剂治疗的效果不佳，应立即给予维生素 B1 50～100 mg，加入 5% 葡萄糖液 20 ml 中静注，以后根据情况每 4 h 给予 20～50 mg 静注 1 次，至心力衰竭现象消失为止；或每日肌注 100 mg，连续 7～10 d，以后改为口服。洋地黄和利尿剂可以帮助心力衰竭恢复。这类患者有营养不良史与长期饮酒史，常有舌炎、神经炎、血硫胺素浓度降低，血清丙酮酸浓度增加而红细胞转酮酶活性降低，对维生素 B1 治疗的良好反应有诊断价值。

（五）心肌顿抑和心肌冬眠的治疗

1. 心肌顿抑

为引起心功能不全的原因之一。如果发生在冠状动脉病变严重、原有心功能较差的基础上,可导致心力衰竭,增加死亡机会。在缺血区面积较大的不稳定型心绞痛或急性心肌梗死,虽然将缺血已经解除,因为有可能存在顿抑,仍须严密监护,注意对循环的支持和心排血量的恢复。如急性心肌梗死早期溶栓成功后心室仍存在大片无运动区,应尽快判断其原因属心肌顿抑或心肌坏死。重建血运对前者有益,而对后者则无效。急性心肌梗死溶栓后或心脏手术后仍处于心源性休克的患者,如果泵衰竭的原因是以心肌顿抑为主,则其预后较以心肌坏死为主者为佳。

当心肌顿抑已经存在并导致心室功能不全时,应使用药物进行治疗。多巴胺、肾上腺素、异丙肾上腺素等正性肌力药物或增加前负荷、降低后负荷的措施均可改善顿抑心肌的收缩功能。心肌顿抑的预防更为重要。在溶栓、血管成形术、心脏手术或心脏移植等情况下,首先是设法减轻心肌缺血的严重程度和持续时间。有效的药物主要是钙拮抗剂和自由基清除剂。

2. 心肌冬眠

与心肌顿抑的共同点是以可逆性收缩功能障碍为特征,且两者均为缺血所引起。其不同点是:①冬眠心肌在静息时心肌收缩功能的减弱及代谢水平下降是对缺血的一种保护性反应。心肌顿抑是缺血–再灌注损伤的延续。②引起心肌顿抑的缺血时间短(数分钟),但缺血程度重。冬眠心肌缺血的持续时间较长(数周、数月或数年)。③心肌顿抑功能障碍持续时间较短,在再灌注后数日或数周恢复。冬眠心肌在恢复血供后常需数月后才能从冬眠状态中恢复过来。临床心肌冬眠现象并不少见。一般认为,慢性无症状性心肌缺血、严重心肌缺血或负荷稍重症状即明显加重者容易发生心肌冬眠。心肌梗死时室壁运动异常区的冠状动脉狭窄≥90%或冠状动脉完全闭塞而远端由侧支循环供血者,存在心肌冬眠的可能性更大。有些不明原因的左心室功能不全或以心力衰竭为突出表现的冠心病患者在 CABG、PTCA 术后心功能有显著改善,很可能与严重大面积的心肌冬眠或合并心肌顿抑有关。所以,准确评价心肌存活情况对指导治疗和评价预后有重要意义。目前所用的检查方法有:①PET,被视为"金标准"。②磁共振波谱技术(MRS)。③心肌灌注显像。④低剂量多巴酚丁胺超声心动描记术(LDDE),其阳性预测值平均为87%,阴性预测值平均为84%。

心肌冬眠是心肌氧供和心功能达到相对平衡的一种状态,但这是一种暂时现象。当心肌氧供进一步减少或心肌氧耗进一步增加时,这种平衡可能被打破,冬眠心肌可演变为坏死心肌。因此,应积极改善冠状动脉供血,治疗冬眠心肌,以改善预后。治疗的主要方法有:PCI、CABG 及采用基因治疗促进血管再生等各种方法。后一种方法是目前研究的热点。

(六)急性心力衰竭的治疗

急性心力衰竭多见于急性冠状动脉缺血、急性心肌梗死及其并发症(乳头肌、室间隔或心室游离壁破裂)、高血压危象、急性瓣膜病变、心肌炎、心肌病,以及持续性心律失常、急性肺栓塞等。临床上大多呈急性肺水肿、心源性休克或慢性心力衰竭急性失代偿等类型。急性右心衰竭则多见于大块肺栓塞或右心室梗死。急性肺水肿患者静脉压升高、肺淤血明显,同时交感神经极度兴奋,周围血管强烈收缩,后者又迫使更多血液集中到肺循环内,使肺静脉压更高。当肺毛细血管压升高超过血浆胶体渗透压时,液体即从毛细血管渗漏到肺间质、肺泡甚至气道内,引起肺水肿。患者极度气急、咳嗽、咳粉红色泡沫痰、皮肤湿冷、大汗淋漓、神志烦躁、面色灰白、青紫、肺啰音、心率增快、奔马律;血压可明显升高,亦可降低,甚至休克。胸片呈蝴蝶形大片阴影,由肺门向周围扩展;上肺静脉充盈,肺门血管模糊不清。EF 减低,也可能有不减低者,可能为舒张功能衰竭所致。肺水肿亦可由心脏以外原因引起。心源性与非心源性肺水肿的区别在于心源性者有心脏病的征候,如心脏奔马律、心脏扩大、病理性杂音、PCWP升高、血BNP升高等,而非心源性者没有这些特点。心源性休克的患者同时出现肺充血和周围血管收缩,由于心排血量减少,各器官组织的灌注明显不足。患者血压降低,既有肺啰音,又有四肢厥冷,即使患者的缺氧、酸中毒和血容量不足得到纠正,休克仍存在。血BNP水平明显升高。重要的是冠状动脉灌注不足使心排血量进一步降低,形成休克的恶性循环。慢性心力衰竭急性失代偿患者的起因常为治疗心力衰竭药物的停用或使用不利于心力衰竭的药物,以及输液、摄盐、饮酒过多、疲劳、妊娠、心律失常、高原反应、感染、贫血、原来心脏病病情加重等。这些患者多已长期存在神经内分泌与细胞因子的激活,临床上除有肺水肿外,常有心脏扩大、水肿与长期心力衰竭病史,而纯属急性心力衰竭者常无心脏扩大和水肿。

急性心力衰竭患者的众多症状曾被传统地分为湿、干、冷、温四类。水肿、肺啰音、颈静脉扩张等液体潴留症候被称为"湿",反之则称为"干"。心排血量不足,血管阻力增加,组织灌注差,四肢冷,被称为"冷",反之则称为"温"。温湿者大多有肺水肿、左心室充盈压增高,宜用利尿剂与扩血管药使左心室充盈压降低。湿冷者宜使用扩血管药与正性肌力药以增加心排血量。干冷者宜用导管判断其原因属血容量不足抑或右心室功能减退。干温者应探讨是否确系心力衰竭。

如用漂浮导管测量血流动力学,则干温者近似Forrester I型,温湿者近似II型,干冷者近似III型,湿冷者可能出现IV型。但临床观察与导管测值亦常有分离现象,故对两方面结果应综合考虑。

1. 急性肺水肿的治疗

患者取坐位或半卧位,双腿下垂,以减少下肢静脉回流。

(1)保持足够的PaO_2:①高流量氧气吸入,监测血氧,PaO_2应大于8.0 kPa,SaO_2应大于95%,如无效时可用面罩给氧。②如气管内有大量分泌物无法控制,造成严重缺氧、呼吸性酸中毒与极度气急,可考虑气管插管吸痰,必要时再加呼气末正压通气(PEEP)或持续气道正压通气(CPAP)。但是,呼吸道正压在增加胸腔内压力的同时减少血液流向肺循环,能导致心排血量减少,应予注意。

(2)减低肺静脉压,利尿,缓解肺水肿由于周围血管收缩对肺水肿形成的重要性,应使用下列药物扩张周围血管,降低肺静脉压力。①吗啡:能有效对抗交感神经收缩周围血管的作用,且使血液移入内脏循环,很快降低肺循环内压力,并减少由化学感受器传递的通气反射,减少气急、呼吸做功和氧需。剂量为3~5 mg静注。②襻利尿剂:因其能使肾脏释放前列腺素,扩张周围动、静脉,而其他利尿剂无此作用,故它比其他利尿剂更能增加肺水肿患者的排尿量,甚至在利尿前即能使病情好转。剂量为呋塞米40 mg静注。③直接扩血管药:硝酸甘油与硝普钠通过对血管平滑肌细胞内胍裂解环化酶的刺激,对动脉阻力血管与静脉容量血管都起扩张作用,从而降低肺血流量和肺静脉压。硝酸甘油可静滴或舌下含化,对缺血性心脏病患者更有益。如确定收缩压不低于13.3 kPa,可首剂0.3 mg舌下含化,5 min后复查血压,如收缩压低至90 mmHg应停止给药。否则可再给0.3~0.6 mg,5 min后再测血压。如无效可用硝酸甘油静滴,剂量为10~20 μg/(kg·min),从小剂量开始逐渐增加,以达到所需要的血流动力学或临床目标,大于48 h后会出现耐药性。如无效,可用硝普钠。硝普钠对动脉阻力血管的作用较大,对严重高血压或瓣膜反流引起的急性肺水肿更适宜,但容易使血压降低。长期应用会引起氰化物和硫氰酸盐中毒。硝普钠剂量为0.3 μg/(kg·min)静滴,从小剂量开始,逐渐增加,每 5 ~ 10 min 增加剂量,最大剂量 300 μg/min。一般认为用扩血管药后,收缩压较用药前平均降低 1.3 kPa 较为合适,在收缩压降到 12.0 ~ 13.3 kPa 时应及时减量。④BNP:主要在心室容量和压力负荷增加时由心室肌合成和分泌,具有扩张动脉、静脉和冠状血管的作用,有利钠、抑制交感神经和 RAAS 的作用,还能抑制平滑肌细胞的增生。静注重组人类脑利钠尿肽(奈西立肽)对于心力衰竭患者可以增加心排血量,降低 PCWP,增加肾小球滤过率和抑制肾髓质集合管的重吸收。奈西立肽用量为 2 μg/kg 静注,继以 0.01 ~ 0.03 μg/(kg·min)静滴。VMAC 试验对 500 例 NYHA Ⅳ 级心力衰竭患者随机用硝酸甘油 29 ~ 56 μg/min 或奈西立肽 0.015 μg/(kg·min)静滴 24 h 作比较,结果奈西立肽组患者气急和 PCWP 的减少出现得更早、更持久。Bungen 将奈西立肽 0.015 ~ 0.03 μg/(kg·min)和多巴酚丁胺≥5 μg/(μg·min)静滴作比较,前者出现心律失常机会和 6 个月的死亡率均较后者为低。

急性失代偿性心力衰竭患者伴有严重容量负荷过多者,应及早使用奈西立肽;而对血压降低、周围组织灌注不足者不宜使用;介于两者之间,但对标准治疗(包括利尿剂、硝酸酯)反应不够快者,可加入原来的标准治疗一起应用,使症状和血流动力学变化得到进一步改善。最常见的毒副作用是血压降低。对肾功能有无不良反应尚在深入研究。该类药物除奈西立肽外,尚有卡培立肽(carperitide)与乌拉立肽(ularitide),具有同样作用,目前正在进行研究中。

处理急性肺水肿时要注意以下几个问题:①在某些通气 - 灌注有异常的患者可能会出现 PaO_2 下降。②如果肺淤血主要因心脏舒张功能不全而非液体积滞过多所致,则过多的利尿和扩张血管会使血压降低。③异常血流动力学的纠正常较肺内过多水分的清除为早,也先于肺积水体征或 X 线片征象的消失。因此,如只根据肺部体征来决定利尿剂用量,会造成利尿过度,引起患者血管内容量过低。④急性肺水肿患者血容量不一定增多,大量利尿要注意血容量不足。

(3)正性肌力药物正性肌力药物:包括多巴酚丁胺、米力农、左西孟旦和毛地黄类等,主要用于心排血量低的急性肺水肿患者。

(4)对难以控制的急性肺水肿患者可用漂浮导管检查,帮助了解血流动力学失常情况,以指导用药。可参考 Forrester 分类。

(5)对急性心肌梗死、急性二尖瓣反流或急性室间隔穿孔引起的血流动力学失常,用 IABP 可增加舒张期冠状动脉血流灌注,同时减低心脏后负荷;反指征为主动脉瓣反流、主动脉夹层动脉瘤。

(6)静脉放血,如气急、冷汗、周围血管收缩持续不止或病情垂危,可切开静脉放血 250 ~ 500 ml,使肺循环血容量减少,有助于临床好转。

2.心源性休克的治疗

心源性休克的常见原因是广泛性心肌梗死或心肌梗死伴有严重并发症,其死亡率高达 50% ~ 90%。其他原因有感染性休克伴心肌抑制、左心室流出道梗阻(如梗阻型性肥厚型心肌病、主动脉瓣狭窄等)、心肌炎、心肌病终末期、心脏挫伤、心腔内血栓或肿瘤、急性心瓣膜损坏等。

(1)心源性休克的诊断标准:①动脉收缩压大于 12.0 kPa,或虽达 13.3 kPa,但较基础时已降低 4.0 kPa 以上(后者可能包括一部分休克前患者)。②尿量小于 0.5 ml/(kg·h)。③

终末器官功能减退包括：肾衰竭；神志模糊；周围循环灌注不良、四肢厥冷。④血流动力学监测 PCWP > 2.4 kPa，心排血指数小于 2.2 L/(min·m²)。心源性休克应与心外阻塞性休克区别，后者的始动发病环节是血流循环路径的某一心外部分受到阻塞，如心包填塞、大块肺栓塞、张力性气胸等。

（2）心源性休克的治疗原则为初步抢救、提高血压、稳定病情和治疗病因。①初步抢救包括绝对卧床、纠正缺氧与严重的酸中毒。如患者通气不畅、意识不清或 PCO_2 升高达 6.1 kPa 以上，须作气管插管、机械通气；患者疼痛与焦虑时可用吗啡；及早纠正电解质紊乱；如有心律失常，立刻静注胺碘酮、行心脏复律或超速起搏控制。②提高血压，稳定病情，包括：补充血容量：血压之降低可能因全身体液不足引起血容量减少，也可因使用扩血管药引起血管扩张所致。除非有严重肺水肿或静脉压明显升高（大于 1.961 kPa），都应立即补充液体，以增加每搏量。开始补液时可按预先设定的目标，以 20 ml/min 的速度静注 5% 葡萄糖液 200 ~ 300 ml，每 3 min 测定尿量和静脉压。如有效，则尿量增加，静脉压暂时性上升。嗣后，点滴液体的速度可依据尿量、静脉压、血压、PCWP、心排血量而定，目标为 PCWP ≥ 1.2 kPa、静脉压 ≥ 0.981 kPa，并参考临床肺水肿体征，适当掌握输液量和速度。对右心室梗死患者，足够的前负荷更为重要。经过以上积极处理，如血压上升满意，即可针对病因进行治疗。如血压仍不能稳步上升，应考虑用加压药、正性肌力药或 IABP。加压药：如收缩压为 10 ~ 12 kPa，可用多巴酚丁胺增加心排血指数和血压。如无效，可再加多巴胺。如收缩压小于 10 kPa，则先用多巴胺，迅速将收缩压维持于 12.0 ~ 13.3 kPa，再加多巴酚丁胺以增加心排血量。多巴胺与多巴酚丁胺联用较单用更有效。如血压仍不能升高，则用去甲肾上腺素。因它有较强的 α 肾上腺能作用和较少的 β1 肾上腺能作用，主要效应是收缩血管，也增加心排血量，对恢复血压比其他药物有效。一般从 0.02 ~ 0.04 μg/(kg·min) 起，静滴至满意效果。但如剂量达 15 μg/min 尚不能使血压维持在 12.0 kPa，则再加剂量很难奏效。多巴胺和去甲肾上腺素都能使心率增加、周围阻力增加，但也因此增加缺氧和心律失常的机会。去氧肾上腺素（新福林、苯福林）为 α1 受体激动剂，专一地增加血管阻力，一般不主张用于心源性休克，但由于升压作用专一，引起心律失常的机会少，当其他加压药因心率增加或心律问题而受限制使用时可考虑试用，剂量为 4 μg/(kg·min)。正性肌力药物：如患者血管内容量已够而组织灌注仍不足，可使用正性肌力药物如多巴酚丁胺或左西孟旦等，但应注意血压降低、氧耗增加、心律失常等药物不良反应。如收缩压已大于 13.3 kPa，也可谨慎地使用扩血管药以增加心排血量。但都必须根据个别情况，严密观察。例如米列农，有的专家就因为其有扩血管作用而常被禁用于心源性休克患者。心泵功能差的患者需联用两药，常用的有硝普钠和多巴胺。前者降低左心室前负荷；后者增加心排血量，维持血压。也可联用硝普钠和多巴酚丁胺。IABP：可减少收缩期后负荷、增加舒张期灌注压、增加心排血量、改善冠状动脉血流。与加压药、正性肌力药相比，它不必增加氧需就能达到效果。它降低后负荷，但不降低血压。在组织灌注差的患者用 IABP，可以支持心脏、稳定病情，争取时间来完成更彻底的治疗方法。稳定病情的要求是最大限度地提高冠状循环灌注，最小限度地增加需氧，要为患者建立一个能充分灌注脏器并减少肺淤血的系统性血压，并使心室充盈压在血流动力学监护下达到最佳状态。为了避免增加氧耗，有的学者不主张将去氧肾上腺素用于心源性休克，去甲肾上腺素也最好在 IABP 无效时再用。③病因治疗：包括急性心肌梗死的抢救、血运重建与并发病的外科修补，急性瓣膜疾病的外科手术，肺动脉栓塞的溶栓或手术摘除，心包填塞的抽液等。

3.慢性心力衰竭的急性失代偿

对慢性心力衰竭患者出现急性失代偿后的治疗可以加大利尿剂用量、静滴硝普钠、用多巴酚丁胺或多巴胺以增加心肌收缩等方法。如心排血量低,PCWP 高而血压正常,用硝普钠静滴最能见效。可以从 0.3 μg/min 开始,每 5～10 min 增加 15～20 μg/min,直到血流动力学变为正常或血压下跌不能再增加剂量为止。如有肺水肿、全身水肿,则静注呋塞米可使利尿通畅,并在用硝普钠的基础上进一步使 PCWP 下降,以达到 PCWP < 2.7 kPa 的目标。如果器官组织的灌注仍不足或动脉压下跌,可以再加多巴酚丁胺或多巴胺。用多巴酚丁胺 5～15 μg/(kg·min)可增加心排血量。如血压上升仍不满意,则改用多巴胺 10～20 μg/(kg·min)以增高血压。也可以用米力农或左西孟旦,对大多数患者能起到效果,除非是终末期患者。当患者肾功能和器官灌注得到恢复,肺淤血消失,再将以上治疗维持 1～2 d,大致也使病情稳定。稳定后可渐渐撤去静脉用药。转为口服药物,以硝酸酯类加双肼屈嗪或加 ACEI 继续维持,患者生活亦可逐渐恢复正常。如静脉用药无法撤去,则可继续间断用多巴酚丁胺静滴。如确系终末期,可参考难治性心力衰竭的治疗。

(七)右心室衰竭的治疗

右心室功能减退和右心室衰竭可起源于许多疾病,如心肌病、肺动脉栓塞、心肌梗死、围手术损伤、败血症、心脏移植、先天性心脏病、各种原因引起的肺动脉高压、心脏或周围血管的血液分流、心包与心瓣膜疾病等。不论起源于何种疾病,决定长期预后的因素是右心室的功能。右心室的收缩力、压力负荷和容量负荷是决定右心室功能的 3 个重要因素。右心室功能减退和右心室衰竭的区别在于:右心室功能减退是指右心室舒张末期容量增加时心排血量尚能增加;而右心室衰竭指右心室舒张末期容量增加时心排血量已无法再增加。由于室间隔的向左推移和左、右二心室的相互联系,右心室衰竭对左心室充盈也有相当影响,使体循环也受到牵累。此外,右心室心肌缺廊、过度的交感神经和 RAAS 系统刺激以及三尖瓣反流使容量负荷过多,都会对右心室功能减退产生影响。右心室从功能减退发展到心力衰竭的速度可以较快,也可以历时数年。发展速度的不同与不同的病因有关,也有基因因素的参与。在分子生物学方面,在心功能减退或衰竭的右心室心肌中,有 α 肌球蛋白重链基因的减少和胚胎型 β 肌球蛋白重链的表达。右心室肥厚的出现是保持右心室功能的一种机制。在阻塞性肺疾病中,向心性右心室肥厚是右心室压力负荷过度的最早信号。治疗右心室功能减退或衰竭,除针对原发病因外,必须纠正上述 3 个重要因素。

1.纠正右心室容量负荷过度,减轻前负荷

(1)药物治疗:药物可用利尿剂和醛固酮拮抗剂,如已有右心室衰竭,可再加正性肌力药如地高辛等。利尿,也包括腹水的大量抽吸,要避免引起全身性血压过低,否则交感神经系统和 RAAS 受到刺激,又会使右心室衰竭加重。

(2)右心室梗死的治疗:典型的右心室梗死常为心脏下壁梗死,并累及室间隔。由于右心室的室壁薄,平时在低氧需的条件下工作,冠状动脉灌注压在整个收缩与舒张期也都较低,因此广泛的不可逆性右心室损伤不一定出现很多。右心室梗死的预后常与同时存在左心室梗死的范围有关。增加容量的治疗方法(急性梗死后数小时内补液 200～1 000 ml)对右心房压力低的患者有效。由于 PCWP 高低和左心室充盈障碍程度之间不一定平行,因此血流动力学的监测需要心动超声与心导管测压一起进行。

(3)心律失常和心室收缩不同步的治疗:心律失常可以用胺碘酮或导管消融术治疗,后者对快速性房性心律失常有较好效果。因为右心室收缩延迟可以损害左心室的充盈,用再同步方法治疗左、右心的不同步收缩可能很有价值。

（4）左、右心或动、静脉间血流分流的封堵:将分流的血流经手术或导管封堵可以减轻右心容量负荷,但接受手术有一定要求。以房间隔缺损为例,其平均肺动脉压应小于平均全身性动脉压的 2/3,或肺血管阻力(PVP)应小于全身血管阻力的 2/3。

（5）房间隔造瘘术:在心房水平做心内分流术,有利于延长严重肺动脉高压患者的生命。能接受此手术的患者,其 SaO2 应大于90%,血细胞比容应大于35%,LVEF 应大于45%。

2. 纠正右心室压力负荷过重——减轻后负荷

（1）很多急性右心室压力负荷过重是由急性肺动脉栓塞引起,治疗方法有抗凝治疗、溶栓治疗与肺动脉血栓摘除术。介入治疗开展后又有导管局部溶栓术、导管血栓吸取术、导管导丝碎栓术、肺动脉支架植入术等方法可供选择。对肺动脉近端的慢性机化血栓可用肺动脉血栓内膜切除术。对于严重肺动脉高压的最后治疗方法为肺移植术。右心室后负荷高压被解除后,右心室容量和功能的重塑转向正常化的方向发展。

（2）血管扩张剂也可以减轻右心室的后负荷,理想的药物应该对肺血管有高度选择性,对通气－灌注匹配的影响最小,对全身性血压仍能维持。由于右冠状动脉的血流量有赖于主动脉与右心室间的压力差,所以必须有够高的全身性血压才能使右心室获得足够的冠状动脉血流量。必要时也可在应用肺血管扩张药的同时加用全身性升压药。钙拮抗剂能扩张肺动脉,但由于对心肌和全身性血压都有负面作用,因此对右心室已有衰竭的患者不再适宜应用。前列环素(PGI2)及其类似药物能扩张肺血管,其作用大于扩张体循环血管,它能抑制血小板聚集、对抗血栓形成,还能通过抑制血管平滑肌增生、逆转血管的重塑,以改善右心室功能。常用的有依洛前列素(吸入、静注)、贝前列素(口服)、曲前列尼尔(静脉或皮下注射)、依前列醇(静注)等。其他可能有效的肺血管扩张药物有内皮素受体拮抗剂(波生坦、西他生坦)、磷酸二酯酶抑制剂(西地那非)、腺苷、肼苯屈嗪、NO 和 L－精氨酸等。各种药物的选择可参考 NO 吸入法等血管反应试验的结果决定。

3. 改善心肌收缩和患者的生活质量

（1）正性肌力药:如在血管扩张药和利尿药使用的同时出现全身性血压降低,则需要用正性肌力药和升压药。异丙肾上腺素与多巴酚丁胺等 β 肾上腺能药能扩张肺血管,也会影响通气－灌注的匹配,但在药物发挥正性肌力作用后,患者混合静脉血氧饱和度(SvO$_2$)增加,可以对此补偿。多巴酚丁胺比异丙肾上腺素较少引起心律失常、心动过速与心肌缺血,文献报道其对肝移植后肺动脉高压与心脏移植后心动过缓引起的右心衰竭都有帮助。左西孟旦对肺动脉高压终末期心力衰竭患者的效果亦有初步观察,认为该药对肺动脉高压患者能降低平均肺动脉压力与肺血管阻力,增加心排血量与 SvO$_2$。磷酸二酯酶抑制剂氨力农、米力农、依诺昔酮等均有正性肌力作用,但也可能降低血压、引起心律失常。

（2）缺氧的纠正:氧气为选择性肺血管扩张剂,能改善肺动脉高压患者的心排血指数、肺血管阻力而不降低 PaO$_2$。

（3）标准化的呼吸、运动训练:即使在肺动脉压较高的患者,还是能接受标准化的呼吸、运动训练,以达到提高生活质量、改善心功能的效果。

（八）心力衰竭合并心律或心率问题的处理

很多严重心力衰竭患者因泵衰竭不断恶化而死亡,也有不少表现为猝死,很可能由心律失常引起。患者在死亡或猝死前常存在某些心律失常如持续性室速、房颤、左束支传导阻滞和频繁的室性早搏等,但很难肯定这些心律失常的出现仅仅表示心力衰竭严重的程度,或确由它们触发了与死亡或猝死直接有关的恶性心律失常。

1. 心力衰竭和室性心律失常

如心力衰竭患者出现室性早搏或短阵非持续性室速,应检查并及时纠正电解质紊乱(低钾、低镁)、交感神经兴奋、心肌缺血、抗心律失常药或 β 受体阻滞剂被停止等诱发因素。纠正诱因后,如患者无症状,毋须用药物抑止。如有症状或出现持续性室速,则应使用抗心律失常药控制。胺碘酮(0.5~1.0 mg/min)或利多卡因(0.5~2 mg/min)静滴可用作急性处理。索他洛尔或口服胺碘酮可选为长期处理。持续性室速常出现者可考虑植入 ICD。

2. 心力衰竭和房颤

如果心力衰竭患者出现房颤,首先应该控制心室率,一般先用地高辛与 β 受体阻滞剂;如无效,可选用胺碘酮、多非利特或索他洛尔,不但能控制心室率,也有可能转房颤为窦性心律,有时可用作电复律的术前准备。胺碘酮的负荷量以小于 1 000 mg/d 为宜。如用多非利特,由于阻滞 Ikr 通道,有可能并发尖端扭转型室速等致死性心律失常,因此在起用的 24 h 内必须有心电图和 Q-Tc 的持续监测,并根据肾功能决定剂量。阿齐利特和多非利特同样是Ⅲ类抗心律失常药,阻滞 Ikr 和 Iks 据报道对左心室功能减退伴房颤的患者能有效地维持窦性心律而对患者总死亡率的影响为中性。对于出现血流动力学不稳定、心肌缺血、明显心绞痛、以及无法控制快速室率的房颤患者应立即作电复律。如房颤大于 24 h,须用肝素抗凝。

虽然房颤患者对心率控制或心律控制的效果在总死亡率方面并无明显区别,但在同时有房颤和心力衰竭的个别患者,窦性心律可能改善生活质量,可能也减少死亡机会。有些非抗心律失常药物如 ACEI 和 ARB 能减少心力衰竭人群中房颤的发病率。他汀类药物也有同样的报道。

用导管消融心力衰竭患者的房颤,可以改善左心室功能、生活质量和活动能力,成功率可达到 70%,因此对于这类患者是一个很有前途的治疗方法。

3. 心力衰竭与基础心率的关系

心力衰竭患者的基础心率与患者的死亡率、心血管死亡率、住院率有关,根据统计资料显示它是一个独立的危险预计因素。基础心率增加影响心力衰竭预后的原因可能与交感神经活力增加、迷走神经活力减退、心肌耗氧与能量利用的增加以及舒张期冠状动脉灌注时间减少有关。交感神经张力增加和迷走神经张力减退使室颤出现的危险性增加。在症状的慢性心力衰竭患者用 β 受体阻滞剂治疗可以减少死亡率和猝死的发生率,其原因可能有一部分与心率减慢有关。但 β 受体阻滞剂可引起血压降低和疲乏等不良反应,因此需要一种能降低心率而没有不良反应的药物。伊伐布雷定(ivabradine)专门作用于心脏窦房结起搏细胞的 Ir 电流而不影响心脏其他离子流,并不引起血管扩张和负性肌力作用。动物实验和临床初步观察发现心力衰竭患者用该药使心率减慢后,左心室收缩功能改善,收缩末期左心室直径缩小,每搏量增加,心排血量不减少,提示适当减慢心率对衰竭的心脏有保护作用。

(九)心力衰竭伴其他合并症的处理

对合并心绞痛的心力衰竭患者可根据具体情况使用血管重建术、硝酸酯类、β 受体阻滞剂、氨氯地平等。

对合并高血压的心力衰竭患者,宜将血压控制不高于 18.7/12.0 kPa。如尚有糖尿病、心肌梗死后、卒中后、肾功能减退、蛋白尿等危险因素,宜控制不高于 17.3/10.7 kPa,ACEI、ARB、β 受体阻滞剂为首选药物。

合并糖尿病者,应控制血糖于正常范围,实行有利于患者的生活方式,对超重的 2 型糖尿病患者如肾功能正常(肾小球滤过率大于 30 ml/min),可首选二甲双胍。由于噻唑烷二酮类可引起水肿,对心功能 NYHA Ⅲ~Ⅳ级之患者为反指征,Ⅰ~Ⅱ级则可使用,但应注意水肿。

有肾脏疾病者,ACEI、ARB 可使肾功能出现轻度、暂时的减退。对持续减退者,应另找原因,是否有过度利尿、血压持久降低、使用损伤。肾脏之药物等,及时纠正。如患者血清肌酐值大于 500 μmol/L,可作透析。

心力衰竭合并肺部疾病者,ACEI、ARB、β 受体阻滞剂仍可应用,但对慢性阻塞性肺疾病患者,β 受体阻滞剂宜从小剂量开始,渐渐递增,如症状加重,则减量或停用。如支气管哮喘患者,β 受体阻滞剂禁用。心、肺症状常难分,可测 BNP 区别。

合并贫血的原因可能由血液稀释、肾功能减退、营养不良、慢性炎症、骨髓功能减退、缺铁、药物作用以及其他慢性疾病引起,贫血可以影响全身器官功能,激活神经内分泌系统,助长循环衰竭,使患者生活质量进一步降低。对慢性心力衰竭患者输血并不理想,用红细胞生成素加铁剂可能更为适合。

(董林)

第二节 心律失常

一、概述

(一)心律失常概念

心脏正常激动起源于窦房结,沿着传导系统下传,在一定时间范围内依次抵达心房和心室,使心脏收缩和舒张。如果窦房结激动异常或激动产生于窦房结以外,激动的传导缓慢、阻滞或经异常通道传导,就会出现心律失常。因此,心律失常是由于心脏电活动的起源和(或)传导障碍导致心脏搏动的频率和(或)节律异常。

(二)病因和诱因

心律失常是临床上常见的心脏现象,在先天性心脏病、高血压性心脏病、冠心病、心肌病、心肌炎、心脏瓣膜病、心包和心内膜等心脏病患者,由于心脏的窦房结和传导系统受病变的侵害,很容易发生心律失常,所以心律失常几乎见于各种类型的心脏病。即使没有器质性心脏病,心脏的神经和内分泌系统调节紊乱、心脏的离子(Ca^{2+}、K^+、Na^+、Mg^{2+} 等)平衡失调、除心脏因素外其他各种原因引起的低氧血症介导的心肌乏氧、全身以及心脏局部酸碱平衡的调节障碍等,具备了心律失常的离子和代谢所必备基础,形成了心律失常的条件因素,因而常常诱导心律失常的发生。药物引起的心律失常也不容忽视,多种药物都可能引起心律失常,比如非保钾利尿剂、洋地黄类药物、肾上腺素、去甲肾上腺素、异丙肾上腺素、多巴胺、多巴酚丁胺、氨力农和米力农等。各种抗心律失常药物或者经过改变离子通道,或者稳定细胞膜,或者改变心脏的不应期,或者作用于心脏的受体,达到防止或终止心律失常的目的。心律失常但是,抗心律失常药物本身也有致心律失常的作用,如果应用不当,也能介导心律失常,甚至死亡。比如 Qinidine 是一种非常有效的抗心律失常药物,尤其是对室上性心律失常疗效更佳,然而存在着严重的致心律失常作用,现在临床上已经很少应用。全身性或其他系统的疾病也可以触发心律失常,比如神经系统疾病、内分泌系统疾病、代谢疾病等,一方面经神经介质、内分泌激素、代谢产物、离子紊乱和酸碱失衡,介导心律失常;另一方面这些疾病导致心脏的器质性病变,引起与器质性心脏病相似的心律失常。心律失常可以见于正常人,正常人在情绪激动、惊吓和忧郁、饮用乙醇或咖啡等饮料条件下,会发生窦性心动过速或早搏,健康的老年人比年轻人更容易发生心律失常,一般讲人的一生总会有心律失常发生。

（三）心律失常分类

心律失常由于病理基础、发生机制、出现部位和心脏频率的不同,有多种分类方法,但主要有以下几种。

1. 按频率分类

临床上常用的有快速心律失常和缓慢心律失常,也包括频率正常的心律失常。这种心律失常分类方法的优点是比较简单,而且可以指导治疗方法的选择。比如窦性心动过速为快速心律失常,需要减慢心率;窦性心动过缓属缓慢心律失常,严重者需要药物提高心率或安装心脏起搏器来增加心率;窦性心律不齐是心率正常性心律失常,一般不需要治疗。

2. 按部位分类

这种分类是以心律失常在心脏的发生部位为依据,可以反映心律失常发生的部位和初步判别心律失常的危险度。一般讲,室性心律失常危险性较大,房性心律失常危险性相对较小。根据该分类原则,可划分为窦性心律失常、房性心律失常,房室交界性心律失常和室性心律失常。

3. 按机制分类

如果窦房结产生激动的情况异常,或者激动发自窦房结以外的异位起搏点(ectopic pacemaker),可产生激动起源相关的心律失常,心脏起搏点产生的激动沿着正常的传导系扩布整个心脏,出现一次心脏搏动。假如激动传导缓慢或阻滞,或者沿着异常传导途径传导也会引起心律失常。因此,按心脏激动的起源和传导异常来划分心律失常,可以反映心律失常的发生机制和性质,这种心律失常分类方法更合理,临床上也更常用。

二、诊断

参考患者发作时的症状和特征,再根据心电图的特征和其他辅助检查,心律失常一般都能做出准确的诊断,其中心电图对诊断帮助最大。如果心律失常复杂,除体表心电图外,还需要进行电生理检查,以便明确心律失常的诊断和特征。

（一）临床表现

1. 病史

首先要详细询问病史,这是心律失常诊断的第一步。尤其是对那些发病有特殊性的心律失常很重要。应注意以下几点:①发作时的症状。比如心率、心悸、眩晕、黑矇、晕厥等表现。②发作的特点,发作是阵发(突发突止)还是持续的,发作时间的长短,发作时心率快慢以及是否规则。③发作的诱因和病因。④发作的终止及其治疗情况。⑤家族史和遗传史。

2. 体征

虽然多数心律失常不能单纯靠体检来诊断,但是某些心律失常具有特殊表现,可借此作出初步诊断,比如心房颤脉、第一心音强弱不等和心律绝对不齐;室上性心动过速的突发突止,心跳快而规则和刺激迷走神经可终止发作。应着重注意下列体征:①心率和心律。②心音变化。③心律失常对血压和心功能的影响。④有无器质性心脏病的体征。⑤刺激迷走神经的反应,如吞咽动作以及压迫眼球和颈动脉窦等。

(二)心电图

1.体表心电图

是心律失常诊断的主要手段,临床上各级医院均采用12导联心电图。12导联心电图导联数多,可以从心脏立体结构方面判断心律失常的性质和部位。然而,12导联心电图记录时间短,不容易描记到短暂心律失常的图形。所以临床上常常采用P波清楚的导联(Ⅱ、Ⅲ、aVF和V1导联)较长时间描记,便于捕捉心律失常。

2.食管心电图

可以清晰描记P波,对12导心电图P波记录不清楚的患者,很容易获得P波信息,有助于正确诊断。

3.心电图监测

为克服心电图描记时间短,捕捉心律失常困难的缺点,人们采用心电图监测的方法诊断心律失常。①床边有线心电图监测,适用于危重患者。②无线心电图监测,便于捕捉患者活动后心律失常。③动态心电图,也称Holter心电图,连续记录24小时或更长时间的心电图。它的出现解决了只靠普通心电图无法诊断的心律失常问题。④电话心电图,将心电图经过电话的途径传输到医院或监控中心,有助于了解患者工作和生活时的心律失常情况。

4.体表His电图

采用心电的滤波和叠加等方法,记录到的His电图,能帮助分析心房、His束和心室电图的相互关系和顺序,辅助复杂心律失常的诊断。

5.体表心电图标测

采用数十个体表电极同时记录心脏不同部位的电图,便于分析心律失常的起源点以及传导顺序和速度的异常,尤其对异常通道的诊断有价值。

(三)心脏电生理

临床电生理研究是采用心脏导管记录心脏内各部位电图,并且用脉冲电刺激不同部位心肌组织的一种心律时常研究方法。目的是为了更好地了解正异常心脏电活动的情况,对复杂心律失常做出诊断,并且判断心律失常的危险程度和预后,以及协助选择治疗方法和制订治疗方案。这种方法可以十分准确地反应心脏电活动的起源和激动的传导顺序,对于临床诊断困难或用其他方法无法发现的心律失常有非常重要的诊断和鉴别诊断价值。

(四)其他

心室晚电位、信号平均心电图、心电图频谱分析、心室率变异分析、运动心电图和倾斜试验都有助于复杂或某些特殊心律失常的诊断。此外,超声心动图、心脏X线、ECT、CT和MRI等对于器质性和非器质性心律失常的诊断有着不可低估的价值。

三、治疗

心律失常的治疗是一个相对复杂的过程。

(一)祛除诱因

消除各种能引起心律失常的因素,有心律失常者应避免吸烟饮酒,不要饮浓茶和咖啡;如果心律失常是药物引起的,要停用该药物。

(二)治疗病因

治疗病因是根治心律失常的主要方法。比如甲状腺功能亢进患者引起的窦性心动过速,甲状腺功能恢复正常后窦性心动过速也就得到了矫正;冠心病心肌缺血介导的心律失常。解除了动脉的狭窄,心肌得到正常的血流灌注,心律失常就会随之消失。房室折返或房室结折返性心动过速,阻断了引起折返的多余通道,心动过速就会得以终止。

(三)针对心律失常治疗

1. 药物治疗

是心律失常的主要治疗方法。由于心律失常的复杂性,药物作用的方式和途径也不一样。一般药物的应用以口服为主,急性发作则采用静脉或气雾用药,外用药物应用较少。由于心律失常机制复杂而多样,许多因素还不很清楚,所以临床用药有一定难度。一般原则应根据心律失常的发生机制,选择作用针对性强、疗效明显而不良反应小的药物。

2. 电学治疗

心律失常的电治疗学近年来发展很快,既有紧急情况下的电复律,也有根治心律失常的导管消融。主要有:①电复律(同步和非同步)。包括最常用的体外电复律、外科应用的经胸心外膜电复律、经食管电复律、电生理检查时的心腔内电复律和ICD等。②电刺激法。是一种经食管或心腔内快速刺激而终止心律失常的方法。③起搏治疗。已经从单纯治疗心动过缓,向治疗心动过速领域发展。④导管消融。该法发展较快,治疗的范畴和适应证不断扩展,治疗效果也越来越好。

3. 机械治疗

比如刺激迷走神经、压迫眼球、刺激咽部等。

4. 手术治疗

包括旁路或慢通道切断、长Q-T时的交感神经结切断、室性心动过速的手术治疗等。

二、病态窦房结综合征

(一)概述

病态窦房结综合征简称病窦综合征,是由窦房结病变导致窦房结起搏和(或)传出功能障碍,出现过缓性心律失常,以头晕、乏力、眩晕和晕厥等症状为主要表现的一组临床综合征,包括持续性严重窦性心动过缓、窦房传出阻滞、窦性停搏以及慢-快综合征。病窦综合征经常伴随房室传导阻滞,患者大多在40岁以上出现症状,以60~70岁最多。病程发展大多缓慢,从出现症状到症状严重可长达5~10年或更长。少数急性发作,见于急性心肌梗死和急性心肌炎。窦房结受温度、机械牵拉、血钾离子浓度、缺血、颅内压增高、抗心律失常药物以及自主神经系统影响。众多病变过程,如淀粉样变性、甲状腺功能减低、某些感染、纤维化与脂肪浸润等,均可损害窦房结,使窦房结与心房的联系中断。窦房结周围神经或心房肌的病变,窦房结动脉供血减少也是病因之一。临床上引起窦房结功能障碍的原因不清楚,推测可能与窦房结的退行性病变有关,这种情况老年人发生较多。该病的发病机制主要是激动形成障碍、激动传导障碍或两者兼而有之造成窦房结不能适时而规则地形成和传出激动,出现窦性心动过缓、窦房阻滞、窦性停搏为主的心律失常。由于窦房结频率的降低,下位起搏点(如房室结)可代偿性起搏,表现为逸搏或逸搏心律。窦房结发放激动对下位起搏点的抑制减少,以及心房激动的除极和复极的离散引起折返,导致室上性快速性心律失常。如果窦房结病变合并房室交界区病变,称为"双结性病变"。

（二）诊断

1. 症状

缓慢的心室率可导致心输出量减低,造成脑、心、肾等重要器官灌注不足,引起间歇多变的临床症状。

（1）脑部症状:轻型病例表现为头晕、记忆力减退、烦躁、失眠及周身无力。心率严重过缓心输出量明显下降,脑供血严重不足,表现为发作性黑矇或晕厥前状态,甚至发生晕厥、抽搐及大小便失禁,每次发作数秒或数分钟后自行恢复,严重者可致猝死。慢-快综合征患者,出现的快速心律失常,如果是阵发性心房颤动,形成的心房血栓脱落后会引起血栓栓塞,多见于脑血栓栓塞。

（2）心脏症状:轻型患者可无明显症状,重者以心悸、充血性心力衰竭和心绞痛为突出表现。

（3）其他症状:心脏低排状态可致肌肉酸痛、食欲不振、胃肠功能紊乱、少尿及无尿等非特异性表现。

2. 辅助检查

（1）常规12导联心电图:SSS心电图表现主要取决于窦房结功能受损的部位和程度。

窦性心动过缓:常见严重而持久的窦性心动过缓,心率低至50次/分钟以下而非药物引起,易伴发快速室上性心律失常,对心动过速刺激的反应性下降。

窦房阻滞:临床心电图不能记录到第一度窦房阻滞,而三度窦房阻滞与窦性停搏很难鉴别,临床上只有二度窦房阻滞合并文氏现象或莫氏现象,可以准确诊断。当出现2:1窦房阻滞时,心电图表现为缓慢而规则的窦性心率,易误诊为窦性心动过缓。如注射阿托品或运动后窦性心率能成倍增加,则提示为窦房阻滞。

窦性停搏:P波脱落和较长时间的窦性静止,间歇时间与基础窦性心周不成倍数关系。停搏时间较长可出现结性逸搏或逸搏心律,如果房室结功能障碍会出现缓慢的室性逸搏或逸搏心律。

慢快综合征:在上述心动过缓的基础上,可伴有阵发性或持续性房性心动过速、心房扑动或心房纤颤。因30%左右的SSS患者合并双结病变,所以发生心房纤颤时心室率可低于60次/分钟。

（2）固有心率测定:静脉注射阿托品可阻断副交感神经对心脏的抑制,使窦性心率增加,普萘洛尔可以明显抑制心脏交感神经作用,如果两者同时应用,可以祛除心脏的神经影响,反映心脏的实际跳动频率,这时的心率为固有心率。普萘洛尔(0.2 mg/kg)静脉注射后10分钟给予阿托品0.04 mg/kg,5分钟后能达到完全阻断心脏神经功能的作用,并可持续30分钟。心脏平时迷走神经作用较强而交感神经作用较弱,如果同时阻断心率常常超过90次,经重复试验最高窦性心率不超过90次/分钟者应考虑SSS。但对青光眼、尿潴留者应禁用。由于现在普萘洛尔静脉应用的针剂缺乏,临床上大多用阿托品代替之。

（3）运动试验:SSS者常表现为心电图运动试验时窦性心率增加不明显,如非药物所致者应怀疑SSS。运动员,重体力劳动者在心电图运动试验时心率可无明显增加,这仅是因为运动负荷不足而不是窦房结功能障碍。

（4）动态心电图监护:Holter记录能发现阵发性窦性心动过缓、窦房阻滞、窦性停搏及慢

- 快综合征的典型心电图改变,并能明确阵发性室上性心动过速、心房纤颤的发病机制及心动过速终止后的长间歇,当SSS的典型心电图表现由于间歇出现而不能在常规12导联心电图中发现时,Holter监测心电图是最好的诊断手段。如能配合导管法电生理学检查,对有或无症状的SSS者窦房结功能不全的检出可能更有效。

(5)心电生理检查:①窦房结恢复时间(sinus node recovery time,SNRT):在高位右心房起搏,完全夺获心房,随后骤然终止起搏。SNRT是从最后一个右房起搏波至第一个恢复的窦性心房波之间的时限。如将此值减去起搏波前窦性周期时限,称为矫正的窦房结恢复时间(corrected SNRT,CS-NRT)。正常时,SNRT不应超过2 000 ms,CS-NRT不超过525 ms。窦房结恢复时间可间接反映起搏细胞的自律性,是检验窦房结起搏功能的可靠指标。②窦房传导时间(sinoatrial conduction time,SACT):目前由于窦房结电活动无法测量,SACT无法直接测量,现在SACT的测量都采用间接法,基本上可以代表窦房结的传出功能。SACT正常值不超过147毫秒,如果延长说明窦房结到心房的传导缓慢。SNRT与SACT对病态窦房结综合征诊断的敏感性各为50%左右,合用时可达65%,合用的特异性为88%。

(6)阿托品试验:试验前卧位做Ⅱ导心电图对照。静脉快速推注阿托品1 mg或0.02 mg/kg(可用生理盐水稀释),以后1、2、3、4、5、10、15、20分钟时分别插记Ⅱ心电图,共7次,变化明显者可观察到30分钟。

结果评定:注射后全部观察时间内窦性心律低于90次/分者为(+)。注射后出现交界性自主心律或原有交界性自主心律持续存在者为(+)。该试验对青光眼患者忌用,有前列腺肥大者慎用。该试验有一定的假阳性和假阴性。

《中华心血管病杂志》心律失常临床治疗对策组曾经制订了SSS的诊断标准,包括:①窦性心动过缓时心率不高于40次/分,持续时间超过1秒。②窦性停搏时间不低于3秒。③室上快速性心律失常(房扑、房颤、室上速)发作停止时,窦性恢复时间超过2秒。④二度Ⅱ型窦房传导阻滞。

3.鉴别诊断

诊断SSS应排除洋地黄中毒、高血钾、普鲁卡因酰胺、奎尼丁及迷走神经功能亢进等因素。

(三)治疗

1.一般治疗

无心动过缓有关症状可定期随诊观察。

2.药物治疗

针对心肌的炎症、缺血等基础疾病进行病因治疗,对症治疗,如提高基础心率,减少快速性心律失常的发生,预防阿-斯综合征的发作。禁用可能减慢心率的药物,如降压药、抗心律失常药、强心药、β-肾上腺素阻滞剂及钙拮抗剂等。

(1)阿托品:为抗胆碱药,主要阻断M-胆碱受体,能解除迷走神经对心脏的抑制,使心跳加快。口服0.3 mg,每日3~4次,必要时可皮下或静脉注射1~2 mg。

(2)异丙肾上腺素:为肾上腺素能β-受体兴奋剂,能兴奋心脏高位起搏点及改善心脏传导,增强心室自律性,用量过大可致快速性室性心律失常,可舌下含服10~20 mg,每3~4小时1次,或以1~2 μg/分钟静脉滴注。

(3)麻黄素:能兴奋α受体和β受体,药理特性类似肾上腺素,常用30 mg,每日3~4次口服,高血压者禁用。

（4）氨茶碱:具有拮抗腺甙受体的作用,能提高 SSS 患者心率及改善心脏传导,口服 100 ～200 mg,每日 3 次,必要时可静脉滴注 250 mg。

3.起搏器治疗

安置起搏器可消除因心率过缓引起的临床症状和防止快速性心律失常的发生,增加 SSS 应用强心剂及抗心律失常药物的安全性,适用于持续性窦性心动过缓或有症状的 SSS 患者。

（1）临时起搏的指征:①急性心肌炎引起的 SSS 合并有晕厥或阿－斯综合征,用药难奏效者。②急性心肌梗死合并 SSS,有明显症状且药物治疗不满意或不宜药物治疗者。③药物中毒或电解质紊乱引起的窦房结功能障碍,临床上出现晕厥等症状而药物不能紧急解除者。

（2）永久起搏的指征:①慢性 SSS 伴有晕厥先兆症状或有阿－斯综合征发作者。②慢性 SSS 因心动过缓而伴有心力衰竭或心绞痛发作者。③慢－快综合征伴有晕厥先兆症状或有阿－斯综合征发作者。④慢性 SSS 合并二度Ⅱ型以上房室传导阻滞者。

（3）起搏器的选择:常用的起搏方式有 AAI、AAIR、DDD 或 DDDR。

在起搏器的选择上一般遵循以下原则:①无房室传导阻滞和房性快速性心律失常的以 AAI 为首选。②有房室传导阻滞可选择 DDD 起搏。③慢快综合征患者可选择有抗快速房性心律失常功能的起搏器。④由于 SSS 的患者心脏搏动的变时功能低下,最理想的起搏器应该是频率适应性起搏⑤最好不要选择 VVI 起搏,美国和欧洲搏与电生理学会在 20 世纪 90 年代初就把 VVI 起搏列为禁忌证。

三、快速性心律失常

快速性心律失常是指起源于房室结或窦房结以外部位,如心房、房室结、希氏束－蒲肯野纤维、心室的早搏、过速、扑动,颤动以及加速的自主节律。

四、过早搏动

（一）概述

过早搏动简称早搏,也称期前收缩和期外收缩,是一种提早的心脏搏动,早搏是最常见的心律失常。按起源部位可将早搏分为窦性、房性、房室交界性、室性四种,窦性早搏动罕见。早搏可以发生在正常人,但是有器质性心脏病患者更易发生。各种心脏病都可以引起早搏,Holter 监测发现冠心病、高血压性心脏病、心肌炎、心肌病和心脏瓣膜病的患者几乎都发生过早搏。心外疾病,如甲状腺功能亢进等也会引起早搏。早搏发生机制可能与自律性异常、折返、触发活动以及平行收缩有关。

（二）诊断

1.症状

过早搏动可无症状,也可有心悸心跳暂停或者不规则感、心跳增强感。频发的过早搏动可以因心排血量减少引起头晕、乏力等症状。原有心脏病者会因此加重心绞痛或者心力衰竭症状。听诊心律不齐,在规则中有提前的心搏,心搏第一心音增强,其后间歇较长,而有漏搏。心电图改变是确诊的依据。

2.心电图

早搏的共同特点是在基本的心律基础上提早出现的一次或者多次提前搏动。心电图表现为提前出现 QRS 波群,可以根据有无 P 波以及 PQRS 的关系判断早搏的起源。

(1)房性早搏(atrial premature beats;:①提前出现的 P 波(有时 P 波提前早,与 T 波重叠,不易辨认);②P 波形态异常(右心房高部位变异小,低部位或左心房变异大);③P-R 间期正常(如果提前的 P 波下传时,遇到房室结相对不应期,P-R 延长);④QRS 波群形态正常(P 波提前很早时,不能经房室结下传,可无 QRS);⑤不完全性代偿间歇。

(2)房室交界区过早搏(premature atrioventricular junctional beats;):①提前出现的 QRS 波;②QRS 波群正常(也可以轻度变异);③有或无逆行 P 波(R 波之前,PR<0.12 秒;R 波之后,RP<0.20 秒;R 波之中,不易辨认);④完全性代偿前歇。

(3)室性早搏(premature ventricular beats):①提前出现的 QRS 波;②QRS 波宽大畸形;③其前无相关 P 波;④代偿间歇完全。

室性早搏可以根据心电图特征分成以下几种类型:单源性(提前的 QRS 波形态一样,联律间期固定;);多源性(提前的 QRS 波形态不一,联律间期不等;);多形性(提前的 QRS 波形态不一,联律间期相等;);插入性(在两个正常的 QRS 波之间出现一个室性早搏,无代偿间歇;);并行性(配对间期不恒定,有室性融合波,长间歇=短间歇倍数;)。

(三)治疗

1. 不需要治疗

无器质性心脏病而早搏次数不多者,一般不需要特殊治疗,也可给镇静剂或避免外来刺激及吸烟、饮酒等。

2. 病因和诱因治疗

(1)由药物(如洋地黄、奎尼丁、异丙肾上腺素)所致者,停药。

(2)心力衰竭时发生者,纠正心衰。

(3)心绞痛诱发者,预防和治疗心绞痛发作。

(4)洋地黄中毒引起的室性早搏者,停用洋地黄,补充钾盐。

(5)血钾过低者,首先要补充钾盐,纠正低血钾现象。

(6)急性心肌梗死时以血运重建和保守疗法为主。如果室性早搏频发、连发、成串、多形、或 R 在 T 上时,用利多卡因,静脉注射,继以滴注维持 24~48 小时。无效时可以应用胺碘酮等药物。

(7)肺心病时频发早搏以改善通气功能,纠正低氧,控制感染为主。

3. 药物治疗

(1)房性过早搏动或交界性过早搏动不伴窦性心动过缓者,可选用 Ⅰa、Ⅰc、Ⅱ、Ⅲ、Ⅳ类药物。①选择性 $\beta 1$ 受体阻滞剂,如倍他乐克 25~50 mg,每日 3 次。②普罗帕酮 100~200 mg,每日 3~4 次(器质性心脏病慎用)。③维拉帕米 40~80 mg,每日 3 次。④胺碘酮 200 mg,每日 2~3 次,以后逐渐减量。⑤莫雷西嗪 150 mg,每日 3~4 次。

(2)室性过早搏动可选用 Ⅰ、Ⅲ类药物,也可选择 Ⅱ类药物,Ca^{2+} 敏感的室早使用 Ⅳ类药物有效。有致命危险的室早,应该静脉给药,以 Ⅰb 首选。①美西律 100~150 mg,每日 3~4 次。②普罗帕酮 100~200 mg,每日 3~4 次(器质性心脏病慎用)。③胺碘酮 200 mg,每日 3 次,以后逐渐减量。④莫雷西嗪 150 mg,每日 3~4 次。⑤选择性 β 受体阻滞剂,如倍他乐克 25~50 mg,每日 3 次。⑥索他洛尔 40~160 mg,每日 2 次。⑦如果频发或连发或多源性早搏时,可用利多卡因静脉注射或静脉滴注,或胺碘酮静脉给药。

五、心动过速

心动过速是一种快速性心律失常。起源于窦房结的窦性心动过速最多见，但是临床意义较小，不在这里讨论。通常将窦房结以外连续3次或3次以上的快速性异位心律称为阵发性心动过速（Paroxysmal tachycardia），起源于希氏束以上部位的心动过速称之为室上性心动过速，起源于希氏束以下部位的心动过速称之为室性心动过速。室上性心动过速多见于无器质性心脏病患者，室性心动过速多见于器质性心脏病患者。

阵发性室上性心动过速（paroxysmal supraventricular tachycardia，PSVT）

（一）概述

PSVT是发作性快速而基本规则的异位心律，特点是突然发作和终止，发作时心率在160~220次/分，但是也有慢至140次/分、快至250次/分的，可以持续数秒至数分，甚至数小时、数天，反复发生。

（二）诊断

1.临床表现

（1）多见于年轻无器质性心脏病的患者，不同年龄和性别均可发生。

（2）阵发性心悸，突发突止，发作时心率快（160~220次/分）而有规则。

2.心电图

QRS波与窦性者相同，频率160~220次/分，通常情况下12导联心电图无P波，如果有P'波，其形态与窦性P不相同。P波在QRS波之前而P'-R>0.12秒，为房性心动过速；如P'波形态与窦性P方向相反，在QRS之前而P'-R<12秒，或埋于其中或在其后，为交界性心动过速。如果P波Ⅱ、Ⅲ、aVF导联倒置且紧跟在QRS后面（RP<PR），为房室结内折返性心动过速。如果P波LⅡ、Ⅲ、aVF及V5导联倒置且在两次QRS中间，提示隐匿性旁道致房室折返性心动过速。

（三）治疗

1.兴奋迷走神经

如深吸气后屏住气，再用力呼气；刺激咽喉引起恶心、呕吐；按摩颈动脉窦（但是不可以两侧同时按压）；压迫眼球（青光眼患者禁用）；过去曾经应用升压药物经主动脉弓反射兴奋迷走神经而终止PSVT，现已废弃；兴奋迷走神经的药物，如新斯的明（已不用）也曾一度被应用。

2.药物治疗

终止发作的基本原则是根据室上性快速性心律失常的机制，抗心律失常药物的电生理作用和患者的窦房结功能以及心功能状态而做出。

（1）腺苷：为人体细胞内内源性嘌呤核苷，经磷酸化后参与心肌的能量代谢。它可以减慢房室结的传导，可以终止室上性快速性心律失常，每次6~12 mg/1~2分钟。由于半衰期仅数秒钟，临床效果好而且不良反应小，是PSVT的首选药。可见面部潮红、呼吸困难、胸部压迫感、窦性心动过缓和房室传导阻滞等不良反应。

（2）钙通道阻滞剂：维拉帕米（异搏定）5~10 mg静脉注射，临床上较常用。地尔硫卓0.25~0.35 mg/kg静脉注射。该类药物有心肌抑制和降低血压的作用，注射时不宜过快，否则会引起低血压和心脏骤停。严重低血压和重度心力衰竭禁用。

（3）β受体阻滞剂:普萘洛尔0.5～1.0 mg能有效终止PSVT发作,但不宜用于心力衰竭和支气管哮喘及慢性阻塞性肺病。近年出现的短效β受体阻滞剂,起效快,作用时间短,不良反应小,更适应PSVT患者的治疗,如艾司洛尔每分钟50～200 μg/kg就可安全有效地终止PSVT。

（4）胺碘酮:其电生理作用是延长心房肌、心室肌以及传导系统动作电位时程和有效不应期,并抑制窦房结、房室结以及旁路传导。紧急复律用静脉注射,剂量为5～10 mg/kg,缓慢注射。临床效果肯定,对房室结折返和房室折返性PSVT均有效。

（5）索他洛尔:为Ⅲ类抗心律失常药物,兼有Ⅱ类心律失常药物的特征。具有阻滞β受体和延长心肌动作电位双重作用。紧急复律用静脉缓慢注射,剂量为0.5～2 mg/kg。

（6）普罗帕酮:作用谱广的Ⅰc类抗心律失常药物。静脉注射,剂量为1次70 mg,稀释后3～5分钟注射,如果无效20分钟后再注射1次。普鲁卡因胺也是一种较好治疗PSVT的药物,由于无生产厂家供货,近年已经不再应用。

（7）洋地黄制剂:去乙酰毛花苷0.4～0.8 mg静脉注射。如果无效,2小时后再次注射,24小时不超过1.2 mg。由于该类药物可以加快旁路的传导速度,增加预激综合征患者PSVT的心室率,目前已经较少应用,有被淘汰的趋势。

3.心房调搏术

药物难以治疗的PVST,可以经食管或心房内超速或亚超速电刺激心房,夺获心房后,停止刺激,能有效终止PSVT。

4.直流电复律

对于药物不能控制的室上性快速性心动过速,或者预激综合征发作室上性快速性心动过速,可以同步直流电复律。

5.射频消融术

用于消融房室附加旁路,治疗预激综合征,以及改良房室结,根除房室结折返性心动过速。

6.外科手术

开胸切除旁路或房室结慢经路,可以根治PSVT,但由于不良反应大且成功率低在射频消融术临床上已较少应用。

六、室性心动过速

（一）概述

发生在希氏束分叉以下一组快速性心律失常、频率不低于100次/分钟,自发的至少连续3个,心电程序刺激至少连续6个室性搏动。室性心动过速根据发作的特点可区分为:持续性室性心动过速和非持续性室性心动过速,前者发作超过30秒;单形性室速和多形性室速,后者应符合下列两个条件:①不少于5个QRS波,其形态多变。②同时记录不少于3导联,QRS波不同步;根据发作的部位区分,如右室流出道室速,左室分支室速;特发性室速、尖端扭转性室速和钙阻滞剂敏感性室速等。

（二）诊断

1.临床表现

临床症状取决于有否基础心脏病、心功能状态以及室速发生的频率和持续时间。可以没有症状或者轻微的不适感,器质性心脏病并发的室速,尤其频率快者,会出现心悸、气促、心衰、晕厥或休克等。

2.心电图

(1)基本特征:①连续不少于3次室性早搏。②宽大畸形QRS波,时限超过0.12秒,常伴ST-T改变(且与主波方向相反)。③心率100~250次/分钟,多规则。

(2)干扰性房室脱节:室率大于房率,P与QRS波无关或埋藏在宽大畸形QRS波内,使P波难以分辨。

(3)心室夺获:偶尔心房的冲动下传心室,在室速波群中出现正常的P-QRS波。

(4)室性融合波:QRS波分别来自于正常的异位激动,形态介于两者之间。

(三)治疗

1.急性发作的治疗

首选药物治疗,争取在最短的时间内控制发作,同时做好直流电复律的准备。

(1)利多卡因:为Ⅰb类药物,属膜稳定剂,对浦氏纤维细胞膜具有抑制Na^+离子内流,促进K^+离子外流,减慢心室的传导,消除折返激动,抑制心室应激性,提高致颤作用。主要用于转复和预防室性快速性心律失常。紧急复律时50~100 mg静脉注射,1~2分钟注射完毕;如果无效可以每5~10分钟重复使用,静脉注射累积量不超过300 mg;有效后再以1~4 mg/分钟的速度继续静脉滴注。

(2)普鲁卡因胺:现在无药。

(3)苯妥英钠:该药用于洋地黄中毒所致的室性快速性心律失常。药理作用和利多卡因相似,而且可以直接抑制洋地黄中毒所致的触发活动,对传导不减慢且可以增快;还可以与洋地黄竞争Na^+/K^+-ATP酶,加快降解洋地黄中毒的表现。紧急复律时50~100 mg静脉注射,注射量不要超过50 mg/分钟,每5~10分钟1次,直至有效,总量不超过1 000 mg。有效后再以300~500 mg/日维持治疗。

(4)胺碘酮:属Ⅲ类抗心律失常药物,能延长心室肌以及传导系统动作电位时程和有效不应期,也有Ⅱ类抗心律失常作用,静脉注射150 mg可以有效复律。既可以用于特发性室性心动过速,也适合器质性心脏病患者的治疗。

(5)普罗帕酮:作用谱广的Ⅰc类抗心律失常药物。适应于无器质性心脏病患者。

(6)同步直流电复律:除洋地黄中毒引起的外,紧急情况下可以同步直流电复律,100~300焦耳。

(7)其他:如果室速继发于缓慢性心律失常,如病态窦房结综合征、完全性房室阻滞、原发性QT延长,应该静脉注射异丙肾上腺素或者右心室起搏治疗。

2.预防发作的治疗

在治疗原发疾病的基础上以口服药物为主,必要时可以静脉用药。可选用以下药物:①利多卡因静脉注射。②普萘洛尔10~20 mg,每6小时1次,并与普鲁卡因胺0.2 g,每6小时1次同服。③胺碘酮0.2 g,每6小时或者8小时1次。④普罗帕酮150~300 mg,每8小时1次。

3.埋藏式自动复律除颤器(ICD)

这是室速治疗的最有效方法,能够自动诊断并且终止室性心动过速,临床观察能有效降低室性心动过速的病死率。ICD感知室速发生后,先采用抗心动过速起搏(ATP),以高于患者心室频率起搏心室,终止室性心动过速,如果无效再采用电复律的方式,消除室性心动过速。

4.射频消融治疗

经导管标测室性心动过速的部位,并采用射频电流消融在临床已经获得成功。目前主要应用左或右室流出道和分支性室性心动过速的治疗,取得了非常好的疗效。但对其他类型的室速,由于成功率低和复发率高,疗效还不能肯定。

5.外科手术治疗

疗效待评价。

七、心房扑动和颤动

(一)概述

心房扑动和心房颤动都是起搏点在心房的异位性心动过速,发病机制和病因密切相关。大多发生在有器质性心脏病患者,一部分正常人可以有持续性或阵发性房颤,又称之为特发性房颤。

(二)诊断

临床症状为心悸、心慌、胸闷,如果心室率接近正常,而且没有器质性心脏病患者,可以没有明显的症状。有器质性心脏病患者,当心室率很快且心功能较差时,会导致心搏量明显降低,使心脏灌注不足引起心绞痛、急性心力衰竭、休克、晕厥。心房扑动和心房颤动患者容易引起房内血栓形成,部分血栓脱落会使体循环动脉和肺循环栓塞,常见肺栓塞和脑栓塞,导致病残或者死亡。

心房扑动的心电图P波消失,以连续的锯齿样形状、大小一致和频率规则的房扑波 f 波(250~350 次/分)代之,房室比例 2 : 1、3 : 1、4 : 1,有时呈不规则的房室传导。QRS 波的形态正常与窦性心律时相同。

心房颤动的心电图 P 波消失,以大小、形状极不一致的且不整齐的颤动波 f 波代之,心房率在 350~600 次/分之间。QRS 波的形态大多与窦性心律时相同,律不齐,频率 60~160 次多见。如果伴有频率依赖性心室内传导改变时,QRS 波的形态畸形。

(三)治疗

首先要祛除诱因和治疗原发病,应根据心房颤动的情况选择控制心室率或转复,以及预防复发。

1.控制心室率和复律

如果心室率不快而且没有症状的房扑和房颤,可以不予治疗。如果心室率快,可以使用洋地黄制剂、β-受体阻滞剂、异搏定控制心室频率。有器质性心脏病患者合并心功能不全时,首选洋地黄制剂,使心室率控制在休息时的 60~70 次/分钟,轻度活动不超过 90 次/分钟。合并预激综合征的房颤,不宜使用以上治疗,应使用同步电复律立即转复。病态窦房结综合征伴阵发性房颤,应该在安置人工心脏起搏器的基础上给予以上治疗。

(1)转复心律:恢复正常的窦性心律时,可以恢复心房对心室的辅助充盈作用,增加25%~30%的心搏量;此外,还可以防止血栓形成和栓塞的发生。

(2)转复心律的指征:房颤持续在一年以内;心脏并没有明显扩大而且心脏损害并不严重者;有动脉栓塞史者。

（3）药物复律：常用的药物有胺碘酮和普罗帕酮，奎尼丁已经少用。

胺碘酮：首先每6～8小时0.2 g口服，7～10天未能够转复为窦性心律者停药。转复为窦性心律者改为维持量，0.2 g，1～2次/日。用药期间应严密观察心律、心率、血压以及QT间期。

普罗帕酮：每6小时150～200 mg口服，7天未能够转复为窦性心律者停药。转复为窦性心律者逐渐减量。

（4）同步直流电复律：电复律前常规测定血钾，维持血钾正常；食管超声心动图排除心房附壁血栓，电复律前两周给予抗凝治疗，如使用华法林，使凝血酶原时间保持在正常的2～2.5倍或INR在2.0左右；停用洋地黄药物1～2天。房颤100～200焦耳，房扑50～150焦耳。

2.抗凝治疗

心房颤动很多患者不能复律，容易形成血栓，脱落后出现栓塞，因此防止血栓形成非常重要。常用药物有：抗血小板药物，比如阿司匹林，疗效还有争论；抗凝血药物，比如华法林，使用时要求将INR控制在2.0左右，疗效已经得到肯定。

3.导管消融治疗

对阵发性心房颤动，尤其是肺静脉起源的效果较好。

4.外科手术治疗

多采用心房迷宫术（MAZE）。

八、心室扑动和颤动

（一）概述

心室扑动和颤动是心肌快而微弱的收缩或者为不规则的颤动，导致心肌不排血，心音消失，脉搏不能够触及器官和周围组织没有血液灌注，阿-斯综合征发作，甚至猝死。室颤的发生机制是心室内多个折返环形成，经过大小、方向不一的途径到达心室各部位。

（二）诊断

1.临床表现

意识丧失、抽搐、心音消失、大动脉不搏动、无血压、脉搏消失。

2.心电图

①P-QRS-T消失。②心室扑动波150～300次/分。③心室颤动波：形态、方向、振幅、频率不规则。

（三）治疗

心肺复苏术。

九、预激综合征

（一）概述

预激综合征的涵义是指心房激动后，心室某部位（与正常人相比）提前激动的一组现象，临床上统称为预激综合征。形成的主要原因是心脏除正常的传导系统（房室结-希浦系统）外，心房和心室之间存在额外的一条或多条传导通路（旁道），由于旁道没有房室结的传导延迟，沿着其下传的电冲动提前激动心室而引起特征性的心电图改变，常伴发旁道介导的心动过速。传统认为房室之间存在3种旁道：旁道可以是连接于房室之间的Kent束（房室旁道，长度大多为 5 ~ 10 mm,直径 1 ~ 2 mm,最常见)、心房和房室结下部(或)希氏束之间的 James 束(房室结内旁道(或)房束旁道)、房室结中下部(或)希氏束和浦肯野纤维之间的 Mahaim 束(结室旁道(或)束室旁道)。随着心腔内电生理检查和射频消融术的开展,对旁道的认识正逐步加深,但是,还没有可靠的根据能证实 James 束的存在,所以是否有 James 束还是一个谜。现在大多认为:旁道是心脏发育过程中的遗留产物,人群发病率为 0.1% ~ 0.3%,男性略多于女性,90% 以上病例发生于 50 岁之前,大多(60% ~ 70%)没有器质性心脏病基础。预激综合征患者可以一生无症状,只是在描记心电图时发现,这种状态没有任何临床意义。预激综合征中 40% ~ 80% 合并有各种类型的心律失常,其中大多数为阵发性室上性心动过速(60% ~ 80%,占所有室上速病例的 50%)。此外,还包括房颤(15% ~ 30%)、房扑(5%)、室颤(低于 0.1%)等。

(二)诊断

1. 临床表现

预激综合征本身并不引起临床症状,只有在合并心律失常时才出现症状,最常见的表现为室上性心动过速的特征,也有心房扑动或心房颤动的临床表现。

2. 心电图特征

(1)经典的预激综合征(W - P - W 综合征):心电图特征为 P - R 间期缩短小于 0.12 秒 QRS 时间大于 0.10 秒;P - J 间期多正常;QRS 波群起始部粗钝,称为预激波或 delt 波;多有继发性 ST - T 改变。常根据体表心电图特征将 W - P - W 综合征简单分型为 A、B 两型:A 型:预激波在 V1 - V6 导联均为正向,QRS 波也以 R 波为主,为左心室旁道,最多见;B 型:预激波在 V1 - V3 导联为正向或负向,QRS 波以 S 波为主,而在 V4 - V6 导联预激波和 QRS 波均为正向,为右心室旁道。根据体表心电图预激波方向可大致判定旁道的位置:V1 导联预激波向上,则旁道在左测,向下在右侧;Ⅱ、Ⅲ、aVF 导联预激波向上,则旁道在前,向下在后;Ⅰ、aVL 导联预激波向上,则旁道靠近间隔部或右侧,向下靠近左侧游离壁。

预激有时间歇性发生,称为间歇性预激;大部分旁道(80% 以上)具有双向传导功能,但也有 20% ~ 30% 的旁道有逆传功能而无前传功能,称为隐匿性预激;而有潜在前传功能但未表现出来者,称为隐性预激,只有在条件合适时才具有预激综合征的特征。预激综合征因其常参与阵发性室上速的发生而引起临床上的重视,这时的室上性心动过速称为房室折返性心速。其折返环大多数(95%)是顺向型,即房室结下传,旁道逆传,心电图特征为窄 QRS 波心动过速,P - R 间期大于 R - P 间期;也可以是逆向型的(5%),即旁道下传,房室结逆传,心电图特征为宽 QRS 波心动过速,P - R 间期常短于 R - P 间期。预激综合征的另一重要特性是容易伴发房颤,可因旁道下传出现宽大畸形的 QRS 波,由于旁道期短而下传心室的比例增加,致心室率过快而且不规则(大于 200 次/分)。由于旁道下传使心室激动顺序的改变,心室收缩不协调,以及心房颤动时心室律不规则,影响血流动力学。由于心室律不规则,心室复极的离散度加大,容易触发心室颤动。

(2)短 P - R 综合征(L - G - L 综合征;):与 James 束有关,1952 年由 Lown Ganong Levine 命名。心电图特征为:P - R 间期小于 0.12 秒;QRS 时间正常;QRS 波群起始部无预激波。一般认为不参与心动过速的发生。

3. 变异型预激综合征(Mahaim 束;)

P - R 间期正常;QRS 时间大于 0.10 秒;QRS 波群起始部粗钝(delt 波、预激波);多有继发性 ST – T 改变。结室旁道可参与室上速的发生,而束室旁道一般不引起心动过速。

3. 心脏电生理检查

(1)确定旁道的准确部位:标测的方法很多,临床上大多采用心腔内标测的方法,该方法准确而实用性较大。如果是显性预激综合征,可以在窦性心律时直接标测;如果是隐匿性预激综合征,需要在心室起搏时标测。

(2)确定旁道是否参与心动过速的发生:采用短阵快速刺激(Burst 刺激)和程序期前刺激等方式诱发心动过速,观察心动过速的折返环是否经过旁路。

(3)确定消融的部位和判定消融终点:首先确定消融的部位,方法见前述。然后以标测导管作为路标,指引消融导管的操作。消融后再次确定旁路是否已经消失,心动过速是否可以诱发,用以判定消融是否成功。

(三)治疗

许多人虽然有预激综合征,但是一生都不伴随其他心律失常,而且单纯,本身并不引起症状,无需特殊处理。当合并快速型心律失常时,才需要治疗,方法包括药物、导管消融和外科手术。

1. 药物治疗

药物治疗的机制是通过延长房室结和(或)旁道的不应期和传导时间,在折返环中制造传导阻滞,使心动过速终止。不同的药物对房室结、旁道有不同的选择性,对预激合并室上速和隐匿性预激合并房颤的患者均可使用,但对显性预激合并房颤的患者,应避免使用单纯抑制房室结而对旁道无作用的药物,因旁道不应期短,使用后可导致房颤经旁道下传,引起心室率过快而影响血流动力学。因此,用药前应了解患者有无房颤和房扑病史,以便正确选择药物,对房室结和旁道均有抑制作用的药物(Ⅰa、Ⅰc、Ⅲ类药物),如普鲁卡因酰胺、普罗帕酮、胺碘酮、索他洛尔等对预激合并室上速或房颤均有效而安全;单纯对旁道有抑制作用的药物,如奎尼丁、双异丙吡胺等也可用于预激合并室上速或房颤的病例;而只对房室结有抑制作用、对旁道无抑制作用(钙拮抗剂、β – 受体阻滞剂、嘌呤类),甚至有促进作用(洋地黄)的药物只能用于预激伴室上速的病例,不能用于显性预激伴房颤的病例(对隐匿性预激伴房颤无禁忌)。对于预激综合征伴发心动过速患者的预防,可选用对房室结和旁道均有抑制作用的药物,如胺碘酮、索他洛尔等。

2. 导管消融

这种方法是将消融导管送达旁道部位,经导管输送射频等能量,使旁道组织消融掉,从而达到根治的目的。目前射频消融术治疗预激合并心动过速的成功率 95%,同时具有创伤小、操作简便等优点,现已取代了手术治疗。

3. 外科手术

采用的方法有旁路的手术切割、冷冻消融、注射无水酒精等。由于需要开胸暴露心脏、心外膜标测确定旁道部位、阻断旁道、重复标测判定终点和关胸等,手术时间长,过程复杂,而且并发症高,现在已被导管消融所替代。

(兑宏志)

第三节　高血压病

高血压病系指循环系统内血压高于正常而言。它是人群中常见病之一,其发病率在世界各国都很高。欧美国家成人高血压发病率达 10% ~20%。我国稍低,据 1992 年全国高血压普查结果,我国目前高血压发病率占 12%。高血压是一种严重危害人们健康的疾病,它是心力衰竭、肾衰竭和脑血管意外的主要病因。临床证明,有效地防治高血压能明显降低心力衰竭、肾衰竭、脑卒中、心肌梗死的发病率和死亡率。

一、分类

(一)原发性高血压(又称高血压病)

(1)缓进型高血压。

(2)急进型高血压(恶性高血压)。

(3)收缩期高血压。

(二)继发性高血压

1. 肾性高血压

(1)肾实质性:①急性肾小球肾炎;②慢性肾炎,肾小球肾炎,肾盂肾炎,遗传性、放射性、红斑狼疮性肾炎;③多囊肾;④肾盂积水;⑤肾素分泌性肿瘤;⑥糖尿病性肾病。

(2)肾血管性:①纤维肌性结构不良;②动脉粥样硬化性狭窄;③肾梗死;④多发性动脉炎。

(3)外伤:①肾周血肿;②肾动脉血栓形成;③肾动脉夹层。

2. 内分泌性

(1)甲状腺:①甲状腺功能亢进;②甲状腺功能减退。

(2)肾上腺性:①嗜铬细胞瘤;②原发性醛固酮增多症;③腺瘤;④增生;⑤类糖皮质激素反应性醛固酮增多症;⑥先天性肾上腺增生,11 - β - 羟化酶缺乏;11 - α - 羟化酶缺乏;⑦库欣综合征。

(3)甲状旁腺:甲状旁腺功能亢进。

(4)脑垂体:肢端肥大症。

3. 神经性

(1)呼吸性酸中毒(二氧化碳贮留)。

(2)脑肿瘤。

(3)脑炎。

(4)延髓型脊髓灰质炎。

(5)家族性自主神经功能异常。

(6)急性紫质症。

(7)四肢麻痹(排尿性危象)。

(8)肾上腺外嗜铬组织肿瘤。

4. 血流机械性影响

(1)动静脉瘘。

(2)主动脉瓣闭锁不全。

(3)主动脉缩窄。

(4)主动脉粥样硬化性收缩期性高血压。

5. 外源性

（1）中毒：铅，铊。

（2）药物性：①交感胺类；②单胺氧化酶抑制剂与麻黄素或与酪胺合用；③口服避孕药；④大剂量泼尼松。

（3）食物：摄入甘草。

（4）医源性：边缘性肾功能不全时血容量过多。

6.妊娠毒血症

7.其他

（1）红细胞增多症。

（2）类癌症侯群。

原发性高血压是指发病机制尚未完全阐明，临床上以体循环动脉血压升高为主要表现的一种独立性疾病。约占所有患者的90%，主要是周围小动脉阻力增高所致，血容量与心排血量的增高则为次要因素。

二、分期

根据靶器官受损程度或舒张压水平分类。

（一）按靶器官受累程度

Ⅰ期，血压达确诊高血压水平，临床上无心、脑、肾损害表现。

Ⅱ期，血压达确诊高血压水平，并有下列一项者：①X线、心电图或超声心动图显示左心室增大；②眼底动脉普遍或局部狭窄；③蛋白尿或血浆肌酐轻度增高。

Ⅲ期，血压达确诊高血压水平，并有下列一项者：①脑出血或高血压脑病。②心力衰竭。③肾衰竭。④眼底出血或渗出，伴或不伴有视乳头水肿。

急进型高血压需同时存在以下情况：

（1）病情急骤发展，舒张压常持续在17.3 kPa（130 mmHg）以上。

（2）眼底Ⅳ级改变，有出血，渗出或视乳头水肿。高血压分期并非恒定不变，若治疗合理与及时，Ⅲ级可以向Ⅱ级转化，反之如果治疗不及时，病情可以迅速由Ⅰ级进展到Ⅲ级。

（二）临床为了防治需要，又常以舒张压水平进行分类

（1）轻度高血压：舒张压在12.6～13.8 kPa（95～104 mmHg）之间。

（2）中度高血压：舒张压在14.0～15.2 kPa（105～114 mmHg）之间。

（3）重度高血压：舒张压不低于15.3 kPa（115 mmHg）。

三、临床类型

（一）临界性高血压

是指血压超过正常范围，但又未达到高血压标准为临界性高血压。

收缩压在18.3～20.7 kPa（141～159 mmHg）。舒张压在11.8～12.2 kPa（91～94 mm-Hg）。临界性高血压在临床上很常见，尤其是临界性收缩期高血压比舒张期高血压更多见。虽然并非大多数临界性高血压会变为确诊性高血压，但比例数较血压正常者大2倍，同时，其心血管发病率为正常血压者的1.5～4倍，死亡率为正常血压者的2倍或2倍以上。因此。预防临界性高血压的发展是非常重要的。

目前一些专家认为：临界性高血压一般不主张用药治疗，而主张降低体重、限盐、有规律

运动、定期测血压是防治的较好的办法。

（二）高血压急症

原发性高血压进展缓慢，病程在 20～40 年，才能逐渐导致靶器官的损害。而有部分高血压患者，可在短期内（数小时至数天）发生血压急剧升高，并常伴有心、脑、肾等靶器官障碍。根据表现可分为下列几种。

1. 急进型恶性高血压

在原发性高血压或继发性高血压发病过程中，由于某种原因引起血压急剧升高。曾有 69 家医院的调查住院患者，发现急进型高血压的病因：38% 为原发性高血压，特别是未经治疗或血压无充分控制者；26% 为肾血管性高血压；25% 为肾性高血压，包括慢性肾小球肾炎、慢性肾间质性肾病；67% 为内分泌性高血压，如嗜铬细胞瘤，原发性醛固酮症和库欣综合征；6% 为未分类，包括先天性肾功能失调，口服避孕药和应用雌激素者。

当舒张压大于 17.3 kPa 或 18.7 kPa（130 mmHg 或 140 mmHg），眼底视网膜有出血、渗出、视乳头水肿时，就可以诊断为恶性高血压。急进型高血压眼底检查可以无视乳头水肿。由于两者病理基础及治疗措施相同，对视乳头水肿的临床意义亦有不同的看法，故目前已不再强调急进型高血压与恶性高血压的区别，统称为急进型恶性高血压。

其特点：①多见中青年，可由缓进型高血压突然转变而来，也可起病即为急进型；②血压显著升高，舒张压在 17.3 kPa（130 mmHg）以上；③病情进展迅速：迅速出现肾功能不全，有蛋白尿、血尿、氮质血症或尿毒症；视力迅速减退，眼底出血、渗出或视乳头水肿；短期出现心力衰竭或高血压脑病；可死于肾衰竭、脑卒中或心力衰竭。

急进型恶性高血压最常见的并发症为高血压脑病，心肾功能损害及微小动脉内溶血和 DIC。如不及时治疗，预后不良，大部分患者可在 6 个月内死于肾衰、脑卒中或心衰。一年生存率仅为 10%～20%。

2. 高血压危象

高血压危象是指高血压患者在短期内血压急剧升高，收缩压可达 33.8 kPa（260 mmHg），舒张压 15.6 kPa（120 mmHg）以上。并出现剧烈头痛、眩晕、烦躁、心悸、多汗、恶心呕吐、面色苍白或潮红、视力模糊、神志改变等。高血压危象的产生与交感神经活动性亢进和循环儿茶酚胺过多有关。如不及时处理。则可导致高血压脑病、急性左心衰竭或急性肾功能不全。

3. 高血压脑病

高血压脑病是一种以神经功能损害为特征的严重高血压。它虽常是急进型恶性高血压的并发症，但也可发生在既往血压正常者。如急性肾小球肾炎、妊娠毒血症。对本病病理目前有两种看法：一种是认为由于脑血管发生痉挛、狭窄，以及可能的血管闭塞。另一种认为是由于全身性血压升高，致使自动调节功能遭受破坏，导致脑局部高灌注，终致脑水肿。

临床表现：有头痛、恶心，呕吐及神志改变。包括精神紊乱、嗜睡、谵妄、昏迷、视力障碍和癫痫样发作等。亦可出现肢体麻木、感光障碍和半身不遂等。

（三）老年收缩期高血压

老年人随年龄的增长，高血压患病率逐渐增加，60 岁以上老年人中 40%～45% 有高血压，其中一半是纯收缩期高血压，即收缩压不低于 21.3 kPa（160 mmHg），舒张压低于 12.6 kPa（95 mmHg）。流行病学观察提示：收缩压升高是心血管疾病致死的重要危险因素之一。可使病残率和致死率增加 2～5 倍。Niarchos 将老年高血压分为以下四型。

1.单纯收缩期高血压型

收缩压不低于 21.3 kPa(160 mmHg),而舒张压低于 12.6 kPa(95 mmHg)。

2.收缩期血压增高为主型

收缩压与舒张压均增高,但不成比例,即收缩压大于(舒张压 − 15 mmHg)×2,舒张压大于 12.6 kPa(95 mmHg),脉压及平均压增高。

3.收缩期高血压,伴舒张期低血压型

收缩压增高而舒张压低,脉压大,平均压正常。

4.收缩压与舒张压均高型

收缩压与舒张压成比例升高,脉压正常或稍高,平均压明显增高。

前 3 型占老年人高血压病的大多数。老年人收缩期高血压往往是主动脉硬化的标志。其临床特点:①血压波动大,易发生体位性低血压。这主要与压力感受器调节血压的敏感性减退有关;②容易发生心力衰竭。这与动脉硬化加重左心室后负荷有关。

(四)青年收缩期高血压

青年收缩期高血压,多见于高动力循环状态。主要是由于情绪紧张导致自主神经功能紊乱,交感神经张力亢进所致。其临床特点:①多见于青年男性;②低热、心悸、多汗、胸痛、呼吸困难甚至端坐呼吸;③有不稳定的收缩压升高,脉压差增大,这主要是由于劳动后心输出量增加引起;④周围血管搏动征阳性。这与交感神经活动过度有关;⑤心尖部有收缩期附加音和杂音;⑥心电图有 Ⅱ、Ⅲ、aVF、V₅导联有 T 波低平、倒置或心室肥厚;⑦痊愈后,心脏无病理改变。可用调节自主神经药和 β − 阻滞剂治疗有效。及时治疗血压多能降至正常。

四、临床表现

(1)年龄多在 40~50 岁发病。

(2)发病率城市高于农村,北方高于南方,随年龄增加而发病率增高,女性在绝经期后发病率高于男性。

(3)高血压与超重、肥胖、食盐过多、吸烟、遗传、高度集中、精神紧张等脑力劳动等因素有关。

(4)起病缓慢,早期可无症状或有头痛、头晕、乏力、耳鸣、失眠等。这些症状与血压水平未必一致。晚期可出现心、脑、肾等症状或并发症。

(5)检查可有主动脉瓣第二心音亢进、有第四心音或左心室肥厚体征。

(6)随着病程进展,血压持久升高,动脉硬化加重,可出现多脏器并发症,其中以心、脑血管并发症最多。如心绞痛、心肌梗死、心力衰竭;脑出血、脑血栓形成、高血压脑病等。其次是肾动脉硬化、肾功能不全和动脉阻塞,夹层动脉瘤等临床表现。

(7)高血压眼底改变,可反映高血压的严重程度。可分为Ⅳ级:Ⅰ级,视网膜动脉痉挛伴扭曲或无动脉硬化表现。反映高血压发生的时间不长。Ⅱ级,血管痉挛性改变及动脉硬化表现,视网膜动脉狭窄,光反射增强,动静脉交叉压迫。此期变化,一般表示高血压发生至少数月或已数年。Ⅲ级,在级变化基础上,有眼底明显出血或渗出。出血可呈扩散、不对称或火焰状,由中心沿血管分叉向各方伸展。"软"渗出似"棉花和羊毛"状斑点,"硬"渗出则为发亮物质,较局限于网膜周围。一般"硬"渗出说明陈旧性恢复过程,"软"渗出与出血提示,病情进展严重或急进型高血压,需立即进行治疗。Ⅳ级,视乳头水肿。一般认为是恶性高血压的特征。常伴有眼底出血及第Ⅲ级的渗出表现。新近发生的高血压,发生乳头水肿可以不伴有第Ⅲ级改变或有任何可辨性的血管改变,尤其多见于低肾素性高血压,包括急性肾炎、急性肾衰竭、妊娠毒血症,也提示假性脑瘤或中枢神经系疾病伴颅内压升高。

五、诊断

(一)辅助检查

1. 尿液检查

早期呈阴性或有少量蛋白和红细胞;晚期尿比重低,大量蛋白尿、红细胞和管型。尿浓缩和稀释功能减退,酚红排泄量减低,往往伴随血肌酐和尿素氮增高。

2. X 线检查

轻者主动脉迂曲延长或扩张,并发高血压性心脏病时,左心室增大,心脏呈靴型改变。

3. 超声波检查

早期,可见左心室壁搏动增强;晚期,可见室间隔和左心室肥厚,左心房轻度扩大。

4. 心电图检查

有左心室肥厚伴劳损。

5. 血浆肾素活性和血管紧张素Ⅱ浓度测定

两者可增高、正常或降低。

(二)诊断标准

流行病学研究表明,人群中动脉血压水平随年龄的增长而增高,呈连续性分布。我国高血压标准经多次修改,目前多采用 1978 年世界卫生组织(WHO)血压标准。

(1)正常成人血压收缩压(SBP)不高于 18.6 kPa(140 mmHg);舒张压(DBP)不高于 12 kPa(90 mmHg)。

(2)成人高血压为收缩压(SBP)不低于 21.3 kPa(160 mmHg);和(或)舒张压不低于 12.6 kPa(95 mmHg)。

(3)临界性高血压,指血压值在上述两者之间。

测血压时应注意:①初诊血压升高者,应再复查两次非同日的血压,如两次血压均高,可确诊为高血压。②既往已确诊为高血压,此次检查血压正常者,仍应诊断为高血压。③临界性高血压按我国过去标准,定为高血压范畴,应列为观察对象。按 WHO 标准则不计在高血压之内,应与高血压分别计算。

(三)鉴别诊断

临床上最重要的检查步骤是寻找高血压的病因,即检查有无继发性高血压。较常见的继发性高血压有以下几种。

1. 肾血管性高血压

肾血管性高血压约占成人高血压的 2%,此类高血压是可治高血压,也是易引起慢性肾衰竭的原因之一。

(1)病因病变性质:引起肾动脉狭窄的原因各说不一,欧美以胆固醇栓子、肾动脉粥样硬化最多见,其次为肾动脉纤维肌性结构不良。我国以大动脉炎多见,其次为肾动脉纤维肌性结构不良(FMD),动脉粥样硬化少见。①动脉内膜肌性增生:好发予年轻女性,主要累及肾动脉主干的中远端,近端和主动脉少见。②炎症:常见多发性大动脉炎的一部分,病变累及肾动脉开口部或近心端,有的波及全长。好发于青年女性。③肾动脉粥样硬化:常见于中老年,男性多于女性,病变主要累及肾动脉主干及主要分支近侧端,常为全身动脉粥样硬化的一部分。

（2）诊断包括以下内容。

1）无高血压家族史。

2）高血压病程短,进展快或病程长,突然发生恶性高血压而无其他病因可解释者。

3）大动脉炎及 FMD 好发于年轻女性,动脉粥样硬化则多见于 50 岁以上的男性。

4）一般降压药物疗效差。

5）高血压:收缩压大于 26.7 kPa(200 mmHg)及(或)舒张压大于 16 kPa(120 mmHg)约占 60%,以舒张压增高明显者,肾动脉越狭窄,则舒张压越高。

6）80% 患者脐周或背部脊肋角处可听到两级以上高调收缩期血管杂音。腹主动脉狭窄达 60% 才能出现杂音,狭窄达 73% 时杂音最响,超过 78% 以上时杂音消失。所以未闻及血管杂音时不能排除肾动脉狭窄的可能。两期或连续性血管杂音反映侧支循环形成,往往代表肾动脉狭窄的存在,但应除外动静脉瘘。腹部低沉性杂音是从其他部位传导来的。少数原发性高血压或正常人腹部有时可闻及轻度血管杂音,约 50% 大动脉炎患者,颈部可闻及血管杂音,左侧较右侧的杂音意义更大。

7）上、下肢收缩压差,正常人下肢收缩压比上肢高 2.67~5.33 kPa(20~40 mmHg)。如压差小于 2.67 kPa(20 mmHg)则反映主动脉系统有狭窄存在。如双上肢压差大于 1.33 kPa(10 mmHg)属于异常,有利于本病诊断。

8）放射性肾图:呈单侧(病侧)"小肾图"。

9）血浆肾素(AI)测定:正常 AI < 5 ng/(ml·h),多数患者血浆肾素增高。不高者可作分侧肾静脉肾素活性测定。

10）分侧肾静脉肾素测定:患侧 PRA 与健侧 PRA 之比(RVRR)≥1.5 或 2,以及健侧 PRA 与下腔 PRA 相等或比值小于 1.3(健侧 PRA~下腔 PRA)与下腔 PRA 比值小于 0.24 为单侧肾动脉狭窄有手术适应证的 3 项指标。

11）快速肾静脉肾盂造影:正常右肾比左肾位置低 0.5 cm。注药后 3 分钟、5 分钟、10 分钟、15 分钟、30 分钟分别摄片。

肾动脉狭窄的特征:①肾脏无功能,不显影;②肾脏显影延迟,开始 1~2 分钟的改变对诊断意义较大;③肾脏长径较正常缩小 1.5 cm 以上才有诊断意义;④造影剂注入 15 分钟后,患侧肾盂显影,浓度较健侧高。系因病肾排尿少,造影剂清除率下降,回吸收增加所致;⑤肾盂、肾脏、输尿管痉挛。

12）开搏通试验:开搏通试验是目前最敏感的初筛方法,敏感性达 95%,特异性达 95%。

原理:血管紧张素(AngⅡ)的收缩血管作用被开搏通抑制,使狭窄侧肾脏出球小动脉的压力下降,导致灌注压及滤过率下降,病侧肾脏肾素系统代偿大量分泌肾素,企图恢复下降的灌注压。

方法:除 β - 受体阻滞剂外,停用抗高血压药至少 2 周。患者安静休息 30 分钟,于 20 分钟、25 分钟和 30 分钟时各测血压(坐位血压)一次,取平均值,为试验前基础血压。抽血测定血浆肾素活力(PRA)为基础值。然后服 25 mg 开搏通开始计算时间。于 15 分钟、30 分钟、45 分钟和 60 分钟测血压,60 分钟时抽第二次静脉血测定 PRA,为刺激后的 PRA。

阳性标准:①刺激后 PRA≥12 ng/(ml·h);②PRA 绝对值增加不低于 10 ng/(ml·h);③如果基础 PRA <3 ng/(ml·h)时,百分数的增加不低于 150%或 400%,上述标准应全部符合。

需注意,肾素活性的反应比血压的反应更为可靠。肾血管性高血压患者血压下降幅度明显大于原发性高血压,前者平均下降 2.4 kPa(18 mmHg),后者平均下降 0.93 kPa(7 mmHg)。

本试验的优点之一是服用 β-受体阻滞剂的患者不受影响。当有氮质血症时,本试验失去可靠性。

13)血管造影检查:①数字减影造影(DSA)。操作方便,安全易行,患者负担小,可在门诊检查。造影时应对头臂动脉、胸、腹主动脉、肾动脉、髂动脉及肺动脉进行全面检查,以免漏诊。有 5%的失败率,对肾动脉分支损害不易发现;②腹主动脉及选择性肾动脉造影。可以观察肾动脉狭窄的程度及分支情况,对高度怀疑肾动脉狭窄而 DSA 又未发现问题者仍需进行此项检查。动脉造影显示与缺血程度之间的关系了解至今仍不多。

2. 肾实质性高血压

此类高血压占成人高血压的 2% ~4%。各种肾实质性疾病,发生高血压的频度决定于病变性质为肾小球病变或肾小管间质性疾病,病变范围,肾功能损害的程度和肾组织的缺血程度,以及有无合并血管病变。高血压发生较多见于灶性肾小动脉硬化(75% ~80%的患者发生高血压),膜性增殖性血管球性肾炎(65% ~70%)、糖尿病性肾炎(65% ~70%)、膜性肾炎(40% ~50%)、多囊肾(50% ~60%)、慢性间质性肾炎(30%),肾萎缩伴梗阻,慢性肾衰竭时发生高血压通常可达 80% ~90%。

(1)急性肾炎:①多见于儿童和青年。②发病前常有发热、链球菌感染史。③高血压,多为中等度增高 17.3 ~21.3/12.0 ~13.3 kPa(130 ~160 mmHg/90 ~100 mmHg),血压波动性大,可呈一过性。偶有严重高血压、高血压脑病或急性左心衰竭,可伴有视网膜出血、渗出、视乳头水肿。④蛋白尿,除蛋白尿外,还有红细胞和管型。⑤水肿。

(2)慢性肾炎:①有急性肾炎史或反复发作史。②尿蛋白出现早而持久。③血压呈持续性、中等度以上升高,特别是舒张压增高。当舒张压超过 13.3 kPa(100 mmHg)时,可进一步加重肾血管痉挛,肾血流量下降,肾功能可急骤恶化。④贫血明显,低蛋白血症和氮质血症。

(3)慢性肾盂肾炎:①反复尿急、尿频、尿痛及发热、腰痛史。②尿常规:有脓球和白细胞管型。

(4)多囊肾:①常有家族史。②肾区可触及肿大的肾脏。③二维超声可证实确诊。

(5)肾小动脉硬化,亦称良性肾硬化症:①高血压,其中 1% ~8%可发展为恶性硬化,表现为急进型恶性高血压,血压可达 26.6/16.0 kPa(200/120 mmHg)。②有肉眼血尿和中等度以上蛋白尿。常伴肾功能急剧恶化。

3. 嗜铬细胞瘤

本病起源于肾上腺髓质,交感神经节或其他部位的嗜铬组织的肿瘤。这种肿瘤持续或间断地释放大量儿茶酚胺(CA),引起持续性或阵发性高血压和多种器官功能及代谢紊乱。

(1)本病多发生于 20 ~40 岁青壮年。

(2)血压可呈阵发性升高,常可达 26.7 ~33.3/13.3 ~20.0 kPa(200 ~250/100 ~150 mmHg),发作间期血压明显下降或正常。

(3)发作时可伴有剧烈头痛、心悸、出汗、面色苍白、恶心、视物不清,历时数分钟至数天。

（4）测血液中肾上腺素或去甲肾上腺素或尿中代谢产物（3－甲基－4－羟基苦杏仁酸）明显增高。

（5）可乐宁抑制试验：可乐宁为作用于中枢交感神经的 α～阻滞剂，使 CA 的释放减少，降低血浆 NE 的浓度。但嗜铬细胞瘤患者 CA 的释放并不受抑制。

方法：口服可乐宁 0.3 mg 前及后 2 小时、3 小时测定血浆 CA 浓度，对比服药前后 CA 浓度变化。原发性高血压患者血浆 CA 多被抑制在 500 pg/ml 以下，而嗜铬细胞瘤患者则无明显改变。

注意事项：停服降压药及 β－受体阻滞剂 48 小时，禁用甲基多巴。

（6）CT 扫描：可识别 95% 的嗜铬细胞瘤，可显示直径 1 cm 以上的肿瘤或 2 cm 以上的肾上腺外位于腹部、胸腔的肿瘤，也有较大的识别能力。对颈部的异位肿瘤受到限制。对怀疑为恶性嗜铬细胞瘤的患者（约占 10% 的病例），应进行骨骼与肝脏的同位素扫描，以发现转移的证据，可见于淋巴结、肝、肺和骨骼，尚未见报道转移至脑的病例。

（7）I131－MIBG（间碘苄胍）扫描：同位素标记的 MIBG 结构与儿茶酚胺相近，可被嗜铬组织摄取而集中于肿瘤，为一种非常敏感和特异的检查方法，但仍有 15% 的肿瘤不能识别，50% 的恶性嗜铬细胞瘤不能显示。

（8）磁共振显像（MRI）：可显示肿瘤部位。

4. 原发性醛固酮增多症

原发性醛固酮增多症（简称原醛）约占少于 1% 的高血压人群。是由于肾上腺皮质部分增生或肿瘤分泌过多醛固酮引起的综合征。临床上以长期血压升高和顽固性低血钾为其特征。常表现为以下几点。

（1）多见于中年女性，长期高血压伴肌无力或周期性麻痹，肢端麻木。手足抽搐，并多饮、多尿，夜尿增多、头痛等。

（2）血压增高可达 20.0～32.0/12.0～17.3 kPa（150～240/90～130 mmHg），部分患者可能出现急进型恶性高血压、脑卒中，心、肾衰竭等。

（3）低血钾、高血钠、代谢性碱中毒、低比重碱性尿。

（4）血浆肾素－醛固酮活性测定：①在平衡饮食（含钠 60 mEp/d，钾 60 mEq/d）7 日后，上午 8 时卧位测血浆醛固酮明显增高；②尿醛固酮排出量高于正常；③在摄入高钠饮食或服用盐皮质激素后醛固酮分泌不受限制；④血浆肾素活性降低，在用利尿剂或直立位兴奋后也无明显升高。

（5）安体舒通试验：每日口服安体舒通 80～320 mg 分 4 次服共 5～7 天。阳性反应：血钾上升，尿钾下降，血钠下降，尿 pH 酸化，血压亦有不同程度下降，证明电解质紊乱与酸碱代谢紊乱，系醛固酮分泌过多引起。

（6）原醛与原发性高血压低肾素型的鉴别：在低钠饮食及立体刺激后，PAC 与 PRA 比值超过 400，而原发性高血压比值一般不超过 200。

（7）原醛与特发性肾上腺皮质增生的鉴别：约 1/4 的高醛固酮症为特发性肾上腺皮质增生。由于这类患者手术治疗效果差，血压无明显改善，故当原醛诊断确立后，应与增生鉴别。除可以应用 CT 等定位检查手段外，静脉滴注血管紧张素 Ⅱ，也不失为一种简单易行的方法。

方法：停药 2 周，口服地塞米松 0.75 mg，每日 3 次，限钠 150 mmoL/d 共 2 天。第 3 天静脉滴注 AngⅡ（5% 葡萄糖 500 ml + AngⅡ250 mg），用量 1～23 ng/（kg·min），使舒张压较对

照血压上升 2.67 kPa(20 mmHg),静脉滴注维持 1 小时,于试验前后取静脉血测定 PAC。

判断标准:静脉滴注后 PAC 升高,考虑为肾上腺皮质增生,若 PAC 降低,考虑为肾上腺皮质腺瘤。

(8)腺瘤的定位诊断:①肾上腺核素显像:^{131}I - 19 - 碘化胆固醇 γ 照相,对鉴别腺瘤或增生,以及明确腺瘤部位,均有较高价值。②腹部肾上腺 B 型超声波检查:对直径小于 1 cm 的腺瘤不能显示,故检查受到一定限制。因腺瘤多在 6 g 以下,直径大多小于 3 cm。③肾上腺 CT:直径超过 1 cm 的腺瘤,准确率达 85% ~ 93%,对小于 0.8 cm 的腺瘤不能检出。④肾上腺静脉造影及采血测 PAC:为有创性检查,可鉴别增生或腺瘤,但操作技术要求高,易引起出血或血栓,一般不用。

5. 皮质醇增多症(库欣综合征)

皮脂醇增多症,又称库欣综合征。是肾上腺皮质分泌过量的糖皮质激素(主要是皮质醇)所致。本病成人多于儿童,女性多于男性。其特点是以下几点。

(1)80% 库欣综合征有高血压,通常为持续性,收缩压与舒张压均为中等以上升高。

(2)患者呈向心性肥胖,面如满月,面色红润、多脂,呈水牛背,腹部、大腿内外侧、臀部多见皮肤变薄,有紫纹,色泽越深越亮则诊断价值越大。

(3)性功能减退,女性月经紊乱、不育,痤疮,多毛,男性性欲下降,阳痿。

(4)神经精神障碍,有失眠、抑郁、狂躁、精神变态等。

(5)病久肌肉萎缩,骨质疏松,脊柱可发生压缩畸形,甚者骨折。

(6)血浆皮质醇测定:正常人血浆皮质醇有明显的昼夜周期波动,以早晨 6 ~ 8 时为最高,均值为 10.4 ~ 2.4 μg/dl(276 ± 58 nmol/L),下午 4 时均值为 4.7 ± 1.9 μg/dl(138 ± 52 nmol/L),至午夜 12 时最低,均值为 3.5 ± 1.2 μg/dl(97 ± 33 nmol/L)。本病患者则昼夜节律消失,即晨 8 时高于正常,而下午 4 时或晚 12 时不明显低于清晨值。或午夜服地塞米松 1 mg,次晨血皮质醇不受明显抑制。

(7)尿游离皮质醇测定:尿游离皮质醇增高,多在 110 μg/24 小时以上。正常成人尿排泄量为 47 ~ 110 μg/24 小时(130 ~ 304 nmol/24 小时),均值为 75 ± 16 μg/24 小时(207 ± 44 nmol/24 小时)。因其能反映血中游离皮质醇水平,且不受其他色素干扰,诊断价值优于尿 17 - 羟。

(8)尿 17 - 羟皮质类固醇(17 - OHCS)测定:正常成人男性均值为 31 μmol/24 h。成人女性均值为 25 μmoL/24 h。本病患者尿 17 - OHCS 排泄量往往大于 60 μmol/24 h。后者具有一定的诊断价值。

(9)明显的低血钾性碱中毒:常见于肾上腺腺癌和异位 ACTH 综合征患者。

(10)地塞米松抑制试验:地塞米松 0.75 mg,每 8 小时口服 1 次,共 2 天。如次日尿 17 - 羟类固醇不能被抑制到对照值的 50% 以上时为阳性,提示有本病的可能。

(11)蝶鞍 X 线检查:较大的垂体肿瘤可使蝶鞍扩大及破坏。CT 扫描对垂体微腺瘤的定位诊断价值较大,可发现 70% ~ 80% 的微腺瘤。高分辨力的 CT 检查能查出 3 ~ 5 mm 的微腺瘤。

(12)肾上腺 CT 扫描:可显示肾上腺的大小和形态。对肾上腺肿瘤的诊断价值较大。增生多见于双侧肾上腺增大,肿瘤多显示一侧的占位性病变。

(13)放射性核素碘化胆固醇扫描照像:诊断准确率约 80%。胆固醇呈两侧浓集者示肾上腺皮质增生;浓集仅局限于一侧示肾上腺腺瘤。腺癌两侧均不显影或病变侧不显影而正常侧显影。

6. 妊娠高血压综合征(妊高征)

孕期出现高血压,并于分娩后3个月内血压恢复到孕前的正常状态,即称之为妊高征。

(1)本病多发生于妊娠期3~4个月,分娩期或产后48小时内。

(2)高血压[收缩压不低于17.3 kPa(130 mmHg)或舒张压12.0 kPa(90 mmHg)或较基础血压增加4.0/2.0 kPa(30/15 mmHg)即可诊断]、蛋白尿(24小时尿蛋白不低于0.5 g)、水肿为其特征。

7. 大动脉炎

大动脉炎是指主动脉及其主要分支和肺动脉的非特异性炎性病变,使血管壁增厚甚至某些部位血管狭窄、堵塞等,并由此可引起血压升高。

(1)多见于青年女性(20~30岁),女性多于男性。

(2)常表现为严重、急进型恶化性高血压。

(3)可有发热、血沉快、关节痛,20%可并发肺结核或淋巴结核。

(4)四肢血压、脉搏不对称(无脉症)。

(5)可在颈部、锁骨上窝、腹部、背部、腹股沟听到血管杂音和触及震颤。

(6)通过B型超声、数字减影血管造影和动脉造影可确诊。

六、治疗

(一)治疗原则

长期降压治疗的目的,是为了减少血管并发症,如冠心病、脑卒中、心力衰竭、肾功能不全和夹层动脉瘤等的发生和死亡,保证生活质量。在全部分析病情的基础上,选用适当的治疗方案和治疗的开始时间至关重要,要求尽量给予最小量的药物,减少到最小的药物不良反应,获得最大的治疗效果。

(二)治疗方案

1. 分期用药

(1)在无靶器官损害的轻型高血压(第1期):先予以非药物治疗。如限盐、限酒、降体重、避免紧张、增强锻炼等。如疗效不理想,可适当给以药物治疗。如镇静剂,安定5 mg 每日1次,也可配合中药。如仍不满意,可加用小剂量β-阻滞剂、钙离子拮抗剂和小剂量利尿剂。

(2)对中、重度高血压(第2期):可在第1期治疗的基础上,采用多种降压药物,小剂量联合用药。如利尿剂加β-阻滞剂、利血平、甲基多巴、可乐宁、哌唑嗪、肼苯哒嗪或柳胺苄心定或加用肾素-血管紧张素转换酶制剂,如巯甲丙脯酸、开搏通、节后交感神经抑制剂、神经节抑制剂等。

(3)对已有靶器官损害(第3期):如脑卒中、左心衰竭、左心室肥厚、冠心病、肾功能不全、眼底出血或渗出等,除降压外,应保护重要器官的功能,降压要缓慢、温和,即使血压轻度增高,也应积极降压治疗。

2. 阶梯治疗阶梯疗法

是临床行之有效的一种经验治疗,共分4级。

Ⅰ级：噻嗪类利尿剂或 β－肾上腺素能受体阻滞剂、钙拮抗剂、血管紧张素转化酶抑制剂。

Ⅱ级：利尿剂联合 β－肾上腺素能受体阻滞剂、利血平、甲基多巴、可乐定、哌唑嗪或柳胺苄心定。

Ⅲ级：加用血管扩张剂于上述利尿剂联合 β－肾上腺素能受体阻滞剂、利血平、甲基多巴、可乐宁或柳胺苄心定。

Ⅳ级：加肼乙啶、长压定或以之取代血管扩张剂。从阶梯疗法中可以看出，从小剂量的单一药物开始逐渐增加剂量，尚足量的单一药物未能充分控制血压，则可加用第二种药或多种药物，使血压尽量控制在正常范围内。利尿剂、β－受体阻滞剂、钙拮抗剂（CaA）、肾素转化酶抑制剂（ACEI）中任何一种均可作为第一线药物。直至剂量加到超过剂量效应或出现不良反应为止，此时又可转移到另一类第一线药，或减少第一个药的剂量而加上另一个药。联合用药，应注意药物间的合理搭配。利尿剂与其他几类降压药配伍，可以加强降压药的降压作用，减少不良反应。钙拮抗剂与 β－受体阻滞剂合用，除可加强降压作用外，其不良反应可以明显减轻。β－受体阻滞剂与血管扩张剂合用，可减轻心动过速的发生，与 α－受体阻滞剂合用，也可以抑制后者引起的心动过速。钙拮抗剂与血管紧张素转换酶抑制剂合用降压疗效明显。但应注意 β－受体阻滞剂不能与利血平、肼乙啶合用，因合用后易发生体位性低血压、或加重心动过缓。一些患者首选非药物治疗，如控制血压未达到目标，可加用药物治疗。其他的患者可能开始时就需要药物治疗。此时，非药物治疗可作为辅助治疗。

3.抗高血压药物的选择原则

抗高血压药物的选择原则，应个体化。应视年龄、病情、心血管情况，有无并发症或合并其他疾病，并根据降压作用方式选用药物。也可根据血浆肾素活性水平选药。约30%的原发性高血压为低肾素型，50%为中度水平，20%为高肾素型。转换酶抑制剂和 β－受体阻滞剂对中度肾素水平有效，转换酶抑制剂对高肾素型高血压最有效，对低肾素型亦有效，但对肾素活性水平为"0"者则无效。β－受体阻滞剂对高肾素型高血压较少有效。钙拮抗剂、利尿剂和 α－受体阻滞剂对低肾素型高血压有效。当肾素活性水平为"0"对钙拮抗剂与利尿剂同样有效。下述临床情况的药物选择。

（1）60 岁以上的老年人，利尿剂与钙拮抗剂更为有效和理想。应避免使用利血平及作用于中枢的降压药，以防引起情绪改变、心理活动障碍（抑郁症）和体位性低血压。

（2）有脑卒中者，避免使用能引起位置性低血压药物。

（3）β－受体阻滞剂和钙拮抗剂适用于冠心病和心肌梗死患者。

（4）并发有心力衰竭者，宜选用利尿剂、转换酶抑制剂及血管扩张剂。

（5）肾功能不全者，宜选用钙拮抗剂、血管扩张剂（长压定）。可配伍 β－受体阻滞剂和襻利尿剂。

（6）有糖尿病者，宜选用选择性 β－受体阻滞剂与转换酶抑制剂。

4.常用降压药物

根据药物的作用方式，抗高血压药物可以分为 5 类。

（1）襻利尿剂：①速尿：作用持续时间（h）4～6 每日常用剂量（mg）20～480 用药次数 2 次／天；②布美他尼：作用持续时间（h）4～6 每日常用剂量（mg）1～10 用药次数 2 次／天；③利尿酸：作用持续时间（h）6～12 每日常用剂量（mg）50～200 用药次数 2 次／天。

噻嗪类和有关的氨苯磺胺利尿剂:①氯噻嗪:作用持续时间(h)6～12 每日常用剂量(mg)125～500 用药次数1～2次/天;②双氢克尿塞:作用持续时间(h)12～18 每日常用剂量(mg)12.5～50 用药次数1次/天;③苄氟噻嗪:作用持续时间(h)大于18 每日常用剂量(mg)2.5～5 用药次数1次/天;④甲氯噻嗪:作用持续时间(h)大于24 每日常用剂量(mg)2.5～5 用药次数1次/天;⑤多噻嗪:作用持续时间(h)大于28 每日常用剂量(mg)1～4 用药次数1次/天;⑥氯噻酮:作用持续时间(h)24～72 每日常用剂量(mg)12.5～50 用药次数1次/天;⑦美托拉宗:作用持续时间(h)24 每日常用剂量(mg)1.0～5 用药次数1次/天;⑧吲达帕胺:作用持续时间(h)24 每日常用剂量(mg)2.5～5 用药次数1次/天。

保钾利尿剂:①阿米洛利:作用持续时间(h)24 每日常用剂量(mg)2.5～10 用药次数1次/天;②安体舒通:作用持续时间(h)10～96 每日常用剂量(mg)25～100 用药次数1次/天～2次/天;③氨苯蝶啶:作用持续时间(h)12 每日常用剂量(mg)50～100 用药次数1次/天。

利尿剂是治疗高血压的基本药。在高血压的治疗过程中,开始时最常用的是利尿剂,维持治疗最常用也是利尿药。其治疗目的是防止其他降压药,如神经阻滞剂、血管扩张剂引起的水、钠潴留,增强其降压作用。缓进性高血压治疗以首选噻嗪类利尿剂。因其作用缓和,持续时间长,适宜长期治疗。如氯噻嗪与保钾利尿剂氨苯蝶啶合用相得益彰。对合并肾功能不全的高血压,宜选用速尿口服;对高血压合并糖尿病、高脂蛋白血症、高尿酸血症应使用小剂量;对高血压危象,尤其有急性肺水肿或高血压脑病者,应静脉注射襻利尿剂,以迅速减轻心脏负荷,缓解脑水肿。

利尿剂的不良反应:①利尿剂作用的直接结果,直立症状,低钠血症,低钾血症,高尿酸血症。②继发性作用,心律失常,糖耐量减低,总胆固醇升高。③特异质药物反应。

(2)肾上腺素能阻滞剂:β-受体阻滞剂已成为治疗高血压的第一线药物。单用β-受体阻滞剂可使40%～50%的轻、中度高血压病者血压得以控制。与利尿剂或其他降压药合用可使85%左右高血压者的血压正常,并有对抗血管扩张剂引起的反射性心动过速作用。尤其适用于年轻、心率偏快、以收缩压升高为主的高血压,或合并冠心病、快速心律失常、高动力循环状态、偏头痛等。临床选药主要根据并存症情况,如合并慢性气管病、糖尿病、高脂蛋白血症等应选用心脏选择性制剂;对合并慢性肾衰者,应选用由肝脏代谢的脂溶性药物;对合并变异性心绞痛、外周血管病、心动过缓者,若有必要时应选用有高度ISA的药物。对失眠、多梦、疲劳、阳痿者应以非脂溶性β-阻滞剂。不同β-阻滞剂的降压疗效基本相同,但用药量应根据药代动力学特点及降压反应而定。使之达到最大的临床疗效而不致产生明显不良反应。

以下临床情况应慎用β-受体阻滞剂:①慢性支气管炎伴支气管痉挛时避免用,如有必要应选用小剂量具有心脏选择作用的β-受体阻滞剂;②心力衰竭时禁用。如有必要可选用具有内在活性的吲哚心安与血管扩张剂合用;③心绞痛可选用具有心脏选择作用的β-受体阻滞剂。心动过缓时禁用;④房室传导阻滞时一般禁用;⑤嗜铬细胞瘤应与α-受体阻滞剂联合使用;⑥肾衰竭可选用萘羟心安,氨酰心安联合心得安应用;⑦高脂血症避免应用非选择性β-受体阻滞剂。

选择性α1-受体阻滞剂:包括哌唑嗪和酚妥拉明。哌唑嗪,可抑制突触后α1-受体,使小动脉扩张,周围血管阻力下降,血压降低,而不抑制突触前α1-受体,故对心输出量和心率影响不大。适用于肾功能不全,心脏传导阻滞、支气管哮喘、糖尿病、高血脂的高血压患者,亦

适于不宜使用 β – 阻滞剂和利尿剂的高血压患者。本药与 β – 受体阻滞剂或利尿剂合用,降压作用加强。一般首剂为 0.5 ~ 1 mg,无反应者可给 1 mg/次,每日 2 ~ 3 次,渐增至 6 mg/次,每日 3 次。注意:用药后因急性血管扩张引起直立性昏厥,称为"首剂反应"。不良反应有乏力、嗜睡、鼻塞、阳痿。酚妥拉明,同时阻滞 α1 和 α2 – 受体,降低周围血管阻力、增加心输出量,并可使心率增快、肾素增高。适用于重度高血压、高血压危象、嗜铬细胞瘤。常用量 0.1 ~ 2 mg/min 静脉滴注。口服 25 ~ 50 mg/次,每日 3 次。不良反应为乏力、头晕、水肿。

外周肾上腺素能受体阻滞剂:本类药物的降压作用是由于交感神经末梢 NE 的释放和排空。利血平与贮存 NE 的囊泡膜有很高的亲和力,它能抑制囊泡膜对 NE 的再摄取,妨碍多巴胺(DA)进入囊泡,减少逆质的合成。另外,它还损害囊泡膜和阻止 NE 与 AT 结合,使囊泡中的 NE 向外弥散,从而使交感神经末梢 NE 耗竭,引起降压作用。临床适用于轻、中度高血压患者。本药由于易引起鼻塞、胃肠分泌增加、嗜睡、长期大剂量应用易出现精神抑郁症等不良反应,故目前已渐被淘汰。

作用于中枢的 α – 受体阻滞剂:α – 受体阻滞剂,主要作用于中枢,激活延脑血管运动中枢 α2 – 受体,使抑制性神经元的活性加强,从而导致交感神经的传出活动减少,外周交感张力降低,血压下降。同时,使交感神经末梢释放去甲肾上腺素(NE)减少,血压亦可下降。并有提高迷走神经兴奋性,引起心率减慢的作用。本药适用于中、重度高血压。常与利尿剂合用,防止水潴留,对肾性高血压、妊娠性高血压也有明显疗效。其不良反应,有嗜睡、口干、便秘,长期应用突然停药易引起反跳现象。

(3)血管扩张剂:血管扩张剂分为 2 类:一是直接作用于血管平滑肌引起血管舒张,其作用机制不明;二是间接血管扩张剂,包括钙拮抗剂,α – 受体阻滞剂和血管紧张素转换酶抑制剂。如肼苯达嗪、长压定、二氮嗪等仅扩张小动脉,即仅作用于毛细血管前的阻力血管,对容量血管(静脉)无明显作用。由于小动脉扩张,外周阻力下降而降低血压。同时通过压力感受器反射性地兴奋交感神经,出现心率加快、心肌收缩力加强、心输出量增加,从而部分对抗了其降压效力,且引起心悸等不良反应,还反射性增加肾素和醛固酮分泌,导致水钠潴留。另一些药,如硝普钠和哌唑嗪对小动、静脉均有扩张作用,由于也扩张静脉,使回心血量减少,因此心输出量不增加。所以血管扩张剂不引起位置性低血压。

由于直接血管扩张剂的不良反应较多,一般不单独应用于治疗高血压,仅仅在利尿剂、β – 受体阻滞剂或其他肾上腺素能抑制药无效时才加用此药。利尿剂可克服水钠潴留,交感抑制剂可对抗其反射性交感亢进,从而加强降压效力,减少不良反应。

地巴唑、硝普钠血管扩张剂用于急诊,需要血压快速下降时,只能静脉注射或静脉滴注。地巴唑可易引起低血压、高血糖、液体潴留和反射性心动过速。硝普钠滴注时必须避光,也易引起硫氰酸盐中毒,需注意。

(4)血管紧张素转换酶抑制剂(ACEI):ACEI 对轻、重度高血压均有较好疗效。单用可使 50% ~ 60% 的患者血压正常。对严重高血压,尤其是对三联降压药(利尿剂、血管扩张剂、β – 受体阻滞剂)无效的患者,ACEI 亦可奏效。在剂量上,对轻、中度高血压,卡托普利(巯甲丙脯酸)每日 2 次,每次 12.5 ~ 25 mg 即可奏效。对高血压危象,舌下含化卡托普利,起效快。ACEI 对高肾素型高血压疗效好。许多低肾素型也有效。限盐或合用利尿剂可明显增强 ACEI 降压效果。还可防止利尿剂引起的低钾或代谢紊乱。ACEI 对合并心力衰竭、冠心病、外周血管病、支气管哮喘、糖尿病、高脂血症均无禁忌。在停药后不引起反跳现象。对恶性高血压有一定疗效,对肾性高血压有奇效降压效果。

不良反应:低血压,高钾血症及肾脏损害。如果双侧肾动脉狭窄或单肾的肾动脉狭窄,则有导致肾功能损害的危险。如无肾动脉狭窄,则诱发肾功能不全是极不可能的,除非肾内有广泛的严重血管损害。其他不良反应还有皮疹、味觉异常等。

(5)钙拮抗剂(CaA):传统观念认为钙拮抗剂中只有硝苯地平(心痛定)可用于高血压治疗。现已证明3种经典钙拮抗剂均有降压作用,尤其对老年性或低肾素性高血压疗效较好,高肾素型效果较差。硝苯地平可增加血浆肾素活性,但此作用可被β-受体阻滞剂所抵消。长期用硝苯地平可引起水钠潴留。二氢吡啶类中的尼群地平的降压作用持久。单独使用维拉帕米不引起水钠潴留,也不产生耐药性。也可与利尿剂并用。地尔硫(艹卓):由于能降低体循环血管阻力,从而能降低血压。

钙拮抗剂与其他降压药比较有:①不影响代谢、电解质紊乱,较少引起水钠潴留;②可增加冠脉血液循环;③无耐药性,很少出现停药后反跳现象,不引起体位性低血压;④不引起哮喘和性功能障碍;⑤增加心脏泵血作用,最适宜高血压伴心力衰竭患者;⑥减少高血压对血管的损伤;⑦增加尿酸廓清;⑧适宜老年人高血压治疗。

不良反应:一般较其他降压药易耐受。硝苯吡啶常引起头痛、脸红与心悸,还可引起踝部水肿。异搏定可导致心动过缓,各种传导障碍甚至心脏停搏。

5. 高血压急症治疗

高血压急症包括:①急进型恶性高血压;②高血压危象;③高血压脑病;④伴急性左心衰竭,⑤伴急性冠状动脉供血不足;⑥颅内出血;⑦急性主动脉夹层等。

高血压急症可根据其有无急性靶器官损害可分为2类。第一类需在症状出现后1小时内降压,多见于高血压脑病、脑出血、急性左心衰竭合并肺水肿、主动脉夹层血肿、妊娠毒血症与子痫、颅脑外伤、大面积烧伤、不稳定心绞痛或急性心肌梗死。第二类是没有急性靶器官损害的高血压急症,如急进型或恶性高血压无合并症者等,可在24小时内使血压降低。当不能明确区分属于哪一类时,应按第一类处理。可见决定治疗的原则应视血压升高的程度及新近的靶器官损害而定,以后者意义更大。

对于第一类高血压急症,如高血压危象时,应尽快用药物使血压下降,但也要防止降压过低,而影响脑循环。一般需根据治疗前血压水平使收缩压下降6.67~10.7 kPa(50~80 mm-Hg),舒张压下降4.0~6.67 kPa(30~50 mmHg)为宜。至于第二类急症,一般可用口服药控制血压。如硝苯吡啶10~20 mg口服或舌下含化,30分钟后可重复等。对于老年人急症高血压,也需要使用急症降压措施。如舌下含服巯甲丙脯酸25~50 mg,使血压迅速下降,此药不良反应小,不影响心率。

(胡春阳)

第四节　心绞痛

心绞痛是短暂心肌缺血时造成的胸部及其附近部位的不适症状。心绞痛主要为冠状动脉病变造成的心肌缺血所致,常常被患者描述为"压榨感"、"挤压感"、"窒息感"、"沉重感"等。心绞痛还可以由其他原因所造成,如主动脉瓣狭窄、肥厚型心肌病等。本节主要讲述冠状动脉病性心绞痛。

一、发病机制

心脏对机械性刺激不引起疼痛,但在心肌急剧、短暂的缺血缺氧时,可产生心绞痛。产生疼痛的直接原因是在缺血缺氧时,心肌内聚集过多的代谢产物,如乳酸、丙酮酸、磷酸或肽类物质,刺激心脏内的自主神经末梢,传入大脑产生疼痛感觉。

在正常情况下,冠状动脉具有很大的储备能力,其血流量随身体的需要来调节,在剧烈运动等身体需血量增加时,冠状动脉明显扩张增加血流量来满足身体需要,在冠状动脉发生动脉粥样硬化管腔狭窄时,特别是伴有冠状动脉痉挛时,其代偿能力降低,不能满足身体需要的变化,产生不同程度的心绞痛症状。出现心绞痛的冠心病患者,至少有一支冠状动脉的主支管腔狭窄超过横切面的75%,但也有一些可疑心绞痛患者和少数心肌梗死患者,在冠脉造影时未见明显的狭窄阻塞病变(X综合征),可能和冠状动脉痉挛或栓塞有关,或存在微血管病变。

影响心肌耗氧量的主要因素有心室壁张力、心肌收缩力、心率等。通常用"心率×收缩压"(即二重乘积)作为衡量心肌耗氧量的指标。多数情况下,劳累诱发的心绞痛常在同一"心率×收缩压"的水平上发生。

二、临床表现

(一)症状

1.疼痛部位

典型的心绞痛位于胸骨后,可波及心前区,界限不清楚,常放射至左肩、左臂内侧达无名指和小指,或至颈部、咽部或下颌部。有的患者可表现为牙痛等,应予注意。

2.疼痛性质

常为压榨性、紧缩性疼痛,也可表现为烧灼样疼痛,疼痛严重程度差异很大,可以是轻微不适,也可是剧烈疼痛。

3.疼痛诱因

多数在劳累或情绪激动(如愤怒、焦虑、过度兴奋等)时发生,此外,寒冷、饱食和吸烟等也可诱发。

4.持续时间

一般心绞痛持续时间为3~5 min,剧烈活动诱发的心绞痛可持续10 min以上,很少超过15 min,最长不超过30 min。可数天或数星期发作1次,也可1日内发作数次。X综合征的心绞痛持续时间相对较长,与运动关系不大。

5.缓解方法

一般停止原来诱发症状的活动后即可缓解,含化硝酸甘油后数分钟内可缓解。

(二)体征

心绞痛患者在发作期和缓解期均可以没有任何体征。部分患者可伴有以下体征。

1.高血压

血压可缓慢上升或在心绞痛发作期间急剧升高。血压改变可先于心绞痛或由心绞痛引起。

2.心脏体征

心率增快,有时出现第四或第三心音,偶可听到心尖部收期杂音,可能和乳头肌功能失调导致二尖瓣关闭不全有关。

3.其他

表情焦虑、皮肤冷或出汗等。

三、实验室检查

(一)心电图检查

1.静息心电图

静息心电图不是诊断冠心病敏感方法,约50%的心绞痛患者静息心电图是正常的,但所有拟诊心绞痛的患者,均应做12导联静息心电图记录。最常见的心电图异常是非特异性ST-T改变伴有或没有先前心肌梗死的表现。心绞痛患者可出现多种传导障碍,其中最常见左束支阻滞和左前分支阻滞。

2.心绞痛发作时心电图

(1)ST段压低0.1 mV以上。

(2)T波倒置,如平时有T波倒置,在心绞痛发作时可变为直立。

(3)变异性心绞痛(后述)出现ST段抬高。

3.心电图负荷试验

常用的是运动负荷试验,现临床主要采用的是运动平板试验和踏车试验,其机制是运动增加心脏负担诱发心肌缺血,出现缺血性心电图改变,敏感性为70%,特异性约为90%。目前国内采用次极量运动试验方法,运动中监测和记录心电图,运动后即刻、2、4、6、8 min重复记录。心电图改变主要以基线平稳的心电图上连续3个心脏搏动的ST段水平型或下斜型压低不少于0.1 mV(J点起)。T波改变影响因素较多,还可出现假性正常化。心肌梗死急性期、不稳定型心绞痛(后述)、严重心律失常或急性疾病者禁作运动试验。运动中出现明显疼痛、呼吸困难、明显的ST段改变和严重心律失常应停止运动负荷试验。此外,还有药物负荷心电图试验等。

4.心电图动态监测

患者佩戴记录盒,连续记录24 h或更长时间,动态观察心电图变化(ST-T改变和心律失常)与患者活动情况和症状之间的关系,同时发现无症状性心肌缺血。

(二)放射性核素检查

1.单光子发射计算机体层摄影(sPECT)

放射性物质^{201}Tl(铊)和^{99m}Tc(锝)等可随冠脉血流很快被心肌摄取,心肌梗死和缺血区域可出现显像缺损和不良。必要时可做负荷核素心肌灌注显像,其敏感性和特异性较运动心电图更高。

2.放射性核素心室造影

是无创性心功能检查的金指标,可显示心室壁局部的运动情况。

3.正电子发射体层摄影(PET)

PET是应用能显示标记的具有生物活性的化合物和药物,进行定量分析。PET不仅可用于冠心病的无创诊断,也是测定心肌活力的金指标。常用的标记化合物有^{18}F(氟)-2脱氢葡萄糖,^{13}N氨,^{11}C氨基酸等。

（三）冠状动脉造影

用左、右冠脉造影管经股动脉或右肱动脉送到主动脉根部,而后分别送入左、右冠状动脉口,注入少量造影剂,即可使左、右冠脉及其分支清楚显影。冠状动脉造影是确定冠状动脉狭窄程度的可靠方法。冠状动脉造影可帮助确定冠心病的诊断、治疗方案的选择和预后评价。

（四）其他

静息和负荷超声心动图、血管内超声显像等。

四、诊断

（一）心绞痛的诊断

（1）通过患者的病史、典型的临床表现,辅以物理检查和静息心电图,即可诊断为心绞痛。

（2）对于症状不典型者,应做进一步的辅助检查,根据心电图负荷试验和心肌灌注显像等了解心肌缺血情况,并确定是否做冠状动脉造影。

（3）典型的严重心绞痛患者,特别是不稳定型心绞痛患者,建议根据病史、物理检查和心电图情况及早做冠状动脉造影,有利于指导进一步的治疗选择。

（二）心绞痛分型诊断

1. 劳累性心绞痛

其特点是心绞痛发作与体力活动、情绪激动等增加心肌需氧量的因素有关,休息后或舌下含化硝酸甘油后迅速缓解。

（1）稳定型心绞痛（SAP）:①疼痛发作与劳累有关,每次诱发疼痛发作的劳累程度大致相同;②在1~3个月内每天或每周疼痛发作的次数、疼痛性质、部位、程度、时间、缓解情况无明显变化。

（2）初发型心绞痛:①在近1个月内新发生的劳累性心绞痛;②原有冠心病患者已经有数月未发生心绞痛,近1个月来又出现的心绞痛。

（3）恶化型心绞痛:原来的稳定型心绞痛患者,近3个月内心绞痛程度加重、时间延长、频率增加、不易缓解,呈进行性恶化。可发展为心肌梗死或猝死,但亦可转为稳定型心绞痛。

2. 自发性心绞痛

其特点是心绞痛发作与体力活动等增加心肌需氧量的因素无关,可能与冠状动脉血流储备减少有关。

（1）卧位型心绞痛:心绞痛发生在休息或睡眠时,其发生机制可能有以下几种。①夜间血压降低,以致狭窄的冠脉血流进一步减少;②夜间平卧时发生未被察觉的心力衰竭致冠脉血流减少;③卧位时回心血量增多,增加心脏负担和需氧量。因此,有人认为卧位型心绞痛实际上是一种严重的劳累性心绞痛。

（2）变异型心绞痛:心绞痛发生在静息时,但发作时心电图有关导联ST段并非压低而是抬高,对应导联ST段压低,发作停止后心电图又恢复正常,其发生机制可能与冠脉痉挛有关。此型容易发生心肌梗死。

（3）急性冠状动脉功能不全:也称为中间综合征,或静息心绞痛,心绞痛发作时间较长,可达30 min以上,但无心肌梗死的证据。此型亦容易发展至心肌梗死。

（4）梗死后心绞痛:指急性心肌梗死后24 h至1个月内发生的心绞痛,提示仍存在严重缺血的存活心肌,容易出现梗死延展或再梗死。心肌梗死后 24 h 至数天发生的心绞痛叫早期梗死后心绞痛,心肌梗死后数日至 1 个月发生的心绞痛叫晚期梗死后心绞痛。

3. 混合性心绞痛

心绞痛既可以发生在体力活动增加使心肌需氧量增加时,又可以发生在静息时心肌需氧量无明显增加时。提示存在冠脉狭窄,且冠脉血流储备减少又不恒定。

4. 不稳定型心绞痛

在临床上,心绞痛又分为稳定型心绞痛(SAP)和不稳定型心绞痛(UAP)。因不稳定型心绞痛容易发展为急性心肌梗死或猝死,因此这一分型具有重要的临床意义。经过积极的处理后不稳定型心绞痛仍可转为稳定型心绞痛。不稳定性型心绞痛根据以下几点诊断。

(1)在相对稳定的劳累性心绞痛的基础上出现逐渐加重的心绞痛(程度更重、发作更频繁、持续时间更长)。

(2)新出现的心绞痛(通常在 1 个月内),由很轻度的体力活动即可诱发。

(3)在静息和很轻度体力活动时出现的心绞痛,并排除诊断急性心肌梗死的心电图和心肌酶改变。

不稳定型心绞痛的发生机制主要是动脉粥样硬化斑块的不稳定,出现斑块的破裂和新的血栓形成。

(三)心绞痛严重程度的分级

Ⅰ级:一般体力活动不受限制,如步行和登梯。只在强体力活动或较长时间的体力劳动时才发生心绞痛。

Ⅱ级:一般体力活动轻度受限,步行 2 个街区以上或登楼 1 层以上。

Ⅲ级:一般体力活动明显受限,步行 1~2 个街区,登楼 1 层引起心绞痛发作。

Ⅳ级:一切体力活动都引起心绞痛发作,甚至静息时发生心绞痛。

五、鉴别诊断

(一)心脏神经症

(1)女性多见。

(2)与精神因素关系密切。

(3)疼痛时间过于短暂(几秒钟)或持久(数小时),性质为隐痛或刺痛,深吸气后缓解。

(4)含化硝酸甘油无效。

(5)伴有其他神经症的症状。

(二)急性心肌梗死

性质相似,但程度更重、时间更长,可伴有心律失常或心力衰竭等表现,心电图和心肌酶改变有助于诊断。

(三)其他原因的心绞痛

严重的主动脉瓣狭窄或关闭不全、风湿性冠状动脉炎、梅毒性主动脉炎引起的冠状动脉口狭窄、肥厚型心肌病等。

(四)肋间神经痛

可为针刺样或烧灼样瞬间闪电式疼痛,也可为持续性疼痛,在咳嗽、用力时加重,无心绞痛的特征,心电图正常。

（五）其他

食管疾病、膈疝、消化性溃疡、胆绞痛和颈段神经根炎等。

六、治疗

（一）稳定型心绞痛的治疗

1. 治疗目的

（1）改善预后：防止心肌梗死、减少死亡。

（2）改善生活质量：减轻或消除症状。

2. 一般治疗

（1）戒烟限酒：戒烟既能改善症状，又能改善预后。适量饮酒有益，过量饮酒有害。

（2）合理饮食：低盐低脂饮食，多吃蔬菜、水果、鱼等。

（3）适当运动：在患者能够耐受的情况下进行体力活动。

（4）心理平衡：心理因素对诱发心绞痛十分重要，减少患者焦虑，控制应激，可以减少患者对药物的需要。

（5）控制伴发疾病：重点是控制高血压、高血糖以及调节血脂等。

3. 药物治疗

（1）阿司匹林：可以降低心血管事件，如没有禁忌证，建议常规使用阿司匹林 75～160 mg/d。

（2）调脂药物：减低心肌梗死和死亡发生率。如果饮食控制不能降低胆固醇水平，则使用调脂药，将总胆固醇降到 5.0 mmol/L 以下，并将 LDL－c 降低到 2.6 mmol/L 以下。根据血脂谱选择调脂药，如他汀类药物，辛伐他汀 10～20 mg/d，阿托伐他汀 10～20 mg/d。贝特类药物如非诺贝特 0.2 g/d。注意肝功能损害。

（3）硝酸盐类：短效硝酸盐类药物作用迅速，数分钟内起效，作用可维持 30～45 min。主要作用是血管扩张，减轻前后负荷和冠状动脉扩张，从而减轻心绞痛症状，用于心绞痛发作时。硝酸盐类对血管痉挛性心绞痛和 X 综合征患者有效，硝酸异山梨醇酯 5～20 mg，每天 3 次。主要不良反应有头痛、脸红，低血压少见。长期应用硝酸酯类要注意耐药问题。

（4）β 受体阻滞剂：主要是通过阻断 β 受体，减慢心率、降低心肌收缩力，从而减少心肌耗氧，减轻心肌缺血的程度。临床有选择性 β1 受体阻滞剂和非选择性 β 受体阻滞剂（同时阻断 β1 和 β2 受体，有的同时阻断 α 受体）。对于哮喘、周围血管病和糖尿病患者，首选选择性 β 受体阻滞剂。β 受体阻滞剂尤其适合于心肌梗死后的患者，如普萘洛尔 10～20 mg，每天 3 次，美托洛尔 12.5～50 mg，每天 3 次，阿替洛尔 25 mg，每天 2 次，比索洛尔 2.5～10 mg/d。具体用量因人而异。主要不良反应有心动过缓、传导阻滞、支气管痉挛、乏力等，较大剂量会影响糖、脂代谢。注意 β 受体阻滞剂的首剂反应和骤然停药后的病情加重。

（5）钙拮抗剂：钙拮抗剂可使冠状动脉及周围血管扩张，还有一定的负性肌力作用，可减少心肌耗氧量。钙拮抗剂未能显示降低心肌梗死的死亡率，钙拮抗剂对血管痉挛性心绞痛有效。

近年来临床关注短效钙拮抗剂的安全性，主张应用长效钙拮抗剂如硝苯吡啶 5～20 mg，每天 3 次，非洛地平 5～10 mg/d，氨氯地平 5～10 mg/d。主要不良反应有头痛、头昏、心悸、脸红、低血压、下肢浮肿和负性肌力作用。

4.经皮腔内冠状动脉介入手术

经皮腔内冠状动脉介入手术(PCI)包括经皮腔内冠状动脉成形术(PTCA)、冠状动脉内支架植入术以及冠状动脉内旋磨、旋切等措施。PCI可以解除冠状动脉的狭窄病变,从而缓解疼痛,改善生活质量。

5.稳定型心绞痛的治疗选择

(1)所有患者均需强调一般治疗。

(2)对患者进行评估,如果不是高危患者,可选择药物治疗,常采用联合用药。

(3)如果是高危患者或顽固性心绞痛者,考虑介入治疗或外科手术。

(4)根据冠脉造影结果、患者心功能状况决定选择PCI或CABG。药物治疗不能满意控制的心绞痛,冠脉造影显示冠脉病变适合PCI或患者合并其他严重疾病不能耐受CABG者选择PCI;左主干病变、三支病变伴有左心功能受损者(EF<30%)选择CABG。

6.其他

吗斯酮胺作用机制与硝酸甘油类似,作用持续时间长。尼可地尔是一种钾通道激活剂,具有硝酸盐类作用,长期应用无耐药性。

(二)不稳定型心绞痛的治疗

1.一般治疗

大多数患者需住院治疗,卧床休息,解除思想顾虑,去除诱发因素,监测心电图,测定心肌酶。

2.药物治疗

(1)硝酸酯类:除减轻和防止心绞痛外,还可改善局部和整体的心功能,可口服或静脉给药。静脉应用硝酸甘油以$5\sim10$ μg/min的剂量开始持续滴注,每$5\sim10$ min增加10 μg直至症状缓解或出现限制性不良反应(头痛、低血压等)。连续静脉滴注$24\sim48$ h可能会出现药物耐受现象。

(2)β受体阻滞剂:可用于所有无禁忌证的不稳定型心绞痛患者,减少心肌缺血和心肌梗死的发生。其剂量可调整到心率$50\sim60$次/min。

(3)钙拮抗剂:钙拮抗剂能有效控制心绞痛,有研究证明联合应用钙拮抗剂和β受体阻滞剂或硝酸酯类药物能有效控制心绞痛,并减少近期死亡的危险,减少急诊冠状动脉手术的需要。对于伴有心力衰竭的患者如果已经使用β受体阻滞剂者再加用钙拮抗剂需特别谨慎。

(4)阿司匹林和噻氯匹定:阿司匹林可减少心肌梗死的发生,临床推荐剂量为$160\sim320$ mg/d。有进行性大出血和近期危及生命的出血、阿司匹林过敏者不能应用。对不能应用阿司匹林者可选择噻氯匹定250 mg,每天2次。

(5)肝素:可使用普通肝素静脉滴注或使用低分子肝素皮下注射,后者出血机会减少。临床与阿匹林联合应用治疗不稳定心绞痛。

3.介入治疗

(1)血管再通手术:不稳定型心绞痛患者经过成功地实行PCI术可使心肌缺血立刻停止,心功能改善。CABG适合于心功能受损的严重冠心病患者。

(2)动脉内气囊反搏(IABP):对于顽固性不稳定型心绞痛患者,在实行冠状动脉造影前或冠状动脉造影的过程中使用IABP,可保证冠状动脉造影的安全实行,确保患者在最佳时机实行血管再通手术。

（三）变异型心绞痛的治疗

1. 硝酸酯类

可直接扩张冠状动脉，缓解心绞痛。舌下含化硝酸甘油或静脉给药用于立即消除变异型心绞痛的发作，长效硝酸酯类口服用于预防。

2. β受体阻滞剂

临床一般不用非选择性 β 受体阻滞剂，因阻断了 β2 受体的血管扩张作用，可能会更加重冠状动脉痉挛。同样，阿司匹林由于影响前列环素亦可能加重冠状动脉痉挛，也应注意。

3. 钙拮抗剂

对变异型心绞痛有效，通常应用能耐受的较大剂量，可选择硝苯地平、非洛地平、氨氯地平等。

4. α受体阻滞剂

哌唑嗪、特拉唑嗪等对治疗变异型心绞痛有一定价值。　　　　　　　　　　（胡泊）

第五节　心肌梗死

心肌梗死多数是由于在动脉粥样硬化基础上血管痉挛及血栓形成造成的急性冠脉完全阻塞，引起持久而严重的心肌缺血坏死。临床上有胸骨后持续的剧烈疼痛，心电图进行性改变及血清心肌酶增高等特点。由于其可发生严重致死的心律失常、休克、心力衰竭及心脏破裂，死亡率高，是心血管疾病的急重症。

本病欧美常见，美国每年约有 130 万人发生急性心肌梗死，男性多见。我国 70~80 年代有报道年发病率为 0.2‰~0.6‰，近几年发病率有明显的增高趋势。

一、病因和发病机制

最常见的病因是冠状动脉粥样硬化。其机制为冠状动脉粥样硬化斑块迅速增大、破溃，暴露组织，释放出大量的促凝及缩血管物质，引起局部血小板聚集和促凝、缩血管物质的进一步释放，血栓形成和冠脉痉挛，造成冠脉突然完全闭塞，局部心肌由于供血完全中断，时间长达 1 小时以上而发生缺血坏死。偶见病因有冠状动脉内栓塞、炎症、先天性畸形及冠脉口阻塞。

二、病理

（一）冠状动脉病变

冠状动脉有广泛弥漫的粥样硬化病变，常累及 1 支以上，2 支者多见，也可有 3~4 支血管同时受累。管腔狭窄多大于 75%，发病 6 小时内冠脉造影发现有 85% 的病例冠脉内有血栓形成；发病 12~24 小时内血栓检出率下降至 54%，说明有血栓自溶现象。最常受累的为左冠状动脉前降支，造成左室前间壁、前壁、心尖、室间隔前部、下侧壁和二尖瓣前乳头肌梗塞；其次右冠状动脉闭塞多见，常累及左室下壁、后壁、室间隔后半部和右心室梗塞。右冠状动脉供血优势者可累及窦房结及房室结；左冠状动脉回旋支闭塞，引起左室高侧壁、膈面及左心房梗塞；左冠状动脉主干闭塞可致左室广泛心肌梗死。

（二）心肌病变

冠状动脉堵塞后 30 分钟即有相应供血区域的少量细胞坏死。中心坏死区域被缺血区域环绕，1~6 小时内如获得再灌注，可抢救缺血心肌，缩小梗塞范围。4~6 小时以后如缺血区未恢复血供，缺血心肌开始坏死而成为不可逆损害。12~24 小时心肌呈凝固性坏死，间质充血、水肿并伴有大量炎性细胞浸润，以后坏死心肌纤维溶解，形成肌溶灶。7~10 天有新的肉芽组织形成，6~8 周瘢痕愈合，称为陈旧性心肌梗死。梗塞累及心室壁全层，心电图上可出现病理性 Q 波称为透壁性心肌梗死或有 Q 波的心肌梗死。梗塞仅波及到心内膜或不到心室壁厚度的一半，包括小范围的透壁性心肌梗死，心电图上无 Q 波形成者统称为非 Q 波心肌梗死（既往称心内膜下心肌梗死）。

坏死的心肌很快失去收缩能力，出现心室收缩及舒张功能障碍，产生一系列血流动力学变化。局部心肌收缩力的丧失及心肌缺血，酸性代谢产物所致的心肌酸中毒均可导致心肌运动的不协调及反向运动，进一步影响整个心肌的收缩及舒张功能。坏死心肌面积的大小是影响心脏收缩功能的关键。据估计坏死心肌达到左心室总面积的 10% 时，将使左心射血分数下降；达到 15% 时，左室舒张末压将增高；达到 25% 时，常出现左室衰竭；而受损面积达 40% 者，几乎无例外地发生心源性休克，且为不可逆性。用 Swan-Ganz 导管监测心肌梗死的血流动力学改变常有心室舒张末压的升高、肺楔压升高、射血分数下降，临床上可有心率快、血压低等表现。

急性心肌梗死所致的心力衰竭称为泵衰竭。通常用 Killip 分级方法将心功能分为四级：Ⅰ级尚无心力衰竭存在；Ⅱ级有心力衰竭；Ⅲ级有急性肺水肿；Ⅳ级为心源性休克。

另外，缺血心肌膜电位降低，促使出现慢反应动作电位。慢反应的自律性活动随膜电位的减少而不断增加。心脏内的潜在起搏点由于这种自律活动的增强形成异位性节律，最常见的是室性早搏。由于缺血区域心肌细胞受损伤的程度不一，造成复极化的速度亦不均匀，易引起折返性室性心动过速或室颤。

三、临床表现

（一）症状

1. 疼痛

是本病最早期最突出的表现。多无明显诱因，常在休息时发生，部位与心绞痛相同。疼痛为压榨性，十分剧烈并多伴有濒死感。疼痛持续 1 小时以上，用硝酸甘油难以缓解，常伴有全身乏力、大汗、恶心、呕吐。半数患者为首次疼痛发作，还有半数患者可先有不稳定型心绞痛的发作。值得指出的是约有 10%~20% 的患者无胸痛表现，多发生在糖尿病及老年患者中。患者多因心力衰竭、心律失常及不明原因的休克而就诊。

2. 全身症状

发热，由坏死心肌吸收所致。一般在疼痛后 24~48 小时出现，体温多达 38 ℃左右，持续约 1 周，同时伴有白细胞升高，血沉加快。

3. 胃肠道症状

剧烈疼痛伴有恶心、呕吐和上腹胀痛，特别易发生在下壁心肌梗死的患者中。有时由于首发症状为上腹疼痛而被误诊为"急腹症"。

4. 心律失常

多发生在起病 1~2 周内,以 24 小时内多见,可伴有乏力、头昏、昏厥等症状。前壁梗塞者多伴有心率加快、室性早搏及室速等快速心律失常。下壁、后壁梗塞者多伴有窦房结、房室结功能障碍而出现缓慢性心律失常,包括窦性心动过缓及房室、束支传导阻滞。

5. 低血压和休克

疼痛时常见血压下降,如收缩压不低于 10.7 kPa(80 mmHg)者称低血压状态,为疼痛反射及大汗、呕吐后血容量不足所致,未必是休克。如疼痛缓解而收缩压仍低于 10.7 kPa,伴有烦躁不安、面色苍白、皮肤湿冷、脉细而快、大汗、尿少(每小时小于 20 ml)、神志迟钝或晕厥者为休克表现,称心源性休克。主要是由于心肌广泛坏死大于 40% 以上,心排血量急剧下降所致。有些患者尚有血容量不足的因素参与。

6. 心力衰竭

多为急性左心室衰竭,发生在梗塞面积较大特别是广泛前壁心肌梗死的患者中。可出现呼吸困难、不能平卧、咳嗽、咯血、紫绀等表现。大面积右室梗塞者可出现右心衰竭的表现及低血压。

(二)体征

1. 心脏体征

心脏浊音界可正常或轻、中度增大。心率多增快但也有减慢者,可出现各种心律失常。心尖区 S1 减低,可出现 S3 或 S4 奔马律。少数患者在起病后 2~3 天时出现心包摩擦音,为反应性纤维性心包炎所致。心尖区可闻及粗糙的收缩期杂音伴收缩中晚期喀喇音,为二尖瓣乳头肌功能失调或断裂所致。

2. 血压

几乎所有的患者在心梗后均有血压降低。起病前有高血压者,梗塞后血压可降至正常,且一般不再恢复到起病前的水平。

3. 其他

可有与心律失常、休克或心力衰竭有关的其他体征。

四、实验室检查

(一)血常规

白细胞升高,在疼痛发生后数小时内出现,持续 3~7 天,可达 12 000~15 000/dl;血沉加快,但比白细胞计数异常出现晚,第 1 周达高峰,持续 1~2 周。

(二)心电图

1. 特征性改变

Q 波心肌梗死心电图特点为:①宽而深的 Q 波(病理性 Q 波),在面向透壁心肌坏死区的导联上出现;②ST 段弓背向上抬高,在面向坏死区周围心肌损伤区的导联上出现;③T 波倒置,在面向损伤区周围心肌缺血区的导联上出现。在背向心肌梗死区的导联则出现相反的改变,即 R 波增高,ST 段压低等改变。

2. 动态性改变

(1)Q 波心肌梗死超急性期:起病 1~2 小时内可出现异常高大的 T 波。急性期:数小时后 ST 段明显抬高,与直立 T 波形成一弓背向上的单相曲线。发病 1~2 天内病理性 Q 波形成或 R 波减低。然后 ST 段逐渐恢复至等电位线,此期持续数日到 2 周。亚急性期:ST 段抬高已恢复到基线水平,T 波变为平坦或倒置。陈旧期:亚急性期持续数周至数月后,T 波呈双支对称倒置,可永久存在也可数月后恢复直立,70% ~ 80% 的病例 Q 波永久存在。

（2）非 Q 波心肌梗死(急性心内膜下心肌梗死)无 Q 波出现,除 V1 及 AVR 导联外,S - T 段普遍压低,在胸导联上可达 0.4 ~ 0.6 mV,T 波倒置,持续时间大于 24 ~ 48 小时。

3. 定位及定范围

Q 波心肌梗死的定位及定范围,可根据出现特征性改变(主要是 Q 波)的导联来判断(见表 6 - 5 - 1）。

表 6 - 5 - 1　心肌梗死的心电图定位诊断

导联	前间壁	前壁	前侧壁	广泛前壁	下壁①	下侧壁	高侧壁②	正后壁③
V1	+			+				
V2	+			+				
V3	+	+		+				
V4		+		+				
V5		+	+	+			+	
V6			+				+	
V7			+			+		+
V8								+
AVR								
AVL	±	+	±		-	-	+	
AVF		+			+	+		-
I	±	+	±		-	-	+	
II					+	+		
III					+	+		-

注:①即膈面。右心室心肌梗死不易从心电图得到诊断,但 CR4R 或 V4R 导联的 ST 段抬高,可作为下壁心肌梗死扩展到右心室的参考指标。

②在 V5、V6、V7 导联高 1 ~ 2 肋处有正面改变。

③在 V1、V2、V3 导联 R 波高。同理,在前侧壁梗塞时,V1、V2 导联 R 波也增高。

" + "为正面改变,表示典型 Q 波、ST 段上抬及 T 波变化。

" - "为反面改变,表示 QRS 主波向上,ST 段下降及与" + "部位的 T 波方向相反的 T 波。

" ± "为可能有正面改变。

（三）血清心肌酶升高

心肌坏死时释放的各种酶,可使血清中的心肌酶含量升高。测量心肌酶的变化对诊断心肌梗死的特异性及敏感性较强。血清心肌酶升高多为成倍升高,并与梗塞面积呈正相关。目前临床上常测的心肌酶有肌酸磷酸激酶(CK)、谷草转氨酶(GOT)、乳酸脱氢酶(LDH),α 羟丁酸脱氢酶(α – HBDH)。CK – MB 为 CK 同工酶,因为 CK – MB 在心脏外组织含量极低,所以特异性更高,优于 CK 及 LDH。但其对前 6~8 小时心肌梗死的敏感性不高。此外,CK - MB 排泄迅速,在血液内保持浓度不足 72 小时。心脏特异的肌钙蛋白 T(cTnT)和肌钙蛋白 I(cTnI)是 AMI 的新标记物,可以在床旁快速全血测定。它们的增高较早地出现于心肌梗死后并可以持续数天(cTnT 可达 7 天,cTnI 可达 10~14 天)。肌红蛋白是一种见于心肌和骨骼肌的低分子血红蛋白,其升高可在心肌梗死后 2 小时出现,但缺乏心肌特异性,需要其他补充检查,如 CK - MB 或心脏特异的肌钙蛋白来肯定肌红蛋白来源于心肌。另外可根据 CK - MB、CK 峰值出现的时间,了解药物或机械溶栓后,堵塞的血管是否再通。各种血清心肌酶在急性心肌梗死时出现和消失的时间见表 6-5-2。

表 6-5-2　各种血清心肌酶在急性心肌梗死中升高和消失的时间

酶	正常高限	开始升高时间	高峰时间	消失时间
CK	88	4~8	18~24	3~4
CK - MB	16	3~4	16~24	3~4
GOT	30	8~12	24~48	3~6
LDH	193	8~10	72	7~14
HBDH	347	12~24	72	8~14

(四)其他检查

1. 放射性核素心肌显像

^{99m}Tc - 焦磷酸盐心肌显像可显示心肌梗死的部位和范围,但不能区别是急性坏死或陈旧瘢痕。由于其在发病 24~48 小时后才出现阳性,所以不是急性心肌梗死早期的诊断方法。门控心血池显影可以提示有室壁节段性运动失调,可了解心功能,但对心肌梗死无特异性诊断价值。

2. 超声心动图

通过观察室壁运动,可帮助诊断急性心肌梗死,并可了解心功能及有无室壁瘤、乳头肌功能失调等。

五、诊断和鉴别诊断

根据典型的临床表现、特征性的心电图改变和心肌酶增高,诊断本病并不困难。凡突然发生较重而持久的胸闷或胸痛者,应考虑本病。如心电图有特征性改变,加之心肌酶有成倍增高,心肌梗死即可确诊。非 Q 波心肌梗死血清心肌酶的诊断价值更大。

心肌梗死应与以下几种疾病鉴别。

(一)心绞痛

胸痛历时较短,通常不大于半小时。疼痛时可有心电图 ST 段压低或抬高,也可是单纯的 T 波改变,但疼痛缓解后 ST 段恢复至等电位线,T 波直立。一般无心肌酶成倍增高,仅可有轻度升高(不稳定型心绞痛)。

(二)急性心包炎

尤其是急性非特异性心包炎可有较剧烈而持久的心前区疼痛,心电图上有 ST 段抬高,某些患者可并发心包下心肌广泛受累(急性心包心肌炎),还可出现病理性 Q 波,并出现血清心肌酶的增高,需与急性心肌梗死鉴别。但心包炎起病即有发热,其疼痛于深吸气、咳嗽时出现或加重,较早可闻及心包摩擦音,心电图上 ST 段抬高缺乏急性心肌梗死的定位性,呈普遍导联 ST 段抬高且为弓背向下。1 至数日后 ST 段回到基线,出现 T 波平坦或倒置,但倒置较浅,一般不超过 0.4 mV。如果血清心肌酶增高,其程度轻且持续时间较长。

（三）急性肺动脉栓塞

当发生大块肺梗塞时,患者常出现呼吸困难、咳嗽或咯血并伴剧烈胸痛,可发生休克,需与急性心肌梗死鉴别。但肺梗塞时有右心负荷急剧增加的表现如紫绀、P2 亢进、颈静脉怒张、肝肿大等。查体可发现肺部梗塞区域叩实,呼吸音减弱。典型心电图表现为 I 导联 S 波深,Ⅲ 导联 Q 波显著和 T 波倒置。肺部 X 线检查可出现卵圆形或三角形浸润阴影。肺动脉造影可确诊。

（四）主动脉夹层动脉瘤

本病有心前区或胸骨后突然出现剧烈疼痛,需与急性心肌梗死鉴别。疼痛的广泛放射以及在剧烈胸痛时仍能维持较高的血压是主动脉夹层动脉瘤的特点。如引起无名动脉或左锁骨下动脉闭塞,两上肢的血压和脉搏可有明显差别。部分病例可听到主动脉瓣关闭不全的舒张早期杂音。X 线检查可发现主动脉影进行性增宽、搏动减弱或消失。心电图无心肌梗死的改变。多普勒超声心动图、计算机断层扫描、磁共振成像、数字减影血管造影术等检查均有助于诊断。

（五）急腹症

急性胰腺炎、消化性溃疡穿孔、急性胆囊炎、胆石症等均有上腹部疼痛并可能伴休克而应与急性心肌梗死鉴别,心电图检查和血清心肌酶测定可协助鉴别。

六、并发症

（一）乳头肌功能不全或断裂

多见于下壁、前壁心肌梗死,发生率高达 50%。是因二尖瓣乳头肌缺血坏死而收缩功能障碍,造成二尖瓣脱垂并关闭不全。听诊心尖区可闻及收缩期粗糙杂音。可逆性者乳头肌供血改善后杂音消失。严重者可出现左心衰、肺水肿,可在数日内死亡。

（二）心脏破裂

少见,多在心肌梗死后 1 周内发生。破裂前常有用力大便或血压升高,可由于急性心包填塞而致死。临床表现为心音消失、血压测不出。心室间隔破裂时,在胸骨左缘第 3、4 肋间出现响亮的收缩期杂音伴震颤,可引起心力衰竭、休克而在数日内死亡。

（三）栓塞

多发生在大面积梗塞患者。由于心内膜不光滑,可形成附壁血栓,脱落后引起脑、肾、脾或肢体动脉的栓塞,而下肢静脉血栓部分脱落则引起肺动脉栓塞。

（四）室壁瘤

多见于广泛前壁心肌梗死,常伴心功能不全及室性心律失常。左室造影和超声心动图可见局部心缘膨出伴矛盾运动。心电图可见梗塞导联持续的 ST 段抬高大于 3 个月以上。

（五）梗塞后综合征

出现于梗塞后数周至数月,可反复发生。表现为心包炎,胸膜炎或肺炎,有发热、胸痛,为坏死组织吸收所产生的变态反应。一般无需特殊治疗,可自行恢复。

七、治疗

治疗目的为防治以心律失常、心力衰竭和休克为主的并发症。尽量挽救缺血濒死的心肌,最大程度上缩小梗塞面积。

（一）常规处理

（1）所有急性心肌梗死患者入院后均应立即给予吸氧、建立静脉通道、持续心电监护,并在就诊后 10 分钟内了解病史、血压、心电图情况,并做 12 导联常规心电图,必要时加做后壁及右室面导联心电图。

（2）绝对卧床 5~7 天。消除紧张,避免不必要的翻身及床上活动,加强护理,目的是将心脏负荷减轻到最小程度。1 周后可做低水平活动（如床边大小便或缓慢步行）。如有并发症应适当延长卧床时间。

（3）进清淡半流食,少吃多餐,避免进食过饱和不好消化的食物。

（4）尽量避免 Valsalva 动作。Valsalva 动作的心室负荷改变可以影响心内膜区域的除极,促使患者发生室性心律失常,应及时使用大便软化剂或灌肠。

（二）解除疼痛

可使用吗啡、哌替啶、罂粟碱及抗焦虑药。吗啡 5~10 mg 皮下注射;哌替定 50~100 mg 肌内注射;罂粟碱 30 mg,口服或肌注。

以上 3 种制剂必要时 1~2 小时后可重复使用 1 次,但应避免上述 2~3 种药物合用。这类镇痛剂有扩张血管使血压下降,血容量不足或直立时尤易出现,还有抑制呼吸及有时引起恶心、呕吐等不良反应,故使用时原则上以量小次少为宜,疼痛缓解后应立即停用。另外,地西泮等药物可使患者安静及入睡,必要时可给予 5 mg 口服或 10 mg 肌注。

（三）阿司匹林及其抑制血小板活性药物

阿司匹林是目前所有拟诊急性心肌梗死患者早期治疗的一部分,应尽早迅速给予 300 mg,以后每天服用同样剂量,1 周后改为 100 mg 继续服用。阿司匹林嚼服比吞服吸收快得多,所以发病后第 1 次用药应嚼服。若出现阿司匹林过敏可用其他抗血小板制剂如双嘧达莫或噻氯匹定代替。噻氯匹定能抑制二磷酸腺苷等诱导的血小板聚集,可改变血小板膜并阻断纤维蛋白原与其膜上糖蛋白受体 GP Ⅱ b/Ⅲ a 之间的相互作用。服药后作用 24~48 小时后才出现,因此,需要作用迅速的抗血小板药物时噻氯匹定是无用的,主要用于阿司匹林过敏、治疗无效、不能耐受或有禁忌证、支架术后的患者。新近又研制出抗血小板聚集更强、起效快、无抑制骨髓作用的药氯吡格雷。

（四）再灌注治疗

1.静脉溶栓治疗

（1）适应证:ST 段抬高（两个或两个以上相邻导联抬高 0.1 mV 以上）,时间小于 12 小时,年龄小于 75 岁或新近出现束支传导阻滞及提示急性心肌梗死者,无论性别、心率、血压（收缩压低于 20.0 kPa）、有无糖尿病或陈旧性心肌梗死病史均有治疗意义。对前壁心肌梗死、低血压（收缩压低于 13.3 kPa）或心率快（高于 100 次/分）的治疗意义更大。

（2）禁忌证:绝对禁忌证①近期（14 天内）有活动性出血（胃肠道溃疡、咯血、痔疮出血等）、做过手术、活体组织检查、心肺复苏术（体内心脏挤压、心内注射、气管插管）、不能实施压迫的血管穿刺以及外伤史者;②高血压病患者血压高于 21.3/13.3 kPa 或不能排除夹层动脉瘤者;③有出血性脑血管意外史或半年内有缺血性脑血管意外史者;④对扩容和升压药无反应的休克;⑤妊娠、感染性心内膜炎、二尖瓣病变并有心房纤颤且高度怀疑左心腔内有血栓者;⑥糖尿病合并视网膜病变者;⑦出血性疾病或有出血倾向者、严重的肝肾功能障碍及进展性疾病(如恶性肿瘤)。

相对禁忌证:①血小板计数低于 $10 \times 10^9/L$;②患者已服用华法林类药,但凝血酶原时间延长不超过正常值3秒;③体质过度衰弱者。溶栓治疗开始越早效果越好,最佳效果是在发病后前3小时,但至少在症状发作后前12小时仍可以获益。

(3)常用的溶栓剂及使用方法:溶栓前需查血常规(包括血小板、出凝血时间)和血型,并配血备用。溶栓药即纤溶酶激活剂,它可激活纤溶酶原使其变为有活性的纤溶酶,纤溶酶可溶解冠状动脉内的血栓。常用尿激酶(UK)150万U,30分钟内静脉滴完。新的溶栓剂有重组链激酶(SK)、组织型纤溶酶原激活剂(t-PA)及重组组织型纤溶酶原激活剂(rt-PA)等。它们的效果较尿激酶好,再通率较高。

(4)溶栓治疗前后应观察的项目:①胸痛是否缓解;②心电图:溶栓前应做18导联心电图,溶栓开始后2小时内每1/2小时复查1次12导联心电图(正后壁、右室梗塞应做18导联心电图);③发病后8、10、12、14、16、18、20小时分别测心肌酶谱,观察CK、CK-MB的高峰出现时间。

(5)冠脉再通的判断:①直接指标,冠脉造影。②间接指标,第一,心电图抬高的ST段溶栓开始2小时之内降低50%以上。第二,胸痛2小时内明显缓解。第三,溶栓后2小时内出现短暂的加速性自主心律,房室或束支传导阻滞突然消失或下(后)壁心肌梗死出现一过性窦缓、窦房阻滞伴低血压状态。第四,血清CK或CK-MB酶峰提前在发病14小时之内。具备以上4项中的2项或以上考虑再通,但第二与三项结合因特异性较差,不能判定为再通。

(6)溶栓治疗的不良反应及其处理:主要是出血,以轻度出血较多,包括皮肤黏膜出血、血尿、血痰等。大量出血较少见(1.0%),需输新鲜血并终止溶栓治疗。其次为低血压和变态反应。低血压者补充血容量多可使血压回升,必要时加用多巴胺。

2.急诊冠脉内成形术(PTCA)和(或)支架术(stent)

在具有熟练技术人员和设备条件的单位,冠脉成形术也能成功地用于心肌梗死发病4~6小时以内的患者。但由于远期再狭窄率高,新近认为应同时放置支架,其优点为不遗留严重冠脉固定狭窄以及适用于非血栓性病例。

(五)抗凝剂的应用

(1)在溶栓治疗后,对肝素治疗是否能防止新的血栓形成而再阻塞尚有争议。目前国内仍常规在用尿激酶6小时后,皮下注射肝素钙7 500~10 000 U/12 h,3~5天,使APRT维持在对照时间的1.5~2.0倍。近年来亦使用低分子肝素钠或钙。

(2)在未做溶栓治疗且无肝素禁忌证者应皮下注射肝素钙7 500 U,2次/天,3~5天。在体循环血栓高危者(如大面积或前壁心肌梗死、心房颤动、既往栓塞或已知左心室有血栓),应选静脉用肝素或皮下注射低分子肝素。静滴肝素1 000 U/h或低分子肝素1 mg/(kg·d)皮下注射。或使用华法林,首剂10~20 mg,第2日5~10 mg,以后2.5~5 mg/d维持。应注意监测凝血酶原时间,使其维持在正常的2倍左右(25~30秒内)。

(六)硝酸酯类制剂

急性心肌梗死伴有心功能不全、大面积前壁梗塞、持续性缺血或高血压患者给予静脉点滴硝酸甘油24~48小时。对有复发性心绞痛或持续性肺淤血的患者应连续使用48小时以上。收缩压小于12.0 kPa、心动过缓低于50次/分或心动过速时应避免使用硝酸甘油。对拟诊右心室梗塞的患者应极其小心地应用,以避免出现严重低血压。

静滴硝酸甘油滴速应控制在10~20 μg/min,以后每5~10分钟增加5~10 μg,同时监测血液动力学和临床反应。静滴最终应能控制临床症状或使血压正常者平均动脉压下降10%;使高血压者平均动脉压下降30%(但收缩压不得小于13.3 kPa),使心率增加10次/分以上(但不超过110次/min)。最大剂量不超过200 μg/min。

所有的大型临床试验总体上并不支持无并发症的AMI患者常规长期使用硝酸酯。对伴有心功能不全和大面积心肌梗死者应继续口服硝酸酯类制剂,如硝酸异山梨酯及单硝酸异山梨醇脂。

(七)并发症的处理

1.心律失常

(1)心房纤颤:对有严重血液动力学障碍的患者行电复律;无严重血液动力学障碍者可给于快速洋地黄制剂以降低心室率和改善心功能;对临床上无左心功能障碍、支气管痉挛或房室传导阻滞的患者,可使用β-受体阻滞剂以降低心室率。

(2)室性早搏、室性心动过速和心室纤颤:①室性早搏及室性心动过速者应立即静注利多卡因50~100 mg,每5~10分钟重复1次至早搏或室速消失或总量已达300 mg/kg,室早消失后静滴2~4 mg/min维持。②室性心动过速药物治疗不满意者可用同步电除颤治疗,起始剂量为100 J,如不成功,可提高除颤能量。③心室纤颤可用非同步电除颤,起始能量200 J,如不成功,第2次电击给予200~300 J,必要时可给予第3次电击,能量为300 J。

(3)出现再灌注心律失常:如加速的结性和室性自主心律时,最好的解决方法是观察而不用抗心律失常药物,一般数分钟后可自行消失。

(4)缓慢性心律失常和传导阻滞:可静脉使用阿托品以0.5 mg递增,最大可用至2.0 mg。对窦性心动过缓伴有低血压症状和药物治疗无效,Ⅱ度Ⅱ型、Ⅲ度房室传导阻滞及双束支阻滞者应安置临时心脏起搏器。

2.心衰的治疗

急性心肌梗死伴有心功能不全者,24小时内慎用洋地黄制剂。急性心梗后数小时,缺血是导致左心功能不全的主要因素,硝酸甘油是最适合的药物。另外ACEI制剂应在非下壁心肌梗死且血压大于13.3/8.0 kPa时常规使用,也可给予利尿剂。

3.休克的处理

如果患者有明显的低血压,应静脉使用去甲肾上腺素,直到动脉收缩压上升到10.7 kPa以上,此时可换用多巴胺,从5~15 μg/(kg·min)开始,同时补充血容量。此外,应考虑作主动脉内球囊反搏并急行冠脉造影以及PTCA或冠脉架桥。

4.复发性胸痛的处理

对心包炎所致的复发性胸痛的患者,应口服大剂量阿司匹林(600 mg,4~5小时1次)。对心肌缺血所致的复发性胸痛,应静脉滴注硝酸甘油、止痛剂和肝素治疗并考虑做冠状动脉造影及血管重建治疗。对再梗塞患者应再次溶栓治疗。

(八)其他治疗

下列疗法可挽救濒死心肌、防止梗塞扩大、抑制心肌重构,可根据患者的具体情况考虑使用。

1. 极化液

氯化钾 1 g、硫酸镁 2.5 g、普通胰岛素 8 U 加入 10% 葡萄糖液 500 ml 中静滴 1～2 次/天,7～14 天为 1 个疗程。可促进心肌摄取和代谢葡萄糖,使钾离子进入细胞内,恢复细胞膜的极化状态以利心脏的正常收缩,减少心律失常,并促使心电图上抬高的 ST 段回到等电位线。

2. β - 受体阻滞剂

若无禁忌证,急性心肌梗死患者应早期给予 β - 受体阻滞剂治疗。无论是否作再灌注治疗,应尽量在 12 小时内开始使用。可用美托洛尔 50～100 mg/d 或普萘洛尔 30 mg/d,并可作为二级预防药物长期使用。

3. ACEI 制剂

急性心肌梗死患者(下壁梗塞除外)若无低血压等禁忌证,应在住院数小时内开始给予 ACEI。对无并发症者和到 6 周时无左心功能障碍的患者,可以停用 ACEI。对左心室收缩功能受损(EF<40%)或临床有充血性心衰的患者,应继续给予 ACEI。

常用的 ACEI 制剂包括:卡托普利 12.5～25 mg,2～3 次/天;依那普利 10～20 mg/d。

(九)特殊类型的急性心肌梗死

1. 右室心肌梗死

(1)诊断:在所有下壁心肌梗死患者中应查找右心室缺血的证据,下壁心肌梗死的低血压、无肺部湿啰音和颈静脉压升高的临床三联征是右心室梗塞的特征。尽管此三联征特异性高,但敏感性不足 25%。右心房压不低于 13.3 kPa 并高于肺嵌压的 80%,在右室梗塞的患者是一个相对敏感和特异的指标。

右胸导联 V4R 上 ST 段上抬 1 mV 是右心室梗塞患者最特异的心电图表现,此表现为一过性,半数以上的患者在症状发作 10 小时内 ST 段抬高消失。

(2)治疗:扩容治疗是右室梗塞所致低血压治疗的第一步,应补液 3 L/d 左右。如补液 1～2 L 后仍不能增加心搏出量,则应开始使用正性肌力药物多巴胺或多巴酚丁胺。避免使用利尿剂。

2. 无 Q 波心肌梗死(心内膜下心肌梗死)

常是 3 支冠状动脉都有严重病变,在此基础上 80% 是由于冠脉痉挛导致完全闭塞,20% 是在严重病变基础上血栓形成。梗塞灶位于左心室壁内层一半处以内,呈小灶性,但分布较广泛。严重者左心室壁四个面的心内膜下均有病灶。心电图变化与重度心肌缺血者相仿。各导联除 AVR 导联表现为 ST 段抬高外,普遍呈 ST 段压低,T 波呈先负后正的双向或倒置,R 波降低,持续多大于 24 小时,并有 T 波的演变过程,即 T 波双向 - 倒置 - 直立。无病理性 Q 波,所以称之为非 Q 波心肌梗死。

心内膜下心肌梗死的治疗基本同 Q 波型心肌梗死,但由于病情多较重,并发症多,所以应注意以下几点。

(1)非 Q 波心肌梗死的溶栓治疗尚存在争议,由于发病机制中血栓形成因素只占发患者数的 20%,故一般不主张溶栓治疗。

(2)由于非 Q 波心肌梗死冠脉多支严重病变基础上多有冠脉痉挛因素参与,故主张用地尔硫革、维拉帕米等非硝苯地平类钙拮抗剂。

（3）非 Q 波心肌梗死由于梗塞面积较大,病情较重,特别易出现心力衰竭及休克,应高度重视并预防治疗。

（兑宏志）

第六节　心脏瓣膜病

心脏瓣膜病是一种心血管系统的常见病。由于各种病因引起心脏瓣膜损害,导致相应的心脏腔室及大血管扩大,腔内压力增高,影响心脏功能,严重者危及生命。近数十年来,随着手术措施的进步,各项心脏介入性治疗的开展,多种创新的无创性显像技术的应用,使患者的诊断更趋完善,并能选用更科学的治疗,从而降低了死亡率。尽管如此,在诊断及治疗的某些方面,目前仍有争议,故进一步丰富临床知识,积累实践经验,以利对病变部位做出正确判断,仍是今后对心瓣膜病患者处理的关键。

一、二尖瓣疾病

（一）二尖瓣狭窄

1.病因

二尖瓣狭窄的病因多数为风湿性。在慢性风湿性心瓣膜病中,以二尖瓣病变最为多见,占90%以上;单纯二尖瓣狭窄占风湿性瓣膜病的25% ,累及女性较多。其他为先天性及相对性病变等。

2.病理

风湿性者主要有瓣叶瘢痕形成及挛缩,瓣叶联合处粘连融合甚至钙化,病变可涉及瓣膜下的腱索及乳头肌。小瓣病变程度常较大瓣为重。正常成人二尖瓣口面积为 $4\sim6\ cm^2$,当瓣口面积减小至大于 $1.5\ cm^2$ 时为轻度狭窄; $1.0\sim1.5\ cm^2$ 时为中度狭窄;小于 $1.0\ cm^2$ 为重度狭窄。按二尖瓣病变情况可将二尖瓣病变分为 2 型。

（1）隔膜型:仅交界处有粘连,大瓣病变轻,瓣膜本身尚保留一定的弹性,能自由活动,可伴有一定程度的关闭不全。

（2）纤维漏斗型:小瓣和大瓣极度增厚、纤维化。瓣膜活动消失,腱索和乳头肌有显著缩短、粘连,整个瓣膜形成一个强直的漏斗,伴有显著关闭不全。

3.病理生理

二尖瓣狭窄的血流动力学改变主要是由于二尖瓣瓣口的狭窄,舒张期左心房不能正常排空,引起左心房压增高,此增高的压力必然传递到肺静脉及肺毛细血管,引起肺淤血,出现用力后呼吸困难甚至肺水肿。心率增快时舒张期缩短.左心房压更高,更促使肺水肿的发生,最后出现肺动脉、右心室压力增高及右心衰竭。同时由于狭窄的二尖瓣使通过瓣口的血流减少,心排血量减少,冠状动脉及外周动脉灌注降低,故重症二尖瓣狭窄患者可出现一系列心排血量不足的临床表现。

4.临床表现

二尖瓣狭窄的临床表现主要取决于肺血管阻力增高及心排血量降低的改变。从风湿性心瓣膜炎开始到形成瓣孔狭窄的时间最少需 2 年,故二尖瓣狭窄的临床表现最早在风湿热后2 年才出现。

（1）症状:根据病变的程度及病程的长短,可演变为下列 3 个阶段。①左心房代偿期在轻、中度二尖瓣狭窄或病程较短时可无症状,但体征已存在。②左心房衰竭期用力后气急是二尖瓣狭窄的主要症状,常伴有咳嗽,系二尖瓣狭窄使左心房阻力增高,导致肺顺应性降低所致。运动、情绪激动、心率增快等因素能诱发,严重时引起肺水肿。亦可有咯血,咯血量不等,可仅有痰中带血,因二尖瓣狭窄常伴有慢性气管炎而引起;亦可呈大口咯鲜血甚至窒息,系在持续肺静脉压增高时静脉壁破裂引起;再者,重症二尖瓣狭窄患者肺静脉-支气管静脉间有侧支循环形成,其破裂亦可造成大咯血。患者可有胸部不适,由于肺动脉高压使肥大的右心室壁张力增高所致,亦可因心排血量低下、左心室缺血所引起,须与同时存在的心绞痛鉴别。扩大的左心房压迫喉返神经可有声音嘶哑,压迫食管可有吞咽困难。③右心衰竭期为二尖瓣狭窄伴重度肺动脉高压的表现,瓣口常小于$1.0\ cm^2$,有明显乏力、气急及体循环淤血的一系列表现。此时肺淤血可减轻,因右心排血量减少之故。

(2)体征:①二尖瓣面容出现于重症二尖瓣狭窄患者,表现为面色灰暗、两颊潮红、口唇轻度发绀。系心排血量降低及周围血管收缩引起。常伴有重度肺动脉高压。②心脏听诊心尖区第一心音(S1)亢进、脆性,见于单纯二尖瓣狭窄而瓣膜弹性佳者,须与甲亢或房颤时的S1亢进鉴别。二尖瓣狭窄常伴有舒张期二尖瓣开瓣音,在心尖区有舒张中、晚期低调、隆隆样递减型杂音,常伴有舒张期震颤,在保持窦性心律者此杂音可呈收缩期前增强而误认为收缩期杂音。狭窄越重,杂音持续时间越长,但在重度狭窄或心脏极度顺钟向转动时可听不到此杂音,而继发性肺动脉高压的体征更明显。③肺动脉高压的体征表现为肺动脉总干及右心室扩大,胸骨左缘可看到增大的右心室在收缩期抬举感并能扪及其搏动,于肺动脉瓣区能扪及肺动脉瓣关闭增强的拍击感。肺动脉瓣区第二心音(S2)增强、分裂。肺动脉瓣、二尖瓣有相对性关闭不全及相对性狭窄的体征。由于心脏的顺钟向转动,使肺动脉瓣听诊区自胸骨左缘第2肋间下移至第3肋间,此为主动脉瓣第二听诊区。由肺动脉瓣相对性关闭不全出现的舒张早期杂音(即Graham Steell杂音)易与主动脉瓣关闭不全的杂音混淆,须加以鉴别。④体循环栓塞的体征有时体循环栓塞是二尖瓣狭窄患者最早的临床表现,血栓主要来自左心房,尤见于左心耳扩大或有房颤发作的患者。

5.辅助检查

(1)心电图检查:左心房增大时常有二尖瓣型P波及房性心律失常;随着病情的进展,累及右心时,可出现电轴右偏及右心室肥大等。

(2)胸片检查:轻者心影无明显增大或仅有左心耳突出;中度狭窄者心脏饱满及心影呈梨形,系肺动脉总干、左心耳及右心室增大所致;重度者见左心房、右心房、右心室明显增大,于右心缘呈双心房影,并可出现淋巴管扩张形成的Kerley B线及含铁血黄素沉积。

(3)超声心动图检查:为二尖瓣狭窄诊断的重要的无创性方法。M型超声心动图对二尖瓣狭窄有其特征性表现,即二尖瓣前叶曲线于舒张期失去其双峰形态,变为平坦,呈城墙样改变,而后叶呈同向运动。在二维超声心动图的有关切面可显示病变的二尖瓣及腱索呈增厚、钙化及开放受阻等改变,并可测得其狭窄瓣口的面积。多普勒超声心动图可显示二尖瓣狭窄处的血流速度增高,并能从压力减半时间测算出瓣口面积。有肺动脉高压时,常伴有三尖瓣反流,从三尖瓣反流的多普勒频谱可测算出肺动脉压力。

(4)心导管检查:若临床表现与超声心脏显像测算出的二尖瓣口狭窄面积不一致,可经心导管检查测定肺毛细血管楔嵌压与左心室压,以确定跨瓣压差及计算瓣口面积。

6.诊断和鉴别诊断

（1）有典型表现者，诊断不难。

（2）典型者：①轻型，心尖区 S1 亢进、脆性，舒张期有二尖瓣开瓣音，但舒张期杂音不明显，此时嘱患者左侧卧位或运动后能听到典型的舒张期杂音，且超声心动图能显示二尖瓣狭窄的表现。②静寂型，在重度狭窄者，心脏呈极度顺钟向转动，增大的右心室占据了心前区及心尖区，听诊器的胸件接触不到有左心室投影的胸壁，故听不到杂音，但有明显肺高压的表现。

（3）先天性：①先天性二尖瓣狭窄，极少见，常伴有心血管系统其他畸形；伴房间隔缺损者为 Lutembacher 综合征。瓣膜型狭窄时其狭窄的瓣膜较薄而脆，手术分离或修补时易损伤及撕裂；瓣上型狭窄者系在二尖瓣口左心房侧有狭窄环；瓣下型狭窄系腱索融合或乳头肌畸形或呈单乳头肌畸形（降落伞畸形）。超声心动图能显示其畸形部位及形态。②先天性三心房，左心房被一不完全的纤维肌性隔膜分割为后上及前下两部，常伴有房间隔缺损或部分性肺静脉异位引流。隔膜中央的开口较窄，血液由后上房向前下房腔不能畅流，致使肺静脉回流淤滞而引起肺淤血。其血流动力学改变与二尖瓣狭窄相似，但无舒张期杂音及心音改变。超声心动图能显示左心房内畸形隔膜，并显示无狭窄的二尖瓣，经食管超声显示更为清晰。

（4）左心房黏液瘤：杂音随体位改变而改变，多数出现于舒张期，亦可出现于收缩期，肿瘤扑落音的出现略晚于二尖瓣开瓣音。临床常有发热、贫血、血沉增快、突发心力衰竭或脑梗死。

（5）相对性：①主动脉瓣关闭不全时，舒张期由主动脉反流入左心室的大量血流使二尖瓣前叶向左心房侧漂起而呈部分关闭，出现相对性二尖瓣狭窄的舒张期杂音，为 AustinFlint 杂音，此杂音呈高音调，持续时间短，不向腋下传导。②伴左心室扩大的二尖瓣高流量状态，见于先天性心脏病室间隔缺损或动脉导管未闭者。③三尖瓣相对性狭窄见于房间隔缺损伴右心增大时。

7. 治疗

对风湿热及二尖瓣狭窄的并发症包括心功能不全进行相应的预防及治疗，但内科治疗不能改善瓣膜狭窄导致的机械性梗阻，故通过手术进行病变瓣膜的纠治是一种重要的治疗措施。当病情进展到出现肺动脉高压时纠治死亡率增高，故宜及早进行手术治疗。

（1）内科治疗：二尖瓣狭窄患者即使无症状，亦应避免体力劳动并定期复查。有轻度气急者，限制钠盐摄入，酌情用利尿剂改善症状。有咯血者需降低肺静脉压，包括用镇静剂，积极利尿。心率偏快者用 β 受体阻滞剂或钙拮抗剂以减慢心率，特别在伴有房颤的患者。有持续性或发作性房颤者，特别是对 70 岁以上的老年患者，或有体循环栓塞的高危因子或过去曾有体循环栓塞者，除对心律失常用洋地黄或 β 受体阻滞剂控制心室率外，均须用阿司匹林做抗凝治疗。亦有学者认为对窦性心律的二尖瓣狭窄患者，若左心房明显增大（50 ~ 55 mm），亦应用上述抗凝治疗。

（2）手术治疗：二尖瓣狭窄患者无症状或症状很轻，无手术指征，但须避免剧烈活动，并每年随访一次以了解病变进展。此类患者一旦出现症状，若不解除其机械性狭窄，病情往往进展很快。

无症状的二尖瓣狭窄患者有梗死病史或房颤发作，宜及早手术治疗。轻度狭窄患者运动后出现气急、肺动脉收缩压大于 8.0 kPa 或瓣口狭窄达 1.5 ~ 1.7 cm2 者，有介入治疗或手术指征。

根据患者本身条件及瓣膜病变的类型、狭窄程度选用下列方式治疗。①二尖瓣交界处分离术：单纯二尖瓣狭窄患者，其病变瓣膜弹性佳，无明显增厚，表现在听诊上呈 S1 亢进、脆性、伴二尖瓣开瓣音，二尖瓣无反流或少量反流可做闭合式分离术，目前逐步被经皮球囊二尖瓣成形术所取代。当心腔内有血栓时须行体外循环下直视分离术。②经皮球囊二尖瓣成形术：系将球囊导管从股静脉插入，经房间隔穿刺跨越二尖瓣，将充盈的球囊扩张交界处粘连的二尖瓣口，凡瓣膜条件同前，瓣下结构未累及，心腔内无血栓者，均可采用球囊成形术，可免受开胸手术带来的创伤。年轻患者因瓣膜弹性条件佳，治疗效果最佳.亦可用于因高龄、妊娠或其他因素不宜瓣膜手术者。但亦有一定的并发症，如出血、房间隔由穿刺操作形成缺损及手术引起二尖瓣关闭不全。③二尖瓣成形术及人工瓣膜置换术：瓣膜弹性较差.瓣下结构受累明显，伴轻度以上的反流或心腔内有血栓者，可于直视下进行病变瓣膜的分离及修复，并于心脏复跳后经食管心脏超声检查，若显示有严重反流者进行换瓣术，当术前评定或直视时见瓣膜损害严重不能修复者直接行换瓣。

（二）二尖瓣关闭不全

二尖瓣的正常功能有赖于二尖瓣装置的各个解剖成分的相互协同作用。此二尖瓣装置包括瓣叶、瓣环、乳头肌、左心室游离壁、左心房后壁与侧壁。上述 6 个组成部分中任何一个发生异常时均可影响二尖瓣的正常活动。

1. 病因和病理

二尖瓣关闭不全多见为慢性，其病因以往以风湿性最常见。急性风湿性炎症后，瓣叶瘢痕挛缩而使瓣叶缩短、强直及变形，小常有腱索及乳头肌的粘连、融合及缩短，是形成二尖瓣关闭不全的主要因素，常伴有不同程度的二尖瓣狭窄。近年来由于对风湿热防治的加强，风湿性二尖瓣关闭不全的发生率有所减少，非风湿性的二尖瓣脱垂成为二尖瓣关闭不全较常见的病因。后者多数为瓣叶黏液样变性，使二尖瓣瓣叶及腱索冗长及松弛，有时伴有瓣下数条 Ⅱ、Ⅲ级小腱索断裂，于心脏收缩时瓣叶向左心房脱垂。其他病因有继发于冠心病的乳头肌功能不全、二尖瓣环钙化、狼疮性心瓣膜病及先天性二尖瓣发育异常等。

急性二尖瓣关闭不全可发生于二尖瓣装置急骤受到机械因素作用时，如腱索、乳头肌断裂及瓣叶穿孔，见于急性心肌梗死、感染性心内膜炎及胸壁受到暴力撞击时。

2. 病理生理

慢性二尖瓣反流时左心房顺应性增加，左心房扩大，左心室于较长时间内容量负荷增加，心室腔扩大，但左心房压和左心室舒张末期压力无明显上升。故患者可持续多年不出现肺淤血而无临床症状；持续严重的过度负荷，终致左心室心肌功能衰竭。

急性二尖瓣反流时，大量血液自左心室反流入左心房，使左心房、左心室容量负荷骤增，由于左心室扩张程度有限.很快出现左心室舒张末压上升，继之左心房压亦急剧上升，导致肺淤血，甚至出现急性肺水肿。

3. 临床表现

（1）症状：症状出现取决于反流的严重度及病情进展的速度。慢性二尖瓣关闭不全的症状出现较晚，由于心排血量降低，可出现乏力。当病情进展到肺淤血，左心室失代偿时可出现心悸、活动后呼吸困难；急性二尖瓣关闭不全者可突然出现充血性心力衰竭或急性肺水肿。

（2）体征：在慢性二尖瓣关闭不全，由于左心房、左心室明显增大，故心尖搏动强而弥散，向左下移位。心尖区有全收缩期吹风样杂音，遮盖 S1 及 S2，高频，响度常大于 3/6 级，亦可呈海鸥音。前叶病变的杂音向左腋下传导。后叶病变者向心底部传导。反流程度轻者,其杂音在收缩期持续时期较短;反流量大者,心尖区可闻及相对性二尖瓣狭窄引起的舒张期杂音,并可听到 S3。在二尖瓣脱垂者可闻及收缩中晚期喀喇音。

在急性二尖瓣关闭不全,其心尖搏动呈高动力型;左心房收缩增强可闻及 S4 若出现杂音的同时伴有收缩期震颤者,提示有腱索或乳头肌断裂或瓣叶穿孔。

4、辅助检查

(1)心电图检查:慢性二尖瓣关闭不全者常有左心房肥大,重症者有左心室增大伴继发性 ST－T 波改变。急性二尖瓣关闭不全者心电图常正常,仅有窦性心动过速。

(2)胸片检查:慢性重度二尖瓣关闭不全者常有左心房、左心室增大,二尖瓣瓣叶及瓣环可见钙化。急性二尖瓣关闭不全者可见肺间质水肿,并出现 Kerley B 线。

(3)超声心动图检查:M 型超声在风湿性二尖瓣关闭不全可见前、后瓣叶的增厚。二维超声检查能显示二尖瓣装置的形态学改变,如风湿性的瓣叶增厚、瓣下结构粘连;感染性心内膜炎引起的瓣叶穿孔;黏液样变引起的二尖瓣脱垂;各种病因引起的腱索及乳头肌断裂;各种继发性二尖瓣关闭不全的心脏大血管原发性病变。多普勒彩色血流显像能显示二尖瓣反流的面积,小于 4 cm^2 为轻度,4～8 cm^2 为中度,大于 8 cm^2 为重度,并可测得二尖瓣反流及肺动脉高压的程度,故超声检查已成为目前评定二尖瓣反流手术指征的常用手段之一。

(4)左心室造影:当超声显像与临床表现不一致时,若需进一步测定瓣膜损害的严重程度,可做左心室造影。于左心室注射造影剂,能观察收缩期造影剂反流入左心房的量,且能对引起反流的病因进行鉴别。如风湿性者,瓣口中央有反流射流,伴瓣叶增厚、活动度降低。其他病因者如二尖瓣瓣环扩大、钙化或腱索、乳头肌断裂者,其反流常呈偏心性,瓣叶无增厚,且见活动度增强。

(5)放射性核素心室造影:可测定左心室收缩、舒张末期容量和静息、运动时射血分数,以判断左心室收缩功能。通过左心室与右心室心搏量之比,评估反流程度,大于 2.5 时提示严重反流。

(6)MRI:能提供精确的二尖瓣反流量,能最精确地无创性测左心室舒张末期及收缩末期容量,对二尖瓣结构及功能的观察有时较超声显像更可靠。

5、诊断和鉴别诊断

二尖瓣关闭不全诊断的主要依据是心尖区典型的收缩期杂音及伴随的血流动力学改变。

(1)其收缩期杂音须与下列疾病鉴别:①先天性心脏病:室间隔缺损杂音位于胸骨左缘第 3～4 肋间,不遮盖 S1,伴有收缩期震颤,不向腋下传导,多见于儿童及青少年。②梗阻性肥厚型心肌病杂音系左心室流出道梗阻引起,以胸骨左缘第 3 肋间最响,杂音起于 S1 后,为低调或中调的收缩期喷射性杂音,较粗糙,向胸骨左上方及腋下传导。当流出道梗阻达一定程度时,二尖瓣瓣叶在收缩期向左心室流出道突起,使前、后叶关闭时对合不佳,形成继发性二尖瓣关闭不全,根据杂音特点可资鉴别。③主动脉瓣狭窄杂音最响处位于心底部、胸骨右缘第 2 肋间,可传到心尖区及颈部,性质粗糙,呈喷射性收缩期杂音,伴心底部收缩期震颤。④三尖瓣关闭不全该杂音与二尖瓣关闭不全同样呈全收缩期杂音,但位置较低,在胸骨左缘第 4～5 肋间最明显,传导范围小。当右心室明显扩大时,杂音可传到心尖,吸气时增强。临床及辅助检查有右心室增大的表现及原发病因。⑤相对性二尖瓣关闭不全系各种病因所致的左心室扩大,二尖瓣瓣叶及瓣下结构无病变,系由瓣环扩大所引起。杂音较柔和,并有原发病的临床表现。

（2）对肯定为器质性二尖瓣关闭不全的病因鉴别：①风湿性二尖瓣关闭不全，多见于青年，女性多于男性，多有风湿病史，其二尖瓣关闭不全可单独发生，但常伴有一定程度的二尖瓣狭窄，或伴有主动脉瓣风湿性改变。心尖区收缩期杂音很响，向腋下传导，一般无震颤，超声心动图有其特征性表现。②二尖瓣脱垂，心尖区收缩期杂音常伴有收缩中、晚期喀喇音。心电图可出现Ⅱ、Ⅲ、AVF 导联或 V5、V6 导联的 T 波倒置。M 型超声心动图有二尖瓣关闭线呈吊床样改变。二维超声能显示瓣叶脱垂的位置及程度。③腱索断裂，在急性二尖瓣关闭不全者有突然发病史，杂音响，伴有震颤。若后叶腱索断裂，杂音向上放射到心底部及颈动脉，易误诊为主动脉瓣狭窄。若前叶腱索断裂，杂音可向左下放射到腋下、后胸及整个脊柱，超声可实时显示腱索断裂的残端呈挥鞭样运动。④乳头肌断裂，常继发于急性心肌梗死或胸壁外伤后，断裂时有剧烈的胸骨后痛及响亮的高音调全收缩期杂音，在伴有左心衰竭时杂音可很轻甚至听不到。心脏超声有相应表现。⑤乳头肌功能不全或纤维化，由冠状动脉供血不足所致，杂音在心尖处内侧最响，伴 S1 亢进，部分患者有收缩中晚期喀喇音。乳头肌功能不全者，杂音强度随着冠状动脉血供改善而有所减轻。另一种缺血性二尖瓣关闭不全为急性心肌梗死后二尖瓣关闭不全，临床并不少见，其机制为心肌梗死后左心室重构，包括乳头肌移位、室壁节段性活动异常等多种因素所引起，此种二尖瓣关闭不全常伴有左心室增大及局限性室壁活动降低。其临床症状常不明显，有时出现气急、乏力，则与左心室功能低下有关而非二尖瓣反流直接引起。杂音很轻，系左心室收缩功能低下及左心室顺应性下降所致，故不易被临床发现，但超声检查能显示心室壁、瓣膜的形态改变及经二尖瓣反流的血流面积，往往反流量仅轻度而预后很差，可出现心力衰竭。故对上述急性心肌梗死患者须做心脏超声随访，以便及早发现及治疗。⑥二尖瓣瓣环钙化，多见于老年人，由于瓣环纤维支架的退行性变引起。其过程进展缓慢，可导致二尖瓣关闭不全。二维超声检查可显示二尖瓣环附近有高强度的斑状、团状回声；严重者呈大块强回声，并向四周及瓣下结构扩展。⑦系统性红斑狼疮性心内膜炎引起的二尖瓣关闭不全，此类病变以侵犯左心瓣膜为多见，特别在二尖瓣，其次为主动脉瓣，大多在瓣环及瓣叶交界处两侧的表面。由于瓣叶的瘢痕形成和钙化，导致瓣膜变形、挛缩及腱索断裂等病变，影响二尖瓣功能，主要为二尖瓣关闭不全，很少有二尖瓣狭窄，此为与风湿性二尖瓣病变的不同之处。⑧先天性二尖瓣关闭不全，为一种罕见的先天性心脏畸形。病变轻的患儿可正常生长，严重者于婴儿期即死亡。其二尖瓣装置病变常表现为瓣叶裂缺或穿孔、腱索缩短或过长、瓣环扩大及二尖瓣双入口等。有学者曾对 100 例二尖瓣手术换瓣患者的手术时发现进行病因分析，除大多为风湿性病变外，9 例为上述先天性二尖瓣关闭不全，其超声表现与风湿性、感染性心内膜炎后遗瓣膜病者很难区别，其临床表现均为重度二尖瓣关闭不全，但影像学检查有时不能直接看清二尖瓣的发育不全，只能在手术直视下做出诊断。

6. 治疗

（1）内科治疗：避免过度的体力劳动及剧烈运动。限制钠盐摄入，适当使用利尿剂。慢性二尖瓣关闭不全无症状者提示其左心室面对低阻力，是否须用血管扩张剂仍有争议，但对二尖瓣关闭不全出现症状者宜用血管扩张剂如硝酸甘油酯类或 ACEI，以降低前、后负荷，可改善症状。出现心力衰竭时宜用洋地黄类药物，对伴有快速房颤者更有效。在急性二尖瓣关闭不全未出现低血压时，用硝普钠或硝酸甘油或酚妥拉明静滴可使症状有所缓解。但在低血压时禁用；有多个腱索断裂或乳头肌断裂出现症状时须急诊手术治疗。

（2）手术治疗：对器质性二尖瓣关闭不全无症状者须详细询问病史，必要时做运动试验，以明确是否真的无症状。对心功能Ⅰ级（NYHA）、重度二尖瓣关闭不全无症状者，若左室射血分数大于70%，运动试验反应良好，左心室收缩末期内径小于40 mm者，须临床随访，每6～12个月1次，以了解心功能及做心脏超声检查；若左心室功能进行性衰退，左心房进行性增大（45～50 mm以上）或出现房颤或肺高压时，考虑手术。

重症二尖瓣关闭不全出现中、重度症状者须考虑手术。①瓣膜修补术如瓣膜损坏较轻、瓣叶无钙化、瓣环有扩大，但瓣下腱索无严重增厚者，可行瓣膜修补术，术后左心室功能恢复较好。②瓣膜替换术用于瓣膜病变严重、增厚畸形、游离缘硬化卷缩、腱索及乳头肌粘连融合缩短、活动受限而不能紧密关闭对合的患者。多数患者术后心功能有所改善，肺动脉高压减轻。严重心功能不全（左心室射血分数在30%～35%以下）或左心室重度扩张（左心室舒张末期直径不小于80 mm）患者则手术死亡率高，不宜换瓣。

二、主动脉瓣疾病

（一）主动脉瓣狭窄

1. 病因和病理

主动脉瓣狭窄主要有风湿性、退行性变及先天性三大病因。以往以风湿性病变占多数，瓣叶的粘连、融合、僵硬及挛缩使瓣口狭窄，常伴有关闭不全及二尖瓣风湿性病变。近年来风湿性病变渐见减少，退行性病变相对增多，多见于65岁以上老年人，亦见于部分中年人。瓣叶发生退行性变、纤维化和钙化、瓣口融合，其狭窄程度相对较轻，有时伴有关闭不全。先天性主动脉瓣狭窄患者中以二叶瓣畸形为多见，亦有先天性三叶主动脉瓣畸形，即三个主动脉瓣大小不等，瓣叶交界处伴有一定程度的粘连。上述病变在生命早期瓣膜未出现狭窄，经若干年的来自左心室的血流冲击，瓣叶呈进行性纤维化增厚及钙化，使瓣膜开放受限，故在中、老年才形成狭窄。

2. 病理生理

主动脉瓣口面积正常为2.6～3.5 cm²。主动脉瓣狭窄时瓣口面积达1.5～2.0 cm²者为轻度狭窄；达1.0～1.5 cm²者为中度狭窄；小于1.0 cm²者为重度狭窄。主动脉瓣狭窄时左心室射血阻力增加，迫使左心室收缩力增强，收缩压增高，以提高跨瓣压力阶差，维持静息时正常的心排血量。当瓣口面积减少一半时，其跨瓣压差改变仍不明显。

随着瓣口变小，左心室收缩压增高，左心室产生向心性肥厚，导致顺应性降低，使左心室舒张末压进行性增高，导致左心房后负荷增高，左心房代偿性肥厚，肥厚的左心房在心脏舒张末期的有力收缩使左心室得到进一步充盈以维持正常心排血量。此代偿机制能维持相当长一段时间而临床无明显症状，直到晚期失代偿，逐渐出现心腔明显增大及左心衰竭。

3. 临床表现

（1）症状：主动脉瓣狭窄进展缓慢，故轻度狭窄者多数无症状，或略感乏力、心悸等；随着病情进展，往往在50岁后才有下列症状。

1）心绞痛：为主动脉瓣狭窄患者最常见的症状。50%～70%患者有心前区痛，用力及运动后易发生，为左心室壁增厚、重量增加、心肌耗氧量增加所致；部分患者同时伴有冠心病，亦可引起心绞痛，两者须加以鉴别。

2）晕厥：为主动脉瓣狭窄患者常见的症状，系脑供血不足引起，易在运动后诱发；因运动引起周围血管扩张,加重主动脉瓣狭窄的跨瓣压差,降低心排血量,并因运动易诱发心律紊乱,导致晕厥发作。在老年患者同时可有脑血管疾病引起眩晕或晕厥。

3)呼吸困难:出现较晚,当主动脉瓣狭窄发展到左心功能不全时有肺淤血,表现为用力后呼吸困难,严重时出现肺水肿。

4)猝死:在有症状的主动脉瓣狭窄中,10%～15%发生猝死,因肥厚的心肌及心排血量不足引起的低血压都能导致心肌缺血,产生室颤、心室停顿而死亡。

(2)体征:心尖搏动增强,呈抬举样。心尖搏动位稍向左下。胸骨右缘第2肋间可扪及收缩期震颤。

典型的听诊发现为主动脉瓣区有收缩早期喷射音及紧随其后的喷射性、粗糙的收缩期杂音;喷射音呈高频,在主动脉瓣弹性佳时出现,杂音于主动脉瓣区最响,并向胸骨上切迹及颈动脉传导,亦传导至心尖。杂音呈菱形,收缩期高峰时最响。杂音在收缩期持续时间越长、越响及收缩高峰出现越晚,提示主动脉瓣狭窄越严重。S2可正常、减弱或消失,有时呈逆分裂,依病情严重程度而定。由于左心房收缩增强,可闻及S1左心室扩大及衰竭时可有S3。可出现迟脉。

4.辅助检查

(1)心电图检查:中度以上主动脉瓣狭窄表现为左心室肥大伴劳损,重度主动脉瓣狭窄者同时有左心房肥大,晚期可出现房颤。主动脉瓣钙化及二尖瓣环钙化可累及传导系统,有不同程度的房室传导阻滞及室内传导阻滞。

(2)胸片检查:轻、中度主动脉瓣狭窄者仅示升主动脉狭窄后扩张;中度以上者有左心室轻度扩大;重度主动脉瓣狭窄有左心衰竭时可有轻度肺淤血及左心室明显扩大;老年患者可见主动脉瓣钙化阴影。

(3)超声心动图检查:为明确诊断及判断主动脉瓣狭窄程度的重要无创性方法。二维超声显像能看到主动脉瓣膜结构及活动,了解瓣叶增厚钙化及粘连情况,能显示室间隔及左心室游离壁增厚的部位及程度,能显示主动脉瓣畸形、开放口径,并能测得射血分数等心功能指标。多普勒超声频谱显示能根据收缩期经狭窄的主动脉瓣口血流的速度,测算出跨瓣压差及瓣口面积,所得数据与经心导管检查法测得者有很好的相关性。

(4)心导管检查:主动脉瓣狭窄时不需常规经心导管做血流动力学的测定以判定主动脉瓣狭窄的严重程度,仅用于临床与超声检查结果不一致并考虑瓣膜手术指征时。

用双腔导管经股动脉通过狭窄的主动脉瓣口进入左心室,同步测定左心室及主动脉内压力并计算压差,以左心室－主动脉收缩期压差判断狭窄程度,平均压差大于6.7 kPa或峰压差不低于9.3 kPa为重度狭窄。当考虑是否有冠状动脉病变时须做冠状动脉造影。一般不采用左心室造影,将大量造影剂快速注入高压的左心室对主动脉瓣狭窄患者有相当危险。

(5)MRI:能测定左心室容量、功能及重量,尤其当超声检查不能得到满意信息时。MRI亦能判定主动脉瓣狭窄的严重度。

5.诊断和鉴别诊断

在主动脉瓣区有典型的收缩期杂音,其听诊特点符合大动脉瓣狭窄者,主动脉瓣狭窄的诊断不难。

(1)当听诊不典型时的鉴别如下。

1)二尖瓣关闭不全:主动脉瓣狭窄的收缩期杂音可沿胸骨左缘下传至心尖,应与二尖瓣关闭不全的杂音鉴别。后者为房室瓣反流形成,杂音呈反流性,吹风样,全收缩期,遮盖 S1,一般无收缩期震颤。且二尖瓣关闭不全的反流导致容量负荷过度,常伴有左心室及左心房的明显扩大;而主动脉瓣狭窄的血流动力学改变系左心室压力负荷过度,引起左心室壁的增厚而左心室腔及左心房内径无明显增大。

2)梗阻性肥厚型心肌病及先天性主动脉瓣下狭窄:两者的收缩期杂音均系左心室流出道梗阻引起,杂音位置较低,在胸骨左缘第 3 肋间与心尖之间,更重要的是杂音不向颈部及锁骨下传导。心脏超声检查可示室间隔局限性增厚或主动脉瓣下有先天性膜样结构存在,后者在经食管心脏超声检查时能更清晰显示。

3)主动脉瓣上狭窄其病理改变位于乏氏窦上,升主动脉内有膜样结构或局部/弥漫性狭窄。其主动脉瓣区杂音及震颤等不易与主动脉瓣狭窄区别,但多见于婴儿,常伴有高钙、特征性面容、智力发育迟钝及外周性肺动脉狭窄。无收缩早期喷射性喀喇音。

4)相对性主动脉瓣狭窄:见于升主动脉扩张或主动脉瓣关闭不全时,由于上述病变有过多的血流经过正常的主动脉瓣口,形成相对性瓣口狭窄所致。其杂音占收缩期较短,响度低,传导性差,无震颤;且有原发病的体征。

(2)对肯定诊断为主动脉瓣狭窄者的病因诊断。

1)风湿性主动脉瓣狭窄:在国内仍较多见,常有风湿病史,多伴有二尖瓣病变。心脏超声可显示主动脉瓣呈三叶,瓣叶有增厚、粘连甚至钙化改变。

2)先天性主动脉瓣发育畸形:在儿童期无症状,至成年后才被发现,男性多于女性,可伴有其他心血管畸形,如动脉导管未闭及主动脉缩窄等。瓣膜畸形主要有 3 种:①二叶型主动脉瓣畸形,二瓣叶常为一大一小,在继发感染性心内膜炎时瓣口被赘生物形成结节状钙化块所堵塞或瓣叶破坏而形成主动脉瓣狭窄及主动脉瓣关闭不全。心脏超声检查有特征性表现。②三瓣叶发育不全,大小不等,常伴有交界处粘连,形成主动脉瓣狭窄。其心脏超声特点与风湿性主动脉瓣狭窄很难区别,唯有在手术时能发现三瓣叶形态不等。③单瓣叶畸形及四瓣叶畸形,多瓣叶者其瓣膜边缘多互相融合,使瓣膜成圆顶状,狭窄中央的瓣孔呈圆形或椭圆形,常呈偏心性。一般认为瓣叶数目越少,其狭窄越明显,单瓣叶型者于出生后即可有明显狭窄。心脏超声检查能显示其畸形。

3)主动脉瓣退行性变:多见于 65 岁以上患者,常伴有高血压及大动脉硬化,瓣叶纤维化、僵硬或钙化结节,可影响瓣叶的开放口径,引起主动脉瓣狭窄。

6. 治疗

(1)对无症状的轻度主动脉瓣狭窄患者不需要特殊处理,但需避免剧烈体力活动,预防感染性心内膜炎及风湿活动,并须定期随访进行心脏超声检查,轻度主动脉瓣狭窄者每 2 年检查 1 次,重度主动脉瓣狭窄者每 6～12 个月检查 1 次。由于瓣口狭窄程度逐年渐加重,而患者对轻微症状的出现不能感觉到,故须做运动试验以帮助他们发现症状,但试验的运动量须减少,并严密观察,注意运动时症状的出现及血压变化。对有症状的患者,禁忌做运动试验,以免致命性并发症的发生。

(2)手术纠治:当主动脉瓣狭窄患者出现心绞痛(须排除冠心病)、晕厥或心功能不全时,其存活率明显降低,故需及时手术。

术前的内科治疗很重要。洋地黄类制剂对心室容量增大、射血分数下降者有效。有水肿者可用利尿剂,并注意防止血容量不足,处理快速房颤。不可使用作用于小动脉的血管扩张剂,以防血压过低。避免使用β受体阻滞剂。硝酸酯类药物能缓解心绞痛。

手术指征和方法:①人工瓣膜替换术:为目前治疗成人主动脉瓣狭窄的主要方法。重度狭窄并出现症状者为手术的主要指征,无症状的重度狭窄者如伴有进行性心脏增大或运动后出现低血压者亦应考虑手术。②直视下主动脉瓣成形术:可用于儿童、青少年的或钙化性先天性主动脉瓣狭窄达严重程度者,做瓣膜交界处分离。而对瓣膜增厚、卷曲及钙化的病理改变很难用瓣膜成形术解决。③经皮球囊主动脉瓣成形术:经股动脉逆行将球囊导管推送到主动脉瓣口,进行一系列操作,解除瓣叶交界处的粘连和融合,以缓解狭窄。多用于儿童及年轻患者,其主动脉瓣狭窄为先天性、非钙化性病灶。很少用于成年患者的瓣膜重度钙化的主动脉瓣狭窄,因术后再狭窄的发生率很高。有时用于重度主动脉瓣狭窄伴左心功能低下者,可使临床症状得到改善或作为桥梁作用使心功能改善到能承受换瓣手术。

(二)主动脉瓣关闭不全

根据病因及病变发生、发展的不同,主动脉瓣关闭不全分为急性及慢性两类。

1. 病因和病理

(1)慢性主动脉瓣关闭不全病因有下列内容。

1)风湿性病因:是国内慢性主动脉瓣关闭不全的常见病因之一,系反复的风湿热使主动脉瓣逐渐增厚、瘢痕形成及挛缩所致,常伴有主动脉瓣狭窄及二尖瓣风湿性改变。

2)主动脉瓣脱垂:主动脉瓣黏液样变性使瓣叶在舒张期脱入左心室,亦可合并主动脉根部中层囊性坏死。

3)先天性主动脉瓣病变:系非风湿性主动脉瓣关闭不全的常见病因,以二叶瓣畸形及三叶瓣型发育不全为多见。二叶畸形者在主动脉瓣狭窄基础上易有感染性心内膜炎,瓣叶的破坏形成主动脉瓣关闭不全。三叶型者有交界处粘连,则形成主动脉瓣狭窄。有瓣叶过长、增厚、挛缩变形及三个瓣叶大小不等者,则形成主动脉瓣关闭不全。

4)结缔组织病:见于系统性红斑狼疮、类风湿关节炎、强直性脊柱炎等,其免疫过程可累及主动脉瓣,使瓣叶增厚、瘢痕形成及瓣环扩张,导致主动脉瓣关闭不全,亦可伴有二尖瓣病变。

5)主动脉根部病变:由于各种原发病变使主动脉根部和(或)升主动脉扩张,主动脉瓣环亦随之扩大,导致主动脉瓣关闭不全,见于高血压及升主动脉扩张性大动脉硬化、梅毒性主动脉炎、动脉壁中层囊性坏死(Marfan综合征)时。

(2)急性主动脉瓣关闭不全病因有以下内容。

1)感染性心内膜炎可使主动脉瓣叶穿孔及赘生物形成,导致急性主动脉瓣关闭不全,有时二尖瓣亦同时累及;亦可在急性主动脉瓣关闭不全阶段,其临床表现未被注意,渐入慢性阶段而成为慢性主动脉瓣关闭不全。

2)主动脉根部夹层动脉瘤可使动脉根部变宽,瓣叶间距拉开或瓣环破裂,均可导致急性主动脉瓣关闭不全。

3)胸部外伤引起主动脉瓣损害导致急性主动脉瓣关闭不全。

4)主动脉瓣经人工瓣膜置换术后并发瓣周漏或急性瓣膜失功。

2. 病理生理

主动脉瓣关闭不全的主要病理生理改变是舒张期血液从主动脉反流入左心室。在慢性主动脉瓣关闭不全者,左心室对慢性容量负荷过度的代偿反应使左心室舒张末期容量增大;

由于病情进展慢,左心室逐渐扩张、肥厚,左心室顺应性及收缩力亦相应增高,可持续多年不出现循环障碍。但随着病情进展,反流量越来越大,长期过重的负荷导致心脏损害,收缩力下降,最终出现左心衰竭。

在急性主动脉瓣关闭不全,由于突然的左心室容量负荷过重引起室壁张力增高,左心室急性扩张的能力有限,致舒张末压急剧上升,导致左心房压上升,出现肺水肿及左心衰竭。

3. 临床表现

(1)症状:急性主动脉瓣关闭不全可立即或很快出现症状,主要为呼吸困难、心悸、血压下降及心源性休克,可于数小时或数日内死亡。慢性者可多年无症状,并可耐受体力劳动。

最早出现的症状是由于心排血量增多和心脏收缩力增强引起的心悸、心前区不适及颈部、头部动脉强烈搏动感。

活动后出现轻度呼吸困难,是左心功能不全的早期表现。

心绞痛是由于舒张压降低及心肌收缩增强导致心肌耗氧量增多所致,须排除同时存在冠心病引起的心绞痛。

心律失常可引起猝死,较主动脉瓣狭窄者发生猝死为少见。

(2)体征为以下两方类。

1)慢性主动脉瓣关闭不全:①心尖搏动:心尖搏动面积大而弥散,搏动力强,搏动位置向左下移位;②S1 降低,以急性主动脉瓣关闭不全时明显。S2 呈分裂或减弱或呈单一音。心尖区可有 S3。③胸骨左缘第 3~4 肋间有泼水样舒张期杂音;轻度主动脉瓣关闭不全时杂音出现在舒张早期,患者取坐位并前倾时易听到;重度主动脉瓣关闭不全时杂音为全舒张期出现,杂音沿胸骨左缘向心尖传导。重度主动脉瓣关闭不全者在心尖区可闻及舒张中、晚期隆隆样杂音(即 Austin Flint 杂音)。在中、重度主动脉瓣关闭不全时,在主动脉瓣区有收缩期喷射性杂音,向颈部及胸骨上凹传导,为相对性主动脉瓣狭窄所引起,系收缩期大量血流经过不狭窄的主动脉瓣所致。④周围血管征:收缩压增高,舒张压降低,脉压增大。由于脉压增大,可出现多种周围血管征阳性,如头部随心搏而摆动(De Musset 征)、水冲脉、毛细血管搏动、股动脉枪击音、Duroziez 双重杂音等。当出现心力衰竭时,周围血管收缩,动脉舒张压可较前增高,可误认为主动脉瓣关闭不全仅为轻度。

2)急性主动脉瓣关闭不全:急性重度主动脉瓣关闭不全时,患者呈重病容,发绀伴心动过速,有肺充血甚至肺水肿的体征。周围血管征常不明显或不典型,脉压略大,与瓣膜损害的严重度不一致。心尖搏动几近正常,S1 减弱,能闻及 S3、S4,有肺动脉高压时 P2 亢进,心前区杂音出现于舒张早期,低调,持续时间较慢性主动脉瓣关闭不全者为短,系由于左心室舒张压上升使主动脉与左心室间压差很快下降所致,能闻及相对性二尖瓣狭窄的 Austin Flint 杂音及相对性主动脉瓣狭窄的收缩期杂音。

3. 辅助检查

(1)心电图检查:提示左心室肥大,QRS 波群振幅增高,伴 ST-T 改变;晚期可有房室传导时间延长。急性主动脉瓣关闭不全者无左心室肥大,但有 ST-T 改变,系心肌缺血所致。

(2)胸片检查:左心室增大,心尖移向左下,有左心衰竭时可见肺淤血及左心房增大。Marfan 综合征者升主动脉明显扩张,主动脉瓣有钙化者须考虑伴有主动脉瓣狭窄,梅毒性主动脉炎者可有主动脉钙化。急性主动脉瓣关闭不全者心影不大,但肺淤血明显。

(3)超声心动图检查:能显示主动脉瓣及附近结构的异常,有助于病因诊断。感染性心内膜炎者可显示主动脉瓣有赘生物。多普勒超声能测算反流血量/排血量比例,判断其严重程度,并能无创地测定左心室收缩功能,有助于考虑手术治疗的最佳时机。

(4)放射性核素心室造影:当超声显像不够满意或与临床不一致时,放射性核素检查能精确地提供反流的严重程度及左心室功能。

(5)MRI:能精确地提供主动脉瓣关闭不全的反流量及反流的口径,是无创性技术中最精确地测定左心室收缩末期、舒张末期容量及左心室重量,并能准确地显示主动脉夹层。

4.诊断和鉴别诊断

胸骨左缘第3肋间闻及舒张期泼水样杂音者,主动脉瓣关闭不全的可能性很大,但必须与下列疾病鉴别。

(1)肺动脉瓣相对性关闭不全:本症多发生于肺动脉高压,其舒张早期杂音以肺动脉瓣区最响,但有时因同时有右心增大及心脏顺钟向转动,肺动脉瓣听诊区可下移1个肋间,即位于主动脉瓣听诊区,须详细鉴别。

(2)主动脉瓣相对性关闭不全:由各种病因引起的升主动脉根部扩张所致,其杂音在主动脉瓣区较明显,多沿胸骨右缘向下传导,同时有原发病的临床表现。

5.治疗

(1)内科治疗:①对无症状的主动脉瓣关闭不全患者,须限制重体力活动并定期复查,以了解病情进展,并预防感染性心内膜炎的发生。②无症状的重度主动脉瓣关闭不全,左心室增大不剧(左心室舒张末期内径小于70 mm,收缩末期内径小于50 mm),射血分数大于50%,运动耐量佳者,可推迟手术纠治时间,酌情用ACEI等药物治疗,可延长其无症状及心功能正常期。在随访中若发现左心室进行性增大(舒张末期内径大于75 mm,收缩末期内径大于55 mm),射血分数小于50%或运动后射血分数明显下降者,须及时进行手术治疗。③出现轻度心功能不全及其他症状时酌情进行强心、利尿及扩血管治疗,但药物不能彻底治疗主动脉瓣的机械性损害,故应进一步详细检查主动脉瓣关闭不全的病因及目前心功能状态,以选择合适的手术时机及手术方式。手术应在心功能失代偿前及时进行。④有心绞痛者可用硝酸酯类药物,并积极预防和治疗心律失常,必要时做冠状动脉造影以排除冠心病。⑤对急性主动脉瓣关闭不全有严重血流动力学障碍者,应在积极内科治疗的同时及早进行瓣膜置换术;由感染性心内膜炎引起的主动脉瓣关闭不全,在药物控制感染及心功能不全后尽快手术。

(2)手术治疗:①人工瓣膜替换术,为严重主动脉瓣关闭不全的主要治疗方法,应在不可逆的左心室功能不全发生前进行。②瓣膜成形术,先天性及风湿性病变形成的主动脉瓣关闭不全,瓣叶严重损坏、变形,常难以行主动脉瓣成形手术。仅适用于创伤、感染性心内膜炎患者的主动脉赘生物或穿孔、主动脉瓣与其瓣环撕裂时。

三、三尖瓣病变

原发性三尖瓣病变的发生率远较二尖瓣及主动脉瓣病变少见,临床上以继发性(即相对性)三尖瓣关闭不全为多见。

(一)病因和病理

1.原发性三尖瓣病变

(1)风湿性病变:为器质性三尖瓣病变的常见病因,常伴有较明显的二尖瓣及主动脉瓣损害。风湿性炎症使三尖瓣瓣叶及瓣下结构增厚、纤维化及挛缩,使三尖瓣关闭不全,炎症后组织的粘连、融合形成三尖瓣狭窄。但瓣叶的钙化很少见。

(2)感染性右心内膜炎:见于先天性心脏病有心室或心房水平左向右分流者,如室间隔缺损、房间隔缺损,于分流的右心侧(右心室、右心房及三尖瓣)出现赘生物和(或)三尖瓣瓣叶的破坏如撕裂、穿孔或腱索断裂,构成三尖瓣关闭不全和(或)三尖瓣狭窄。

(3)肿瘤:原发性心脏肿瘤如右心房黏液瘤可引起三尖瓣口机械性梗阻,导致三尖瓣狭窄。全身性恶性肿瘤如类癌广泛转移时常累及三尖瓣及肺动脉瓣,病变包括瓣叶表面纤维组织沉着、右心房及右心室内膜面有纤维斑块形成。导致三尖瓣关闭不全,亦可伴有三尖瓣狭窄。

(4)三尖瓣装置及右心房、右心室发育:异常如瓣叶脱垂及三尖瓣下移畸形,主要导致三尖瓣关闭不全。

2. 相对性病变

临床多见为相对性三尖瓣病变,由于各种病因导致右心室扩张,瓣环扩大,收缩时瓣叶对合不佳而出现相对性三尖瓣关闭不全,见于有右心室收缩压增高或肺动脉高压的心脏病,如风湿性二尖瓣病、先天性肺动脉瓣狭窄及肺源性心脏病等。

(二)病理生理

正常的三尖瓣口面积为 $6 \sim 8 \ cm^2$。三尖瓣狭窄时,明显影响右心室舒张期充盈,右心房压力升高(正常 0.4 kPa),舒张期出现跨三尖瓣压差,于运动和吸气时升高,呼气时降低。当平均舒张期压差大于 0.25 kPa 时提示三尖瓣狭窄;大于 0.67 kPa 时右心房平均压明显升高,使体循环静脉压显著升高,出现颈静脉扩张、肝大、腹水和全身水肿。三尖瓣关闭不全时收缩期血液的反流增加了右心房的容量负荷和压力,导致右心房增大。右心房压力中度升高时即可使静脉回流发生障碍,使周身静脉系统血流显著淤积,晚期出现右心衰竭。

(三)临床表现

三尖瓣病变的常见症状及体征主要是心排血量降低及右心衰竭的表现,如疲乏、颈静脉怒张、肝肿大、腹水及下肢水肿等。体征方面,三尖瓣狭窄时在胸骨左缘下部可听得一低调舒张期杂音,性质与二尖瓣狭窄者相同,但吸气时杂音增强,亦可有舒张期震颤及开瓣音。三尖瓣关闭不全者,其颈静脉怒张可伴有明显收缩期搏动,严重者肝脏亦有收缩期搏动;心前区能扪及增强的右心室搏动;常有心律不齐、房颤,S2 亢进分裂,心前区可闻及 S3,有肺动脉高压时出现相对性肺动脉瓣关闭不全及狭窄的杂音。三尖瓣关闭不全的特征性体征为胸骨左缘下部有全收缩期杂音,吹风样,吸气时增强,右心衰竭时此杂音可减轻。三尖瓣病变常伴有左心病变或由左心病变所继发,如二尖瓣狭窄或左心衰竭;当病情进展到三尖瓣关闭不全加重时,肺充血可减轻,此时由左心病变引起的气急、血痰及肺水肿可见暂时好转。

(四)辅助检查

1. 心电图检查

单纯三尖瓣狭窄者心电图示右心房肥大,Ⅱ、V1 导联 P 波高大;有三尖瓣关闭不全者,心电图常示右心房及右心室肥大、劳损,常有房颤及右束支传导阻滞。

2. 胸片检查

单纯三尖瓣狭窄者胸片呈右心房扩大,上腔静脉及奇静脉扩大,而无右心室增大及肺动脉高压的肺血管改变。三尖瓣关闭不全者常示右心房、右心室增大及肺动脉高压的表现。

3. 超声心动图检查

心脏超声检查能显示三尖瓣装置的形态改变并有助于三尖瓣病变的病因判别。风湿性三尖瓣狭窄者可见瓣膜纤维化、钙化及开放受阻的表现,多数能看到二尖瓣和(或)主动脉瓣亦有风湿性损害。对三尖瓣狭窄由其他阻塞性病变引起者,可见三尖瓣口附近的右心房黏液瘤、原发及转移性肿瘤以及血栓等异常回声。在原发性三尖瓣关闭不全者可见其原发性损害如收缩期瓣叶脱垂、腱索断裂,瓣叶或右心腔内赘生物,瓣叶撕裂或穿孔等;如仅有右心房、右心室及瓣环增大而三尖瓣装置其他部位未见异常者,则可能是继发于心脏其他病变的相对性三尖瓣关闭不全。从多普勒超声频谱能测得跨三尖瓣的收缩期压力阶差,从而测算出肺动脉收缩压,可反映肺动脉高压的程度。从多普勒超声血流彩色显像能测得三尖瓣反流的面积,从而评估反流的严重度。上述指标与心导管测得的相应指标间有很好的相关性。

4. 心导管检查

当无创性测定右心房、右心室的压力阶差与临床资料不一致时,可用心导管同步测定右心房及右心室的压力,以了解跨瓣压差。

(五)诊断

根据临床及实验室资料对三尖瓣狭窄、三尖瓣关闭不全的诊断难度不大,而对其病变的性质、属原发抑或继发、是否有手术纠治的指征,则须周密考虑,综合判断。

(六)治疗

(1)及时治疗右心衰竭,限制钠盐摄入,应用利尿剂,控制房颤的心室率,可改善相对性三尖瓣反流的严重程度。病情见有好转时进行复查,明确三尖瓣病变的性质及程度。

(2)三尖瓣狭窄患者舒张期跨瓣压差大于 0.67 kPa 或瓣口小于 2.0 cm2 时有手术指征。根据瓣膜病变情况做瓣膜交界分离术、球囊瓣膜成形术或人工瓣膜替换。因三尖瓣狭窄常与二尖瓣狭窄同时存在,故常与二尖瓣狭窄手术同时进行。

(3)单纯三尖瓣关闭不全无肺动脉高压时无须手术治疗。

(4)继发于风湿性心脏病二尖瓣狭窄伴肺动脉高压的三尖瓣关闭不全,轻度者不需手术,中度者在二尖瓣手术时做三尖瓣环成形及修补术。手术结束时做经食管超声检查,必要时做三尖瓣换瓣术。

(5)感染性心内膜炎累及三尖瓣者,首先应内科治疗控制心力衰竭及感染,当三尖瓣瓣下结构同时受到严重破坏时须手术换瓣。

四、肺动脉瓣病变

肺动脉瓣病变,少数为器质性瓣膜异常;多数为继发于各种病因引起的肺动脉总干扩大或肺动脉高压导致的相对性肺动脉瓣狭窄或关闭不全。临床往往有原发的心脏和(或)大血管病变的表现。

(一)病因和病理

1. 肺动脉瓣狭窄

单纯肺动脉瓣狭窄最常见为先天性病变,肺动脉瓣的三个瓣叶融合成膜膜状,在融合的交界处多留有缝隙;部分患者的肺动脉瓣可仅有两叶。在成人患者中狭窄瓣孔多稍偏离中央部,狭窄程度较轻,口径多在 5～10 mm,瓣叶较增厚而坚韧;在儿童患者中狭窄瓣孔多位于瓣膜的中央部,狭窄程度较严重,往往仅有 2～3 mm 口径,瓣叶较薄而柔软。一般均伴有不同程度的肺动脉瓣环狭窄。单纯性后天性肺动脉瓣狭窄少见,可由瓣口附着有赘生物、血栓或肿瘤而构成狭窄,见于感染性心内膜炎、类癌综合征及黏液瘤等;风湿性者极少见,后者常合并有其他瓣膜的风湿性损害,其临床表现易被掩盖。其他为肺动脉总干受邻近组织压迫,如动脉瘤、纵隔瘤或缩窄性心包炎等亦可有类似肺动脉瓣狭窄的血流动力学改变。

2.肺动脉瓣关闭不全

(1)单纯肺动脉瓣关闭不全:极少见,最常见为相对性肺动脉瓣关闭不全,继发于肺动脉总干扩大所致肺动脉瓣环扩大,如原发性肺动脉扩张及继发于肺动脉高压的肺动脉扩大。各种原因引起的肺动脉高压可使肺动脉瓣环扩大,形成肺动脉瓣关闭不全,如风湿性心脏病二尖瓣狭窄肺动脉高压、先天性心脏病肺动脉高压(Eissenmanger 综合征)及原发性肺动脉高压。

(2)器质性肺动脉瓣关闭不全:①先天性肺动脉瓣异常可呈二叶、四叶瓣或肺动脉瓣缺如,常伴有其他先天性心脏大血管异常。②后天性肺动脉瓣关闭不全见于感染性心内膜炎累及肺动脉瓣,以及以往对肺动脉瓣狭窄的扩张术后遗留的肺动脉瓣关闭不全。

二、病理生理

肺动脉瓣狭窄时右心室因射血受限而引起收缩期负荷过度,出现右心室收缩压增高,右心房压亦随之增加,狭窄后方的肺动脉总干则压力下降或正常,使狭窄前后出现明显的收缩期压差,右心室壁代偿性增厚。肺动脉瓣关闭不全时舒张期大量血流经关闭不全的肺动脉瓣反流入右心室,形成右心室容量负荷过度,继之右心室扩大。两者改变经一定时间后右心室失代偿,出现右心衰竭。单纯的肺动脉瓣关闭不全,由于反流发生于低压、低阻力的肺循环,若无肺动脉高压的存在,其血流动力学改变常不严重,右心室能持续承受较长期的容量负荷过度而心脏无失代偿的表现。

三、临床表现

(一)症状

器质性肺动脉瓣狭窄的症状多与狭窄程度有关。一般轻、中度狭窄者症状多不明显或较轻,且出现较晚;重度以上狭窄者多有较明显的症状,且出现较早。主要症状为劳累后气急、乏力、心前区痛、昏厥及周围性发绀。少数可有心律失常,晚期可出现右心衰竭。单一的肺动脉瓣关闭不全可无症状,有肺动脉高压时可出现乏力、呼吸困难及晕厥。相对性肺动脉瓣病变的临床表现有赖于原发病变的严重度,往往被较严重的原发病变所掩盖,有时在听诊时发现心脏杂音才引起注意。

(二)体征

在右心室代偿期,右心室收缩活动增强,于胸骨左缘第3~4肋间可看到及扪及右心室搏动;肺动脉瓣狭窄者P2减弱或消失,胸骨左缘第2~4肋间可闻及粗糙而持续时间较长的喷射性收缩期杂音,常伴有震颤;在肺动脉瓣关闭不全者肺动脉瓣区有舒张期杂音,为高调、反流性杂音,常伴有明显肺动脉高压;肺动脉瓣区闻及P2分裂、亢进伴有收缩期喷射音;晚期右心失代偿,出现右心衰竭,表现为颈静脉怒张、肝肿大及全身水肿等。

四、辅助检查

(一)心电图检查

肺动脉瓣病变时无特征性的心电图表现,常有右心室肥大、电轴右偏及右束支传导阻滞;在重度肺动脉瓣狭窄或肺动脉高压时可出现肺型 P 波,如继发于风湿性心脏病二尖瓣狭窄者,可有 Ⅱ 导联二尖瓣型 P 波。

（二）胸片检查

心影增大,在肺动脉瓣关闭不全时可有右心室肥大及肺动脉段突出.在后天性肺动脉瓣狭窄时则有狭窄后的肺动脉扩大。

（三）心脏超声检查

心脏超声检查能显示肺动脉瓣的形态,有助于病因诊断;能看到肺动脉瓣附近的赘生物及肿瘤,并能测定右心室功能。多普勒超声频谱能显示肺动脉瓣狭窄处的血流速度。彩色显像能反映肺动脉瓣关闭不全的严重度。

五、诊断和鉴别诊断

在肺动脉瓣区闻及喷射性收缩期杂音或反流性舒张期杂音,提示肺动脉瓣病变的可能,但须作下列鉴别诊断。

（一）收缩期杂音

须与下列情况鉴别。

1. 功能性杂音

多见于青少年,杂音性质柔和,为 1～2 级,占收缩期较短,不传导,无震颤,P2 清晰,常伴有轻微分裂。

2. 先天性房间隔缺损

心房水平左向右分流,使流经右心房、右心室的血流增多。此增多的血流经过正常的肺动脉瓣,出现相对性肺动脉瓣狭窄的收缩期杂音,分流量大时杂音可很响,甚至有轻微收缩期震颤,但 P2 呈固定的宽分裂。临床有右心房、右心室增大的表现。心脏超声能显示房间隔有连续中断。彩色图像可示心房水平有分流。在排除上述 2 种情况时可明确肺动脉瓣为器质性狭窄,再根据临床及实验室情况进一步进行病因分析。

（二）舒张期杂音

肺动脉瓣关闭不全往往伴有右心增大,明显的右心增大时心脏呈顺钟向转动,此时肺动脉瓣听诊区可下移到胸骨左缘第 3 肋间,易与主动脉瓣关闭不全混淆。在明确为肺动脉瓣关闭不全的杂音后,进一步寻找上述引起肺动脉瓣关闭不全的器质性及相对性病因。

六、治疗

根据肺动脉瓣病变的病因及严重度,其治疗原则如下。

（1）肺动脉瓣病变继发于肺动脉扩张及肺动脉高压者,主要须治疗其原发病如二尖瓣狭窄、占位性病变等。

（2）肺动脉瓣狭窄:①先天性肺动脉瓣狭窄其治疗原则取决于狭窄的严重度,其客观指标为狭窄瓣膜的跨瓣压差大于 5.3 kPa、心电图显示右心室肥大者,须手术解除梗阻,主要行导管球囊扩张和直视下瓣膜切开,视瓣膜条件而定,很少需行瓣膜替换术。对先天性肺动脉瓣狭窄,凡符合手术指征者,争取及早手术。根据尸检及临床观察的结果认为,随着年龄的增长,狭窄的瓣膜逐渐增厚、强直,到一定年龄后右心室流出道的形态及病理改变即固定不变,肥大心肌已有较广泛的纤维化,如此时再解决瓣膜狭窄,心肌的改变已成不可逆,临床疗效欠佳。②肺动脉瓣狭窄由赘生物、血栓或肿瘤引起者须手术切除,瓣叶受累者须瓣膜置换。

(3)肺动脉瓣关闭不全:其本身很少严重到需手术治疗。不伴有肺动脉高压的肺动脉瓣关闭不全患者能很好耐受,不出现右心衰竭。少数情况下器质性肺动脉瓣关闭不全反流程度严重者应做瓣膜置换术,术后能明显改善右心功能。对右心扩大及右心衰竭者,强心及利尿治疗能暂时缓解症状。

五、多瓣膜病

(一)病因和病理

多瓣膜病是指2个或2个以上的瓣膜病变同时存在,最多见于风湿性心脏病,以二尖瓣、主动脉瓣病变同时存在为多见,其次为主动脉瓣退行性变及钙化常伴有二尖瓣环钙化,构成主动脉瓣狭窄伴二尖瓣关闭不全。系统性全身性疾病如Marfan综合征及其他结缔组织病能引起多瓣膜松弛及脱垂,构成多瓣膜反流。不同病因能影响同一患者多个瓣膜,如感染性心内膜炎构成主动脉瓣关闭不全,同时有缺血性病因引起的二尖瓣关闭不全。一个瓣膜病变引起心腔容量或压力负荷过度时能影响近端瓣膜产生相对性损害,如二尖瓣及主动脉瓣病变进展到出现肺动脉高压时,继发肺动脉瓣环及三尖瓣环扩大,可出现肺动脉瓣关闭不全及三尖瓣关闭不全。

(二)病理生理

多瓣膜病变的血流动力学改变取决于受损瓣膜间的组合形式和各瓣膜损害的严重度。损害严重的瓣膜病变往往掩盖了相对较轻的瓣膜病变对血流动力学的改变,如严重二尖瓣狭窄由于心排血量下降,可掩盖主动脉瓣狭窄、主动脉瓣关闭不全的体征。当二处瓣膜病变程度相同时,近端(上游)瓣膜损害对血流动力学的改变较远端瓣膜损害者为明显,如二尖瓣和主动脉瓣联合病变时,二尖瓣损害的表现较明显。多个瓣膜损害对血流动力学改变较各瓣膜单个独立损害者为重,如主动脉瓣狭窄合并二尖瓣关闭不全时会加重二尖瓣反流。

(三)临床表现

(1)多瓣膜病变时常使单个瓣膜病变的体征发生改变。二尖瓣狭窄伴主动脉瓣狭窄时左心室充盈受限,患者左心室内腔常不增大,室壁肥厚、僵硬,使心排血量比单独主动脉瓣狭窄更降低,亦降低了左心室收缩压,降低了跨主动脉压差,故重度二尖瓣狭窄掩盖了同时存在的主动脉瓣狭窄,使主动脉瓣狭窄的收缩期杂音在强度及持续时间上有所减轻。

(2)风湿性重度二尖瓣狭窄患者中半数以上有胸骨左缘舒张期吹风样杂音,其中90%为轻、中度风湿性主动脉瓣关闭不全,而非相对性主动脉瓣关闭不全。由于二尖瓣狭窄使心排血量减少,故主动脉瓣关闭不全引起的左心室扩大及周围血管征不明显。

(3)重度主动脉瓣关闭不全伴重度二尖瓣关闭不全,见于风湿性病变、瓣膜黏液样变性及结缔组织病时,左心室承受双重容量负荷过度,左心房、左心室明显增大。此时二尖瓣关闭不全须判别系器质性病变抑继发于左心室增大后二尖瓣环扩大引起的相对性二尖瓣关闭不全。正确的诊断关系到手术方案的建立,是双瓣替换术抑或主动脉瓣替换术伴二尖瓣成形术。超声检查、左心导管及造影能进一步明确诊断。

(四)诊断

手术前对多瓣膜病变的全面诊断十分重要,即使术前决定对某一个有明显病变的瓣膜进行手术纠治,但对其余瓣膜亦须毫不遗留地做出逐个探测及评价,以防止在主要病变掩盖下尚有其他瓣膜的异常情况存在。当临床及无创性检查较难判断某一瓣膜的病变性质及严重度时,常须进一步做右心或左心导管检查和(或)心血管造影。在已明确某一瓣膜有狭窄或关闭不全时,须进一步了解其为原发性抑或继发性(相对性)病变。当临床出现肺动脉高压时,若有三尖瓣关闭不全或肺动脉瓣关闭不全,须明确后两者性质,若为继发性,则肺动脉高压控制后病变会减轻,不需手术处理。

(五)治疗

内科治疗同单个瓣膜损害者,手术治疗为主要措施。多瓣膜病变的手术治疗应详细考虑纠治某一瓣膜病变的利弊关系,有时纠正了一个瓣膜的异常会明显加重另一瓣膜异常的血流动力学改变,因此一般情况下应对多瓣膜病变同时纠正。但二尖瓣及主动脉瓣双瓣替换术死亡危险高、预后差,而主动脉瓣替换术伴二尖瓣成形术或经皮球囊扩张术的预后明显高于双瓣替换术者,故术前对病变瓣膜全面而精确的判断极为重要。　　　　　　　　　　　**(胡泊)**

第七节　感染性心内膜炎

一、概述

感染性心内膜炎指因细菌、真菌和其他微生物(如病毒、立克次体、衣原体、螺旋体等)直接感染而产生心瓣膜或心室壁内膜的炎症,有别于由于风湿热、类风湿、系统性红斑狼疮等所致的非感染性心内膜炎。

感染性心内膜炎典型的临床表现有:发热、杂音、贫血、栓塞、皮肤病损、脾肿大和血培养阳性等。近30年来随着医学发展,抗生素广泛应用和病原微生物的变化,临床表现变得不典型。感染性心内膜炎的流行病学在过去的30年里发生了演变。风湿性瓣膜病相应减少。二尖瓣脱垂和(或)主动脉瓣脱垂和退行性的瓣膜病变,已替代了风湿性心脏病成为感染性心内膜炎最常见的易患因素。加上世界人口的老龄化,感染性心内膜炎患者的平均年龄有所增加。日益增多的心血管疾病创伤性检查和介入性治疗,各种内镜检查等诊断技术的应用,心内直视手术等治疗方法的开展和人工流产手术的广泛应用使医源性获得性感染心内膜炎越发常见。

该病常多发于原已有病的心脏,主要累及主动脉瓣和二尖瓣,尤多见于轻至中度关闭不全者。右侧心脏的心内膜炎较少见,主要累及三尖瓣。各种先天性心脏病中,动脉导管末闭、室间隔缺损、法乐四联症最常发生;在单个瓣膜病变中,二叶式主动脉瓣狭窄最易发生,瓣膜脱垂(主动脉瓣、二尖瓣)也易患该病。在发达国家,二尖瓣脱垂是感染性心内膜炎最常见的原因。

近几年来发生在原无心脏病变者日益增多,尤其见于接受长时间经静脉治疗、静脉注射麻醉药成瘾、由药物或疾病引起免疫功能抑制的患者。人工瓣膜置换术后的感染性心内膜炎也有增多,心脏起搏器感染性心内膜炎也有报道。随着内外科治疗水平的提高,初发感染性心内膜炎患者的存活率较前提高,但这些患者中,由于瓣膜的变形或置入人工瓣,因而再发感染性心内膜炎的概率明显增加。

急性感染性心内膜炎多由毒力较强、化脓性细菌侵入心内膜引起,金黄色葡萄球菌几占

50%以上。亚急性感染性心内膜炎在抗生素应用于临床之前,80%为溶血性链球菌引起,主要是草绿色链球菌的感染。近年来由于普遍地使用广谱抗生素,致病菌种已明显改变,几乎所有已知的致病微生物都可引起该病,同一病原体可产生急性病程,也可产生亚急性病程,且过去罕见的耐药微生物病例增加。虽然目前草绿色链球菌心内膜炎的比例有所下降,但这组细菌仍是人工瓣和自然瓣心内膜炎最常见的致病菌。在一些社区医院,葡萄球菌感染是医源性和静脉内药物使用者感染性心内膜炎最主要的原因。金黄色葡萄球菌(金葡菌)、肠球菌、表皮葡萄球菌(表皮葡菌)、革兰阴性菌或真菌的比例明显增高,厌氧菌、放线菌、李斯特菌偶见,两种细菌的混合感染时有发现。心脏起搏器感染性心内膜炎多为表皮葡菌和金葡菌感染。真菌尤多见于心脏手术和静脉注射麻醉药物成瘾者中,长期应用抗生素或激素、免疫抑制剂、静脉导管输注高营养液等均可增加真菌感染的机会,其中以念珠菌属、曲霉菌属和组织胞浆菌较多见。污染的人造瓣膜、缝合材料、器械和手是引起人造瓣膜心内膜炎的重要原因。病原体从感染的胸部创口、尿路和各种动静脉插管、气管切开、术后肺炎等进入体内形成菌血症,同时血液经过体外循环转流后吞噬作用被破坏,减弱了机体对病原体的清除能力也是原因之一。

二、诊断

(一)临床表现

感染性心内膜炎是累及多系统的疾病,患者可有不同的临床表现。根据病程、有无全身中毒症状以及其他临床表现,常将感染性心内膜炎分为急性和亚急性,该划分标准存在一定的局限性,因为两者有相当大的重叠性。

1. 急性感染性心内膜炎

常发生于正常的心脏,在静脉注射麻醉药物成瘾者发生的右侧心脏的心内膜炎也多倾向于急性。病原菌通常是高毒力的细菌,如金葡菌或真菌。起病往往突然,伴高热、寒战,全身毒血症症状明显,常是全身严重感染的一部分,病程多急骤凶险,易掩盖急性感染性心内膜炎的临床症状。由于心瓣膜和腱索的急剧损害,在短期内出现高调的杂音或原有的杂音性质迅速改变。常可迅速地发展为急性充血性心力衰竭而导致死亡,在受累的心内膜上,尤其是真菌性的感染,可附着大而脆的赘生物,脱落的带菌栓子可引起多发性栓塞和转移性脓肿,包括心肌脓肿、脑脓肿和化脓性脑膜炎。若栓子来自感染的右侧心腔,可出现肺炎、肺动脉栓塞和单个或多个肺脓肿。皮肤可有多形瘀斑和紫癜样出血性损害。少数患者可有脾肿大。

2. 亚急性感染性心内膜炎

大多数患者起病缓慢,只有非特异性隐袭症状,如全身不适、疲倦、低热及体重减轻等。少数起病以该病的并发症形式开始,如栓塞、不能解释的卒中、心瓣膜病的进行性加重、顽固性心力衰竭、肾小球肾炎和手术后出现心瓣膜杂音等。

发热最常见,热型多变,体温大多在 37.5~39 ℃之间,也可高达 40 ℃以上。约3%~15%患者体温正常或低于正常,多见于老年患者和伴有栓塞或真菌性动脉瘤破裂引起脑出血或蛛网膜下隙出血以及严重心力衰竭、尿毒症时。此外还没诊断该病前已应用过抗生素、退热药、激素者也可暂时不发热。

70%~90%的患者有进行性贫血。关节痛、低位背痛和肌痛在起病时较常见,主要累及腓肠肌和股部肌肉,踝、腕等关节,也可呈多发性关节受累。若病程中有严重的骨疼,应考虑可能由于骨膜炎、骨膜下出血或栓塞、栓塞性动脉瘤压迫骨部或骨血管动脉瘤引起。

老年患者临床表现更为多变,发热常被误诊为呼吸道或其他感染。心脏杂音也常被误认为老年退行性瓣膜病而忽视。有的可无发热和心脏杂音,而表现为神经、精神改变,心力衰竭或低血压。易有神经系统的并发症和肾功能不全。

体征主要是可听到原有心脏病的杂音或原来正常的心脏出现杂音。由于瓣叶或瓣膜支持结构的损害,大多会出现瓣膜关闭不全的返流性杂音。在病程中杂音性质的改变往往是由于贫血、心动过速或其他血流动力学上的改变所致。约有15%患者开始时没有心脏杂音,而在治疗期间出现杂音,少数患者直至治疗后2~3月才出现杂音,偶见治愈后多年一直无杂音出现者。2/3的右侧心脏心内膜炎,特别是侵犯三尖瓣者,赘生物增殖在心室壁的心内膜以及主动脉粥样硬化斑块上时,也可无杂音,但后者罕见。

皮肤和黏膜的瘀点、甲床下线状出血、Osler结、Janeway损害及杵状指(趾)等皮损在近30年来发生率均有较明显下降。瘀点常成群,也可个别出现,发生率最高,但已由应用抗生素前的85%下降到19%~40%。Osler结的发生率已由过去50%下降至10%~20%,Osler结并不是该病所特有,在系统性红斑狼疮、伤寒、淋巴瘤中也可出现。杵状指(趾)现已很少见。脾常有轻至中度肿大,软可有压痛。脾肿大的发生率已较前明显地减少。脾肿大的发生与病程长短直接相关,急性感染性心内膜炎少见。

(二)实验室检查

1. 血培养

约有75%~85%患者血培养为阳性。阳性血培养是诊断该病的最直接的证据,而且还可以随访菌血症是否持续。病原体从赘生物不断地播散到血中,而且是连续性的,数量也不一,急性患者应在应用抗生素前1~2小时内抽取2~3个血标本,亚急性者在应用抗生素前24小时采集3~4个血标本。先前应用过抗生素的患者应至少每天抽取血培养共3日,以期提高血培养的阳性率。取血时间以寒战或体温骤升时为佳,每次取血应更换静脉穿刺的部位,皮肤应严格消毒。常规应需氧和厌氧菌培养,在人造瓣膜置换,较长时间留置静脉插管、导尿管或有药瘾者,应加做真菌培养。观察时间至少2周,当培养结果阴性时应保持到3周,确诊必须2次以上血培养阳性。一般做静脉血培养,动脉血培养阳性率并不高于静脉血。罕见情况下,血培养阴性患者,骨髓培养可阳性。培养阳性者应做各种抗生素单独或联合的药物敏感试验,以便指导治疗。

2. 一般化验检查

红细胞和血红蛋白降低,偶可有溶血现象。白细胞计数在无并发症的患者可正常或轻度增高,有时可见到左移。红细胞沉降率大多增快。半数以上患者可出现蛋白尿和镜下血尿。在并发急性肾小球肾炎,间质性肾炎或大的肾梗塞时,可出现肉眼血尿、脓尿以及血尿素氮和肌酐的增高。肠球菌性心内膜炎常可导致肠球菌菌尿,金葡菌性心内膜炎也然,因此做尿培养也有助于诊断。

3. 心电图检查

一般无特异性,在并发栓塞性心肌梗死、心包炎时可显示特征性改变。在伴有室间隔脓肿或瓣环脓肿时可出现不全性或完全性房室传导阻滞,或束支传导阻滞和室性早搏。颅内菌性动脉瘤破裂源可出现"神经源性"的T波改变。

4. 放射影像学检查

胸部 X 线检查仅对并发症,对心力衰竭、肺梗塞的诊断有帮助,当置换人造瓣膜患者发现瓣膜有异常摇动或移位时,提示可能合并感染性心内膜炎。计算机化 X 线断层显像(CT)或螺旋 CT 对怀疑有较大的主动脉瓣周脓肿时有一定的诊断作用。但人造瓣膜的假影及心脏的搏动影响了其对瓣膜形态的估价,且依赖于造影剂和有限的横断面使其临床应用受限。磁共振显像(MRI)因不受人造瓣膜假影的影响,当二维超声心动图不能除外主动脉根部脓肿时,可起辅助作用,然而费用较贵。

5.超声心动图检查

瓣膜上的赘生物可由超声心动图探得,尤在血培养阴性的感染性心内膜炎中起着特别重要的作用。近来发展的经食管心超显著地优于经胸壁心超,90% 的病例可发现赘生物,能检出更小的直径在 1～1.5 mm 的赘生物,不受机械瓣造成回声影响,更适用于肺气肿、肥胖、胸廓畸形,大大提高了诊断率。此外,还能探测瓣膜破坏的程度或穿孔、腱索的断裂,连枷的二尖瓣或三尖瓣,感染性的主动脉瘤,和因感染的主动脉瓣返流引起二尖瓣前叶心室面内膜损害所致的二尖瓣瘤,以及各种化脓性心内并发症,如主动脉根部或瓣环脓肿、室间隔脓肿、心肌脓肿、化脓性心包炎等,并有助于判定原来的心脏病变。对瓣膜返流的严重程度和左室功能的评估,可作为判断预后和确定是否需要手术的参考。

6.心导管检查和心血管造影

对诊断原有的心脏病变,尤其是合并有冠心病很有帮助外,还可估价瓣膜的功能。但心导管检查和心血管造影可能使赘生物脱落引起栓塞,或引起严重的心律失常,加重心力衰竭,需慎重考虑,严格掌握适应证。

7.放射性核素 67Ga(镓)心脏扫描

对心内膜炎的炎症部位和心肌脓肿的诊断有帮助,但需 72 小时后才能显示阳性,敏感性特异性明显差于二维超声心动图,且有较多的假阴性,因此临床应用价值不大。

8.血清免疫学检查

亚急性感染性心内膜炎病程长达 6 周者,50% 类风湿因子呈阳性,经抗生素治疗后,其效价可迅速下降。有时可出现高 γ 球蛋白血症或低补体血症,常见于并发肾小球肾炎的患者,其下降水平常与肾功能不良保持一致。约有 90% 患者的循环免疫复合物 CIC 阳性,且常在 100 μg/ml 以上,比无心内膜炎的败血症患者高,具有鉴别诊断的价值,血培养阴性者尤然。但要注意系统性红斑狼疮、乙型肝炎表面抗原阳性患者,以及其他免疫性疾病中 CIC 血清水平也可大于 100 μg/ml。

其他检查还有:真菌感染时的沉淀抗体测定、凝集素反应和补体结合试验;金黄色葡萄球菌的膜酸抗体测定等。

(三)并发症

1.充血性心力衰竭和心律失常

心力衰竭是该病常见的并发症。早期不发生,以后瓣膜被破坏、穿孔,以及其支持结构,如乳头肌、腱索等受损,发生瓣膜功能不全,或使原有的功能不全加重,产生心力衰竭。严重的二尖瓣感染引起乳头肌败血性脓肿或二尖瓣环的破坏导致连枷样二尖瓣,造成严重二尖瓣返流,或病变发生在主动脉瓣,导致严重的主动脉瓣关闭不全时尤易发生心衰。另外,感染也可影响心肌,炎症、心肌局部脓肿或大量微栓子落入心肌血管,或较大的栓子进入冠状动脉引起心肌梗死等均可引起心衰。其他少见的心衰原因为大的左向右分流,如感染的瓦氏窦瘤破裂或室间隔被脓肿穿破。心力衰竭是该病的首要致死原因,病死率可高达97%。当感染累及心肌、侵犯传导组织时,司致心律失常。多数为室性过早搏动,少数发生心房颤动。发生在主动脉瓣的心内膜炎或发生主动脉窦的细菌性动脉瘤,感染可侵袭到房室束或压迫心室间隔,引起房室传导阻滞和束支传导阻滞。

2. 栓塞现象

发生率为15%～35%。受损瓣膜上的赘生物被内皮细胞完全覆盖需6个月,故栓塞可在发热开始后数天起至数月内发生。早期出现栓塞的大多起病急,病情凶险。全身各处动脉都可发生栓塞,最常见部位是脑、肾、脾和冠状动脉。冠状动脉栓塞可引起心肌梗死、休克、心力衰竭、严重的心律失常,甚至猝死。肾和脾脏栓塞不易察觉,多在尸检中发现。肺栓塞多见于右侧心脏心内膜炎,如果左侧心瓣上的赘生物小于未闭的卵圆孔时,可到达肺部造成肺梗塞,较小的肺梗塞可无明显症状。该病痊愈后1～2年内仍有发生栓塞的可能,然而并不一定就是复发,需密切观察。

3. 心脏其他并发症

心肌脓肿常见于金葡菌和肠球菌感染,特别是凝固酶阳性的葡萄球菌,为多发性或单个大脓肿。心肌脓肿的直接播散或主动脉瓣环脓肿破入心包可引起化脓性心包炎、心肌瘘管或心脏穿孔。二尖瓣脓肿及继发于主动脉瓣感染的室间隔脓肿,常位于间隔上部,均可累及房室结和希氏束,引起房室传导阻滞或束支传导阻滞,宜及时做外科手术切除和修补。非化脓性心包炎也可以由免疫反应、充血性心力衰竭引起。

4. 菌性动脉瘤

约有3%～5%,以真菌性动脉瘤最为常见。不压迫邻近组织的动脉瘤本身几乎没有症状,可在破裂后出现临床症状。不能缓解的局限性头痛提示脑部有动脉瘤,局部压痛或有搏动性包块提示该处有动脉瘤存在。

5. 神经精神方面的并发症

发生率约10%～15%,临床表现有头痛、精神错乱、恶心、失眠、眩晕等中毒症状;脑部血管感染性栓塞引起的一系列症状,以及由于颅神经和脊髓或周围神经损害引起的偏瘫、截瘫、失语、定向障碍、共济失调等运动、感觉障碍和周围神经病变。

(四)特殊类型

1. 人造瓣膜感染性心内膜炎

在心脏手术后并发的感染性心内膜炎中,人造瓣膜心内膜炎(PVE)的发病率占2.1%左右,较其他类型心脏手术者高2～3倍。双瓣膜置换术后PVE较单个瓣膜置换术后PVE发生率高,其中主动脉瓣的PVE发生率高于二尖瓣的PVE。对术前已有自然瓣膜心内膜炎者,术后发生PVE的机会增加5倍。机械瓣和人造生物瓣PVE的发生率相同约2.4%。机械瓣早期PVE发生率高于人造生物瓣。PVE的病死率较高,约50%左右。早期PVE(术后2个月以内)病死率又高于后期PVE(术后2个月后)。前者病原体主要为葡萄球菌,包括表皮葡萄球菌、金葡菌;类白喉杆菌、其他革兰阴性杆菌、真菌也较常见。自从术前预防性给予抗生素治疗后,发生率有所下降。后期PVE与自然瓣心内膜炎相似,主要由各种链球菌(以草绿色链球菌为主)、肠球菌、金葡菌引起,其中表皮葡菌比早期PVE的表皮葡菌对抗生素敏感。真菌、革兰阴性杆菌、类白喉杆菌也非少见。

人造瓣膜关闭音强度减弱、X线透视见到人造瓣膜的异常摆动和移位,角度大于7°～10°

及瓣环裂开所致的双影征,二维超声心动图发现赘生物的存在都有助于诊断。血培养常阳性,若多次血培养阴性,需警惕真菌或立克次体感染及生长缓慢的类白喉杆菌感染的可能。PVE 的致病菌常来自医院,易具有耐药性。

2. 葡萄球菌性心内膜炎

起病多数急骤,病情险恶,大多呈急性型,仅少数为亚急性型。通常由耐青霉素的金黄色葡萄球菌引起。较易侵袭正常的心脏,常引起严重和迅速的瓣膜损害,造成主动脉瓣和二尖瓣返流。多个器官和组织的转移性感染和脓肿的出现,在诊断中具有重要意义。

3. 肠球菌性心内膜炎

多见于前列腺和泌尿生殖道感染的患者,它对心脏瓣膜的破坏性大,多有明显的杂音,但常以亚急性的形式出现。

4. 真菌性心内膜炎

约 50% 发生于心脏手术后。真菌性心内膜炎起病急骤,少数较隐匿,栓塞的发生率很高。赘生物大而脆,容易脱落,造成股动脉、髂动脉等较大动脉的栓塞。发生在右侧心内膜炎可以引起真菌性肺栓塞。巨大赘生物若阻塞瓣膜口,形成瓣膜口狭窄,可出现严重的血流动力障碍。真菌性心内膜炎可出现皮下损害,如组织胞浆菌感染者可出现皮下溃疡,口腔和鼻部黏膜的损害,若进行组织学检查,常有重要的诊断价值。曲霉菌属的感染,还可引起血管内弥漫性凝血。

5. 累及右侧心脏的心内膜炎

心脏起搏器感染性心内膜炎多见于老年人,多由囊袋血肿和炎症引起,发热为最常见,可有败血症性休克,赘生物的检出经食管超声心动图优于经胸超声心动图,前者不仅瓣膜赘生物检出率高,而且可检出电极导线上的赘生物。静脉注射麻醉药引起的右侧心脏心内膜炎的发病率明显增加,约 5% ~ 10%。右侧心脏感染性心内膜炎多累及三尖瓣,少数累及肺动脉瓣。赘生物多位于三尖瓣、右心室壁或肺动脉瓣。赘生物碎落造成肺动脉栓塞是常见的临床征象,可引起肺部炎症、肺动脉分支败血症性动脉炎和细菌性肺梗塞。若金葡菌引起者,梗塞部位可转变为肺脓肿。右侧心脏心内膜炎最常见的死因是肺动脉瓣关闭不全和由反复发作的败血症性肺动脉栓塞引起的呼吸窘迫综合征。不能控制的败血症,严重的右心衰竭和左侧瓣膜同时受累是少见的死亡原因。若及早诊断,早期应用抗生素或手术治疗,及时处理并发症,单纯右侧心脏感染性心内膜炎的预后良好。

6. 静脉内给药物患者的感染性心内膜炎

目前在美国,约 25% 的感染性心内膜炎患者为静脉内药物使用者(IVDA)。IVDA 的感染性心内膜炎瓣膜因受累的部位和致病菌的不同而有不同的临床特征,除累及三尖瓣最多见外,也可单独累及二尖瓣、主动脉瓣和双侧心瓣膜。大多数 IVDA 的感染性心内膜炎累及原先正常的瓣膜,发生的危险性似乎与用药的时间长短直接相关。重复多次注射颗粒物质可能引起三尖瓣内膜面的损伤,从而引起感染性心内膜炎。感染性心内膜炎发生的危险性同样还受到所使用的药物和药物配制方法的影响。血液中的致病菌可来自患者的咽部,或经静脉内注射的物质及注射器械的污染。在 IVDA 引起的感染性心内膜炎中,约 60% 的感染性心内膜炎是由金葡菌所引起,其中三尖瓣感染性心内膜炎的比例超过 80%。链球菌和肠球菌引起的感染性心内膜炎居次,并通常累及左心瓣膜。在 IVDA 感染性心内膜炎患者中,需氧革兰阴性杆菌,尤其是绿脓杆菌及真菌引起的心内膜炎要比其他人群常见。吸毒成瘾者为避免住院而静脉滥用抗生素可引起耐药菌性心内膜炎,如耐青霉素的金葡菌和绿脓杆菌性心内膜炎,在8%的患者中可分离到一个以上的致病菌。由多个致病菌引起的感染性心内膜炎患者,约70%是IVDA。与IVDA相关的感染性心内膜炎预后良好,病死率总共不到10%。这可能是由于三尖瓣的预后较左心瓣膜要好,以及IVDA的年龄比其他患者的年龄小。而多种致病菌和绿脓杆菌性心内膜炎的预后则很差。

（五）鉴别诊断

由于该病的"经典"临床表现已不十分常见,而且有些症状和体征在病程晚期才出现,加上患者曾接受抗生素治疗和细菌学检查技术上的受限,给早期诊断带来困难,而在疾病的中晚期,感染性心内膜炎的诊断并不困难。原则上仍然主张对患有瓣膜病、先天性心血管畸形、人造置换术和安置心脏起搏器的患者,有不明原因发热达1周以上,应怀疑该病的可能,并立即作血培养,如兼有贫血、周围栓塞现象和杂音出现,应考虑该病的诊断。临床上反复短期使用抗生素,发热时常反复,尤在有瓣膜杂音的患者,应警惕该病的可能。超声心动图已成为诊断显示心内膜损伤和赘生物的重要手段;阳性血培养具有决定性诊断价值,并为抗生素的选择提供依据。1981年,Von Reyn曾提出了经严格定义的感染性心内膜炎诊断标准(Beth Israel标准)。由于近数十年来感染性心内膜炎病原体、易患因素、临床表现等变迁,1995年Durack等将Beth Israel标准中重要的诊断依据(严重的持续性的菌血症、新出现的返流性杂音及周围血管的并发症)和经胸超声及经食管超声所见(包括附着于瓣叶或心内膜壁可移动的回声增强的光团、瓣周脓肿或瓣膜置换术后新出现的瓣周漏)相结合,提出了一个新的标准(Duke标准),参见表6-7-1。

表6-7-1　感染性心内膜炎Duke诊断标准

主要标准
阳性血培养结果
两次不同血培养标本出现典型的致感染性心内膜炎微生物。
1.草绿色链球菌,非溶血性链球菌属,或社区获得性葡萄球菌属、肠球菌而无原发感染灶,或持续出现可以引起感染性心内膜炎的微生物血培养阳性结果。
2.血培养抽血间隔12小时以上,或所有3次,或4次以上中的多数,首次和末次血至少间隔1小时
超声心动图上心内膜炎的阳性证据包括:
(1)在瓣膜或其支持结构上,或瓣膜返流路径上,或在医源性装置上出现可移动的物质,而不能用其他解剖上的原因解释。
(2)脓肿。
(3)人工瓣新的部分裂开,或新出现瓣膜返流(既往存在的杂音加重或改变不是充分依据)。
次要标准
易患因素:既往有心脏病史或IVDA者
发热:≥38 ℃
血管表现:动脉栓塞,脓毒性肺梗塞,真菌性动脉瘤,颅内出血,Janeway损害
免疫系统表现:肾小球肾炎,Osler结,Roth点
超声心动图发现符合感染性心内膜炎表现,但不具备上述主要标准
血清学检查间歇性发现与感染性心内膜炎相符的致病微生物

明确的感染性心内膜炎

病理学标准：

微生物：赘生物、赘生物栓塞或心内脓肿进行培养或组织学检查证实

病理损害：组织病理证实赘生物或心内脓肿有活动的心内膜炎

临床标准：

2 项主要标准，或 1 项主要标准加 3 项次要标准，或 5 项次要标准

可疑的感染性心内膜炎

表现介于明确的和非感染性心内膜炎之间

非感染性心内膜炎

肯定的其他诊断可解释患者临床表现者，或抗生素治疗不超过 4 天而"心内膜炎"症状完全消失者，或手术或尸解没有发现感染性心内膜炎证据者(抗生素治疗不超过 4 天)

三、治疗

及早治疗可以提高治愈率，但在应用抗生素治疗前应抽取足够的血培养，根据病情的轻重推迟抗生素治疗几小时乃至 1～2 天，并不影响该病的治愈率和预后。而明确病原体，采用最有效的抗生素是治愈该病的最根本的措施。

(一)药物治疗

一般认为应选择较大剂量的青霉素类、链霉素、头孢菌素类等杀菌剂，它们能穿透血小板－纤维素的赘生物基质，杀灭细菌，达到根治瓣膜的感染，减少复发的危险。抑菌剂和杀菌剂的联合应用，有时也获得良好的疗效。疗效取决于致病菌对抗生素的敏感度，若血培养阳性，可根据药敏选择药物。疗程也要足够长，力求治愈，一般为 4～6 周。对疑患该病的患者，在连续血培养后，立即静脉给予青霉素 G600 万～2 000 万 U/日，并与庆大霉素合用，160～240 mg/日肌内注射。当应用较大剂量青霉素 G 时，应注意脑脊液中的浓度，过高时可发生神经毒性表现，如肌阵挛、反射亢进、惊厥和昏迷。这时需注意与该病的神经系统表现相鉴别，以免误诊为该病的进一步发展而增加抗生素剂量，造成死亡。如疗效欠佳宜改用其他抗生素，如苯唑西林，阿莫西林(羟氨苄青霉素)，哌拉西林(氧哌嗪青霉素，)等，6～12 g/d，静脉给予；头孢噻吩 6～12 g/d 或去甲万古霉素，1.6～2.4 g/d 等。以后若血培养获得阳性，可根据细菌的药敏适当调整抗生素的种类和剂量。为了提高治愈的百分率，一般主张静脉或肌肉间歇注射，后者引起局部疼痛，常使患者不能接受。因此也可将青霉素 G 钾盐日间作缓慢静脉滴注(青霉素 G 钾盐每 100 万 U 含钾 1.5 mEq/L，当给予极大剂量时应警惕高钾的发生)。同时辅以夜间肌内注射。

草绿色链球菌引起者仍以青霉素 G 为首选，多数患者单独应用青霉素已足够。对青霉素敏感性差者宜加用氨基糖苷类抗生素，如庆大霉素 12 万～24 万 U/日；妥布霉素每天 3～5 mg/kg 或阿米卡星(丁胺卡那霉素)1 g/日。对青霉素过敏的患者可用红霉素、万古霉素或第一代的头孢菌素。但要注意的是有青霉素严重过敏者，如过敏性休克，忌用头孢菌素类，因其与青霉素可出现交叉变态反应(约 1%)。肠球菌性心内膜炎对青霉素 G 的敏感性较差，需用 2 000 万～4 000 万 U/日。因而宜首选氨苄西林 6～12 g/日或万古霉素和氨基糖苷类抗生素联合应用，疗程 6 周。头孢菌素对肠球菌作用差，不能替代青霉素。近来一些产 β－内酰胺

酶对氨基糖苷类药物耐药的菌株也有所报道,也出现了对万古霉素耐药的菌株。可选用奎诺酮类的环丙沙星(环丙氟哌酸),舒巴坦 – 氨苄西林(优立新)和亚胺培南等药物。

金黄色葡萄球菌性心内膜炎,若非耐青霉素的菌株,仍选用青霉素 G 治疗,1 000 万 ~ 2 000 万 U/日和庆大霉素联合应用。耐药菌株可选用第一代头孢菌素类、万古霉素、利福平和各种耐青霉素酶的青霉素,如苯唑西林等。表皮葡萄球菌侵袭力低,但对青霉素 G 效果欠佳,宜万古霉素、庆大霉素、利福平联合应用。

革兰阴性杆菌引起的心内膜炎病死率较高,但作为该病的病原菌较少见。一般以 β – 内酰胺类和氨基糖苷类药物联合应用。可根据药敏选用第三代头孢菌素,如头孢哌酮 4 ~ 8 g/d;头孢噻肟 6 ~ 12 g/d;头孢曲松 2 ~ 4 g/d。也可用氨苄青霉素和氨基糖苷类联合应用。绿脓杆菌引起者可选用第三代头孢菌素,其中以头孢他啶最优,6 g/d;也可选用哌拉西林和氨基糖苷类合用或多粘菌素 B100 mg/d,多粘菌素 E150 mg/d。沙雷菌属可用哌拉西林或氨苄西林加上氨基糖苷类药物。厌氧菌感染可用 0.5% 甲硝唑 1.5 ~ 2 g/d,分 3 次静脉滴注,或头孢西丁 4 ~ 8 g/d。也可选用头孢哌酮(对厌氧菌属中的弱拟杆菌无效)。

真菌性心内膜炎病死率高达80% ~ 100%,药物治愈极为罕见,应在抗真菌治疗期间早期手术切除受累的瓣膜组织,尤其是真菌性的 PVE,且术后继续抗真菌治疗才有可能提供治愈的机会。药物治疗仍以两性霉素 B 为优。氟胞嘧啶(FC)是一种毒性较低的抗真菌药物,单独使用仅有抑菌作用,且易产生耐药性。和两性霉素 B 合并应用,可增强杀真菌作用,减少两性霉素 B 的用量及减轻 5 – FC 的耐药性。

立克次体心内膜炎可选用四环素 2 g/d。静脉给药治疗 6 周。

感染心内膜炎复发时,应再次进行治疗,且疗程宜适当延长。

(二)手术治疗

近年来手术治疗的开展,使感染性心内膜炎的病死率有所降低,尤其在伴有明显心衰者,病死率降低得更为明显。

自然瓣心内膜炎的手术治疗主要是难治性心力衰竭;其他有药物不能控制的感染,尤其是真菌性和抗生素耐药的革兰阴性杆菌心内膜炎;多发性栓塞;化脓性并发症,如化脓性心包炎、瓦氏窦菌性动脉瘤(或破裂),心室间隔穿孔、心肌脓肿等。当出现完全性或高度房室传导阻滞时,可给予临时人工心脏起搏,必要时做永久性心脏起搏治疗。人造瓣膜心内膜炎病死率较自然瓣心内膜炎为高。单用抗生素治疗的 PVE 病死率为60%,采用抗生素和人造瓣再手术方法可使病死率降至40% 左右。早期 PVE 致病菌大多侵袭力强,一般主张早期手术。后期 PVE 大多为链球菌引起,宜内科治疗为主。真菌性 PVE 内科药物治疗仅作为外科紧急再换瓣术的辅助手段,应早期做再换瓣术。耐药的革兰阴性杆菌 PVE 也宜早期手术治疗,其他如瓣膜功能失调所致中、重度心衰,瓣膜破坏严重的瓣周漏或生物瓣膜的撕裂及瓣膜狭窄,和新的传导阻滞出现、顽固性感染、反复周围栓塞,都应考虑更换感染的人造瓣。为了降低感染活动期间手术后的残余感染率,术后应持续使用抗生素 4 ~ 6 周。心脏起搏器感染性心内膜炎主张手术取出感染的导管电极(少数使用牵引的方法),术前尽可能延长抗生素治疗的时间,总病死率约24%。绝大多数右侧心脏心内膜炎的药物治疗可收到良效,同时由于右心室对三尖瓣和肺动脉瓣功能不全有较好的耐受性,一般不考虑手术治疗。对内科治疗无效、进行性心力衰竭、伴有绿脓杆菌和真菌感染者需进行外科手术,将三尖瓣切除或置换。

第八节 心肌病

心肌病是指伴有心功能障碍的心肌疾病。心肌病原定义为"原因不明的心肌疾病",以与已知原因的特异性心肌病相鉴别。随着对病因学和发病机制认识程度的增加,两者的差别已变得不十分明确。可分为扩张型、肥厚型、限制型、致心律失常性右心室心肌病和不定型心肌病五类。

一、扩张型心肌病

扩张型心肌病的特征是左心室或左、右心室内径增加,而室间隔及左心室游离壁无相应增厚,以及心肌收缩功能障碍,伴或不伴充血性心力衰竭。常合并有房性或室性心律失常,死亡率较高。可见于任何年龄,但以中年为多见,男多于女。本病年发病率为 5/100 000 ~ 8/100 000,是最常见的心肌病临床类型,占心肌病的 60% ~ 70%。

（一）病因

病因尚不清楚,目前认为主要与遗传性因素、病毒感染和其他细胞毒损害以及免疫学异常有关。近年来研究发现,1/3 左右的扩张型心肌病为家族遗传性疾病,常伴有骨骼肌和神经肌肉病变。

（二）病理

4 个心腔均见扩大,而室壁的增厚相应小于心空腔的扩大,室壁变薄可见纤维瘢痕和附壁血栓。瓣膜及冠状动脉多无病变。组织学上有不同程度心肌纤维化,心肌细胞肥大与变性,心内膜可不规则增厚。这些病变无特异性。

（三）临床表现

以左心室收缩功能不全所致的泵功能障碍为特征。起病缓慢,有隐匿性体力下降,接着出现劳力性呼吸困难,阵发性夜间呼吸困难和端坐呼吸,后期可有水肿、腹水、肝肿大,尚可有胸闷、心悸、心律失常,体或肺循环栓塞,甚至猝死。体征表现有血压低或正常,脉压小。颈静脉怒张。心脏扩大,S1 低钝,约 75% 可闻 S3 和 S4,呈奔马律;并可听到随心功能变化的二尖瓣及三尖瓣关闭不全杂音,肺部啰音等。

（四）实验室检查

胸部 X 线示心影明显增大,以左心室为主;肺常有淤血。心电图常见房颤、传导阻滞和各种心律失常。其他尚有 ST-T 改变,低电压,或因弥散性心肌坏死或纤维化而出现病理性 Q 波。超声心动图可见左心室扩大,左心室流出道扩大,室间隔和左心室后壁运动减弱及不同步,射血分数减少;二尖瓣本身无变化,但关闭延迟;主动脉瓣关闭提前。后期右心室亦扩大;左心室内可见血栓。核素检查示左心室舒张及收缩末期容积增大,心搏量降低,心肌显影缺损。心导管检查可见舒张末期压、左心房压和肺毛细血管楔压升高,心搏量和心脏指数低下。心室造影可见左心室扩大,弥散性室壁运动减弱,心室射血分数低下。冠状动脉造影多无异常,有助于与冠心病鉴别。心内膜心肌活检可见心肌细胞肥大、变性、间质纤维化等,但无特异性。

（五）诊断与鉴别诊断

临床有心脏增大、伴或不伴心律失常和（或）充血性心力衰竭;超声心动图证实有心室腔扩大与心脏弥散性搏动减弱,并能除外瓣膜病和先天性、冠状动脉粥样硬化性、高血压性或肺源性心脏病以及心包疾病等其他原因后,可考虑本病。如除外心肌炎、酒精性心肌病、甲状腺功能减退、代谢性疾病和神经肌肉疾病等特异性心肌疾病,则诊断更可靠。

(六)治疗

因本病原因未明,尚无特异的治疗方法。治疗原则是针对充血性心力衰竭和各种心律失常,限制体力活动,低盐饮食,应用洋地黄和利尿剂有助于控制症状。本病较易发生洋地黄中毒,需慎用。此外,长期口服血管紧张转换酶抑制剂 ACE 或血管紧张素 Ⅱ 受体拮抗剂 ARB 和 β 受体阻滞剂已证实可改善心室重构和症状,延长寿命。目前临床常用地高辛、利尿剂、β－阻滞剂和血管紧张素转换酶抑制剂作为基础治疗。β 受体阻滞剂宜从小剂量开始逐渐增加到目标剂量,并根据症状、体征的变化进行调整。长期使用可改善症状和延长生存期,机制为减少心肌氧耗,减轻儿茶酚胺所致的心肌损伤,又能在一定程度上上调 β 受体,恢复心肌对 12 茶酚胺的敏感性,加强心肌收缩力,改善心室顺应性。

心律失常有症状时可用胺碘酮或索他洛尔等药物治疗,需个体化,注意监测疗效及毒性。曾出现严重的心律失常如多形性室速或室颤者,如药物治疗不能控制,伴轻至中度心力衰竭症状,临床预后尚好的患者宜安置埋藏式心脏复律除颤器(ICD),预防猝死的发生。合并房颤,射血分数小于 0.30,有栓塞史,或检出有附壁血栓存在者,在无抗凝禁忌证时应予华法林抗凝治疗,将国际标准化比值(INR)维持在 2.0~3.0。

对于左室射血分数降低和 NYHA 心功能 Ⅱ~Ⅲ级,QRS 波大于 120 ms,提示心室收缩不同步者,可进行心脏再同步化治疗(CRT),即通过起搏器调整房室及左右心室收缩顺序,可改善心功能缓解症状。外科治疗措施包括心脏移植、动力性心肌成形术、部分左心室切除术、二尖瓣成形术和左心室辅助装置,适用于药物治疗无效的晚期患者。

(七)预后

过去多数病例病情进行性发展,其中大多在最初两年内死亡,少数病例可获得病情稳定或改善。一般认为,症状出现后的 5 年生存率为 40%,10 年生存率为 22% 左右。决定预后不良的因素是年龄 50 岁及以上、心胸比例大于 0.55 及心脏指数小于每分钟 3 L/m2。近年采用 β－阻滞剂、ACEI(ARB)及 ICD、CRT 等治疗后,预后有明显改善。

二、肥厚型心肌病

肥厚型心肌病是以心室肌肥厚、收缩末期心室腔变小为特征,以心室顺应性下降为基本病理状态的心肌病。根据左心室流出道有无梗阻可分为梗阻性及非梗阻性,前者以非对称的室间隔及前乳头肌肥厚为特征,又称特发性肥厚性主动脉瓣下狭窄(IHSS)。

(一)病因

病因不明。约 30% 的病例有明显的家族史,多为常染色体显性遗传,细肌丝收缩蛋白基因突变可致病。目前已证实多个致病基因,如心脏 β 肌球蛋白重链基因、肌钙蛋白 T 基因和 α 原肌凝蛋白基因等。有认为本病的心肌对儿茶酚胺有异常反应。部分病例无家族史,呈散发状态。

(二)病理

主要改变为主动脉瓣下部的室间隔及前乳头肌肥厚,形成左心室流出道梗阻,室间隔厚度与后壁厚度之比不低于 1.3。偶尔有心肌均匀肥厚及心尖部肥厚。心肌的组织学特征为排列紊乱、异常肥大的心肌细胞,肌原纤维甚至肌丝的排列也异常,常互成直角地交错。

（三）临床表现

起病缓慢,多在30~40岁时出现症状。部分患者可完全无自觉症状而在体检中被发现,或发生猝死,尸检证实为本病。常见症状是呼吸困难、心绞痛、晕厥或晕厥前症状、阵发性呼吸困难及心悸。这些症状与主动脉瓣狭窄者相似,常与快速性心律失常引起心搏出量减少、脑循环不足有关。体检中心脏常增大,心尖抬举并有滞留感搏动,因心房加强收缩可出现心尖双搏动及房性奔马律。流出道梗阻者可在胸骨左缘有收缩期震颤,该处与心尖部常有收缩期喷射性杂音,此杂音的强度和持续时间易于变化,常因左心室容积减少即前负荷减少（如屏气、含硝酸甘油、站立等）或增加心肌收缩力（如运动时或用洋地黄时）而增强,因左心室容积增加（如下蹲时）或心肌收缩力低下时（如用β受体阻滞剂等）而减弱。此外尚可出现快速心律失常、房颤、体循环栓塞、心力衰竭,多表示预后不良。

（四）实验室检查

X线多显示左心房、左心室增大,侧壁膨胀,主动脉小,主动脉瓣无钙化影。心电图多不正常,主要表现为明显的左心室肥厚,ST-T改变,常有以V3、V4为中心的巨大倒置T波出现。因室间隔肥厚、纤维化于Ⅱ、Ⅲ、AVF或V3~V5可出现酷似心肌梗死的深而不宽的Q波,但同时伴有高R波。少数病例（5%~15%）有房颤,偶见预激综合征或室内传导阻滞。动态心电图监测多数患者可有室性心律失常。超声心动图对本病有诊断价值,特征为舒张期室间隔厚度与左心室后壁厚度比例可不低于1.3,有梗阻的病例可见二尖瓣前叶有异常的收缩期前向运动（SAM）现象,在增加梗阻部位压力差时更明显。颈静脉波常因左心室顺应性差而出现显著增大的α波。颈动脉波则起始升支陡直呈双峰波。心导管检查示左心室舒张末期压升高,有梗阻者左心室流入道与流出道间收缩压差大于2.7 kPa。左心室造影示左心室肥厚;当流出道存在压力阶差时,于收缩期可见二尖瓣前叶前向运动并侵占左心室流出道,二尖瓣反流;左心室腔狭小变形如香蕉状、舌状或纺锤状（心尖部肥厚时）。冠状动脉造影多无异常。心肌活检可见心肌细胞畸形肥大和排列紊乱。

（五）诊断与鉴别诊断

有心脏扩大、心律失常、心前区杂音及心力衰竭等临床表现的患者,在排除主动脉瓣狭窄、冠心病、高血压性及先天性心脏病后,应考虑本病。大多数病例需依赖超声心动图、心电图及心导管检查的发现和分析而确立诊断。如家族史中有猝死或心脏增大者则更有助于诊断。本病的心脏杂音需与室间隔缺损、主动脉瓣狭窄等鉴别。

（六）治疗

由于本病病因不明,又与遗传基因有关,难于防治。注意提醒患者避免劳累、负重及情绪紧张等,防止猝死的发生。避免应用洋地黄、硝酸盐类制剂等增强心肌收缩力和减少心脏容量负荷的药物,以免加重左室流出道梗阻。应以逆转及迟缓肥厚的心肌为治疗原则,目前主张使用ACEI/ARB、β受体阻滞剂和钙通道阻滞剂。常用普萘洛尔,开始为10 mg每日三次,逐渐增加剂量,以血压不过低、心率不过慢、患者能耐受为度,最大剂量可达每日320 mg。其他尚有美托洛尔、纳多洛尔等,同样由小剂量开始逐渐增量。常用的钙通道阻滞剂为维拉帕米,初始剂量为每日240~360 mg,必要时可渐增至每日480 mg,以达到心功能和症状改善,而又不引起肺充血或心脏传导障碍为度。对单一药物治疗反应不佳者,联合应用β受体阻滞剂和钙拮抗剂可能有效。

抗心律失常药丙吡胺可改变钙动力学,故能改善症状并减小压力阶差。室性心律失常可用丙吡胺、胺碘酮或索他洛尔。房颤不利于左心室舒张充盈,心室率快时可用地高辛、维拉帕米或β受体阻滞剂控制。新近发生者可在充分抗凝治疗后考虑电复律或药物复律。植入双腔DDD起搏器对某些存在流出道压力阶差且有严重症状的患者可能有用。药物治疗无效,左心室流出道收缩期压力阶差不低于6.6 kPa(50 mmHg)时,可考虑手术切除肥厚心肌,或行冠状动脉间隔支酒精注射以选择性地阻断肥厚室间隔的血供,导致室间隔缺血坏死而丧失收缩功能,从而减轻流出道梗阻。对于有晕厥症状或心脏骤停后幸存者,应建议安置ICD。

（七）预后

一般尚好,多数病例可存活数十年,约半数患者发生猝死。病情进展迅速及舒张末期左心室压力过高者预后不良。

三、限制型心肌病

限制型心肌病以单侧或双侧心室充盈受限和舒张容量下降为特征,但收缩功能和室壁厚度正常或接近正常。可有心肌和(或)心内膜纤维化。可为特发性,也可伴有其他疾病,如结节病、淀粉样变性、伴或不伴有嗜伊红细胞增多的心内膜心肌疾病等。在我国仅见少数散发病例。主要病理变化是心内膜增厚并有附壁血栓。临床表现与缩窄性心包炎相似。超声心动图可见心内膜增厚及心腔闭塞,有助诊断。除特殊病因治疗外多予以对症治疗。

第九节　病毒性心肌炎

病毒性心肌炎是指嗜心性心肌病毒感染引起的。以心肌非特异性间质炎症为主要病变的心肌炎。

一、病因

常见病毒有柯萨奇、埃可、脊髓灰质炎病毒,肺炎病毒,肝炎病毒及流行性腮腺炎病毒。

二、病理生理

病毒如何引起心肌损伤的机制还不清楚,可能是由于病毒侵犯心肌细胞,在心肌细胞内主动复制并直接作用于心肌,引起心肌损伤及功能障碍,此外病毒也可能在局部产生毒素,导致心肌纤维溶解、坏死、水肿及炎性细胞浸润。另外可能与病毒本身或病毒与心肌形成抗原抗体复合物引起的免疫变态反应有关。

三、病理

无特异性,病变性质可表现为心肌变性、坏死为主的实质性心肌炎和间质损害为主的间质性心肌炎。前者可引起心肌细胞溶解、坏死、变性和肿胀,后者以心肌纤维之间和血管周围结缔组织中有炎性细胞浸润为主的表现。

四、发病率

一般认为5%的病毒感染后可累及心脏。

五、诊断要点

(1)临床表现:发病年龄以儿童和青少年多见。

(2)半数患者病前1~3周内有上呼吸道感染或消化道感染史。

(3)轻者无症状或有心悸气促、心前区不适或隐痛等。

(4)重症患者可表现为严重的心衰及心律失常,也有患者表现为肌痛。发热、关节痛、少尿、昏厥等全身症状,而心脏本身症状不明显。

(5)心脏扩大,心率快(与体温不成比例),S1低钝,出现S3及S4心音,也可以出现二尖瓣膜相对关闭不全的杂音,严重者有心力衰竭及心律失常的体征。

(6)实验室检查:白细胞可轻度升高,血沉可轻到中度增快,血清中谷草及谷丙转氨酶(GPT、GOT)、乳酸脱氢酶(LDH)、肌酸磷酸激酶(CPK)及其同工酶(CK-MB)增高。病毒中和抗体大于1:640或恢复期比病初增高4倍以上为阳性。不低于1:320为可疑。血凝抑制实验:若恢复期抗体效价比病初增高不低于4倍或一次不低于1:640为阳性。心肌活检标本分离出病毒或免疫、酶染等免疫组织化学技术病毒抗原及抗体。

(7)心电图:非特异性ST-T改变(ST段压低或抬高,T波平坦或倒置)各种心律失常,以室性早搏及Ⅰ度房室传导阻滞多见。

(8)X线检查:心脏扩大、搏动减弱,严重者有肺淤血或水肿现象。

(9)超声心动图:可以完全正常到明显异常。心脏扩大,心室壁波动减弱。左室收缩或舒张功能障碍、心肌回声反射增强和不均匀性。

(10)放射性核素检查:^{201}TI和^{99m}Tc-MIBI心肌灌注显像,对了解病毒性心肌炎是局灶性还是弥漫性心肌坏死有一定价值。

(11)心内膜心肌活检:间质水肿、炎细胞浸润及纤维坏死,后期显示程度不等间质纤维化。

心内膜心肌活检的Dallas标准:①活动性心肌炎:无缺血证据的白细胞浸润和心肌坏死。②临界性心肌炎:有白细胞浸润、无心肌坏死。③无心肌炎:无白细胞浸润、无心肌坏死。

六、鉴别诊断

(一)风湿性心肌病

有典型风湿热表现,有扁桃体炎或咽峡炎等链球菌感染史,抗O血沉及C-RP明显增高,有舒张期杂音。

(二)原发性心肌病

有家族史,病程长,进展缓慢,可有动脉栓塞现象,病毒分离阴性,血清病毒中和抗体效价无短期内增高。

七、治疗

(一)卧床休息

直至症状消失,心电图与扩大的心脏恢复正常,一般需要3个月左右。

(二)药物治疗

(1)促进心肌营养与代谢药物:如维生素C 600~1 000 mg/d,辅酶Q1020~60 mg/d肌注及静注 10 mg,2/d,三磷酸腺苷(ATP)20～40 mg 肌注,1～2/d,1,6－二磷酸果糖(FDP)5 g 静滴,1～2/d。极化疗法:氧化钾 1～1.5 g 普通胰岛素 8～12 U 加入 10% 葡萄糖液 500 ml 静滴,1/d。

(2)肾上腺皮质激素:一般认为激素可抑制干扰素的合成,促进病毒繁殖和炎症扩散,列为禁忌,但对严重的心衰、高热不退或高度房室传导阻滞者可用氢化可的松。

(3)抗病毒药物:如吗啉胍 100～200 mg,3/d,阿糖胞苷 50～100 mg/d 及板蓝根等。

(4)调节细胞免疫功能的药物:如干扰素、转移因子、胸腺肽,但临床价值尚未确定。

(5)抗心律失常。

(6)抗心衰:洋地黄制剂宜小剂量。

第十节 急性心包炎

急性心包炎为心包脏层和壁层的急性炎症,可由细菌、病毒、自身免疫、物理、化学等因素引起。心包炎常是某种疾病表现的一部分或为其并发症,常被原发疾病所掩盖,但也可以单独存在。

一、病因

(1)急性非特异性。

(2)感染:病毒、细菌、真菌、寄生虫、立克次体。

(3)自身免疫:风湿热、系统性红斑狼疮、类风湿关节炎、心肌梗死后综合征等。

(4)肿瘤:原发性、继发性。

(5)代谢疾病:尿毒症、痛风。

(6)物理因素:外伤、放射性。

(7)邻近器官疾病:急性心肌梗死、胸膜炎、主动脉夹层、肺梗死等。

过去常见病因为风湿热、结核及细菌感染。近年来,病毒感染、肿瘤、尿毒症性及心肌梗死后心包炎发病率明显增多。

二、病理

急性心包炎可以分为纤维蛋白性和渗出性两个阶段。

(一)纤维蛋白性心包炎

在急性期,心包壁层和脏层上有纤维蛋白、白细胞及少许内皮细胞渗出,为纤维蛋白性心包炎,此时尚无明显液体积聚。

(二)渗出性心包炎

随着病程发展,渗出液体增加,则转变为渗出性心包炎,常为浆液纤维蛋白性,积液量可由 100 ml 至 2～3 L 不等,多为黄而清的液体,也可因病因不同呈血性或脓性。渗出液一般在数周至数月内吸收,但也可伴随壁层与脏层的粘连、增厚及缩窄而转化为慢性心包炎。液体也可在较短时间内大量积聚引起心脏压塞,导致心室舒张期充盈受阻,并使周围静脉压升高,最终使心排血量降低,血压下降。

三、临床表现

（一）症状

1. 胸痛

主要见于纤维蛋白性心包炎。常见于病毒性、急性非特异性和自身免疫有关的急性心包炎，结核、肿瘤、尿毒症所致者胸痛可不明显。疼痛性质可尖锐，常因咳嗽、深呼吸、变换体位或吞咽而加重，坐位身体前倾时减轻；位于胸骨下或心前区，可放射到颈部、左肩、左臂及左肩胛骨，也可达上腹部；疼痛也可呈压榨样，位于胸骨后。

2. 呼吸困难

是心包积液时最突出的症状，可能与支气管、肺受压及肺淤血有关。呼吸困难严重时，患者呈端坐呼吸，身躯前倾，呼吸浅速，可引起咳嗽性晕厥。当出现急性心脏压塞时，患者烦躁不安、面色苍白发绀、上腹部胀痛、头晕甚至休克。

3. 压迫症状

心包积液压迫支气管、气管，可引起刺激性干咳、压迫食管可引起吞咽困难，压迫喉返神经导致声音嘶哑。

（二）体征

1. 心包摩擦音

是纤维蛋白性心包炎的典型体征，因炎症而变得粗糙的壁层与脏层在心脏活动时相互摩擦而发生，呈抓刮样粗糙音，与心音的发生无相关性，往往盖过心音又较心音更接近耳边；多位于心前区，以胸骨左缘第3、4肋间最为明显；坐位时身体前倾、深吸气或将听诊器胸件加压可更容易听到。心包摩擦音可持续数小时或持续数天、数周；当积液增多将两层心包分开时，摩擦音即消失，但如有部分心包粘连则仍可闻及。心前区听到心包摩擦音就可做出心包炎的诊断。

2. 心包积液体征

心尖搏动弱，位于心浊音界左缘的内侧或不能扪及；心脏叩诊浊音界向两侧增大，皆为绝对浊音区，相对浊音界消失，浊音界随体位变化；心音低而遥远，心率增快；大量积液时可在左肩胛骨下出现浊音及左肺受压迫所引起的支气管呼吸音（Ewart 征）；少数病例可在胸骨左缘第3、4肋间闻及心包叩击音。

3. 心脏压塞体征

快速心包积液时可引起急性心脏压塞，出现明显心动过速、血压下降、脉压变小和静脉压明显上升，如心排血量显著下降，可产生急性循环衰竭、休克等。如积液积聚较慢，可出现亚急性或慢性心脏压塞，表现为体循环静脉淤血、颈静脉怒张、静脉压升高、奇脉等。

四、辅助检查

（一）实验室检查

取决于原发病，感染性者常有白细胞计数增加、血沉增快。

（二）X 线检查

对纤维蛋白性心包炎诊断价值不大，对渗出性心包炎液体量大于 250 ml 有一定价值；可见心脏阴影向两侧增大，心脏搏动减弱或消失；尤其是肺部无明显充血现象而心影显著增大是心包积液的有力证据,可与心力衰竭相区别。

（三）心电图

心包本身不产生电动力,急性心包炎时心电图异常来自心包下的心肌,主要表现为:①ST 段抬高,呈弓背向下型,见于除 AVR 导联以外的所有常规导联中,AVR 导联中 ST 段压低;数日后,ST 段回到基线,出现 T 波低平及倒置,持续数周至数月后 T 波逐渐恢复正常。②心包积液时有 QRS 低电压,大量渗液时可见电交替。③除 AVR 和 V1 导联外 P－R 段压低,提示包膜下心房肌受损。④常有窦性心动过速。⑤无病理性 Q 波,无 QT 间期延长。

（四）超声心动图

对诊断心包积液简单易行,迅速可靠。M 型或二维超声心动图中均可见液性暗区以确定诊断。心脏压塞时右心房及右心室舒张期塌陷,吸气时右心室内径增大,左心室内径减少,室间隔左移等。

（五）心包穿刺

可证实心包积液的存在并对抽取的液体作病原学、生化、细胞分类的检查,包括寻找肿瘤细胞等;抽取一定量的积液也可解除心脏压塞症状;同时,必要时可经穿刺在心包腔内注入抗菌药物或化疗药物等。心包穿刺的主要指征是心脏压塞和未能明确病因的渗出性心包炎。心包活检有助于明确病因。

五、诊断

根据临床表现、X 线、心电图及超声心动图检查可做出心包炎的诊断,心包穿刺、活体组织检查有助于病因学诊断。五种常见心包炎的特征见表 6－10－1。

表 6－10－1　五种常见心包炎的特征

	急性非特异性	结核性	化脓性	肿瘤性	心脏损伤后综合征
病史	发病前数日常有呼吸道感染,起病多急骤,常反复发作	常伴原发性结核病或与其他浆膜腔结合并存	常由于原发感染病灶,伴明显败血症表现	转移性肿瘤多见,并可见于淋巴瘤及白血病	有手术、心肌梗死、心脏创伤等心肌损伤史,可反复发作
发热	持续发热	常无	高热	常无	常无
心包摩擦音	明显,出现早	有	常有	少有	少有
胸痛	常剧烈	常无	常有	常无	常有
白细胞计数	正常或增高	正常/轻度增高	明显增高	正常/轻度增高	正常/轻度增高
血培养	阴性	阴性	可阳性	阴性	阴性
心包积液量	较少	常大量	较多	大量	一般中量
性质	草绿色或血性	多为血性	脓性	多为血性	常为浆液性
细胞分类	LC 占多数	LC 较多	NC 占多数	LC 较多	LC 较多
细菌	无	结核分歧杆菌	化脓性细菌	无	无

	急性非特异性	结核性	化脓性	肿瘤性	心脏损伤后综合征
治疗	非甾类抗炎药	抗结核药	抗生素及心包切开	原发病治疗,心包穿刺	糖皮质激素

六、治疗

急性心包炎的治疗包括病因治疗、解除心脏压塞和对症治疗。

(一)病因治疗

结核性心包炎应尽早开始抗结核治疗,剂量要足,疗程要长,一般用至结核活动停止1年左右再停药;化脓性心包炎应选用敏感抗生素且剂量要足,并反复心包穿刺抽脓和腔内注入抗生素,必要时及早行心包切开引流;非特异型心包炎和心肌损伤后综合征可给予糖皮质激素治疗;肿瘤性心包炎除治疗原发病外,可行心包穿刺或切开解除心脏压塞或心包内注射抗肿瘤药物等。

(二)解除心脏压塞

可行心包穿刺术,每次抽液量数百至1 000 ml,必要时穿刺完毕后可向心包腔内注入药物(如抗生素或抗肿瘤药物等)。

(三)对症治疗

患者应卧床休息,呼吸困难者可吸氧并采取半卧位或端坐位;水肿者可给予低盐饮食及利尿剂;胸痛剧烈者可给予镇痛剂。

七、预防

积极进行病因防治是预防心包炎的最重要措施,如积极防治结核病、风湿热、败血症及病毒感染等;积极治疗结核性、化脓性心包炎是预防缩窄性心包炎的重要手段。

第十一节　缩窄性心包炎

缩窄性心包炎是指心脏被致密厚实的纤维化或钙化心包所包围,使心室舒张期充盈受限而产生一系列循环障碍的病征。

一、病因

缩窄性心包炎继发于急性心包炎,其病因在我国仍以结核性为最常见,其次为化脓性或创伤性心包炎后演变而来。少数与心包肿瘤、急性非特异性心包炎及放射性心包炎等有关。也有部分患者病因不明。

二、病理

急性心包炎后,随着渗液逐渐吸收可有纤维组织增生、心包增厚粘连、壁层与脏层融合钙化,使心脏及大血管根部受限。心包增厚可为全面的,也可仅限于心包的局部。心脏大小仍正常,偶可较小;长期缩窄,心肌可萎缩。心包病理显示为透明样变性组织,为非特异性;如有结核性肉芽组织或干酪样病变,提示为结核性。

三、临床表现

（一）症状

起病隐匿,常于急性心包炎后数月至数年才发生心包缩窄。最早期症状为劳力性呼吸困难,主要由于心排量相对固定,劳力时不能相应增加所致,呼吸困难严重时不能平卧,呈端坐呼吸。由于肝大及大量腹水可引起食欲不振、上腹胀痛。

（二）体征

1. 心脏体征

心尖搏动不明显,心浊音界正常或稍大,心音减弱而遥远,部分患者在胸骨左缘3、4肋间于舒张期可听见心包叩击音,可出现期前收缩、心房颤动等心律失常。

2. 心包腔缩窄、心脏受压的表现

出现静脉回流受限的表现,如颈静脉怒张、肝大、腹水、下肢水肿、心率增快,少数患者可见 Kussmaul 征(吸气时颈静脉怒张明显,静脉压进一步上升)和 Friedreich 征(舒张早期颈静脉突然塌陷),是由于充盈过高的右心房于三尖瓣开放时压力骤然下降所致。由于心排量减少致使收缩压下降,反射性引起周围小动脉痉挛使舒张压升高,因此动脉压变小,脉搏细弱无力。

四、辅助检查

（一）实验室检查

无特异性变化。可有轻度贫血;病程长者因肝淤血可有肝损害,血浆蛋白尤其是清蛋白生成减少;肾淤血可有蛋白尿、一过性尿素氮升高。

（二）X 线检查

心搏减弱或消失,心影偏小、正常或轻度增大,心影可呈三角形,左右心缘变直,主动脉弓小或难以辨认;上腔静脉常扩张,有时可见心包钙化。

（三）心电图

可提示心肌受累的范围和程度。主要表现为 QRS 低电压、T 波低平或倒置。T 波倒置越深,心肌损害越严重;部分病例 P 波增宽、顶端有切迹。此外,还可出现心包肥厚、右束支传导阻滞及心房颤动等。

（四）超声心动图

可见心包增厚、钙化,有时可见少量局限性心包积液及心房扩大、心室容量变小、室壁活动减弱、室间隔矛盾运动等。

（五）其他

CT 和 MRI 是识别心包增厚和钙化的敏感和可靠方法,但心包增厚或钙化不一定有心包缩窄,如心室呈狭窄的管状畸形,心房增大和下腔静脉扩张,则提示可能为心包缩窄所致。右心导管检查示肺毛细血管压力、肺动脉舒张压力、右心室舒张末期压力及右心房压力均升高,右心房压力曲线呈 M 或 W 波形,右心室收缩压轻度升高,呈舒张早期下陷及高原形曲线。

五、诊断和鉴别诊断

（一）诊断

根据既往有急性心包炎病史,数月或数年以后出现腹水、肝大、颈静脉怒张和静脉压明显升高等体循环淤血的体征而无心脏扩大及心瓣膜杂音,应考虑诊断为缩窄性心包炎。结合脉压变小、奇脉及心包叩击音以及 X 线、心电图、超声心动图检查等,可确定诊断。如有 CT 或 MRI 检查,显示心包增厚,心导管检查提示心包缩窄的血流动力学改变,缩窄性心包炎的诊断可以确定。

(二)鉴别诊断

临床上常需与肝硬化、充血性心力衰竭及结核性腹膜炎相鉴别。限制型心肌病的临床表现和血流动力学改变与本病很相似,两者鉴别可能十分困难,必要时需通过心内膜心肌活检来诊断。

六、治疗

早期施行心包切除术以避免发展到心源性恶液质、严重肝功能不全、心肌萎缩等。通常在心包感染被控制、结核活动已静止即应手术,并在术后继续用药 1 年。 (王东)

第十二节 心脏停搏与心脏性猝死

心脏停搏是指心脏泵血功能的突然停止。心脏性猝死(SCD)是指急性症状发作后 1 h 内发生的以意识骤然丧失为特征的、由心脏原因引起的自然死亡。无论是否知道患者有无心脏病,死亡的时间和形式不能预料。91% 以上的 SCD 是心律失常所致。心肺脑复苏的目的在于保护脑、心、肺等重要脏器不至达到不可逆的损伤程度,并尽快恢复自主呼吸和循环功能。标准的 CPCR 包括基础生命支持、加强生命支持和延续生命支持。

一、病因与发病机制

可分为心脏本身病变和心脏外病变。

(一)心脏病变

以心脏病变占大多数,约为75%。常见的心脏本身病变有冠状动脉粥样硬化性心脏病(简称冠心病)、严重心律失常(如心室颤动)、心肌炎、风湿性心脏病、细菌性心内膜炎等,其中最常见的是心肌梗死和严重心律失常。

(二)心脏外病变

常见的心脏外病变有严重电解质紊乱(如高血钾或低血钾)、酸碱平衡失调、药物或毒物中毒、重症颅脑损伤、大血管破裂引起的大出血、电击、溺水、窒息、麻醉及手术意外和创伤等。

二、病理生理

心脏停搏与 SCD 的基本病理变化是全身缺氧、酸中毒和二氧化碳(CO_2)蓄积,最终继发一系列细胞及分子水平的病理改变。心脏停搏与 SCD 后,体内各种主要脏器对缺血、缺氧时间的耐受能力或阈值是不同的。在缺血、缺氧时,最先受到损害的是脑组织,大脑的缺血、缺氧耐受时间是 4~6 min,延髓是 20~25 min。其他脏器的缺血、缺氧耐受时间:心肌和肾小管细胞为 30 min;肝细胞为 1~2 h;肺组织由于氧可以从肺泡弥散至肺循环血液中,即使大循环停止,亦可以维持较长时间的代谢。心脏停搏与 SCD 后,细胞损伤的进程主要取决于最低氧供的供给程度。由于缺血、缺氧,体内发生了很大变化:大量氧自由基产生,Fe^{2+} 释放;由于细胞膜离子泵功能障碍,大量 Ca^{2+} 内流;在各种因素的作用下花生四烯酸代谢产物增加,当组织细胞再灌注时,这些有害物质随血流到达组织,造成所谓的"再灌注损伤"。CPCR 成功的关键是要在组织缺血阈值时间内尽快恢复有效血液灌注,再灌注血流必须达到维持组织细胞生存的最低血供,即正常血供的 25% 以上。

三、临床表现

(一)前驱期

部分患者在发生心脏停搏前数日或数周甚至数月有前驱症状,如心绞痛、心悸或气急加重、易于疲劳等。

(二)发病期

指导致心脏停搏前急性心血管改变时期,通常小于 1 h。典型表现为有长时间的心绞痛、急性呼吸困难、突然心悸、持续心动过速或头昏目眩等。

(三)心脏停搏期

突然意识丧失呈深昏迷状态,大动脉(颈动脉或股动脉)搏动消失,呼吸停止或呈抽搐样呼吸,瞳孔固定,皮肤发绀。瞳孔散大不应列为关键体征,因为瞳孔散大在心搏骤停 1 min 或更长时间才发生,有的在心搏骤停后瞳孔根本不散大。

(四)生物学死亡期

立即施行 CPCR 和尽早除颤是避免生物学死亡的关键。

四、心电图分型

(一)心室颤动

此时心肌发生不协调、快速而紊乱的连续颤动。心电图上 QRS 波群与 T 波均不能辨认,代之以连续的心室颤动波。心室扑动也是死亡心电图的表现,且很快转变为心室颤动或两者同时存在。在心脏停搏中心室颤动最为多见,约占 90%。

(二)心电 - 机械分离

此时心脏处于"极度泵衰竭"状态,无心排血量。心电图有正常或宽而畸形、振幅较低的 QRS 波群,频率多在 30 次/min 以下。但心脏并无有效的泵血功能,血压及心音均测不到,这是病死率极高的一种心电图表现。

(三)心室停搏

心肌完全失去电活动能力,心电图呈等电位。常发生在室上性心动过速进行颈动脉按摩或行直流电击后,也可发生于心室颤动和严重逸搏后。

五、治疗

CPCR 分为 3 个阶段:①基础生命支持。②加强生命支持。③延续生命支持。基础生命支持多用于现场抢救,包括 ABC 三步骤,即保持气道通畅(airway)、口对口人工呼吸(breathing)、胸外按压(cardiac compression)。加强生命支持大多是在医院内或由专职医务人员到达急救现场进行的,包括人工气道建立、除颤、复苏用药、心电监护和维持呼吸、循环稳定。延续生命支持是以恢复神志为重点的脑复苏及重病监测治疗。复苏的成功不仅是指心跳、呼吸的恢复,而应达到智能恢复。

(一)基础生命支持

1.胸外按压

在胸外按压时,患者应处于水平位置平卧,如果头部位置高于心脏,血液流至脑部会减少或者达不到脑部。如果患者卧于床上,应当在患者的后背放置一块木板,最好与床同宽。目前主张用较快的心脏按压频率(100 次/min),按压与放松时间比为1∶1,脑及心脏的灌注较好。经二维超声心动图、影视心血管造影术及压力测定,胸外按压时房室瓣均未关闭,左心室内径也无改变;同时发现在胸内压与颈静脉压间存在压力梯度;胸腔内压与胸腔内血管压力成正比。由此认为,心脏停搏后,胸外按压时心脏已不再是泵,推动血液流动的力量来自胸腔内外的压力级差,由于在颈静脉入胸廓上口处存在功能瓣或解剖瓣,因此胸外按压时上腔静脉血不能逆流,导致左心室血流通过颈总动脉流向脑组织;下腔静脉压与腹主动脉压相同,这保证了胸外按压时无血流灌注腹腔脏器血管床,而按压解除时因左心室和腹主动脉的回缩弹性大,仍保持了较左心房和下腔静脉大的压力,从而保证了冠状动脉和腹腔脏器的血流灌注。在整个过程中,心脏只起到了一个"管道"的作用,这个理论称为"胸泵学说"。

正确的按压部位是胸骨中、下 1/3。抢救人员站在或跪在患者的右侧,双臂伸直,肘部不能弯曲,用双肩及上身的体重垂直按压患者胸骨,按压深度 4~6 cm。每次按压后,双手放松使胸骨恢复到按压前的位置,血液在此期间可回流到胸腔,放松时双手不要离开胸壁。如为单人抢救,先吹气 2 次,然后按压 10~15 次,交替进行;如为双人抢救,一人进行口对口人工呼吸,另一人进行胸外按压,先口对口吹气 1 次,然后胸外按压 5 次,交替进行。吹气时暂停按压,在任何情况下胸外按压中断时间不能超过数秒钟。

2.保持气道通畅

迅速检查口腔内有无异物,如呕吐物、义齿等,立即予以清除;由于肌肉张力不足,舌和会厌可阻塞咽部。舌是使意识丧失者发生气道阻塞的最常见原因。为确保呼吸道通畅,可用双手托患者下颌向前、向上,或用一手托起患者颈部,另一手压住患者前额向下,使患者的口腔轴与气道成一直线。

3.口对口人工呼吸

口对口呼气时,一手将患者的下颌角拨向下,使其口部张开,用另一按患者前额的手之拇指和示指捏紧患者鼻孔,防止吹气时漏气。抢救者吸一口气,每次通气量应使患者胸部鼓起,此通气量为800~1 200 ml 抢救者将口部包绕患者口部,徐缓而均匀地将气呼入患者口中,需1~1.5 s,然后口部脱离接触,将头部转向一侧,再度吸气、呼气。

(二)加强生命支持

1.人工气道建立

心肺复苏时应尽可能早地建立有效的人工气道,气管插管和机械通气是最为现实和最有效的手段。一旦心搏、呼吸骤停时,应立即进行吸氧、面罩通气,同时准备气管插管,有时患者呼吸尚未完全停止,但牙关紧闭,或声门暴露困难,也应先行面罩通气,再设法气管插管。这样在气管插管成功之前保证患者供氧和通气。气管插管后纯氧机械通气,以保证重要器官氧供。

(1)吸氧:推荐吸 100% 浓度的纯氧,氧分压高可以加大动脉血中氧的溶解量,进而加强氧的运输。短时间内吸入 100% 浓度的纯氧治疗是有益无害的。

（2）球囊面罩供氧：在气管插管前可紧急行球囊面罩供氧，使用球囊面罩可提供正压通气。一般球囊充气容量约为 1 000 ml，足以使肺充分膨胀。

（3）气管插管及机械通气：在无法保证气道完全开放时，尽可能进行气管插管。气管插管可保证通气和吸入高浓度氧，便于吸痰，也可作为一种给药途径，可准确控制潮气量，并保证胃内容物、血液及口腔黏液不会误吸入肺。气管插管的指征为：①复苏人员用非侵入性措施无法保证昏迷患者足够通气。②患者缺少保护性反射（如昏迷、心搏骤停等）。插管成功后，应使用口咽道或牙垫，以防止患者咬破或阻塞导管。

2. 除颤

（1）胸前叩击：极少数心室颤动可能被胸前重叩终止。由于胸前叩击简便、快速，在发现患者心脏停搏、无脉搏且无法获得除颤器进行除颤时，可考虑使用。

（2）电除颤：心室颤动可能在数分钟内转为心脏停止，尽早、快速电除颤是生存链中最关键的一环，可显著提高患者生存率。采用非同步直流电除颤，目前体外除颤器包括 2 类除颤波形，即单相波和双相波。单相波除颤：首次能量给予 200 J，第 2 次 200～300 J，第 3 次 360 J。如连续 3 次除颤失败，应继续心肺复苏，加大肾上腺素剂量后再行电除颤。双相波除颤：使用 150 J 可有效终止院前发生的心室颤动。低能量的双相波电除颤是有效的，而且终止心室颤动的效果与高能量单相波除颤相似或更有效。

3. 复苏用药

（1）给药途径：①静脉内给药，目前已作为首选给药途径。应尽快建立静脉通道，以供输液及用药之需。初期复苏期间一般多采用外周静脉和中心静脉两种途径，最好是颈内或锁骨下静脉给药。若心脏停搏前没有行静脉插管，首选肘前静脉给药。②经气管-支气管树给药：如一时静脉通道不能建立而气管插管已成功时，可将复苏药物以静脉用量的 1～2 倍加等渗盐水或蒸馏水稀释至 10 ml 左右经气管插管注入气管-支气管树，因肺泡面积很大，肺内有丰富的毛细血管网，吸收力强，药物易到达心脏。碳酸氢钠不能经气管-支气管树给药，因其碱性可引起支气管黏膜和肺泡的损伤，抑制心肌功能。

（2）一线复苏药物：大多为基础生命支持阶段选择的复苏药物。包括：①肾上腺素：肾上腺素是心肺复苏首选和最有效的药物，主要作用于 α 及 β 受体，能增强心肌收缩力和扩张冠状动脉，兴奋心肌使细颤变为粗颤，有利于电除颤，并能升高动脉压。肾上腺素"标准"剂量为 0.01～0.02 mg/kg，大多采用静脉注射，基本不用心内注射。近年来主张大剂量应用，开始 5 min 内用量达 3～5 mg，或 3～5 min 内从 1 mg 增加到 4 mg、6 mg、8 mg，甚至更大。临床和实验证实，大剂量肾上腺素疗法能提高自主循环恢复的成功率。②阿托品：阿托品通过降低迷走神经的兴奋性，增加窦房结和房室结的自律性和传导性，在复苏中主要用于心脏停搏和心电-机械分离。阿托品 1 mg 经静脉注射或稀释后气管内给药，5 min 后可重复同等剂量。静注阿托品偶尔可引起心室颤动，故自主心跳一旦恢复且心率较快时一定要慎用。③胺碘酮：胺碘酮有较强的抗纤维颤动作用，且可降低除颤阈值。在心肺复苏时，如患者表现为持续性室性心动过速或心室颤动，在电除颤和使用肾上腺素后建议使用胺碘酮；对血流动力学稳定的室性心动过速、多形性室性心动过速和不明起源的多种复杂心动过速，推荐使用胺碘酮。用于心室颤动或无脉性室性心动过速患者，初始剂量为 300 mg，加入 20～30 ml 生理盐水或 5% 葡萄糖液中静脉注射；对血流动力学不稳定的室性心动过速，或有反复或顽固性心室颤动或室性心动过速患者，可适当增加剂量，如首次用药 300 mg 后再追加 150 mg，然后按

1 mg/min 的速度持续泵入 6 h,再减量至 0.5 mg/min,每日最大剂量小于 2 g。主要不良反应是低血压和心动过缓,应严密观察,必要时减慢给药速度。④利多卡因:利多卡因是治疗室性心律失常的常用药。早期应用可以预防心室颤动,尤其对急性心肌梗死时室性早搏(又称期前收缩)、室性心动过速效果确切。目前主张经电除颤后心室颤动或室性心动过速仍不能解除时,可作为首选药物。利多卡因用于心室颤动时可用 1~2 mg/kg,静脉注射或气管内给药,继以 1~4 mg/min 静脉滴注维持。

(3)二线复苏药物:为心肺复苏已获初步成功时或加强生命支持阶段所应用的药物。包括:①碳酸氢钠:在心搏、呼吸骤停的早期,主要是由于呼吸停止而继发呼吸性酸中毒,如过早给予碳酸氢钠,不仅无益,反而有害。因为反复、大量应用碳酸氢钠可引起短暂血液碱中毒,加重细胞内酸中毒及组织缺氧,抑制心肌收缩力,使脑脊液 pH 反常性降低,加重脑损害。一般主张心肺复苏早期不要常规应用碳酸氢钠,只有心脏停搏大于 10 min 才使用。应用碳酸氢钠,首剂 1 mmol/kg 静脉滴注,以后给予半量,每 10 min 一次。可参考动脉血气分析结果调整剂量,为尽量减少碱中毒的危险,应避免一次补足。②多巴胺:为去甲肾上腺素的化学前体,心肺复苏时主要用于自主心跳恢复后的血压维持。用 2~20 μg(kg·min)静脉滴注,根据血压变化调节至最佳剂量。③多巴酚丁胺:多巴酚丁胺是一种合成的儿茶酚胺类药物,具有很强的正性肌力作用,常用于严重收缩性心功能不全的治疗。该药主要通过激动 β 受体发挥作用。在增加每搏量的同时,可导致反射性周围血管扩张,用药后动脉压一般保持不变。常用剂量为 5~10 μg/(kg·min)。④氨力农和米力农:氨力农和米力农是磷酸二酯酶抑制剂,具有正性肌力和扩血管的特性。可用于对标准治疗反应不佳的严重心力衰竭和心源性休克患者。对儿茶酚胺反应差及快速心律失常患者都是使用该药的适应证。氨力农可在最初 2~3 min 内给予 0.75 mg/kg,随后予 5~15 μg(kg·min)静脉滴注。米力农用药时可先给予一次静脉负荷量 50 μg/kg,缓慢静脉注射 10 min 以上,然后以 375~750 ng/(kg·min)静脉滴注维持 2~3 日。

(三)延续生命支持

心脏停搏患者复苏后出现的脑缺血、缺氧性损害是 CPCR 的难点,脑复苏成功与否决定着心肺复苏成功后患者的生存质量,因此心肺复苏和脑复苏是紧密结合的。此期以脑复苏为重点,采用防治脑缺血、缺氧及脑水肿,保护脑细胞,恢复脑功能的综合措施,越早进行则效果越好。

1. 浅低温

浅低温可降低脑代谢,减少乳酸堆积,提高脑细胞对缺氧的耐受性;还可保护血脑屏障,减轻脑水肿,降低颅内压,抑制反应性高温,稳定细胞膜功能,延迟缺血后 Ca^{2+} 内流,抑制兴奋性递质(尤其谷氨酸)的释放以及环氧化酶、脂氧化酶等活性,从而阻滞脂质过氧化"瀑布样"炎症反应和减少一氧化氮(NO)、自由基的形成,减轻复苏后症候群,减少神经细胞的损害,故浅低温对脑缺氧性损害的防治有重要作用。一般主张浅低温为 33~34 ℃,可达到最佳的脑保护作用,已成为脑复苏中必不可少的措施之一。在心肺复苏同时立即放置冰帽,实施头部重点低温,也可在头、颈、腋窝及腹股沟处放置冰袋。特别是患者有发热时,一定要施行有效降温,维持浅低温(不低于正常体温 5~6 ℃)。再灌注开始时浅低温还能遏制常温再灌注损伤。浅低温持续时间应坚持到病情稳定、脑功能开始恢复为止,一般为 5~7 日,然后逐渐复温。

2. 利尿脱水

急性脑缺血与缺血再灌注损伤可导致泵衰竭,引起脑细胞内、外水肿,因而脱水治疗对自主循环已重建而未能脑复苏者必须应用。一般首选甘露醇,其降低颅内压的效果明显,且有降低血液黏稠度和清除自由基的作用。心功能不全者可选用呋塞米(速尿)。血容量不足时可选用人体清蛋白、血浆等。最初 2~3 日应加强利尿脱水,以后根据病情变化调整剂量。需注意,脱水必须在血压正常情况下应用为宜,应加强动脉压和中心静脉压监测,维持血压正常和中心静脉压在正常低值。同时注意液体出入量和电解质平衡。

3. 糖皮质激素

大剂量糖皮质激素可防止和减轻自由基引起的脂质过氧化反应,保护细胞膜和亚细胞的完整性,使毛细血管通透性降低,亚细胞的结构功能改善,能量恢复,钠泵随之恢复,以防止和减轻脑水肿。糖皮质激素还能提高机体应激能力,维持心血管对儿茶酚胺的反应性,从而使心肌收缩力加强,心排血量增加,血压升高。每日用地塞米松 1 mg/kg 或甲泼尼龙 5 mg/kg,共用 3 日,但其确切疗效尚无定论。

4. 巴比妥类药物

巴比妥类药物可以降低脑细胞氧化代谢,降低颅内压,减轻脑水肿。此外,巴比妥类药物还可稳定溶酶体膜,抑制自由基反应,降低细胞内 Ca^{2+} 浓度。目前巴比妥类药物已广泛应用于脑复苏中,但需注意它可出现呼吸抑制、血糖降低等现象。

5. 钙通道阻滞剂

钙通道阻滞剂在心肺复苏时可减轻血管损伤,解除缺血后血管痉挛,增加脑血流灌注,保护心肌,扩张冠状动脉,提高心室颤动阈值。

6. 纳洛酮

纳洛酮是阿片受体拮抗剂,可透过血脑屏障,拮抗 β 内啡肽的不利影响,并在脑缺氧的情况下提高脑灌注压,逆转内啡肽的继发损害。纳洛酮还能阻断钙通道,避免细胞内钙超载;抑制粒细胞释放氧自由基,阻止脂质过氧化,稳定溶酶体膜;通过抑制花生四烯酸代谢、阻抑血栓烷 A2(TXA2)生成等多种机制来减少神经细胞的损害。纳洛酮又是主要应急激素,还能逆转 β 内啡肽所介导的心、肺、脑功能的抑制,促进自主呼吸的恢复。纳洛酮 0.8 mg,加入生理盐水 20 ml 中静脉注射,同时用纳洛酮 2 mg,加入葡萄糖生理盐水 100 ml 中静脉滴注,半小时后可重复使用。

7. 改善脑细胞代谢药物

改善脑细胞代谢药物主要可提高脑细胞对氧和葡萄糖的利用,增加脑代谢率,激活脑干网状系统的功能,促进脑复苏。但是改善脑细胞代谢药物有扩血管作用,导致脑内"盗血"现象;且由于脑代谢加速,脑耗氧量增加,更加重脑组织缺氧和脑内酸中毒,故在脑缺血急性期多不主张常规应用。目前临床常用的改善脑细胞代谢药物有甲氯芬酯(氯酯醒)、吡拉西坦(脑复康)、胞二磷胆碱、双氢麦角碱、阿米三嗪/萝巴新、尼麦角林和脑蛋白水解物(脑活素)等。

8. 高压氧

高压氧可提高血氧张力,增加血氧储备,提高血氧弥散,减轻脑水肿,降低颅内压,改善脑电活动。

(四)复苏有效指征与终止指征

1. 复苏有效指征

(1)自主心跳恢复:可听到心音,触及大动脉搏动,心电图示窦性心律、房性或交界性心律。即使是心房扑动或颤动,亦是自主心跳恢复的表现。

(2)瞳孔变化:散大的瞳孔回缩变小,对光反射恢复。

(3)脑功能开始好转的迹象:意识好转,肌张力增加,自主呼吸恢复,吞咽动作出现。

2. 终止复苏指征

凡心跳、呼吸停止,行心肺复苏已历时30 min,而出现下列情形,是终止心肺复苏的指征。

(1)瞳孔散大或固定。

(2)对光反射消失。

(3)呼吸仍未恢复。

(4)深反射活动消失。

(5)心电图成直线。

六、预防

(1)对于严重心脏疾病患者,尤其是有心绞痛、心肌梗死和心律失常病史者,避免过度疲劳、过分激动,出现疾病预兆时应立即就医。

(2)大力宣传群众自救知识,培训义务急救人员。 **(李晓雯)**

第七章　下丘脑和垂体病

第一节　下丘脑病

　　下丘脑的解剖功能要领如下：①下丘脑细胞的核团以第三脑室为中心，两侧对称；②中间块是两侧下丘脑一切神经细胞轴索的总汇。多种下丘脑的垂体促激素因子，能通过中间块的轴索纤维聚集在下丘脑的基底部，该处为最后共同通道。该处的病变可引起某几种或全部垂体激素（不包括PRL）分泌明显减少。PRL则由于下丘脑来的多巴胺减少，即对PRL抑制作用减少，出现PRL水平升高。也可发生尿崩症。

　　下丘脑的功能：①下丘脑的各种垂体促激素通过中间块的轴索纤维聚集在下丘脑的基底部，达到垂体。②功能不像上述部位那样局部集聚、更加弥漫定位的下丘脑核团，其功能有体温调节中枢、摄食中枢和血压中枢，还影响行为、意识、记忆、睡眠和糖类代谢。

一、下丘脑的促垂体激素

　　下丘脑的促垂体激素来源于下丘脑，也见于身体其他部位分泌者，有显著的生理功能。计有：①下丘脑；②胃肠道；③胎盘；④全部下丘脑促垂体激素也能在下丘脑以外的脑部发现，仅仅作为神经递质发挥作用。

　　同一种下丘脑某核团可分泌几种不同的激素。每一种下丘脑激素的作用过程是先与特殊受体结合，继而改变细胞内信息传导机制。

　　（一）RH

　　TRH为三肽，在室旁核合成，合成量受甲状腺激素的反馈调节。原发性甲减时，TRH合成增多，TRH刺激TSH和PRL的合成和分泌增多，故甲减者可能出现泌乳。TRH的分泌被去甲肾上腺素和多巴胺刺激，被5-羟色胺（血清素）抑制。

　　（二）GnRH

　　GnRH为10个氨基酸的肽，它的分泌神经元为嗅觉上皮迁移到下丘脑的视前间隔区。GnRH的分泌量，被DA与NE刺激，被血清素抑制。

　　GnRH的主要功能是刺激LH与FSH的分泌。GnRH的脉冲式分泌经直接作用而上调垂体细胞的GnRH受体（即受体数量增加）。反之，持续应用GnRH则相关于LH/FSH的合成与分泌的降调节，原因是垂体细胞GnRH的受体数目减少以及受体后机制。

　　儿童期的LH、FSH、性激素水平很低。青春期时，性激素的负反馈作用降低，因此LH、FSH和性激素水平逐渐升高。青春期女性，雌激素反馈作用呈正反馈与负反馈作用的周期性变化，导致排卵性月经周期。到绝经期，卵巢停止产生雌激素，LH与FSH水平明显升高，出现雌激素缺乏的症状。老年男性常常出现睾酮生成减少，伴LH和FSH中度上升，但不出现类似女性绝经的临床综合征。

　　由于GnRH缺乏引起的LH、FSH不足及相应性功能低下患者，在接受脉冲式GnRH治疗后，能成功恢复正常的性功能和生育。

　　长效GnRH受体激动剂能使垂体细胞的GnRH受体降调节，从而使垂体细胞分泌LH和

FSH 减少,使许多疾病病情好转,包括性早熟、前列腺癌、乳腺癌、子宫纤维瘤、子宫内膜异位症等。

直接作用于垂体细胞 GnRH 受体起拮抗和抑制作用的 GnRH 受体拮抗剂,能竞争性抑制 GnRH 的作用,正被应用于上述疾病。

(三)生长抑素

商品名善德定,是 octreotide,为 14 个氨基酸的肽,可抑制 GH 水平升高。GH 和 TSH 均可被生长抑素抑制,但 GH 比 TSH 更敏感(差 10 倍)。

生长抑素的分泌细胞,除下丘脑外,还见于胰岛 D 细胞、肠黏膜、肠肌层神经丛。经旁分泌和内分泌作用,生长抑素可抑制下述物质分泌:胰岛素、胰高糖素、缩胆囊素、胃泌素、肠促胰液肽、血管活性肠肽(VIP)、其他多种胃肠激素等。也抑制下述功能:胃酸分泌、胃排空、胆囊收缩、内脏血流量。近年发现生长抑素类似物治疗下述疾病有效:肢端肥大症、类癌样肿瘤、分泌血管活性肠肽的肿瘤、分泌 TSH 的垂体瘤、胰岛素细胞瘤、多种病因引起的腹泻。

(四)CRH(ACTH 释放激素)

CRH 能释放 POMC 大分子上分离下来的 ACTH、β - 内啡肽、β - 促脂素 lipotropin、促黑素 MSH、其他肽类,为等分子数。

ACTH 对于"应激"的反应量,75% 由 CRH 中介,25% 由于加压素 vasopressin 中介。对 ACTH 的释放,CRH 与加压素二者协同,而且共存于含有 CRH 的室旁核神经元,甚至共存于同一种神经分泌颗粒中。

皮质醇的反馈作用,作用于垂体和下丘脑,均使 ACTH 分泌减少。ACTH 和 β - 内啡肽负反馈作用下丘脑,减少 CRH 释放。中枢神经生物胺和各种肽类,也影响 CRH 的分泌。

炎症组织释放 IL - 1、TNF - α 等,能刺激下丘脑合成和释放 CRH 和加压素,也刺激垂体释放 ACTH。其结果使皮质醇增加、炎症反应强度减轻,反过来减少 IL - 1、TNF - α 的释放。

(五)GH 释放激素(GHRH)

GHRH 能刺激 GH 分泌,呈剂量相关性,某些病例也能刺激催乳素有所增加。每 3h 应用 GHRH 可引起足够的 GH 释放,患有 GHRH 不足的儿童呈现 IGF - 1 水平升高和生长加快。

IGF - 1 和 GH 二者均能负反馈作用于 GH 的分泌,由 GHRH 减少和生长抑素的增加来中介。临床出现 IGF - 1 不足的疾病(肾衰竭、肝硬化)时,血中 GH 水平升高。

GH 受体基因突变的儿童,缺乏对 GH 的反应性,称为 GH 不敏感综合征,又称为 Laron 型侏儒,他们的 IGF - 1 水平很低,血 GH 水平相应升高。血清素能刺激 GHRH 和 GH 的分泌,但 γ - aminobutyric acid(GABA)对 GHRH 分泌有抑制作用。

(六)催乳素释放抑制因子(PIF)

下丘脑抑制因子对 PRL 分泌的调节超过刺激因子的作用。

多巴胺(DA)在抑制因子中属生理性,起主要作用。它在垂体柄血浆中的浓度足以降低 PRL 血浓度。很可能在多数引起 PRL 上升的生理条件下,比如哺乳时,随着催乳素释放团子(PRF)[比如肠血管活性肽(VIP)]血浓度上升,出现血多巴胺浓度同时下降。用某些药物(如精神抑制药 neuroleptics)来阻滞内源性多巴胺受体,可引起血催乳素升高。任何病变阻断多巴胺向下丘脑中间块传递,即阻断下丘脑基底部神经通道者,或者任何病变阻断垂体门脉血流者,均引起传输到垂体的多巴胺的量减少,因而均引起高催乳素血症。

(七)催乳素释放因子(PRF)

除 TRH 外,许多下丘脑肽类具有 PRF 活性。下丘脑、垂体门脉血流中所发现 VIP(肠血管活性肽)的浓度能够刺激 PRL 合成和释放。VIP 也能在垂体前叶组织中合成。下丘脑来源和垂体来源的 VIP 生理作用的对比研究有待深入进行。

（八）内源性阿片样肽

1. μ 受体

它的主要配体是内啡肽。该受体能中介大多数的内分泌效应和止痛效应。吗啡是该受体的原形激动物,纳洛酮是该受体的原形抑制物。

2. δ 受体

能中介行为、止痛、有某些内分泌效应。它的主要肽类配体是脑啡肽,包括 met - 型和 1eu - 型 2 种。脑啡肽来源于前脑啡肽 A。

3. κ 受体

能中介镇静、运动失调。能与之结合的配体是 dynorphin,neoendorphin(来源于前脑啡肽 B,即 prodynorphin)。

4. 神经元核周体

含有 POMC 所衍生的各种肽类物质。所有这类核周体均位于弓形核。含有 β - 内啡肽和 α - 促黑素的神经纤维,从弓形核发出,投向下丘脑中间块、下丘脑其他各部、脑的多个部位。垂体前叶的 β - 内啡肽随 ACTH 一起分泌,受到 CRH 和血管加压素的刺激而分泌。

5. 各种阿片样肽

关系到许多躯体功能,包括应激、精神疾病、鸦片的耐受和依赖、进食、饮水、胃肠功能、学习和记忆、报答、心血管反应、呼吸、体温调节、抽搐、脑电活动、运动器活动、妊娠以及神经免疫活动。

垂体前叶甚少阿片样受体,但下丘脑有大量阿片样受体。

6. 设想

阿片样肽类对垂体前叶激素分泌的作用,乃依靠下丘脑各种生物胺和各种下丘脑释放因子的作用。内源性阿片样肽对促性激素(LH、FSH)分泌有抑制作用,乃由于抑制去甲肾上腺能神经元冲动输出,达到抑制 GnRH 的分泌。阿片样肽能负反馈作用于 ACTH 和 β - 内啡肽的分泌,naloxone 则能增加基础和刺激后 ACTH 血水平。内源性阿片肽对 GH、PRL 和 TSH 分泌的影响非常小。

二、中枢神经系统节律和神经内分泌功能

（一）垂体激素分泌的脉冲性

垂体激素的分泌是脉冲性的。垂体激素脉冲的幅度所反映的是下丘脑释放激素的分泌量,以及影响对释放激素的敏感性的神经因子的分泌量。因此,能改变"垂体激素脉冲幅度"大小的是:①抑制因子;②各种营养因子;③各种靶器官激素的反馈作用;④能耗竭激素释放池的居先发生的刺激。"垂体激素脉冲频度"由促垂体因子释放的频度来决定,也受到下丘脑脉冲发生器系统的调节。

（二）短、中、长节律

1. 短于 1d 的各种节律叫做 ultradian

垂体内源性节律的小脉冲幅度,具有每 2～10min 一次的频率。

与此重叠发生于上述节律的,是垂体促激素释放因子的脉冲性释放,可伴随或不伴随相应抑制因子的消除。短于 1d 的各种节律叫做 ultradian。

2.大约 24h 周期性的节律性,叫做 circadian

这些节律在时间上通常和 24h 周期相同步,黑夜和白天的周期性外环境可提示这种周期性。视上神经核执行昼夜节律控制器的功能,它接受经视网膜下丘脑通道来的视网膜光转化的电冲动,最后将这些冲动传递到松果体,再转化为激素信号。

3.长于 24h 周期的节律性,叫做 infradian rhythm

所相关的信号,包括月亮引力的影响,产生月经周期。

(三)睡眠与觉醒周期比暗与光周期具有更加明显的影响

许多因素可影响 24h 周期的节律和超长时间的节律。其中最重要的是睡眠和醒觉周期。睡与醒周期比暗与光周期更加明显地影响 GH、TSH、PRL、ACTH 和青春期 LH 的分泌。上述激素水平在睡眠后升高,达最高水平。皮质醇和 ACTH 水平的昼夜明显变化,常用作该系统是否正常的指标。失去上述节律表示 CRH 调节紊乱,原因有内源性抑制、酗酒、Cushing 病的 ACTH 自主分泌。

青春期早期的激素脉冲幅度,于夜间睡眠时期升高,LH 的升高尤为明显。进入成年期则不存在这种夜间激素升高的脉冲。有趣的是神经性厌食成年患者呈现促性腺激素夜间分泌量升高,相同于上述青春期型。只在体重恢复正常时,才如正常成人一样,失去青春型促性腺激素分泌型。有人提出,脂肪占体重的百分数在决定青春期发作的时间上,甚为重要。

动物内分泌激素的节律性有助于动物适应外界环境:24h 周期只随光明与黑暗和睡眠而变化,超过 24h 的长周期则随季节而变化。

三、下丘脑疾病种类

(一)病变部位

①定位于下丘脑。②可以是较弥漫的中枢神经系疾病的一部分,如神经系结节病,先引起脑积水再间接损伤下丘脑。许多精神疾病由于下丘脑调节功能上的异常,可引起激素分泌异常。③中间块:多种垂体促激素因子,能通过中间块的轴索纤维集聚在下丘脑的基底部,该处为最后共同通道。该处的病变可引起某几种或全部垂体激素(不包括 PRL)分泌明显减少。PRL 则由于下丘脑来的多巴胺减少,即对 PRL 抑制作用减少,出现 PRL 水平升高。可发生尿崩症。

功能不像上述部位那样局部集聚,更加弥漫定位的下丘脑功能,有体温调节中枢、摄食中枢和血压中枢。

病变大小、累及下丘脑的面积、病灶增大的速度等,影响下丘脑功能紊乱的症状表现。缓慢生长常引起激素的调节失常,而不是明显的临床症状。病灶大、生长缓慢者可引起较急的临床表现。若进一步长大则可使残存的血管加压素 vasopressin 或 ACTH 分泌也消失,或完全堵塞 Sylvius 脑脊液通道时,可引起脑积水。

(二)检查方法

1. MRI 和 CT

发现影响下丘脑的病变,最好进行 MRI 并增强的检查,CT 并静脉注射对比剂也很好。

2.视野测定

下丘脑病变,包括垂体瘤的鞍上侵犯,所致视神经和视交叉的损害,应作视野测定来发现。下丘脑垂体相关功能实验对发现下丘脑功能紊乱甚为敏感。

（三）肿瘤

l. 垂体腺瘤出现鞍上扩展

影响下丘脑的最常见肿瘤是垂体腺瘤出现鞍上扩展者。可引起:①不同程度的垂体功能低下;②尿崩症;③高催乳血症（常为犯及垂体柄和中下部下丘脑）。垂体受压所致垂体功能低下,若出现血 PRL 下降、TRH 实验时 TSH 无反应,则治疗后垂体功能常无改善。若 PRL 血水平升高,则治疗后垂体功能常可恢复。

2. 颅咽管瘤

是损害下丘脑的第二常见的肿瘤。成人与老人均可发生,但多见于儿童。常有囊变,内含物常钙化。术后有时复发。某些病例可以表现为泌乳、闭经、高催乳素血症,而提示催乳素瘤。细心的内分泌检查可证实:50% ~70% 患者有程度不同的垂体功能低下,25% ~50% 患者出现中度高催乳素血症。颅咽管瘤常由于肿物压迫效应而出现头痛、呕吐、视力障碍、抽搐、垂体功能低下和尿崩症。手术治疗通常引起垂体功能更加低下,常引起完全性全垂体功能低下和尿崩症。儿童期颅咽管瘤的放射治疗效果好。

3. 下丘脑错构瘤

错构瘤细胞类似于前叶垂体,但不存在与下丘脑的神经元连接。为下丘脑神经元的结节性生长。随意尸检可发现20% 为无症状性,甚少大到出现压迫邻近组织、出现下丘脑功能异常的程度。

多种下丘脑错构瘤的组织构成成分均类似于前叶垂体,但不存在与下丘脑的神经元连接,称为迷芽瘤或神经节细胞瘤,并可产生垂体促激素。

（1）GnRH:下丘脑错构瘤产生 GnRH 者,可引起青春期早熟。有效治疗可为手术,可用长效 GnRH 无功能类似剂来抑制促性腺激素分泌,但并不影响肿瘤本身的大小。由于手术不能根治,且可死亡,故只要肿瘤并未引起压迫表现,首选 GnRH 类似物。

（2）GHRH:下丘脑错构瘤产生 GHRH,引起肢端肥大症。

（3）CRH:产生 CRH,引起库欣综合征。

4. 鞍上区的其他肿瘤或占位病变

均可以表现为不同程度的垂体功能低下、尿崩症、高催乳素血症,而手术治疗常加重激素缺乏。计有蛛网膜囊肿、脑膜瘤、神经胶质瘤、星形细胞瘤、脊索瘤、下丘脑漏斗瘤、胆脂瘤、纤维神经瘤、脂肪瘤以及转移瘤（特别是乳腺瘤、肺癌）。

（四）炎症疾病

1. 结节病

该病累及中枢神经系统的频度,临床统计为1% ~5% ,尸检可高达16% 。但单纯累及中枢神经系统的结节病罕见,且极难诊断。在中枢神经结节病中,累及下丘脑占10% ~20% ,位于下丘脑柄或垂体,形态为浸润型或肿块型。内分泌紊乱为不同程度的垂体前叶功能低下、尿崩症、高催乳素血症,已有下丘脑肥胖的报告。脑脊液显示蛋白增高、糖降低、淋巴细胞增多、血管紧张素转换酶升高。常常需要活检诊断。皮质激素治疗至少部分缓解口渴,但不能纠正垂体前叶激素不足。

2. 下丘脑朗格罕细胞组织细胞病或嗜酸细胞肉芽肿浸润

下丘脑朗格罕细胞组织细胞病可引起尿崩症,轻重不一的垂体前叶功能低下症,高催乳素血症。影像学可呈现垂体柄增粗,可为下丘脑或垂体的肿块。下颌骨和乳突可出现溶骨损害。对不明原因蝶鞍上方肿块或尿崩症等诊断评估时,宜行反复下颌骨 X 线照相。治疗包括局部手术、局部放射治疗、烷化剂和大剂量激素的化疗。

(五)血管病变

下丘脑和垂体区的大的动脉瘤可呈现为肿块,可引起视野缺损和垂体功能低下。MRI 相片上作小心鉴别,区别肿瘤和血管瘤,或二者同时存在,在手术前十分必要。

血管坏死所致下丘脑疾病十分罕见。

(六)外伤

头外伤可引起单纯性 ACTH 不足,也可引起全部垂体前叶激素不足伴尿崩症。

(1)头外伤的头 72h 内,血 GH,LH,ACTH,TSH 和 PRL 浓度可升高。原因可能是急性释放。随后血浓度降至正常,亦可降到低于正常。

(2)死于头外伤者,可有 16% 病例发生垂体前叶梗死,34% 病例发生垂体后叶出血,42% 病例发生下丘脑出血或梗死。

(3)室旁核、视上核、中间块特别易于发生微出血,造成全垂体前叶功能低下伴尿崩症。

(4)前额部受伤时大脑向后移位,但垂体不能后移,引起垂体柄撕裂,伴垂体门静脉裂断。大多数头外伤患者出现高催乳素血症,证明:下丘脑和(或)垂体柄是损伤的原发部位。

(七)放射线损伤

(1)引起下丘脑功能紊乱者,常为全脑照射治疗颅内新生物。可见行为改变,内分泌异常最常为高催乳素血症,少见为垂体前叶功能低下。

(2)放射治疗局限于下丘脑者,见于下丘脑肿瘤如鼻咽癌更常见到垂体前叶功能低下。这类患者须严密随访以便及时发现垂体激素缺乏。

四、下丘脑疾病对全体功能的影响

包括垂体功能减低(大多数垂体激素)和增高(催乳素)。

无论病变部位在下丘脑本身或其上下相关部位,无论病变是肿瘤(压迫损害)、炎症(结节病、组织细胞病等)、头伤外、放射线损害等,激素异常有一共同特点:①垂体前叶功能低下;②高催乳素血症,高催乳素血症只不过是神经递质多巴胺作用"不足的表现;③常有尿崩症。

病变严重者可引起各种垂体激素的绝对不足,但病变轻度者,所引起的只是激素反馈程度和反馈时间的异常,比如丧失了月经周期所必需的上述信号完整性,引起"下丘脑性"闭经。常见的高催乳素血症,它是下丘脑功能紊乱的结果,它又引起垂体的促性腺激素减少以及性腺功能低下。当 PRL 用溴隐停控制到正常时,则性腺功能恢复正常。经 MRI 检查,许多病例并无结构损害,存在神经递质调节异常所致功能损害。

(一)生长激素缺失

最常见。

1. 器质性下丘脑病

它引起的最常见激素缺失,是失去正常的生长激素分泌。

2. 先天性特发性生长激素缺乏症(IGHD)

GHRH 缺乏包括下丘脑和垂体损害的多种疾病。通常在 1～3 岁时因生长慢而作出诊断。约 3/4 病例存在给外源 GHRH 注射后,GH 反应曲线正常,提示下丘脑调节障碍。实验研究用 GHRH 治疗常常有效,但 IGHD 儿童还是应该应用基因重组法制备的人生长激素治疗。

伴有的其他激素缺乏应同时治疗。性激素治疗宜在身高达到满意高度后再应用,以防骨骼闭合。

3.社会精神性侏儒

缺乏父母慈爱与关照,可引起 IGHD,称为社会精神性侏儒,或感情剥夺综合征。它是可逆性的,给予这种儿童适当的社会环境,则 GH 分泌和生长可恢复正常。设想:CHRH 和 SS(生长抑素 somatostatin)的正常分泌所必需的神经递质的平衡,一旦发生精神源性异常,可引起 GH 调节的异常。

(二)下丘脑导致的性功能低下

下丘脑器质性损害的后果,最常见的是 GHRH 分泌不足引起的 GH 分泌缺乏;其次常见的是垂体促性腺激素分泌缺乏。

1.下丘脑导致的性功能低下表现

原发病是 GnRH 分泌异常,造成垂体促性腺激素分泌受损和性功能低下。病因为先天性,或获得性。依据发病时间的不同,表现为:①青春期延迟;②青春发育中断;③成人性功能丧失。可为单纯性促性腺激素释放激素(GnRH)缺失,可伴其他下丘脑激素缺失。

2.垂体促性腺激素 LH,FSH 分泌不足的原因

(1)下丘脑 GnRH 分泌不足。

(2)高催乳素血症所致 LH 与 FSH 分泌不足。纠正高催乳素血症后,则病情好转。

神经递质多巴由下丘脑分泌并经垂体柄输送到脑垂体催乳素分泌细胞来抑制催乳素分泌。病变总是减少多巴作用,引起高催乳素血症。

因此,值得注意的是无论病变部位在下丘脑本身或其上下相关部位,无论病变是肿瘤(压迫损害)、炎症(结节病、组织细胞病等)、头伤外、放射线损害、激素异常等,均有一共同特点:①垂体前叶功能低下;②高催乳素血症;③常有尿崩症。高催乳素血症只不过是神经递质多巴作用不足的表现。

成人丧失原本正常的 GnRH 分泌的病因有三:①下丘脑器质性损伤,如肿瘤;②没有可见病变的功能性改变;③高催乳素血症。应行 CT 或 MRI 检查来排除器质性病变。功能性 LH 和 FSH 不足所致的性腺功能低下症的大多数(不是全部)发生在女性,最常见原因是体重下降、运动过量、精神紧张。青春期后发生的高催乳素血症可减少 GnRH 和脉冲式 LH、FSH 的分泌,其结果是:①女性不排卵,伴少或无月经;②男性阳痿和不育。

3.GnRH 不足的患者的治疗

(1)GnRH:理想的治疗是皮下注射 GnRH,应用泵每 2h 注射,引起 LH 与 FSH 快速上升。男性血 TTT 达正常,出现正常的精子发生。女性则 80% 病例出现排卵周期。

(2)LH 与 FSH:用外源性 LH 与 FSH 每周 3 次,男性可获类似疗效。若单纯用睾酮(TTT)作替代疗法,可引起适当的雄性效应,并不能增加睾丸体积,不能产生精子。

(3)病因治疗:尽可能针对病因。女性特发性功能性闭经者:①周期性雌激素和黄体酮治疗可以恢复正常雌激素状态,以便感觉良好和预防骨质疏松。②排卵以便生育,这需要应

用 clomiphene，GnRH，或 LH 和 FSH 的联合治疗。

（三）下丘脑导致的性功能亢进

1. 青春期早熟的诊断

青春期早熟主要指女性 8 岁前，男性 9 岁前，青春期发作者（女性出现月经，男性有生育能力），称为性早熟。

2. "真性"和"假性"性早熟

"假性"性早熟指病因为外周性（性腺或肾上腺）的性激素升高。"真性"者指病因为中枢性，或 GnRH 依赖性的性早熟，特点是 GnRH、LH、FSH、性激素类固醇等改变，类似正常青春期年龄的相关激素的改变。即 LH 脉冲释放增加，LH、FSH 对 GnRH 的反应增加，类固醇性激素分泌增加。

3. "真性"性早熟病因

包括：①多种病变可早期激活 GnRH 脉冲发生器；②特发性。

（1）男性中枢性真性性早熟一组病例病因：①下丘脑错构瘤占 38%；②其他中枢神经疾病占 31%；③家族型疾病占 23%；④特发性占 8%。

（2）女性中枢性真性性早熟一组病例病因则不同：①特发性占 65%；②错构瘤占 15%；③其他中枢神经疾病占 14%；④多发骨纤维发育不良占 6%。

（四）中枢性 GnRH 依赖性性早熟的治疗

①手术切除肿瘤。

②长效 GnRH 类似物，可抑制 LH、FSH 和性激素类固醇，使早熟的第二性征不发展或退缩好转，大多数病例可减缓生长和减慢骨成熟。到正常青春发作年龄，停止上述药物时，则性激素类固醇水平升高、第二性征再次发展，生长加快，自发出现规则月经。

③对 GnRH 类似物无疗效者有指征应用，甲羟孕酮，或 Testolactone（是一种芳香化酶抑制剂）。

（五）下丘脑性高催乳素血症

1. 病因鉴别

（1）多种下丘脑结构性或浸润性病变，使达到垂体后叶的催乳素分泌细胞的多巴胺的量减少，引起中度的高催乳素血症。这种升高很少超过 150ng/ml，通常低于 100ng/ml。

（2）类似的升高也见于空泡蝶鞍患者。

（3）无分泌功能的垂体腺瘤向蝶鞍上扩张，可引起催乳素中度升高。

（4）分泌催乳素的垂体腺瘤，若腺瘤也大得向蝶鞍上扩张的话，则催乳素升高为前述升高值的 5~50 倍。二者的鉴别有利于不同的治疗方案的选择。

（5）若干药物，如维拉帕米、利舍平、甲基多巴等，可引起血催乳素升高，主要是由于干扰到中枢交感胺尤其是多巴胺。

2. 引起高催乳素血症的下丘脑病

计有颅咽管瘤、脑脊膜瘤、无性细胞瘤、无分泌功能的垂体腺瘤、其他肿瘤。结节病，嗜酸性肉芽肿。脑部放射治疗。血管病：血管瘤、动静脉畸形、蛛网膜下腔出血。

3. 治疗

（1）针对基本病因。

（2）用溴隐停或其他多巴胺受体激动剂来降低血中催乳素水平，以便纠正高催乳素血症所致性功能低下。

（3）伴有原发的下丘脑病直接损害 GnRH 释放者，应联用溴隐停和类固醇性激素治疗。

（4）精神科用药所致血催乳素升高，但又不能停药者，可应用多巴胺受体激动剂，宜小心后者加重精神症状。

（5）无需解决生育问题者，可进行雌激素和黄体酮的周期性替代。

（六）特发性高催乳素血症

它是一种排除性诊断。PRL＜100ng/ml。病因可能有垂体或下丘脑的小肿瘤，当代影像技术的分辨率不能发现，患者随访多年后肿瘤能发现者也罕见。与其他病因的高催乳素血症一样，本病可引起闭经、泌乳、阳痿、不育、丧失性欲，因雌激素缺乏可发生骨质疏松。

唯一可行的治疗是溴隐停或其他多巴胺受体激动剂，＞90%病例疗效显著。可给予人工月经周期治疗，但生育不能恢复。

（七）促甲状腺素（TSH）

可为 TRH 分泌受损害，常伴其他下丘脑分泌的垂体释放激素缺乏，可引起下丘脑性甲减，称为三发性甲减。原发甲减的病变在甲状腺，继发性甲减的病变在垂体，三发性甲减的病变在下丘脑。

下丘脑病变所致 GH 缺乏症最常见，LH 与 FSH 缺乏及相应的性功能低下症次常见；下丘脑所致 TSH 缺乏及相应甲减症罕见。由于该病 TRH 缺乏时 TSH 的糖基化发生改变，使得 TSH 和甲状腺滤泡卜皮细胞 TSH 受体的结合能力下降，即 TSH 生物活性低于正常。本病血 TSH 水平通常正常或稍高，注射 TRH 后 TSH 反应延迟：峰值为 60～120min，正常人为 20～30min。补充左甲状腺素治疗该病。

（八）下丘脑病变所致 ACTH 缺乏症

下丘脑病变所致 ACTH 缺乏症，可以是单一孤立的本症，可伴发其他激素的缺乏。如果不存在中枢神经病变，病史无外伤，大多数单一的 ACTH 缺乏症似乎为垂体自体免疫病。

最佳诊断实验仍为比较 2 种刺激 ACTH 分泌的实验：①ACTH 对低血糖的反应（该反应显然由下丘脑中介）。②ACTH 对 CRH 的反应。下丘脑 CRH 不足性 ACTH 缺乏者，基础（空腹）血 ACTH 降低，注射 CRH 后 ACTH 反应可呈现延迟和扩大，很像 TSH 对 TRH 的反应。本病患者的大多数，ACTH 对低血糖的反应降低，但对 CRH 的反应性增加且延迟。用糖皮质激素，不需应用盐皮质激素治疗。

（九）加压素（ADH）

1. 尿崩症发生的原因

毁坏视上核和室旁核，或毁坏下丘脑的基底部中央的含有加压素的神经纤维通道。

2. ADH 不适当增多综合征（SIADH）

见于刺激性病变引起 ADH 不受调节地释放或肿瘤分泌过量 ADH。

五、下丘脑病对于其他神经代谢功能的影响

除了影响垂体前叶和后叶功能以外，下丘脑也参与调节许多影响内环境的功能，包括体温控制、行为、意识、记忆、睡眠、摄食和糖类代谢。

（一）摄食的改变

体重保持相对恒定而不肥胖，是通过关系到营养摄入和能量消耗的多种因素的平衡，并

受到激素、环境和基因的影响。摄食的调节是围绕所"设定的调节点"来调节能量消耗和食物摄取。下丘脑的数个部位与能量平衡的调节有关。

1.下丘脑性肥胖

破坏下丘脑底的中间部常可抑制饱腹感引起多食和下丘脑性肥胖。来自室旁核的交感纤维正好通过下丘脑基底的中间部,毁坏这种神经纤维可引起多食。由于上述定位与走向,这种病变可引起尿崩症和垂体功能低下。某些少见的综合征以肥胖为重要表现,可伴矮小、肌张力低、智力障碍、性功能低下和小手小足。该综合征肥胖可能与下丘脑有关,但尸检中下丘脑未发现病变。许多病例乃由于染色体异常。

2.下丘脑性厌食

黑质、纹状体的多巴胺能神经纤维通过下丘脑侧方,破坏下丘脑侧方的病变可引起厌食,伴外周去甲肾上腺素转化和代谢速率上升。这种病例很少见,需双侧病变引起。神经性厌食则不同,激素异常为体重减轻所引起,没有下丘脑原发病变的证据。

(二)高血糖

1.应激反应性高血糖的原因

应激性全身反应的一部分是下丘脑激活:①它引起胰岛素拮抗激素如 GH、PRL、ACTH 的释放。②更重要的是,急性应激反应时的下丘脑反应引起交感神经激活、各种交感胺成分释放增加。交感胺抑制胰岛素分泌并刺激糖原分解。

2.急性下丘脑损伤性高血糖

外伤、脑卒中或感染等所致下丘脑器质性损害可引起严重高血糖。该现象类似于下述动物实验:在第四脑室底用针反复刺伤可引起高血糖,被称为"穿刺性糖尿病"。

(三)体温调节

下丘脑前部和视区前部含有体温敏感神经元,能对体内温度改变起反应,发动肌肉、汗腺等的体温调节反应,维持恒温。散热措施有皮下血管扩张、出汗等。增加体热措施有增加代谢率、颤抖、皮下血管收缩等。人类代谢产热增加的很大一部分来自交感神经激活。

作用于体温敏感性神经元者有:①内源性致热原。②改变体温调节的各种药物。③皮肤和脊髓的体温接收器的神经冲动传向下丘脑神经元。

1.低体温

个案报告:下丘脑前部病变引起持久低体温,原因是肌肉颤抖和皮下血管收缩功能均障碍,同时散热机制完整,下丘脑的"体温设定点"重新设定在低体温上。较多病例阵发性低体温,持续数分钟到数天。

发病时出汗、皮下血管扩张;可以证实存在肿瘤和体部胼胝体缺如。其中有的患者出现尿崩症、性腺功能低下、性早熟等其他下丘脑功能紊乱。

2.发热

为少见的下丘脑病的表现。下丘脑前部的外伤或出血可引起发热。这种发热很少见,能持续达2周以上。可因下丘脑功能紊乱而发生阵发性发热。抗惊厥药物可引起阵发性低体温和高体温,这种癫痫样体温改变乃由于神经元冲动的不规则。

3.体温异常

下丘脑后部和中脑嘴部是体温调节的最后整合的部位。该部的双侧损害才引起体温不能适应外环境温度的变异所发生的异常体温。这种患者在体温异常时不觉得有什么不舒服,不能发现体温有异常。外环境太冷时这类患者出现低体温,外环境温度太高时,这类患者则体温升高。体温异常可见于正常婴儿,也常见于老年人。所以老年人在环境温度太冷太热时应定期监测体温,发现问题则予以相应处理。

第二节 垂体功能实验

24h 尿的激素或代谢产物的测定代表激素生成量的整体测定。其理由是许多垂体激素的释放为脉冲式,并为节律型,必须依此理解这些垂体激素的血清正常值的界定方法。若干小时内每 10min 抽血测定垂体激素血浓度只用于研究,不能用于临床。替代的方法是采用激素生成量的整体测定法,比如 24h 尿游离皮质醇作为 ACTH 分泌的指标,又如测 IGF - 1 作为 GH 作用的生物学指标。

功能亢进者应用抑制试验,功能减退者应用刺激试验可以提高特异性和敏感性。理由是:①下丘脑 - 垂体 - 靶腺的轴,唯一不存在反馈性抑制者为催乳素。除众知的肾上腺、甲状腺和性腺外,GRF/GH/IGF - 1 系统也存在负反馈。②表 7 - 2 - 1 显示调节垂体激素分泌的各种因子。③GH 分泌过多的肢端肥大症,选用葡萄糖抑制 GH 的试验;侏儒症选用胰岛素低血糖刺激 GH 分泌的试验。④ACTH 分泌过多的垂体 ACTH 分泌瘤,选用地塞米松抑制垂体ACTH 的试验。Addison 病选用 ACTH 刺激试验。

表 7 - 2 - 1 调节垂体激素分泌的各种因子

激素	释放因子	抑制因子
GH	GRF	SMS,IGF - 1,葡萄糖
PRL	TRH,VIP,E2	dopamine
ACTH	CRH,vasopressin	cortisol
TSH	TRH	T4,T3,SMS,dopmine
LH	GnRH	E2,TTT
FSH	GnRH,activin	inhibin,E2,TTT

一、垂体前叶功能不足实验可用刺激实验和 24h 尿测定法

(一)生长素缺乏

1. 胰岛素负荷实验

RI(0.05 ~ 0.15U/kg) 静脉注射,6 次抽血时间为注射前 30,0,注射后 30,45,60 和 90min,测定血糖和 GH。评定:①GH 正常值:血清或血浆(EDTA,肝素),成人男性 <2ng/ml,女性 <10ng/Itll,60 岁以上男性 0.4 ~ 10ng/ml,女性 1 ~ 14ng/ml。②若胰岛素负荷试验诱导出低血糖(<40mg/dl),GH 应该升高 >10μg/L[should increase >10μg/L(ng/ml)],否则考虑生长素分泌不足。

2. L - dopa 口服实验与 L - arginine 静脉注射实验

二者的正常反应均为 GH >7ng/ml。

（二）ACTH 分泌不足

1. 胰岛素负荷实验

静脉注射 RI 0.05 ~ 0.15U/kg 抽血 6 次：注射前 30,0，注射后 30,45,60 和 90min，测血糖和血皮质醇。宜小心监测低血糖发作时立即抽血并注射葡萄糖。解释：如果出现低血糖（血糖 <40mg/dl），则血皮质醇净增高值应 >7μg/dl 或升高到 >20μg/dl。

2. CRH 刺激 ACTH 实验

早 8 时静脉注射羊 CRH 1μg/kg，抽血 6 次：0,15,30,60,90,120min，测 ACTH 和皮质醇。解释：①8Am ACTH 正常值为 8 ~ 79pg/ml,4pm 7 ~ 30Pg/ml，②大多数正常人静脉注射 CRH 后 ACTH 增加 2 ~ 4 倍，峰值为 20 ~ 100 pg/ml。ACTH 反应值呈延迟反应者为下丘脑 CRH 缺乏。皮质醇通常达到 20 ~ 25μg/dl。

3. ACTH 刺激皮质醇实验

（1）合成的 1,24 - ACTH0.25mg 肌内注射或静脉注射，抽血 3 次：0,30 和 60min，测 cortisol 和 aldosterone。正常人反应：cortisol >18μg/dl，醛固酮反应是大于 4ng/dl。

（2）亦可 3d ACTH 实验，即 0.25mg cosyntropin 于 8h 滴完，每天 1 次，共 3d。测 24h 尿 17 - OH 类固醇。下丘脑 CRH 不足所致垂体 ACTH 不足时，肾上腺萎缩，经 3d ACTH 刺激后，肾上腺可以出现反应，所以尿 17 - OH 类固醇应该 >25mg/24h。

下丘脑 CRH 不足者，ACTH 分泌细胞呈萎缩而非坏死消失，故 CRH 刺激 ACTK 实验呈 ACTH 反应延迟。

（三）LH,FSH 分泌不足

1. 测定基础 LH,FSH,TTT 和 E2

绝经后妇女基础 LH 和 FSH 应该升高。睾酮 TTT 降低，伴随降低或正常低限的 LH 和 FSH 者，符合促性腺激素缺乏症。

2. GnRH 刺激实验

静脉注射 100Pg GnRH，抽血 3 次：0,30,60min，测定 LH 和 FSH。评论：大多数正常人 LH 的净增加值为 10U/L,FSH 净增长值为 2U/L。因正常反应变化大，须反复作刺激实验。

3. clomiphene 实验

口服 clomiphene citrate 100mg/d，共 5d。5 次抽血：0,5,7,10 和第 13 天。正常值：通常第 5 天达峰值，LH 与 FSH 均应净增 50%。

（四）TSH 与 PRL 分泌不足

TRH 刺激 TSH 和催乳素（PRL）分泌的实验。静脉注射 200 ~ 500μg TRH，抽血 3 次：0,20 和 60min，测定 TSH 和 PRL，同时测定游离 T3 和 T4。解释：①如果 T3 和 T4 不升高，则正常人 TSH 升高净值，应该 >5mU/L。若 <5mU/L 则 TSH 功能不足。甲状腺本身功能低下疾病时血 FT3 和 FT4 降低，伴 TSH 过分升高。②催乳素正常值为 2 ~ 20ng/ml,TRH 静脉注射后 >200% 升高。

二、垂体功能亢进的实验

凡功能亢进者宜作抑制实验和 24h 尿测定。

（一）GH 分泌过多

基础 IGF - 1 升高符合肢端肥大症。基础生长素（GH）测定价值小，则作口服葡萄糖抑制 GH 实验:75g 葡萄糖负荷后 6 次抽血:注射前 30,0,注射后 30,60,90,120min。评价:正常人 GH 应抑制到 <2μg/L。肢端肥大症者 GH 可以反常地上升。评估手术切除 GH 瘤的疗效时,应 TRH 200μg 静脉滴注后测 GH。

（二）催乳素分泌过多

只测 PRL(不作抑制实验)。PRL >200μg/L 符合催乳素瘤,20 ~ 100μg/L 者应考虑其他原因高催乳素血症。

（三）ACTH 分泌过多

1. 测定 24h 尿游离皮质醇(UFC)评论

UFC 升高提示库欣综合征,但尚有几个其他病因。UFC 正常值是 10 ~ 100μg/d。

2. 午夜 1mg 地塞米松口服抑制皮质醇实验

正常人早 8 时血皮质醇应该抑制到 <5μg/dl。正常反应可排除库欣综合征。不能正常抑制者,除库欣综合征外,尚有其他病因。

3. 2d 小剂量地塞米松(DXMT)实验方法

0.75mg,3pm,11pm,7am 共 2d,6 次服药,或 0.5mg,1pm,7pm 夜 1am,7am 共 2d,8 次服药。均于服药完 1h(即早 8 时)与服药前的早 8 时抽血测皮质醇和 ACTH。开始服药前 24h 尿与服药过程中的第 2 个 24h 尿,计总量,送检游离皮质醇或者 17 - 羟类固醇。正常值:尿 17 - 羟类固醇抑制到 <4mg/24h,尿游离皮质醇应该 <20μg/24h,血皮质醇应该抑制到小于 6μg/dl。凡不能抑制皮质醇产生者,符合库欣综合征诊断。

4. 2d 大剂量 DXMT 抑制实验

2mg(为 0.5mg 的 4 倍)DXMT,7am,1pm,7pm,1am 共 2d,8 次服药。抽血与留尿时间和检查项目同上 2d 小剂量法。用于鉴别垂体 ACTH 过多,肿瘤来源 ACTH 过多,肾上腺瘤自主分泌过多皮质醇。①垂体来源血 ACTH 过多者能够被抑制,即尿 17 - OH 抑制量≥50%,尿游离皮质醇抑制量≥90%。②肿瘤来源血 ACTH 过多者抑制量 <50%。③肾上腺腺瘤者抑制量 <50%,血 ACTH 降低。

（四）FSH 与 LH 过多

1. 男性

①血 LH 与 TTT 均升高者符合 LH 分泌瘤。②血 FSH 升高,而血 TTT 睾酮正常低限者提示原发于睾丸病的性腺功能衰竭,或者是分泌 FSH 的肿瘤。

2. 女性

无论是月经周期内或绝经期均有特定的 LH 和 FSH 的改变,很难评定 LH 和 FSH 过多症。

第三节　垂体功能低下症

一、生长激素缺乏症

（一）诊断方面

本症原因包括下丘脑病,GH 基因突变,多种垂体激素缺乏症,垂体放射病,精神与社会性侏儒。儿童期完全缺乏生长激素者,生长慢(约每年 3cm),速度低于正常生长。骨骼比例正常。由于脂肪溶解减少,呈现矮胖而年青体态。伴有皮质醇缺乏症者,容易发生低血糖。

尽管血 GH 水平不能代表 GH 储备,可为正常,但血 IGF-1 水平的降低符合 GH 缺乏症。最常应用胰岛素诱发低血糖刺激 GH 的方法来诊断 GH 缺乏症。该法激发中枢神经系统,来刺激 GH 和 ACTH 的分泌。所用胰岛素 0.1u/kg 剂量,肥胖者应增加剂量,伴有糖皮质激素缺乏症者应减少,有癫痫病史和冠状动脉病者为禁忌证。可用 L-dopa 或 arginine 刺激实验来代替胰岛素负荷试验。关于 GRF 试验,因其改变生长抑素的作用,同一患者测定的重复性差。

(二)基因重组人 GH 替代治疗

很有效,典型的治疗方案是 0.06~0.1mg/kg,皮下注射,每周 3 次或每日 1 次。开始治疗的时间不宜晚,在青春期前应用 GH 最有效,骨龄测定最重要。要寻找同时存在的甲状腺激素与肾上腺皮质激素缺乏症,给予 T4 和泼尼松,以保证 GH 作用效果正常。性激素尤其是雌激素导致骨骼愈合则限制线性生长。成年人骨骺已闭合应用 GH 作替代治疗无效。

二、ACTH 缺乏症(继发性皮质醇减少症)

病情常常不像原发于肾上腺的皮质醇缺乏症那样严重。血皮质醇、钠、糖等水平和嗜酸细胞数降低、出现无力和疲劳、厌食和恶心、低血压等。ACTH 缺乏症的高血钾、血容量不足等盐皮质激素缺乏症不明显。相反于原发性肾上腺功能不足出现的 ACTH 升高、伴有 MSH 升高和相应的皮肤变黑,垂体 ACTH 缺乏症者皮肤色浅,难于晒黑。因 ACTH 缺乏,引起女性的肾上腺来源雄激素减少,并由此产生性欲降低和腋毛、阴毛脱落。

原因:①中国农村可见足月妊娠者产后大出血引起垂体坏死;②发达地区 ACTH 缺乏症最常见原因是外源性糖皮质激素治疗哮喘、肾病综合征、淋巴瘤等,引起下丘脑-垂体-肾上腺(HPA)轴抑制。此时突然减药,或严重应激疾病所致需要量增加,均可引起皮质醇缺乏症。

以糖皮质激素替代治疗。剂量要个体化,主要依临床标准,在皮质醇缺乏症状和皮质醇过多征象之间求得平衡。通常不需要盐皮质激素的替代。

三、下丘脑-垂体后叶 ADH 缺乏症(中枢性尿崩症)

尿崩症分 3 类:①下丘脑合成与分泌 vasopressin 障碍;②肾脏的 vasopressin 受体异常,血中加压素水平升高;③原发性多饮。这 3 种病均出现多尿、多饮和血钠正常。前 2 种病时口渴机制足够敏感地保证摄液,来维持体液平衡和血钠正常。而原发性多饮者,肾功能正常得足以排出饮入的大量水,来保证体液平衡和血钠正常。

(一)临床资料和治疗性诊断

1.病史

突然出现多尿、尿比重低,可在下丘脑区的手术后出现,可出现在头外伤伴颅底骨折后。这提示为下丘脑性尿崩症。下丘脑特发性尿崩症者,疾病进展隐袭,但多尿的发作常相对突然,仅几天就达到多尿顶峰。人类达到肾集合管的稀释液的总量约 18L,多尿者的尿量几乎不可能超过 18L/d。夜间仍然多尿与口渴。

中枢性尿崩症的诊断与鉴别诊断:①血加压素水平测不到或很低;②尿渗透压很低,伴血渗透压升高。这符合手术、外伤后尚未充分作液体补充时。

手术应激引起加压素分泌,静脉补充的液体可保留在体内。手术恢复期加压素水平下降,经利尿而排出潴留的液体。如果医师对多尿作补液的追赶,则持久的多尿可被误为尿崩症。如果测得的血钠值超过正常,尿为低张,给加压素受体激动剂见到明显疗效,才能诊断尿崩症。

2. 治疗性诊断

只需要应用加压素或其受体激动剂(去氨加压素)后,能证明肾脏的良好反应是尿量减少和尿渗透压、尿比重增加,就可以肯定下丘脑性尿崩症的诊断。

(二)禁水与加压素试验

夜间有明显多尿者,由于患者易于脱水,最好选择白天开始实验。如果每夜仅2~3次夜尿,最好选择晚间开始实验。测体重、尿量、尿渗透压(冰点抑制法)。连续2次尿样本所得渗透压的差别<10%,同时体重丢失2%时,应该抽血测渗透压、钠、加压素。抽完血立即静脉注射或肌内注射2μg Desmopressin 或肌内注射5U Vasopressin 或5U 垂体后叶素。评价:①凡血加压素水平正常者,则接受 Desmopressin 后尿渗透压增加<5%;②完全性下丘脑尿崩症者水剥夺期内尿浓缩程度很小,应用 Desmopressin 后尿渗透压明显升高(通常>50%);③肾性尿崩症(先天性者,ADH 受体异常)对 Vasopressin 几乎无尿浓缩反应,但某些获得性肾性尿崩症病例,可能出现某种程度的尿浓缩。肾性尿崩症患者血加压素水平通常升高,这明显不同于下丘脑尿崩症时血加压素很低或测不出。

(三)下丘脑的部分性尿崩症和原发性多饮多尿的鉴别困难

1. 二者对水剥夺均呈某种程度的浓缩,但不会达到正常人那种浓缩程度

原因是最大尿浓缩所依赖的肾髓质渗透压梯度,可被一切原因的多尿症所洗脱。

2. 部分性下丘脑尿崩症者

接受 Vasopressin 后尿渗透压可进一步上升,通常>10%,但原发性多尿、多饮者则无尿渗透压进一步升高。上述用对加压素的反应来区别这2种病的可靠性尚有争论:某些原发性多饮多尿者在水剥夺期间尚未达到充分脱水,因而尚未分泌最大量加压素(所以外源加压素尚有添加效应),因此,接受外源 DesmoPressin 后仍出现尿渗透压升高反应。反之,部分性下丘脑尿崩症者,可能在水剥夺期间达到了充分脱水、因而业已达到最大尿浓缩,再接受 Desmopressin 也不出现进一步尿浓缩反应。水剥夺期终点时血加压素水平测定法如果足够敏感与可靠,或许能鉴别上述2种特殊情况。经鉴别,对这种易混淆病情选用 Vasopressin 治疗部分性下丘脑尿崩症者,必须严密随访是否疗效良好,是否出现被误诊的原发性多饮多尿患者发生低钠血症。

只在下丘脑的4个核团的 Vasopressin 分泌细胞的80%~90%被毁坏时才出现临床症状,故必须病变很大,或者病变不大但位于4个核团纤维走向垂体的狭窄通道上才出现症状。这些病变能被 MRI 发现异常影像。正常时垂体后叶在 MRI 的 T1 图上呈现高信号白亮区,尿崩症时因脱失所储备的激素,后叶亮区消失。

引起尿崩症的颅内肿瘤最常见者为良性肿瘤,如颅咽管瘤、鞍上肿瘤,发生在第三脑室的松果体瘤。垂体前叶的原发瘤只在扩展到鞍上时才压迫垂体柄,引起尿崩症。转移到下丘脑的肺癌、乳腺癌等,可压迫中间块的门脉毛细血管、破坏走向垂体的室上核通道,因而引起尿崩症。结核等肉芽肿病、自体免疫病也可致本病。

(四)治疗

1. Vasopressin 受体的激动剂 Desmopressin

是最佳药物,在治疗量时它作用于抗利尿受体(V2 - R),几乎不作用加压受体(V1 - R)。鼻喷、注射剂(静脉、肌内、皮下)均有,已有口服制剂去氨加压素。

患尿崩症的妊娠妇女,可选用 Desmopressin 治疗,它几乎不作用到子宫的催产素(Oxytocin)受体,而垂体后叶素则含有催产素,Vasopressin 也对子宫的催产素受体有作用。正常妊娠妇女血浆渗透浓度降低约 10mmol/(kg·H2O),欲维持这种低钠水平,需要足量的 Desmopressin 来维持。

药物 Desmopressin 过量时类似于疾病 ADH 的过多症,患者出现低血钠伴血容量膨胀却不水肿,因此,不同于心功能衰竭和肝硬化的血容量膨胀伴有水肿和腹水。也不同于钠脱失、Addison 病和过量利尿等低血钠伴有血容量收缩。

2. 其他药物

(1)氯磺丙脲可在肾小管增强加压素的作用,适用于部分性中枢尿崩症。

(2)卡马西平可引起 Vasopressin 的释放。

(3)Clofibrate 可刺激内源性 Vasopressin 释放。

(4)噻嗪类利尿剂引起钠脱失和血容量收缩,由于滤过液在近曲小管重吸收增加而出现尿量减少,故须限制钠的摄入。

(五)MRI 随访 4 年

一定要每年作颅脑 MRI 或 CT 检查肿瘤或浸润病变,共计连续 4 年。随访 4 年 CT 或 MRI 无肿瘤等重要发现者,可考虑为特发性尿崩症。

四、垂体功能低下症的激素替代治疗

1. GH 缺乏

儿童应用 GH(0.06~0.1mg/kg)皮下注射,每周 3 次或每天注射。

2. Prolactin 缺乏

催乳素缺乏症无需治疗。

3. ACTH 和皮质醇缺乏

泼尼松 5mg 上午口服,2.5mg 下午口服。或醋酸皮质醇 25mg 上午口服,12.5mg 下午口服。或氢化可的松 20mg 上午口服,10mg 下午口服。

盐皮质激素作用:氟氢可的松 0.05~0.1mg 口服,每天 1 次,可有强大盐皮质激素作用。对于继发于下丘脑 - 垂体的肾上腺皮质功能不全,该药几乎不需要。

4. TSH - 甲状腺激素缺乏

优甲乐 0.1~0.15mg 口服,每天 1 次。

5. 垂体 LH 与 FSH 缺乏和性激素缺乏

(1)对 GnRH 缺乏患者,经过泵脉冲式给 LH 与 FSH 的释放激素(GnRH),或应用 FSH 和 LH(可用 hCG 代替 LH),可诱导女性排卵。可单用 hCG 或者 FSH 和 LH 联合来诱导男性精子生成。

(2)男性患者可单用睾酮制剂保持男性性征。

(3)女性患者可雌激素与黄体酮联用实行人工周期治疗。

6. 垂体后叶素缺乏

Desmopressin(DDAVP)5～20μg 喷鼻,每天 1～2 次。或 1/10 的上述剂量皮下注射,口服剂去氨加压素每天 0.1mg,每天 1 次或 2 次。加压素 0.15ml,隔日肌内注射。

第四节　垂体腺瘤和垂体功能亢进

一、垂体肿瘤发生的理论

绝大多数垂体肿瘤是单克隆来源。

（一）单克隆肿瘤

发源于单个祖先细胞,可能由于体细胞突变而提供一个肿瘤基因或者失活一个肿瘤抑制基因,而形成单个癌细胞。

（二）多克隆肿瘤

一组细胞的增生,是由于生长因子或下丘脑释放激素的外源性刺激所致。

（三）绝大多数垂体肿瘤是单克隆来源

也承认激素的刺激作用是体细胞突变的促进因素,激素环境还影响肿瘤的生长速度。

二、不同全体腺瘤的患病率

见表 7－4－1。

表 7－4－1　不同垂体腺瘤的患病率

腺瘤类型	疾病	产生的激素	患病率(%)
Somatotrope	肢端肥大症,巨人症	生长素	10～15
Lactotrope	性功能低下,肿瘤效应	催乳素瘤	25～40
Corticotrope	库欣病	ACTH	10～15
Gonadotrope	肿块效应,垂体功能低下	FSH 和(或)LH	10～15
α－亚单位	肿块效应,垂体功能低下	游离 α－亚单位	5
thyrotrope	甲状腺功能亢进	TSH	<3
无功能/null 细胞	肿块效应,垂体功能低下	无	10～25

三、垂体肿瘤的肿块效应

肿块效应可为特定的症状和体征。无功能肿瘤和分泌促性腺激素(FSH 和 LH)的肿瘤的激素效应不明确,主要临床表现是肿块对周围结构的压迫。

（一）头痛

似由于鞍隔(硬脑膜)膨胀或骨受犯引起,为眶后或头顶痛,或部位不定。严重头痛可为垂体卒中出血,需紧急手术。

（二）视野

大腺瘤向鞍上区膨胀可压迫视交叉,常损及上颞视野。随后出现双颞侧偏盲,为垂体腺瘤最常见的视野异常。长期视野异常可于手术减压后不可恢复,新近视野异常则手术减压后可以恢复。

(三)垂体腺瘤所致垂体前叶功能减退的原因

(1)主要是压迫垂体柄。

(2)次要是正常垂体常被压迫呈"一个薄边组织"常为 GH 不足和 LH 或 FSH 或性激素不足。垂体柄受压使 Dopamine 到达垂体减少,引起催乳素升高,但常 <100ng/ml,试用溴隐停后垂体瘤体积不会变小就证明已将垂体瘤误诊为催乳素瘤。垂体瘤极少能引起尿崩症,故此时对尿崩现象应疑颅咽管瘤和其他引起下丘脑异常的疾病。

四、全体肿瘤的治疗

(一)外科治疗

催乳素瘤药物治疗可缩小肿瘤不需外科治疗。其他垂体肿瘤均首选外科手术治疗,效果是降低相应的激素水平,减压来缓解肿块效应,防止肿瘤进一步膨胀。

(二)放射治疗

作为手术治疗后的联合治疗,由于损及下丘脑,50%~70%病例发生部分性或完全性垂体功能低下。由于大多数的大腺瘤的复发时间需 5~10 年,因此,手术治疗后用 MRI 随访,只在有复发证据者才开始放射治疗。

(三)药物治疗

1.多巴胺受体激动剂

包括 Bromocriptine,Lisuride,Pergolide 以及选择性 D2 激动剂。用于治疗催乳素瘤时,血 PRL 下降,肿瘤体积明显缩小。用于治疗肢端肥大症,则疗效不如催乳素瘤。

2.生长抑素类似物

如 Octreotide 可抑制几种激素分泌,包括 GH 与 TSH,已用于肢端肥大症和分泌 TSH 的肿瘤,每日注射 2 次。Somatostatin 的缓释剂"Lanreotide"7~10d 天注射 1 次。

3.长效 GnRH(LH 或 FSH 释放激素)受体的拮抗剂和激动剂

在分泌 LH 或 FSH 肿瘤的研究:只是拮抗剂可减少患者 FSH 的分泌,但仍不能使肿瘤缩小。

4.ACTH 分泌肿瘤

药物指向糖皮质类固醇生物合成的抑制,包括酮康唑,甲吡酮,氨鲁米特,DDD 等。但由于这些药物副作用大,且皮质醇合成减少后引起垂体分泌更多 ACTH,故只在手术前为减少血皮质醇水平才暂时应用。

五、产生 GH 的垂体瘤

(一)病因

99% 以上病例为原发性垂体腺瘤,可为微腺瘤或大腺瘤。不到 1% 病例是由于 GHRH 合成和分泌过多引起垂体 GH 细胞增生。可有异位 GHRH 分泌(胰岛细胞)。

1.肿瘤

多数为良性腺瘤。迄今仅有少数几例分泌 GH 的垂体恶性腺瘤被报告,可转移到淋巴结、肝、脑、心。

2.增生

生长素分泌细胞增生也是少见的。仅个别肢端肥大症病例,垂体未发现形态学异常,但所报告病例未作电镜和免疫组化研究,亦未对全部垂体作连续切片。

影像 MRI 或 CT 不能鉴别增大的垂体所包含的究竟是腺瘤还是增生。

(二)临床症状和体征

(1)症状和体征出现非常缓慢,可以长达 15～20 年未被诊断。

(2)垂体 GH 瘤的压迫效应可引起垂体前叶功能低下,可引起头痛、视力和视野的改变,甚至眼肌麻痹所致复视。

(3)血 GH 水平过高发生于青春期以前,出现巨人症;出现于青春期以后则出现肢端肥大症的体征:①面部、手与足软组织肥厚与折叠,皮肤黑棘皮症。②骨向宽处生长,呈肢端肥大。③声带肥厚→发音深沉,呈共振音。④骨关节病样表现。

(4)并发症:①可呈现血糖升高,是由于 GH 引起胰岛素抵抗。可引起高甘油三酯血症。②可出现小气道狭窄和上呼吸道狭窄,它可出现睡眠呼吸暂停,亦可加重上呼吸道感染时的气道阻塞。③肢端肥大症心脏病:内容包括高血压和肢端肥大性心肌病(未被承认)。后者并无尸检时特异性病理所见。27 例资料中,心肌肥厚可达 93%,间质纤维化 85%,淋巴单核细胞心肌炎 59%。左心室肥厚是由于血容量膨胀和外周血流增加,久之会发生高血压,最后左心室功能降低。高血压相关于 CH 血水平升高的病期,对常用的抗高血压药有疗效反应。④结肠息肉和癌可能稍升高,但并不影响肢端肥大症死亡率。

(三)实验室肯定诊断

1. GH 浓度和 IGF – 1 的水平

经典书籍不列出血 GH 浓度(因为波动太大,一般为 $< 5\mu g/L$)。只给出 IGF – 1 的水平:女性 0.45～2.2U/ml,男性 0.34～1.9U/ml。

2. 葡萄糖抑制 GH 的试验

75g 或 100g 葡萄糖口服后测 GH。先放置静脉导管于前臂静脉供取血,休息 1h 后取 – 30min 和 0min 血样,立即在 5min 左右饮入 300ml 含 75g 或 100g 的葡萄糖。取血时间 30,60,90 和 120min。测血糖、GH、血胰岛素。

葡萄糖抑制后正常值:GH $< 2\mu g/L$($< 2ng/ml$)为放免法(RIA);GH $< 1\mu g/L$($< 1ng/ml$)为放免法(IRMA)。

3. 本病的肯定诊断

葡萄糖抑制后,血 GH 不能降低到正常人水平,即 GH $< 2\mu g/L$,可以部分降低,可以 GH 水平相同于服糖以前水平,可以反常性升高。

4. 胰岛素诱发低血糖试验

本病存在胰岛素抵抗,诱发低血糖的 RI 剂量大。静脉注射 RI0.15U/kg,观察 45min,有无急性交感兴奋症状和血糖降至 2.2mmol/L(40mg/dl)。无低血糖出现,则静脉注射 RI 0.3U/kg,再观察 45min。必要时第 3 剂 RI 为 0.6U/kg。血糖 2.2mmol/L(40mg/dl)时,则会出现心悸、心动过速、大汗、嗜睡、饥饿。

正常人:此时血皮质醇应大于 20μg/dl,血清 GH 应大于 9μg/L(有说 10μg/L)。

本病只呈现为胰岛素抵抗,发生低血糖时血皮质醇和生长素与正常人相似。

(四)诊断

1. IGF - 1 与 24hGH 产生速率相关,与肢端肥大症活动性相关

由于 GH 脉冲式分泌,正常峰值可 > 50ng/ml,故任意时间 GH 水平对诊断无意义。GH 在肝转化为 IGF - 1 却是 GH 分泌的综合指标,是良好的肢端肥大症的过筛检查方法。IGF - 1 于青春期和妊娠期升高,饥饿期降低。IGF - 1 与 24h GH 产生速率相关,与肢端肥大症活动性相关。

2. 最可靠的诊断实验是葡萄糖负荷实验

肢端肥大症者的血糖升高不能把血 GH 水平抑制到 2ng/ml 以下,或反常的升高。

3. 垂体影像

可作垂体 CT,宁可 MRI 来评定肿瘤生长的范围。大多数肢端肥大症为垂体大腺瘤,而催乳素瘤和垂体 ACTH 瘤则大多为微腺瘤。

若不出现明显可见的垂体瘤,则很可能为生长素分泌细胞弥漫增生,或由异位性(肿瘤的异位分泌)GH - 释放因子(GRF)引起。

(五)手术治疗

1. 宁可经蝶窦切除垂体瘤

原因:可看见肿瘤,常能避免伤及视交叉和视神经,常能切除完全,并发症少于经颅手术。直径小于 10mm 的鞍内微腺瘤治愈率高于直径大于 10mm 的大腺瘤。术者经验关系大。术中死亡原因是巨大舌堵塞气道。上呼吸道狭窄。

2. 手术并发症

(1)一过性尿崩症和脑脊液漏出 < 5% 病例。

(2)脑膜炎、血肿、脑神经麻痹等 < 1%。

(3)术后垂体前叶功能低下:ACTH 减少症 2% ~ 67%,TSH 减少症 5% ~ 61%,促性腺激素减少症 3% ~ 58%,永久性尿崩症 1% ~ 9%。

(六)放射治疗

经蝶窦切除垂体肿瘤手术发明以前,放射治疗是垂体瘤的首选治疗。目前放疗通常用于术后病情未痊愈的病例,来阻止肿瘤生长和 GH 过多分泌。放疗见效慢,不适于视神经受损和严重病情。放疗种类如下:

①传统:大剂量放射治疗。

②放射性同位素植入:通常不再应用,以便防止垂体前叶和后叶功能低下。

③α 粒子定向放射切除或质子束治疗。④用伽玛刀或 Lineac 实施聚焦放射(放射切除):伽玛刀的定向放射切除,所应用的中心体含有 202 个 ^{60}Co 源。各放射源的放射分布为球形体的一部分或断片,各个放射束均被调节对准病变中心。已应用于脑瘤、动静脉畸形、动脉瘤、颅咽管瘤、各种垂体瘤。伽玛刀治疗肢端肥大症疗效中等,限于垂体瘤体积小,境界清楚的病变,以便放射线不致损害视交叉、视神经和筛窦内结构。

(七)药物治疗

1. 溴隐停

为多巴胺受体激动剂,用于治疗高催乳素血症。也降低肢端肥大症患者的血生长素水平,70% ~ 90% 病例可改善临床症状,长期服药者 70% 病例可见血生长素水平下降,但不能达到正常水平,而且剂量常大于 10 ~ 20mg/d。可作为手术治疗以后或放射治疗见效以前的辅助治疗。

2. 生长抑素（SS）类似物

生长抑素静脉输注后可迅速降低正常人和肢端肥大症患者的血生长素水平。停止输注则迅速反弹。由于半寿期仅 3min，必须持续静脉滴注。

Octreotide 为八肽，类似生长抑素的作用，半寿期 90min，可长达 8h 抑制正常人和肢端肥大症者的 GH 分泌。皮下注射抑制 GH 能力是天然生长抑素的 20 倍。注射后 3h 出现胰岛素分泌减少，可出现餐后高血糖。90% 病例可改善症状，血 GH 和 IGF－1 水平也下降。建议：Octreotide 100μg 每 8h1 次。

少数病例可以联合应用溴隐停和 Octreotide。可据血 IGF－1 的水平调节剂量。该药抑制餐后胆囊运动可引起胆囊结石，故提倡餐后 2～3h 注射该药。术前数周或数月注射该药可减小垂体瘤体积，使手术缓解率升高。

3. 生长抑素类似物的缓释剂

名为 Lanreotide，可每 10～14d 给药，可抑制血 GH 和 IGF－1 水平。

肢端肥大症治疗常需 2 种或更多种治疗，包括手术、放射和药物治疗的联合。

（八）预后

当代本病更可能治愈，理由：①早期症状和体征被识别。②容易确诊。③有能力发现正确的病因。④经蝶窦作显微手术的结果是肿瘤越小，结局越好。⑤放射治疗和药物治疗的疗效好。

六、产生催乳素的全体瘤

（一）高催乳素血症的原因

1. 垂体催乳素瘤细胞

经过 DNA 分析属单克隆瘤细胞。催乳素瘤有 2 种：

（1）微腺瘤构成绝大部分绝经前妇女的催乳素瘤，呈现闭经、泌乳和不育。

（2）大腺瘤更常见于男性和绝经后的妇女。凡泌乳者首先检查下丘脑/垂体系统。

2. 中枢介质

多巴胺抑制 PRL 分泌细胞功能，雌激素（E2）和 TRH 能够刺激 PRL 分泌细胞的功能。下丘脑和垂体的肿瘤或浸润病变、炎症病等，或减少多巴胺生成，或压迫垂体柄减少中枢介质多巴胺达到垂体细胞，均可引起催乳素升高。

3. 其他

考虑药物、肝肾衰竭与甲减。

（二）诊断

1. 提示本病

女性泌乳和闭经，男性性功能低下。男性高催乳素血症引起 LH、FSH 水平下降，血睾酮下降。性功能低下包括性欲下降、阳痿、偶可男性乳房发育与泌乳。睾酮（TTT）替代治疗可以抑制高催乳素血症，但不能改善性欲下降。性欲降低能反映出 GnRH 受抑制。

2. 血催乳素升高

见前。

3. 垂体 MRI

常常显示微腺瘤。

（三）治疗效果

1. 不作治疗的预后

微腺瘤患者不作治疗，随访 3 ~ 5 年，10% ~ 20% 病例催乳素下降，10% 病例催乳素上升。肿瘤生长缓慢，有理由只监视微腺瘤患者而不予治疗，直到高催乳素血症引起症状。

2. 溴隐停

是多巴胺受体激动剂，是首选药，可使血催乳素恢复正常，大多数病例可纠正闭经和泌乳，使腺瘤缩小。于睡前小吃时服半片即 1. 25mg 溴隐停，逐渐增量。可使 80% ~ 90% 病例排卵。停止用溴隐停则复发高催乳素血症。恢复用溴隐停又呈现疗效。

3. 其他多巴胺受体激动剂

疗效不好或不能耐受溴隐停者，改用其他多巴胺激动剂，如 Pergolide。

溴隐停治疗（2. 5mg 每天 3 次）前、治疗中、停药、恢复用药的血清催乳素浓度。血清催乳素于停药后上升到治疗前浓度，恢复用药则又降达停药前浓度（仿 Vance ML）

七、皮质醇增多症

包括产生 ACTH 的垂体瘤（Cushing 病）和一切糖皮质激素过多症（Cushing 综合征）。Cushing 综合征的诊断与鉴别诊断是内分泌学最具挑战性的问题之一。

（一）有无皮质醇过多症（Cushing 综合征）

随意测皮质醇的结果变异太大。有价值的诊断方法如下：

1. 过筛实验

最广泛应用的是午夜地塞米松抑制实验。结果正常者能排除皮质醇增多症。但结果异常者中可以有抑郁患者、别的疾病。

2. 24h 尿游离皮质醇测定（UFC）

也作为皮质醇增多症过筛实验，也可与午夜地塞米松抑制实验同时作。可以连续 2d 收集 24h 尿作测定。UFC 的敏感性和特异性高于午夜地塞米松实验，尤其是住院患者是这样。

3. 小剂量 2d 法地塞米松抑制实验能排除或肯定皮质醇增多症

正常人抑制后：血皮质醇 $< 5 \mu g/dl$，尿 17 – 羟类固醇 $< 4mg/24h$ 或者 UFC $< 20 \mu g/24h$。全部 Cushing 综合征病例不能达到上述抑制。

（二）临床表现

糖皮质激素过多的临床表现如下。

女：男 =8 ： 1，多为 20 ~ 40 岁。

1. 向心性肥胖

可达 90% 病例，病因为恶性肿瘤等则常常不胖。"满月脸"可占 75% 病例，常伴锁骨上区和肩部脂肪堆积，常伴站立位所见"牛腹"。

2. 高血压

可达 75%。

3. 皮肤

面部多血质可达 60% 病例。臀和腰部紫纹，多毛均可达 60%。痤疮、皮肤易出血、下肢水肿、黑色素沉着等为少数病例。

4. 四肢近端肌肉无力

占60%病例,可有肌肉萎缩。

5.代谢异常

糖耐量减低可达65%,出现低血钾和代谢性碱中毒者要排除异位ACTH增多症(如肺燕麦细胞癌)。

(三)实验室诊断方法

过筛实验与鉴别诊断是内分泌领域最具挑战性的课题之一。

1.24h尿游离皮质醇(UFC)

应连续2d测定。正常值为10~100μg/d,或协和医院20~70μg/d。应激状态或抑郁症患者最高可达250μg/d。

一个极端是本病临床肥胖等表现甚微,但UFC很高,可见于肺燕麦细胞癌等恶性病。另一极端是本病临床肥胖等表现典型,但UFC不足以作诊断,原因:①通常是由于服用外源性糖皮质激素,靠病史诊断;②少数本病病例呈周期性分泌过多皮质醇,所以必须每隔3~5d反复测定UFC。有人说UFC的敏感性和特异性大于过夜法地塞米松抑制试验。

2.血皮质醇

正常人早8时5~23μg/dl,16时3~15μg/dl,20时≤50%早8时血水平。本病患者易于20时血皮质醇升高,其次下午4时升高,早8时升高者频度低于夜间与下午。针刺疼痛、失眠、情绪紧张可能升高血皮质醇。

3.功能亢进的皮质醇分泌细胞的功能不能被抑制

(1)夜11时或12时口服地塞米松1mg,次日早8时测血皮质醇:正常人<5μg/dl。受试者呈现正常抑制者,基本排除库欣综合征。这是最广泛应用的过筛试验。夜间1mg地塞米松抑制的次晨8时血皮质醇>5μg/dl者,可以是库欣综合征,可以是抑郁症者或医院内住院的应激状态者。

(2)小剂量2d法地塞米松抑制试验:早8时抽血。下午3时,夜11时,早7时各服0.75mg地塞米松,共2d6次服药。第6次服药后1h,即早8时抽血查皮质醇和ACTH。服药的第2个24h尿收集测游离皮质醇和(或)17-羟类固醇。正常值:抑制后血皮质醇<6μg/dl(有说<5μg/dl),尿游离皮质醇<20μg/24h,尿17-羟类固醇<4mg/24h(有说2.5mg/d)。测定值大于上述正常标准者符合各类型库欣综合征。尿17-羟皮质类固醇(17-OHCS)正常值:男3~10mg/d,女2~8mg/d。

4.库欣综合征确诊方法

临床表现不典型者,更须依靠实验室诊断及其测定值可靠。

(1)尿游离皮质醇(UFC)测定的优缺点:可连续2d作,UFC正常者必要时3~5d后可重复一次。

24h尿游离皮质醇不受皮质醇结合蛋白含量变化的影响,不受皮质醇脉冲分泌的影响,不仅比上午8时、下午4时、下午8时等时点血皮质醇测定法优越,而且敏感性和特异性也超过夜间1mg地塞米松抑制试验。

(2)地塞米松抑制试验:呈现不能被抑制,联合过夜法和2d法地塞米松抑制试验可减少漏诊。

(四)鉴别病因

1.皮质醇增多症病因

（1）ACTH 增多型：①垂体微腺瘤等病变占 70%～80%（2/3 病例）。②异源 ACTH 分泌瘤占 10%，常为小细胞肺癌，可为胸腺、胰岛、甲状腺 C 细胞、肾上腺髓质和卵巢的肿瘤。

（2）肾上腺自主分泌过多皮质醇：女性多于男性。肾上腺瘤、肾上腺癌、肾上腺多发微结节病。成人病例良、恶性各占一半，儿童多为癌。占 10%～20% 病例。

（3）药用糖皮质激素摄取过多

2. 鉴别皮质醇增多症的病因

2 个最有用的方法是：①ACTH 测定。②大剂量地塞米松试验。

（1）ACTH 测定（肝素抗凝血浆）：①正常值：上午 8 时 8～79ng/L，下午 4 时 7～30ng/L。ACTH 每小时 1 个分泌脉冲。应激可引起 ACTH 分泌。②垂体分泌 ACTH 过多者：血浆 ACTH 可升高到 50～200ng/L，或在正常范围（分泌脉冲间歇期）。③异源 ACTH 增多症：血浆 ACTH 常常很高（2/3 病例 >200ng/L），可伴皮肤黑色素增多，可伴低血钾肌麻痹。肾上腺肿瘤者，血 ACTH 降低。

ACTH pmol/L = Pg/mix0.2202 令人感兴趣的是：①肾上腺肿瘤分泌的过量皮质醇几乎一定抑制垂体的 ACTH，图中 9 例的 ACTH 全部 <正常。②垂体 ACTH 分泌腺瘤 38 例，仅仅 15 例呈现 ACTH 轻度大于正常。值得注意的是，其余 23 例 ACTH 水平为正常或正常高限。③异位 ACTH 分泌肿瘤，有大约 1/4 病例的 ACTH 水平相似于垂体 ACTH 分泌瘤。其余 3/4 病例的 ACTH 水平明显大于垂体 ACTH 分泌瘤（仿 Rees LH）

（2）大剂量地塞米松抑制试验：测定血和尿的皮质醇。大剂量地塞米松只对垂体 ACTH 分泌细胞呈现抑制，不能抑制肺燕麦细胞癌等肿瘤细胞的自主分泌 ACTH，不能抑制肾上腺肿瘤自主分泌皮质醇。①作法：首剂 2mg 地塞米松于下午 1 时开始，每 6h1 次（1pm，7pm，夜 1 时，早 7 时）。共 2d8 次。8 首日早 8 时和最后一剂服后 1h（仍为早 8 时）抽血，测皮质醇和 ACTH。48h 实验的第 2 个 24h 收集尿测定游离皮质醇和 17-羟类固醇。②结果：a. 垂体 ACTH 肿瘤 90% 病例可被抑制，表现为抑制量大（判定标准有争论）：尿 17-羟类固醇抑制量 ≥50%，占 90% 病例，尿游离皮质醇抑制量 ≥90%。b. 肾上腺肿瘤不被抑抑制。③异源 ACTH 肿瘤不被抑制，但某些病例能被抑制。

（3）测 ACTH：约 10% 垂体 ACTH 增多病例不被大剂量抑制，而 5% 异位 ACTH 肿瘤能被大剂量抑制。这种病例靠岩窦取血测 ACTH 鉴别：岩窦血 ACTH 对外周血 ACTH 比值 >2 者为垂体源，<1.5 者为异源 ACTH 增多。

（4）影像学：①肾上腺：腺瘤最常见，占 15% 库兴综合征病例。诊断时直径通常大于 2cm。典型者为单侧，直径 <4cm，只分泌一种类固醇（本病为皮质醇）。肾上腺癌少见，诊断时 >6cm，亦为单侧，常分泌糖和盐 2 种皮质激素。肾上腺微结节病呈现几个 1～3mm 结节，结节间肾上腺皮质业已萎缩，肾上腺大小正常或变小。应在肾上腺 CT 片上鉴定。②垂体腺瘤常微小，50% ≤5mm 直径。首选 MRI，但只能发现 50% 的 <5mm 肿瘤。MRI 不能发现者，可能为微腺瘤，可为弥漫性增生，可为增生伴多发巢状腺瘤细胞群，可为腺瘤样增生，可以形态学无异常。③异位 ACTH 分泌瘤：应作相应部位 CT 检查。

（五）治疗

手术治愈可达 50%～75% 的微腺瘤病例，大腺瘤病例则治愈率少得多。二次手术的缓解率可达 50%。垂体放射治疗是第二选择。药物治疗效果有限。

1. 垂体 ACTH 增多症的治疗

绝大多数原发病在垂体本身。相似于其他类型垂体肿瘤,分泌 ACTH 的新生物也是单克隆来源,甚少病例是由于下丘脑的释放激素(CRH)过多。

诊断时 ACTH 垂体肿瘤的 80% ~90% 是微腺瘤,直径 <10mm,未等到它们长得更大,就已经被治疗。

(1)经蝶窦手术切除:可 75% 到 95% 微腺瘤首次手术后治愈。手术后缓解可达 50%。

(2)放射治疗见效慢:对儿童与青年稍好,需要同时药物治疗。

(3)双侧肾上腺切除:只用于经蝶手术后仍属严重的病例。它快速有效降低血皮质醇,但免疫与代谢异常使死亡率可达 5%,术后须糖和盐皮质激素替代,容易(10% ~50%)发生 Nelson 综合征。术后垂体瘤发展快和 ACTH 明显高者须经蝶手术。

(4)药物治疗:对术前准备和放疗期间控制症状有重要作用。抑制皮质醇合成的药有酮康唑、氨鲁米特、密妥坦。糖皮质激素受体拮抗剂 RU486 疗效有待评定。①酮康唑首选,多数患者有效,起效缓慢,副作用相对少。400 ~500mg 每天 2 次。1 ~2 周后血皮质醇逐渐下降。肝毒性为主要副作用,只个别病例严重。②甲吡酮每天 2g 与氨鲁米特每天 1g 分为 4 次给药,二药同时应用来代替酮康唑,价格贵,副作用多(胃肠),继发性 ACTH 升高可对消对皮质醇合成的抑制。③密妥坦见效需数周至数月,80% 病例可见效,停药则复发。副作用有恶心、呕吐、腹泻。应用口服药后宜监测血皮质醇(过低时可补充地塞米松)。

2.非垂体源 ACTH 增多症的治疗

(1)少数良性肿瘤可以手术治疗,如胸腺瘤、支气管类癌、嗜铬细胞瘤。

(2)多数为恶性肿瘤,诊断时常常已转移,可选用上述药物(密妥坦不选用)。

(3)只在皮质醇过多危及生命、而并非原发恶性癌危及生命时才行双侧肾上腺切除。

(4)低血钾应给螺内酯来阻滞皮质醇和去氧皮质酮的盐皮质素效应。

3.肾上腺肿瘤的治疗

主要靠外科治疗。不管有无转移,应切除肾上腺癌。手术后选密妥坦。不能耐受密妥坦者,选用酮康唑、甲吡酮和氨鲁米特。肾上腺癌发病后常存活不足 5 年。

4.下丘脑、垂体、肾上腺轴的治理

一切病因库兴综合征的下丘脑、垂体、肾上腺轴正常功能受到抑制,切除肾上腺瘤、垂体瘤、异源 ACTH 瘤以后,需数月至 2 年时间,该轴才恢复正常。因此,切除上述肿瘤后出现继发性糖皮质激素缺乏,须予替代治疗。

第五节　尿崩症

一、尿崩症的病因和病理生理

(一)尿浓缩的三要素

1.抗利尿激素(ADH)

即血管加压素。视上核和球旁核所分泌的 ADH,经垂体柄输送到垂体后叶储存。这种长途的神经路径受破坏,则出现中枢性尿崩症。

2.远曲小管的 ADH 受体

远曲小管的 ADH 受体的基因发生先天灾变,则 ADH 不能发挥作用,即远曲小管细胞膜不能呈现水通透增强及相应的尿浓缩。

3. 高渗肾髓质

肾髓质实现大量水的重吸收,即实现尿的浓缩。高渗状态的建立,使远曲小管液的水,经过通透性增高的远曲小管细胞,进入高渗肾髓质。

(二)3 种尿崩症

这 3 种病共同点:多尿和多饮,低比重尿,正常血钠。

1. 中枢性尿崩症

对血渗透压升高不能出现相应的加压素(又名抗利尿激素 ADH)血水平上升。下丘脑分泌障碍为主,可为 ADH 传输、储存部位的病变。肾集合管内稀释的小球滤过液得不到水大量重吸收进入高渗髓质区的浓缩,因而排出大量尿液。这引起血渗透压上升刺激口渴中枢和继发性多饮。血浆 ADH 水平很低或测不到。

2. 肾性尿崩症

是指其他诸功能均正常的肾脏对 ADH 不能起反应。血 ADH 水平升高,是代偿现象。V2 受体基因异常的家族性肾性尿崩症只见于纯合子病例(在一定位点上具有一对相同等位基因的个体),受累的男性从出生开始就出现严重多尿和脱水。

3. 原发性多饮

是口渴中枢受刺激的疾病。大量饮水是原发异常(可为精神性)→血渗透压下降→抑制 ADH 分泌。由于缺乏 ADH 对肾的作用,则尿液不能浓缩、尿量大,所测血 ADH 水平降低。

(三)中枢性尿崩症病因

先天性少见,获得性多见。获得性成人中枢性尿崩症中包括

1. 特发性和自体免疫性者

缺乏直接证据,是排除法诊断。可占 30% 病例。凡诊断特发性中枢尿崩者,应定期随访,可每年作一次下丘脑 MRI,共 4 年,以便发现缓慢生长的颅内病变(良性肿瘤、慢性肉芽肿、慢性感染)。

2. 头外伤

颅内手术可分别占 16% 和 20% 的中枢性尿崩症。

3. 良性或恶性肿瘤

可占 30% 病例。计有颅咽管瘤、松果体瘤、来自肺和乳腺的颅内转移癌。出现尿崩症后,可迟达 10 年才出现其他下丘脑表现。

一切中枢性尿崩症患者对外源性 ADH 药物(加压素、去氨加压素)反应良好:①尿量减少;②尿渗透压上升。这一点显然不同于家族性,肾性尿崩症所表现的对外源性 ADH 药无效。

(四)手术或外伤累及垂体或下丘脑所致尿崩症

有 3 型。

1. 一过性尿崩症

在术后第一日内突然发病,几天内自然缓解。占手术后尿崩症的 50%～60%。

2. 长期或永久性尿崩症

术后早期突然发病后,病情继续数周或永久不恢复。机制是损伤到下丘脑,或垂体柄、垂体后叶。

3. 三期型

包括急性期多尿(术后 0 ~ 4d),中间期尿量正常(持续 5 ~ 7d),第三期为永久多尿期,常在术后 10 ~ 14d 开始。开始多尿期的原因,可能是神经元休克,无活性 ADH 前体物质释放出来。第二期尿量正常是由于变性神经元漏出有活性的 ADH。

二、尿崩症临床表现

(一)多尿状态

首先查尿比重,分为 2 类:①尿比重不降低者(尿比重高,或至少不低),溶质性利尿如糖尿病重症的多尿、高尿钙症的多尿、静脉滴注甘露醇或山梨醇的多尿。其他利尿剂。②尿比重明显降低的多尿状态,多次比重常达 <1.005,最有尿崩症的诊断意义,但可以间或比重升到 1.010。其中包括中枢性尿崩症(ADH 不足)、肾性尿崩症(先天性远曲肾小管 ADH 受体异常,后天性肾疾患所致肾髓质高渗状态的破坏),以及精神性多饮所致多尿状态。

(二)夜间多尿

几乎无例外的见于中枢性尿崩症;反之,原发性多饮(精神性尿崩症)夜间多尿则不常见。大多数中枢性尿崩症患者多尿多饮的发病突然。相反,肾保水功能损害者的多尿则缓慢起病。

(三)中枢性尿崩症临床特点

外伤性颅底骨折或手术创伤累及下丘脑和垂体后,突然出现低张性多尿症。即便特殊病因或特发性下丘脑尿崩症所致更隐袭发展的病例,多尿的发病也常相对突然,只不过几天而已。口渴与多尿在夜间持续。部分性中枢尿崩症者,在血渗透压正常时的 ADH 分泌能力明显减弱。中枢尿崩症时伴有甲减,伴有糖皮质激素减少时,对 ADH 需要量减少。给予可的松替代治疗或甲状腺素替代,则出现突然的大量排出低张尿。

(四)肾性尿崩症的临床特点

肾性尿崩症有四大特点:①肾小球滤过率正常,尿中溶质(糖、甘露醇、电解质等)正常;②尿渗透压低下;③血加压素水平正常或升高;④外源性加压素不能升高尿渗透压和减少尿量,即肾小管 ADH 受体先天性无反应,或后天性肾小管周围的肾髓质高渗不能建立,共同点是不能对加压素起良好反应。包括 2 类:①家族性:与基因相关。②获得性:多种类型。

(五)家族性肾性尿崩症的诊断

包括 4 项:①婴儿期发病;②阳性家族史;③口渴、多尿对外源性加压素无治疗反应;④血清加压素水平与血浆渗透压关系变化不定。

(六)获得性肾性尿崩症

呈现对加压素无反应的多尿症,给外源加压素后尿渗透压上升值小于 10%。药物所致(如锂、氟)、肾盂肾炎、间质性肾炎等,严重损害肾髓质高渗状态。某些肾脏疾病所引起尿不能浓缩和多尿,是继发于肾髓质血流的异常,或者继发于某些疾病损害高渗内髓区的高渗维持。肾盂肾炎、止痛药性肾病、多发性黑色素瘤、结节病、镰形细胞病等,可引起肾性尿崩症。

(七)原发性多饮

又名精神性尿崩症。大多数病例发病相当缓慢,病程更不规则。但某些病例是在下丘脑急性外伤后发生,病情严重、不缓解。饮水量可以大于下丘脑性尿崩症,比如可达 1d 饮水 20L,但仍然可以通夜睡眠而甚少中断睡眠。精神紧张时病情可加重。有时发现全家有饮水过多的习惯。某些病例因精神性疾病引起尿崩症。治疗精神病药物所致口干能引起多饮,继而多尿;药物可致肾性尿崩,药物可致口渴。

三、诊断

包括尿崩症的诊断和其病因诊断。

(一)实验室所见

1. 尿崩症的标志

是持久性尿比重≤1.005,尿渗透浓度<200mmol/L。等张的尿渗透压易于排除尿崩症,而诊断高血糖、肾损害等。

2. 血渗透浓度

随意测定的平均值大于287mmol/L。血钠升高与血渗透压升高相联系。与此相反,原发性多饮患者的口渴机制不正常,不依赖于生理刺激而摄水,故摄水过多伴血钠轻度被稀释。中枢或肾性尿崩症若起病于儿童期可发生膀胱扩张、输尿管扩张,甚至肾盂扩张。

难点在鉴别加压素的部分或完全缺乏症和原发性多饮。提示强制性多饮的:①24h尿量>8L;②随意血渗透压<285mmol/L;③既往发作性多尿的病史。

(二)禁水和加压素试验

大多数门诊患者有多尿多饮和正常血钠者,应做此试验。它是经验最多、最易实行的实验。病轻者在夜间开始禁饮,病重者限水时间选择在白天以便严密观察病情。试验开始,同时测血和尿的渗透压,然后禁止一切水摄入,每小时测尿渗透压和体重。邻近的2次尿渗透浓度之差小于30mmol/kg,或体重丢失达3%~5%时,皮下注射5U水剂加压素或垂体后叶素。60min后测尿渗透压。须监视原发性多饮者:①继续秘密地饮水;②在注射加压素后发生水中毒、严重低血钠。

1. 正常值

禁饮后达最大尿浓缩所需时间为4h~18h。正常人:①水剥夺后尿渗透压为血渗透压的2~4倍;②更重要的是注射加压素后正常人尿渗透压进一步升高值<9%。

2. 原发性多饮者

因长期水利尿作用而致肾髓质高渗状态洗脱而降低,则出现:①水剥夺后仅出现轻度尿浓缩;②但因存在最大内源性加压素释放。故给外源加压素后尿渗透压的上升小于9%。

3. 完全性中枢性尿崩症

①水剥夺后尿渗透压不能增加到大于血渗透压,②但注射加压素后尿渗透压的增加大于50%注射前值,可达400%增加。

4. 部分性中枢性尿崩症

①于水剥夺后存在一定程度的尿浓缩,可达300~600mmol/L;②注射加压素后尿渗透压增加至少达10%,可达50%;③可能在水剥夺后出现一个尿渗透压峰值(加压素储备突然排空),再继续禁水则尿渗透压降低(加压素排空后无后续加压素释放)。

5. 肾性(先天性)尿崩症

①水剥夺后尿渗透压不能大于血渗透压;②给外源加压素后尿渗透压也不能大于血渗透压(增加值小于50%)。

水剥夺后尿浓缩的绝对值并无诊断意义,原因是最大浓缩能力取决于:①肾髓质高渗的程度;②存在足够量的加压素;③远曲小管细胞膜的加压素受体正常。随意选择的住院病例于水剥夺后最大尿渗透浓度为764mmol/L,健康志愿者为1067mmol/L,原因是住院患者肾髓质部间质高渗透压程度降低。

(三)中枢性尿崩症确诊

1.住院者

尿渗透压很低,伴血钠高所致血清渗透压升高。血浆加压素(ADH)水平很低或测不到。水剥夺和加压素试验符合中枢性尿崩症。

2.门诊患者中典型者

高血钠、低尿渗(尿比重<1.005),正常肾功能三者构成尿崩症(DI)诊断。只需应用加压素激动剂(比如服用去氨加压素每天2次,每次1片0.1mg;或注射加压素0.15ml),并证明肾脏反应是尿量明显减少和尿渗透压增加(尿比重达到1.015以上),则证明下丘脑尿崩症的诊断。

3.手术后水利尿

是继发于手术期间的水潴留。可能误诊为尿崩症(DI)的情况是补液追赶排尿量,引起持久多尿者。此时应限制补液速度,观察尿量和血钠。确诊尿崩症的条件为限液后血钠上升到正常,伴尿仍然低张,给加压素激动剂后出现尿量减少和尿渗透压上升。

(四)部分性中枢尿崩症和原发性多饮的鉴别

难度较大,以下供参考。

1.二者于禁水后尿呈某种程度浓缩

尚不能达到正常人的最大浓缩。原因是一切原因的尿量大,最终可以洗脱掉决定最大尿浓缩程度的肾髓质(高渗)的渗透压梯度。

2.对外源加压素注射

原发性多饮者的尿渗透压不出现进一步增高(但可以例外);部分性中枢性尿崩症者尿渗透压进一步增高(通常大于10%),但有例外,这种差别不可靠。

3.血浆加压素水平

如果血浆加压素测定(水剥夺终末期)敏感、可靠,可较好鉴别原发性多饮(加压素正常)和部分性中枢性尿崩(血加压素降低)。

4.病程随访中鉴别两病

部分性中枢尿崩症患者应用加压素期内出现尿量减少和尿渗透压上升,但无低血钠。随访中原发性多饮者应用加压素则出现低血钠。

(五)中枢性尿崩症(加压素缺乏症)的病因鉴别

1.脑部磁共振检查

只是80%~90%加压素分泌细胞被破坏才出现尿崩症,而一对室旁核在第三脑室室壁的后上方,另一对视上核在视交叉的侧上方。因此,病变须破坏4个核团,就必须足够巨大;或病变须位于鞍隔上方、四群核团神经纤维进入垂体柄处。这种病变容易被脑部磁共振检查识别。

2.视上核垂体通道损伤后的尿崩症

呈3期反应:急性多尿→中间期尿量正常→永久性多尿。

3.正常人

80%人群的垂体后叶在 MRI 的 T1 图上显示亮区,表示加压素或其前体的储备量足够。中枢性尿崩者失去这种亮点。

4.引起(中枢性)尿崩症的肿瘤

最常见的是良性颅内肿瘤,如颅咽管瘤、鞍上胚组织瘤、松果体瘤等。垂体前叶瘤只是达到鞍上侵犯时才引起尿崩症。

5.特发性中枢性尿崩症

可能是自体免疫疾病,难于证实。须每年磁共振检查特发性中枢性尿崩症患者,共 4 年,以便发现生长缓慢的颅内肿瘤。换句话说,病因不明的中枢性尿崩症,每年进行 CT 或 MRI 检查,共 4 年随访未发现肿瘤或浸润性病变者,才可拟诊特发性中枢性尿崩症。

四、治疗

目的减少多尿和多饮。避免过量加压素替代引起水潴留和低钠血症。

(一)常用药物

1.最佳药物

精氨酸加压素激动剂或类似物,商品名叫 Desmopressin,它又称为 DDAVP,结构:1 - 脱氨,8 - 右旋。避免了加压效应,延长了作用时间。它作用于 V2(抗利尿)受体,对 V1 受体(加压作用)作用甚微。口服 Desmopressin(又称去氨加压素)的生物利用度低下,开始剂量为 0.05mg,每天 2 次,以后调整剂量。口服剂去氨加压素 0.1mg,每天 1~2 次。

2.油剂鞣酸加压素

0.1~0.3ml 注射,1~3d 注射 1 次。

3.氯磺丙脲

可加强加压素对肾小管的作用,对部分性中枢尿崩症特别有用,须防止低血糖。每天 100~400mg。

4.氯贝丁酯

可刺激释放内源性加压素,0.5g,每天 4 次。

5.噻嗪类利尿剂

引起钠脱失和血容量收缩,由于小球滤过液在近曲小管重吸收量增加,从而减少尿量。应补钾,但不应补钠,以保证疗效。

6.芬必得(布洛芬)

正常人前列腺素 E 可抑制加压素对肾小管的作用,芬必得可解除这种抑制。它可与其他药联用。

7.尿崩症患者妊娠期的处理

可以用去氨加压素治疗,它不被加压素酶破坏,它对子宫的催产素受体几乎无作用。因为孕妇正常血渗透压降低 10mmol/kg(因为血钠低),应该用足量以维持血钠在此较低的水平。

(二)高渗性脑细胞脱水的治疗

应该使血钠每 2h 下降 1mmol/L。

1.高渗性脑(细胞脱水)病

中枢性尿崩症或肾性尿崩症均可因为多尿和饮水不足而发生高渗性脑(细胞脱水)病而

需紧急治疗。目的是恢复体液渗透环境和补充细胞内脱水的水分。

2. 脑水肿

因为严重高血钠而接受快速输注低张溶液的患者中,可高达40%患者发生抽搐。原因是细胞外液稀释太快→水进入细胞太快→脑水肿。

3. 应该血钠每2h下降1mmol/L左右

较慢的补充水,则脑细胞可排除脱水过程中逐渐积累起来的细胞内溶质,渗透压逐渐平衡的结果是脑细胞不会发生水肿。液体补充速度是使血钠水平下降速度大约为每2h 1mmol/L。

液体的选择取决于3个因素:①有无低血压和休克;②高血钠发生的速度;③高血钠的程度。

液体选择的指征:①以下患者选择低张NaCl溶液或口服液体作为起始治疗者,血钠轻皮上升(<160mmol/L),血容量收缩为中度(血压和尿量无明显异常)。②选择5%葡萄糖溶液的患者急性高钠血症,不伴明显循环衰竭(休克),速度是输入的糖和糖代谢消失速度相平衡,而不致发生尿糖阳性以及相应失水。③以下患者选择生理(等张)盐水高血钠更加严重,尤其是逐渐出现,业已超过24h,并且伴有循环衰竭。此时选择生理盐水理由:①生理盐水相对于体液的高渗透压状态,仍为低渗性,可稀释体液,同时减少医源性脑水肿的危险。②生理盐水是提供血容量膨胀的有效方法,可治疗休克。

(三)中枢性尿崩症的激素替代治疗

1. 垂体后叶素

5~10U,皮下或肌内注射,作用持续4~6h,用于诊断试验和外伤或手术后急症处理。

2. 鞣酸加压素油剂

1.5~5U,肌内注射,作用持续24~72h。用于长期治疗。疗效不好可能是由于鞣酸加压素油剂用手加温和摇匀不充分,以致未能注射到加压素。副作用包括腹部平滑肌痉挛性疼痛、呕吐、心绞痛。

3. 精氨酸加压素

2个氨基酸改变结构而称为去氨加压素,优点是延长作用时间,消除平滑肌痉挛作用,副作用甚少。大剂量可有头痛和面部潮红。去氨加压素5~20μg滴鼻,或10~40μg鼻喷,均可维持药效达12~24h,宁可选滴鼻制剂。1~4μg皮下注射,药效持续12~24h。0.1~0.8mg口服,药效维持12h。

(四)中枢性尿崩症的辅助治疗

1. 噻嗪类

如氢氯噻嗪50~100mg/d,口服,药效持续12~24h。亦用于肾性尿崩症。供钠则疗效差,应供钾。机制:①轻度钠脱失→等张的近曲小管液的吸收量增加;②钠脱失→到达集合管的尿液休积减少。

2. 氯磺丙脲

250~750mg/d,口服,药效持续24~36h。只用于部分性中枢性尿崩症,加强精氨酸加压素(AVP)对肾小管的作用。低血糖并不少见。

3. 氯贝丁酯

250~500mg每6~8h一次口服,药效持续6~8h。只用于部分性中枢性尿崩症,似可刺激 AVP 释放。可联合应用氯贝丁酯和氯磺丙脲。

（五）肾性尿崩症的治疗

适量饮水以防高血钠性脑病和休克，这点容易做到。

1. 噻嗪利尿剂和轻度钠盐限制摄入

有效治疗方法是诱导轻度血容量不足，从而减少尿量、减轻夜尿、减轻膀胱和输尿管扩张。最常用的方法是联合噻嗪类利尿剂和轻度钠盐限制摄入。随着血容量不足，近曲小管液体重吸收的百分比升高，结果是到达远曲小管的溶质和液体的量均减少。因此，尿量减少。噻嗪类联合保钾利尿剂氨苯蝶啶可减轻低血钾所致肾浓缩功能受损。

2. 非激素抗炎药（NSAIDS）

应用于儿童肾性尿崩症。最常应用的是吲哚美辛，可减少尿量。芬必得似乎不如吲哚美辛那样减少尿量有效。不能抑制肾脏前列腺素合成的药，不出现疗效。NSAIDS 的疗效似乎是由于到达远曲肾小管的溶质的量减少所致，不是由于加压素对肾小管作用的改善。

3. 加压素

无论是天然加压素或其类似物（Analogue 译为配体类似物，Agonist 译为受体激动物）赖氨酸加压素和去氨加压素对本病均无任何疗效。同样，刺激内源性加压素释放的药或增强加压素对肾小管作用的药（氯磺丙脲）对肾性尿崩症均无疗效。

第六节　高泌乳素血症

一、病因

（一）非垂体肿瘤性情况

（1）功能性（自发性）高泌乳素血症。

（2）药物性：如卵巢类固醇激素、西咪替丁、抗癫痫药、抗忧郁药、利舍平等。

（3）原发性甲状腺功能减退。

（4）肾上腺功能减退。

（5）肾衰竭。

（6）胸壁创伤、疱疹与手术。

（二）与垂体窝有关的情况

（1）催乳细胞瘤。

（2）肢端肥大症。

（3）空蝶鞍。

（4）原发性甲状腺功能低下伴有促甲状腺细胞增生。

（5）非分泌性垂体肿瘤。

（6）颅咽管瘤。

（7）多发性内分泌肿瘤、大脑瘤。

（8）继发转移病灶。

（三）其他

（1）淋巴组织样垂体炎。

（2）结核病。

（3）类肉瘤病。

（4）组织细胞增生症。

（5）垂体柄创伤。

（6）异位分泌：支气管癌、肾上腺样瘤。

二、症状

（一）溢乳

高 PRL 促使催乳细胞分泌亢进，在非妊娠与哺乳期出现溢乳，或断奶数月仍有乳汁分泌。轻者须挤压乳房才有溢液溢出，重者自觉内衣有乳渍，分泌的乳汁可以似清水状，初乳样微黄或呈乳白色液体，其性状与正常乳汁相仿。

（二）闭经

垂体催乳细胞分泌亢进，随着旁分泌作用常表现为垂体促性腺分泌功能减退，所以卵巢合成类固醇激素的功能也减少，出现低促性腺与低性腺功能的闭经。高泌乳素血症患者可以表现为月经稀发，随后闭经，常经检查时才发现有乳汁溢出，临床上亦称闭经溢乳综合征。但有一些患者仅有闭经而无溢乳，血中 PRL 是升高的，可能这种 PRL 的分子结构不属于小 PRL型，故不出现促使乳汁分泌功能。

（三）头痛、头胀

部分高泌乳素血症患者是由于垂体催乳细胞肿瘤而引起，当肿瘤直径小于 10mm 时称微腺瘤，一般无明显头痛、头胀症状，如催乳细胞瘤的直径大于 10mm（巨腺瘤）时，能表现头痛与头胀。

（四）视野缺损

肿瘤压迫视交叉神经，可以出现视野缺损的症状。

（五）不孕

轻度高 PRL 者仍可以排卵，基础体温显示卵泡期延长，黄体期缩短，黄体酮水平低下，导致黄体功能不全的表现，因此不容易怀孕，即使受精也不容易着床，常出现临床前流产或化学妊娠。

三、高泌乳素血症与多囊卵巢综合征关系

患者有多个小囊的卵巢同时闭经、溢乳，曾经推测出多囊卵巢综合征（PCOS）与高泌乳素血症之间存在着一定的关系，以后又有报道高泌乳素血症的患者除了闭经、溢乳可以同时有多囊卵巢综合征的表现，以及多囊卵巢综合征的患者同时发现血中 PRL 升高。有 10 多位作者提出多囊卵巢综合征的患者中同时发现血中 PRL 升高的占 3.2% ~66.7%，以后有作者认为持续性高泌乳素血症与多囊卵巢并存的可能性为 3.2% ~12.5%。他们提出了以下几个问题：①PRL 是否可以刺激雄激素的分泌；②高泌乳素血症是否能诱发多囊卵巢综合征（P-COS）；③多囊卵巢综合征是否会导致高泌乳素血症；④高泌乳素血症与多囊卵巢综合征是否为两种内分泌疾病的并存。关于 PRL 刺激雄激素分泌问题，有人认为肾上腺中有 PRL 受体，临床上也见到高 PRL 者的血中 DHEA-S 也升高，用溴隐亭治疗两者均可下降。不是所有人都支持这个观点，因为血中 PRL 上升 1~10 天时并无 DHEA-S 上升，只有 PRL 上升 4~6 周

时才伴有血 DHEA – S 的升高;支持这种观点的人认为 PRL 可以直接影响肝脏合成睾酮结合球蛋白,故间接促雄激素产生增加。关于高泌乳素血症诱发 PCO 的问题,有人认为 PRL 间接受下丘脑阿片类系统的调节,当阿片类持续升高时下丘脑多巴胺分泌下降,PRL 分泌即增加,LH 是受 GnRH 的刺激而分泌的,下丘脑阿片系统会抑制 GnRH 分泌,故 LH 也分泌增多了,所以多囊卵巢患者在下丘脑以及阿片肽、多巴胺的调控下会出现 PRL 与 LH 同时升高的现象,这种假说只有少数人支持。关于多囊卵巢综合征可引起高 PRL 的问题,除了上面提到的多巴胺、阿片肽的关系,认为 GnRH 在 PCOS 中的释放异常,它也可使 LH 上升的同时刺激 PRL 分泌,但在以后的观察中发现 GnRH 只能使部分 PCOS 患者的 PRL 升高。有人认为雌激素的升高可以刺激垂体催乳细胞分泌活跃,PCOS 患者的雌激素水平较高,故 PRL 也升高,但是一般高泌乳素血症的人雌激素是低的而不是高的。高雄激素也不会促进 PRL 分泌,所以很难从内分泌紊乱角度说明 PCOS 会引起高泌乳素血症。最终认为高泌乳素血症与 PCOS 可能是两种内分泌失调的表现发生在同一个人身上的可能是有的,但是比较少见。

四、治疗

治疗高泌乳素血症必须针对发病的原因制订治疗方案。

(一)单纯高泌乳素血症

单纯高泌乳素血症患者又常按照患者是否要生育而决定治疗方案,如果是不要求生育者,可以用溴隐亭治疗,溴隐亭是一种多巴胺激动剂,可激活多巴胺受体,抑制催乳细胞增殖与 PRL 分泌。该药每片 2.5mg,初服者常有胃部不适、头晕、体位改变性低血压与便秘。为了减少或避免这些不良反应,必须从小剂量开始试服,服药时应强调餐中服,与食物相混后可减少胃肠道刺激。开始为 1/2 片,每日 2 次,3 天后无不适者可改为每次 1 片,每日 2 次,常用剂量为每次 1 片,每日 3 次,服药 2 周后常无乳汁挤出,服药 4 周后闭经者可以出现月经(95.2%)与排卵(90.5%)。血中 PRL 浓度在服药 1 周后即下降。当溢乳与闭经症状消失后可以酌情减量。该药每天最大剂量为 10mg,最小剂量为 2.5mg。如果有生育要求的患者必须在服药同时测量基础体温,了解是否有双相体温出现,配合 B 超了解卵泡生长,指导生育。单纯的高泌乳素血症用溴隐亭治疗后的妊娠率高达 75% ~ 100%,如果基础体温仍为单相或卵泡发育欠佳者可以加用氯底酚胺,效果较好。一旦妊娠后溴隐亭的使用与否有两种不同的观点:第一种是继续使用直到分娩,其理由是血 PRL 在孕期中会升高,垂体组织会随着妊娠月份而增大,如果有垂体肿瘤,会出现症状影响视力。为了确保妊娠安全,可到分娩后停用。第二种是可以中断使用,当基础体温上升,尿 B – HCG 显示阳性后即可停药,因为孕期用药从优生角度应慎重,孕期生理情况下血中 PRL 也会上升,不必加以控制,孕期中一旦出现头痛、视力模糊等症状可再服药,一般这种机会极少。长期服溴隐亭是否有致畸问题有待进一步研究,故尽量少用为妥。

(二)由于垂体催乳细胞瘤引起的高催乳血症

高泌乳素血症是由垂体催乳细胞而引起,如果瘤体直径 >10mm,称巨腺瘤,需考虑手术治疗,经蝶窦或开颅,一般摘除彻底的术后血 PRL 即降至正常,月经恢复,溢乳停止,也可以妊娠。催乳细胞瘤是一种包膜极不清楚的肿瘤,不易彻底摘除,术后尚需放射与继续服溴隐亭。溴隐亭必须长期服用,若服时反应大者可阴道给药,每日只需 1 片(2.5mg)。溴隐亭长效针剂现已问世,需要者可每月注射 1 针,每针 7.5mg。如果瘤体直径在 10mm 以下称微腺瘤,此类肿瘤生长较慢,不必手术治疗,服溴隐亭可以控制其生长,血中 PRL 也可降至正常,但不能停药,药量可控制到最低有效量。若是微腺瘤患者治疗过程中妊娠了,切盼胎儿者也可在严密观察下继续妊娠,产后仍须密切随访。

（三）由于低甲状腺功能引起的高催乳血症

高催乳血症由于低甲状腺功能引起,这种患者用溴隐亭治疗一般效果不佳,应用甲状腺素使 TRH 受抑制,血中 PRL 自然下降了。

（李晓雯）

第八章　甲状腺疾病

第一节　甲状腺功能亢进症

甲状腺功能亢进症(Hyperthyroidism)，是指由于血液循环中甲状腺激素过多所造成的一种综合征。甲状腺亢进症包括多种临床情况，或换言之，造成甲状腺功能亢进症的疾病很多。其中以 Graves 病最常见(约占85%以上)，余下的主要为毒性多结节性甲状腺肿、毒性甲状腺腺瘤和亚急性甲状腺炎，其他病因少见。

引起甲状腺功能亢进症的常见病因如下：

Craves 病(毒性弥漫性甲状腺肿)

毒性多结节性甲状腺肿

毒性甲状腺腺瘤

亚急性甲状腺炎

碘甲状腺功能亢进症

桥本甲状腺炎伴甲状腺毒症

人为(外源性)甲状腺毒症

新生儿甲状腺毒症(其母患 Graves 病)

分泌 TSH 的垂体瘤

非肿瘤发生的垂体甲状腺功能亢进症

绒毛膜癌发生的垂体甲状腺功能亢进症

卵巢甲状腺肿

高功能甲状腺癌(常为转移的)

适用于上述综合征的另一个名称为甲状腺毒症(Thyrotoxi‒cosis)，它是从机体组织在过多甲状腺激素的作用下处于一种"中毒"状况而言的。一般认为甲状腺功能亢进症一词与甲状腺毒症一词无区别，可以互相通用。但也有一些学者认为两者不完全一样，甲状腺功能亢进症仅指由于甲状腺本身功能亢进，分泌甲状腺激素过多所造成的甲状腺毒症，而甲状腺毒症是总称，除包括甲状腺功能亢进症外，还包括其他原因造成的甲状腺毒症，如人为甲状腺毒症、卵巢甲状腺肿或绒毛膜癌所造成的甲状腺毒症等。本书中我们将两词视为一样，交替使用。

一、Graves 病

Graves 病又称毒性弥漫性甲状腺肿，是最常见的一种甲状腺功能亢进症。Robert Graves 首先描述了该综合征，包括高代谢、弥漫性甲状腺肿大和突眼三大特点。1840 年 Von Basedow 也报告了该病，故在欧洲大陆曾称该病为 Basedow 病。除上述 3 个主要表现外，部分患者还可有胫前黏液性水肿。Graves 病多见于女性，男女之比为 1 ∶(5~6)。女性发病占优势的原因不明。各年龄组均可发病，但发病高峰为 20~40 岁。

(一)病因和发病机制

确切病因不明,但已肯定 Graves 病为一种自身免疫性疾病。Graves 的主要表现是甲状腺的功能亢进,合成和分泌过多的甲状腺激素。这是由于甲状腺被血液循环存在的刺激物(非 TSH)兴奋的结果,目前认为这种刺激物为 γ 球蛋白。许多证据表现,甲状腺细胞内的抗原性 T 淋巴细胞致敏,刺激 B 淋巴细胞分泌 TSH 受体抗体(TRAB)。TRAb 是多克隆的,它们能与 TSH 受体结合,对甲状腺起兴奋或抑制作用。TRAb 中有一种名为甲状腺刺激免疫球蛋白(TSI)的抗体,它与甲状腺细胞膜上的 TSH 受体结合,激活膜上的腺苷酸环化酶,导致 cAMP 增多,cAMP 作为第二信使,兴奋甲状腺细胞的功能,使甲状腺激素合成、分泌增加。在 Graves 病患者中,TSI 或 TRAb 阳性率达 85% ~ 90%。

为 Graves 病的发病机制存在多种假说。其中之一是认为 Graves 病患者体内的抗原特异性抑制 T 淋巴细胞存在缺陷,造成辅助 T 淋巴细胞与抑制 T 淋巴细胞之间功能不平衡,辅助 T 淋巴细胞不受抑制,自由刺激 B 淋巴细胞生成 TRAb 等免疫球蛋白,其中 TSI 可兴奋甲状腺功能。

此外,约 70% 的 Graves 病患者具有甲状腺球蛋白抗体(TGAb)和甲状腺微粒体抗体(TMAb),这两种抗体是甲状腺自身免疫现象的重要标志。

Graves 病患者甲状腺肿大程度与功能水平不完全一致,少数 Graves 病患者仅有甲亢表现而无甲状腺肿大。Graves 病患者甲状腺肿大的原因是体内存在甲状腺生长免疫球蛋白(TGI),它具有明显的促甲状腺生长作用,TGI 活性与甲状腺肿大程度呈正相关。对于 TGI 的作用机制存在争论,有人认为 TGI 也是通过与 TSH 受体结合后刺激腺苷酸环化酶系统,使 cAMP 增多;另一种意见认为 TGI 与 TSH 受体结合激活葡萄糖 - 6 - 磷酸脱氢酶,进而促进 DNA 合成。

Graves 病突眼的病因和发病机制尚未阐明。几乎全部突眼患者,尤其是有胫前黏液性水肿的突眼患者,血中均有高滴定度的 TRAb。多数 Graves 突眼患者具有针对人眼肌抗原的抗体,而无突眼的 Graves 病患者中无此抗体。还有证据表明,甲状腺球蛋白——抗甲状腺球蛋白循环免疫复合物可沉积于眼肌内,引起免疫复合物炎性反应,造成浸润性突眼。说明 Graves 眼病也系自身免疫反应所致。胫前黏液性水肿的确切发病机制还不清楚。

Graves 病具有明显的遗传易感性。Graves 病患者的亲属中 15% 的人也发生 Graves 病,50% 的人可检出甲状腺自身抗体。某些类型的组织相容性抗原(HLA)与 Graves 病的发病显著相关,如 HLA - B8(高加索人)、HLA - B35(日本人)和 HLA - Bw46(中国人)。以上资料提示 Graves 病病因有遗传基因因素。

对情感因素在 Graves 病发病中的作用存在争论。一般认为即使精神创伤可以某种方式激发 Graves 病发生,也需免疫系统的参与。

(二)临床表现

Graves 病的临床表现繁多,几乎可累及全身各个器官系统。典型的临床表现由以下三联征组成:具有弥漫性甲状腺肿的甲状腺功能亢进、眼病和皮肤病变(胫前黏液性水肿)。大多数患者仅具备三联征中的一项或两项。其中胫前黏液性水肿最少见,尤其极少发生于无内分泌性突眼的患者。由于甲状腺功能亢进的表现最为常见和突出,因此眼病和胫前黏液性水肿常被视为并发症。

1. 甲状腺功能亢进的临床表现

甲状腺功能亢进是由于血液循环中甲状腺激素过多所致,无论是 Graves 病或其他病因的甲状腺功能亢进症并无明显区别。临床上一般以高代谢及心血管和神经系统受累表现较为突出。最常见的症状有神经质、易激动、多语多动、震颤、体重下降(多伴有食欲亢进)、心悸气短、怕热多汗和疲乏无力。最常见的体征有心动过速、脉压增大(收缩压增高而舒张压减低)、心尖部第一心音亢进、皮肤温暖潮湿、细震颤(舌与手)、近端肌肉萎缩无力。年轻患者临床表现多典型,而老年和小儿病例一般表现不典型。

淡漠型(又称隐蔽型或无力型)甲状腺功能亢进症多见于老年人,起病隐袭,以心血管和肌病表现突出,常有明显消瘦、肌肉萎缩无力、心律失常(以房颤为多见)、心力衰竭和心绞痛,患者一般神志淡漠、反应迟钝、嗜睡乏力,易发生甲状腺危象。

约10%~20%的患者发生甲亢性心脏病。表现为心律不齐、心脏扩大和/或心力衰竭,这些临床表现不能用其他原因(如冠心病、高血压心脏病、风心病等)解释,且随着甲状腺功能亢进症的控制而完全恢复。甲亢性心脏病多见于中老年男性患者。

未经治疗或未被很好控制的患者由于感染、各种应激等诱因,病情可以突然加重、恶化,发生甲状腺危象。表现为高热(>39℃)、心动过速(>140次/分)、心律不齐,初时大汗,继而汗闭、恶心、呕吐、腹泻、烦躁、焦虑、谵妄、嗜睡,终至昏迷。可有心衰、休克和黄疸,若不积极治疗,死亡率较高。

2.甲状腺肿

大多数患者的甲状腺呈弥漫性肿大,为正常甲状腺的1.5~10倍,肿大程度与病情轻重无关。约1/3的老年患者无甲状腺肿大。甲状腺质软或较硬,取决于甲状腺功能亢进的严重程度、病程长短及摄入碘的多少。甲状腺部位可闻及血管杂音和扣及震颤。少数 Graves 病患者是在原有甲状腺结节的基础上发病,故其甲状腺可扣及大小数目不等的结节。

3.眼病

眼病见于半数以上的 Graves 病患者。Graves 眼病可发生于甲亢症状出现的同时、之前或之后(甚至发生于甲状腺功能亢进症经治疗已被控制之后)。其严重程度与 Graves 病病情无关,少数患者仅有 Graves 眼病,而无甲状腺功能亢进。Graves 眼病分级如表8-1-1所示。

表8-1-1　Graves 眼病的分级

分级	定义
0	无症状和体征
1	仅有体征,无症状
2	软组织受累
3	眼球突出
4	眼外肌受累
5	角膜受累
6	视神经受累

第1级为非浸润性突眼,又称良性突眼或单纯性突眼,大多数 Graves 眼病属此种。患者无症状,仅有眼裂增宽、凝视上睑挛缩、向下看时上睑的下垂落后于眼球、看近物时两眼内侧聚合不良及向上看时前额皮肤不能皱起等眼征。突眼不明显,突眼度不超过18mm。甲亢控制后,眼征逐渐恢复。第2~6级为浸润性突眼,又称恶性突眼,约占5%~10%,多为男性患

者,症状明显,由于球后软组织水肿、浸润,患者可有眼内异物感、畏光、流泪、结膜充血和水肿及眼睑肥厚。突眼明显,突眼度 19mm 以上,两眼突眼程度常不等,也可仅单眼突。眼外肌受累继发细菌感染,严重时可有角膜混浊、坏死、穿孔和失明。视神经受累可造成视神经萎缩、视力下降和失明。浸润性突眼呈进行性发展,性质严重,通过治疗可有不同程度缓解,但一般不能恢复正常。浸润性突眼的发病机制与自身免疫有关。

4. 皮肤病变

不足 5% 的 Graves 病患者可发生局限性黏液性水肿,因多见于胫前,故一般称为胫前黏液性水肿。一般与浸润性突眼同时或先后发生。皮损呈对称性,患处皮肤增厚,呈暗紫红色,出现大小不等的片状或结节状突起,后期破损融合,皮肤呈树皮样,可有继发感染和色素沉着。病变可延伸至足背和膝部,偶见于手背和面部。Graves 病的皮肤病变系液体和粘多糖沉积所致,发病机制可能与异常的 T 淋巴细胞或 B 淋巴细胞的刺激有关,或是与局部皮肤组织与血清中抗甲状腺抗体交叉反应有关。皮肤病变的发生和进展与 Graves 病的严重程度和进展无关。

(三)实验室检查

1. 甲状腺功能实验

血清 T4、rT4(或 T3RU)T3、rT3 均增高。血清 T4 水平正常而 T3 水平升高,多见于 Graves 病早期和复发初期,少数为 T3 型甲状腺功能亢进症。FT4 和 FT3 不受 TBG 等结合蛋白的影响,更为敏感,将会逐渐取代总 T4、总 T3 及 T3RU 测定。Graves 病患者没有必要常规测定血清甲状腺球蛋白、TRAb 及 TMAb。除妊娠或哺乳者外,大多数可疑为 Graves 病的患者应测定甲状腺对放射性同位素碘的摄取率,以便与无痛性甲状腺炎鉴别。若患者有甲状腺结节、淋巴结病或甲状腺迅速增大、疼痛等情况时,应行放射性同位素甲状腺扫描,以除外伴发的甲状腺肿瘤。当甲状腺无明显肿大和血清 T4 值为正常或正常高限而难以确诊时,可做 TRH 兴奋试验。除了垂体功能减退,TSH 对 TRH 反应迟钝,几乎无例外地提示甲状腺功能亢进症。高灵敏度的 TSH 检测可以测定极低水平的 TSH,从而确定早期的“生化性”甲状腺毒症。测定 24 小时尿碘排泄量,有助于识别甲亢患者的甲状腺摄碘率减低是由于外源碘摄入过多所致。有时为了协助诊断,可以有选择地进行血清 TBG 水平测定。

TRAb 或 TSI 的测定有时十分重要,其临床应用价值包括:①区别 Graves 病与其他原因造成的甲状腺功能亢进症;②甲状腺功能正常的 Graves 病的诊断;③预测 Graves 病孕妇分娩的新生儿患新生儿甲亢的可能性;④预测 Graves 病患者复发的可能性;⑤有助于估价产后 Graves 病是否将继续存在。

2. 其他实验室检查

Graves 病患者均应测定血红蛋白、红细胞压积、白细胞计数、肝肾功能、血尿钙磷镁、血碱性磷酸酶及血脂。久病的 Graves 病患者常有贫血。少数患者可有中性白细胞减少和淋巴细胞增多。个别患者可有血小板减少。血清胆固醇浓度多减低。20% 的患者血钙轻度升高。血磷一般正常,血镁减低,碱性磷酸酶升高。尿羟脯氨酸增多。肝功能可异常,甲状腺毒症被控制后,上述改变均可缓解。

(四)诊断和鉴别诊断

Graves 病的诊断主要依据临床表现与有选择的实验室检查。大多数患者临床表现典型,诊断不难。但少数患者(如早期轻型患者、儿童及老年患者)临床表现不典型,极易漏诊或误诊,须提高警惕,有的放矢地选择实验室检查,以期确诊。

主要需要进行鉴别的非甲亢疾病有:单纯性甲状腺肿(甲状腺肿大)、神经官能症(神经、精神证候群)、结核或癌症(消瘦、低热)、风心病或冠心病(心血管证候群)、慢性结肠炎(腹泻)、进行性肌萎缩或多发性肌炎(肌病表现)及嗜铬细胞瘤(交感神经亢进表现)等。

老年患者表现多不典型。60 岁以上的患者中,40% 无甲状腺肿大,40% 无心悸,心率 <100 次/分。房颤可能是老年患者最早或最主要的表现。许多老年患者血清 T3 仅轻度增高,甚至为正常高限,采用高灵敏度的方法检测血清 TSH 水平对这些患者的诊断十分有用。老年患者可以表现为淡漠、抑郁、恶心、呕吐、腹痛或心功能不全。老年人中 Graves 病并非罕见,及时正确地作出诊断十分重要。凡具有不可解释的消瘦、房颤、充血性心衰、心绞痛发作或抑郁等临床表现的老年人,均应进行甲状腺功能检测。

甲状腺功能正常的 Graves 病的诊断有时比较困难。仅表现突眼而无甲亢的 Graves 病患者血中甲状腺激素水平正常,但多数患者的 T3 抑制试验异常、TRH 兴奋试验时 TSH 反应迟钝及用高灵敏度方法可以发现 TSH 减低,TSI、TGAb 或 TMAb 阳性也有助于该病诊断。CT、超声波检查和 MRI 有助于该病与眶内肿瘤、动静脉异常或黏液囊肿的鉴别。扫描时,Graves 显示特征性的眼外肌肿胀,有时临床表现为单侧突眼,但 CT 扫描可证实双眼肌肉受累。

Graves 病还须与其他原因造成的甲状腺毒症相鉴别,依据病史、查体和有关的实验室检查,鉴别并不困难。弥漫性甲状腺肿大、眼病、胫前黏液水肿或肢端肥厚均有力支持 Graves 病的诊断。患者同时具有其他自身免疫疾病,有 Graves 病或其他自身免疫性疾病的阳性家族史或具有某些类型的 HLA 抗原(如 HLA – DR3)也多见于 Graves 病。TRAb 或 TSI 阳性支持该病的实验室诊断。为了与某些原因的甲状腺功能亢进症相区别,有时需有选择地进行某些检测,如甲状腺 CT、MRI、放射性同位素扫描或荧光碘扫描,甲状腺摄^{131}I 率,尿碘或血清人绒毛膜促性腺激素(HCG)的测定。

(五)西医治疗

虽已知 Graves 病的病因是自身免疫,但目前尚无特异性的病因治疗,治疗主要针对甲状腺功能亢进本身。除适当休息、加强营养、避免精神刺激和劳累、酌情选用镇静剂等一般性治疗外,主要的治疗方法有抗甲状腺药物治疗、手术治疗和放射性碘治疗。采用手术或放射性碘治疗也先应给予抗甲状腺药物治疗,待甲状腺功能正常后才能开始。这三种疗法各有优、缺点,临床医师应正确掌握适应证,根据每个患者的具体病情,选择适宜的治疗方案。

1. 抗甲状腺药物治疗

(1)硫脲类:是最主要的抗甲状腺药物,包括甲硫氧嘧啶(methylthiouracil,MTU)、丙硫氧嘧啶(propylthiouracil,PTU)、甲巯咪唑(methimazole)和卡比马唑(carbimazol)。硫脲类药物都具有一共同的化学基团:

丙硫氧嘧啶和甲巯咪唑被视为一线药物,目前广泛应用于临床。卡比马唑与甲巯咪唑结构基本相同,仅多一侧链,进人体内后脱去侧链,变成甲巯咪唑而发挥作用。硫脲类药物的主要药理作用是阻止碘离子的氧化、酪氨酸的碘化和碘化酪氨酸的缩合,从而抑制甲状腺激素的合成,其确切的作用机制尚不明确,可能包括:①药物本身作为还原剂,使甲状腺内的碘离子不能氧化为 IO 或 IO –,从而碘不能与酪氨酸进行有机结合;②在碘的氧化过程中,先形成一含碘的中间物——碘化氧硫基(– S – I),它连接在蛋白质的半胱氨酸上,硫脲类药物可能与蛋白质的 – SH 基结合成硫化物。此外,丙硫氧嘧啶可抑制 T4 在外周组织转化为 T3,而甲甲巯咪唑无此作用;甲巯咪唑可抑制 TRAb 的产生,而丙硫氧嘧啶是否有此作用尚无定论。

硫脲类药物口服后由胃肠道迅速吸收,并被高功能的甲状腺所浓集。丙硫氧嘧啶和甲巯咪唑的血浆半衰期分别为 1 小时和 5 小时,故每日给药 1~3 次,足以抑制甲状腺激素的合成。被摄取的硫脲类药物约 80% 在体内降解破坏,其余的于 24 小时内从尿中排出。硫脲类药物能透过胎血屏障,也可由乳汁分泌。

硫脲类药物既可作为甲亢患者的决定性治疗,也可作为甲亢患者手术疗法或放射性碘疗法的术前准备或辅助性治疗。作为甲亢的决定性治疗,硫脲类药物原则上可以用于几乎所有的甲亢患者。其主要指征为:①青少年及儿童甲亢;②病情不重,病程不长及甲状腺肿大较轻者;③甲亢合并妊娠者;④甲状腺次全切除后复发且不宜用^{131}I 治疗者;⑤甲亢伴心脏病、出血性疾病,不适于^{131}I 治疗者;⑥甲亢伴严重突眼者。以下情况不适合给予硫脲类药物治疗:①对该类药物有严重变态反应或毒性反应;②病情严重难以获持久缓解;③药物治疗后复发 2 次以上者;④哺乳期的甲亢患者;⑤难以长期坚持服药和随访者。硫脲类药物治疗的优点为:①是唯一不损害甲状腺及其周围组织的疗法,对绝大多数患者有效;②比较安全,严重的毒副作用少见;③简便易行,可广泛开展。缺点为:①疗程较长,至少需一年以上;②停药后复发率较高。

治疗经历控制阶段、减量阶段和维持阶段,最终停药。开始用药剂量应依据病情的严重程度而定。一般开始剂量丙硫氧嘧啶为 300~450mg/d、甲巯咪唑为 30~45mg/d,均分为 3~4 次口服。病情较轻者也可减至丙硫氧嘧啶 100~120mg/d、甲巯咪唑 10~20mg/d;病情严重者也可加至丙硫氧嘧啶 600~1200mg/d、甲巯咪唑 60~120mg/d,甚至更多。严重突眼或合并妊娠者剂量宜小。由于 Graves 病患者甲状腺内贮备有丰富的甲状腺激素,治疗期间可继续释放;这些患者的 T4 半衰期约为 5 天;又由于即使最大剂量的硫脲类药物也不能完全抑制甲状腺激素的合成,因此用药后临床症状好转需 2~4 周,症状基本得到控制,血清 T3 和 T4 水平恢复至正常需 4~8 周以上。甲亢症状得到控制后,尚需巩固疗效 2 周左右,才能进入减量阶段。若治疗 4 周后临床症状无改善、血清甲状腺激素水平无明显下降,则应增加药物剂量。减量阶段一般历时 4~8 周,在此期间内逐渐减少药物剂量,直至维持量。减药的幅度和速度应视患者具体情况而定,要保持病情稳定。维持量也应因人而异,一般丙硫氧嘧啶 50~100mg/d,或甲巯咪唑 5~10mg/d,维持阶段至少需 1 年。整个疗程为 1.5~2 年,甚至更长。不超过 6 个月的短程疗法疗效较差。在治疗过程中,患者须坚持持续用药、定期复诊和监测甲状腺功能。

停药后的复发率过去约为 50%,近年有上升趋势,国外报告可高达 80%。这种变化的原因还不清楚,可能与通过饮食摄入的碘量增加有关。复发可发生在停药后的数月至数年。复发后可再次应用药物治疗,如再复发,则应改用手术或放射性碘治疗。如认真选择病例(甲亢病情较轻,甲状腺肿大和突眼不明显),复发率可能会减低。符合以下情况的患者,可望获得长期缓解:①控制病情所需药物剂量不大;②甲状腺可恢复正常大小、杂音消失;③突眼明显减轻;④血清 TSI 或 TRAb 转阴或明显下降;⑤T3 抑制试验或 TRH 兴奋试验恢复正常。有人报告 Graves 病的复发与患者血清 TGAb 和 TMAb 水平有关。经硫脲类药物治疗 2 年后,如 TGAb 和 TMAb 水平均高,复发率仅 11%;如仅 TMAb 水平高,复发率为 27%;如 TGAb 和 TMAb 水平均低,复发率达 39%。

获长期缓解的 Graves 病患者中,甲状腺功能减退的发生率约为 20%。这种桥本甲状腺炎所造成的甲状腺功能减退症发生可早可晚,甚至可发生在 Craves 病长期缓解 20~30 年后。Graves 病与桥本甲状腺炎两者在自身免疫性发病机制方面密切相关。

经数周治疗后,部分患者可能会出现突眼加重和/或甲状腺肿大加重。通过临床表现和实验室检查,很容易鉴别是由于甲亢病情控制不好或由于用药量过大所致。如为前者,应加大硫脲类药物剂量;如为后者,系由甲状腺合成、分泌甲状腺激素减少,垂体负反馈减弱,造成 TSH 分泌增多所致。此时应在减少硫脲类药物剂量的同时,加用甲状腺片,一般 20~60mg/d,少数患者需 60~80mg/d,如治疗前即有严重突眼,也可在开始硫脲类药物治疗的同时加用甲状腺片。

硫脲类药物最严重的毒副作用是粒细胞缺乏症,如不能及时发现和治疗,可危及生命。这种毒性反应少见,丙硫氧嘧啶的发生率为 0.5%,甲巯咪唑约为 0.1%。粒细胞缺乏症可发生在治疗过程中的任何时间,但多见于开始用药后的 4~8 周。年龄较大(>40 岁)和应用药物剂量较大(丙硫氧嘧啶 >400mg/d 或甲巯咪唑 >40mg/d)的患者相对发生较多。临床常表现为发热、咽痛或其他感染。Graves 病患者常有白细胞减少和粒细胞偏低,故治疗开始前即应检测白细胞计数和分类。在治疗过程中也应定期监测,但由于粒细胞减少可突然发生,定期监测常难以及时发现,故应强调对患者进行有关知识的教育,告知患者一旦出现发热、咽痛等可疑迹象时,立即停药并报告医生。粒细胞减少症一旦确立,应立即停药,给予支持疗法、大量肾上腺皮质激素和抗生素,并应在严格消毒的环境中隔离。经及时治疗,几乎所有的患者均可恢复。恢复后不应再用硫脲类药物,而应改用其他治疗方法。硫脲类药物之间存在明显的交叉毒性反应,一种药物出现毒性反应,换另一种药物也往往发生同样的毒副作用。所以,一旦发生较严重的毒性反应,即应永远停止使用所有的硫脲类药物。硫脲类药物造成的粒细胞缺乏症虽然少见,但粒细胞减少却不少见,其中少数患者可发展为粒细胞缺乏症。如粒细胞减少并不严重,可在密切观察下继续用药,并酌情加用鲨肝醇、利血生等升白细胞药物。如白细胞计数 <3.0×109/L(3000/mm3)或粒细胞 <1.5×109/L(1500/mm3),则应停药,并给予肾上腺皮质激素。白细胞和粒细胞上升后,再从小剂量开始试用。皮疹是硫脲类药物常见的毒副作用,发生率约 2%~8%。一般症状轻,不必停药,加用抗组织胺类药物即可;少数患者可发生剥脱性皮炎等严重的全身性皮肤损害,应考虑停药。其他少见的毒性反应有发热、骨关节痛、肌痛、头痛、血小板减少、血清病、食欲缺乏(甲巯咪唑)、胆汁郁滞性黄疸(甲巯咪唑)、肝炎和急性重型肝炎(丙硫氧嘧啶)、胰岛素自身免疫综合征(甲巯咪唑)等。出现上述较严重反应者应停药,并改用其他疗法。

(2)碘和碘化物:碘是非常有效的抗甲状腺药,作用迅速而强大,用药后 24 小时即可出现疗效,2 周后疗效达到高峰。碘对甲状腺的作用有:①抑制已合成的甲状腺激素的释放,这是碘对甲状腺最主要的作用,也是其迅速控制甲亢的主要药理作用。其机制可能为碘抑制谷胱苷肽还原酶的活性,从而使还原型谷胱苷肽生成减少,而甲状腺球蛋白分子中的二硫键必须先在还原型谷胱苷肽的影响下还原成巯基,甲状腺球蛋白才能被水解和释放甲状腺激素;②通过 Wolff - Chaikoff 效应抑制甲状腺激素的合成,但这种作用只是短暂性的,应用数周后可发生"蜕逸"现象,使甲亢症状重现且加重,给抗甲状腺药物治疗造成困难。"脱逸"现象发生的原因是由于甲状腺摄碘率的自动调节作用,当甲状腺上皮细胞内碘含量增多时,碘泵关闭,碘主动转运停止,甲状腺内含碘量因之减少,于是碘对甲状腺激素合成的抑制作用被解除;③使功能亢进的甲状腺血液供应减少,甲状腺腺体缩小变硬。

碘不能作为甲亢的决定性治疗而长期使用,也不宜单独使用。目前临床使用碘剂仅限于需快速取得临床疗效的情况,如甲状腺危象和甲状腺功能亢进症的手术前准备,且应短期(不超过 3 周)使用和与硫脲类药物联合使用(理论上应先开始硫脲类药物治疗后再给予碘剂)。常用的碘剂有供口服的 Lugol 液(复方碘溶液,125mgI-/ml)和饱和碘化钾溶液(1.0gKI/ml),供静脉滴注用的碘化钠。近年推荐使用胺碘苯丙酸(ipo-date),这是一种含碘造影剂,短期使用(不超过一个月)可以迅速有效地控制甲状腺毒症,且安全、副作用少。胺碘苯丙酸可在甲状腺外抑制 T4 向 T3 的转化,其释放出的碘化物可以减少甲状腺激素的释放。

使用碘剂前应仔细询问有无碘过敏史。碘的副作用少见,仅少数人用碘后发生不良反应,包括上呼吸道刺激症状、皮疹、药热、结膜炎、鼻炎、涎腺炎、结节性动脉周围炎、血栓性血小板减少性紫癜、类白血病样嗜酸性粒细胞增多症等。严重反应者应停药,停药后反应可消退。

成人每日碘的最小生理需要量为 100μg/d,正常血清无机碘浓度约为 24nmol/L(0.3μg/dl)。抑制甲状腺激素释放每日所需碘的最小剂量为 5~10mg/d,血清碘浓度为 1576nmol/L(20μg/dl)。治疗时所用的碘剂量大得多,故碘治疗可抑制甲状腺对放射性碘的摄取,从而影响应用放射性碘的治疗或诊断。至少应停用碘剂治疗后 4~6 周,才可应用放射性碘进行治疗或诊断。

(3)锂:用锂剂治疗精神疾患时,可使甲状腺功能正常的患者发生甲状腺功能减退和甲状腺肿。锂可以抑制甲状腺球蛋白水解,从而抑制甲状腺激素的释放。锂还可以抑制 T4 在外周转化为 T3。因此,锂可以用于治疗甲状腺功能亢进。但与其他抗甲状腺药物相比,锂剂并无优点,且易出现副作用如共济失调和嗜睡,故临床上不作为首选的抗甲状腺的药物使用。当患者对硫脲类药物和碘剂过敏时,可给予锂剂,一般用碳酸锂 0.9~1.7g/d(血清锂浓度达0.5~1.0mEq/l)可有效控制甲亢。有人报告锂与硫脲类药物合用比单用硫脲类药物更能有效地降低血清甲状腺激素水平。锂的某些毒性反应与甲亢表现类似,故用药期间应密切监测血清锂水平。

(4)β 受体阻滞剂:是非常有效的甲亢治疗药物,但在绝大多数病例中仅起辅助作用。临床主要用普萘洛尔,10~40mg,3~4 次/日。甲亢的许多症状和体征如心动过速、震颤等,与交感神经系统过度兴奋的表现相似。甲亢患者血儿茶酚胺水平正常,但儿茶酚胺受体增加。β 受体阻滞剂如普萘洛尔等能在 β 肾上腺素受体处竞争性地对抗儿茶酚胺的作用,故可迅速减轻心动过速、震颤等症状,普萘洛尔还具有轻微的抑制 T4 向 T3 转变的作用。普萘洛尔等 β 受体阻滞剂可使甲亢患者的心率减慢,震颤多汗减轻,一般情况改善,但不能使甲状腺功能正常,也不能使突眼、甲状腺肿和杂音减轻,遇到应激情况,仍可发生甲状腺危象。凡有哮喘史、慢性肺疾患、窦性心动过缓、Ⅱ度以上房室传导阻滞、充血性心衰和正接受心肌抑制药物者禁用。

抗甲状腺药物主要用于治疗 Graves 甲状腺功能亢进症,按其作用可归纳 5 类:①在细胞水平干扰甲状腺激素合成的药物:包括丙硫氧嘧啶、甲巯咪唑和卡比马唑。高氯酸盐和硫氰酸盐可竞争性抑制碘的摄取,但由于毒性反应严重,已不用于甲亢治疗;②干扰已形成的甲状腺激素释放的药物,无机碘主要通过此种机制发挥治疗作用。锂剂也有类似作用;③干扰在外周组织中 T4 转化为 T3 的药物:丙硫氧嘧啶具有较弱的此种作用,实际意义可能不大。胺碘苯丙酸等含碘造影剂可以此种方式发挥作用;④干扰甲状腺激素对外周组织作用的药物:

β受体阻滞剂;⑤具有免疫作用的药物:包括甲巯咪唑和丙硫氧嘧啶。对此存在争论,而减少甲状腺激素的合成才是它们最主要的作用。真正的免疫抑制剂不适于常规甲亢治疗。

2. 放射性碘治疗

1941年放射性碘首次作为治疗手段被用于临床,所用的放射性核素是130I。1943年放射性碘被单独使用治疗甲亢患者,1946年始^{131}I用于临床治疗甲亢。1969年首次报告用^{125}I治疗甲亢。目前广泛用于临床的放射性碘是^{131}I,应用^{125}I治疗甲亢仅处于实验性阶段,尚未肯定^{125}I比^{131}I更为优越。

放射性碘进入血液循环后,与无机碘一样被甲状腺大量摄取,其中大部分被迅速有机化和以甲状腺球蛋白的形式贮存于胶质中。^{131}I主要放出射程仅$0.5\sim2mm$的β射线,使甲状腺组织受到破坏,而邻近组织器官受影响很小,在Graves病患者的甲状腺中,^{131}I分布相当均匀,且滤泡的直径短于β射程,故滤泡上皮细胞可均匀一致地受到照射和破坏。甲状腺破坏的程度和速度取决于浓集于甲状腺内的^{131}I的放射量大小。^{131}I还放出穿透力强的高能量的γ射线,它仅占对甲状腺照射量的不足10%。

放射性碘治疗甲亢的主要适应证为:①30岁以上的病情中度的弥漫性甲状腺肿大者;②对抗甲状腺药物过敏、长期治疗无效或停药后复发者;③甲状腺次全切除术后复发者;④有严重并发症而不适宜手术治疗者。禁忌证为:①妊娠或哺乳妇女;②20岁以下者;③有严重或活动性肝、肾疾患或活动性肺结核者;④甲状腺过大有压迫者;⑤重度浸润性突眼者;⑥血白细胞低于$3.0\times10^9/L$或中性低于$1.5\times10^9/L$者。

^{131}I的剂量要适当,般每克甲状腺组织给予$50\sim100\mu Ci$,根据甲状腺估计重量和甲状腺最高吸^{131}I率,按下列公式计算^{131}I剂量:

$$^{131}I剂量(\mu Ci) = \frac{50\sim100\mu Ci/G \times 甲状腺估计重量(G)}{甲状腺最高吸^{131}I率(\%)}$$

上述剂量一般一次口服。若甲状腺肿大明显、症状严重而剂量较大时,可分次口服,即先服总剂量的$1/2\sim2/3$量,间隔$5\sim7$天后再服其余量。

^{131}I治疗前应停用一切含碘药物及含碘较多的食物$2\sim4$周。甲亢病情较重者应在^{131}I治疗前先用抗甲状腺药物(有时加用普萘洛尔)治疗$2\sim3$个月,待病情控制后再给予^{131}I治疗。服^{131}I前$3\sim4$天停用丙硫氧嘧啶,前$4\sim7$天停用甲巯咪唑(普萘洛尔可断续服用)。对育龄女患者应在^{131}I治疗前认真询问月经史,并测血清β-HCG(人绒毛膜促性腺激素)水平,以除外妊娠。

^{131}I治疗甲亢疗效出现较慢,对因病情较重服^{131}I前曾接受抗甲状腺药物治疗者,可在服^{131}I治疗5天后再给予抗甲状腺药物治疗,以暂时控制病情。抗甲状腺药物应根据病情缓解情况和甲状腺激素水平监测逐渐减量至停药,疗程一般为$0.5\sim3$个月。服^{131}I后一般需要经$2\sim3$周以上才开始逐渐出现疗效,症状逐渐减轻,甲状腺明显缩小,突眼也可有不同程度好转。一般约3个月疗效充分达到,病情趋于稳定。但部分患者病情好转缓慢,3个月后病情仍在继续缓解,甚至延至服^{131}I后6个月才达到最充分的疗效。因此,一次服^{131}I后至少应观察半年,确实疗效不理想,才能开始第二次^{131}I治疗。一次服^{131}I后约15%的病例需接受2次治疗,5%的病例需要接受3次治疗,80%的病例甲状腺功能减退者,应及时补充适量的甲状腺片或L-T4。少数学者主张多次给予小剂量^{131}I的治疗方法,以减少放射性碘治疗后甲状腺功能减退的发生率,但未被多数医师接受。

一般用于治疗 Graves 病的^{131}I 剂量为 5～15mCi，而用于治疗甲状腺癌的剂量可高达 100mCi。凡所需剂量 >30mCi 者，应住院治疗；大多数患者所需剂量较小，可在门诊治疗。接受放射性碘治疗后一周内不应与家庭成员密切接触，患者应独睡一床，不能与家人共用餐具和水杯（唾液内含有放射性碘）。如家中有孕妇或儿童，尤应注意隔离。接受^{131}I 治疗后 6 个月内女患者不宜妊娠。

放射性碘治疗甲亢疗效可靠、经济价廉、简便易行、比较安全，近期副作用和并发症主要包括：①^{131}I 治疗后数日可发生甲亢病情加重，此种情况并非少见。主要由于甲状腺滤泡破坏后，其内贮存的甲状腺激素释放入血所致。②甲状腺危象少见，常发生于^{131}I 治疗后的 1～20 天内，患者多大于 40 岁，甲亢多较严重，常有心脏合并证。^{131}I 治疗前给予抗甲状腺药物进行准备性治疗，可减少危象的发生；③放射性甲状腺炎十分少见。表现为甲状腺局部皮肤发红、疼痛及对触诊敏感，疼痛可向耳及下颌放射。可给予止痛剂，严重时应给予激素治疗：④涎腺炎少见，常累及腮腺，多发生于接受较大剂量^{131}I 治疗的患者如甲状腺癌。一般无需治疗，可自行消退；⑤少数患者服^{131}I 一周内可发生轻微反应，表现为乏力、纳呆、恶心、皮肤瘙痒、甲状腺局部胀痛等，数日内可自行缓解。远期并发症包括：①甲状腺功能减退是放射性碘治疗的最主要并发症。国外报告发生率很高，第一年即达 15%～20%，治疗后 20 年高达 70%～80%，国内报告第一年仅为 5% 左右，以后每年增加 1%～2%。不过，甲状腺功能减退也可能是由 Graves 病自然发展而来；②过去曾有^{131}I 致癌及胎儿发育畸形一说。经广泛研究，目前认为^{131}I 治疗不会增加白血病、癌瘤及发育畸形的发病率；③突眼加重仅见于约 5% 的患者，且也不能除外系突眼的自然发展所致；④有发生低血钙、甲状旁腺功能减退或甲状旁腺功能亢进的病例报告，非常少见。发病机制尚不十分明确。

3. 手术治疗

手术是最早用于治疗 Graves 病的方法，至今已有 100 多年的历史，直到 20 世纪 40 年代初期外科手术一直是 Graves 病的唯一疗法。后来由于放射性碘和抗甲状腺药物治疗方法的出现，手术治疗在临床上的应用已大大减少。目前，手术仅是 Graves 病的一个重要的、但不是主要的治疗方法。

甲状腺次全切除术能迅速有效地控制甲亢，但由于可以引起不少并发症，其中有些是比较严重和不可逆的，因此应慎重选择病例。适应证有：①甲状腺肿大严重，尤其有压迫症状者；②妊娠期间使用小剂量抗甲状腺药物不能有效控制病情者（手术应在妊娠中期进行）；③甲状腺有结节者；④拒绝或不适宜^{131}I 治疗或抗甲状腺药物治疗者；⑤异位甲状腺如胸骨后甲状腺肿者；⑥甲状腺肿有可疑恶变迹象者，如腺体内出现结节或迅速增大、颈部淋巴结肿大、声音嘶哑及腺体疼痛等。禁忌证有：①老年人及有较重的心、肝、肾等疾患，一般情况较差者；②有浸润性突眼者；③妊娠早期（前 3 个月）和晚期（后 3 个月）；④病情较轻和甲状腺无明显肿大者。

手术前应常规地进行药物准备，使患者甲状腺功能恢复正常，以防止手术诱发甲状腺危象的发生。一般采用硫脲类药物治疗 8～12 周，待甲亢症状得到控制、甲状腺功能恢复正常后，于手术前 2 周开始加服碘剂，用复方碘溶液或饱和碘化钾溶液，每日 3 次，每次 3～5 滴。加用碘剂可使甲状腺血运减少、腺体缩小，手术中出血减少。但不能在甲状腺功能尚未恢复正常时即加服碘剂，也不能在服用碘剂后停用硫脲类药物。手术后不应再给予上述药物。术前单用碘剂准备疗效不可靠，手术易诱发甲状腺危象，故目前已不被采用。少数学者主张单

用 β 受体阻滞剂作为术前准备,给予口服普萘洛尔每日 4 次,每次 40mg,可在数日内迅速控制症状。但多数学者认为此法不如硫脲类药物准备安全可靠,甲状腺功能不能恢复正常,而且甲状腺次全切除术并非急症手术,无强调快速准备的必要。因此,只有在患者对硫脲类药有不良反应时,才不得已采用,而且最好应与碘剂联合应用作术前准备。手术后还应断续给予普萘洛尔,以防甲状腺危象发生,一周后酌情减、停。

手术理想的结果是既能切除足够多的甲状腺组织以治愈甲亢,又能保留充分的甲状腺组织以预防甲状腺功能减退的发生,但实际上不可能在全部病例中均达到上述目的。手术的疗效与切除(或保留)的甲状腺组织的多少有关。一般而言,甲状腺组织切除得越多(保留得越少),甲亢复发率越低,但甲状腺功能减退的发生率越高,反之亦然。20 世纪 70 年代时甲亢的复发率和甲状腺功能减退发生率平均均为 10% 左右。近年来国外报告术后甲状腺功能减退的发生率逐年增加,甚至高达 50% 左右,同时甲亢的术后复发率极低,甚至近于零。这是由于外科医生的主导思想变化,手术切除甲状腺组织过多所致。他们认为术后发生的甲状腺功能减退易诊断、易治疗,不应视为术后并发症,一旦发生甲状腺功能减退,患者便不会发生甲亢复发,应认为手术成功。甲状腺功能减退多发生于术后一年内,尤其是术后 3 个月内。以后甲状腺功能减退症逐年缓慢增加,但较放射性碘治疗后为低。甲亢复发多发生在术后 1~5 年内,手术后复发的患者不宜再行手术治疗,以采用 ^{131}I 治疗为好。

经认真术前准备的患者一般不发生甲状腺危象,手术死亡率极低,但可发生以下并发症:①术后发生的手术局部出血是一重要并发症,可迅速发生,需及时再次手术止血;②30% 的患者术后发音改变,一部分患者是由于气管插管所致,另一些患者系由于喉返神经麻痹所致。大多为暂时性的,永久性的喉返神经损伤少见;③术后低钙血症和手足搐搦的发生率约 2%。主要由于手术时甲状旁腺或其血供受到损伤,导致暂时性或永久性的甲状旁腺功能减退;另一原因是甲亢时的负钙平衡,骨处于钙饥饿状态,甲状腺手术后,钙迅速大量向骨内转移,导致低血钙。低钙血症多在术后 7 天内发生,一般表现为手足搐搦,严重者可发生喉头痉挛。应给予钙剂和维生素 D 治疗,永久性甲状旁腺功能减退需终身用药,其余病例数日至数周后逐渐缓解。

(六)并发症的治疗

1. Graves 眼病

目前对 Graves 眼病尚无十分满意的治疗方法,治疗只能起到缓解病情、减轻症状、改善功能及美容的作用。如果存在甲亢,应尽快治疗,使甲状腺功能维持正常。在甲亢治疗过程中,应避免发生甲状腺功能减退。尚无证据说明究竟哪一种甲亢治疗方法(抗甲状腺药物、放射性碘、外科手术)对眼病最为安全有益。

轻度眼病一般无需特殊治疗,多数患者随着甲亢的控制,眼部的轻微症状也会得到改善。对较重的眼病应根据患者的具体病情积极进行综合性治疗。应让患者理解治疗将是较长时间的,可在一定程度上改善功能和美容,使患者能保持情绪稳定,积极配合治疗。最近有资料表明吸烟与 Graves 眼病有十分明显的相关性。应告诫患者戒烟。近年有人主张对有严重眼病的甲亢患者,可通过手术或放射性碘治疗切除或破坏全部甲状腺,然后给予甲状腺激素替代治疗,以阻止眼病的进展。但对此存在争论。

(1)一般性治疗:包括睡眠时抬高床头或加高枕头和/或睡前服用利尿剂,以减轻眼部肿胀,尤其是晨起的眼窝周围水肿、眼胀、复视等;用人造眼泪(1% 甲基纤维素滴眼剂)点眼,以避免干燥;外出戴深色眼镜,以减少风尘、阳光的刺激;对眼闭合不良者,睡眠时涂眼膏并带眼罩,以保护眼睛;局部冷敷以减轻水肿和充血。

(2)糖皮质类固醇:是应用最为广泛的治疗方法,适用于严重的2级以上的浸润性突眼。由于其具有抗感染和免疫抑制作用,故可改善软组织肿胀等炎性反应的症状和体征。剂量的大小取决于病情的严重程度,一般口服泼尼松40~120mg/d。对有眼外肌、视神经严重受累者,须用大剂量糖皮质类固醇,以恢复功能和挽救视力。病情控制后,应试行逐渐减量,整个疗程一般需3~6个月,少数患者需1年以上。大剂量的糖皮质类固醇治疗不可避免地要出现副作用,对此应密切观察,必要时应住院治疗。出现副作用后,应采取必要的治疗措施,有时还需减少糖皮质类固醇剂量,甚至改用其他治疗方法。采用此法治疗,停药后有复发趋势。除口服外,糖皮质类固醇也可用于局部注射,如球后注射醋酸甲泼尼龙或氟羟泼尼松龙。

(3)放射治疗:近40年的临床应用证实眶后放射治疗是一种有效的治疗方法,常与糖皮质类固醇联合使用。高电压的放射治疗可杀死局部软组织和眼肌中的淋巴细胞,从而减轻炎症反应和水肿。放射治疗的指征为:①进行性发展的严重浸润性突眼;②糖皮质类固醇治疗失败者;③视神经受累;④作为眼眶减压术的辅助治疗。使用4-MEV线性加速器,总照射量1800~2000rad,分10次在2周内完成照射。一般症状改善始于放射治疗后第6周左右,最大疗效在放射治疗3个月后达到。眶后放射治疗可使约2/3的病例获得明显改善,眼病病程越短者疗效越佳。有些患者在放射治疗的第4~7天出现软组织受累表现加重,这是暂时的,且提示对放射治疗有较好的反应。放射治疗时应注意保护角膜与晶体避免受到照射。放射治疗不能改善眼睑症状和球后脂肪突出,对无眼肌增生肥大的突眼和病程较长的眼肌麻痹无效。

(4)眼眶减压术:眼眶减压术是通过切除一个以上的眼眶壁,加大眼眶内容物的空间,来缓解眶内压力。由于手术只是重建围绕眼球的骨性结构,并未涉及病因或病变,故一般认为仅适用于严重突眼威胁视力而糖皮质激素等疗法失败者。不过近年国外应用有增多趋势,甚至有人提出作为严重眼病的一线治疗。眼眶减压术的方法有多种,各有利弊,目前应用较普遍的是经上颌窦切除眼眶底部及两侧壁,手术效果较好,突眼度可减少5~8mm。上颌窦炎为反指征。

(5)其他治疗:对严重浸润性突眼的其他治疗方法包括:①其他免疫抑制剂如环磷酰胺、硫唑嘌呤等,由于副作用不能常规应用,仅限于少数患者试用;②用换血浆法以去除作为病因的免疫球蛋白和免疫复合物,少数患者已获成功,但尚需进一步研究;③通过甲状腺全切以去除全部抗原,此方法的试用未显示益处,已不被推荐。

2. 甲状腺危象

甲状腺危象为甲状腺功能亢进症的一种少见而极严重的合并症,死亡率高,尤其当诊治被延误时。甲亢危象的诊断主要依据临床表现,甲状腺功能检查无助于诊断,因为发生危象时患者血中的甲状腺激素水平多无明显升高。治疗不应等待甲状腺功能检测结果,一旦临床诊断成立,治疗应立即开始。患者应被安置在危重监护病房,采取综合抢救治疗措施,包括迅速控制恶化的甲状腺毒症、支持疗法和对症治疗,寻找并纠正诱因。

(1)针对甲状腺毒症的治疗:①大剂量的抗甲状腺药物:理论上讲丙硫氧嘧啶优于甲巯咪唑,因为前者不仅阻碍甲状腺激素的合成,而且还干扰T4在外周向T3的转化。剂量为丙硫氧嘧啶每次150~300mg,或甲巯咪唑每次15~30mg,每4~6小时口服一次。病情危重不能口服者,可将药研碎经鼻饲管注入。危象缓解后减量。②碘剂:可迅速有效地抑制甲状腺激素的释放,但它又是合成甲状腺激素的原料,故从理论上讲,应在服用抗甲状腺药后一小时再给予碘剂。但病情紧急时,可与甲状腺药物同时应用。剂量为口服 Lu - gol(复方碘溶液),每次 30~45 滴,每 6 小时一次;或静脉滴注碘化钠,每日 1~3g(1g 碘化钠溶于 500ml 液体中)。近年推荐用胺碘苯丙酸,该药疗效显著,它可阻碍甲状腺激素释放、抑制 T4 在外周向 T3 转化及减少血浆中 FT4 的百分比。剂量为每天口服 1~3g。危象缓解后,3~7 天内停用碘剂。③普萘洛尔、利舍平或胍乙啶:可降低周围组织对甲状腺激素/儿茶酚胺的反应。多数人仍主张首选普萘洛尔,口服每次 20~80mg,每 6 小时一次,或加入 20~40ml 葡萄糖液中缓慢静注,每次 0.5~2mg,每小时一次。普萘洛尔可改善甲状腺毒症引起的心衰,但原有充血性心衰者或有哮喘者,不宜用普萘洛尔。近年利舍平和胍乙啶有取代普萘洛尔的趋势,利舍平肌注或口服每次 1~2mg,每 6 小时一次;胍乙啶 1~2mg/kg/d,分次口服。用普萘洛尔过程中要监测心率,用利舍平或胍乙啶过程中应密切注意血压变化。④换血浆疗法或透析疗法,仅个别病例经采用综合治疗措施抢救 2 天以上无效时,方可考虑用此类方法,以清除血浆中过多的甲状腺激素,缓解危象。换血浆疗法为每次放血 300~500ml,迅速离心,去除血浆,将血细胞悬浮于乳酸盐复方氯化钠溶液中重新输入,可每隔 6 小时重复一次,直至危象缓解。透析疗法为血液透析或腹膜透析法,方法同于对尿毒症患者的透析。

(2)支持疗法和对症治疗:①退热与镇静:以物理降温为主,辅以退热药。禁用阿司匹林类解热药,因阿司匹林能与 TBG 结合,转换出 T3 和 T4,使游离甲状腺激素增多。必要时可给予氢化可的松等肾上腺皮质激素或人工冬眠。对兴奋、躁动、谵妄、抽搐者,应给予镇静剂。首选苯巴比妥钠肌注,它可加速 T3 和 T4 的代谢,使血中甲状腺激素水平降低。也可使用安定肌注或水合氯醛保留灌肠。②肾上腺皮质激素:甲亢时,皮质激素分解加速,应激时机体对皮质激素的需要量又大大增加,故危象时患者多处于肾上腺皮质功能相对不足的状态,加之皮质激素能抑制 T4 在外周向 T3 转化,且具有非特异性的退热、抗毒、抗休克等作用,故一般认为甲状腺危象时,应给予肾上腺皮质激素,剂量为氢化可的松 24 小时内静滴 200~400mg,或地塞米松 24 小时内静滴 10~30mg。病情好转后逐步减量至停用。但国外也有人主张,除非有证据说明患者缺乏肾上腺皮质激素(如同时合并 Addison 病),否则无必要在治疗危象时常规使用皮质激素。③其他治疗:补充水、电解质、葡萄糖、维生素(尤其是 B 族维生素)、ATP 和辅酶 A,抗感染,给氧,纠正心衰及保肝治疗等。

(3)积极治疗和控制诱因及伴发病:如治疗及时,甲状腺危象多数是可逆的,一般于 36~72 小时开始好转,一周左右明显缓解。

3.胫前黏液性水肿

尚缺乏有效治疗方法。全身治疗为给予肾上腺皮质激素(如口服泼尼松)及其他免疫抑制剂(如环磷酰胺、硫唑嘌呤等),局部治疗可试用氢化可的松或透明质酸酶局部注射,倍他米松或氟轻松软膏,夜间局部敷,用加塑胶包扎。一般需长期治疗,疗效不定,且易反复。

(七)Graves 病与妊娠

Graves 病与妊娠并存可见于以下 3 种情况:其一,妊娠前无 Graves 病,妊娠期间发生 Graves 病;其二,妊娠前已存在轻度 Graves 病,但在妊娠期间才首次被诊断出来;其三,妊娠前 Graves 病已被诊断,于治疗过程中妊娠。Graves 病与妊娠并存时,应注意两者间的相互影响,治疗对胎儿的影响及胎儿和新生儿的甲亢。

1. Graves 病对妊娠的影响

（1）包括 Graves 甲亢在内的甲亢女患者，可有月经紊乱、闭经和月经周期为无排卵性，故受孕机会较少。但不太严重的甲亢，尤其是接受治疗病情已控制的甲亢患者，仍可受孕。在妊娠妇女中，甲亢患者占 0.2% ~4% ，其中绝大多数为 Graves 病。

（2）未得到控制的甲亢，可使早产、流产、妊毒症、畸胎及死胎的发生率增高。

（3）Graves 病母亲的胎儿和新生儿可发生 Graves 甲亢。

2. 妊娠对 Graves 病的影响

（1）正常妊娠时，由于各种生理变化，孕妇可有代谢亢进和高动力学循环的症状，如心悸、怕热、多汗等。甲状腺轻度肿大也较常见，除与妊娠时垂体前叶生理性肥大和胎盘分泌 TSH 样物质有关外，还与妊娠期间肾脏清除碘增加，从而使血浆无机碘减少有关。正常妊娠时可有 BMR 升高及 FT3、FT4 增高，后者是由于妊娠时的高雌激素水平造成 TBG 增高所致。总之，正常妊娠时的一些生理变化特点酷似甲亢，故对妊娠妇女作出甲亢的诊断应十分慎重。当孕妇出现超过妊娠生理变化的临床表现，如休息时脉率持续大于 90 次/分、体重下降、甲状腺明显肿大并有杂音、突眼或胫前黏液性水肿等，应疑及甲亢和进行甲状腺功能检测。游离甲状腺激素水平升高是诊断甲亢的主要指标，尤其是 FT4（或 FT4I）增高更有价值，因为妊娠期间 FT4 多有轻度下降的趋势（但不会降至甲状腺激素功能减退的范围）。TSH 水平异常减低、TSH 对 TRH 兴奋反应迟钝，以及甲状腺自身抗体尤其是（TRAb）阳性，是对 Graves 病诊断的有力支持。

（2）一般认为妊娠只加重甲亢患者的心血管负担，而不加重甲状腺毒症本身的病情。在甲亢控制不佳时，妊毒症或分娩可诱发甲状腺危象。妊娠为一免疫相对静止期，妊娠期间免疫反应趋于缓和，各种自身免疫疾病趋于缓解。Graves 病也不例外，妊娠期间 TRAb 水平有下降趋势，病情多减轻和趋于自然缓解，因此所需抗甲状腺药物剂量逐渐减少，甚至停用，此种情况约见于 40% 左右的患者。

3. 妊娠期 Graves 病的治疗

妊娠期 Graves 病的治疗原则是控制甲亢，而非中止妊娠，无特殊指征一般不需人工流产。治疗应兼顾母亲和胎儿，在治疗方案的选择及药物剂量大小等方面，既要使母亲的甲亢基本控制，又要确保胎儿的正常发育。

（1）禁用放射性碘治疗。放射性碘可通过胎盘进入胎儿，而胎儿妊娠 12 周始其甲状腺已有摄碘功能，而且接受放射性碘的能力较成年人大，放射性碘可破坏胎儿甲状腺，造成克汀病。

（2）可采用外科治疗，但非首选。若仅用较小剂量抗甲状腺药物即可控制甲亢，则以继续药物治疗为佳。当所需抗甲状腺药物剂量过大，或出现药物毒性反应时，才考虑外科手术治疗。手术时间以选择在妊娠中期（妊娠 4 ~6 月）最为适宜，但必要时在妊娠期的任何时间均可行甲状腺手术。术前须进行药物准备。一般采用抗甲状腺药物和碘剂（短期），使病情控制、甲状腺功能正常后方可手术。若对抗甲状腺药物有毒性反应，术前可应用普萘洛尔和碘剂作准备，后者仅能给予数日。术后应密切观察有无甲状腺功能减退发生，一旦发生 TSH 升高，即应给予甲状腺片替代治疗。

（3）抗甲状腺药物治疗为首选和最主要的治疗手段。最大的问题是：①抗甲状腺药物可通过胎盘，抑制胎儿甲状腺功能，造成胎儿甲状腺肿和难产，以及克汀病。为此，应采用最小的有效剂量,即能使孕妇甲亢得到基本控制(应考虑妊娠生理改变特点)的最小剂量,一般应为非妊娠患者药物剂量的 1/2～2/3。妊娠前甲亢功能已控制到正常范围者,妊娠后可用小剂量维持;妊娠时甲亢未控制或妊娠期患甲亢者,先用较大剂量(丙硫氧嘧啶不超过 300mg/d、甲巯咪唑不超过 30mg/d,分 3 次口服,每 8 小时一次)4～6 周,控制后迅速减量,直至最小维持剂量。部分患者在妊娠最后 1～2 个月可停药。丙硫氧嘧啶不超过 100mg/d、甲巯咪唑不超过 10mg/d,极少造成胎儿甲状腺肿。抗甲状腺药物治疗过程中,应每 4～6 周检测一次甲状腺功能,注意避免发生甲状腺功能减退。对联合应用甲状腺激素制剂防止胎儿甲状腺肿,目前尚存在争论。一些人认为甲状腺激素难以通过胎盘,给予外源性甲状腺激素仅能使母亲受益,而对胎儿无保护作用;另一些人主张联合应用甲状腺激素制剂,认为尽管通过胎盘的甲状腺激素很少,但已足以预防胎儿甲状腺肿和克汀病。②在抗甲状腺药物中,丙硫氧嘧啶通过胎盘最少,且无致畸之嫌,故为首选;一般认为甲巯咪唑可致先天性皮肤发育不全,但也有资料显示甲巯咪唑并无致畸作用。③过去曾有人主张妊娠时应慎用普萘洛尔等 β 受体阻滞剂,认为普萘洛尔可导致小胎盘、胎儿生长延迟和不耐受缺氧、新生儿心动过缓和低血糖、增加子宫活动和延迟宫颈扩张。但这种意见未被多数人接受。一般认为对妊娠期的甲亢治疗,使用普萘洛尔等 β 受体阻滞剂是安全和必要的。尤其妊娠后 3 个月为胎脑发育关键时期,应尽可能减少甲状腺药物剂量,若小剂量不能很好控制病情时,应加用 β 受体阻滞剂。在症状显著的病例可用普萘洛尔 20～40mg,2～4 次/日,或阿替洛尔 50～100mg/d,甲亢控制后减量,如有可能最终停用。④碘剂可通过胎盘,抑制胎儿甲状腺功能,造成胎儿甲状腺肿,故应避免使用。但抢救危象或术前准备时仍需应用,但要短期应用、快速准备。

4. Graves 病患者的分娩与哺乳

(1)分娩方式与一般产科处理原则相同。对孕期用抗甲状腺药物治疗者,要注意胎头姿势,有无额先露和头盆不称。注意防治甲状腺危象。

(2)过去多认为凡用抗甲状腺药物治疗者,产后不能哺乳。因为该类药物可通过乳汁分泌,造成婴儿甲状腺功能减退。但现在不少人提出应对这种传统认识重新评价。许多资料表明,抗甲状腺药物进入乳汁的量极少(如丙硫氧嘧啶 24 小时排入乳汁的量仅是用药量的 0.077%),若抗甲状腺药物用量不大(如丙硫氧嘧啶不超过 150mg/d 或甲巯咪唑不超过 15mg/d),则不会影响婴儿的甲状腺功能,故可以哺乳。

5. 新生儿 Graves 病

1910 年首次报告,发病率不高,约占 Graves 病孕妇新生儿的 1%～1.4%。男女两性发病率相似。

(1)发病机制为 Graves 病孕妇循环中高水平的 TRAb 通过胎盘作用于胎儿甲状腺所致。具有浸润性突眼和胫前黏液性水肿者,其 TRAb 水平较高,故新生儿患 Graves 病的危险性增加。也有个别新生儿 Graves 病病例的母亲,过去曾患过 Graves 病,但现在是甲状腺功能减退,并需用甲状腺激素制剂替代治疗。

(2)对无论是现在还是既往患 Graves 病的母亲,均应警惕其新生儿患 Graves 病的可能。若分娩前胎儿生长发育落后于胎龄及无原因可解释的胎心率持续大于 160 次/分,则应疑及该病的诊断。病儿出生时一般均有甲亢表现,但若母亲的抗甲状腺药物治疗一直延续至分娩时,患儿出生后数小时至数日内可无明显异常。为此,应密切观察新生儿,及时发现迟发的新生儿 Graves 病。诊断主要依据临床表现:病儿出生体重低、易激惹、皮肤潮红、心动过速、心律失常、心衰、易饥多食、腹泻、多汗、体重不增或反而减低,多有甲状腺肿大和轻度眼病。甲状腺功能和 TRAb 测定可证实和确立诊断,但治疗不应等待实验室检查结果。

（3）治疗主要为抗甲状腺药物加碘剂,剂量为每日丙硫氧嘧啶 5mg/kg 体重,或甲巯咪唑 0.5mg/kg 体重,分 3 次口服;甲状腺疾病中西医诊疗学 Lugol 氏液 1 滴,每日 3 次。如经上述两药治疗心率仍快,可再加用普萘洛尔 2~4mg/d,分 3 次口服。新生儿 Graves 病十分严重,要求迅速控制病情。如甲状腺肿大明显,出现气管阻塞,应立即气管切开。

（4）绝大多数的新生儿 Graves 病是暂时性的,一般出生后 3~12 周,随着来自母亲的 TRAb 被婴儿循环清除掉,该病缓解。

（八）甲状腺功能正常的 Graves 病

甲状腺功能正常的 Graves 病系指临床上无甲亢表现,血清 TRAb 阳性及可能具有自身免疫性甲状腺疾病的其他体征(如 Graves 眼病)的患者。一些甲状腺功能正常的 Graves 病患者可无明显的眼征。患者的血清甲状腺激素水平正常,但 TRH 兴奋试验时 TSH 反应减低,抑制试验时甲状腺摄碘率不能被抑制。甲状腺功能正常的 Graves 病应注意与处于甲亢缓解期的 Graves 病相区别,除认真询问病史外,TRH 兴奋试验的 T3 抑制试验有助于区分,前者的这些检查结果异常,而后者正常。具有突眼甲状腺功能正常的 Graves 病,还需与眶内肿瘤等其他原因所致突眼相区别,必要时应作头颅 CT 或 MRI(磁共振显像)。甲状腺功能正常的 Graves 病患者可一直保持甲状腺功能正常,也可发展为甲亢,或甚至于甲状腺功能减退。

（九）T3 型甲亢和 T4 型甲亢

1. T3 型甲亢

大多数甲亢患者 T3 的增加比 T4 明显。其原因可能是甲状腺功能分泌 T3 增加为主,或是 T4 在外周过多地转变为 T3,以前者的可能性最大。作为一个极端的例子,甲状腺仅分泌 T3 增加,由此而造成的甲亢即为 T3 型甲亢。T3 型甲亢可以是一般甲亢的前驱表现,最终发展为 T3、T4 皆升高,但也可始终以 T3 型甲亢的形式持续存在。T3 型甲亢除可见于 Graves 病外,还可发生于毒性多结节性甲状腺肿及毒性甲状腺瘤。T3 型甲亢的确切发病率不明,但多发生于缺碘地区以及年龄较大的甲亢患者。T3 型甲亢的诊断包括甲亢临床表现,血清 T4、FT4 或 FT4I 正常或减少,T3、FT3 增高及血清 TSH 水平被抑制。甲状腺肿大及甲状腺摄 [131] I 率正常或增高,可除外服用 T3 所造成的甲亢。与一般甲亢相比,T3 型甲亢经抗甲状腺药物治疗后,更有可能获得长期缓解。

2. T4 型甲亢

指血清 T4 和 FT4I 水平增高,但血清 T3 水平正常或减低的甲亢。T4 型甲亢多见于两种情况。一是碘甲亢。约 1/3 的碘甲亢患者血清 T3 水平正常,可能是由于高碘导致的甲状腺激素合成或分泌增多,是高 T4/T3 比值的;二是伴有严重并发症的甲亢,包括 Graves 病。此种情况时 T4 在外周转变为 T3 减少或缺如,血清 T3 主要或全部来自甲状腺的分泌,故尽管血清 T4 增高,但 T3 水平正常或减低。血清 γT3 水平增高,且常非常显著。随着并发症的恢复,血清 γT3 水平下降,而 T3 水平上升全甲亢范围。T4 型甲亢应与甲功正常的人患了其他严重疾病后所发生的低 T3 综合征相区别。后者虽然也可出现血清 T3 水平降低和 T4 升高,但血清 TSH 水平却不似甲亢那样减低。

二、毒性多结节性甲状腺肿

毒性多结节性甲状腺肿是一种在多节性甲状腺肿基础上发生的甲亢,发生甲亢前多结节性甲状腺肿常已存在多年。它是一种疾病,或是一个或多个致病因素导致的一种临床表现,尚不能肯定。应注意避免使用毒性结节性甲状腺肿一词,因为它包括毒性多结节性甲状腺肿和毒性甲状腺腺瘤两者。

(一)临床表现

本病是从非毒性多结节性甲状腺肿发展而来,但它在非毒性多结节性甲状腺肿中的确切发病率不明。它常发生于已有多结节性甲状腺肿多年的 50 岁以上的患者,女性数倍于男性。其临床表现与 Graves 病稍不同。本病大多起病较缓慢,病情较轻,常呈淡漠型甲亢。少数患者因服用碘剂而突然发生甲亢。可能由于患者年龄较大,心血管症状常见而突出,包括心动过速、房颤,可有心力衰竭,对地戈辛治疗反应欠佳。部分患者可有消瘦、多汗、颤抖。神经精神症状少见,但可有明显的情绪不稳定。乏力和肌肉消瘦较常见。甲状腺肿大多严重,常向胸骨后延伸,往往造成压迫症状,甲状腺可触及多个结节。患者无突眼,无胫前黏液性水肿。若患者有浸润性突眼,应考虑 Graves 病的发生。

(二)实验室检查

与 Graves 病相比,毒性多结节性甲状腺肿所造成的甲状腺激素分泌过多程度常较轻微,血清甲状腺激素水平仅轻度增高,尤其血清 T4 可为正常高限。甲状腺摄^{131}I 率增加不明显,甚至正常。T3 抑制试验或 TRH 兴奋试验的异常,有助于与非毒性多结节性甲状腺肿区别。血清 TRAb 阴性,但可有低滴度的 TGAb 和 TMAb。甲状腺^{131}I 扫描可见放射性碘呈不均匀的弥漫性分布,或集中于数个散在的结节上,结节外甲状腺组织吸碘功能受抑制。

(三)治疗

毒性多结节性甲状腺肿的治疗比较困难,虽然抗甲状腺药物、甲状腺次全切除术和放射性碘治疗均可酌情选用,但对大多数患者应选择放射性治疗。本病不能自动缓解,如用抗甲状腺药物治疗,需长期服用而不能停药。手术治疗复发率高,且因患者年老体弱而受限,但如甲状腺过大有局部压迫症状,则需手术治疗。术前准备采用抗甲状腺药物,慎用碘剂,以免可能加重甲亢。由于甲状腺体积较大,对^{131}I 摄取率无明显增加,故所需放射性碘剂量比治疗 Graves 病时所采用的剂量大,一次放射性碘治疗很难使所有结节全部破坏,所以常需多次重复放射性碘治疗。放射性碘治疗前应予以抗甲状腺药物治疗,使患者达到正常代谢状态。放射性碘治疗前 3~5 天停用抗甲状腺药物,放射性碘治疗后 7 天恢复抗甲状腺药物治疗,经 6~8 周后逐渐减量至停药。如甲亢复发,再给予第 2 个疗程。

三、毒性甲状腺腺瘤

该病少见。通常为单一高功能腺瘤,偶尔为 2 个或更多具有相似特点的腺瘤。毒性甲状腺腺瘤不同于毒性多结节性甲状腺肿中的腺瘤样高功能区域,毒性腺瘤以外的甲状腺组织早期是正常的。毒性甲状腺腺瘤系滤泡性腺瘤,病因不明。该腺瘤功能自主,不受 TSH 调控,血中也不存在异常的甲状腺刺激物。自然过程缓慢,腺瘤逐渐增大,功能逐渐增高,历时多年方出现甲亢。早期仅为小结节,功能稍高,结节外的甲状腺组织功能基本正常。甲状腺^{131}I 扫描显示结节吸碘较其他部位稍增加。T3 抑制试验时,周围组织吸碘功能受抑制,而结节吸碘不受抑制。以后结节渐增大,功能渐增高,结节外甲状腺组织的功能所受抑制渐明显。最后,结节外甲状腺组织萎缩,功能完全被抑制。此时甲状腺^{131}I 扫描显示,仅腺瘤具有吸碘功能,呈"热结节"。一些毒性甲状腺腺瘤除分泌甲状腺激素外,甲状腺疾病还分泌碘化蛋白,致使血清蛋白结合碘与 T4 不成比例。一些毒性甲状腺腺瘤引起 T3 型甲亢。

（一）临床表现

发病年龄较毒性多结节性甲状腺肿为早,多为 30 ~ 50 岁。起病缓慢,患者常有存在多年、逐渐增大的颈部肿块史,若肿瘤直径小于 2.5 ~ 3cm,很少引起甲亢。肿瘤偶尔可发生内部出血、坏死和钙化,导致甲亢缓解,肿瘤外的组织功能恢复。甲状腺腺瘤造成的甲亢较 Graves 病轻,无浸润性突眼和严重肌病,但心血管表现常突出。甲状腺检查可触及一圆形或卵圆形的结节,表面光滑、质地坚实,边界清楚,随吞咽移动。结节以外的甲状腺部分摸不到,甲状腺部位无血管杂音。

（二）实验室检查

该病所处的阶段不同,其实验室检查结果也不同。在早期,血中甲状腺激素水平多正常,但血清 TSH 可受到轻度抑制。以后,血清 TSH 受到较大程度的抑制,甲状腺扫描可见[131]I 浓集于可触及的结节处。随着结节增大,明显的甲亢发生,血清 T4、T3 浓度增高,有时反 T3 增高,当结节较小时,甲状腺吸[131]I 率可正常,但不能被外源性 T3 所正常地抑制。而结节外的甲状腺组织能被外源性 T3 抑制。

（三）治疗

虽然高功能的甲状腺腺瘤最终多造成甲亢,但病程进度可相当缓慢,故对无症状患者的治疗应根据个人情况而定。对已发生甲亢者,应给予治疗。治疗方法有手术和放射性碘治疗两种。一般认为首选者为手术治疗,尤其是对症状较明显的大肿瘤或年龄小于 20 岁的患者。术前准备不必给予碘剂,因为甲状腺并无 Graves 病那样的弥漫性血供增加。若甲亢明显,术前应给予抗甲状腺药物,使代谢状态恢复正常。腺瘤较小(<5cm)或 40 岁以上的患者,可选择放射性碘治疗,[131]I 剂量比治疗 Graves 病的剂量为大。由于 TSH 分泌受抑制,腺瘤周围的甲状腺组织很少摄取放射性碘。一般服[131]I 后 3 个月,甲亢症状消失,肿瘤缩小。放射性碘治疗后应注意随访,有人报告 8 年后甲状腺功能减退的发生率达 36%,另有 54% 的患者结节仍可触及。

四、亚急性甲状腺炎

又称肉芽肿性甲状腺炎或巨细胞性甲状腺炎。病因与甲状腺的病毒感染有关,该病常见于上呼吸道感染后。虽然在亚急性甲状腺炎活动期存在甲状腺自身免疫的证据,但该病经数周或数月后自动缓解,仅极少数病例进展为永久性甲状腺功能减退。该病不常见,但轻型病例有可能被误诊或漏诊。女性较男性多见,以 40 ~ 60 岁发病率较高。

亚急性甲状腺炎的主要病理改变是滤泡上皮细胞破坏,滤泡破裂和胶质外溢。随着胶质内甲状腺球蛋白逸入间质、进入血液循环,血清 T4 和 T3 浓度增高,患者常常出现甲亢临床表现。由于血清甲状腺激素水平升高、TSH 分泌受抑制,加上滤泡上皮细胞的破坏,患者的甲状腺功能实际上是减退的,[131]I 摄取率减低,新合成的甲状腺激素减少。当以前被合成的贮存在滤泡胶质中的甲状腺激素释放耗竭后,血清 T4 和 T3 浓度减低,有时造成甲状腺功能减退,同时血清 TSH 水平升高。急性活动期过后,[131]I 摄取率恢复正常,甚至可有一段时间高于正常范围。最后,甲状腺激素的合成和分泌、血清 T4 和 T3 浓度均恢复正常,血清 TSH 浓度也降至正常范围。

该病的临床表现、实验室检查及治疗等详见本书甲状腺炎一章。

五、无痛性甲状腺炎和产后甲状腺炎

无痛性甲状腺炎又称静息性甲状腺炎(Silent Thyroiditis),病因与自身免疫有关,被认为是桥本甲状腺炎的一种变异型。其病理改变与淋巴细胞性甲状腺炎相似(有淋巴细胞浸润,但不严重),而与亚急性甲状腺炎不同(无巨细胞和肉芽肿改变)。无痛性或静息性甲状腺炎这一名称不能将本病与无痛变异型亚急性甲状腺炎明确区分,故有人建议使用"具有暂时性甲状腺毒症的慢性甲状腺炎"一词命名本病,近十年本病发病率增高,有人报告高达20%的甲亢新病例是由无痛性甲状腺炎所致。

无痛性甲状腺炎患者中女性与男性比为2:1,低于桥本甲状腺炎。自然病程类似于亚急性甲状腺炎。第一阶段为甲状腺毒症阶段,其特点是突然发病,甲亢临床表现较轻。甲状腺部位无疼痛和压痛,仅少数患者有甲状腺肿大,且程度较轻,也无甲状腺结节。没有发热、乏力等全身症状。血清T4和T3浓度增高,甲状腺^{131}I摄取率减低,血沉和白细胞正常。采用敏感方法检测TMAb,几乎全部患者均阳性;但用一般检测方法,仅能在约半数的患者中发现抗甲状腺抗体。此阶段持续0.5~4个月,平均2个月,甲状腺毒症自然缓解。然后,约1/2的患者进入甲状腺功能正常阶段,另外1/2的患者经历甲状腺功能减退阶段,约2~9个月,最终大多数患者甲状腺功能恢复正常,仅5%的患者成为永久性甲状腺功能减退。本病有复发倾向,甲状腺功能恢复正常后数月至数年,甲状腺毒症可复发,有些患者可多次复发。

无痛性甲状腺炎与Graves病的区别是前者吸^{131}I率减低、无突眼和胫前黏液性水肿。与人为甲亢的区别是本症血清甲状腺球蛋白增多;与亚急性甲状腺炎的区别是本病无甲状腺痛、无全身症状、活检显示甲状腺的组织病理学改变不同。

无痛性甲状腺炎是一种自限性疾病,不应手术治疗。在甲状腺毒症阶段,可给予普萘洛尔及镇静、止痛药以缓解症状,酌情给予泼尼松可缩短甲状腺毒症持续的时间。甲状腺功能减退阶段若病情较重,或发展成永久性甲状腺功能减退,应给予甲状腺片治疗。

产后甲状腺炎综合征的病因、自然病程、临床表现及病理学改变均与无痛性甲状腺炎相同。暂时性甲状腺毒症常于产后8个月内发生,多经过一历时数月的甲状腺功能减退阶段,最后甲状腺功能恢复正常。少数患者甲状腺毒症阶段不明显,而仅以甲状腺功能减退为主要临床表现。日本的一个报告显示,在500名产后妇女中,本综合征发生率均为5%,其中约50%的患者仅表现为暂时性甲状腺毒症,25%的患者仅有暂时性甲状腺功能减退表现,其余患者先后经历这两个阶段。产后甲状腺炎综合征易复发,复发常发生于下次分娩后,也可发生在两次妊娠之间。产后甲状腺炎综合征患者的TMAb为阳性,但滴度一般较低。有Graves病患者产后发生该综合征的报道。该病之所以发生于产后,可能系妊娠期间受抑制的免疫活性在产后发生反跳之故。临床上应注意对有甲状腺功能异常临床表现的产后妇女进行甲状腺功能检查,以免被误认为精神因素所致或其他疾患。对患过产后甲状腺炎或与妊娠无关的一过性甲状腺毒症的生育年龄妇女,更应警惕产后甲状腺炎的发生。

六、碘性甲状腺功能亢进

碘性甲状腺功能亢进简称碘甲亢,又名碘性巴塞多氏病(Jodbasedow)。碘是能造成甲亢的唯一一种非激素物质。

地方性碘缺乏性甲状腺肿患者补充碘后,甲状腺激素产生过多,可导致碘甲亢。过去推

测是由于碘缺乏致甲状腺激素合成不足,TSH 代偿性分泌过多,补充碘后在 TSH 兴奋下,甲状腺激素合成、分泌过多。但按此假说,甲亢应为暂时性的而非持久性的,故不能圆满解释。实际上缺碘性甲状腺肿患者中仅有一小部分易发生碘甲亢,常见于两种情况,一种是结节性甲状腺肿内存在有自主功能区域,多为老年人,不存在类似于 Graves 病时所发现的异常甲状腺刺激物。另一种是具有弥漫性甲状腺肿的年轻人,患者的 TSI 阳性。以上这两种情况均为甲状腺功能不依赖 TSH 兴奋。

非缺碘地区也可发生碘甲亢。在碘摄入不太充足,但又无明显缺乏的地区,若患者有未被识别的自主性甲状腺结节,碘摄入的轻度增加即可引起甲亢。在碘摄入非常充裕的地区,大量碘的摄入也可造成甲亢。当给结节性甲状腺肿患者药理剂量的碘时(如胺碘酮等含碘药物或 X 线造影剂),应警惕引起碘甲亢的可能性。由于结节性甲状腺肿多见于老年人,故碘甲亢的发生有可能引起严重后果。

一般来说,碘甲亢仅发生在甲状腺功能不受 TSH 正常调控者。但甲状腺功能正常及垂体–甲状腺轴调节正常的人也可发生碘甲亢,机制不明。

患者血清总 T4 和 F T4 水平升高,T3 水平可升高或正常。患者摄入大量碘的证据是甲状腺^{131}I 摄取率降低,尿碘排泄大大增加。碘甲亢的临床表现类似于 Graves 病,但无突眼,甲状腺无血管杂音。由于甲状腺内大量贮存碘,停碘后 3 个月甲亢才有可能缓解。此期间内可用普萘洛尔控制症状。抗甲状腺药物也可应用,但由于甲状腺内已贮存大量碘,故患者对抗甲状腺药物治疗相对抵抗。^{131}I 治疗不能用于碘甲亢。必要时可手术切除功能亢进的结节。

七、TSH 高分泌所致甲亢

TSH 分泌过多所造成的甲亢很少见,TSH 分泌过多可以由于存在垂体 TSH 分泌腺瘤,也可以由于继发性的 TSH 不适当高分泌。后者见于:①仅垂体对甲状腺激素抵抗;②TRH 分泌过多;③TSH 分泌的反馈控制阈值升高(可能是①和②导致的结果)。TSH 分泌过多所造成的甲亢,病情可轻可重,一般都有弥漫性甲状腺肿大。患者无自家免疫性甲状腺疾病的特点。在所有造成甲状腺毒症的疾病中,仅本病的血清 TSH 浓度不受同时增高的甲状腺激素的抑制。如为垂体 TSH 分泌瘤,患者可有蝶鞍扩大和视野缺损等垂体占位性病变的表现,血清 TSH 游离。亚单位浓度升高,TRH 兴奋试验时血清 TSH 浓度不增加。如为非肿瘤性垂体 TSH 高分泌,血清 α 亚单位浓度不高,TRH 兴奋试验时 TSH 反应一般正常。如给予非常大剂量的甲状腺激素,部分患者 TSH 分泌可受抑制,不过这会加重甲状腺毒症。切除甲状腺当然可以控制甲亢,但血清 TSH 水平可能会进一步升高,令人担心的为是否最终会造成分泌 TSH 的垂体肿瘤发生。溴隐亭对抑制 TSH 分泌有一定疗效,可使患者的甲亢缓解。生长抑素类似物可抑制 TSH 分泌,已用于临床。对垂体 TSH 分泌瘤的治疗,主要为手术切除肿瘤。已有使用 3,5,3'–三碘甲腺乙酸治疗本病的报道。

八、滋养层肿瘤所致甲亢

滋养层肿瘤如葡萄胎、绒毛膜癌及睾丸胚胎瘤可伴发甲亢。这些肿瘤合成、分泌大量具有一定 TSH 活性样的物质,兴奋甲状腺功能,造成甲亢。这种物质可能是绒毛膜促性腺激素,也可能是与绒毛膜促性腺激素密切相关的蛋白。患者大多只有甲亢的实验室证据,而无明显的临床表现;少数患者既有甲亢的实验室证据,也有明显的临床表现。患者的血清 FT4

和/或 FT3 浓度增加,而 TSH 浓度受抑制。临床与实验室指标不一致的原因尚不清楚,有人认为是由于外周组织对甲状腺激素的敏感性降低,有人假设可能上述肿瘤同时还分泌某种能对抗甲状腺激素的物质,还有人推测可能是由于甲状腺激素过多所持续的时间相对较短。治疗主要是针对滋养层疾病,随着滋养层疾病的有效治疗,伴发的甲亢消失。对患有甲亢的年轻妇女,应注意是否由葡萄胎妊娠所致的可能性。

九、卵巢甲状腺肿所致甲亢

约 30% 的卵巢畸胎瘤和皮样囊肿含有甲状腺组织,通常无临床意义。当这些肿瘤以含甲状腺组织为主,或全部为甲状腺组织组成时,则称为卵巢甲状腺肿。少数卵巢甲状腺肿可引起甲状腺毒症。卵巢甲状腺肿患者常有腹水和/或胸水(不表示肿瘤为恶性),若甲亢患者有腹水和/或胸水,以及一个可触及的卵巢肿块(卵巢甲状腺肿大多为一侧性),则应考虑该病诊断的可能性。大多数患卵巢甲状腺肿和甲亢的患者同时有颈部甲状腺肿,后者为多结节性或弥漫性肿大。甲亢系由卵巢甲状腺肿与颈部甲状腺肿(毒性多结节性甲状腺肿或 Graves 病)共同造成。仅当卵巢甲状腺形成一自主性功能的腺瘤时,才可单独造成甲状腺毒症。骨盆的放射性碘扫描或卵巢的放射性碘摄取率测定,可确立诊断。治疗主要为手术切除卵巢肿瘤。

十、转移性甲状腺癌

绝大多数甲状腺癌的功能低于正常甲状腺组织,故原发性甲状腺癌引起甲亢十分罕见。但是甲状腺癌的转移病灶可以引起甲状腺毒症,临床上可见少数具有转移的甲状腺癌患者出现甲亢症状,无甲状腺肿大和突眼。血清 T4 和 T3 浓度增高,有时单纯 T3 浓度增高,血清甲状腺球蛋白水平升高。能引起甲状腺毒症的转移性甲状腺癌一般多为滤泡状癌。甲状腺癌必须广泛转移,癌组织多到足以分泌较多的甲状腺激素,才能造成甲状腺毒症,因为癌肿组织合成、分泌甲状腺激素的功能并非特别亢进。患者一般都有甲状腺癌的病史,转移病灶常见于肺和骨。确诊依赖于放射性同位素碘的全身扫描,扫描显示肺和骨上有高摄[131]I 能力的病灶。治疗包括暂时给予抗甲状腺药物和 β - 受体阻断剂,以及放射性碘治疗。大剂量[131]I 治疗对破坏甲状腺癌转移病灶和控制甲状腺毒症疗效较好,但常造成治疗后肺纤维化。

十一、人为的甲状腺毒症

是由于长期摄入过多的甲状腺激素所造成的甲状腺毒症。在国外,人为的甲状腺毒症并不少见。患者多为女性,常有潜在的精神、心理疾患,情绪不稳定,过度忧虑和害怕肥胖。患者知道自己在服用甲状腺素制剂,但坚决否认。患者有典型的有时甚至是严重的甲状腺毒症临床表现,甲状腺萎缩变小,无浸润性突眼,但可有凝视、向下看时上睑的下垂落后于眼球等单纯性突眼的体征。甲状腺[131]I 摄取率明显减低,但给予 TSH 后可增高。血清 T3 水平升高,T4 水平一般升高,但若所服甲状腺素制剂为 T3 时,血清 T4 水平降低。血清甲状腺球蛋白浓度减低(而不是增高),提示甲状腺毒症系外源甲状腺激素所致,患者不存在甲状腺疾病的证据。治疗方法为停用甲状腺素制剂并给予精神、心理治疗。

(王双双)

第二节　甲状腺功能减退症

甲状腺功能减退症简称甲减,系由甲状腺激素合成、分泌或生物效应不足所致的全身性的内分泌病。

本病按传统分为原发性甲减与继发性甲减。原发性甲减系指病变在甲状腺本身,继发性甲减指病变不在甲状腺,而在垂体或下丘脑,也称中枢性甲减。

根据病变部位不同可分为:①原发性甲减,如甲状腺先天异常,甲状腺自身免疫性疾病、缺碘、甲状腺手术或放射治疗等造成的甲状腺功能减退。②垂体性甲减:垂体肿瘤、垂体手术或放疗后、席汉氏综合征、原因不明性等垂体疾病造成的甲状腺功能减退。③下丘脑性甲减:肿瘤、慢性炎症或肉芽肿、放疗后等造成的甲状腺功能减退。④周围性甲减,又称受体性甲减,系周围组织对甲状腺激素作用不敏感所致。

根据起病年龄可分为3型:①呆小症(克汀病),功能减退始于胎儿或新生儿。又分地方性克汀病及散在性克汀病。②幼年型甲减,功能减退始于性发育前儿童。③成年型甲减,功能减退始于成人。各型后期病情严重时均可表现为黏液性水肿。

根据病因可分为:①先天性甲减,指甲状腺先天发育异常或先天性甲状腺激素生成障碍,以及机体对甲状腺激素的先天性抗拒等原因引起的甲减。②后天性甲减,由于各种后天原因造成甲状腺功能不足。③特发性甲减,可能是自身免疫性疾病的一种。

根据欧、美、日本、加拿大等国家的资料,先天性甲减经新生儿血清筛选,其发病率约为$1/(3000 \sim 5000)$。根据美国、芬兰、新西兰等国非缺碘地区的显性甲减的统计为$0.6\% \sim 0.8\%$,其中因医源性造成甲状腺破坏(^{131}I治疗或手术切除)的占$1/3$。在这些国家中妇女每年自发性甲减发病率高达2‰。有人在945例内科患者中经TSH测定,发现亚临床型甲减为3.1%,轻型或显性甲减占1.37%,本病最常见于妇女,男、女的发病比例为1∶10,虽然本病可发生于任何年龄,而成人甲减绝大多数患者在$30 \sim 60$岁之间,原发性甲减占绝大多数,继发性甲减罕见。

本节除缺碘所致地方性甲状腺肿、地方性克汀病的甲减外,将甲状腺功能减退症有关内容介绍如下。

一、病因病理

(1)自身免疫性甲状腺炎:桥本病等自身免疫性甲状腺疾病。存在甲状腺组织的淋巴细胞浸润,血液循环中可测出抗甲状腺自身抗体,有细胞免疫的异常改变。免疫反应造成甲状腺组织的广泛破坏,以及甲状腺抑制性抗体占优势时,甲状腺失去了正常的分泌功能,表现甲状腺功能减退。

(2)甲状腺手术或放射性破坏:甲状腺的储备功能较强,破坏95%以上时才出现功能低下。Graves病的甲状腺次全切除后可继发甲状腺功能减退。甲减的发生除与甲状腺组织切除过多有关外,还与甲状腺组织淋巴细胞浸润程度以及血液中甲状腺自身抗体滴度有显著关系。

Graves病放射性碘治疗后亦可继发甲减,甲减发生率与^{131}碘剂量、甲状腺淋巴细胞浸润及血液循环中甲状腺自身抗体的水平均有显著相关性。颈部恶性肿瘤的外照射,有时亦可导致甲减。

(3)生甲状腺肿物质:生甲状腺肿物质可抑制甲状腺激素的合成造成甲减。生甲状腺肿物质较多,一般可分为药用化学品(如硫脲嘧啶、碘剂、过氯酸盐、硫氰酸盐等)、食用植物(如洋白菜、大豆制品、木薯等),以及微量元素(如氟、锂等),其中最常见的为 Graves 病使用抗甲状腺药物治疗过程中,由于药物剂量使用过大或时间过长,以致药物性甲减。

(4)亚急性甲状腺炎或其他甲状腺疾病:少数亚急性甲状腺炎亦可出现甲状腺功能减退。慢性纤维性甲状腺炎可引起甲减,但本病罕见;甲状腺恶性肿瘤、甲状腺转移癌、甲状腺结节等均可造成甲状腺组织的广泛破坏,而发生甲减。

(5)外周组织对甲状腺激素无反应:患者血浆甲状腺激素显著升高,但无结合蛋白异常,临床上无甲亢的临床表现,反而呈甲状腺功能正常或甲减,是由于靶器官对甲状腺激素无反应所致,其机制可能是甲状腺激素转运入细胞的过程缺陷,或是与细胞内的核受体的结合障碍。

(6)中枢性甲减:指下丘脑性和垂体性甲减。当垂体肿瘤、炎症、坏死、出血等所造成的全垂体或部分垂体功能低下时,常引起垂体前叶 TSH 分泌减少,使甲状腺功能活动障碍,形成甲减。

(7)甲状腺发育异常:这是先天性甲减的主要原因,甲状腺发育异常包括甲状腺不发育、发育不良和甲状腺原基不下降,甲状腺原基不下降和下降不良形成的异位甲状腺,均存在甲状腺发育不良。其发病机制尚未明确,可能与出生前母体供给甲状腺激素有关;亦有人认为母体存在甲状腺自身抗体和甲状腺组织细胞毒因子有关。

(8)患者甲状腺发育正常,但由于甲状腺激素合成的某一步骤发生障碍,造成甲状腺激素合成、分泌缺乏或不足,而形成甲减。本病属遗传性疾病,多见于近亲结婚的后代,常呈家族集中性。约占先天性甲减的 25% ～30%。

(9)甲状腺激素的转运缺陷:甲状腺激素在血液中绝大部分与蛋白质结合。起贮存和转运作用。当与甲状腺结合的蛋白质增多时,发挥生理作用的游离甲状腺激素减少,患者多数甲状腺功能虽属正常。但也可呈甲状腺功能减退,如先天性 TBG 过多症,患者 TBG 结合能力显著增高,常伴甲减。

(三)病理变化

1.甲状腺

原发性甲减患者,甲状腺多萎缩,滤泡萎缩,上皮细胞扁平,胶质很少;间质可有淋巴细胞和浆细胞浸润及广泛的纤维化。抗甲状腺药物所致者,甲状腺多增大,滤泡上皮增生,胶质减少。继发性甲状腺功能减退者,甲状腺缩小,滤泡萎缩,上皮细胞扁平,腔内充满胶质。

2.垂体

原发性甲减患者的垂体前叶增大,甚至呈结节样增生,这是由于甲状腺激素分泌减少以后,反馈至垂体体前叶,过多的分泌 TSH 所致。有时可发生腺瘤,蝶鞍亦稍增大。垂体性甲减患者垂体萎缩或有肿瘤或肉芽肿等病变。

3.黏液水肿

含有透明质酸,粘蛋白、粘多糖的液体在组织内浸润。皮下浸润致使皮肤肿胀,表皮萎缩、角化;肌纤维浸润引起骨骼肌及心肌退行性变,以致坏死;全身的组织细胞核酸与蛋白质合成、代谢及酶系统活力均减弱,各种浆膜腔有含蛋白很多的渗出液,脑细胞可有萎缩呈退行性变。这些改变随甲状腺激素缺乏的时间越长,病变就越显著。

二、临床表现

(一)成人甲状腺功能减退症

1. 症状

患者常觉易疲劳、畏寒、体重增加、便秘、月经不规则及肌肉痉挛。

2. 体征

皮肤苍白或呈橘黄色、发凉、干燥、颜面及手肿胀,毛发稀少、眉毛稀疏(外 1/3 脱落),声音粗而沙哑及腱反射迟钝。

3. 心血管系统变化

心跳慢而弱,心音低钝。心脏扩大和心包积液,但很少发生心包填塞。舒张压上升,脉压减小,动脉粥样硬化、冠心病发生率明显增高。心电图异常率100%,主要为 T 波低平、低电压、Q - T 延长、窦性心动过缓等。少数呈现房室传导阻滞、束支传导阻滞、期前收缩。

4. 肺功能改变,呼吸浅而弱

对缺氧和高碳酸血症引起的换气反应减弱。肺功能改变可能是甲减者昏迷的主要因素。

5. 神经系统症状

轻者多无,常见智力减退,反应迟钝、记忆力下降、注意力、理解力和计算力、听力减弱。感光反应不灵敏,可有感觉异常、麻木.刺痛或灼痛。有嗜睡或失眠、眩晕、运动失调,有时见腱反射减弱。脑电图表现为波幅度减低、曲线平坦,严重者可出现黏液水肿性昏迷,死亡率极高,甲减患者精神多安静温和,的可表现为抑郁或烦躁,称之为黏液水肿性躁狂症。

6. 消化与血液系统症状

食欲减退,腹胀,顽固性便秘,甚至发生肠梗阻。50%患者有胃酸缺乏。有时可伴有腹腔积液。1/4 患者可有贫血,一般为正常红细胞型,有些可能是小细胞性或大细胞性贫血。白细胞计数可稍偏低、分类可有淋巴细胞增多。

7. 性功能紊乱

表现为性欲减退、阳痿。患者可表现为月经失调和不孕。有时可出现严重子宫功能性出血,为雌激素代谢障碍,FSH(滤泡刺激素)及 LH(黄体生成激素)分泌异常所致。

8. 肾功能减退

肾小球滤过率减低,负荷排泄能力减弱,饮水过多可致水中毒。指甲变色(褐色、黑色)变硬,角化过度,凹凸不平,这种变化可能是因为指甲、皮肤、毛发类似。

9. 其他

或有肌肉酸痛,尤其晨起或冬季为重,少数患者出现肌肉肥大,亦可见有甲减 - 乳溢综合征,但血中泌乳素常不增高,估计甲减时乳腺感受性发生了变化,当甲减纠正后,即可停止。

(二)幼年型甲状腺功能减退症

幼年型甲减是发生在成熟前儿童期的甲状腺功能低下。其临床表现界于克汀病和成人甲减之间。发病越早越像克汀病,发病越晚越像成人型甲减。往往智力较低,学习成绩不良。儿童骨骼发育不良,生长延迟,身材矮小,有些有假性肌肥大,牙齿萌出和更换较晚,面容幼稚;可有多毛,尤其是肩、背、腰部、臂、股外侧部分布较多。性腺发育迟缓,偶有性早熟和乳汁分泌。较重的儿童可出现黏液水肿,称为幼年型黏液水肿。患者呈蜡样面容,表情呆滞、淡漠、少语、声细、少动、少食、怕惊、体重迅速增加、皮肤粗糙、脱屑。

（三）成人黏液性水肿

黏液性水肿患者具有明显的甲减症状并伴有各组织黏液性水肿病理变化者称为黏液性水肿。发生于成人的黏液性水肿称成人黏液性水肿。成人黏液性水肿以40岁以上的妇女较多见，男、女之比为1 : 4~5。其临床特点如下：

（1）皮肤压之较硬，韧性较大而不出现指压痕，通常形容为非凹陷性水肿。

（2）黏液性水肿于颜面，特别是眼睑和唇部最为明显，可见眼睑肿胀松软并起皱纹，半透明的上眼睑臃肿下垂，鼻宽唇厚；腕部尤其是踝部可以肿胀得发圆，伴行动笨拙。

（3）黏液水肿在组织间隙的移动性差，一般不随体位变更而坠积到低垂部位，如颜面水肿时并不因日间常取坐位或立位而到晚间减轻。

（4）黏液性水肿亦可发生于除皮下外的其他组织间隙。当发生于口腔黏膜，舌、悬雍垂、喉头黏膜、中耳等部位时，可出现语言缓慢、舌体肥大、声音嘶哑、吐字不清等症状。患者常有畏寒、体重增加、皮肤干燥脱屑、苍白发黄。甲减晚期，可出现凹陷性水肿。

（5）黏液性水肿侵袭骨骼肌、心肌、中枢神经系统及肾脏时，出现相关的临床表现。如心脏搏动减弱、心音低钝、心包积液等；反应迟钝、记忆力减退、嗜睡、头晕、耳鸣，甚至可呈神经质或发生幻觉、妄想、自杀企图等；严重者可发生明显的精神失常或痴呆、木僵、昏迷状态；可出现蛋白尿等。

（6）累及性腺发育或有功能障碍时，女性患者可有月经过多或闭经、不孕等；男性患者可有性欲减退、阳痿。

（四）黏液水肿性昏迷

黏液水肿性昏迷是甲状腺功能减退未能及时诊治，病情处于恶化阶段而表现的严重症群，临床少见，其发病率不高，一旦发生，预后危重，病死率较高。

（1）怕冷、乏力、行动迟缓、颜面水肿、皮肤干冷、粗糙。

（2）神志改变，如表情淡漠加重、嗜睡、意识不清、四肢软弱无力、腱反射迟钝或消失，渐入昏迷状态。

（3）出现典型的六低表现。①低体温（多低于35℃）。②低心率（低于60次/分）。③低血压。④低通气功能（呼吸减慢）。⑤低血糖。⑥低钠血症。

（4）其他：部分患者有皮肤水疱、溃疡及出血、肌肉坏死等。

（五）甲减的轻中重分型

甲减由于甲状腺激素缺乏的严重程度不同，以及疾病的演变程度不一致，可分为以下4型。

1. 重度甲减

重度甲减患者都有乏力、怕冷、毛发皮肤干粗、声音嘶哑及典型黏液性水肿面容，患者可死于黏液性水肿昏迷，冠状动脉或脑动脉血栓形成。严重先天性甲减，如散发性先天性无甲状腺克汀病或严重地方性克汀病，除有典型黏液性水肿表现外，都有严重智力低下、身材发育障碍，并可伴有其他精神神经症状。

2. 轻度甲减

临床上如遇到有无力、脸部水肿等，应考虑到本病的可能；如果家族中有甲状腺疾病史包括慢性淋巴细胞性甲状腺炎、Graves病等，则均应作甲状腺功能检查。其中对原发性甲减最有意义的诊断是血清 TSH 水平升高。

3. 亚临床型甲减

这种类型是指甲状腺激素分泌不足,但由于代偿性 TSH 分泌增加而维持了甲状腺功能于正常状态。患者无甲减临床症状,故有人将其称为"代偿性甲状腺功能正常症"。亚临床甲减的实验室诊断依据为基础血清 TSH 水平升高,及(或)TRH 兴奋试验过程中 TSH 呈持续性过度反应,并且患者甲状腺储备降低,对 TSH 兴奋试验反应减弱。

4. 暂时性甲减

临床上可出现暂时性甲减的情况很多,最常见的是甲亢在用抗甲状腺药物治疗过程中,没有及时根据临床好转调整抗甲状腺药物的剂量,以致药物过量。这类患者常表现为怕冷、甲状腺肿较前增大,下肢抽筋或水肿,只要将抗甲状腺药物的剂量减少及(或)加用甲状腺激素后,药物过量所致的甲减即可在数周内自行消失。

三、实验室检查

（一）甲状腺功能检查

（1）基础代谢率降低,多低于 -20% ,常有 $-35\% \sim -45\%$,有时可达 -70% .

（2）吸 131 碘率低于正常,呈低平曲线,但受摄碘等影响较多,故少特异性,6 小时小于 15% 。

（3）血清总甲状腺素(T4)降低,血清总 T4 降低而三碘甲腺原氨酸(T3)正常,可作为早期诊断甲减的指标之一。另外,有严重疾患且甲状腺功能正常的患者及老年正常人中,血清 T3 可降低,故 T4 浓度在诊断上比 T3 浓度更为重要。轻症患者总 T3 浓度可在正常范围,而重症患者可以降低。游离 T3（FT3）,游离 T4(FT4)降低. 血清 r T3 常明显降低。周期性甲减可增高。

（4）血清促甲状腺激素(TSH)测定对甲减有重要意义,较 T4 及 T3 为大。如甲状腺本身破坏所致,TSH 显著升高,日常先于 T4、T3 下降,是原发性甲减的最早表现;继发性加减 TSH 可正常、偏低或明显下降。如果 T3、T4 正常而 TSH 升高则可能为亚临床型甲减。

（5）血浆蛋白结合碘(PBI)常低于正常,多小于 $0.24\mu mol/L$ 。

（二）TSH 兴奋试验

TSH 10U 皮下注射,若甲状腺摄[131]碘率明显升高,可高达 100% ,提示甲减继发于下丘脑、垂体;如果摄[131]碘率不升高,则提示原发性甲减。

（三）TRH 兴奋试验

TRH $200 \sim 500\mu g$ 清晨静注,如果血清 TSH 延迟升高,提示病变在下丘脑;如果血清 TSH 无反应,提示病变在垂体:如果 TSH 原来较高,给予 TRH 后更高,提示为原发性甲减。

（四）甲状腺自身抗体检查

原发性甲减与自身免疫有关,血中常可检出甲状腺球蛋白抗体(TGA)、甲状腺微粒体抗体(TMA)。

（五）一般检查

（1）血红蛋白及红细胞减少,白细胞分类中淋巴细胞增多,常呈轻、中度贫血。血清铁降低,铁离子结合蛋白量减少。

（2）血糖正常或降低,口服葡萄糖耐量试验显示低平曲线,胰岛素反应延迟。

（3）原发性甲减患者血清胆固醇可增高；垂体和下丘脑性甲减者胆固醇正常或偏低。

（4）磷酸肌酸激酶（CPK）升高，乳酸脱氢酶升高，17-酮类固醇降低，17-羟皮质类固醇降低。血尿酸增高。尿酸清除率降低。

（六）脑电图

脑电图弥漫性异常，节律不齐，频率偏低。

（七）头颅 X 线

CT 扫描，ECT、MRI 检查可见下丘脑或垂体病灶，蝶鞍扩大。

四、诊断与鉴别诊断

（一）诊断

典型的甲状腺功能减退症具有怕冷、乏力、面容滞呆、皮肤粗糙、黏液水肿、智力减退、思维及反应迟钝等表现，这些对诊断有可靠的价值。既往有甲状腺疾病史、甲状腺手术或放射史、头部外伤或中枢神经系统炎症史等可供参考。对轻度甲状腺功能减退症患者，因临床表现少，而且缺乏特异性，诊断较困难，主要依靠实验室检查。基础代谢率测定、血清胆固醇测定、甲状腺摄^{131}I率及血清 T3、T4、TSH 测定均有助于诊断。尤其 T4 和 TSH 测定是诊断甲状腺功能减退症较可靠而敏感的两个指标，甲状腺功能减退症确诊后，必须进一步鉴别系原发性还是继发性甲状腺功能减退症。

继发性甲减症系脑垂体前叶功能减退症的组成部分，绝大多数是由于产后大出血及休克或脑垂体肿瘤所致，如嫌色细胞瘤，颅咽管瘤。由于感染、颅脑创伤、浸润性病变以及自身免疫性垂体炎引起的都是少见的。诊断继发性甲减很重要，因垂体功能减退症引起危象的不少，其处理方法与原发性甲减危象不同。继发性甲减必须同时有肾上腺皮质及性腺功能减退存在，选择性 TSH 缺乏虽然也有过报道，但实属罕见。继发性甲减与原发性甲减都有尿17-酮类固醇及17-羟皮质类固醇排出减少，不过继发性甲减的减少在程度上严重。继发性甲减患者血清促性腺激素明显降低或完全缺乏，原发性甲减患者促性腺激素正常或轻度降低。最有价值的实验室检查为血清 TSH 及 TRH 兴奋试验，继发性甲减血清 TSH 水平低，TRH 兴奋试验还可区别垂体性与下丘脑性继发性甲减。TSH 兴奋试验也可区分之，继发性甲减患者的甲状腺吸^{131}I率增高及血清 PBI 或 TT4、TT3，或 FT4、FT3 增加，但原发性甲减则无反应。不过，脑垂体前叶功能减退症的病程较长者可产生严重甲状腺萎缩，此时对 TSH 也有无反应。因此，TSH 反应阳性，可以诊断为继发性甲减，但反应阴性者，则并不能完全排除诊断，几乎全部继发性甲减患者都有闭经，而在原发性甲减者则以月经过多为常见；对甲状腺激素治疗的疗效，两者也不相同。原发性甲碱的疗效较继发性甲减者为好，在后者单独使用甲状腺激素，特别剂量较大及疗程较长时，可以导致肾上腺皮质功能衰竭。

（二）鉴别诊断

1. 贫血

本病常易误诊为恶性贫血、缺铁性贫血或再生障碍性贫血。两者均有皮肤苍黄、毛发干枯、面容虚肿、表情淡漠、胃酸缺乏等。但前者心率较快，脉压大和 BMR 偏高。甲减者对寒冷更为敏感，伴唇厚舌大，音调低沉，心率缓慢，BMR 和^{131}I率均降低等，可以帮助鉴别。

2. 肾性水肿

甲减与慢性肾脏疾患，均可有全身水肿、皮肤苍白、血清胆固醇升高，PBI 和 BMR 降低。

但后者水肿呈凹陷性,心率不慢,血压多偏高,可有视网膜渗出及出血。化验检查有蛋白尿、红细胞及管型,并伴有肾功能改变及酸中毒等,而无典型的畏寒、脱发及动作笨拙等表现,以资鉴别。

3. 肝性水肿

肝脏病变可导致甲状腺激素生理代谢紊乱,使 T4 转向 T3 减少,致 T3 下降,rT3 升高。肝性水肿患者肝功能改变多较显著,皮肤有色素沉着,蜘蛛痣,面容消瘦,心率正常或稍快,水肿为凹陷性。而黏液性水肿患者肝功能改变多较轻,皮肤苍白,面部臃肿,心率缓慢,水肿呈非凹陷性,查 T4、T3 和 BMR 降低,一般可以与肝性水肿相鉴别。

4. 精神失常

严重的黏液性水肿可出现脑血流缓慢,氧和能量利用不足,导致中枢神经系统功能障碍和精神失常,表现为反应迟钝、幻觉妄想等,易误诊为精神分裂症及其他功能性精神病。以甲状腺功能检查可区别,且用甲状腺激素试验治疗,对一般精神失常者无效,但可改善黏液性水肿患者的精神状态。

五、治疗

(一)一般治疗

许多甲减如地方性缺碘、手术,放疗等引起者均可加强防治而减少发病。如在缺碘地区要适量的补充碘化剂。由于药物、食物引起者,应停用或减量;继发性者应处理垂体瘤等。尚需对症治疗,有贫血者应补允铁剂,维生素 B_{12}、叶酸、肝制剂等,胃酸低者,口服稀盐酸。

(二)药物治疗

甲状腺激素替代治疗,补充甲减的甲状腺激素合成或分泌不足。替代疗法是治疗甲减的重要措施,临床疗效显著,永久性者需终身服用。

1. 药物种类

(1)甲状腺片,是甲状腺干制剂。

(2)人工合成的左甲状腺素钠盐(L－T4)、(L－T3)。

(3)T4 和 T3 的混合制剂。

(4)甲状腺提取物和纯化的猪甲状腺球蛋白。

2. 用法及用量

甲减患者应用甲状腺激素的原则是以最小的剂量,获得最佳的治疗效果。

甲状腺片从小剂量开始,每晨 15~30mg,以后每 2~3 周逐渐加至需要的维持量。最终剂量约为 120~240mg。如果见效,症状逐渐改善者,应将剂量逐渐减少至适合长期应用的适当维持量。如果每日剂量已经达 240mg 仍不见效,应注意诊断是否正确,是否是周围性甲减。

L－T4 从小剂量开始,25μg,每日 2 次,每 1~2 周增加 50μg,最终剂量为 200~300μg,一般每日维持量约 100~200μg,平均为 150μg。L－T4100μg 相当于甲状腺片 60mg,L－T4 作用缓慢、持久、稳定,为甲减治疗首选。L－T3 每日剂量约为 60~100μg,L－T320μg 相当于甲状腺片 60mg。L－T3 作用比 L－T4 和干甲状腺制剂快而强,维持时间短,故多应用在黏液水肿昏迷的抢救。T3 和 T4 的混合制剂:一般主张 L－T320μg 加 L－T4100μg。有主张将 T4 和 T3 按 4：1 的比例配成合剂或片剂。其优点是与内生性甲状腺激素的作用相近似。

甲状腺提取物和纯化的猪甲状腺球蛋白已用于临床。

(四)黏液性水肿昏迷的治疗

本病属危急重症,病死率极高。在排除其他昏迷原因后,论断一旦建立,无须等待实验室结果应立即开始有效救治。

1.甲状腺激素替代治疗

尽早使血中甲状腺激素恢复正常,如何正确投药,尚无一致意见。口服给药吸收不肯定,一般静脉给药较理想。静脉注射第一天用左旋甲状腺激素 300~500μg(可在 24 小时内使血中 T4 升至正常水平);或 200μg/kg 静脉慢滴;第二天 100μg,第三天以后 50μg,直至病情好转改为口服,以后再减至平时维持量。也有主张一开始静脉注射左甲状腺素 500μg,同时或随后给三碘甲状腺原氨酸 10μg,同时进行心电监护。也有主张必须同时投给 T4 和 T5,开始静注 L-T4200μg 及 L-T350μg,随后每日可给 L-T4100μg 和 L-T325μg,以保证激素的吸收并提供生物活性激素 T3。

2.肾上腺皮质激素治疗

如疑为下丘脑垂体原因所致继发性甲减,或为原发性甲减患者,肾上腺皮质功能储备功能也差,为避免肾上腺危象的发生,用甲状腺激素治疗前或同时,早期使用肾上腺皮质激素(如氢化可的松 100~300mg)静注,然后 25mg/6h 持续静滴,神志清醒,血压纠正后,可逐渐减少用量。

3.加温

低体温者在用甲状腺激素治疗同时,可加毛毯或棉被保温或升高室温,一般不必直接加温保暖,因后者可使周围血管扩张,增加耗氧,反而导致循环衰竭,甚至死亡。

4.其他治疗

监测生命体征及血气分析;常翻身有利于胸廓扩张和刺激呼吸;给予广谱抗生素;避免应用镇静剂和呼吸抑制剂,可诱发昏迷。可静滴高渗葡萄糖,同时给予一定量的 ATP、维生素 B、维生素 C。但不要滥用胰岛素,因患者对胰岛素敏感,易造成低血糖昏迷。总液体量的补充不宜过多,因为其代谢率低,液体需要量较正常人少。其心脏储备力低,过量的液体易造成脑水肿和心力衰竭。一般每天补充 500~1000ml 即可满足机体的需要。根据实验室指标适当补充钠钾等电解质,患者常有稀释性低钠血症,因此除非有明显电解质不足外,一般不宜补充钠盐,随着黏液水肿的纠正,低钠状态会纠正。

第三节　甲状腺炎

一、急性化脓性甲状腺炎

甲状腺炎是指由病毒、细菌及自身免疫反应等引起的甲状腺组织炎症性改变。临床上可分为急性化脓性甲状腺炎、亚急性甲状腺炎、慢性淋巴细胞性甲状腺炎、慢性纤维化甲状腺炎和静息性甲状腺炎 5 种。

急性化脓性甲状腺(AST)系指甲状腺为化脓性致病菌等侵袭所引起的甲状腺组织炎症性改变。本病临床极为少见,多发于儿童。通常只累及甲状腺的一部分。

(一)病因病理

本病多为细菌感染所致,常见的致病菌有葡萄球菌、链球菌、肺炎球菌、大肠杆菌,另外还有产气杆菌、真菌、放线菌等。其感染途径可经血液、淋巴或邻近组织的化脓性病灶直接蔓延至甲状腺而引起。外伤及甲状腺穿刺检查有时也可引起感染。近来有报道细菌可通过第四肋囊的左侧梨状窝瘘管侵犯甲状腺导致感染。

病变早期有嗜中性多核白细胞和淋巴细胞浸润。以后组织发生坏死可形成甲状腺脓肿。预后有纤维组织增生。

（二）临床表现

局部可见甲状腺表面皮肤红肿热痛,或甲状腺部出现肿块,压疼明显。如有脓肿形成则按之有波动感。患者颈部活动受限,吞咽、说话可使疼痛加剧。部分患者有寒战、发热、乏力、全身不适等感染症状。

（三）实验室检查

1. 血常规检查

白细胞计数增高,中性粒细胞百分比增高。但厌氧菌感染引起者,血象可正常。

2. 甲状腺功能检查

TT3、TT4 及 TSH 一般正常,但病变范围较大时,也可出现 TT3、TT4 降低,TSH 升高。TGA、TMA 等抗体检查阴性。

3. 甲状腺放射性核素显像

本病早期甲状腺放射性核素显像检查在炎症部位显影减淡,但甲状腺放射碘摄取率正常。化脓后常表现为不显像。

4. 甲状腺穿刺活检

早期可见炎性细胞,化脓后可抽吸出脓液。

（四）诊断与鉴别诊断

本病的诊断可根据甲状腺部位红肿热痛及全身发热等临床表现作出。必要可行甲状腺穿刺抽出脓液而确诊。本病应与下列疾病鉴别。

1. 亚急性甲状腺炎

甲状腺部疼痛及压痛轻微,血沉增快,TT3、TT4 增高、甲状腺摄^{131}I 率降低。一般无全身高热、寒战症状,白细胞计数不高,抗生素治疗无效。

2. 急性扁桃体炎、咽喉炎

以上两病初起症状与本病类似,喉科检查可见扁桃腺肿大及咽喉部炎症性改变,无甲状腺部压痛。

3. 颈部急性蜂窝组织炎

全身症状与本病类似,白细胞计数及嗜中性粒细胞均增高,但同位素扫描检查示甲状腺形态正常。

（五）治疗

1. 一般治疗

患者应注意休息,摄入足量蛋白质、热量和维生素,鼓励多饮水。发热、甲状腺部疼可选用解热止痛药复方阿司匹林、索米痛片等。对咽喉肿痛明显者,予以喉片含化或给予雾化吸入以减轻症状。

2. 药物治疗

一般诊断明确后应立即开始抗生素治疗,不应等待细菌培养结果。首选青霉素,轻者240万U,每日3次,肌注。重者640万~1000万U,静脉滴注。对青霉素过敏者可用头孢菌素或大环内酯类抗生素。重症可同时并用氨基甙类抗生素。

3.手术治疗

一旦局部液波明显而已形成脓肿,则应立即切开引流。不然脓腔可破裂到气管、食管、颈部蜂窝组织、纵隔等处。穿刺排脓虽可使患者免于手术,但应慎重使用,尤其对儿童,极易使其破入气管、食管。急性期过后若遗留有梨状窝瘘者应行瘘管切除术。术中应谨慎操作以免损伤喉返神经。

二、亚急性甲状腺炎

亚急性甲状腺炎是可自行缓解的非化脓性炎症性疾患。又称急性非化脓性甲状腺炎、巨细胞性甲状腺炎、肉芽肿性甲状腺炎。De Quer Vain 对本病作了详细的描述,因此又称 De Quer Vain's病。因其病程较急性甲状腺炎长,而又不及慢性淋巴性甲状腺炎那样迁延不愈,故称之为亚急性甲状腺炎。

对本病的发病率没有准确权威的统计数字。国外有报道约占甲状腺病的0.5%~6.2%。据已报道的亚急性甲状腺炎发病中,各种年龄均有发病,但多见于20~60岁,40岁左右最为常见。女性较男性多,男女之比约为1:5。

(一)病因病理

1.病因

本病的病因至今尚无肯定结论,目前大多数学者认为本病系病毒感染所致。本病常在呼吸道感染或腮腺炎后并发,发病时有发热、畏寒、全身不适,白细胞计数不高。有时在流行性腮腺炎的发病季节有亚甲炎的流行,有些学者在亚甲炎患者的甲状腺组织内培养出了流行性腮腺炎的病毒。一些亚甲炎患者之腮腺炎病毒抗体滴度升高。另外大部分患者在其发病高峰时,还可在其血清中检测出高滴度的抗腺病毒、抗流感病毒、抗柯萨奇病毒等抗体。以上这些均说明亚甲炎的发生与病毒感染有关。但这并不能说明所有的亚甲炎均为病毒感染所致,因较多亚甲炎患者,并不能培养出病毒和检测出高滴度抗病毒抗体。因此,本病也可能为某种变态反应或免疫反应所致。

2.病理变化

病变的甲状腺明显肿大,多数仅一叶或一叶的某一部分病变特别显著。少数对称地累及两叶。病变组织水肿明显,稍有充血,切面淡黄或灰白。病变累及包膜时,腺体同被膜和肌肉发生粘连,与周围正常甲状腺组织分界不明显,有时会误认为癌组织。镜下可见亚急性、慢性和肉芽性炎症表现,并伴有腺体实质的破坏和纤维组织的增生。病变早期滤泡上皮细胞呈退行性变,坏死细胞膜落入滤泡腔内。滤泡腔及其周围有中性粒细胞及大单核细胞浸润。滤泡破裂,胶质隘入周围间质,引起肉芽肿性炎症,此时可见到胶质周围有巨细胞及结缔组织反应,所以本病又称甲状腺肉芽肿或巨细胞性甲状腺炎(De Quer Vain's病)。后期腺体内有较多的纤维组织形成,质地较硬。电镜下:甲状腺滤泡内基膜明显增厚,一些上皮细胞呈柱状,粗面内质网扩张。甲状腺滤泡上皮细胞内可见脂肪包涵体,有些细胞相互融合成合体细胞,其中心有脂肪小滴及细胞碎片。

(二)临床表现

亚急性甲状腺炎发病较急。疾病的初期表现为咽痛或上呼吸道感染症状,往往先出现头疼、全身乏力,有轻度或中度发热,个别可高达39℃以上。甲状腺部位疼痛,可向下颌、耳、牙床及枕骨部放射,可因咳嗽、吞咽、转头使疼痛加剧。触诊有明显压痛。病变可先累及一叶或一叶的一部分,此时甲状腺呈结节性肿大,常位于甲状腺一侧的上部。一般为轻度肿大,少数中度肿大,质地硬,表面光滑,活动良好,局部皮肤无充血,周围淋巴结无肿大。数日或数周后其体征部分消失,另一叶再发病。病情可自行消散或治后缓解,2～3周后又告复发,可能反复数次。整个病程3～6周,少数患者可达半年或更长时间。

典型病例可分为四期。即第一期:甲状腺毒症期。第二期:正常甲状腺期。第三期:甲状腺功能减退期。第四期:恢复期。甲状腺毒症期是由于甲状腺滤泡破坏,甲状腺激素突然大量释放入血液引起甲亢,出现神经紧张、心悸、多汗、怕热、手抖、消瘦等症状。正常甲状腺期:随着释放入血中的甲状腺激素被代谢,又由于反馈作用使新生甲状腺激素减少。临床上可出现1～3周的甲状腺功能正常期,上述症状逐渐缓解消失。甲状腺功能减退期:部分患者可由于甲状腺滤泡上皮细胞的过度破坏出现短暂的甲状腺功能减退。恢复期:由于甲状腺组织的再生及胶质的贮存,甲状腺功能逐渐恢复至正常。很少遗留有甲状腺功能低下症状。

不典型的病例可能完全没有全身症状而仅有甲状腺的局部肿大。虽然病变的甲状腺一般都有显著的压痛和特殊的硬度,但有时压痛可以不明显,甚至无压痛。

（三）实验室检查

血白细胞计数正常或稍低,也可轻度升高。最明显的是血红细胞沉降率常显著增加,有时1小时可达100mm以上。血清蛋白可下降,球蛋白含量升高。早期由于甲状腺滤泡破坏,甲状腺激素大量进入血液,血清T3、T4增高,TSH下降,甲状腺摄^{131}I率降低或完全缺如,血清蛋白结合碘浓度正常或升高。这种血清蛋白结合碘和甲状腺摄^{131}I率相分离现象是亚急性甲状腺炎急性期的重要特征。甲状腺扫描显示冷结节或分布稀疏,甚至完全不显影。部分患者出现短暂的TGA、TMA低阳性结果。缓解期T3、T4可恢复正常或轻度下降,TSH和摄^{131}I率升高。

（四）诊断与鉴别诊断

亚甲炎的诊断较容易,患者有上呼吸道感染,甲状腺肿大和压痛,典型者伴甲亢症状。血清蛋白结合碘升高或正常,而甲状腺摄^{131}I率降低。甲状腺扫描有冷结节和分布稀疏,甚至完全缺如。临床上,亚甲炎需与下列疾病相鉴别。

1.上呼吸道感染

其发热、咽痛、头痛、全身不适等症状似亚甲炎,但缺乏甲状腺局部病症和体征,甲状腺功能检查及甲状腺核素扫描均正常。

2.急性化脓性甲状腺炎

其发热、甲状腺肿疼等症状似亚甲炎,但急性化脓性甲状腺炎全身症状重,白细胞计数升高。甲状腺区红、肿、热、疼,化脓者有波动感。不似亚甲炎全身症状轻,局部皮色不变。再者急性化脓性甲状腺炎病程短,后者病程长。

3.甲状腺癌

其甲状腺触诊较硬、放射性核素显像呈冷结节似亚甲炎。但甲状腺发病隐匿,缺乏全身急性中毒症状,附近淋巴结可肿大。不似亚甲炎起症急,局部压痛明显,血沉加快,特别是亚甲炎糖皮质激素治疗有效。

4. 慢性淋巴细胞性甲状腺炎

其甲状腺触诊较硬,部分甲状腺肿疼者很似亚甲炎。但慢性淋巴细胞性甲状腺炎发病慢,一般伴全身症状,甲状腺为弥漫性肿大,大多数无甲状腺疼痛。实验室检查 TGA、TMA 阳性。对于少数难以鉴别者可做组织学或甲状腺穿刺抽吸细胞学等检查。

5. Graves 病

其心悸、怕热、多汗等甲亢症状及 T3、T4 增高,TSH 下降,似亚甲炎甲状腺毒症期。Graves 病甲状腺肿大质地较软,无压痛,伴血管杂音,突眼明显,放射性核素扫描呈热结节。

(五)治疗

1. 一般治疗

一般轻症患者无特殊禁忌。重症应注意休息,增加营养,吃易消化食物。

2. 药物治疗

轻症可选阿司匹林 0.5 ~ 1.0g,每日 3 次,口服。或吲哚美辛 25mg,每次 3 次。疗程 1 ~ 2 周。伴甲亢症状者可治予普萘洛尔 10 ~ 20mg,每日 3 次,口服。在恢复期,少数患者伴甲减者,可不一予处理。若症状明显,可适当给予甲状腺制剂。目前尚未见到应用抗生素药物的报道,以不用为宜。伴明显感染者,可合用抗生素。

针对症状较重者,可采用肾上腺糖皮质激素治疗,具有非特异性抗感染作用,能迅速消除亚甲炎的各种症状体征,收效甚快,是治疗本症最常用也是最有效的药物。具体用法是:泼尼松 20 ~ 40mg/d,分次口服。或氢化可的松 100 ~ 200mg/d,静脉滴注。用药 1 ~ 2 周后可逐渐减量,疗程一般为 1 ~ 2 个月。本法的缺点是停药后易复发,其复发率为 20%。且易致免疫功能低下而引起上呼吸道感染,后者又是本病的诱因,形成反复发作。

3. 合并证的诊断与治疗

(1)亚急性甲状腺炎所致甲亢:亚急性甲状腺炎(亚甲炎)引起的甲亢指甲亢表现由亚甲炎所引起,主要由于亚甲炎导致甲状腺滤泡破坏,甲状腺激素过多释放入血所致。亚甲炎之病因与病毒感染有密切关系,临床表现主要有发热、甲状腺肿痛及甲状腺功能异常。甲状腺功能变化典型病例表现为 4 个期,即甲亢期、正常期、甲减期及痊愈期。甲亢期是由于炎症破坏甲状腺组织使甲状腺激素大量入血所致,正常期是由于高甲状腺激素逐渐代谢降至正常水平的结果,甲减期源于正常甲状腺激素继续代谢至正常以下水平而甲状腺细胞尚未恢复正常功能,痊愈期是因为甲状腺炎症消失,甲状腺细胞恢复正常功能。本节主要介绍亚甲炎的甲亢期的临床表现、诊断、鉴别诊断及处理。

临床表现:亚甲炎起病较急,在发热及甲状腺肿痛的同时即要出现甲亢的一系列高代谢症状,如怕热、多汗、心悸、食欲亢进及情绪急躁等,甲亢症状一般持续 2 ~ 6 周,然后由于高甲状腺激素代谢清除,甲亢症状逐渐减轻或消失。甲状腺肿大呈单侧或双侧结节性肿大,质地中等或坚硬,有明显的自觉疼痛和触压疼痛,无甲状腺震颤和血管杂音。一般无甲亢眼征,少数较重患者由于高甲状腺激素血症导致眼睑平滑肌兴奋而有一些轻度的眼征,但不会出现浸润性突眼。

外周血白细胞轻度增高,血沉明显增快,一般大于 50mm/h。TT3、TT4、FT3、FT4 均增高,TSH 减低。TGA、TMA 及 TRAb 为阴性。甲状腺摄[131]I 率明显减低,各时相均呈低值,一般均小于 5%。甲状腺活检示甲状腺组织有大量巨细胞浸润,肉芽肿形成及大量滤泡破坏.

诊断及鉴别诊断:起病前 1 ~ 2 周有病毒感染(如上呼吸道感染等)的病史,起病较急,发热、甲状腺肿痛、血沉明显增快,高甲状腺激素血症和低甲状腺摄^{131}I率,甲状腺自身抗体阴性,甲状腺组织学示巨细胞浸润和肉芽肿形成。

本病与Graves病的鉴别,鉴别要点有:①甲状腺肿:本病为结节性肿大,质地坚硬,疼痛明显;Graves为弥漫性肿大,质地较软,无疼痛。②发热:本病常有发热,Graves无发热。③血沉:本病血沉明显增快,Graves一般无血沉增快。④甲状腺激素和甲状腺摄碘率:本病呈一高一低(高甲状腺激素血症与低甲状腺^{131}I摄取率);Graves为双高(高甲状腺激素血症和高甲状腺^{131}I摄取率)。⑤甲状腺自身抗体:本病一般为阴性,Graves为阳性。⑥甲亢时间:本病为阶段性(暂时性),Graves为长期性(持续性)。

本病与无痛性甲状腺炎的鉴别,两病相同的表现有:均可表现阶段性甲亢和高甲状腺激素血症和低甲状腺^{131}I摄取率。两者鉴别的要点有:①甲状腺肿:本病多为结节性肿大,有明显疼痛;无痛甲炎多为弥漫性肿大。②发热:本病常有发热,无痛甲炎无发热。③血沉:本病血沉常大于50mm/h,无痛甲炎血沉常小于50mm/h。④甲状腺自身抗体:本病阴性,无痛甲炎常为阳性。⑤甲状腺组织学征象:本病为巨细胞浸润,无痛甲炎为淋巴细胞浸润。

本病与桥本病的鉴别:鉴别要点有:①甲状腺肿:两病均可表现结节性肿大,但本病甲状腺疼痛明显,而桥本病甲状腺无疼痛。②发热:本病常有发热,桥本病一般无发热。③血沉:本病血沉明显增快,桥本病血沉无明显增快。④甲状腺激素及甲状腺^{131}I摄取率:甲亢期本病呈高甲状腺激素血症和低甲状腺^{131}I摄取率,桥本病两者均增高。⑤甲亢时间:本病持续时间较短,桥本病甲亢持续时间较长。⑥甲状腺自身抗体:本病为阴性,桥本病为阳性。⑦甲状腺组织学征象:本病为巨细胞浸润及肉芽肿形成,桥本病为淋巴细胞浸润及生长中心形成。

治疗:亚甲炎引起的甲亢采用抑制炎症反应和对症处理的方法,一般不用抑制甲状腺激素合成的抗甲状腺药物治疗,这是因为亚甲炎引起的甲亢是甲状腺组织被破坏,甲状腺激素释放入血所致,并非是由于甲状腺细胞功能亢进的缘故。亚甲炎引起的甲亢,大多短暂呈一过性现象,可不用抗甲状腺药物,如果甲亢症状明显者,可进行对症处理,或给予小剂量抗甲状腺药物。

亚急性甲状腺炎合并甲亢,首先是抑制炎症反应,治疗主要采用糖皮质激素,糖皮质激素可以迅速减轻甲状腺炎症反应使甲状腺肿迅速缩小和疼痛消失,并可在一定程度抑制甲状腺激素的释放,对阻止甲状腺激素的释放入血有一定作用。常用药物有泼尼松和地塞米松,起始剂量泼尼松每日20~30mg,分2~3次口服,或地塞米松每日3~4.5mg,分2~3次口服。甲状腺疼痛消失,肿块消失及血沉降至正常后逐渐减少剂量,直到停用,总疗程一般6~10周。经治疗后,50%~60%的患者甲状腺肿痛及甲亢完全消失,其后直接过渡到甲状腺功能痊愈期,随后亦不出现复发,30%~40%的患者甲亢消失后出现3个期(即正常期、甲减期及痊愈期),最终痊愈,10%的患者反复发作甲状腺肿痛和甲状腺功能异常。

对症处理主要采用β受体阻滞剂,对减轻高代谢症状有一定效果,可选用普萘洛尔或美托洛尔,普萘洛尔10~20mg,每日3~4次,或美托洛尔25~75mg,每日1~2次。

亚急性甲状腺炎合并甲亢:常发生在亚甲炎的急性期,由于大量的甲状腺滤泡破坏,过多的甲状腺激素释放入血液循环所致。其临床表现为:①发热、头痛、咽痛、全身乏力等。②甲状腺肿疼,疼痛向下颌、耳、枕骨放射,吞咽、转头,甚至说话时疼痛加剧。触痛明显,但颈部淋巴结不大。③心悸、怕热、多汗、手抖、消瘦,但心律增快与体温升高不成比例;而且无突眼。④实验室检查:血沉增快,T3、T4增高,TSH降低。甲状腺摄^{131}I率下降,甚或无摄碘功能。甲状腺放射性核素显像呈放射性分市稀疏,甚至不显影,本病的甲亢症状为一过性,不必使用抗甲状腺药物治疗。甲亢症状较重者,可给予 β 受体阻滞剂以减轻症状。常用有普萘洛尔、美托洛尔等,具体用法:普萘洛尔 10 ~ 20mg,每日 3 次,口服,症状缓解后停药或减量后逐渐停药、美托洛尔;25 ~ 50mg,每日 1 ~ 2 次,口服,症状缓解后停药或减量后逐渐停药。使用抗甲状腺药物,丙基疏氧嘧啶 50 ~ 150mg/d 或甲巯咪唑 5 ~ 15mg/d,甲亢症状消失时,停服抗甲状腺药物。

（2）亚急性甲状腺炎合并甲减:常发生在亚甲炎的恢复期。其发生原因有二:其一是甲状腺滤泡的破坏使合成甲状腺激素的正常甲状腺细胞减少。其二是急性期大量甲状腺激素的释放使 TSH 分泌减少,抑制了甲状腺激素的合成与释放。其临床表现为:一段时间的发热、头痛、咽痛、全身不适,甲状腺肿痛,甚则伴甲亢症状之后出现表情迟钝,言语缓慢、淡漠嗜睡、食欲不佳,颜面肿胀等。实验室检查 T3、T4 降低,TSH 增高。随着甲状腺滤泡上皮细胞的再生,甲状腺功能可逐渐恢复正常。本病的甲减症状为一过性,一般不必治疗。甲减症状较重者,可给予甲状腺激素制剂。常用甲状腺素片 20 ~ 120mg,每日 1 ~ 3 次,口服。针对亚甲炎的治疗同前。

三、慢性淋巴细胞性甲状腺炎

慢性淋巴细胞性甲状腺炎(CLT)亦即淋巴性甲状腺肿。由日本桥本策(Hashimoto)首先报道,因此又称桥本氏病或桥本氏甲状腺炎(HT)。因其发病与自身免疫机制密切相关,也称自身免疫性甲状腺炎,为自身免疫性甲状腺疾病中的一种。

据日本厚生省桥本氏病研究室统计,HT 约占甲状腺疾病的 20.5% ,仅次于甲亢,总人口发病率达到 40.7/10 万人,95% 为 30 ~ 50 岁的中年妇女,且呈不断上升的趋势。

（一）病因病理

1. 病因分析

目前认为,本病是典型的器官特异性自身免疫性疾病。主要依据是:大部分患者的血清中含有多种抗甲状腺抗体,尤其是 TGA 与 TMA 滴度较高;甲状腺组织中有大量淋巴细胞与浆细胞浸润,或有淋巴滤泡形成,以及纤维组织增生,淋巴细胞还对甲状腺上皮细胞具有毒性作用,在体外与甲状腺抗原组织接触后,可产生白细胞移动抑制因子;患者常合并其他自身免疫性疾病,如糖尿病、干燥综合征、系统性红斑狼疮等。所谓自身免疫性疾病就是机体对自身组织的识别功能或耐受性发生改变,形成针对自身抗原的特殊抗体及致敏的淋巴细胞,而形成的免疫反应性疾病。

CLT 的发病原因还不十分明确,但大量的研究已经表明,下列因素与其发生关系密切。

（1）遗传因素:在 CLT 患者的家族成员,自身免疫性疾病患者较多,甲状腺疾病和甲状腺抗体阳性率都高于普通人群,说明可能由于遗传缺陷,机体免疫功能先天不足,不能有效支持保护自身组织,而致自身免疫过程。

（2）感染因素:对具备 CLT 遗传基因的患者,一旦感染病毒,可以间接诱发甲状腺细胞出现 HLA - DR,从而引发一系列的抗原产生、抗体形成和细胞破坏。此外,某些革兰氏阴性球菌感染也会伴有甲状腺自身抗体产生。

（3）环境因素:环境因素对 CLT 的形成也有作用。物理(冷、热、电离辐射)、化学(试剂、药品)、生物因素接触可改变组织的抗原性;而煤等有机物污染(包括酚、疏氰酸盐、间苯二酚),接触这些污染物的人群常出现甲状腺自身抗体明显升高。而在工业区和碘缺乏国家,则表现为对碘敏感而发生临床 CLT 流行性上升。

(4)精神因素:许多患者就诊时常有因情绪刺激而使甲状腺肿大加重的叙述。每逢夏季烦躁之时,CLT 的发病率均高于平常,病情程度也较重。因此,各种精神刺激和创伤都可成为本病的诱发因素。

本病的发病机制,可能是因免疫检测系统的遗传性缺陷,T 淋巴细胞"控制器"功能普遍丧失,不能正常阻止 B 淋巴细胞形成自身抗体。形成甲状腺自身抗体后,抗原－抗体复合物沉着于细胞基底膜上,激活 K 细胞的毒性作用,破坏甲状腺上皮细胞,形成自身免疫性甲状腺炎。

在本病的发病过程中,许多研究工作提示遗传因素起着重要作用,而且主要与 HLA－Ⅱ类抗原相关。动物实验证实,抗 MHC－Ⅱ类分子的抗体能阻断好几种自发性自身免疫病的发生。HT 的发生与 HLA－DR3 和 HLA－DR5 有关,但其具体的分子作用机制有待研究。MHC－Ⅱ类分子参与 CD4＋T 细胞的选择和激活,在调节机体对蛋白抗原(包括自身抗原)的免疫应答中起关键作用。此外 MHC－Ⅲ类基因 C2、C4 和 TNF 也与自身免疫病有相关性。还有 TCR 基因、免疫球蛋白基因或者病毒受体的基因也可影响机体对自身免疫病的易感性。

环境因素对 HT 的形成也有作用,在于改变组织的抗原性,是机体的免疫系统将之视为"非己"物质而予以排斥。正常时甲状腺球蛋白极微量存在于血浆中,引起机体对之发生低带耐受,不能辅助 B 细胞产生自身抗体。若甲状腺受到刺激使甲状腺球蛋白的入血量增多,其浓度超过了"低剂量耐受"的限度,相应 Th 细胞耐受消失,就能辅助相应 B 细胞产生抗甲状腺球蛋白抗体而引起自身免疫性甲状腺炎。

相关免疫细胞活性变坏在 HT 患者也是常见的。自身免疫反应都为胸腺依赖性,因此 HT 患者的胸腺多增大。Ts 细胞是维持免疫耐受的重要因素之一。无论是抗原特异性或非特异性 Ts 细胞的缺陷(如量的减少、完全缺如或功能受抑制),均可导致耐受终止,引起自身免疫。

有实验表明,细胞因子产生失调导致的局部炎症反应可引起自身免疫反应。可能机制是 MHC－Ⅱ类抗原异常表达或表达增加,或通过增加黏附分子而增强抗原提呈细胞对 T 细胞的亲和力,使以前不反应的细胞对抗原发生反应。如在 r－干扰素的诱导下,细胞中编码 MHC－Ⅱ类抗原的基因发生阻遏时,可异常表达 MHC－Ⅲ类抗原,并进而将自身抗原提早给 Th 细胞而导致自身免疫反应。甲状腺免疫反应通过抗原单独与 B 细胞结合,抗原与 HLA－Ⅰ型 CD8＋(抑制性)细胞以及抗原与 HLA－Ⅱ CD4＋细胞(辅助性)结合而开始,经过细胞内的加工后,抗原与巨噬细胞表面的 HLA 分子结合,激活 T 细胞、B 细胞或甲状腺细胞,再通过细胞活素(干扰素等),诱发 HLA 表达的甲状腺细胞,细胞表面的抗原—HLA 复合物与 CD8＋或 CD4＋细胞上的受体依次结合,启动 B 细胞抗体产生 TGA 与 TMA,与细胞毒素一起共同介导 CD8＋细胞对非淋巴组织的细胞毒或抑制作用,并激活 NK 与 K 细胞的毒性作用。TMA 还可抑制酶的活性。Davisis 等发现,HT 患者甲状腺组织分离的 T 细胞,其抗原受体 α 链的易变区基因表达受极大限制,比从外周血分离的 T 细胞明显。因此甲状腺内的 T 细胞比外周血的 T 细胞变化少,所以在与加工处理过的细胞或甲状腺细胞的抗原—HLA 复合物反应好。

此外,感染源可以复制出甲状腺组织的某些结构成分,这些成分通过某种方式改变了甲状腺抗原,使之更具免疫性;或激活非依赖抗原的 T 细胞而引起 CLT。情绪等应激刺激,从理论上讲可以导致细胞激肽产物对神经内分泌的刺激,从而引起甲状腺细胞上的 HLA 表达及非依赖抗原的 T 细胞活化。

自身免疫病的病理损伤是由自身免疫应答的产物包括自身抗体和(或)自身致敏淋巴细胞引起的,其造成病理损伤的机制与各型超敏反应相同。在 CLT 中,自身免疫应答产物是抗甲状腺滤泡上皮细胞的致敏 T 淋巴细胞,攻击甲状腺组织,造成局部炎症,Tc 及 Th 细胞都可造成组织损伤,Tc 细胞可直接攻击靶组织,而 Th 细胞则通过辅助 Tc 细胞及释放细胞毒性淋巴因子(如 TNF—β),或释放促进其他炎性细胞(如 MΦ)聚集和激活的淋巴因子,直接或间接造成组织损伤。

NK 细胞与 K 细胞在自身免疫反应中,ADCC 等作用造成靶组织损伤。HT 患者在甲状腺内含有大量甲状腺球蛋白抗体,与甲状腺球蛋白形成抗原 - 抗体复合物,并沉积于甲状腺上皮细胞上。抗体的 Fc 段与邻近 K 细胞的 Fc 受体结合,K 细胞被激活而损伤甲状腺组织。

2. 病理学变化

在病理情况下,甲状腺呈轻度或中度弥漫性肿大,少数亦可呈局限性、结节性肿大,质地韧硬,边缘清晰无粘连,包膜完整,色淡黄或呈灰白色。显微镜下观察可见间质内有不同程度的淋巴细胞和浆细胞浸润以及纤维化,大多数病例可形成具有生发中心的淋巴样滤泡。而在疾病不同时期,甲状腺滤泡上皮细胞破坏程度不一致。起病初期,少数甲状腺滤泡上皮细胞增生呈柱状,内含胶质,周边可见吸收空泡,此时病变为轻度;随着病情发展,滤泡开始萎缩,数目逐渐减少,腔内胶质及空泡渐趋消失,上皮细胞嗜酸性变,体积肿胀变大,胞浆增多,称 Askenazy 细胞,病情属中度。发展到后期,甲状腺可萎缩变性,有广泛纤维化与淋巴细胞浸润,约 3/4 以上滤泡结构破坏,甲状腺细胞变形,胞浆内含空泡,核深染,微嗜酸性,边界不清,此时患者病情较重,临床多出现甲状腺功能减退症状。

电镜下 CLT 的典型表现为甲状腺滤泡上皮顶部微绒毛脱落,核膜碎裂,可见较多的张力原纤维,胞浆中线粒体增大呈圆形、卵圆形或形状不规则。线粒体间有残余的粗面内质网,管腔闭锁,其他细胞器稀少,未见高尔基体。而淋巴细胞胞膜有突起,核圆居中,染色质凝集呈块状,无核仁。胞浆少,细胞器少,仅见散在的小竿状线粒体及松散的核糖体、可见到其胞浆突起与上皮细胞胞浆相接触,接触区的胞膜模糊或消失。

(二)临床表现

本病常见于中年女性,约 15 ~ 20 倍多于男性。起病隐匿,发展过程缓慢。其突出的临床表现是甲状腺肿大,呈对称性弥漫性,往往峡部更加明显,状如马蹄。轮廓清楚,不与周围组织粘连,可随吞咽动作活动。表面光滑,质地坚韧如橡皮。亦有两侧不对称,少数病例为单侧叶肿大,偶可扪及结节。锥体叶也常肿大。腺体如有多量纤维化则可坚硬如石,呈结节状。偶可出现压迫症状,如呼吸或吞咽困难等。甲状腺局部一般无疼痛,少数可发生局部疼痛并向下颌部放射。部分患者甲状腺肿大较快。

早期患者的甲状腺功能尚在正常范围,但也可出现一过性代谢亢进的症状,随着病情的发展,甲状腺储备功能逐渐降低,甲状腺破坏到一定程度,逐渐出现甲状腺功能减退的表现,如容易疲劳、记忆力减退,感觉迟钝、水肿等。约 15% 的患者会有黏液性水肿。也有部分患者甲状腺不肿大反而缩小,主要表现为甲状腺功能减退,少数患者可伴有突眼,但一般程度较轻。

本病组织学的特征是淋巴细胞和浆细胞浸润、淋巴滤泡形成和上皮细胞变性。Wooler 据此将甲状腺的病变呈弥散性的称为弥散性甲状腺炎；呈局灶性的称为散在性甲状腺炎；以及把滤泡上皮增殖特别显著的，称为伴有上皮增殖的甲状腺炎。并观察散在性甲状腺炎最多见于 20~30 岁的年龄组，弥散性甲状腺炎青年也占相当数量。通常散在性甲状腺炎的甲状腺多数较弥漫性甲状腺炎的甲状腺为软。

Doniach 等依本病的组织学表现又将其分为以下 3 型。

（1）青少年淋巴细胞型：多发于 11~13 岁的青少年。甲状腺轻度肿大，质稍韧，光滑无结节，不疼痛。甲状腺抗体含量低。组织学检查见中度淋巴细胞浸润，有局灶性甲状腺细胞增生，未见 Askanazy 细胞。可自行缓解，或进一步发展，用甲状腺素治疗效果好。临床常见的儿童慢性淋巴细胞性甲状腺炎多见此种变化。

（2）嗜酸细胞型：本型主要见于 30~50 岁的妇女，且男女性别比近 1：20。患者甲状腺中等肿大，质韧硬，呈不规则马蹄形，边界清楚，无明显结节，偶有疼痛及压迫症状。甲状腺功能正常。TMA 呈高效价，TGA 大部分为阳性。镜下见有大量淋巴细胞浸润，有生发中心形成，嗜酸细胞化生，少量纤维化，有一些巨细胞。用 T4 治疗少部分无反应，约一半以上患者甲状腺功能减低。

（3）纤维化型：患病者多已为中老年，甲状腺中等肿大或稍小，质偏硬，可为马蹄形，也可不对称。多可触及结节或颗粒状，无局部疼痛。甲状腺功能往往减低。TGA 与 TMA 均呈强阳性，TMA 效价很高。病检时浆细胞浸润为主，可见 Askanazy 细胞，显著纤维化，甲状腺小叶结构消失。少数患者 T4 治疗无反应，大部分患者甲状腺功能丧失。

根据病理学及形态计量学研究，以上三型又分为 CLT 的早期（或称淋巴细胞浸润期）、中期（或称甲状腺滤泡萎缩期）、后期即纤维化期。

1. 合并证表现

（1）合并甲亢：亦称桥本氏甲亢，可出现高代谢证候群，如体重减轻、神经过敏、大便增多、月经减少或闭经，或轻度突眼和胫前黏液性水肿等，可一过性出现也可反复出现。

（2）合并甲状腺肿瘤：如甲状腺腺瘤或甲状腺癌等，即表现为孤立的甲状腺结节，其余部分腺体较韧，甲状腺抗体滴度较高。病理检查见结节部位为甲状腺瘤或甲状腺癌的病理改变，其余部分为慢性淋巴细胞性甲状腺炎表现。

（3）合并地方性甲状腺肿：这种情况的发生率较高，尤以合并结节性甲状腺肿者为多，但炎性病变往往分布不均匀，多分布在结节部分周围的甲状腺组织中。

（4）合并亚急性甲状腺炎：亚甲炎发病早期多见发热疼痛，甲状腺肿块不固定，查甲状腺功能可有一过性升高，血沉增快。需要糖皮质激素类药物治疗。

（5）合并甲状腺恶性淋巴瘤：研究表明 CLT 患者的甲状腺淋巴瘤发病危险增加了 67 倍。鉴于 CLT 流行性的日益增加，对经过适当治疗甲状腺仍持续肿大的病例应警惕淋巴瘤的可能。其诊断是通过甲状腺针刺抽吸细胞学检查而确定，必要时更需切开取活组织检查，并应用免疫组织化学检查。Coombs' 试验阳性则表明患淋巴瘤时存在红细胞抗体，可发生自身免疫性溶血性贫血。治疗宜采用放疗和化疗。

（6）合并干燥综合征（Sjogren Syndrom，SS）：在 CLT 中，SS 的发病率远高于正常人群，尽管它们是两种不同靶器官的器官特异性自身免疫性疾病，但两者在组织学、血清学、与遗传学上有共同的特征，由于遗传的缺陷和免疫的不稳定性，以致机体免疫功能紊乱，而发生免疫之间的重叠现象。因此甲状腺抗体阳性的 SS 患者,应追踪观察甲状腺的功能状态,以便预防与早期治疗。治疗多用皮质激素类药物,可通过抑制抗体形成与减轻甲状腺淋巴浸润两方面起作用。

CLT 患者血清中常可检出 RF、ANA、SMA、抗 DNA、抗 RNP 及抗 SS – A 等多种自身抗体,而表现为器官非特异性的免疫异常。甚或本病还可与其他一些自身免疫性疾病合并出现:如恶性贫血、慢性活动性肝炎、系统性红斑狼疮、原发性肾上腺皮质功能减退、类风湿性关节炎等。患者当此之时,除出现以上各种合并证的临床表现外,血清中不但有较高滴度的甲状腺抗体,还常检测出针对其他相应组织的自身抗体。

2.特殊临床类型

(1)儿童 CLT:患儿年龄以 9 ~ 12 岁为多见,女性为主,临床以无症状甲状腺肿与 TGA、TMA 阳性为最主要特征可存在不同甲状腺功能状态。诊断不明确者可作有关甲状腺功能试验或显像以助之。大部分儿童 CLT 预后良好,甲状腺炎所致甲功受损并非均为永久性,部分患儿甲状腺功能可恢复正常。除甲状腺肿明显者外,甲状腺功能正常患儿一般无需治疗。CLT 伴甲减是甲状腺激素补充治疗的应用指征,在甲功恢复正常后可停药。伴甲亢的 CLT 称"桥本氏毒症",与炎症导致贮存于甲状腺滤泡内激素释放入血液循环有关,故呈一过性出现,无需用抗甲状腺药物治疗。

(2)孕产期 CLT:CLT 是女性青春期甲状腺肿的常见原因之一,且在孕期和产后的变化有一定的规律。孕前无甲状腺肿大或甲低者,孕时也无任何症状。孕前有甲状腺肿大或伴甲低者,孕期未经治疗肿大的甲状腺逐渐缩小至未扪及,甲低也自行缓解。妊娠后期抗甲状腺抗体滴度降至正常水平。无论孕前有无甲状腺肿大,产后 1 ~ 5 月甲状腺均呈弥漫性非对称性肿大,且较孕前明显,质地中等或硬,表面不平,个别有压痛,后甲状腺逐渐缩小,以孕前无甲状腺肿大,产后又无甲低者缩小较满意,但都未恢复到正常大小和正常质地。

CLT 患者有体液免疫与细胞免疫的异常,孕期外周血淋巴细胞总数和 K 细胞绝对计数降低从而减轻对甲状腺细胞的破坏,也可能是孕妇血清中有来源于胎儿胎盘单位的免疫抑制因子。以及胎儿供给的抑制 T 淋巴细胞,可抑制母体淋巴细胞表面受体,降低母体淋巴细胞的增殖和活性,尤其 T 和 B 淋巴细胞的功能,致使细胞免疫降低,母体淋巴细胞产生抗体减少,孕期抗体滴度降至正常,病情缓解。

产后免疫抑制消失,免疫反应一过性增强,类似停止免疫抑制剂糖皮质激素治疗后的反跳现象,外周血 B 和 K 淋巴细胞增加。由于甲状腺组织破坏,甲状腺激素释放而表现出一过性甲亢。继之为低甲状腺激素水平、高血清 TSH 值的产后甲低。

孕前无甲状腺肿或甲低者,产后才出现者不必急于治疗,孕前甲状腺肿大时间长或伴甲低者,产后甲低多需治疗,采用短期或是终身替代治疗,须视甲低纠正情况而定。总之,CLT 患者的孕期应选择在纠正甲低后为宜,并且在早孕期和产后仍需以适当维持量治疗一段时间,以防胎儿畸形或产后严重甲低。

(三)实验室检查

1.抗体测定

患者的血清中存在某些特殊的抗体,特别是甲状腺微粒体(过氧化物酶)抗体(TMA)与甲状腺球蛋白抗体(TGA),可根据情况运用血凝法、补体结合法、酶联免疫法、放射免疫法测定。可呈一过性升高,但绝大多数都持续升高较长时间。通常情况下 TMA 较 TGA 升高明显,两者联合测定对本病的诊断有较高价值。

2.甲状腺激素水平

疾病发展中 T3、T4 多正常。早期合并甲亢者,T3、T4 可升高,TSH 降低;轻度甲低者,T3 值多属正常偏低,T4 低于正常,TSH 是升高的;明显甲低患者降低而 TSH 升高。FT3、FT4 也随病情的发展愈重降低程度越大,FT4 降低较 FT3 更明显。

3.甲状腺吸 131 碘率

早期多在正常范围或一过性升高,且易受外源性 T3 抑制,这一点不同于 Graves 病。疾病后期甲状腺储备功能明显下降,吸碘率降低,即使甲状腺兴奋试验也不能使其升高。

4.血浆蛋白结合碘(PBI)

往往降低,但有些患者甲状腺可以产生一种异常的碘化蛋白质,可以使血 PBI 升高。

5.基础代谢率(BMR)

早期患者多正常,少数合并甲亢的患者可表现升高,有些病例开始即降低,疾病发展至后期,患者的代谢率多数降低。

6.过氯酸盐释放实验

由于患者甲状腺摄取的碘化物与酪氨酸结合障碍,导致游离碘增多,服用过氯酸盐后抑制甲状腺主动摄取碘比物,使碘离子释放增加、释放率会超过 10% 以上,用静脉注射法其阳性率更高。

7.甲状腺扫描

HT 患者甲状腺扫描其形态呈均匀分布,有不规则的外形,显示"冷结节"。或因甲状腺局部破坏,淋巴与纤维组织增生而致密度不均,有片状稀疏区。

8.超声检查

B 超除可反映甲状腺肿的大小,在某种程度上还可估计该病时的甲状腺功能。甲状腺回声减低是一项提示甲状腺功能减低和严重的甲状腺滤泡蜕变的征象。

9.甲状腺细针抽吸活检

许多研究表明 FNAB 与血清学的诊断一致,总能见到大量淋巴细胞和淋巴母细胞样细胞的浸润,这是具有特征性的现象。此外,还能见到相当于 Askanazy 细胞的上皮细胞。甲状腺滤泡变小,滤泡内胶质减少甚至消失。如见到成堆的淋巴细胞即可诊断为桥本氏病,并排除甲状腺癌或甲状腺瘤。

10.组织活检

对于 FNAB 有疑问者,可做手术活检。形态特点为正常甲状腺组织结构破坏,腺泡萎缩或脱落。或有嗜酸性变,弥漫性淋巴细胞、浆细胞浸润;甲状腺间质小血管丰富,内皮细胞增生使管腔变小。

麝香草酚浊度试验、锌浊度试验、脑磷脂胆固醇絮状反应呈阳性。血清蛋白电泳丙种球蛋白增高,血细胞沉降率可加快。

(四)诊断与鉴别诊断

依据临床表现与实验室检查,本病的诊断不难确定。凡中年妇女出现弥漫性甲状腺肿或结节性甲状腺肿,质地坚韧,排除其他甲状腺肿大的因素,不论其甲状腺功能如何均应考虑本病的可能性,由于血清甲状腺抗体,尤其是 TMA 与 HT 的诊断符合率较高。如 TGA 与 TMA 明显增高,已经基本可确诊。需进一步明确诊断者,可行穿刺细胞学检查(FNAB),个别不典型病例可做活体组织检查,以证实诊断。过氯酸盐释放试验呈阳性也有助于本病的诊断。若实验室条件不足者,可利用甲状腺激素试验治疗帮助确诊,即试验性服用甲状腺片 1 ~ 2 周后,甲状腺肿明显缩小,症状缓解者,基本可确诊 HT。

此外,也可参考 Fisher 提出诊断本病的 5 项指标。

(1)甲状腺弥漫性肿大、质韧;或有结节而表面不平。

(2)甲状腺球蛋白抗体和微粒体抗体阳性,此两抗体滴度在 1:32 以上。

(3)血清 TSH 升高,超过 20 微单位/ml。

(4)甲状腺扫描有不规则点状浓集或稀疏区。

(5)过氯酸盐释放实验阳性。

Fisher 认为,上述指标中有 2 项符合者即可拟诊,具备 4 项或 5 项者即可确诊。有人认为这一标准误诊率高,提出诊断本病除了体检时发现有弥漫性橡皮样甲状腺肿外,确诊本病最主要的指标是:①血清 TGA 与 TMA 检测;②FNAB;③过氯酸盐释放试验检查。其他实验室检查可作为次要或辅助指标。

本病宜与以下疾病鉴别。

(1)Graves 病:本病患者多有不同程度的甲状腺肿,常伴有甲状腺功能亢进的表现,如神经过敏、体重减轻、明显乏力、肌肉萎缩等。突眼征是本病的典型体征。胫前黏液性水肿也是本病的特征之一,但较少见。实验室检查总 T4 与游离 T4 均增高;甲状腺摄^{131}I 功能不能被抑制。而甲状腺微粒体抗体、甲状腺球蛋白抗体检测很少为阳性,即使检测到了,滴度也是相当低的。

(2)地方性甲状腺肿:患者除了呈弥漫性肿大外,往往无自觉症状。病程越长,甲状腺肿大越显著,并可出现多个结节,其诊断主要依靠流行病学资料。患者甲状腺功能多在正常范围,甲状腺摄^{131}I 率增高,但可被 T3 抑制,尿碘减少。HT 患者的甲状腺也呈弥漫性肿大,但血清 TGA、TMA 效价增高,红细胞沉降率加速,血丙种球蛋白增高,都可资鉴别。必要时还可作甲状腺活体组织检查帮助确诊。

(3)甲状腺癌:慢性甲状腺炎患者的甲状腺可出现多个结节,质地较硬,应与甲状腺癌鉴别。后者结节较硬,在短期内明显增大,可转移至附近淋巴结,常与周围组织固定,并可压迫喉返神经引起声音嘶哑,甲状腺扫描常显示"冷结节",但血清甲状腺抗体多为阴性。必要时作甲状腺针刺活组织检查即可鉴别。

(4)甲状腺腺瘤:甲状腺腺瘤也是一种常见病,多见于青年及中老年女性,单发结节居多,边缘清楚,生长缓慢有时突然增大疼痛,见于囊内出血。

(5)亚急性甲状腺炎:慢性淋巴细胞性甲状腺炎有时起病较急,偶可见甲状腺局部疼痛与压痛,与亚甲炎不同之处在于甲状腺常呈弥漫性肿大,甲状腺摄碘率无明显降低,一般无发热等全身症状。在病理方面,CLT 的甲状腺质地硬,呈结节状,切面灰白色,与周围很少有粘连,这与亚甲炎相似,但亚甲炎常出现一侧甲状腺结节性肿大,后又转移至另一侧,呈交替发作。甲状腺摄碘率常明显降低,但多可自行缓解,而甲状腺功能一般不受影响,也无自身抗体出现。

(6)硬化性甲状腺炎:以纤维硬化为主要特征,镜下除可见大量成纤维细胞浸润外,还可有胶原的沉积,偶有淋巴和单核细胞浸润。临床表现为甲状腺呈进行性纤维硬化,质地硬如石。

（7）无痛性甲状腺炎：轻至中度的甲状腺功能亢进，甲状腺大小正常或仅轻度肿大，血清 T3、T4 均升高，甲状腺吸 131 碘率下降，一般在 2～10 个月病情可以自行缓解。甲状腺活检常常为弥漫性或局灶性淋巴性甲状腺炎，因其甲状腺不痛亦无压痛，有称为安静性甲状腺炎，无痛性甲状腺炎，亚急性非化脓性甲状腺炎。

（8）产后甲状腺炎：产后半年内出现无痛性甲状腺肿，伴有可自发缓解的甲亢和/或甲减，^{131}I 摄取率减低，TMA 阳性，即称为产后甲状腺炎。

（五）治疗

1. 一般治疗

慢性淋巴性甲状腺炎无特殊治疗方法，临床确诊后，视甲状腺大小及有无症状而决定是否进行治疗。如甲状腺较小，又无明显压迫症状者可随诊观察，暂不治疗。对甲状腺肿大明显并有压迫症状者，可采用甲状腺制剂等治疗。一般疗效较满意，病程较长者或合并甲状腺功能减退者，常需终生治疗。

2. 药物治疗

（1）甲状腺制剂：当患者出现甲状腺功能不足，即使症状不很明显，也应给予甲状腺制剂治疗，可以抑制过高的 TSH 对甲状腺的刺激，阻断甲状腺抗体所致的甲状腺损害。由于大量使用会增加心血管系统的负担，因此应从小剂量开始，甲状腺片 20mg/d，左甲状腺素片（L－T4）为 25～50μg/d，也可选用二碘甲状腺素 25～100μg/d，分 3 次饭后口服。一段时间后，甲状腺肿有不同程度的缩小，局部压迫症状与甲状腺功能低下症状也能见到改善，TSH 降至正常。副作用一般不多，可以长期使用，但有时可引起胃肠道反应、碘过敏和精神神经症状。

（2）糖皮质激素：由于糖皮质激素有一定副作用，且停药后易复发，一般不提倡使用，但它可使甲状腺肿缩小及降低甲状腺抗体滴度。但当甲状腺肿大迅速或伴有发热疼痛、突眼、压迫症状明显时，可适当选用糖皮质激素以较快缓解症状。用泼尼松 20～40mg/d，或泼尼松龙 30mg/d，分次口服，症状缓解后逐渐减量，可用 1～2 个月，病情稳定后停药。

（3）免疫抑制剂：总的来说关于免疫抑制剂的效果尚无确切的结论。但有人试将吲哚美辛和甲状腺激素合用能抑制免疫反应，每日 75mg 左右。也有报道说环磷酰胺、雷公藤多甙片有降低甲状腺抗体滴度作用。

（4）手术治疗：慢性淋巴细胞性甲状腺炎患者的甲状腺肿不宜作外科手术治疗，因为它可以导致甲状腺功能减退。但如有下列情况时仍可考虑手术治疗：①有明显压迫症状，如气管压迫，呼吸吞咽困难等；②用甲状腺激素或对症药物治疗后，甲状腺肿不缩小，甲状腺疼痛无明显减轻，或甲状腺肿持续增大者；③怀疑有甲状腺癌变的患者，可做手术探查。

手术方法多采用部分或大部分甲状腺切除术。包括一叶或双叶部分切除和次全切除术、一侧腺叶切除术、一侧腺叶连同峡部切除术等，而较少用甲状腺全切除术。如能恰当地行腺体病灶切除（每侧保留 5～6g），对 CLT 的治疗也是安全有效的。患者手术后应长期坚持甲状腺制剂替代治疗。^{131}I 和 X 线疗法均可导致甲状腺功能减退，故不采用。

第四节　甲状腺激素不敏感综合征

甲状腺激素不敏感综合征可表现为甲亢或甲减。

一、病因和临床表现

（一）病因

（1）常染色体显性或隐性遗传。

（2）T3 受体基因突变。

（3）甲状腺激素受体数目减少或缺如。

（4）甲状腺激素受体后缺陷。

（二）分类和临床表现

1. 分类

①选择性垂体不敏感型伴甲亢（垂体自主性非肿瘤性 TSH 分泌过多、TSH 对 TRH 和 T3 有部分反应）；②垂体和周围联合不敏感型（甲减型、代偿型）；③选择性周围不敏感型；④全身性 TH 不敏感型。

2. 全身性 TH 不敏感型

①甲状腺肿（无甲亢）；②聋哑、智力低下和躯体畸形（短肢）；③骨发育延迟和点彩骨骺；④血清 TSH 正常或升高。

3. 选择性垂体对 TH 不敏感型

①甲状腺肿；②血清 T4 和 T3 升高；③血清 TSH 升高。

4. 选择性周围不敏感型

①家族史；②多结节性甲状腺肿；③甲减；④血清 T4 和 T3 增高；⑤大剂量 T4 或 T3 不引起甲亢；⑥血清 TSH 正常。

二、实验检查

（一）垂体不敏感型

（1）血清 TSH：①明显升高；②不被 T3 完全抑制；③可被地塞米松（2.0mg，每 6 小时 1 次，连续 2 天）抑制。

（2）TRH 兴奋试验正常。

（3）胰升糖素试验有 cAMP 升高反应。

（3）血清 PRL：①升高或正常；②对 TRH 反应正常或呈过分反应，不被 T3 完全抑制；③溴隐亭可使 PRL 对 TRH 的反应恢复正常。

（二）周围不敏感型

（1）血清 T3、T4 升高。

（2）血清 TSH：①正常；②对 TRH 有反应；③可被 T3 抑制。

（三）全身性不敏感型

（1）血清 T3、T4 升高。

（2）基础血清 TSH 正常。

四、诊断与鉴别诊断

1. 早期诊断线索

①甲状腺肿，无甲状腺功能异常表现；②血清 T3 和 T4 明显升高；③甲减用大剂量 T3 或

T4 无效;④甲亢用多种治疗易复发。

2. 诊断依据

①甲状腺肿;②血清 T3 和 T4 明显升高,排除垂体 TSH 瘤;③临床表现与实验检查结果不相称。

3. 鉴别诊断

①碘甲亢;②家族性高白蛋白血症;③TSH 瘤。

五、治疗

(1)L – T3/L – T4 治疗。

(2)溴隐亭(选择性垂体不敏感型)

(3)地塞米松。

(4)生长抑素及其类似物。

第五节　非甲状腺性病态综合征

非甲状腺性病态综合征(NTIS)是指机体在严重疾病、创伤、应激等情况下的下丘脑 – 垂体 – 甲状腺轴功能紊乱,甲状腺激素(TH)与血清蛋白结合异常,组织摄取 TH 异常和(或)TH 代谢异常导致 TH 血浓度变化,甲状腺本身无器质性病变。NTIS 包括低 T3 综合征、低 T4 综合征、高 T4 综合征和其他异常等多种类型。

一、临床表现与常见病症

(一)基础疾病的临床表现

1. 年龄

①胎儿;②新生儿;③老年人。

2. 营养状态

①绝食;②蛋白质 – 热能营养不良症。

3. 全身性疾病

①发热;②感染;③肝硬化;④糖尿病;⑤尿毒症;⑥急性心肌梗死;⑦癌症;⑧妊娠中毒症;⑨神经性厌食;⑩AIDS。

4. 应激

①大手术后;②重症创伤;③麻醉;④中毒。

5. 药物

①硫脲类;②糖皮质激素;③含碘造影剂。

(二)分类和特点

1. 低 T3 综合征(正常 T4、低 T3)

①T4 向 T3 转化下降;②T3 生成下降;③rT3 清除延迟;④血清 rT3 升高。

2. 低 T4 综合征(低 T4,低 T3)

①血清 T3、T4 均降低;②血清 TSH 低;③对 TRH 反应迟钝;④血清 rT3 升高;⑤基础疾病好转后,血清 TSH 升高,T4 和 T3 恢复正常。

3. 高 T4 综合征

①常见于重症急性间歇性卟啉病、慢性肝炎或原发性胆汁性肝硬化;②血清 TT4 和 TBG 升高,FT3 正常或降低,rT3 升高。

(三)常见病症

1. 肾病综合征

①贫血;②颜面虚肿;③声音嘶哑;④不耐寒;⑤血清 TT3、TT4 降低;⑥FT4 正常;⑦甲状腺摄碘率正常或升高;⑧甲状腺对 TSH 反应正常。

2. 慢性肾衰

①血透;②血清 TT3 和 FT3 降低;③rT3 常正常或增加;④TT4 降低或正常;⑤TSH 对 TRH 反应延迟。

3. 透析治疗

①血清 T4 上升;②长期透析后,血清 T4、T3 和 FT4 均下降。

4. 肾移植后

①TT4 正常,T3 上升;②TRH 试验呈延迟反应。

5. 肝脏疾病

①TT3 下降;②FT3 正常或轻度降低;③rT3 升高;④TT4 正常或下降;⑤TBG 不恒定;⑥TSH 升高。

6. 糖尿病

①老年女性;②可并发原发性甲减;③TSH 降低;④T3、T4 降低;⑤rT3 增加;⑥并发原发性甲减时抗甲状腺自身抗体阳性。

7. 心肌梗死

①血清 T3 明显下降;②血清 T4 正常、升高或降低;③血清 rT3 升高。

8. 恶性肿瘤

①血清 T3 和 T4 降低;②TSH 正常或升高。

9. 急性传染病

①血清 T3 和 T4 下降;②TSH 正常;③脑膜炎和伤寒者的血清 TT4 轻度上升。

10. 获得性免疫缺陷综合征(AIDS)

①无症状期血清 T4 和 TBG 升高,T3 正常,rT3 下降;②终末期 TT3 和 FT3 明显下降,TSH 正常或降低。

11. 多巴胺和糖皮质激素治疗

①血清 FT4 降低;②血清 TSH 降低。

二、诊断与鉴别诊断

(一)诊断

1. 低 T3 综合征

①原发病病因;②血清 TT3 降低;③血清 FT3 正常或降低;④血清 rT3 升高;⑤血清 TSH 正常(不适当性)和 TT4 正常;⑥血清 FT4 增高或正常。

2. 低 T4 综合征

①原发病病因;②严重的消耗性疾病;③血清 TT3、TT4 和 FT3 降低;④血清 FT4 正常或

降低;⑤血清 TSH 正常或降低;⑥血清 rT3 正常或升高;⑦血清 TBG 正常或降低;⑧TRH 兴奋试验正常或呈反应迟钝。

3.高 T4 综合征

①疾病急性期;②血清 TT4 升高;③血清 FT4 升高或正常;④血清 TT3 正常;⑤血清 rT3 升高。

（二）鉴别诊断

1.甲减

①TSH>25μU/ml;②血皮质醇、LH 和 FSH 降低而 PRL 升高(中枢性损伤);③TRH 兴奋试验有助于鉴别诊断。

2.甲亢

①血清 T3 和 T4 增高;②血清 TSH 降低;③甲状腺兴奋性抗体(TSAb)阳性;④TRH 兴奋试验有助于鉴别诊断。

三、治疗

（1）治疗原发病。

（2）甲状腺激素治疗无裨益。

（姜妍芳）

第九章 甲状旁腺疾病

第一节 原发性甲状旁腺功能亢进症

一、概述

原发性甲状旁腺功能亢进症(甲旁亢),是由于甲状旁腺腺瘤、增生或腺癌所引起的甲状旁腺激素分泌过多,其中以腺瘤最常见,约占80%以上,且多累及一个腺体;其次为甲状旁腺增生,往往四个腺体均被累及;由癌引起者占极少数。以上病变引起甲状旁腺激素增多,作用于骨骼使骨质破坏、溶解、普遍性骨质脱钙,使血钙增高,尿钙排出也增高;同时代偿性新骨形成和结缔组织增生形成纤维性骨炎,严重者呈囊肿样变,称"棕色瘤",易发生病理性骨折及畸形,血碱性磷酸酶增高。甲状旁腺激素作用于肾脏,抑制肾小管重吸收磷酸盐,使尿磷排出增多,血磷降低,尿钙、磷排出增多易发生泌尿系结石,后者又常继发泌尿系感染,最终导致肾功不全。血钙增高也可同时发生钙盐的异位沉积,除肾小管、肾间质外,也可沉积于肺、胸膜、皮肤及腔内多个脏器等处。

二、诊断依据

(一)病史

(1)以20~50岁者多见,女性多于男性。

(2)起病缓慢,病程较长,症状复杂多样。

(3)高血钙、低血磷症群:①消化系统:食欲缺乏、腹胀、恶心、便秘,可伴有溃疡病及胰腺炎症状。②神经、肌肉系统:肌肉松弛,张力减退,易疲乏;嗜睡、记忆力减退,抑郁、淡漠或易激动。③泌尿系统:可有多尿、多饮;因易发生泌尿系结石,可有肾绞痛,血尿及继发尿路感染。④骨骼系统:初期以腰背、脊椎、髋部或四肢骨痛为主,可伴有压痛、行走困难,逐渐出现骨骼畸形、病理骨折。部分患者可有局部骨质隆起(骨囊肿或"棕色瘤"),常见于四肢骨,掌、跖骨,上、下颌骨,大小不等,硬、有压痛。

(二)查体

(1)检查上、下颌牙龈有无包块。

(2)仔细扪诊颈前部位有无包块,甲状旁腺有无肿大。

(3)全身骨骼有无压痛及畸形、包块,肌张力有无减弱肉有无萎缩等。

(三)实验室及辅助检查:

(1)血清钙大多增高,如超过2.6mmol/L,对诊断有意义,如超过2.75 mmol/L意义更大,因甲旁亢时血清总钙可为持续性增高或波动性增高,因此最少应连续测定3次。当肾功不全血磷增高后,血钙可以降低(血钙正常值2.15~2.65 mmol/L)。

(2)血清磷多数低于0.97 mmol/L(正常值0.97~1.45 mmol/L)。在晚期肾功不全时尿磷排出减少,血磷可以不低;在血钙增高不明显而血磷过低时,对诊断仍有价值。

(3)血清免疫活性甲状旁腺激素(iPTH)水平,约90%患者增高。

（4）血清碱性磷酸酶常升高，有骨骼改变者更明显。

（5）血清氯也常偏高，因患甲旁亢时，近端肾小管排酸能力受损，可有高氯性酸中毒，90% 以上患者氯/磷比值 >103，其他原因所致的高血钙患者氯/磷比值 <93，这对鉴别其他原因引起的高血钙，有一定参考价值。

（6）24 小时尿钙排出增多，但肾功衰竭时可降低（我国正常成人，随意饮食时，尿钙排出量为每日 1.9~5.6mmol/L，即 75~225mg）。

（7）24 小时尿磷排出量常增高，但受饮食的影响大，对诊断的意义不如尿钙排出量增多重要。

（8）尿环磷酸腺苷（cAMP）及尿羟脯氨酸（HOP）排出量均增多（cAMP 正常值 5.1±0.25μmol/24h，NOP 正常值 20±11mg/24h）。

（9）其他功能试验如肾小管重吸收磷率测定，皮质醇抑制试验等。

（10）影像学检查：可以发现下述主要改变：①全身广泛性骨骼脱钙，骨皮质变薄，骨纹稀疏，骨密度降低，以脊柱、骨盆及长、短骨为甚，其中尤以指骨内侧骨膜下皮质吸收呈毛刷状边缘，颅骨斑点状脱钙，牙槽骨板吸收和骨囊肿样变"棕色瘤"形成本病特征性骨病变。部分患者因同时有代偿性新骨形成而出现纤维性骨炎和骨硬化。也可发现病理性骨折及（或）畸形。②常可发现反复出现的双侧、多数性泌尿系统结石。③病程长者可发现异位钙化，可见于肾乳头、肾髓质及软组织，如肺、胸膜、心肌、腹膜、胃肠黏膜下血管、肌肉、皮肤等处发现钙盐沉着的影像。

（11）心电图：可见高血钙的心电图改变，如 QT 间期缩短及 ST 段下移，T 波倒置和心律失常等。

（12）定位检查：①超声断层可发现甲状旁腺腺瘤，诊断率在 70% 左右，但不能发现异位及胸骨后位甲状旁腺病变。②放射性核素显像检查，有助诊断。

三、诊断要点

本病起病隐匿，早期常缺乏特征性的症状、体征，故易被忽略。当具有下列特点之一时应疑及本病，经必要的检查可确诊。

（1）高钙、低磷导致的多尿、多饮、食欲缺乏，或伴有乏力、精神异常等。

（2）屡发泌尿系统结石或肾钙盐沉着。

（3）不明原因的骨痛、骨包块，特别当累及前述好发部位时，或出现病理性骨折、骨畸形。X 线片显示脱钙，纤维性骨炎或骨囊肿形成。

（4）反复发作的胃、十二指肠溃疡病，或反复发作的胰腺炎。

（5）血清钙明显增高伴血甲状旁腺激素测定增高，并结合临床和 X 线检查可诊断本病。如患者同时还有血磷降低，尿钙排出量增多则更为典型。必要时再结合其他实验室检查及功能试验以辅助诊断。

（6）诊断时须注意不典型的原发性甲旁亢，即无症状性原发性甲旁亢。患者无前述有关症状、体征，甚至无相应的骨骼改变，仅发现血钙增高，血中甲状旁腺激素增高。对此种病例应定期随访，必要时再作有关特殊检查以协助诊断。

（7）本病中还有少数患者，临床及 X 线检查均疑及本病，X 线照片除纤维性骨炎外，也可同时有骨软化征象，但血钙不增高，此时应考虑以下可能：①血浆蛋白过低，影响血钙的测定，使之不增高。②合并肾功能不全。③体内总体钙不足,虽有广泛脱钙,仍不能释放更多的钙入血中。④甲状旁腺增生者血钙升高可以不明显。⑤给患者小剂量维生素 D(如 5000 ~ 10000U/d)后,血钙可逐渐增高,骨软化征象好转,纤维性骨炎表现更明显,也有助于本病的诊断。

四、鉴别诊断

本病的鉴别诊断主要是排除其他原因引起的血钙增高及继发性甲旁亢。

(一)其他原因引起的血钙增高

(1)恶性肿瘤,不论有无转移,均易引起血钙增高,如发生骨转移,则血钙、血碱性磷酸酶增高更明显,而血磷可正常、稍高或稍低,以乳腺癌最常见,其次为肾上腺癌、肺癌、甲状腺癌、卵巢癌、结肠癌等。此外某些异位激素综合征中,由恶性肿瘤细胞合成分泌类似甲状旁腺激素样的多肽,使其在无骨转移的情况下也发生高钙血症,称为假性甲状腺功能亢进。多见于肺癌(约占 35%)、肾癌(约占 24%),其次卵巢癌、肝癌、膀胱癌、结肠癌、前列腺癌、淋巴肉瘤等。异位甲状旁腺激素综合征与原发性甲旁亢不同的是,前者常有低蛋白血症及低氯性碱中毒,而原发性甲旁亢患者,血浆蛋白不低且常有血氯增高,可有酸中毒。

多发性骨髓瘤是浆细胞异常增生的恶性肿瘤,由于骨髓瘤细胞导致骨质广泛破坏,骨痛是其早期和主要的症状,同时出现高钙血症,但其血碱性磷酸酶正常或仅轻度升高,而原发性甲旁亢,血钙升高的同时伴有血碱性磷酸酶明显升高。

恶性肿瘤伴有高钙血症,其血钙虽明显升高,但经用糖皮质激素抑制试验,可使血钙降低。且恶性肿瘤一般病程较短,病情进展较快,再结合原发肿瘤的相应临床表现及影像学检查和 iPTH 测定则不难与本病相鉴别。

(2)结节病、维生素 D 中毒、使用噻嗪类利尿剂、甲状腺功能亢进症等,均可伴有血钙升高,但一般均可被皮质激素抑制,结合相应的病史与临床表现可以鉴别。

(二)继发性甲旁亢

由慢性肾功不全、肾小管酸中毒、维生素 D 缺乏及其他类型骨软化症引起继发性甲旁亢,实验室检查为血磷降低、尿磷排出增多、血钙正常或降低。X 线检查,骨病变以骨软化为主,且均有各原发疾病的特征性临床表现,可资鉴别。

五、治疗

(一)手术治疗

(1)凡诊断为本病者应尽早进行手术探查,且必须仔细寻找四个腺体,争取一次成功。如系腺瘤,大多为一个,如有多个也应全部切除,但需保留一个正常腺体。如系腺体增生,现多主张切除 3.5 个腺体。如系腺癌,则宜作根治术。

(2)如初次手术失败,可进行有创性的定位检查,如颈静脉插管,分段取样检测甲状旁腺激素水平,以便进一步定位诊断。选择性甲状腺动脉造影,因有一定的危险性,一般很少采用。

(3)术后常见的并发症为一过性低血钙,血钙可于术后 1 ~ 3 日内降低(1.25 ~ 2.0mmol/L),患者可出现口唇麻木及四肢搐搦,此时可用 10% 葡萄糖酸钙 10ml 静脉注射,每日 2 ~ 3 次,有时可采用静脉滴注的方法(将 10% 葡萄糖酸钙 30 ~ 50ml,加入 500 ~ 1000ml5% 葡萄糖液中)。如给予足量钙剂后,上述症状仍存在,则应注意低血镁的可能,经检测后可适量补充镁,一般可用 10% ~20% 硫酸镁 10ml,肌注,每日 2~4 次,共 3~4 日。注意观察,避免过量。重者也可采用硫酸镁静脉滴注(用法详见甲状旁腺功能减退症)。如低钙持续 1 月以上,提示有永久性甲状旁腺功能减退的可能,需给予相应的处理。

(4)一次手术后如有复发,则应再次手术。

(二)药物治疗

甲氰咪呱可阻滞甲状旁腺激素的合成和/或分泌,使血中激素水平下降,血钙下降,但停药后可出现反跳,故仅可用于以下情况:

(1)甲状旁腺癌,已有转移,不能手术者。

(2)年老、体弱不能或暂时不能手术者。

(3)甲状旁腺手术失败或手术后复发,不能再行手术且血钙又明显增高者。

剂量为 300mg,每日 3 次,口服。肾功不全者慎用。

(三)其他治疗

(1)手术后宜进高蛋白、高钙、磷饮食,适当补充钙盐,可加用小剂量维生素 D,以促进肠道对钙、磷的吸收。钙及维生素 D 的补充不宜短于 1/2 ~1 年或更长。如仍有明显低血磷者,可适当补充磷(如中性磷合剂)。

(2)对尿路结石,应积极排石,预防和治疗继发的尿路感染,必要时应外科处理。

(3)对明显的骨骼畸形,一般在甲状旁腺术后 1 年再作骨矫形术。因骨痛症状可在甲状旁腺术后数日至 1~2 月即减轻,而骨结构的修复则需 1 年以上。

(四)甲旁亢危象的治疗

重症甲旁亢患者,在受到应激后或脱水导致血液浓缩、服用过量钙剂及维生素 D 等均可致血钙急剧升高、症状加剧而发生甲状旁腺危象,表现乏力、厌食、恶心、呕吐、多尿,可有失水、虚脱以及神志不清、昏迷等。血钙显著升高超过 3.75mmol/L,必须立即进行抢救,主要措施如下:

(1)补充生理盐水以恢复血容量,其用量及补液速度应视患者失水程度及心、肾功能而定。同时密切观察和及时纠正电解质紊乱,此时常容易出现低钾和低镁,应注意补充。

(2)在补充血容量的基础上,可使用利尿剂如呋塞米 40~100mg,或依他尼酸钠 50~100mg 静脉注射,可酌情重复使用,以便增加尿钙排出。应避免使用噻嗪类利尿剂。

(3)如经以上治疗,疗效不佳,而患者仍有高血钙及肾功能不全,可用无钙透析液进行血液透析或腹膜透析,常能较快降低血钙。

(4)也可用降钙素,如降钙素 100~200IU 肌注,每日 1~2 次,协助降低血钙。

经上述处理后,一旦水、电解质紊乱得到纠正,患者全身情况好转,应尽早手术。

第二节　甲状旁腺功能减退症

一、概述

甲状旁腺功能减退症(甲旁减),是由于血中甲状旁腺激素(PTH)缺乏或 PTH 不能充分发挥其生物效应所致。主要改变是骨吸收障碍,骨钙释放受阻,肾小管重吸收钙减少,因而尿钙排出增多;同时肠道吸收钙也减少,最终导致血钙降低。自甲状旁腺至靶组织细胞之间任何一个环节的缺陷,均可引起甲状旁腺功能减退。根据病理生理分为血清免疫活性 PTH(iPTH)减少、正常和增多性甲状旁腺功能减退症。临床上也可分为继发性、特发性和假性甲状旁腺功能减退症,其中以继发性甲状旁腺功能减退症较为常见,最多见者为甲状腺手术时误伤甲状旁腺所致;也可因甲状旁腺增生,手术切除腺体过多引起本病;因甲状腺功能亢进二作放射性碘治疗,或恶性肿瘤转移至甲状旁腺而导致本病者较少见。特发性甲状旁腺功能减退症属自身免疫性疾病,可单独存在,也可与其他内分泌腺功能减退合并存在。假性甲状旁腺功能减退症少见,详见后节。

二、诊断依据

(一)病史

(1)由甲状腺或甲状旁腺手术引起者,一股起病较急,常于术后数日内发病,少数也可于术后数月开始逐渐起病。

(2)特发性者以儿童常见,也可见于成人。

(3)症状的轻重取决于低血钙的程度与持续时间。①神经肌肉应激性增加的表现:早期可仅有感觉异常、四肢麻木、刺痛、手足僵硬。当血钙明显下降(血总钙 <1.80mmol/L)时,常可出现典型的手足搐搦。发作时先有口周、四肢麻木、刺痛,继之手足偶硬,呈双侧对称性手腕及掌指关节屈曲,指间关节伸直,拇指内收,其余四指并拢呈鹰爪状;此时双足常呈强直性伸展,足背呈弓形;严重时可累及全身骨骼肌和平滑肌,发生喉痉挛、支气管痉挛,甚至呼吸困难、发绀及窒息等。如累及心肌可发生心动过速等。②患者发作时可表现为精神异常如兴奋、焦虑、恐惧、烦躁不安,幻想、妄想、定向力失常等。慢性发作的患者,常有记忆力及智力减退。③除以上典型的发作表现外,部分患者可表现为局灶性癫痫发作,或类似癫痫大发作,甚至也可发展为癫痫持续状态。也有部分患者表现为舞蹈症。④发作常因寒冷,过劳、情绪激动等因素而诱发,女性在月经前后也易发作。

(二)查体

(1)病程较长者,多可发现皮肤粗糙、色素沉着,毛发脱落,指(趾)甲脆裂等改变。仔细检查眼晶状体,可发现不同程度白内障。小儿患者多有牙齿钙化不全、牙釉质发育不良,生长发育障碍,贫血等。

(2)神经肌肉应激性增高,常用下述方法检查:①面神经叩击试验(佛斯特征 Chvostek征):检查者用中指弹击耳前面神经外表皮肤,可引起同侧口角、鼻翼抽动,重者同侧面肌亦可有抽动(弹击点应为自耳垂至同侧口角连线的外 1/3 与内 2/3 交界点)。②束臂加压试验(陶瑟征 Trousseau 征):将血压计袖带包绕于上臂,将血压计气囊充气,使血压维持在收缩压与舒张压之间 2~3 分钟,同侧出现手搐搦为阳性。

上述试验有助于发现隐性搐搦。

(三)实验室及辅助检查

(1)血清钙降低,总钙 <1.8mmol/L,血清游离钙≤0.95mmol/L,可出现症状。

(2)多数患者血清无机磷增高,可达 1.94mmol/L,不典型的早期病例,血磷可以正常。

(3)血清碱性磷酸酶正常或稍低。

(4)血清免疫活性 PTH(iPTH)浓度,多数低于正常,也可在正常范围。

（5）尿钙、磷均下降。

（6）尿 cAMP 和羟脯氨酸减少。

（7）心电图：可呈现 QT 间期延长，T 波异常等低血钙表现。

（8）脑电图：表现为阵发性慢波，单个或多数棘慢波。过度换气常可诱发异常脑电波。发作间歇期脑电图也可正常。

（9）X 线检查：头颅 X 线片或 CT，可见基底节钙化，骨质也较正常致密。骨骼 X 线片可见骨密度增加，牙周硬板加宽和长骨骨膜下新骨形成。

三、诊断及鉴别诊断

凡有反复发作手足搐搦伴低血钙者，均应疑及本病。甲状腺或甲状旁腺手术后发生者，诊断较易，特发性者，常由于起病缓慢，症状隐匿易被忽略，或被误诊为神经官能症；癫痫、脑风湿病、癔症、精神病及智力发育不全等。但如能多次测定血、尿钙及磷，则大多数可获确诊。

诊断的主要依据有：

（1）慢性反复发作的手足搐搦，且排除呼吸性或代谢性碱中毒、低血钾、低血镁及癔症。

（2）低血钙、高血磷。

（3）除低血钙的其他原因，如肾功能不全、慢性腹泻、低蛋白血症、维生素 D 缺乏及碱中毒等。

（4）除外佝偻病及软骨病。

（5）血清 iPTH 多数显著低丁正常。

四、防治

（一）手术操作应仔细

当进行甲状腺、甲状旁腺或颈部其他手术时，应细致操作，避免切除或损伤甲状旁腺及血运，防治甲旁减的发生。

（二）搐搦发作时的处理

立即静脉注射 10% 葡萄糖酸钙 10ml，每日 1～3 次。对有脑损伤、喉痉挛、惊厥的严重患者，可在静脉注射后采用 10% 葡萄糖酸钙 60～70ml，加入 5%～10% 葡萄糖液 500～1000ml 中，静脉滴注维持。如搐搦发作仍频繁，可辅以镇静剂、苯妥英钠等。

如属于术后暂时性甲旁减，一般在数日或 1～2 周内可渐恢复，只需补钙，不需过早补充维生素 D 制剂。如症状持续 1 月以上且血钙低，则考虑为永久性甲旁减，需补充维生素 D。

（三）间歇期的处理

1. 饮食

高钙、低磷饮食。

2. 钙剂应长期口服。

以元素钙为标准，每日约需 1.0～1.58，如葡萄糖酸钙、乳酸钙、氯化钙、碳酸钙中分别含元素钙 9%，13%，27%，40%。氯化钙对胃的刺激性大，应加水稀释后服。碳酸钙在小肠内转换为可溶性钙后方可吸收，易导致便秘。钙剂宜每日分 3～4 次咬碎后服下。

3. 维生素 D 及其衍生物

维生素 D25～10 万 IU/d 或维生素 D330 万 IU 肌肉注射，？～1 月注射一次；也可用双氢速甾醇(AT10),每毫升含1.25mg每日1次,口服,以后渐增,每周根据血、尿钙调整,当血钙达2.0mmol/L即不再增加。其作用较维生素D2或D3强,一般从小剂量开始,如0.3mg//d。如效果仍不佳,血钙仍低可用1,25(OH)2D3(骨化三醇)0.25μg,每2日加0.25μg,最大可用至1.0μg/d。上述维生素D制剂过量,均可引起血钙过高症,导致结石及异位钙化,故在用药期间应每月或定期复查血钙、磷及尿钙,调整药量维持血钙在2~2.5mmol/L为宜。

4.氯噻酮

每日50mg,口服,配合低盐饮食,可减少尿钙排出,提高血钙水平。

5.其他

血磷过高者,应辅以低磷饮食,或短期用氢氧化铝1.0g,每日3次,口服。少数患者经上述治疗后血钙正常,但仍有搐搦发作,应疑及同时有低镁血症的可能,经血镁测定证实后可肌注25%硫酸镁5ml,每日2次,必要时也可用50%硫酸镁10ml,加入5%葡萄糖盐水500ml中,静脉滴注。需注意监测血镁,以防过量。

6.甲状旁腺移植

近年有报告采用同种异体或胎儿甲状旁腺移植治疗本症,并于近期取得一定疗效,但其远期疗效尚需进一步研究。

第三节 假性甲状旁腺功能减退症

一、概述

假性甲状旁腺功能减退症(假性甲旁减)临床较少见,其特点在于甲状旁腺功能减退并非甲状旁腺激素(PTH)缺乏,而是靶器官(骨和肾)对PTH作用缺乏反应,或者是由于PTH前体转变为活性PTH过程发生障碍所致。有低血钙、高血磷、血中免疫活性PTH(iPTH)水平高于正常。此症多为X染色体伴性显性遗传,也可能为常染色体显性或隐性遗传。临床可见有三种类型。

二、临床分型

假性甲状旁腺功能减退Ⅰ型、Ⅱ型和假性甲状旁腺功能减退伴亢进症。此三型均具有:①遗传缺陷所导致的体态异常,如身材矮粗、体胖脸圆、颈短斜视、桡骨弯曲、短指(趾)与掌骨(跖)畸形(多见于第4、5掌骨或跖骨)。还可有智力低下、软组织钙化、味觉与嗅觉不良等;②周围靶器官(骨和肾)对PTH完全或部分缺乏反应,导致甲状旁腺组织代偿性增生、肥大;②PTH分泌增多,血中iPTH浓度增高。但三型的发生机制不完全相同,分述于下:

(一)假性甲旁减Ⅰ型

此型患者的缺陷主要为靶器官(骨和肾)细胞膜受体功能缺陷,不能产生cAMP致使对PTH完全无反应。此型具有与真性甲旁减相同的生化改变,即使滴注外源性PTH也不能提高血钙,不增加尿羟脯氨酸和尿磷排出。

(二)假性甲旁减Ⅱ型

此型更少见,患者的缺陷主要在于靶组织细胞对cAMP无反应。滴注外源性PTH时尿cAMP增加,但尿磷排出不增加或增加幅度很小,仅于滴注外源性PTH的同时滴注钙,才有尿磷排出增多的反应。

（三）假性甲旁减伴亢进症

此型又称假性甲旁减伴纤维囊性骨炎。此型的缺陷在于靶组织对 PTH 不完全性无反应，即肾脏无反应，而骨骼仍有反应。由于 PTH 不能引起肾脏排磷，故有高血磷、低血钙；而骨对 PTH 有反应，仍可发生纤维囊性骨炎。

三、治疗

假性甲旁减治疗的目的是纠正血生化异常，以减少代偿性 PTH 分泌增多。治疗措施与特发性甲旁减相同。但所需钙剂及维生素 D 剂量都较小，大多数需加服维生素 D 10000 ~ 50000IU/d，部分病例单用钙剂即可。治疗后血、尿钙及磷正常的患者，血 iPTH 逐渐降低至正常。经长期治疗增生肥大的甲状旁腺也渐缩小。

（姜妍芳）

第十章　糖尿病

第一节　病因与发病机制

一、1型糖尿病的病因与发病机制

1型糖尿病患者胰岛β细胞绝大部分被破坏,任何刺激胰岛素分泌的因素均不能促使B细胞合成与分泌胰岛素,胰岛素绝对缺乏,血浆胰高糖素升高。患者血糖水平显著高于正常,易发生酮症。外源胰岛素治疗是必需的。

1型糖尿病胰岛β细胞破坏达80%以上,临床上出现糖尿病症状。造成胰岛β细胞大量破坏的原因可能是遗传与环境因素相互作用引发特异性自身免疫反应选择性破坏胰岛β细胞。

1. 糖尿病家族性

各国的调查均表明,1型糖尿病的亲属发生糖尿病的机会显著高于一般人群,1型糖尿病具有一定的遗传性。对1型糖尿病的单卵双胞进行长期随访,发生糖尿病的双胞一致率为30%~50%。美国9000例1型糖尿病家庭调查显示,发生糖尿病的机会在双亲为1.3%,同胞为4.2%,子女为1.9%。同胞发生糖尿病的危险性与1型糖尿病的发病年龄有关,10岁之前发病的1型糖尿病,其同胞中发生1型糖尿病的危险性是8.5%;而10岁之后发病的1型糖尿病,其同胞发生1型糖尿病的危险性是4.6%,明显减少。子女发生糖尿病的危险性与1型糖尿病的性别有关,美国Joslin糖尿病中心调查1939年以前诊断的187例1型糖尿病及其419名子女,88例男性患者,其子女中1型糖尿病占6.1%;99例女性患者,其子女中1型糖尿病占1.3%,因此父亲是1型糖尿病对子孙后代的影响比母亲更为显著。1型糖尿病患者的双亲,若发生糖尿病是1型,还是2型呢?1280例1型糖尿病患者的双亲糖尿病调查,2.6%的亲代为1型,2.4%的亲代为2型。但是,即使具有相同染色体的单卵双胞发病一致率也不足50%,体现环境因素在发病中占重要地位。1型糖尿病的遗传学研究显示,1型糖尿病是多基因、多因素共同作用的结果。迄今发现与1型糖尿病发病有关的基因位点共17个(包括GCK及DXS1068)分布在不同的染色体上。

2. HLA与1型糖尿病的相关性

HLA是人体主要组织相容性抗原系统,是一个高度复杂的等位基因的复合遗传系统。基因定位于第六号染色体短臂,其等位基因为共显性。HLA-A、B、C为1类抗原,HIA-DR、DQ、DP为Ⅱ类抗原,HLA-TNFα、TNFS、补体C4及21-羟化酶为Ⅲ类抗原。

HLA与自身免疫性疾病的关系已是众所周知的。HLA的异常表达与1型糖尿病的易感性及胰岛B细胞损伤有密切关系。

白种人一般人群中40%~50%携带HLA-DR3、-DR4抗原,而在1型糖尿病中90%~95%携带这些抗原,抗原分布显著增加。北京协和医院于1980年分析我国1型糖尿病的HIA分型,HLA-DR频率占55%,相对危险率为7.89%,一般人群中HLA-DR3占14%,HLA-DR3与1型糖尿病高度相关。

虽然 HLA－DR3、－DR4、－DR3/DR4 与 1 型糖尿病高度相关,但是并非携带这些抗原的个体都会发生糖尿病。携带这些抗原的一般人群,只有 0.5% 发生 1 型糖尿病。所以,HLA 基因不等于糖尿病基因,HLA 分型未能揭示与 1 型糖尿病关系的实质。

Todd 等发现,HLA－DQβ 链等位基因对胰岛 β 细胞受自身免疫损伤的易感性和抵抗性起决定作用。HLA－m 排链 57 位是天门冬氨酸,等位基因 DQw3.1(DQw8)则具有 1 型糖尿病抵抗性;57 位,若不是天门冬氨酸,而是丙氨酸、赖氨酸或丝氨酸等,等位基因 DQw3.2(DQW)则具有 1 型糖尿病易感性。若 57 为非天门冬氨酸纯合子,对 1 型糖尿病高度易感;若为天门冬氨酸与非天门冬氨酸杂合子,则易感性显著削弱;若为天门冬氨酸纯合子,则对 1 型糖尿病的发病有抵抗性。可能是由于天门冬氨酸与抗原结合能力较弱,并且不易引发自身免疫应答。

3. 环境因素

与 1 型糖尿病发病有关的环境因素主要是病毒感染及化学物质的摄入。

(1)病毒感染:挪威医生报告 1 例糖尿病发生在腮腺炎病毒感染后,提示病毒感染与糖尿病存在某种联系。自此 100 多年来,病毒感染后发生糖尿病的报道络绎不绝。腮腺炎病毒、风疹病毒、巨细胞病毒、心肌炎病毒、柯萨奇 B4 病毒等病毒感染后发生 1 型糖尿病的均有报道。病毒感染致使胰岛 β 细胞损伤的方式可能有以下 3 种。

①病毒进入胰岛 β 细胞,迅速、大量破坏胰岛 β 细胞,使并无糖尿病史的患者突发严重高血糖及酮症酸中毒,甚至死亡。

②病毒进入胰岛 β 细胞,长期滞留,使细胞生长速度减慢,细胞寿命缩短,β 细胞数量逐渐减少,若干年后出现糖尿病。美国与澳大利亚分别报道胎儿期风疹病毒感染引发的糖尿病,美国调查 241 例,澳大利亚调查 45 例,妇女妊娠期曾患风疹病毒感染,她们的子女中先后发生 1 型糖尿病的占 20%,称为先天风疹病毒感染后糖尿病,这是病毒潜隐性感染损伤 β 细胞的例证。

③具有糖尿病易感性的个体发生病毒感染,反复损害胰岛 β 细胞,病毒抗原在 β 细胞表面表达,引发自身免疫应答,β 细胞遭受自身免疫破坏。

病毒感染是少年儿童发生 1 型糖尿病的重要环境因素。但是,并非每次病毒感染都会损坏胰岛 β 细胞。在众多的病毒感染患者中,发生糖尿病的毕竟是少数。

(2)化学物质摄入:对胰岛 β 细胞有毒性作用的化学制剂和药物被人或动物摄入后,可引起糖耐量减低或糖尿病,诸如,四氧嘧啶、链脲佐菌素、戊双咪及灭鼠剂 Vacor(N－3－吡啶甲基 N－n－P－硝基苯尿素)等。

4. 自身免疫

(1)1 型糖尿病是一种自身免疫性疾病

①患者血清中存在胰岛细胞抗体(ICA)、胰岛素自身抗体(LAA)、谷氨酸脱羧酶抗体(GADA)及其他自身免疫抗体。值得注意的是 IA－2(ICA)抗体。IA－2 是染色体 2q35 编码的自身抗原。979 个氨基酸组成的膜内蛋白,为酪氨酸磷酸酶同类物。广泛存在于神经内分泌细胞中,主要在胰岛 B 细胞和垂体前叶细胞中表达。非神经内分泌组织中未曾发现。1 型糖尿病患者血清中可发现 IA－2 抗体。

②1 型糖尿病患者的淋巴细胞上,HLA－Ⅱ类特异抗原 DR3、DR4 频率显著增高。HLA 抗原系统是免疫遗传学标志。

③常与其他自身免疫性内分泌疾病,如甲状腺功能亢进、桥—本甲状腺炎及艾迪生病等同时存在。

④常有自身免疫性疾病的家族史,如类风湿性关节炎、结缔组织病、恶性贫血及重症肌无力等家族史。

⑤死亡的新诊断的 1 型糖尿病尸检时,可发现胰岛中大量淋巴细胞浸润的"胰岛炎"。

⑥5% ~60% 新诊断的 1 型糖尿病患者外周血细胞中,具有杀伤力的 T 淋巴细胞 CDS 数量显著增加。

⑦1 型糖尿病单卵双胞之间的胰腺移植。经过 15 年观察,未发现糖耐量异常的同胞向患者提供部分胰腺,移植后数月,胰岛内大量淋巴细胞浸润,β 细胞被破坏,患者仍需接受外源胰岛素治疗。

⑧新诊断的 1 型糖尿病接受免疫抑制治疗,可短时期改善病情,降低血糖。

(2)自身免疫对胰岛 β 细胞的影响:正常情况下,HLA – I 类抗原基因在所有有核细胞表面表达,包括胰岛 β 细胞表面表达;而 II 类抗原基因只在 β 淋巴细胞、激活的 T 淋巴细胞、巨噬细胞及内皮细胞的表面表达,不在胰岛 β 细胞表面表达。继 Bottazzo 等发现新诊断的 1 型糖尿病死亡的尸检胰腺显示,胰岛 β 细胞表面有 HLA – II 类抗原表达之后,大量的研究提示病毒感染或其他环境因素(如婴儿牛乳喂养等)可诱导 β 细胞上 HLA – II 类抗原异常表达及 HLA – I 类抗原过度表达,使 β 细胞具备了抗原呈递功能。β 细胞作为靶细胞其本身的组织成分成为自身免疫应答的杀伤目标。血清中出现胰岛细胞抗体、胰岛素自身抗体及谷氨酸脱羧酶抗体等作为自身免疫的标志。自身免疫应答过程中,在巨噬细胞产生的 IL – 1、肿瘤坏死因子(TNF – α)等的刺激下,巨噬细胞、淋巴细胞、肝细胞及胰岛 β 细胞可表达氧化亚氮诱生酶,生成过量的 NO,对胰岛 β 细胞有直接的杀伤作用。

二、2 型糖尿病的病因与发病机制

2 型糖尿病患者胰岛 β 细胞仍能分泌一定量的胰岛素,但分泌的胰岛素量不足以维持正常的代谢需要或者是胰岛素作用的靶细胞上胰岛素受体及受体后的缺陷产生胰岛素抵抗,胰岛素在靶细胞不能发挥正常的生理作用。2 型糖尿病患者常常两方面缺陷均存在,只是有的以胰岛素抵抗为主,有的以胰岛素分泌不足为主。由于有一定的胰岛素分泌,临床上表现为起病缓慢,"三多"症状不显著,无酮症倾向,不易得到早期诊断。2 型糖尿病的发生与发展是多基因与多种环境因素相互作用的结果。与 HLA 无关联,血清中不能发现胰岛细胞抗体等自身抗体,2 型糖尿病患者并不依赖外源胰岛素存活。

1. 遗传

遗传是 2 型糖尿病重要的发病因素。2 型糖尿病有明显的家族聚集现象。2 型糖尿病的单卵双胞长期随访是遗传研究最有说服力的资料,双胞发病一致率可达 90%;但是单卵双胞研究不能阐明 2 型糖尿病的致病基因及其遗传方式。

2 型糖尿病的遗传异质性表现为非肥胖及肥胖两个亚型。

(1)非肥胖 2 型糖尿病:非肥胖 2 型糖尿病的胰岛 β 细胞损伤,葡萄糖刺激后胰岛素分泌的第一时相不出现或很低。非肥胖 2 型糖尿病中有以下 4 种单基因突变致糖尿病。

①少年发病的 2 型糖尿病(MODY):是常染色体显性遗传,发病年龄小于 25 岁。现已发现 MODY 有以下 3 种单基因突变:

MODY1 第二十号染色体长臂(20q)肝细胞核因子4a 基因。

MODY2 第七号染色体短臂(7p)葡萄糖激酶基因。

MODY3 第十二号染色体长臂(12q)肝细胞核因子1a 基因。

②变异胰岛素致 2 型糖尿病:常染色体显性遗传,临床上常在中年发病,病情较轻,无胰岛素抵抗,对常规治疗反应尚好。位于第十一染色体短臂(11P)的胰岛素基因突变,产生结构异常胰岛素,如胰岛素 B 链 25 位苯丙氨酸→亮氨酸,B 链 24 位苯丙氨酸→丝氨酸或 A 链 3 位缬氨酸→亮氨酸。

③胰岛素受体变异致 2 型糖尿病:第十九号染色体短臂(19p)的胰岛素受体基因突变所致胰岛素受体变异,变异的受体不能与胰岛素结合,常为合并黑色棘皮病的 2 型糖尿病。

④线粒体 DNA 突变致 2 型糖尿病:线粒体 DNA 突变致 2 型糖尿病已见于国内外多个家系。精子不含线粒体,故线粒体基因来自母亲。已发现线粒体 DNA 突变是赖氨酸或亮氨酸人组线粒体蛋白受阻。糖尿病按母系遗传,约 63% 患者合并耳聋,15% 合并肌病、脑病、乳酸性酸中毒及脑卒中样发作的综合征(MELAS)。

(2)肥胖 2 型糖尿病

糖尿病的发生主要是由于胰外因素,靶细胞对内生胰岛素不敏感。胰岛素受体及受体后缺陷,内生胰岛素分泌显著增加,胰岛 β 细胞功能逐渐衰退,是多基因遗传与环境因素共同作用的结果。

在 2 型糖尿病中,已发现的单基因突变只占很少数约 5%,绝大多数患者的发病有多个易感基因参与,有主效基因、次效或微效基因,作用在糖代谢不同的环节上。

2. 环境因素

摄食过高热量,体力活动减少,体重增加以至肥胖,是发生 2 型糖尿病的主要危险因素。肥胖具有遗传性和家族性。

(1)肥胖的判定:根据实际体重及身高来判断肥胖:BMI = 体重(kg)/[身高(m)2]。BMI 正常值:男性 20 ~ 25,女性 19 ~ 24,或者使用 Quetelet 公式:身高 - 100 = 应有体重(kg)超过上述数值为肥胖。

正常人体脂含量相对稳定,男性体脂占体重 10% ~ 20%,女性体脂占体重 20% ~ 30%。体脂分布状态以腰围与臀围的比例表示,正常男性 0.8 ~ 1.0,女性 0.7 ~ 0.85。若该比值增高,则意味着脂肪在腹部堆积,呈中心型(苹果型)脂肪分布。对于青年女性及中年以上男性中心型脂肪分布者常出现 2 型糖尿病、高脂血症、高血压等。腰围测量选择最低肋缘与髂连线的中点水平做测量,髋围选择股骨粗隆水平做测量。

(2)摄食过多

日常摄取高脂肪、高蛋白及低碳水化合物的膳食组成易增加体重,导致肥胖。人们每日应摄取的热量需按照其标准体重及劳动强度来定。摄取过高的热量,活动量又比较少,则以脂肪形式储存。

(3)Leptin 与肥胖

下丘脑弓状核神经元合成的神经肽 Y(NPY)可增进食欲,过多地摄取食物。Obese 基因在脂肪细胞编码合成的一种激素 Leptin 与下丘脑 Leptin 受体结合可抑制 NPY 基因的转录,从而抑制食欲,减少热量的摄取,提高身体的代谢率受减少脂肪的堆积,因之称其为"瘦素"。肥胖后脂肪细胞分泌 Leptin 继发增加,血浆 Leptin 浓度是非肥胖时的 4 倍。肥胖 2 型糖尿病血浆 Leptin 浓度较非糖尿病者低。

3.胰岛素抵抗

Himsworth 在 Clinical Scienee 杂志上发表文章,首先报告在他观察的年老、无酮症的糖尿病患者中,可分为对胰岛素敏感与不敏感两种类型。此后,临床研究相继有类似发现。Yalow 和 Berson 建立放射免疫测定法进行血浆胰岛素水平检测以后,临床上发现 2 型糖尿病的血浆胰岛素水平与正常人相比呈高、正常或低不同情况。高胰岛素血症、高血糖现象在 2 型糖尿病中较为多见,胰岛素抵抗的概念得以提出。

(1)定义

胰岛素抵抗是指胰岛素分泌量在正常水平时,刺激靶细胞摄取和利用葡萄糖的生理效应显著减弱;或者是靶细胞摄取和利用葡萄糖的生理效应正常进行,需要超常量的胰岛素。

(2)胰岛素受体的结构与功能

胰岛素不能进入靶细胞而是与靶细胞膜上的特异受体结合后才能发挥其生理作用。肝细胞、脂肪细胞及肌肉细胞等细胞膜上存在丰富的胰岛素受体。

胰岛素受体是一种糖蛋白,是受体酪氨酸激酶基因家族的成员,如表皮生长因子受体(EGF)及血小板衍生生长网子受体(PDGF)等属于这个家族。受体有两个 α 亚单位及两个 β 亚单位组成。α 亚单位突出在细胞膜上,是胰岛素的特异结合部位;β 亚单位伸向细胞质,是信号转导的重要部位。各亚单位之间有二流键相连。细胞上受体的数量处于合成与降解的动态平衡中。胰岛素受体的基因在第十九号染色体短臂。每个受体 6 亚单位上有 13 个酪氨酸残基,其中 7 个酪氨酸在胰岛素结合后发生磷酸化。β 亚单位自身磷酸化发生在 3 个区域:细胞内的膜旁区酪氨酸 960;调节区酪氨酸 1146,酪氨酸 1150 及酪氨酸 1151;COOH 端酪氨酸 1316 及酪氨酸 1322。酪氨酸激酶的活性增高。胰岛素刺激后 β 亚单位中丝氨酸及苏氨酸磷酸化可能使酪氨酸激酶的活性降低。β 亚单位自身磷酸化的受体信号传递系统有多种信号蛋白质参与,如磷脂酰肌醇(PI)-3-激酶、胰岛素受体基质(IRS)-1 等。并使葡萄糖转运蛋白(GLUT)-4 从细胞内移位至细胞质膜,介导细胞外葡萄糖进入细胞内。受体 B 亚单位的脱磷酸化过程中,蛋白质 - 酪氨酸磷酸酶(PYPases)的活性也很重要。这些从不同水平上共同控制胰岛素受体酪氨酸激酶的活性,完成靶细胞内磷酸化 - 脱磷酸化的链式反应,促进细胞的生长与代谢。

(3)胰岛素受体及受体后缺陷

①在肥胖的 2 型糖尿病中可发现脂肪细胞上胰岛素受体的数量及亲和力降低。肝细胞及骨骼肌细胞上受体结合胰岛素的能力无明显异常。

②B 亚单位酪氨酸激酶的缺陷是 2 型糖尿病受体后缺陷的主要问题。实验证明,胰岛素受体中激酶无活性受体比例增加,无活性受体增加可抑制激酶活性正常受体的功能。表现为 P 亚单位自身磷酸化及脱磷酸化的削弱,细胞内信号传递的异常。

③胰岛素受体基因的外显子突变造成受体结构异常,使胰岛素与受体的结合减少。

④葡萄糖转运蛋白(GLUT)-4 基因突变也是胰岛素抵抗的原因之一。GLUT-4 有 509 个氨基酸,基因位于第十七号染色体短臂 17p13,主要分布在肌肉及脂肪组织,GLU-4 基因的启动基因区突变可能与 2 型糖尿病有关。

靶细胞受体及受体后缺陷,造成胰岛素抵抗。为了使代谢紊乱得到控制,胰岛 β 细胞代偿性地增加分泌,出现高胰岛素血症;血液胰岛素浓度升高,通过降调节使受体数量减少,胰岛素抵抗更趋严重;胰岛 β 细胞功能逐渐衰退,血浆胰岛素水平开始下降。胰岛素抵抗在 2 型糖尿病的发病机制中占显要地位。

4.淀粉样变

2 型糖尿病胰腺病理检验时,可发现胰岛的内分泌细胞与微血管之间有淀粉样变。这种淀粉样沉积侵入到胰岛 β 细胞的浆膜以内,从而影响 β 细胞合成与分泌胰岛素。1987 年发现,37 个氨基酸组成,理论上的分子量为 3850 的多肽——胰岛淀粉样多肽(1APP)或称胰淀素与胰岛淀粉样变有关,其中 20～29 残基与淀粉样变关系较肯定。胰淀素的前身是 89 个氨基酸的多肽,与降钙素基因相关肽同源。胰淀素在胰岛 β 细胞中与胰岛素共存于分泌颗粒中,并与胰岛素同时分泌到血循环。2 型糖尿病时可能胰淀素合成与分泌增加,胰淀素可以抑制胰岛素的糖原合成作用,并且在 β 细胞内外促使淀粉样变,损伤 β 细胞。至今,胰淀素的确切作用还不十分清楚。

第二节　病理生理

糖尿病是一组慢性病,病程漫长,少则数年,长则数十年;从正常血糖到间歇餐后高血糖,以致发展到持续性空腹高血糖;从无糖尿到有糖尿;从无症状到有症状,从无并发症到有并发症是一个长期的从病理生化和病理生理发展到病理解剖严重损坏阶段的病变过程,反映着胰岛 β 细胞储备功能逐渐低下与胰岛素分泌障碍的演变过程。

一、糖代谢紊乱

发生高血糖的机制有二:一是葡萄糖利用减少;二是肝糖输出增多。当糖类食物进入胃肠经消化为单糖而经肠壁吸收后约有 2/3～3/4 入肝,其余入肝外肌肉和脂肪等组织后被利用。此时由于血糖浓度上升,以及肠道中胃泌素、胰泌素、胰酶素、肠升糖素等刺激胰岛素分泌增多,作用于肝、肌肉及脂肪细胞膜胰岛素受体,从而对糖代谢起调节作用。当胰岛素不足时,则发生下列病理生理变化。

1.糖进入细胞减少

氧化磷酸化减弱,除肝、脑、红细胞等外,当葡萄糖进入脂肪及肌肉细胞膜时需有胰岛素促进其转运,当胰岛素不足时葡萄糖进入减少。进入细胞内的游离葡萄糖在胞浆内已糖激酶催化下,消耗 ATP 生成 6－磷酸葡萄糖,于是使细胞内葡萄糖浓度降低,间接地促进葡萄糖的载体转运。在肝细胞中,胰岛素能诱导合成葡萄糖激酶(为己糖激酶的同工酶),在糖尿病中此酶活性下降,于是磷酸化减弱,引起葡萄糖利用减少。

2.糖原合成减少

在细胞中 6－磷酸葡萄糖在葡萄糖磷酸变位酶催化下转化为 1－磷酸葡萄糖,再经与三磷酸尿嘧啶核苷(UTP)结合成二磷酸尿嘧啶核苷葡萄糖(UDPG)和无机焦磷酸(PPI),又经肝(或肌)糖原合成酶催化下合成糖原。胰岛素有加强糖原合成酶催化作用,当缺少时糖原合成减少,血糖增高。

3.糖酵解减少

在糖酵解过程中,磷酸果糖激酶催化 6－磷酸果糖转化为 1,6－二磷酸果糖,丙酮酸激酶催化磷酸烯醇式丙酮酸转化为烯醇式丙酮酸,为两个主要限速酶。当肌肉休息时,ATP 含量增高,此二酶受到抑制,使糖酵解减慢;肌肉收缩时 ATP 含量消耗而减少,抑制解除,则糖酵解加强。胰岛素可促进磷酸果糖激酶的合成,又可诱导肝中 L-型丙酮酸激酶的合成。当胰岛素不足时,此二酶合成减少,于是糖酵解减弱。

4. 磷酸戊糖通路减弱

在此戊糖通路中 6-磷酸葡萄糖脱氢酶及 6-磷酸葡萄糖酸脱氢酶促进相应底物脱氢而生成还原型辅酶 II(NADPH),此酶为主要供氢体,对脂肪酸、胆固醇及类固醇激素的生物合成起重要作用,当胰岛素缺少时,NADPH 生成减少而不仅磷酸戊糖通路减弱,而且影响脂肪酸与胆固醇等合成。但当 2 型早期,尤其轻症患者胰岛素分泌相对增多,则脂肪合成可增多。故不少患者较肥胖,伴高甘油三酯与胆固醇血症,属高脂蛋白血症中第 IV 及 II 型。

5. 三羧酸循环减弱

三羧酸循环是乙酰辅酶 A 氧化生成 CO_2 和 H_2O 的通路。乙酰辅酶 A 是糖、脂肪及蛋白质分解代谢中间产物。当葡萄糖酵解而形成丙酮酸后,在线粒体膜上经丙酮酸脱氢酶系催化而脱氢氧化并脱羧后成为乙酰辅酶 A。当乙酰辅酶 A 进入三羧酸循环进行氧化时,首先必须与草酰乙酸在柠檬酸合成酶的催化下形成柠檬酸。胰岛素能直接加强丙酮酸脱氢酶系活性,还能促进柠檬酸合成酶的作用,使三羧酸循环进行有氧氧化。当胰岛素不足时,则三羧酸循环氧化减弱。

上述 5 个环节为在肝、肌肉及脂肪等组织内葡萄糖利用减少的病理生理。此外,由于胰岛素缺乏对肝及肌糖原分解抑制减弱,对糖原异生及肝糖生成的抑制过程减弱,以致引起肝糖输出增多,其病理生理机制如下:

(1)糖原分解增多

正常时,血糖下降可促使胰高血糖素及邻苯二酚胺分泌激增,通过 cAMP 蛋白激酶系统,激活磷酸化酶,促进糖原分解为 6-磷酸葡萄糖,又经肝内磷酸酶水解为葡萄糖后从肝输出。胰岛素可抑制肝和脂肪组织中 cAMP,与胰高血糖素和邻苯二酚胺有拮抗作用。当胰岛素分泌减少时,糖原分解增多,肝糖输出增多,而使血糖上升。在正常人体内高血糖对胰高血糖素起抑制作用,但在糖尿病中血糖虽升高而胰高血糖素分泌不受抑制。

(2)糖原异生增强

由非糖物质转变为葡萄糖和糖原的过程,称为糖异生作用,主要由成糖氨基酸、丙酮酸、乳酸、甘油等经糖酵解逆向形成,在生理条件下主要在肝内进行。当饥饿和酸中毒时,也可在肾内进行。成糖氨基酸中以丙氨酸、丝氨酸、苏氨酸及甘氨酸参与糖异生的活力最强,经丙酮酸而逆向形成葡萄糖。在糖酵解过程中,大多数反应是可逆的,但是由己糖激酶(葡萄糖激酶)、磷酸果糖激酶和丙酮酸激酶所催化的 3 个反应,因释放热能较多,难于逆向进行,故丙酮酸必须首先经羧化为草酰乙酸,再经磷酸烯醇式丙酮酸羧激酶催化生成磷酸烯醇式丙酮酸,并再经果糖 1,6-二磷酸酶及葡萄糖 6-磷酸酶的作用而完成糖异生过程。在此过程中受胰升糖素、邻苯二酚胺和糖类肾上腺皮质激素的促进,而受胰岛素所拮抗,当胰岛素缺少而胰高血糖素等增多时,糖异生作用加强而肝糖输出增多。

肾上腺素和胰高血糖素促进糖异生的机制主要为:①激活肝细胞膜腺苷酸环化酶,使 cAMP 升高,从而促进磷酸烯醇式丙酮酸羧激酶活性升高,加强糖异生;②促进脂肪分解,使大量游离脂肪酸入肝生成大量乙酰辅酶 A 及大量甘油入肝作为糖异生原料,再加强糖异生。糖类肾上腺皮质激素可以促进肝外组织蛋白质分解为氨基酸,使糖异生的原料增加;诱导糖异生过程中的 4 个关键酶,特别是磷酸烯醇式丙酮酸羧激酶的生成,促进脂肪动员分解。这些生理药理作用均有利于糖异生作用。凡此 3 种激素的作用均受胰岛素的拮抗而抑制糖异生。

由于丙酮酸羧化酶存在于线粒体中,故丙酮酸必须进入线粒体才能羧化生成草酰乙酸,但草酰乙酸不能透过线粒体内膜逸出,必须经谷草转氨酶(或苹果酸脱氢酶)形成门冬氨酸(或苹果酸)才能逸出到胞浆,再经胞浆内谷草转氨酶(或苹果酸脱氢酶)转化为草酰乙酸后由磷酸烯醇式丙酮酸羧激酶催化为磷酸烯醇式丙酮酸。

(3)肝糖生成增多

肝脏中与肌肉中不同,有磷酸酶可促进 6 - 磷酸葡萄糖分解为游离葡萄糖,从肝脏中输出经肝静脉入血循环。当肝糖原分解或糖异生加强而 6 - 磷酸葡萄糖增多,肝糖输出增多而使血糖升高。

二、脂肪代谢紊乱

正常人脂肪代谢处于动态平衡状态,摄入的脂肪经消化、吸收、氧化为乙酰辅酶 A,大部分参与糖代谢经三羧酸循环氧化为能量、CO_2 及 H_2O;部分贮存为脂肪(包括胆固醇),部分经肝脏转化为酮体经血循环转运至肌肉尤其是心肌和肾脏等组织而氧化。正常人血循环中仅有微量酮体(<0.5mg/dl),而并不积聚为酮血症,更不会为酮症酸中毒与酮尿(除非于饥饿情况下)。糖尿病严重者未经适当控制时常有下列脂代谢紊乱:

(1)由于磷酸戊糖通路减弱,还原型辅酶 II(NADPH)减少,脂肪合成常减少,患者多消瘦;但早期轻症 2 型患者则由于多食而肥胖。

(2)由于肝糖原合成及贮藏减少,在腺脑垂体及肾上腺等激素调节下,脂肪入肝脏沉积,肝细胞变性,肝肿大为脂肪肝。

(3)在重症病例中,脂肪大量动员分解为甘油磷酸及游离脂肪酸,在卡尼汀脂酰转换酶催化下经线粒体膜而入线粒体进行氧化,生成大量乙酰辅酶 A;又因糖酵解失常草酰乙酸减少,乙酰辅酶 A 未能充分氧化而转化为大量酮体。当酮体生成过多过速,氧化利用减慢(由于胰岛素不足)时则积聚而为酮血症和酮尿。临床上出现酮症、酮症酸中毒,严重时发生糖尿病性昏迷。

在严重病例还原型辅酶 II 供应缺少时,胆固醇合成减少,但在轻症早期 2 型患者中 NADPH 供应尚充沛时,胆固醇合成旺盛,形成高胆固醇血症。且常伴有高甘油三酯血症,游离脂肪酸、LDL、VLDL 增高,形成高脂血症和高脂蛋白血症。尤以第 IV、IIb 及 III、V 型为多见。HDL 常降低,ApoA1、A2 亦降低,ApoB 升高,凡此脂代谢紊乱为糖尿病患者动脉粥样硬化发病机制中重要物质基础。

三、蛋白质代谢紊乱

糖尿病患者蛋白质代谢常紊乱,尤其是未妥善控制,甚或酮症时,肌肉及肝中蛋白质合成减少而分解增多,呈氮质负平衡。胰岛素不足时糖异生旺盛,血浆中成糖氨基酸包括丙氨酸、甘氨酸、苏氨酸、丝氨酸及谷氨酸下降,被肝摄取后转化为糖,使血糖进一步升高。同时,成酮氨基酸包括亮氨酸、异亮氨酸、缬氨酸及氨基丁酸成倍上升,尤其是前两者在肝脏中脱氨生酮,使血酮升高形成酮血症,严重时发展为酮症酸中毒。此外,血中氨基酸、非蛋白氮浓度升高,尿中尿素氮及有机酸也增高,影响水和酸碱平衡,使失水及酸中毒进一步恶化。由于蛋白质呈负平衡,患者消瘦、乏力、抵抗力差、易感染、创口不易愈合,小儿生长发育受阻。

由于糖尿病控制不良时持久性高血糖症可使血浆和组织蛋白发生过度非酶糖化反应,蛋白质的构型和功能因而发生异常改变。如糖化血红蛋白(HbAlc)增高时引起组织缺氧,血浆LDL、纤维蛋白原和血小板以及组织胶原蛋白糖化增高可导致血黏度增加,血流淤滞,抗凝机制异常,自由基产量增加等。凡此均与糖尿病大小血管等慢性并发症的发生有密切关系。

四、电解质代谢、水代谢、酸碱平衡和维生素代谢紊乱

常引起各主要脏器功能失常,尤其在酮症酸中毒时更严重,详见后文。

五、维生素代谢紊乱

糖尿病中病理生理影响非常广泛,几乎与所有体内主要物质代谢均有关系,尤其以糖、脂肪和蛋白质的影响更大,重点表现在肝、肌肉及脂肪组织中。尤其是维生素 B 族缺乏。

第三节　糖尿病并发症的病理变化

一、糖尿病急性并发症的病理变化

1. 酮症酸中毒的病理生理

(1)酮体生成增多

糖尿病代谢紊乱加重时,机体大量利用脂肪以供热能,脂肪分解代谢显著增高,血中产生大量的游离脂肪酸,进一步在肝脏经 β 氧化,生成大量乙酰乙酸、β - 羧丁酸、丙酮,三者统称为酮体。由于肝脏不能利用酮体,需经血液循环运送到肝外组织(肌肉组织为主)氧化供能。当肝脏产生的酮体超过了肝外组织利用的限度,血中的酮体就堆积起来,称为酮症或酮血症。大量酮体随尿排出,此即酮尿症。丙酮是容易挥发的物质,酮症时,血液中丙酮通过肺换气呼出,因此糖尿病酮症酸中毒患者呼气中常可嗅到丙酮气味(烂苹果样气味)。

(2)酸中毒

酮体中乙酰乙酸、β - 羧丁酸都是酸性物质,它们在血液中会放出 H^+,从而影响血液酸碱度。正常情况下,体内这两种物质量不多,均可在血浆中被缓冲。糖尿病酮症酸中毒时这两种物质大量增多,超过血液缓冲能力,即可发生酸中毒。

(3)水、电解质平衡失调

由于严重高血糖症会加重渗透性利尿,当血糖水平超过 16.7mmol/L(300mg/dl)高于肾糖阈水平时,临床上提示脱水或有肾功能损害。肾脏在排泄大量葡萄糖时丢失大量的水分和盐,大量的酮体从肾、肺排出时也可带走大量水分,并且作为远端肾小管不吸收的阴离子与钠和钾盐一同从尿中排泄,导致这些电解质进一步丢失。此外,厌食、恶心、呕吐等胃肠道症状可使水、钠摄入进一步减少。酸中毒时,钾离子从细胞内释出至细胞外,经肾小管与氢离子竞争排出使失钾更为明显,但由于失水甚于失盐,血液浓缩,故治疗前血钾浓度可正常或偏高,而随着治疗中补充血容量、注射胰岛素、纠正酸中毒后,可发生严重低血钾,故治疗中应密切注意血钾水平。

（4）携带氧气系统失常

氧离曲线可反映红细胞向组织的供氧能力，并受血 pH、PCO_2 和 2,3 – 二磷酸甘油酸(2,3 – DPG)等的影响。糖尿病酮症酸中毒时，酸中毒可使血 pH 降低，PCO_2 升高，血红蛋白与氧的亲和力降低，氧离曲线右移，有利于向组织供氧。2,3 – DPG 是红细胞中糖酶解支路的产物，酸中毒时，2,3 – DPG 降低，可使血红蛋白与氧的亲和力增加，氧离曲线左移，供氧减少，此效应相对较弱，但缓慢而持久。

（5）心、肾功能障碍

水、电解质代谢紊乱，尤其是严重低钾血症有引起心律失常、心脏骤停的危险。严重失水导致肾血流量和肾小球滤过率降低，以至少尿、尿闭，甚至发生肾衰竭。

（6）周围循环衰竭和中枢神经功能障碍

电解质和水分的大量丢失导致严重脱水，血容量减少，加以酸中毒引起的微循环障碍，若未能及时纠正，最终可导致低血容量性休克，血压下降。同时，酸中毒和脱水可引起中枢神经功能障碍，出现不同程度的意识障碍、昏迷，后期可发生脑水肿。

2. 糖尿病非酮症性高渗综合征的病理变化

导致糖尿病非酮症性高渗综合征的基本病理状态是血糖明显升高，一般均大于 33.3mmol/L（600mg/dl），超过 55.5mmol/L（1000mg/dl）者并不少见，文献报道血糖最高可接近 270mmol/L（5000mg/dl），临床称之为"糖血症"或"蜜糖血"。血糖明显升高必然导致细胞外液葡萄糖量异常升高，由于葡萄糖不易自由地通过细胞膜，于是造成细胞外液的高渗状态。血糖明显升高的机制与以下因素有关：①在感染、创伤、手术、分娩等应激状态下，机体内源性皮质醇、儿茶酚胺、胰高血糖素、生长激素等分泌增加，这些激素可促进肝糖原分解及糖异生作用加强，并具有拮抗胰岛素降血糖效应，从而导致内源性葡萄糖生成增加。②外源性葡萄糖负荷增加，如静脉补充过多葡萄糖、进高糖饮食等。③随意终止降糖药物治疗或使用一些干扰胰岛素降糖作用药物如肾上腺皮质激素、免疫抑制剂、利尿剂、苯妥英钠等，均可导致血糖进一步升高。④有明显的原发性脱水状态，如严重腹泻、呕吐、中暑。脑血管病变或颅脑外伤情况下患者口渴中枢受损，不能主动饮水，过量使用脱水剂等均可致严重脱水，使胰岛素降糖作用明显下降，组织对葡萄糖摄取与利用能力减弱而致血糖升高。

高血钠是导致细胞外高渗状态的另一重要因素。引起高血钠的原因为：①严重脱水状态可继发高血钠；②应激状态与脱水所致之血容量减少可继发醛固酮与皮质醇分泌增加，二者可引起钠滞留而加重高血钠状态。细胞外高渗状态下患者血浆渗透压均明显升高。通常都超过 $340mOsm/kgH_2O$，严重者可达 $500mOsm/kgH_2O$ 以上，因而细胞内水分外渗，高渗状态导致的持续性渗透性利尿进一步加重脱水与血容量减少，形成细胞内、外严重脱水状态。据资料统计，糖尿病非酮症性高渗综合征脱水量一般为总体含水量的 10% ~ 15%，严重病例可达 25% 以上，脱水程度与血浆渗透压升高呈正比。在脱水不断发展的情况下，血容量不断减少，血压逐渐下降，最终发生休克及循环衰竭，电解质紊乱，并继发氮质血症与肾衰竭。此外，糖尿病非酮症性高渗综合征尚可因横纹肌溶解而导致急性肾小管坏死。横纹肌溶解的发生与下列因素有关：①脱水与低血压可致肌肉组织缺氧、ATP 含量下降、肌细胞肿胀、膜通透性升高；②高血糖及高血钠状态可导致肌细胞内钠离子增加、渗透压升高而易致受损的肌细胞溶解。肌细胞溶解后释放出的肌红蛋白可沉积于。肾小管，导致肾小管阻塞与受损，遂发生急性肾小管坏死。在脱水、低血压及循环功能不健全情况下，血流进一步缓慢，血黏滞度进一步增高,同时组织缺氧及血流灌注不足可损害组织细胞,促使过量凝血质释放入血液,加之糖尿病患者原来就属高凝状态,故在非酮症高渗综合征时容易发生动脉与静脉血栓形成,严重者可发生弥散性血管内凝血(DIC)。

电解质紊乱对糖尿病非酮症性高渗综合征的临床亦有重要影响,其中以低血钾最常见。糖尿病非酮症性高渗综合征时钾丢失可达总体钾的20%,钠、氯丢失也很明显,但由于严重脱水,体内水分丢失可大于钾、钠之丢失,故最初实验室检查血钾不一定降低,而血钠反见升高。其他电解质紊乱如低血磷、低血镁、低血钙等均可发生。患者一般无酮血症或血酮仅轻度升高,故尿酮多呈阴性或弱阳性,亦无明显酸中毒。无酮症的机制主要有以下几点:①极度的高血糖、脱水及高渗状态能抑制生长激素、儿茶酚胺、皮质醇及胰高血糖素之分泌,而这些激素具有促进脂肪分解、升高游离脂肪酸(FFA)浓度、增加酮体生成的作用。临床观察表明:非酮症性高渗综合征患者血中上述激素,尤其是胰高血糖素浓度远不如酮症酸中毒时明显,因而无明显酮血症发生。②糖尿病非酮症性高渗综合征患者大多数为病情较轻的2型糖尿病,2/3左右的患者不知自己有糖尿病。这些患者血中仍可测及一定浓度的胰岛素,此点与1型糖尿病完全不同。众所周知,维持正常糖代谢所需血胰岛素浓度远远超过抑制脂肪分解所需之胰岛素浓度,故血中少量胰岛素存在虽足以抑制脂肪分解、防止酮体生成过多,但不能防止高血糖之发生。动物试验亦表明,当血中胰岛素浓度仅为促进葡萄糖正常代谢运转所需量的1/10时,仍有持续抑制脂肪分解作用,因而游离脂肪酸动员减少,肝脏生成酮体亦相应减少。③明显的血浆渗透压升高本身即具有抑制脂肪细胞脂解的作用,因而进入肝脏的游离脂肪酸减少,肝脏合成酮体亦减少。④高渗、脱水及循环功能不全状态下,肝细胞因缺血缺氧而受损,功能降低,肝脏合成酮体能力可明显下降。由于糖尿病非酮症性高渗综合征无明显酮症,血中碳酸氢盐含量基本正常或仅轻度降低,故酸中毒不明显或轻度酸中毒。如果患者在就诊时或救治过程中出现明显酸中毒,应考虑下列因素所致:①高渗状态下循环功能不全,组织缺氧,细胞代谢紊乱,以及细胞内释出的有机酸阴离子、氢离子、磷酸盐等增多,使动脉血pH降低而产生代谢性酸中毒。②低血压休克、组织缺氧灌注不足使组织无氧酶解占优势,乳酸生成增加,导致乳酸性酸中毒。③同时存在酮症酸中毒,即所谓混合型,酮症酸中毒可作为非酮症性高渗综合征的诱因,也可在非酮症性高渗综合征病情进展的过程中并发。④并发急性肾功能不全、尿毒症,原已存在糖尿病肾病者尤易发生。

糖尿病非酮症性高渗综合征时神经系统异常包括不同程度的意识障碍及昏迷,其发生机制十分复杂,涉及多个病理生理过程,主要包括以下几方面:①严重的脱水,尤其是脑细胞脱水可导致脑细胞坏死。②低血容量性休克引起脑缺血、缺氧、脑血循环障碍。③电解质紊乱(尤其是高血钠)及氮质血症对脑细胞功能的影响。④在严重脱水、高凝状态、血流淤滞等病理状况下并发脑血栓、脑梗死,少数可并发脑出血,这种情况尤常见于老年糖尿病有高血压动脉粥样硬化的患者。⑤脑水肿,多见于以脑血管病变为诱因的老年患者,也可因治疗不当而引起。⑥昏迷与乳酸性酸中毒、酮症酸中毒、低血糖、尿毒症等有关,或与诱因本身有关。

3.乳酸性酸中毒的病理变化

乳酸的生成过多和利用减少是造成体内乳酸聚积,进而形成高乳酸血症和乳酸性酸中毒的关键。正常情况下,机体乳酸的产生和利用之间始终保持动态平衡,在各种病理状态下或出现乳酸生成过多,或引起乳酸利用降低,或两者兼而有之,当发生乳酸性酸中毒时究竟是生成过多还是利用减少,或两者均存在,须根据其不同病因判断。

（1）乳酸的生成

乳酸主要来自葡萄糖的无氧酶解之终末产物丙酮酸，在生成过程中尚有还原型烟酰胺腺嘌呤二核苷酸（NADH）、烟酰胺腺嘌呤二核苷酸（NAD）及 H^+ 参与。此外，还必须有乳酸脱氢酶（LDH）的存在。乳酸生成可由下列公式表示：

$$乳酸生成 = 葡萄糖 \xrightarrow{无氧酶解} 丙酮酸 \times K \times (DNAH)(H^+)/(DNA)$$

公式中 K 为离解常数 3.86。由公式可见，乳酸生成量取决于丙酮酸浓度、NADH/NAD 比值及 H^+ 浓度。若 NADH/NAD 与 H + 值不变，则乳酸生成量取决于葡萄糖无氧酵解生成的丙酮酸浓度。若丙酮酸浓度不变则乳酸生成取决于 NADH/NAD 及 H + 。若丙酮酸浓度和 NADH/NAD 比值均不变，则乳酸生成量取决于 H^+ 。在低血压、休克、组织缺氧及灌注不足状态下，NADH 生成、NADH/NAD 比值明显升高，乳酸生成量也必然增加。在酸中毒状态下（如肾脏病变、酮症酸中毒），体内 H + 增加，也可使乳酸生成增多。当这两种情况同时存在时，乳酸生成进一步增加，容易导致乳酸性酸中毒。服用苯乙双胍、二甲双胍等药物，或饮酒过度及妊娠等状态下，主要是通过促进葡萄糖无氧酵解过程增加，使丙酮酸生成过多而引起高乳酸血症或乳酸性酸中毒。

（2）乳酸的代谢与利用

人体几乎所有的组织、细胞都能生成乳酸。成人在空腹状态下每日每千克体重生成 20～25mmol 乳酸。这些乳酸主要通过两个途径被代谢与利用。①70%～80%的乳酸被器官组织充分氧化为二氧化碳和水；②20%左右的乳酸主要在肝脏内被重新合成有葡萄糖。这两个过程主要在肝脏、骨骼肌、肾脏等器官内进行，其中以肝脏为最重要，因此各种原因的肝病伴肝功能损害时易致乳酸性酸中毒。在休克、组织血流灌注不足、缺氧等状态下，除乳酸生成增多外，肝、肾、肌肉等器官组织对乳酸的代谢与利用减少亦为形成乳酸性酸中毒的重要因素。

糖尿病患者易发生乳酸性酸中毒的病理生理基础包括：

①糖代谢障碍

糖尿病患者常有丙酮酸氧化障碍及乳酸代谢缺陷，因此平时即可存在高乳酸血症，如发生乳酸性酸中毒，纠正也比较困难。

②糖尿病急性并发症

感染、脓毒血症、酮症酸中毒和高渗性非酮症高血糖昏迷等急性并发症，可造成乳酸堆积，诱发乳酸性酸中毒。乳酸性酸中毒可与酮症酸中毒同时存在。

③糖尿病慢性并发症

糖尿病患者可合并心、肝、肾脏疾病，造成组织器官血液灌注不良，低氧血症；由于糖化血红蛋白水平增高，血红蛋白携氧能力下降，更易造成局部缺氧，这些均可引起乳酸生成增加。此外，肝脏及肾脏功能障碍又可影响乳酸的代谢、转化及排出，进而导致乳酸性酸中毒。

二、糖尿病慢性并发症的病理变化

糖尿病慢性并发症主要包括糖尿病对患者大、小血管系统和神经系统的损害所引起的一系列慢性病症。常见的有糖尿病微血管病变、糖尿病肾病、糖尿病神经病变、糖尿病大血管病变、糖尿病心脑病变等。

1. 糖尿病微血管病变的病理变化

糖尿病微血管病变主要包括糖尿病肾病和糖尿病视网膜病变等。糖尿病微血管病变的病理改变主要有以下几个方面。

（1）微血管血流动力学改变

已知在早期无并发症的1型糖尿病患者中，肾小球滤过率和肾血浆流量均有明显增加，造成肾小球高滤过状态。这种肾小球高血压和高血流量损害肾功能，最终可导致肾小球病变。与肾小球微循环一样，在视网膜病变出现前数年，便可见到视网膜血流动力学的异常，如视网膜动、静脉的扩张等。以荧光素血管造影术可显示在新诊断的1型糖尿病患者中，视网膜血流增加，证实也存在高流状态。并随血糖控制状况而波动。糖尿病微循环改变不仅主要反映在肾脏和视网膜的微血管床，同时可涉及其他末梢微血管床，如四肢、皮肤、皮下组织、骨骼肌、心肌及神经系统等。临床和实验资料表明，如同肾脏和视网膜微循环改变一样，在全身末梢微循环障碍发生前也有一个高流状态的过程，各组织中的血流均明显增高，并随血糖控制而恢复正常。总之，在糖尿病早期，无论在肾脏、视网膜或其他周身组织中一般均先有血流速度增加和高流注状态，这种血流动力学改变，是糖尿病微血管病变的早期变化，也是重要的始动机制。随糖尿病病变进展，微血管的通透性增加，大分子蛋白质经微血管外渗与沉积于管壁，早期严格控制血糖可逆转血流动力学障碍。如病变继续进展则可导致进行性微血管壁透明变性、增厚及增生，以至微血管内血栓形成和微血管闭塞。

（2）内皮细胞损伤

内皮细胞的完整性可防止血小板黏附和聚集以及其后的改变。内皮细胞损伤后第八因子中vWF血浆浓度增高，可促进血小板黏附与凝聚，形成高凝状态。在动物模型中，反复的内皮细胞死亡和再生可引起基膜增厚。在糖尿病视网膜病变中，内皮细胞还可移行至缺少微血管壁的部位，并形成血管瘤。

（3）微血管基膜增厚

微血管基膜增厚是糖尿病微血管病变的一种较早表现，与血糖浓度呈正相关。正常时，基膜在肾脏主要由上皮细胞合成。基膜属于胶原组织的糖蛋白，以双糖或多糖形式连接。基膜精蛋白的合成步骤较复杂，包括有链的遗传控制及其他非遗传控制过程，后者可能包括经非酶催化赖氨酸和脯氨酸的过程。由于微血管内皮细胞对葡萄糖的摄取和糖蛋白的生物合成均不依赖胰岛素，故未控制的糖尿病患者因血中葡萄糖浓度增高可导致基膜精蛋白合成增加而引起增厚。动物实验表明，在糖尿病大鼠增厚的基膜中Ⅳ型胶原成分增加，主要由于其合成增加和降解减少所致。胶原蛋白的非酶糖基化作用可增加胶原对蛋白溶解酶的抵抗，加之糖尿病时循环中胶原酶抑制物（α2巨球蛋白、抗胰蛋白酶）增加，均可减少胶原蛋白的降解而利于在血管壁沉着。另外，糖尿病控制不佳时，除高血糖外，生长激素增多，可促进体内蛋白质合成，联合高血糖症可导致精蛋白合成增快，引起基膜增厚。在基膜增厚的过程中，纤维素的沉积也愈来愈明显，后者可能是促进一般性基膜病变发展为明显小血管病变的主要因素。糖尿病肾小球基膜虽然增厚，但却阻挡不住尿蛋白的排出，其原因可能是由于胶原蛋白的糖基化，使分子间的交联度可明显减少，膜中孔隙变大，出现明显的翻过现象，引起蛋白尿。此外，肾小球基膜中的硫酸乙酰肝素组成阴离子位点，糖尿病时，硫酸乙酰肝素不能进行N-硫酸酸化作用，使基膜阴电荷显著减少，基膜的微观结构改变，从而增加其通透性。糖尿病患者中，几乎全身的微血管均有类似肾小球基膜的这种改变。另外，应用免疫荧光技术，发现糖尿病动物及人的肾小球基膜和骨骼肌微血管中发现血白蛋白、免疫球蛋白、补体及免疫复合体积聚，提示糖尿病微血管病变可能与免疫复合体有关。

（4）微循环障碍

①微血管形态改变：由于糖尿病时有毛细血管基膜增厚、微血管内皮细胞增生等病变，因此微血管形态发生扭曲、畸形、打结，再加上微血管壁粗糙、管腔狭窄、弹性减弱、血管扩张等，导致血流不畅、淤滞、阻滞，引起组织缺氧，微血管损害与缺氧可形成糖尿病微血管瘤。

②微血流紊乱：糖尿病多伴有微循环血流流态异常。在眼球结膜微循环可见血流淤滞缓慢、红细胞聚集及微血管瘤发生率增高；在甲皱微循环发现血流流态异常，管瓣模糊，淤血超过正常的30%。

③血液理化特性改变：糖尿病患者血液改变有以下特点：a. 高凝状态：表现为血小板黏附和聚集功能亢进，纤维蛋白溶解活性降低，凝血功能亢进。b. 高聚集状态：表现为血沉加快，红细胞电泳时间延长，低切变速度下全血黏度升高。c. 高浓度状态：表现为血浆纤维蛋白原、α1-酸性糖蛋白、补体、珠球蛋白、仅:巨球蛋白、C反应蛋白、极低和低密度脂蛋白增高。d. 高黏状态：表现为血浆黏度、全血黏度升高，红细胞的变形能力降低。糖尿病患者血液这种高度的凝、聚、浓、黏状态，红细胞变形能力的降低及微血管壁的病变、微血流紊乱，三者相互影响，互为因果，形成恶性循环，使微循环明显障碍，促进糖尿病微血管病变的发生与发展，成为糖尿病多种慢性并发症的病理基础。

2. 糖尿病肾病的病理变化

糖尿病肾病早期20%~40%病理上显示为肾脏体积增大。其功能改变为肾小球滤过率增加，无其他临床及病理变化，随血糖的有效控制，可逐渐恢复正常，因而这一阶段为可逆性。肾病的进展期病理为肾小球硬化即肾小球毛细血管袢基膜增厚、系膜内玻璃样物质增生。据此可分为结节性糖尿病肾小球硬化和弥漫性。肾小球硬化两型。结节性肾小球硬化由Kimmelstiel与Wilson首次描述，肾小球小叶中央有特殊的玻璃样物质沉积。光镜下可见在肾小球周边毛细血管袢和系膜区有圆形或椭圆形物沉积，HE染色呈浅粉色，结节周围常见扩展的毛细血管包绕。结节增大可使毛细血管腔完全闭塞，仅残留层或多层细胞核嵌在结节的周围。Bell根据这种异常物质形成的结节病理特征，称其为"结节型肾小球硬化"，以此和"弥漫型肾小球硬化"区别。结节型肾小球硬化约占糖尿病肾病的48%，但其最具特异性。弥漫性肾小球硬化由Fahr首次描述，其基本病理与结节型相似，基膜样物质沉积，但分布不同。弥漫性损害主要在肾小球毛细血管壁和系膜区，PAS染色阳性物质增多，结果肾小球基膜普遍增厚，早期较正常厚两倍，晚期可达10倍以上。系膜区基膜样物质大量增加，随弥漫性病变进展，压迫毛细血管使其狭窄，甚至闭锁。这种损害起初仅涉及部分肾小球，后可损害全部。肾小球呈玻璃样变性。弥漫性肾小球硬化占糖尿病肾病的75%，但其特异性较差。其他原发性肾小球疾病如膜性肾病、肾淀粉样病变等也有类似的病理改变。除上述两种常见病理类型外，其他类型较少见。肾小球渗出性损害最少见，特异性也最差，相似的改变还见于肾动脉硬化、系统性红斑狼疮及其他各型肾小球肾炎，其病理特征为毛细血管袢的周围边缘部位，肾小球囊壁层上皮细胞与基膜之间有基酸性物质沉积，形成新月形的结构，特殊染色显示此物质为纤维素。另一种更少见的损害，是出现在肾小球囊壁层的"囊滴状损害"，其实质也为纤维素沉积，这些纤维素沉积，无一定的形状及结构，无细胞核成细胞残体结构。渗出性病变一般仅见于严重的结节型及弥漫性损害的糖尿病肾病，为晚期表现。

糖尿病肾病的肾小球间质病理损害表现为。肾小球上皮细胞可见颗粒样和空泡样变性，属退行性病变。晚期可见肾小管萎缩、基膜增厚。糖尿病肾小管病变可能属继发性改变，对肾病诊断及预后意义不大。间质损害表现为间质的纤维化、水肿及淋巴细胞、浆细胞、多核细胞浸润等。糖尿病肾病的肾血管损害往往与肾小球病变合并发生,多数为动脉硬化,累及所有肾血管,尤其是入球及出球小动脉,出现玻璃样增厚变性。肾动脉及其分支的动脉粥样硬化也比同年龄组非糖尿病者为多。单纯性高血压患者一般只有人球小动脉玻璃样变性增厚。

3. 糖尿病神经病变的病理变化

中小动脉和毛细血管前动脉管壁增厚,内膜玻璃样变性、纤维素样变性和脂质样变,管腔狭窄,血栓形成。电镜下可见内皮细胞增生,细胞间连接增宽,并见圆孔形成。小动脉及毛细血管前动脉基膜明显增厚。外膜偶见淋巴细胞、内皮细胞膜增加,血管通透性改变。上述病理中,基膜增厚为糖尿病所特有,出现在神经内膜、束膜、神经膜细胞以及毛细血管等处增厚明显。肌肉组织浆膜基膜、血管基膜也明显增厚。髓神经纤维病理改变包括:纤维密度下降,远端轴突变形、皱缩,髓鞘呈节段性脱失及再生。神经内膜胶原纤维增多、单核细胞浸润、神经膜细胞增生变性。肌肉病理改变,肌纤维呈现神经源性肌萎缩,纤维大小不等,单个纤维变性。组织化学 ATP 酶可见 1 型及 2 型纤维组群化。电镜下显示肌膜和血管基膜增厚明显。

大体上外周神经病变可分为对称型多发性病理改变,一般以代谢性因素为病因,其特点为慢性对称性轴突远端变性、萎缩、节段性脱髓鞘及髓鞘再生,发展由远端至近段。另一种为局灶性单神经病变及多发性单神经病变,多为血管性因素所致,病理可见有髓纤维呈斑片状脱失以及小血管管壁增厚、管腔缩小和血栓形成。如病理改变以基膜增厚为主,则可能是由于缺氧性病因引起。糖尿病神经并发症是临床常见病症之一。中枢神经及周围神经均可累及,但后者尤为常见。

4. 糖尿病脑病的病理变化

正常情况下,中枢神经系统几乎完全依赖于葡萄糖进行一系列的代谢活动,是葡萄糖摄取、氧化的重要部位。每天脑组织消耗约 100～120g 的葡萄糖,几乎相当于肝糖产生总量的 60%。葡萄糖在中枢神经系统内非常迅速地被摄取,GLUT3 葡萄糖转运子促进毛细血管内皮对葡萄糖的摄取,也是血脑屏障的重要部位。而 GLUT3 葡萄糖转运子促使葡萄糖糖进入神经元,除了在下丘脑等一些特殊部位外,葡萄糖的进入不受胰岛素的调节。中枢神经系统几乎没有糖原的储存,同时葡萄糖的利用率也非常高,因此急性的低血糖可以导致严重的中枢神经系统功能障碍,甚至永久性的神经系统损害。糖尿病可引起全身多脏器结构和功能损害,但糖尿病对中枢神经系统的影响人们研究得不多,特别是持续慢性高血糖对脑的神经化学、电生理、组织结构和认知功能等影响的研究尚有待深入。

(1)糖尿病脑磁共振成像(M 斑)及脑电图的变化

随着磁共振技术的发展及对脑部病变研究的应用,已证实了“糖尿病性脑病”的存在。脑部功能障碍一般是轻微的但并不少见,对日常生活影响不大。脑电生理的研究可以见到脑电波的节律减慢,波潜伏期延长是脑功能严重受损的一个表现。

上海华东医院内分泌科观察了 100 例糖尿病患者脑磁共振成像的变化,发现脑磁共振成像阳性者 57 例,其中不同脑区腔隙性梗死或多发性梗死灶 41 例,其特点表现为缺血性多,出血性少,且多为中小梗死灶。Binawanger 病(即皮质下动脉硬化性脑病)16 例,表现在 T2 加权图像上,两侧侧脑室旁对称性片状及点状高信号。基底节、内囊等脑区多发梗死灶或腔隙性梗死,尚有不同程度脑室扩大及脑萎缩。有些患者虽然没有脑血管意外的临床症状,但是脑 MRI 已经有了异常,是否已存在亚临床糖尿病性脑血管病变,还须进一步研究。

（2）糖尿病脑形态学变化

组织结构上，如果看到脑膜纤维化、超微结构血管病变、假性钙化、灰白质的严重弥漫性变性等即可视为"糖尿病性脑病"。国内有人观察了糖尿病大鼠及胰岛素治疗后大脑皮层锥体细胞形态学改变发现：在正常对照组细胞形态规则、核膜光滑、染色质均匀分布；细胞器丰富，粗面内质网分布规则，网腔均匀一致，表面有较多的核糖核蛋白；高尔基器呈扁平，弯曲或成半环形，极性明显；线粒体发达，排列密集。用胰岛素治疗组，电镜下锥体细胞大致正常，而未治疗组，细胞核形态不规则，呈异型性，核膜内陷形成核袋，染色质分布不均，聚集成块且有边集现象，部分出现空白区；胞浆内细胞器明显减少，粗面内质网短粗，网腔不规则，部分扩张、断裂、核糖核蛋白体脱粒；高尔基器形态不规则，极性消失，腔扩张；线粒体稀少，双层膜、嵴模糊或消失。

5. 糖尿病视网膜病变的病理变化

糖尿病视网膜病变一般呈进行性发展，并随病程的延长而恶化。临床上，患者常同时伴有不同程度的糖尿病肾病或（和）糖尿病神经病变，但也有部分患者终身不发生视网膜并发症。糖尿病视网膜病变分期如下：①背景期（非增殖期）：毛细血管扩张、闭塞，微动脉瘤，点状或片状出血，硬性出血。发生在黄斑区的水肿称为黄斑病，有早期失明的危险。②增殖前期：棉絮状渗出（软性渗出），静脉扭曲、瓣状改变，动脉节段性狭窄、闭塞。③增殖期：新生血管形成，纤维化，出血，包括视网膜前出血和玻璃体积血，后者是失明的主要原因。最终可致视网膜剥离，视力明显下降甚至失明。

（1）非增殖性视网膜病变

①微血管瘤

视网膜微血管是非增殖性视网膜病变的特征，在检眼镜下呈现为位于小动脉或小静脉侧的很小的红点，有的可持续存在数年以上，有的可消失。在组织学上，微血管瘤是视网膜毛细血管壁斑性膨胀。早期糖尿病性视网膜病变治疗研究小组（ET－DRS）规定视网膜内最大直径小于125的边界清楚的红色斑点为小微血管瘤，而最大直径大于或等于125、边界光滑清晰、圆形、中心有反光则为大微血管瘤。微血管瘤可引起血浆成分渗透到视网膜导致视网膜的水肿，脂质的沉积而形成硬性渗出，检眼镜下可见黄白色的渗出斑。眼底荧光血管造影可发现检眼镜不能查出的微血管瘤，能发现高度荧光着色的斑点并逐渐有渗漏。

②视网膜内出血

视网膜内出血是非增殖性视网膜病变另一种常见表现，根据出血位置的深浅有两种形式，浅层和深层。浅层出血即神经纤维层的出血呈条状或火焰状，是因为浅层细胞排列紧密，出血只能沿着神经纤维的缘故；深层出血位于外丛状层，其形态为圆形或不规则红色小出血点，此因深层细胞排列比较疏松，出血易存留于放射状的神经纤维问。检眼镜下视网膜内出血较微血管瘤大，无明确的边缘，可以位于后侧基底和视网膜外周。

③棉絮状斑

在病理上棉絮状斑为神经纤维层的小梗死灶，表现为边界清晰、灰白色的棉絮状斑。荧光造影不显示絮状斑有荧光素着色。常伴有广泛和严重的毛细血管疾患以及小动脉的分支闭塞。棉絮状斑为视网膜病变进展的标志。

④静脉曲张

静脉曲张是指视网膜静脉局部扩张，静脉管径粗细不均，甚至表现为串珠状、腊肠状。静脉曲张常出现于视网膜缺血的区域。它的出现提示严重的非增殖性视网膜病变,是增殖性视网膜病变随之形成的重要指示。静脉串珠在检眼镜下很容易鉴别。尽管静脉串珠与增殖性视网膜病变的发生、发展密切相关,但是其他的视网膜病变如静脉袢状、静脉鞘样改变以及静脉外周的渗出与增殖性视网膜病变的发生无明显关系。与其他的视网膜内的病变诸如视网膜内出血、棉絮状斑、硬性渗出等一样,静脉串珠同样也是增殖性视网膜病变恶化的强有力的指示。

⑤糖尿病黄斑水肿

黄斑水肿表现为视网膜的增厚,是非增殖性视网膜病变视力下降的最常见原因。除非很严重时,一般在直接检眼镜下很难观察到。如果视网膜水肿威胁到中心凹,称之为临床显著的视网膜水肿(CSME)。黄斑水肿可以是微血管瘤、视网膜血管的渗漏所致,也可由弥漫性扩张的毛细血管渗漏所致。

⑥非增殖性视网膜病变的分期

非增殖性视网膜病变可以分轻、中、重3期。轻度的非增殖性视网膜病变表现为微血管瘤、视网膜内出血、棉絮状斑、静脉袢、视网膜内脂质渗出;中度的非增殖性视网膜病变特征为更多的微血管瘤、视网膜内出血、棉絮状斑和视网膜内微血管的异常;如果静脉曲张在视网膜2个及2个以上的象限出现,非增殖性视网膜病变为重度,当有大的视网膜出血和微血管瘤时也可定义为重度,重度的可伴有增殖性视网膜病变的可能性。轻、中、重度非增殖性视网膜病变的患者,1年后发展为增殖性视网膜病变的危险性分别为5%、12%~24%和50%。严重非增殖性视网膜病变的糖尿病患者较轻、中度的非增殖性视网膜病变者需要眼部检查(常常3个月1次)。

(2)增殖性视网膜病变

严重非增殖性视网病变的糖尿病患者约有50%在1年后发展为增殖性视网膜病变。增殖性视网膜病变发生的标志是视盘或视网膜新生血管的形成。视盘或视网膜其他部位新生血管的形成常伴随严重的视网膜缺血。一般以在视盘或一个视盘直径范围内的新生血管称之为视盘本身的新生血管。视网膜其他部位的新生血管称之为视网膜新生血管。多年前就有人推测缺血的视网膜产生血管增殖因子可刺激新生血管的形成,近年来,这种生长因子被认为是内皮细胞生长因子。临床研究发现,增殖性视网膜病变患者玻璃体内内皮细胞生长因子的浓度高于非增殖性视网膜病变者。在视网膜新生血管的动物模型中发现内皮细胞生长因子mRNA的表达在新生血管发生前短暂增加。

①视盘新生血管形成

在直接检眼镜下很容易观察到视盘新生血管。如果视盘新生血管面积超过视盘的1/3,患者就有继发玻璃体积血或视网膜剥离的危险,导致视力严重下降。严重的视神经乳头新生血管形成可以没有症状。

②视网膜其他部位的新生血管形成

视网膜其他部位形成的新生血管源于视网膜缺血区小静脉和毛细血管。常见区域是沿微血管走向。初期视网膜新生血管位于视网膜内膜与玻璃体皮质之间,此后新生血管增多,生于玻璃体后,终将破裂出血。有的新生血管极细小,用直接检眼镜不易观察到,此时结合双目检眼镜综合观察较易发现。

③视网膜前和玻璃体积血

增殖性视网膜病变,由于新生血管退行性病变和纤维组织的牵拉致使那些脆弱的新生血管出血。反复出血聚集在视网膜前和玻璃体内,未能吸收的血形成厚的机化膜,造成视力津碍。

④牵引性视网膜脱离

增殖性视网膜病变时,视盘或视网膜的新生血管组织由增殖性的新生血管和纤维组织两部分组成。长时间后,这种纤维血管组织变得有收缩性,对视网膜产生牵拉作用。如果牵引力足够大,视网膜从附着的视网膜色素上皮层脱离开,这种情况称为牵引性视网膜脱离。如果牵引性脱离涉及中心凹,中心视力将丧失。

⑤虹膜和前房角新生血管形成

视网膜严重缺血的另一种严重并发症是虹膜和前房角新生血管形成,导致新生血管性的青光眼,往往很难治疗。因此,每个糖尿病患者在每次随访中应该检查虹膜新生血管的情况。尽管大部分虹膜新生血管的患者有增殖性视网膜病变,但是虹膜新生血管也可以在严重的非增殖性视网膜病变的患者中看到。虹膜新生血管常常最初在瞳孔区域看到细的新血管,在新生血管形成早期很难发现。因此,虹膜的检查应在高倍放大的情况下仔细进行,这一点在裂隙灯下很容易做到。直接检眼镜也可以用于检查虹膜区的新生血管。前房角纤维血管组织收缩可导致房角的关闭和新生血管性青光眼,在这种情况下治疗常常无反应,引起失明。

第四节　诊断标准

无论在发达或发展中国家,糖尿病正以迅速发展的势头成为危害公众健康的主要非感染性疾病之一,尤其在中国、印度及非洲等发展中国家。高血糖所引起的慢性并发症给个人、社会和国家医疗保健带来了沉重的负担,不仅严重影响患者的生活质量,而且已成为肾衰竭、失明和心脑血管病的主要原因,并成为严重的社会卫生和经济问题。因此,在相当多的国家中,对于糖尿病及其并发症的预防已经提到卫生健康及政府部门的日程上来。不断更新糖尿病知识,努力提高对糖尿病的诊断和防治能力,对控制糖尿病流行、减少糖尿病的并发症十分重要。近10年来,由于对糖尿病的病因、分子生物学和免疫学研究获得了大量突破性的进展。

一、糖尿病诊断标准

1. 临床症状

具备多饮、多尿、多食、消瘦等典型"三多一少"症状者。

2. 实验室诊断标准

诊断标准:采用 WHO 糖尿病诊断标准,2007 年《中国 2 型糖尿病防治指南》亦采用此标准。

3. 可疑糖尿病条件

凡有以下条件之一者为可疑糖尿病。

(1)有明显的多饮、多尿、多食、乏力、消瘦等典型糖尿病"三多一少"者。

(2)特别肥胖或消瘦,尤其肥胖者,常在餐后出现反应性低血糖,应高度可疑。

(3)持续皮肤瘙痒症,尤其女性外阴刺痒,排除滴虫和真菌阴道炎者,应检测尿糖、血糖。

(4)皮肤经常出现化脓性疖肿、痈肿等感染者。

（5）肺结核进展迅速，进行抗结核治疗疗效不显著，应测定血糖。

（6）过早出现白内障，进展迅速，视力显著减退者。

（7）四肢出现麻木、疼痛等末梢神经病变，或反复尿路感染伴有神经源性膀胱者。

（8）既往无肾病病史，而出现水肿、尿蛋白以至尿毒症者。

（9）无其他原因而出现下肢闭塞性脉管炎，或肢端溃疡坏死经久不愈合者。

（10）创伤或手术创口不愈合者。

（11）妊娠有自发性流产史、早产史、死胎史及有巨婴史者。

（12）有肾性糖尿者。

（13）有阳性糖尿病家族史。有上述临床表现，应提高警惕，及时检测血糖、糖化血红蛋白或做葡萄糖耐量试验以便及早发现糖尿病，及早进行治疗。

二、糖尿病分型及鉴别诊断

1. 分型

（1）1 型糖尿病（β 细胞破坏，通常造成胰岛素的绝对缺乏）：①自身免疫性；②特发性。

（2）2 型糖尿病（可从胰岛素抵抗为主伴相对胰岛素缺乏，到胰岛素分泌缺陷为主或者不伴胰岛素抵抗）。

（3）其他特殊类型：①β 细胞功能遗传性缺陷；②胰岛素作用遗传性缺陷；③胰腺外分泌疾病；④内分泌疾病；⑤药物或化学品所致；⑥感染；⑦不常见的免疫介导糖尿病；⑧其他遗传综合征有时伴发的糖尿病。

（4）妊娠糖尿病。

2. 鉴别诊断

（1）症状鉴别：多饮、多食、多尿为糖尿病的主要症候表现。而神经官能症和尿崩症也具有多饮、多尿的类似症状，但后二者的多饮、多尿并不伴有多食，一般健康状况良好，而且尿量虽多，比重却低，无尿糖出现。糖尿病患者则尿比重高，尿糖常呈阳性，故临床不难鉴别。

（2）尿糖鉴别：尿糖阳性不一定是葡萄糖尿，更不一定是糖尿病。非葡萄糖尿：除葡萄糖外，戊糖、果糖、乳糖、半乳糖都可在尿中出现。如乳糖尿见于哺乳或妊娠期妇女及幼婴，并往往伴发半乳糖尿。戊糖尿及果糖尿偶见于进食大量水果后，为罕见的先天性。这就要求我们利用各种化学和生化方法对尿糖的化学性质进行鉴定，如发酵法、葡萄糖氧化酶法、纸层析法及戊糖特殊反应和果糖特殊反应等，以确诊尿糖性质。

非糖尿病性葡萄糖尿：同样是葡萄糖尿，也并非均为糖尿病，许多情况下，是不能这样诊断的。

①生理性糖尿：食后糖尿：糖尿发生在饭后 0.5～1h 内，大量葡萄糖的吸收使血糖升高，超过肾糖阈而出现尿糖，而空腹血糖及糖耐量试验正常。饥饿性糖尿：发生于长期饱食或久病食少时，忽进大量糖类食物，胰岛的分泌不能适应，血糖过高而出现糖尿及葡萄糖耐量减低。但经继续进食几日后可恢复正常。

②肾性糖尿：先天性肾性糖尿：是一种先天性肾小管回吸收糖障碍的遗传性疾病，其肾小管的最大葡萄糖回吸收率低，肾糖阈低，在血糖正常时即可出现糖尿，一般不伴临床症状，无须治疗。继发性肾性糖尿：可发生于肾病综合征、重金属中毒以及少数妊娠期妇女，其空腹血糖及糖耐量试验完全正常。

③神经性糖尿：发生于颅脑创伤、脑出血、脑震荡、脑膜炎、全身麻醉及窒息时，可有暂时性血糖过高及糖尿。可能和应激状态下肾上腺皮质激素分泌活动有关。

④胰源性糖尿病：指继发于急慢性胰腺炎、胰腺癌瘤及胰腺切除后的糖尿病，其病史、症状、体征都比较明确，尿糖一般不严重。

（3）与其他疾病鉴别

①内分泌疾病

Ⅰ.尿崩症：由于脑垂体后叶病变，使抗利尿激素分泌和释放减少，引起中枢性尿崩症和肾小管对抗利尿激素反应降低而引起肾性尿崩症。临床表现为：多饮、多尿、消瘦、烦渴、失水等症状，与糖尿病症状相似，但尿崩症血糖、尿糖正常，尿比重 < 0.004，尿渗透压 < 280mOsm/kg 可与糖尿病相鉴别。

Ⅱ.甲状腺功能亢进症（简称"甲亢"）：甲状腺合成和分泌甲状腺素增高，促使机体新陈代谢增强。临床表现：多食、多饮、消瘦等症状；甲状腺素促进肝糖原的分解；提高儿茶酚胺的敏感性，抑制胰岛素的分泌而使血糖升高，与糖尿病相似。但甲亢主要为甲状腺功能各项指标 T3、T4 等高于正常，并表现甲亢特有的症状和体征，可与糖尿病相鉴别。

Ⅲ.垂体瘤：由于垂体分泌和释放生长激素过多，拮抗胰岛素，促进糖异生，继发垂体性糖尿病或葡萄糖耐量异常？而垂体瘤具有典型的肢端肥大症和巨人症，血浆中生长激素水平高于正常，以及垂体瘤特有的症状等，可与糖尿病相鉴别。

Ⅳ.库欣综合征：由于肾上腺皮质分泌肾上腺皮质激素过多，抑制胰岛素的分泌，与胰岛素相拮抗，促进糖异生，抑制己糖磷酸激酶，导致葡萄糖耐量降低，诱发糖尿病，引起血糖中等度升高，糖尿病症状较轻。而库欣综合征具有向心性肥胖，毳毛增多，出现脂肪垫、紫纹等特有的体征与症状，可与糖尿病相鉴别。

Ⅴ.胰岛细胞瘤：由于胰岛细胞分泌胰高血糖素过多，拮抗胰岛素，促进糖异生和肝糖原分解，抑制胰岛 β 细胞分泌胰岛素，降低组织对葡萄糖的利用等，而引起血糖升高。而血浆中胰高血糖素水平异常升高，结合 X 线透视、B 超、CT 等检查结果可与糖尿病相鉴别。

Ⅵ.胰岛 β 细胞瘤：由于生长激素抑制激素分泌过高，抑制胰岛素的分泌，与胰岛素相拮抗，促进糖异生而引起血糖升高，出现继发性糖尿病。在血液中，生长抑制激素水平显著高于正常标准，血糖呈中等度升高。同时通过 X 线、B 超、CT 等检测手段其结果可与糖尿病相鉴别。

②肝脏病变

因肝脏病变使肝糖原贮备减少，糖原异生降低，胰岛素在肝内灭活能力减弱，肝炎病毒可累及胰岛 β 细胞而引起继发性糖尿病。但大多数是可逆的，随着肝功能的恢复，糖尿病综合征的症状也得到缓解以至消失。同时有肝炎病史和肝病的特有体征，均可与糖尿病相鉴别。

③胰腺疾病

因急慢性胰腺炎、胰腺肿瘤等损伤胰岛 β 细胞，分泌胰岛素减少，而出现继发性糖尿病。本病有其特殊的胰腺病变史，同时通过 X 线、CT 以及 B 超等检测结果可与糖尿病相鉴别。

④慢性肾病

慢性肾功能不全或尿毒症时，常伴有肾小管浓缩功能失常，可出现多饮、多尿，肾功不全引起电解质紊乱，细胞内缺钾影响胰岛素释放，而致血糖升高或葡萄糖耐量异常。肾小管重吸收功能障碍，可出现肾性尿糖。本病有肾病史及。肾功能不全的各项指标，可与糖尿病相鉴别。

⑤肥胖症

体重超过标准体重的 10%~20% 为肥胖症。肥胖者基础胰岛素水平高,胰岛素对碳水化合物或含氨基酸食品需求增加,表现以餐后胰岛素浓度增高为特征。肥胖可引起胰岛素受体数目减少,对胰岛素敏感度降低,产生胰岛素抵抗,从而增加胰岛的负担,胰岛长期超负荷,可引起胰岛功能减弱,导致糖尿病。当经过严格控制饮食,加强运动,减轻体重,纠正高胰岛素血症,提高胰岛素敏感性,可得到恢复,以此与糖尿病相鉴别。

⑥急性应激状态

当感染、发烧、外伤、手术、急性心肌梗死、急性脑血管病等应激情况下,体内肾上腺皮质激素等与胰岛素相拮抗的激素分泌增高,而引起一过性血糖升高或葡萄糖耐量异常。待病情稳定,应激因素消除,血糖可以恢复。如高血糖持续时间较久者,应考虑有无糖尿病。

⑦药物因素

长期大剂量服用肾上腺皮质激素、水杨酸类药、噻嗪类利尿剂等药物可引起血糖升高或葡萄糖耐量降低,停药后,血糖可逐渐下降,恢复正常,可与糖尿病相鉴别。　　　　　　　　　(董林)

第五节　治疗

一、控制血糖对肾病的影响

DCCT 试验和 UKPDS 研究明确显示,强化糖尿病治疗显著降低微量白蛋白尿进展至显性肾病的风险。因此,无论是 1 型或 2 型糖尿病,均应进行强化糖尿病治疗。

二、控制高血压

在 1 型糖尿病患者中,高血压通常是糖尿病肾病所致,比较典型的是在发生微量白蛋白尿后出现。在 2 型糖尿病患者中,约 1/3 的糖尿病患者在诊断时就已存在高血压。这常与葡萄糖耐量异常、LDL-c 升高、三酰甘油水平升高、HDL-c 降低和肥胖共存,以上情况易导致心血管疾病,这显示上述情况可能有共同的发病机制,如胰岛素抵抗。胰岛素抵抗也被称之为 X 综合征或代谢综合征。2 型糖尿病患者合并的高血压也与糖尿病肾病有关,高血压有可能是原发性高血压,也可能是其他许多继发因素所致,如肾血管疾病。单纯性收缩期高血压是动脉粥样硬化性大血管的弹性丧失所致。通常,1 型和 2 型糖尿病合并的高血压均与血容量和外周血管阻力增加以及肾素活性降低有关。收缩压和舒张压均能加快糖尿病肾病进展,因此积极控制血压能最大程度降低 GFR 的下降速度。选用合适的降压药物治疗能明显延长 1 型糖尿病患者的平均寿命,在诊断显性肾病 16 年后需透析的患者从 94% 降至 45%,需肾移植的患者从 73% 降至 31%。

年龄 >18 岁的非妊娠糖尿病患者应将收缩压降至 <130mmHg、舒张压降至 <80mmHg,并维持。对于收缩压 ≥180mmHg 的单纯性收缩期高血压患者,早期治疗目标是逐渐降低收缩压,如果此目标达到并能耐受,则应进一步降低血压。早期治疗主要是生活方式调节,如减轻体重、限盐、减少酒精摄入量和体力活动。已有糖尿病肾病的患者,给予 ACEI 或 ARBs 治疗也是早期治疗的一部分。如果治疗 4~6 周后未能充分控制血压,应加用药物。通常,这些

药物应逐步增加,而且应根据患者的其他因素,如心脏后负荷和血管疾病,个体化应用。

三、降压药物的应用

无论病因如何,患者对降压药物的良好反应常可引起肾功能进行性恶化,因此可能产生以下观点:血流动力学因素对 GFR 进行性降低方面具有重要影响。基于这种假设,肾小球损伤可引起微循环变化,这可导致存活的肾小球高滤过性,同时肾小球内压力升高和对血管紧张素Ⅱ的敏感性增强。单个肾小球高滤过性与肾小球内高压也可造成肾小球损害。许多研究显示,有高血压的1型糖尿病患者应用 ACEI 可减少白蛋白尿,而且与其他使血压同等程度降低的降压药物相比,延缓肾病进展的效果增强。研究显示,ACEI 可延缓血压正常的1型糖尿病患者和2型糖尿病高血压患者的微量白蛋白尿进展。

应用 ACEI 或 ARBs 可加重肾功能不全和(或)低肾素低醛固酮型患者的高钾血症。两侧肾动脉狭窄患者或有进展期肾病而无肾动脉狭窄的患者应用 ACEI,可引起肾功能迅速下降。目前,尚不清楚应用 ARBs 是否引起肾功能迅速下降。妊娠期女性患者禁用 ACEI,生育期女性患者应慎用。尚无妊娠期女性患者使用 ARBs 的资料。由于从微量白蛋白尿进展至显性肾病以及继之进展至 ESRD 的比例较高,因此建议所有微量白蛋白尿或进展期肾病患者使用 ACEI 或 ARBs。ACEI 效应似乎是一种类效应,所以可根据药物的费用和依从性选择药物。UKPDS 研究比较了 ACEI 和 B 阻滞药的效果。这两种药物的降压效果相同,降低微量白蛋白尿或蛋白尿的发生率无显著性差异。由于在该研究人群中肾病发病率较低,因此不清楚这一研究是否能发生足够事件以证实这两种药物对肾病进展的保护作用。一些研究显示,非二氢吡啶类钙通道阻滞药(NDCCB)也能降低白蛋白尿水平,但迄今尚无研究显示应用 NDC-CB 是否可降低 GFR 的下降速度。

四、限制蛋白摄入量

动物研究显示,限制食物蛋白摄入量也可降低高滤过性和肾小球内压力,并延缓一些肾病模型的进展,包括糖尿病肾小球病变。一些小样本研究显示,糖尿病肾病患者接受 0.6g/(kg·d)的限制性蛋白饮食(实际上仅达到 0.8g/(kg·d)可轻度延缓 GFR 下降。然而,肾病饮食调节研究入选的2型糖尿病患者仅占3%,没有入选1型糖尿病患者,该研究发现限制蛋白摄入量没有明显获益。建议显性肾病患者每日摄入蛋白量约为 0.8g/(kg·d)(约为每日热量的10%)。一旦 GFR 开始下降,则应进一步限制为 0.6g/(kg·d),这有助于延缓一部分患者 GFR 下降。一部分患者可发生营养缺乏,出现乏力症状。限制蛋白摄入是糖尿病饮食治疗的重要组成部分。

五、其他治疗

治疗肾病进展及其并发症也需接受其他标准的调节性治疗,如限盐和限制磷酸盐摄入,以及应用磷酸盐结合剂。在 GFR 开始明显降低时,建议至经验丰富的内科医师就诊。造影剂对糖尿病肾病患者的肾小球毒性较大,因此氮质血症患者在接受任何不能避免使用造影剂的手术前均应扩容。

总之,应每年检查微量白蛋白尿以早期发现肾病患者。改善血糖控制、积极控制血压以及应用 ACEI 或 ARBs 可延缓肾病进展。另外,应限制蛋白摄入量,并给予其他治疗,如减少磷酸盐摄入量,也可使部分患者获益。

第六节　糖尿病教育

一、糖尿病教育的意义

随着糖尿病患患者数的增加,各种糖尿病并发症已成为导致糖尿病患者致残和早亡的主要原因。美国糖尿病控制与并发症的临床试验(DCCT)证明,良好的糖尿病控制可以减少和延缓糖尿病并发症的发生和发展,同时 DCCT 也证明,搞好糖尿病教育,取得患者主动合作是达到良好控制的前提。一些临床观察也证明,搞好糖尿病教育是提高和巩固疗效的关键。第42 届世界卫生组织大会要求各成员国要重视糖尿病防治,而糖尿病教育被认为是糖尿病防治的关键。国际糖尿病联盟(IDF)向全世界宣布,每年 11 月 14 日为"世界糖尿病日",进行糖尿病教育,并明确指出糖尿病教育是防治糖尿病的核心。据 IDF 调查资料表明,目前半数以上社会公众对糖尿病一无所知,即使是糖尿病患者本人,仍有 50% ~80% 对糖尿病也不甚了解。世界卫生组织(WHO)对糖尿病防治提出的口号是"减轻因为对糖尿病无知而付出的代价"。目前,因为对糖尿病的无知付出的代价实在是太惨重了。有人发现,多数糖尿病患者得到明确诊断时,实际上已经不知不觉患糖尿病 7 ~10 年之久,许多人已经有了相当严重的糖尿病慢性并发症,甚至已接近失明、肾衰竭或截肢的边缘。所以,开展糖尿病教育的任务迫在眉睫。这是当前必须大力开展糖尿病教育的主要原因。国际糖尿病联盟(IDF)已将糖尿病教育列为糖尿病五项基本治疗措施(即:饮食治疗、运动治疗、药物治疗、糖尿病教育和自我血糖监测)之一。其中,教育还被认为是治疗的第一环节。再说,进行糖尿病教育也是由糖尿病自身特点所决定的。

首先,糖尿病是一慢性终身性可控制且不可放松的疾病,需要坚持长期治疗。

其次,目前针对糖尿病复杂的病因和发病机制的了解,所采取的治疗措施是综合性的,不可能期望某种单一治疗方法如某个特效药就能达到良好控制的目的。

第三,在综合治疗中如控制饮食、坚持运动等都需要患者主动地参与和配合。

有人认为治疗糖尿病需要一个半医生,这半个"医生"就是糖尿病患者自己。要想患者能主动进行自我治疗,则必须对患者进行糖尿病教育,让患者充分认识和了解糖尿病及各种治疗的意义,熟习和掌握有关的治疗技术。这就要求:

(1)要让患者了解糖尿病的特点,特别是要让患者充分理解糖尿病目前虽然还不能"根治",但糖尿病并非不治之症,而是可治和完全可以控制的,使患者既能面对患病现实又树立治疗信心;

(2)要让患者了解影响其健康和寿命的是糖尿病引起的各种并发症,而控制好糖尿病就能防止并发症的发生和发展。所谓控制好就是要求达到国际糖尿病联盟(IDF)要求的指标,使各项生化指标包括血糖控制到越接近正常越好。在这个认识基础上,再教会患者掌握一些具体的治疗技术,如饮食的调配、运动量的掌握、用药的方法和血糖的自我监测等。这些教育内容的意义是建立起由生物医学与患者需要之间的桥梁。

国际知名的糖尿病教育家,瑞士的 Assal 教授在第 16 届国际糖尿病大会报告中指出:"糖尿病及其并发症的高质量的治疗取决于对糖尿病患者的教育。"他提出对患者治疗教育的目的在于帮助患者获得和保持真正满意治疗的能力,综合对所有患者的保健措施,包括学习自我保健、心理支持和提高对患者及其亲友的认识。总之,许多学者进行了大量的研究,较为一致的看法是,患者教育对糖尿病的控制和管理具有明显促进作用。

二、糖尿病教育的对象

(1)一般人群,重点是高危人群。主要普及糖尿病一般知识。对他们宣传当前糖尿病惊人的发病率,糖尿病的危害性、严重性以及其可防治性,突出宣传糖尿病发病危险(易感因素)如肥胖、体力活动过少、饮食结构不合理等。强调指出糖尿病要早发现早治疗以及应采取的预防措施。对已检查出 IGT 患者更应该采取有效的措施和严密预防观察,预防转为糖尿病。

(2)糖尿病专科医生、护士和营养师。培训糖尿病专科医生是做好人民群众的宣传以及做好糖尿病患者教育的关键。指导患者如何进行饮食和药物治疗,如何正确对待各种并发症,都需要依靠有丰富的糖尿病知识的医务人员来进行。糖尿病专科护士可以具体指导患者如何自我监测及正确应用药物治疗。

(3)糖尿病患者及其家属。因糖尿病是一种累及全身需要终身治疗的慢性疾病,因此,必须使糖尿病患者及其家属懂得糖尿病知识,认识到必须首先做好自我监护,才能配合医师以收到较好的治疗效果,国内外大量事实证明,凡经糖尿病教育的患者,就有了战胜疾病的信心,其病情得到控制的时间明显缩短,控制水平明显优于未经教育者。不少患者,特别是肥胖患者经糖尿病教育后,逐渐撤除了所用降糖药,单用饮食和体育锻炼就可以使血糖控制理想水平,并且提高了生活质量。

三、糖尿病教育的内容

糖尿病教育的基本内容包括糖尿病的基本知识,糖尿病的并发症及其危害,糖尿病的可防可治性以及不防不治和治不达标的危害性及严重后果。糖尿病的饮食疗法、运动疗法、降糖药物疗法。并发症的防治。糖尿病的控制目标,病情监测方法及监测指标。如何发现和处理低血糖。胰岛素制剂的保存、注射器的消毒及保管、胰岛素注射技术、如何调整胰岛素剂量等。

(1)首先要提高糖尿病专业人员的综合防治水平,使他们能把科学的糖尿病知识和自我保健技能深入浅出地讲给患者,这是其他糖尿病教育的保障。

(2)对于糖尿病患者的教育,内容非常广泛,贯彻糖尿病治疗的整个过程。内容包括:

1)糖尿病基础知识教育。通过向患者及家属介绍有关糖尿病的基础知识,使其对糖尿病病因、影响病情的因素、病情控制方法及预后等有关知识了解,取得患者的自觉配合,保证治疗方案的严格执行。

2)糖尿病心理教育。患者在明确自己患有糖尿病时,心理表现多种多样。一种是满不在乎,认为没什么了不起,心理学上叫角色缺如。特别是症状轻的患者可能怀疑诊断的正确性或者忽略其严重后果,因而不限制饮食,生活上不节制,不严格用药等,待出现严重并发症时后悔不及。与此相反,另一种是角色强化,表现为过于小心,谈"病"色变,焦虑,悲观等,十分畏惧糖尿病,对治疗丧失信心,不积极.配合治疗。在这些心理状态下,患者接受知识的能力大为降低。还有些患者错误地认为,多进食可通过增加药物剂量来控制而不会加重病情。

所以,必须要加强心灵沟通,增进感情交流,针对性进行思想疏导,使患者了解心理情绪因素对血糖及病情变化的影响,帮助患者树立战胜疾病的信心并积极配合治疗。在治疗过程中要让患者避免心理紧张及精神刺激,这样有利于病情控制。

3)饮食治疗教育。通过对糖尿病患者进行饮食治疗教育,使患者了解饮食治疗是糖尿病患者的最主要的基本疗法,适当控制饮食可减轻胰岛 B 细胞负担,有利于控制病情;饮食治疗不仅是限制进食,还应包括肥胖患者减轻体重,消瘦患者增加体重至接近标准水平;要控制总热卡,不仅限制主食,要明白何时限制蛋白质及脂肪的摄入;学会食物交换方法,了解膳食纤维的益处,知道宜食和不宜食的蔬菜和水果;进餐定时定量,必要时加餐等。

4)运动治疗教育。运动疗法也是糖尿病基本疗法之一。通过向患者介绍运动疗法的目的、意义及作用,增加患者运动的积极性,并把握适度的原则,要根据年龄、体质、病情等具体情况确定运动的方式和时间,防止运动过度;了解运动时所服药物的影响,及时调整剂量;不在空腹时参加剧烈活动,运动时携带饼干、糖块等,以便发生低血糖反应时自救;严重的并发症如活动性眼底病变、较重的糖尿病肾病及神经病变者不能参加剧烈的活动,以防意外。

5)药物治疗教育。包括口服降糖药物及注射胰岛素的教育,使患者了解口服降糖药的种类、作用特点、使用方法及副作用,了解联合服用的相加作用;了解胰岛素的种类、作用特点、储存方法、注射方法及副作用。目前有许多糖尿病患者对使用胰岛素不理解,他们以为一旦使用了胰岛素就意味着病情危重或者像吸毒一样。要让患者知道 1 型糖尿病患者和30%~40%的 2 型糖尿病患者需用胰岛素治疗。

6)糖尿病自我监测及自我保护教育。糖尿病作为一种慢性持续性疾病,目前缺乏行之有效的根治方法,因此患者对病情的自我监测及自我保健,可以及时掌握病情变化并及早采取措施,有利于保护患者的生活工作能力,维护正常生长发育,又可防治急性并发症的发生,延缓慢性并发症的发展,进而改善生活质量和延长生命。

7)强调足部自我保护的重要性。要防止出现糖尿病足,最重要的是加强患者的自我防护意识,主动进行足部护理。

(3)一般人群的教育主要是宣传糖尿病的危害性,影响糖尿病发病的危险因素,如不合理的饮食结构、不良的生活方式、体力活动过少、肥胖特别是腹部肥胖、高血压、高血脂,增强预防糖尿病的意识,做到早发现、早治疗,对已诊断为糖耐量减低者应积极采取有效干预的措施,预防其发展成糖尿病。

四、糖尿病教育的方式与实施

糖尿病教育的方式多种多样。通过报纸、杂志、广播、电视对一般人群进行教育;通过短训班对专业人员进行培训;给糖尿病患者组织学习班,召开糖尿病患者专题座谈会等方式。根据形式与内容不同,糖尿病教育可分为:说教式教育、强化教育、饮食指导、运动指导、自我监测指导、行为调整、放松训练、健康及心理咨询。

(1)说教式教育:主要通过相对固定的形式如讲课、计算机教育课程、发放宣传资料等,向患者介绍糖尿病知识。

(2)强化教育:通常是结合多种指导技术对患者进行教育,包括饮食、运动或自我监测指导及行为调整或咨询。该教育形式在既往的研究中采用最多。

(3)饮食指导、运动以及自我监测指导:均属于针对性不同的行为指导。其中,饮食和运动指导在 2 型糖尿病的治疗中应用很广;而自我监测通常是 1 型糖尿病自我保健中的重要组成部分。

（4）行为调整、放松训练和咨询：分别为三种不同的社会心理学方法。

在确认患者及其家属对学习有充分准备,并在生理上无障碍,心肺功能稳定,心理无焦虑状态下采取适当形式实施教育计划。国外目前采用的教育形式可分为集体教育、小组教育和单人教育,多为三种并用。集体教育属于开放式教育,多采用演讲会、沙龙、俱乐部、电影会、试餐会等方式,进行宣教、解答,亦可用广播、电视、报刊等宣传媒介进行;小组的形式自由,可为一个病房病员间交流,小组的优点是允许患者讨论、提问,组员之间可互教互学,还可亲自实践注射胰岛素、练习测血糖等;单人教育可作为前两者的补充,一方面对有一定文化程度或有一定糖尿病知识的患者,结合各种技术指导对患者进行更深的教育,另一方面对伴有活动能力丧失,文化程度低,语言障碍或个人隐私情况较多者,要反复耐心教育,用患者听得懂的语言来讲解,例如用圆圈来解释细胞,用钥匙和锁来解释胰岛素对细胞利用糖的作用,用等边三角形来解释饮食、运动、药物三者平衡在控制血糖中的作用。在按计划实施教育外,大量的教育工作需随时进行,非正式教育融合在各项护理操作过程中,如日常铺床、服药、注射等护理活动,直接作用于患者身上,使他们得到心理支持,也能取得明显效果。在实施教育过程中不仅要注意教育个性化,更要注意患者的反应,双向化施教,教育要坚持持续化,还要有必要的考察办法,如引导患者复述,提问,出院时进行知识问卷考察,确保健康教育的有效。

对于青少年患者,还可以夏令营的形式将糖尿病有关知识与各种游戏和活动相结合,在青少年患者中常可获得较好的教育效果。不同的教育方法其效果不尽相同,过分强调理论知识的教育方案,虽可提高糖尿病知识水平,但对患者的自我保健行为影响较小;而包含行为方面内容的教育方法,多能同时改善患者的代谢控制状况及其对治疗的依从性。随着某些新技术的出现和应用,如多媒体电脑将图像、声音、画面和文字有机地结合,可获得更佳的教育效果。值得注意的是,糖尿病教育不应仅停留于纯知识性的灌输,而应将工作的重点集中在患者对糖尿病的看法和自我管理能力以及生活质量的提高等方面。不仅如此,对糖尿病患者的教育必须持之以恒,温故知新,以求长期稳定的代谢控制。

第七节 妊娠合并糖尿病

一、妊娠合并糖尿病的定义、分类

妊娠合并糖尿病包括糖尿病患者妊娠（即糖尿病合并妊娠）,以及妊娠期糖尿病。妊娠期糖尿病（GDM）是妊娠期间发现或发病的由不同程度糖耐量异常及糖尿病引起的不同程度的高血糖。根据其定义,该类糖尿病包括妊娠前即已存在但妊娠期间才诊断的和随着妊娠期而发生的两类,同时它既包括糖尿病,又包括糖耐量减低（IGT）和空腹血糖不良（IFG）。

部分患者在妊娠前即已经诊断糖尿病或糖耐量减低,妊娠后持续存在或进行性加重。为方便研究妊娠与糖尿病的关系,提高临床诊断和防治水平,分类时应该按照如下原则进行:

第一步,按照糖耐量减低或糖尿病的诊断与妊娠的时间关系,分为妊娠期糖尿病（妊娠期间诊断）和糖尿病合并妊娠（妊娠前即已诊断）。

第二步,将糖尿病合并妊娠患者的糖尿病按照 WHO 公布的标准进行分类,如 1 型,2 型和特殊类型糖尿病。

第三步,将妊娠期糖尿病分为妊娠前即已经发生但未诊断和随妊娠而发生的两类,前者按照第二步的方式进行分类。妊娠期糖尿病患者,大多数分娩后血糖恢复正常,所以 GDM 患者产后 6 周都要重新检测血糖或进行 OGTT 试验,以便分为糖尿病、IGT、IFG 和正常血糖。

二、妊娠合并糖尿病的分级

White P 提出的糖尿病合并妊娠的临床分级法充分反映糖尿病病情的严重程度,能充分预测母儿并发症的发生率和严重性,该方法以血管病变的严重性为基础。

三、妊娠期糖尿病的流行病学

妊娠期糖尿病的发生可能和普通糖尿病一样,受地理、时间、种族和经济文化等多种因素影响,同时妊娠期糖尿病 90% 妊娠时诊断,产后即消失,所以各国报道相差悬殊。美国依靠人群调查和筛查诊断报道发生率为 1% ~14%,我国妊娠期糖尿病的发生率为 2.5% ~3.1%。

在胰岛素使用前,糖尿病妇女仅 2% ~6% 能妊娠,妊娠后流产率、早产率和胎儿畸形率高,围生期胎儿死亡率和孕妇死亡率均高于 50%。随着胰岛素的出现和科学使用,经过几十年的努力,在产科、内分泌代谢科和新生儿科的医师的共同努力下,糖尿病孕妇的死亡率下降至 0% ~1%,围生儿死亡率下降至 2.7% ~9.8%,先天畸形也明显下降。

四、妊娠期糖尿病的病因和发病机制

(一)妊娠期糖尿病的病因

妊娠期糖尿病是指妊娠期间发现或发病的糖耐量异常、空腹血糖异常和糖尿病的总称,妊娠期糖尿病的控制不良可以导致严重的母体和胎儿近期和远期并发症和合并证。目前研究表明,年龄、肥胖、种族、不良生育史和糖尿病家族史是影响妊娠期糖尿病的主要因素。

1. 年龄因素

高龄妊娠是目前公认的妊娠期糖尿病的主要危险因素。Vercellini 等发现,年龄在 40 岁及以上的孕妇发生妊娠期糖尿病的危险是 20 ~30 岁孕妇的 8.2 倍。其他学者还有较多的类似发现。年龄因素除影响糖尿病的发生外,年龄越大,孕妇诊断妊娠期糖尿病的孕周越小。Berkovitz 等发现,在孕 24 周前诊断糖尿病的孕妇中,30 岁及以上的孕妇占 63%,而孕 24 周以后诊断的仅占 45.2%(P < 0.01)。

2. 肥胖

肥胖是发生糖耐量减低和糖尿病的重要的危险因素,对于妊娠期糖尿病也不例外。其他环境因素如年龄、经济、文化水平及饮食结构等因素都与肥胖有协同作用。

目前衡量肥胖的指标常用体质指数(BMI)。由于目前向心性肥胖越来越受到重视,腰围、髋围和腰髋比(WHR)已经成为重要的指标,特别是 WHR。Jang 等研究结果显示,BMI≥20.9 的孕妇患妊娠期糖尿病的危险是 BMI≤19.1 者的 2 倍。Berkovitz 等研究发现,BMI > 32.9 的孕妇的糖尿病的危险是 BMI 于 27.3 ~32.9 组的 2.82 倍,是 BMI < 27.3 者的 3.82 倍。Branchtein 等对孕 28 周既往无糖尿病病史的孕妇的一项研究显示,WHR 和腰围每增加一个标准差,前者为 0.06,后者为 8cm,血糖水平分别升高 0.11mmol/L 和 0.13mmol/L。

Zhang 等以 WHR0. 629~0. 705 为参考对妊娠前孕妇 WHR 与妊娠期糖尿病的关系进行研究发现,WHR0. 706~0. 742 组相对危险度为 2. 74,WHR0. 743~1. 020 组为 4. 02。该研究说明,WHR 可能是妊娠期糖尿病极其重要的危险因素。

3. 种族

和成人的 2 型糖尿病与种族的关系类似,妊娠期糖尿病具有明显的地域性和种族相关性。与欧洲白人妇女的妊娠期糖尿病的患病率相比,印度次大陆、亚洲、阿拉伯和黑人分别为前者的 11 倍、8 倍、6 倍和 6 倍。种族因素除由遗传因素造成外,不能除外经济文化、饮食习惯等因素在其中的作用。

4. 糖尿病家族史和不良产科病史

糖尿病家族史是妊娠期糖尿病的危险因素,有糖尿病家族史者妊娠期糖尿病的危险是无糖尿病家族史者的 1. 55 倍,一级亲属中有糖尿病家族史者升高到 2. 89 倍。

产科因素中与妊娠期糖尿病有关的因素有高产次、巨大儿、死产史、重要的先天畸形和妊娠期糖尿病史,具有这些病史的孕妇患糖尿病的危险是正常孕妇的 2. 0 倍、5. 8 倍、8. 5 倍、22. 5 倍和 23. 2 倍。

总之,妊娠期糖尿病的病因很复杂,而且这些因素与非妊娠期的 2 型糖尿病有明显的相似之处。

(二)妊娠期糖尿病的发病机制

妊娠期糖尿病是于妊娠期诊断的糖耐量减低和糖尿病的总和。糖耐量减低的程度随妊娠进展而不同,多数孕妇于产后糖耐量很快恢复正常。妊娠期糖尿病患者再次妊娠发生糖尿病的可能性很大,同时产后糖耐量恢复正常的妇女多年后诊断为 2 型糖尿病的几率很高。综合以上妊娠期糖尿病的特点和妊娠期糖尿病病因学特点,妊娠期糖尿病与 2 型糖尿病在许多方面相似,胰岛素缺陷和胰岛素抵抗是重要的发病机制。在研究妊娠期糖尿病的发病机制时,还要考虑妊娠这一特殊生理条件对妊娠期糖尿病的影响,妊娠期间特殊的内分泌和代谢变化是妊娠期糖尿病发生的重要因素。

1. 孕妇与糖代谢有关的内分泌和代谢变化

(1)孕妇内分泌腺体的变化:妊娠期胰岛增大,β 细胞数目增多,孕中期血浆胰岛素水平开始增高,孕末期达高峰,同时。细胞分泌的胰高血糖素同样增高。垂体的体积和重量由第 7 孕周开始,最终体积增加 20%~40%,重量增加 1 倍。垂体分泌的垂体促乳素、促甲状腺素、促肾上腺素和促肾上腺皮质激素等均增加。妊娠期甲状腺呈均匀性增大,孕期增加 65%,血液中结合型 T3 和 T4 的总量增加,而游离 T3 和 T4 的水平不变或略低。妊娠期肾上腺体积虽然无明显增大,但肾上腺分泌的糖皮质激素明显升高,但游离激素水平并不升高。

(2)胎盘的内分泌作用:胎盘除作为胎儿与母体进行物质交换的重要器官以外,还是妊娠期重要的内分泌器官。胎盘合成和分泌的胎盘生乳素、雌激素、孕激素和雄激素均与糖代谢有关,胎盘生乳素最重要。胎盘生乳素能加速脂肪分解和氧化,血中游离脂肪酸增加,加速肝脏利用甘油和脂肪酸产生糖原;胎盘生乳素可以抑制胰岛素的外周作用,使外周组织利用葡萄糖下降,升高血糖,以利胎儿利用。另外胎盘还合成胎盘胰岛素酶,胎盘胰岛素酶可以使胰岛素降解为氨基酸而失去活性。

妊娠期母体各内分泌腺体分泌的激素变化和胎盘分泌的生物活性物质中,仅胰岛素具有降糖作用,而胎盘生乳素、胰高血糖素、胎盘分泌的甾类激素、甲状腺激素、肾上腺皮质激素等均有拮抗胰岛素的作用。另外胎盘胰岛素酶还可以加速胰岛素降解,更加削弱了降糖机制的能力。在上述因素的共同作用下,妊娠期的糖代谢呈现以下特点:①孕妇处于相对低血糖状态,造成低血糖的原因是由于胎儿对葡萄糖的大量需求和孕妇肾脏由于肾糖阈的下降而过量滤出,所以孕妇经常出现低血糖特别是在饥饿时。低血糖随妊娠的进展而加剧,非妊娠期间的血糖值高于早期妊娠,而早期妊娠高于晚期妊娠。②孕妇处于低血糖状态,低血糖可以导致胰岛素分泌量下降,又由于血容量的增加,出现低胰岛素血症,低胰岛素血症引起脂肪分解,使游离脂肪酸和酮体升高,所以孕妇容易出现酮症或酮症酸中毒。③血糖和血胰岛素比值下降。血糖下降是导致血糖/胰岛素比值下降的一个原因,而导致该值下降的主要原因是胰岛素水平和胰岛素总量所需的增加。④妊娠期妇女给予葡萄糖负荷后,血糖峰值高于非妊娠期妇女并延迟到达,恢复正常水平时间也较长,血胰岛素的浓度变化与血糖变化类似。根据糖耐量试验,相同的糖负荷,孕妇释放的胰岛素量明显多于非妊娠状态,所以孕妇处于胰岛素抵抗状态,但这种胰岛素抵抗是多种其他激素拮抗的结果,并非胰岛素、胰岛素受体和第二信使系统异常所致。同时应该强调,这种胰岛素抵抗是正常的和生理性的,它能在维持孕妇代谢平衡和血糖正常的情况下保证胎儿生长和发育的需求。

2.胰岛素分泌相对缺陷和胰岛素抵抗

妊娠期糖尿病是以遗传、年龄和肥胖等因素为基础,由妊娠这一特定环境或内分泌代谢状态决定的糖耐量异常综合征,其重要特点如下:①妊娠期发生。②妊娠期糖耐量减低的水平不断变化。③妊娠结束后多数糖耐量减低恢复。④再次妊娠则糖尿病的发生率很高。⑤妊娠期糖尿病患者多年以后发生2型糖尿病的几率很高。⑥糖尿病家族史是妊娠期糖尿病的重要的危险因素。所以在研究妊娠期糖尿病的发病机制的过程中,不但要考虑其与2型糖尿病的关系,同时还要考虑妊娠这一特殊的生理状态,同时对妊娠期糖尿病的研究能更好地揭示2型糖尿病的秘密。妊娠期糖尿病的发病机制目前考虑主要为胰岛素分泌相对减少和胰岛素敏感性下降。

(1)胰岛素分泌相对减少:孕妇空腹血浆胰岛素水平逐渐增高,到妊娠晚期约为非妊娠期的2倍,但是妊娠期糖尿病者胰岛素分泌增加量相对减少。妊娠期糖尿病患者除空腹胰岛素水平相对增加量减少外,糖负荷后血浆胰岛素水平或胰岛素/葡萄糖比值或胰岛素原指数下降。目前,这种胰岛素分泌相对减少的原因不清,可能与患者的遗传异质性有关。这种遗传异质性在非妊娠的状态下保持静止状态,在妊娠的刺激下,转变成显性状态,出现胰岛素分泌相对减少的情况,妊娠终止后又回到原来的状态。除了妊娠,其他因素如年龄增长、体重增加的等同样可以导致该遗传异质性的激活。

(2)胰岛素抵抗:和2型糖尿病的胰岛素抵抗一样,妊娠期糖尿病的胰岛素抵抗也需要考虑受体前、受体和受体后等多环节和多因素的过程,各个环节和因素造成胰岛素抵抗的机制和特点也应该按照2型糖尿病的胰岛素抵抗去分析。由于多数妊娠期糖尿病患者多年后发展成2型糖尿病的关系,所以二者的许多病因和机制应该是相同或相似的;相反,部分患者糖耐量恢复正常而且以后不发展成糖尿病,所以二者又有不同之处。

多数妊娠期糖尿病患者孕前糖耐量正常,妊娠期间出现糖尿病,妊娠结束后糖耐量恢复正常,所以妊娠对糖耐量的影响很关键。妊娠期间高胰岛素水平是胰岛素抵抗即胰岛素敏感性下降的标志之一。妊娠期糖尿病患者妊娠期内分泌和代谢变化是造成这种胰岛素抵抗的重要原因之一。妊娠期间,大量升糖激素产生,如垂体激素、胰高血糖素、胎盘生乳素和甾类激素等等。妊娠期间,血液中三酰甘油和游离脂肪酸的浓度增加,二者可以抑制胰岛素的分泌和功能。胎盘分泌胰岛素酶,可以降解胰岛素。在糖耐量正常的孕妇,上述机制相互作用的结果是血糖和糖耐量正常,而对于妊娠期糖尿病患者,上述机制中任何一个环节异常,均可以导致糖尿病的发生。

妊娠期糖尿病的病因和发病机制是复杂的,它以一定的遗传因素和环境因素为背景,在妊娠这一特殊的生理条件发生的以糖代谢异常为主要特征的综合征。研究妊娠期糖尿病必须与2型糖尿病相结合,而妊娠期糖尿病的跟踪研究有助于对2型糖尿病病因、发病机制和发病过程的研究。

五、妊娠期糖尿病的筛查与诊断

妊娠期糖尿病是糖尿病的一种特殊类型,其诊断与其他疾病一样需要综合症状、体征、病史、实验室检查结果和其他资料,其中血糖测定至关重要。但多数妊娠期糖尿病孕妇无明显自觉症状,空腹血糖也正常,因此,妊娠期仅依靠空腹血糖检查,容易导致漏诊。另外,妊娠期孕妇肾糖阈明显下降,尿糖不能准确反映机体的血糖水平,所以,妊娠期不能借助尿糖检查来筛查和诊断妊娠期糖尿病。妊娠期糖尿病只能依靠血糖筛查,异常者进行口服糖耐量试验确诊。

(一)妊娠期糖尿病的筛查

GDM筛查时间、办法及标准尚未完全统一。

1. 妊娠期糖尿病的筛查方法

目前最常采用的筛查方法为50g葡萄糖负荷试验(GCT)简称50g糖筛查,该方法是由O'sullivan提出的。进行筛查时随机口服50g葡萄糖(将50g葡萄糖溶于200ml水中,一次服下),服糖后1h取静脉血查血糖。国外学者推荐进食后和空腹均可进行糖筛查,为避免早餐和50g葡萄糖同时服用,影响筛查结果,目前国内一些医院建议空腹状态下服用50g葡萄糖,或者早餐仅含少量碳水化合物。有文献报道GCT与OGTT结果不甚一致,GCT≥10.2mmol/L的妊娠妇女,有43% OGTT正常。另有报道,GCT≥11.1mmol/L仍不能诊断GDM,其中20%的妊娠妇女OGTT仍正常,GCT高达13.3mmol/L,OGTT仍有正常者,而空腹血糖(FBG)与OGTT相关性更好,FBG≥5.6mmol/L,96%经OGTT诊断为GDM。Agarwal等研究显示:GDM高发人群,可以以FBG代替GCT,此法仅3.7%妊娠妇女诊断错误。目前,我国仍以50g糖筛查方法对妊娠期糖尿病进行筛查,空腹血糖可作为参考。

2. 筛查人群的选择

哪些妊娠妇女须行GDM筛查一直存在争论,第一、二、三届国际GDM会议建议对全部妊娠妇女均行GDM的筛查,第四届国际GDM会议则建议行选择性筛查。美国糖尿病协会(ADA)将高龄、肥胖、一级亲属有糖尿病患者、有GDM史、巨大儿生产史及难以解释的死胎史列为GDM危险因素;有上述危险因素者应作为GDM筛查的重点人群;认为在非GDM高发种族中,同时具有以下特征者为GDM低危人群:①年龄<25岁;②体重正常(妊娠前BMI≤25);③无糖尿病家族史;④无不良孕产史(巨大儿、死胎、死产及畸胎史),不必作为筛查对象。

但有研究发现,具有上述4项低危特征者仅占妊娠妇女总数的10%～11%,为减少10%的筛查人群,却可能使4% GDM漏诊。Baliutavieiene等的研究亦证实,根据ADA的建议,对低危人群不进行 GCT 筛查,将使 10.9% 的 GDM 漏诊。目前,国内经济条件较好的地区多数进行普遍筛查,而一些偏远落后地区尚未开展 GDM 筛查,具体行普遍筛查还是选择性筛查,各地可根据具体条件而定。

3. 筛查时间的选择

目前公认的筛查时间是妊娠 24～28 周,多数学者认为妊娠期胎盘分泌的胎盘泌乳素及雌孕激素对胰岛素有拮抗作用,其分泌高峰为妊娠 24～28 周,此时妊娠妇女对胰岛素的需要量达高峰,表现是糖耐量受损,在此期间容易检出 GDM。Nahum 等对 255 例妊娠妇女于妊娠 14～18 周行 50g 糖负荷试验(GCT),如服糖后 1h 血糖≥7.5mmol/L 视为 GCT 阳性。随后行 100g 糖的口服糖耐量试验(OGTT)诊断 GDM,GCT 阴性者于妊娠 24～28 周重复上述步骤,此法 56% GDM 患者于妊娠 16 周左右得到诊断并进行必要治疗,为改善妊娠结局争取时间。Bartha 等对 3986 例妊娠妇女于第 1 次产前检查即进行 GCT,以服糖后 1h 血糖≥7.8mmol/L 为阳性。随后进行 100g 糖的 OGTT,统计有 27.7% GDM 较早得到诊断,改善其妊娠结局,从而建议将 GDM 的筛查时间提前到妊娠 18 周前,未诊断者于妊娠 24～24 周重复检查 1 次。目前国内的筛查时间为妊娠 24～28 周,如果该次筛查正常但又有糖尿病高危因素存在,应该在妊娠 32～34 周再复查。对具有多饮、多食、多尿者以及孕早期空腹尿糖反复阳性等糖尿病高危因素者,应在首次孕期检查时进行血糖筛查以便及早诊断出孕前漏诊的糖尿病患者。

4. 50g 糖筛查界值的选择

目前国内以服糖后 1h 血糖值 7.8mmol/L 作为界值,如服糖后 1h 血糖≥7.8mmol/L 应进一步行 75g 葡萄糖耐量试验(OGTT)。Coustan 等报道以 7.8mmol/L 作为界值,GDM 的检出率为 80%～85%。如果将界值降至 7.2mmol/L,敏感性达 100%,但特异性较差,需要行 OGTT 的孕妇由 14% 增加至 23%。国内有学者对 1257 例孕妇进行 50g 葡萄糖负荷试验结果表明,血糖值在 7.20～7.79mmol/L 之间者,应结合有无 GDM 高危因素考虑是否须做 OGTT。50g 葡萄糖负荷试验血糖值≥11.1mmol/L 的孕妇,患有 GDM 的可能性极大,这部分孕妇应首先检查空腹血糖,空腹血糖正常者再行 OGTT。空腹血糖异常者,不须再做 OGTT。

总之,对非糖尿病孕妇应用 50g 葡萄糖负荷试验作为筛选(;–DM 的方法,具有简单易行、敏感性及特异性高等优点,值得推广。

(二)妊娠期糖尿病的诊断

对于 50g 糖筛查实验异常的孕妇须进一步行葡萄糖耐量实验,葡萄糖耐量实验所采用的葡萄糖负荷量及诊断标准目前国际上还不统一。多数学者按下述标准诊断:两次或两次以上空腹血糖达到或超过 5.8mmol/L 或者 OGTT 四项值中至少两项达到或超过标准,可诊断为妊娠期糖尿病。按美国糖尿病资料组标准,空腹血糖正常而服糖后 2h 血糖为 6.7～9.1mmol/L 时,诊为妊娠期糖耐量受损(GIGT)。按照 WHO 推荐的 OGTT 诊断标准,两次血糖值中任何一项异常可确诊妊娠期糖尿病;如果空腹血糖 < 7.8mmol/L 而服糖后 2h 血糖为 7.8～11.1mmol/L,诊断 GIGT。OGTT 四项值中任何一项异常都会对围生儿有影响,但国际上尚无统一命名,有人称之为 GIGT 或妊娠期糖耐量单项异常。妊娠期糖尿病患者产后 6 周及 3 年内须复查空腹血糖和餐后 2h 血糖来区分糖尿病,糖耐量减低和正常血糖。

六、妊娠合并糖尿病的病理

糖尿病是一种代谢性疾病,可以影响到全身的各个器官,但以胰腺胰岛、大中动脉、小动脉、肾脏、眼底、肝脏和神经系统的改变为主。各种器官和组织的病理变化包括大体病理、光镜病理和超微病理改变,而目前研究相对较多的是前两者,特别是光镜病理。糖尿病的各个器官组织的光镜病理学改变主要由糖尿病的病因和发病机制、糖尿病的起病年龄、糖尿病的严重程度、是否积极和正规治疗、开始治疗时间、治疗效果、病程持续时间(患者年龄)和是否有严重合并证如高血压或高脂血症等因素有绝对关系。糖尿病患者发病年龄越小、糖耐量减低程度越重或胰岛素缺乏越明显、治疗开始时间越晚、治疗越不正规和病程越长,则糖尿病患者的各个器官和组织的病理表现越严重、越明显,后果越严重。

妊娠合并糖尿病患者可以分为两类,第一类是妊娠前已经诊断糖尿病,第二类是妊娠期才诊断糖尿病。第二类中同样有部分患者在妊娠前已经存在糖尿病,但直到妊娠期才初次诊断。第二类中的这部分患者和第一类患者在妊娠前由于糖尿病的发病年龄、严重程度和病程长短而表现为不同的糖尿病的病理改变。第二类患者主要是因为妊娠期间糖耐量减低或胰岛素抵抗所致,妊娠结束后糖耐量恢复正常,所以通常不会表现典型和明显的糖尿病的器官和组织的病理改变。

由于糖尿病患者的病理表现与发病年龄和病程长短有绝对关系,所以将糖尿病孕妇的病理改变分为两类来介绍:第一类,糖尿病合并妊娠,指妊娠前即已经诊断多年糖尿病,病程长;第二类,妊娠期糖尿病,妊娠期才诊断糖尿病或糖耐量异常,少部分妊娠前已经存在,但程度轻,病程相对较短,而且多数分娩后糖耐量恢复正常。

(一)糖尿病合并妊娠病理

1. 胰岛的病变

Warren 和 Le Compte 的报告,糖尿病时胰岛可以呈现玻璃样变性(41%),纤维化(23%),水肿(4%),淋巴细胞浸润(1%),血色素沉着(2%),肥大(8%)和腺瘤(7%)等病变,而33%为正常。这里的正常指相对正常,指在光学显微镜下检查大致正常,而不能确定是否存在超微结构异常,胰岛细胞的组成,胰岛总量等等的变化。

胰岛的玻璃样变性即淀粉样变性,表现为胰岛毛细血管壁和胰岛细胞之间有淀粉样物质沉着。β细胞首先变性,如胞浆内糖原沉积,胞体水肿,然后经过一段时间则出现坏死,胰岛完全为胶原纤维所取代,出现胰岛纤维化。这是一个非常缓慢的过程,随着病程长而逐渐加重,胰岛淋巴细胞浸润非常少见,可能与自身免疫机制有关系。

根据胰岛的上述病理表现,可以简单分为胰岛未受损,胰岛超微结构受损,部分胰岛受损和全部胰岛受损,不同病理表现患者的糖尿病病因、发病机制和病程不同。而上述病理是对非妊娠者的研究结果,年龄通常偏大,对于妊娠妇女,可以存在上述变化,但由于年龄相对较轻,病程短,病变严重程度和不同病变的比例应该存在差异,有待进一步证实。

2. 大动脉和中动脉

糖尿病发病数年后常有动脉粥样硬化,年龄越大,病程越长,几率越高。动脉粥样硬化会导致相应供血器官出现相应的病理、病生理改变,以及相应的临床表现。孕妇由于年龄和病程等因素也可以表现不同程度的动脉粥样硬化。

3. 小动脉

主要表现为动脉壁的玻璃样变性和基底膜肥厚,内皮细胞增生和希夫过碘酸染色(PAS)物质沉着。结果小动脉由于弹性下降,管腔狭窄,导致外周阻力下降,血压升高,从而出现恶性循环。

4. 肾

肾脏的大、中和小动脉可以出现上述表现,同时肾小球毛细血管祥之间发生玻璃样变性,称为毛细血管间性肾小球硬化。远曲小管糖原沉积,肾小管基底膜肥厚,肾乳头坏死。

5. 糖尿病视网膜病

发病 7~15 年后,视网膜毛细血管基底膜增厚,静脉扩张,常有小血管瘤形成。然后出现渗出,出血和纤维化等改变,反复发作,最终导致视网膜剥脱和失明。

6. 糖尿病神经病变

主要是由于血管变化所致的缺血性神经病变,如髓鞘变性等,可以累及运动神经,感觉神经和自主神经,从而出现各种各样的临床表现,如下肢疼痛、胃肠麻痹和膀胱麻痹等。

7. 代谢障碍

肝糖原减少或消失,肝细胞常出现核内糖原沉积和肝脏脂肪变性。

8. 胎盘

合并明显糖尿病血管病变的孕妇,由于盆腔和子宫血管异常,胎盘通常发育异常,如胎盘体积小,绒毛发育障碍。如患者合并高血压、妊娠高血压综合征,胎盘可以过早出现血栓形成、纤维化和钙化,相应部位的绒毛变性、坏死,导致胎盘功能低下。

(二)妊娠期糖尿病病理

妊娠期糖尿病患者,由于病程短,常无明显的大、中动脉粥样硬化,小动脉透明变性,眼底视网膜病变,神经病变,肾脏病变和肝脏的病变等。妊娠期糖尿病患者容易合并妊娠高血压综合征,肾脏和眼底常可以表现典型的妊娠高血压综合征的典型小动脉和微循环的病理改变。

至于胰腺胰岛,由于妊娠期糖尿病发病机制通常是胰岛素绝对量增加,相对不足,胰腺胰岛增生,而并非上述胰腺胰岛损伤、变性和坏死为主的病理表现。孕期,血糖轻度增高,往往合并巨大儿,胎盘体积大,绒毛面积大,绒毛组织学无异常,同时还可以表现胎盘成熟延迟等。如果孕期血糖过高或合并严重的酮症酸中毒或合并妊娠高血压综合征,则胎盘可以表现为绒毛水肿、血栓形成、纤维化、钙化、局灶性坏死甚至胎盘后血肿等等病理改变。

七、妊娠期糖尿病的预防

疾病的预防通常是针对病因和诱发因素制定针对性的预防措施,从而在尚未发病时或疾病的早期防止疾病发生和继续进展。然而对于妊娠期糖尿病的患者,由于其发病的特殊性,预防措施应该针对以下两方面。

(一)糖耐量异常发展成为糖尿病

根据家族史、过去不良生产史、年龄、种族、肥胖程度等将孕妇分为妊娠期糖尿病的高危人群和正常人群。对正常人群定期进行糖耐量筛查试验,对高危人群制定详细的筛查和严密监测的方案,以便及早发现糖耐量减低和糖尿病的孕妇。对上述孕妇早期制定包括精神、饮食、运动和胰岛素等治疗措施组成的综合治疗方案。

1. 使糖耐量减低者糖耐量恢复正常,避免发展成为糖尿病;对糖尿病患者实施胰岛素为基础的治疗,使血糖维持正常水平。

2. 最终目的是降低或完全避免孕母和产妇并发症和合并证,降低和避免胎儿和新生儿各种异常。

（二）再次妊娠和多年以后发生糖尿病

妊娠期糖尿病患者妊娠结束后，糖耐量通常恢复正常，但再次妊娠再次发病的几率高，多年后发展成糖尿病的几率高，对妊娠期糖尿病患者产后应该多年跟踪。上述预防措施的执行是相当复杂的，它不可能完全依赖于某个综合医院的产科来完成，它是一个社会问题，需要国家卫生政策的支持，组成专门的机构、人员，在全国建立系统和全面的多级网络系统，它需要多年的努力。

第八节　糖尿病足的治疗

约3500年前，古埃及 Ebers Papyrus 的写作上首先提到糖尿病是由"机体四素"不平衡所致，并以土、水、麦、铅混合物进行治疗。1956年，Oakley 首先提出糖尿病足（diabetic foot，DF）这一概念。1972年，Catterall 将 DF 定义为因神经病变而失去感觉、因缺血而影响其活动、而又合并了感染的患足。也即 DF 是糖尿病性神经、血管病变又合并了感染等多种因素所引起的一组临床症候群。因而在 DF 病程发展的不同的阶段，其临床表现往往不是单一病症，而呈以其中某一表现为主的一种综合性改变。

一、流行病学

糖尿病已成为全球的公共卫生问题。目前全球有2亿人有糖尿病，到2020年，预计会有3亿人患此病。英国有2百万患者至2010年，此数会增至3百万。

二、发病主要趋势及特点

1. 多为中老年人，营养过剩、少活动所致的体重增加者。
2. 80%死于心血管并发症。
3. 失明的最重要原因是糖尿病。
4. 肾衰和透析的最重要原因是糖尿病。
5. 非创伤性截肢的最重要原因是糖尿病。

因此可以说，糖尿病的血管并发症使其成为一种毁坏性的疾病。

三、主要并发症

1. 心脑血管方面
①冠心病；②中风。
2. 周围血管病
①肢体缺血；②足坏疽。
3. 微血管方面
①眼底病变；②肾病。
4. 周围神经病变

四、糖尿病足病流行病学

WHO 估计，全球糖尿病1.35亿，到2025年超过3亿。21世纪，糖尿病将在第三世界国家成为流行病。1992 年,美国 Moss:糖尿病 2900 例,足部溃疡发病率和截肢发病率分别为 10.1% 和 2.1%。荷兰 Bouter:糖尿病 300000 例,足部溃疡发病率和截肢发病率分别为 0.8% 和 0.4%。英国 Kumar:糖尿病 811 例,足部溃疡患病率为 1.4%。1994 年印度 Pendsey:糖尿病 11300 例,足部溃疡患病率为 3.6%。1998 年阿尔及利亚 Urbancic Rovan:糖尿病 865 例,足部溃疡患病率为 11.9%。糖尿病已是全世界患病率和病死率最高的五种疾病之一。估计我国有糖尿病患者 4000 万,仅次于印度。

糖尿病的主要危害是可引起多种严重并发症,其中糖尿病足的致残率最高,应引起医务界的充分重视。

五、糖尿病足病的分级

国际 Wagner 的分级标准及中华医学会第一届全国糖尿病足学术会制定的诊断标准(草案):

0 级 肢端供血不足

I 级 皮肤有开放性病灶

II 级 感染病灶已侵犯深部肌肉组织

III 级 肌腱韧带破坏

IV 级 骨质缺损、骨髓炎、骨关节破坏或假关节形成,肢端局部可出现坏疽

V 级 大部或全足坏疽,甚至累及踝关节和小腿

六、诊断方法

主要方法有:皮温测量、红外线热像图,微循环检查,节段性肢体血压、缈肱指数,经皮氧分压(TCPO2),磁共振显像(MRl),超声多普勒显像,计算机断层扫描摄影(CT),下肢神经病变的电生理检查(包括肌电图、诱发电位、定量感觉试验、QST),X 线检查及动脉造影。

七、治疗

(一)治疗原则

主要是内外科综合治疗,包括以下几个方面。

1.控制血糖

2.周围神经病变的处理

①醛糖还原酶抑制剂(ARI);②肌醇:改善感觉神经传导速度;③抗糖基化制剂;④抗氧化清除自由基;⑤神经生长因子(NGF);⑥γ - 亚麻酸、康络素、甲基维生素 B_{12}、依帕司他等药物应用;⑦高压氧;⑧特殊模型鞋。

3.血管病变的处理

①血管扩张药;②抗血小板药物;③抗胆碱药:前列腺素、噻氯匹定、西洛他唑、安步乐克、己同可可碱;④肢体高压氧光量子疗法;⑤抗栓治疗。

4.感染创面处理

(二)糖尿病足的治疗进展

首都医科大学血管外科研究所谷涌泉等通过远侧动脉旁路术或序贯移植术(指股动脉 - 腘动脉 - 胫前、胫后、腓、足背动脉搭桥术)治疗已经达到 100 余例,2009 年初又在国内率

先开展了自体骨髓干细胞移植治疗,目前也治疗 100 余例糖尿病性下肢缺血,取得了一定的临床效果。

中国医学科学院血液病研究所等在国内率先开展了外周血干细胞移植治疗下肢缺血,也取得了一定的效果。黑龙江省人民医院、天津大学第二医院等单位在国内先后开展了血管内超声消融治疗糖尿病足也取得了一定疗效。其他方法,如 PTA、支架(限于大、中动脉)、激光成型等。总之,糖尿病足的诊治在国内尚不普及,本书所谈的只是抛砖引玉,仅供参考。

第九节　糖尿病肾病的治疗

一、控制血糖对肾病的影响

DCCT 试验和 UKPDS 研究明确显示,强化糖尿病治疗显著降低微量白蛋白尿进展至显性肾病的风险。因此,无论是 1 型或 2 型糖尿病,均应进行强化糖尿病治疗。

二、控制高血压

在 1 型糖尿病患者中,高血压通常是糖尿病肾病所致,比较典型的是在发生微量白蛋白尿后出现。在 2 型糖尿病患者中,约 1/3 的糖尿病患者在诊断时就已存在高血压。这常与葡萄糖耐量异常、LDL－c 升高、三酰甘油水平升高、HDL－c 降低和肥胖共存,以上情况易导致心血管疾病,这显示上述情况可能有共同的发病机制,如胰岛素抵抗。胰岛素抵抗也被称之为 X 综合征或代谢综合征。2 型糖尿病患者合并的高血压也与糖尿病肾病有关,高血压有可能是原发性高血压,也可能是其他许多继发因素所致,如肾血管疾病。单纯性收缩期高血压是动脉粥样硬化性大血管的弹性丧失所致。通常,1 型和 2 型糖尿病合并的高血压均与血容量和外周血管阻力增加以及肾素活性降低有关。收缩压和舒张压均能加快糖尿病肾病进展,因此积极控制血压能最大程度降低 GFR 的下降速度。选用合适的降压药物治疗能明显延长 1 型糖尿病患者的平均寿命,在诊断显性肾病 16 年后需透析的患者从 94% 降至 45%,需肾移植的患者从 73% 降至 31%。

年龄 >18 岁的非妊娠糖尿病患者应将收缩压降至 <130mmHg、舒张压降至 <80mmHg,并维持。对于收缩压≥180mmHg 的单纯性收缩期高血压患者,早期治疗目标是逐渐降低收缩压,如果此目标达到并能耐受,则应进一步降低血压。早期治疗主要是生活方式调节,如减轻体重、限盐、减少酒精摄入量和体力活动。已有糖尿病肾病的患者,给予 ACEI 或 ARBs 治疗也是早期治疗的一部分。如果治疗 4～6 周后未能充分控制血压,应加用药物。通常,这些药物应逐步增加,而且应根据患者的其他因素,如心脏后负荷和血管疾病,个体化应用。

三、降压药物的应用

无论病因如何,患者对降压药物的良好反应常可引起肾功能进行性恶化,因此可能产生以下观点:血流动力学因素对 GFR 进行性降低方面具有重要影响。基于这种假设,肾小球损伤可引起微循环变化,这可导致存活的肾小球高滤过性,同时肾小球内压力升高和对血管紧张素Ⅱ的敏感性增强。单个肾小球高滤过性与肾小球内高压也可造成肾小球损害。许多研究显示,有高血压的1型糖尿病患者应用 ACEI 可减少白蛋白尿,而且与其他使血压同等程度降低的降压药物相比,延缓肾病进展的效果增强。研究显示,ACEI 可延缓血压正常的 1 型糖尿病患者和 2 型糖尿病高血压患者的微量白蛋白尿进展。

应用 ACEI 或 ARBs 可加重肾功能不全和(或)低肾素低醛固酮型患者的高钾血症。两侧肾动脉狭窄患者或有进展期肾病而无肾动脉狭窄的患者应用 ACEI,可引起肾功能迅速下降。目前,尚不清楚应用 ARBs 是否引起肾功能迅速下降。妊娠期女性患者禁用 ACEI,生育期女性患者应慎用。尚无妊娠期女性患者使用 ARBs 的资料。由于从微量白蛋白尿进展至显性肾病以及继之进展至 ESRD 的比例较高,因此建议所有微量白蛋白尿或进展期肾病患者使用 ACEI 或 ARBS。ACEI 效应似乎是一种类效应,所以可根据药物的费用和依从性选择药物。UKPDS 研究比较了 ACEI 和 β 阻滞药的效果。这两种药物的降压效果相同,降低微量白蛋白尿或蛋白尿的发生率无显著性差异。由于在该研究人群中肾病发病率较低,因此不清楚这一研究是否能发生足够事件以证实这两种药物对肾病进展的保护作用。一些研究显示,非二氢吡啶类钙通道阻滞药(NDCCB)也能降低白蛋白尿水平,但迄今尚无研究显示应用 NDC-CB 是否可降低 GFR 的下降速度。

四、限制蛋白摄入量

动物研究显示,限制食物蛋白摄入量也可降低高滤过性和肾小球内压力,并延缓一些肾病模型的进展,包括糖尿病肾小球病变。一些小样本研究显示,糖尿病肾病患者接受 0.6g/(kg·d)的限制性蛋白饮食(实际上仅达到 0.8g/(kg·d)可轻度延缓 GFR 下降。然而,肾病饮食调节研究入选的 2 型糖尿病患者仅占 3%,没有入选 1 型糖尿病患者,该研究发现限制蛋白摄入量没有明显获益。建议显性肾病患者每日摄入蛋白量约为 0.8g/(kg·d)(约为每日热量的 10%)。一旦 GFR 开始下降,则应进一步限制为 0.6g/(kg·d),这有助于延缓一部分患者 GFR 下降。一部分患者可发生营养缺乏,出现乏力症状。限制蛋白摄入是糖尿病饮食治疗的重要组成部分。

五、其他治疗

治疗肾病进展及其并发症也需接受其他标准的调节性治疗,如限盐和限制磷酸盐摄入,以及应用磷酸盐结合剂。在 GFR 开始明显降低时,建议至经验丰富的内科医师就诊。造影剂对糖尿病肾病患者的肾小球毒性较大,因此氮质血症患者在接受任何不能避免使用造影剂的手术前均应扩容。

总之,应每年检查微量白蛋白尿以早期发现肾病患者。改善血糖控制、积极控制血压以及应用 ACEI 或 ARBs 可延缓肾病进展。另外,应限制蛋白摄入量,并给予其他治疗,如减少磷酸盐摄入量,也可使部分患者获益。

第十节　糖尿病的预防

糖尿病是一种全球流行性疾病,患者人群正在全世界迅速扩大,目前全球有 2.3 亿糖尿病患者,我国的糖尿病患者也已超过 4000 万。大量研究表明,糖尿病是可以预防的,糖尿病的并发症也是可以预防的。不论是从人的生存质量来考虑,还是经济角度来考虑,预防都有着非常积极的意义。第 42 届世界卫生组织大会要求各成员国要重视糖尿病的防治,要制定和实施糖尿病防治计划,逐步实现"三级预防"。同年世界糖尿病健康会议通过"糖尿病预防的决议",标志着全世界对这一顽固性疾病的防治受到了重视。WHO 为了进一步引起全球对这一严重疾病的重视,1992 年成立了糖尿病预防研究会。为贯彻实施"三级预防",糖尿病教育则成为关键。1991 年国际糖尿病联盟向全世界宣布,每年 11 月 14H 为"世界糖尿病日"。1995 年的世界糖尿病日宣传的主题即为"糖尿病教育",口号是"无知的代价",指对糖尿病无知将付出高代价,指出糖尿病教育是防治糖尿病的核心。2006 年世界糖尿病日宣传的主题即为"糖尿病关怀",口号是"关爱每一位糖尿病病友",其中也特别指出对糖尿病弱势群体教育的重要性。

糖尿病的预防,因人而异,预防目标也不相同。概括起来为:没有患糖尿病者要预防其发病;已患糖尿病者,要积极防止糖尿病的并发症的发生;已出现并发症者,要延缓其发展。这就是糖尿病的三级预防的目的。

一、糖尿病的一级预防

糖尿病的一级预防是预防糖尿病的发生,包括在一般人群中宣传糖尿病防治知识,如宣传糖尿病的定义、症状、体征、常见的并发症以及危险因素,提倡健康的行为,如合理饮食、适量运动、戒烟限酒、心理平衡;在重点人群中开展糖尿病筛查,一旦发现有糖耐量受损(IGT)或空腹血糖受损(IFG),应及早实行干预,以降低糖尿病的发病率。

(一)在重点人群中加强糖尿病筛查,以尽早发现糖尿病

重点人群较一般人群更容易诱发糖尿病。重点人群有以下特点:

(1)年龄≥45 岁,BMI≥24,以往有 IGT 或 IFG 者。

(2)有糖尿病家族史者。

(3)有高密度脂蛋白胆固醇降低(≤35mg/dl 即 0.91mmol/L)和(或)高甘油三酯血症(≥250mg/dl,即 2.75mmol/L)者。

(4)有高血压(成人血压≥140/90mmHg)和(或)心脑血管病变者。

(5)年龄≥30 岁的妊娠妇女;有妊娠糖尿病史者;曾有分娩巨大儿(出生体重≥4kg)者;有不能解释的滞产者;有多囊卵巢综合征的妇女。

(6)常年不参加体力活动者。

(7)使用一些特殊药物者,如糖皮质激素、利尿剂等。

(二)在重点人群中预防糖尿病的措施

(1)加强糖尿病教育,特别是加强糖尿病危险因素的控制,如肥胖、活动少、不适当的营养及生活方式等。

(2)加强筛查,尽早检出糖尿病。可采用以下方法:①利用分期分批进行特殊人群体检,如干部体检、单位集中体检。②利用其他个别的体检方式,如司机体检、婚前体检、出国前体检。③通过各级医院门诊检查。④加强对非内分泌专科医生的培训,使之能尽早发现糖尿病。⑤对于一些因大血管病变、高血脂、肥胖及其他与糖尿病有关的疾病住院者,进行常规筛查。筛查的方法可采用空腹血糖(FPG)或口服 75g 葡萄糖负荷后 2 小时血糖(2hPG),结果判断详见"糖尿病的诊断及分型"部分。

(三)糖耐量受损的干预

1.生活方式干预

相对中等程度地纠正生活方式就会产生效益。

(1)主食减少 100~150g/d。

(2)运动增加 150 分钟/周。

(3)体重减少 5%~7%。

2. 改变生活方式的目标

(1)使 BMI 达到或接近 24,或至少减少 5%~7%。

(2)至少减少每日总热量 400~500 卡。

(3)饱和脂肪酸摄入占总脂肪酸摄入的 30% 以下。

(4)体力活动增加到 250~300 分钟/周。

3. 药物干预

目前,仅将药物干预作为生活方式干预的辅助方法。

(1)有相当数量的 IGT 者对生活方式干预疗效尚不满意,需考虑药物干预。

(2)目前,在全世界有几种药物干预预防糖尿病的临床试验显示,药物干预对糖尿病的预防作用均比生活方式干预的效果略逊一筹。

(3)方案是在单纯生活方式干预效果不理想时,再开始同时进行药物干预,但也有人认为,一开始就可以进行药物干预,或与生活方式干预同时进行。

(4)可应用双胍类(二甲双胍)、α-糖苷酶抑制药(阿卡波糖、倍欣)、胰岛素增敏药(罗格列酮、吡格列酮)进行药物干预。

(5)干预进行到效果不理想,即已经可以诊断为临床糖尿病时,就要及时改换成临床糖尿病的常规治疗方案,否则,可以终身进行药物干预,但必须以生活方式干预为基础。

(四)一级预防的目标

(1)纠正可控制的糖尿病危险因素,降低糖尿病发病率。

(2)提高糖尿病的检出率,尽早发现和及时处理糖尿病。

二、糖尿病的二级预防

糖尿病的二级预防,即对已诊断的糖尿病患者预防糖尿病并发症,主要是慢性并发症。防治糖尿病并发症的关键是尽早和尽可能地控制好患者的血糖、血压,纠正血脂紊乱和肥胖、吸烟等导致并发症的危险因素。对 2 型糖尿病患者定期进行糖尿病并发症以及相关疾病的筛查,了解患者有无糖尿病并发症以及有关的疾病或代谢紊乱,如高血压、血脂紊乱或心脑血管疾病等,以加强相关的治疗措施,全面达到治疗的目标。

(一)代谢控制和治疗的目标

对于所有的糖尿病患者,应加强糖尿病并发症教育,如并发症的种类、危害性、严重性极其危险因素等。预防措施包括提倡健康的生活方式如戒烟等。在糖尿病治疗方面,应该强调以下几点。

(1)非药物治疗的重要性:无论 1 型还是 2 型糖尿病患者,生活方式调整是基础治疗。根据患者的实际情况,如工作、生活条件等,来决定适合的饮食和运动治疗方案。

(2)对于每个糖尿病患者,都应要求达到血糖控制目标。

(3)对 1 型糖尿病患者,应该尽早地开始胰岛素治疗,在加强血糖监测的基础上,控制好全天的血糖,保护残存的胰岛 β 细胞功能。

（4）必须强调糖尿病治疗要全面达标,即除了血糖控制满意外,还要求血脂、血压正常或接近正常,体重保持在正常范围,并有良好的精神状态。循证医学的研究已经证实,良好地控制血糖可以使糖尿病微血管并发症发生率明显下降,而要使大血管病变发生率下降,除控制高血糖外,对血压的控制和血脂紊乱的纠正以及戒烟等也至关重要。

（5）加强糖尿病教育,使患者掌握有关知识。积极开展和推广自我血糖监测技术,教会患者如何监测血糖以及如何掌握监测的频度,对用胰岛素治疗的患者,应学会自己调整胰岛素用量的方法。

（6）加强糖尿病专业与有关专业的协作,开展多学科协作进行糖尿病临床和研究工作,为糖尿病患者提供有科学依据的高质量的和便捷的综合服务,减轻患者的经济负担。

（二）糖尿病并发症筛查

对于新发现的糖尿病患者,尤其是 2 型糖尿病患者,应尽可能早地进行并发症筛查,以尽早发现和处理。初步检查项目应包括以下几方面。

1. 眼

视力、扩瞳查眼底。

2. 心脏

标准 12 导联心电图、卧位和立位血压。

3. 肾脏

尿常规、镜检、24 小时尿白蛋白定量或尿白蛋白与肌酐比值、血肌酐和尿素氮。

4. 神经系统

四肢腱反射、立卧位血压、音叉振动觉或尼龙丝触觉。

5. 足

足背动脉、胫后动脉搏动情况和缺血表现、皮肤色泽、有否破溃、溃疡、真菌感染、胼胝、毳毛脱落等,询问有关症状。

6. 血液生化检查

血脂（总胆固醇、甘油三酯、LDL－C、HDL－C）、尿酸、电解质。

必要时做进一步检查,如对于眼底病变可疑者或有增殖前期、增殖期视网膜病变者,应进一步做眼底荧光造影。有下肢缺血者,可行多普勒超声检查、血流测定、肱动脉与足背动脉血压比值。疑有心血管病变者,可行肌酐清除率测定。怀疑有神经病变者,行神经传导速度测定、痛觉阈值测定等。对于青少年发病的和怀疑有 1 型糖尿病可能的患者,查胰岛细胞抗体、胰岛素抗体和谷氨酸脱羧酶抗体以及血胰岛素或 C 肽水平等。对于有胰岛素抵抗表现的患者测定空腹血胰岛素等。

完成并发症筛查后,决定患者随访时间及下一步处理。对于无并发症的患者,原则上,2型糖尿病患者应每年筛查 1 次。1 型糖尿病患者如首次筛查正常,3～5 年后应每年筛查 1次。有条件者,应利用计算机建立糖尿病资料库,以便于随访和开展临床研究。

三、糖尿病的三级预防

糖尿病的三级预防就是减少糖尿病的残废率和死亡率,改善糖尿病患者的生活质量。通过多学科的共同努力,确保患者得到合理的有效的治疗,提高生活质量。

（1）DCCT 试验和 UKPDS 试验均已证实,严格地控制好血糖和血压可以降低糖尿病患者的死亡率和残废率。

（2）通过有效的治疗,慢性并发症的发展在早期是可能终止或逆转的。

（3）预防失明:定期地进行眼底并发症的筛查;在控制好血糖的基础上,对于有激光治疗指征的视网膜病变,及时给予治疗;视网膜剥离和糖尿病性青光眼可以进行手术治疗而避免患者失明;糖尿病合并的白内障可以通过手术治疗而使患者重见光明。

（4）预防肾衰竭:严格控制好血糖和血压;首选的降压药为血管紧张素转化酶抑制剂或其受体的抑制剂;有效地控制好血糖、血压,适当地限制蛋白摄入尤其是植物蛋白的摄入,能明显地延缓糖尿病肾病的发生与发展。

（5）严重的周围神经病变如痛性神经病变,患者可在血糖满意控制并稳定一个时期后,病情可以得到缓解或好转。

（6）严重的糖尿病足病变可以导致患者截肢,教育糖尿病患者如何进行糖尿病控制和足的保护,可以使截肢率明显下降。

需特别强调的是:①糖尿病并发症的发病机制方面有许多相似之处,因而,并发症的预防和治疗也有其基本的原则。这些基本原则包括:尽可能使血糖降至正常或接近正常;控制好血压、血脂;提倡健康的生活方式;选择科学的治疗方法,定期随访;建立相互信任的医患关系,患者要学习和应用糖尿病及其相关疾病的医疗、护理和保健知识,医生要充分调动患者及其家属的积极性,使之能够处理常见的糖尿病及其有关的问题。②糖尿病的一级预防主要是在社区完成,在政府有关部门领导和支持下,需要社会各有关方面的帮助和支持,加强社会的组织和动员。二级预防是在综合性医院糖尿病专科指导下,使糖尿病患者得到更好的管理、教育、护理保健与治疗。三级预防需要多学科的共同努力、社区医疗单位的关心、督促与随访帮助,需要综合防治与专科医疗相结合,确保患者得到合理的有效治疗。　　　　　　　　（王东）

第十一章 血液系统疾病

第一节 血色病

血色病又称遗传性血色病、原发性铁负荷过多。它是由于第 6 号染色体存在两个血色病突变基因而导致的铁代谢异常。

一、病因与发病机制

因常染色体隐性遗传缺陷，使 HFE 基因突变，转铁蛋白－转铁蛋白受体机制紊乱，使黏膜吸收铁的调节功能失常，铁吸收过多，超过正常，使组织与器官的实质细胞铁积聚，导致铁在器官组织中沉积，产生血色病。正常肠吸收铁分为三相：黏膜摄取、细胞内储存和从浆膜面转移。正常人每日吸收的铁为 1～2 mg，在遗传性血色病患者铁吸收达每日 3～6 mg。已知本病时黏膜摄取和细胞内储存铁与正常人无异，而铁从浆膜面转运入血则明显增加。目前认为本病代谢缺陷主要在调节铁从肠细胞基底侧面流出的蛋白上。铁过量从肠细胞转移入门脉循环，引起运铁蛋白饱和度和非运铁蛋白结合性铁增加，过量铁进入肝内并被肝细胞摄取。

遗传性血色病的发病情况与地理分布有关，以法国最多，西欧和北欧也不少见。

二、临床表现

（一）发病年龄

铁蓄积缓慢发生，症状在 40～60 岁时出现。

（二）皮肤色素沉着

可呈青铜色、金属样或石板样灰色。色素沉着遍及全身，但以面部、颈、手背、前臂伸面、下肢、生殖器瘢痕处明显。面部可见金属光泽的蓝灰色，呈典型的"铅色脸"。10%～15%患者可有口腔黏膜色素沉着，黏膜也可见像 Addison 病样的色素。

（三）肝脾大

肝大而质硬，伴有压痛。肝细胞癌的发生率为 29%。50%的患者脾肿大。

（四）内分泌疾病

包括糖尿病、甲状腺功能低下和促性腺分泌不足所致的性腺功能减退。患者中 80%伴有糖尿病，但不严重，表现为尿糖阳性、血糖增高，部分患者对胰岛素敏感，但易出现低血糖，也有抗胰岛素者。本病可发展成糖尿病性酸中毒。

（五）腹痛

是常见的主诉，常为上腹部剧烈的疼痛，类似于胆绞痛，其原因不清。若出现细菌性腹膜炎，提示预后不良，是本病严重的致死性并发症。

（六）心脏病变

以心律失常和心力衰竭为多见。

（七）关节肿痛

约占 25%～50%，可累及四肢大小关节，常以第二、第三掌指关节最先累及，逐渐发展到四肢大关节,并可有骨肥大。

（八）神经系统

无特异性。可出现嗜睡、淡漠和思维能力减低。

（九）其他

尚有皮肤萎缩、干燥和发亮,体毛尤其胡须、腋毛、阴毛稀疏脱落,睾丸萎缩软化,性欲丧失。常见男性乳房肥大。

三、实验室检查

（一）血象

早期可正常,晚期全血细减少。

（二）生化检查

血清铁、转铁蛋白饱和度、血清铁蛋白显著增高。总铁结合力降低。肝功能异常,血糖增高。

（三）骨髓检查

铁染色显示含铁血黄素颗粒增加。

（四）肝活检

可观察到肝组织纤维化与肝硬化的程度,用化学方法可测定肝铁浓度,这是诊断血色病最可靠的证据。

（五）去铁胺试验

去铁胺 10 mg/kg 肌注后测 24 小时尿排铁量。正常人 24 小时尿排铁 < 2 mg,血色病 > 10 mg。

四、诊断

（1）出现典型症状,诊断不难。

（2）因并发症难以逆转,及早诊断、及早治疗尤为重要。

最简单的筛选试验是血清铁、血清铁蛋白、转铁蛋白饱和度测定和总铁结合力,若前三者有逐渐增高的趋势,能排除其他原因,则为血色病纯合子的可能性极大。

五、鉴别诊断

（一）含铁血黄素沉着症

含铁血黄素沉着症系组织中含铁血黄素或非血红蛋白铁沉积过多。但无纤维组织增生。也不引起组织损伤和器官功能的损害。可分为局部性与全身性两大类。后者占绝大多数。局部性含铁血黄素沉着症中最有代表性的系一种病因不明的疾患。全身性含铁血黄素沉着症系因基础病变的需要而反复多次输血所致。一般尚无需治疗。其与血色病可通过肝、胰腺和心脏功能的测定和肝穿刺检查来鉴别。

（二）其他

该病易误诊为糖尿病、特发性心肌炎、风湿性关节炎、退行性关节炎、酒精性肝硬化、甲状腺功能低下等。可进行血清铁、血清铁蛋白、转铁蛋白饱和度测定和总铁结合力筛选试验鉴别。

六、治疗

（一）静脉放血疗法

每周 1~2 次，每次 400~500 ml，至少约 100 次，所需时间约 2 年，才能减轻脏器损害。当血红蛋白降至 100 g/L，血清铁蛋白小于 12 μg/L 时，应暂停静脉放血，以后可每 3~4 个月放血 500 ml 维持治疗。

（二）铁螯合剂治疗

常用去铁胺，给药方法:10 mg/(kg·d)，可从尿中排铁 10~20 mg/d。已有口服铁螯合剂，常用的为去铁酮，每日 50~75 mg/kg，口服，分 3~4 次。适用于不宜放血患者。

（三）并发症的治疗

对症治疗控制糖尿病和心力衰竭，保肝治疗，性功能低下者加用性激素等。

（四）注意事项

严格忌酒，避免使用肝毒性药物，不能进食未彻底煮熟的海洋贝壳类。

七、预防

本病为遗传性疾病。目前主要的预防措施是加强产前检查，减少患儿的出生。

第二节　急性淋巴细胞白血病

急性淋巴细胞白血病(ALL)，简称急淋，是一种淋巴系统恶性增殖性疾病，其肿瘤细胞表面表达淋巴细胞早期标志。此病起源于骨髓，白血病细胞可具有 B 细胞或 T 细胞特性，诊断时，其骨髓内的正常细胞群往往已被大量的肿瘤细胞所替代，同时还可能出现髓外浸润的表现。由于原始细胞存在分化成熟障碍，不具备正常淋巴细胞所特有的功能，因此，ALL 患者存在一定的体液免疫缺陷和细胞免疫缺陷。在我国，ALL 的发病率约为 0.69/10 万，较 AML 低，其中男性发病率较女性略高(1.81：1)。AML 在成人中多见，ALL 则以儿童为多。

急性淋巴细胞白血病的病因及发病机制与造血系统其他恶性肿痛一样，相当复杂，至今尚未完全阐明。但绝大多数学者均认为与病毒、化学物质、放射线及遗传因素有关。

一、临床表现

（一）发热

发热是白血病最常见的症状之一。据统计，66% 白血病患者的发热与感染有关，尤其是那些体温在 39~41 ℃ 的患者。感染部位以咽部、上呼吸道、肺部、肠道及尿路多见。如果体温仅在 38 ℃ 左右，要考虑患者本身肿瘤性发热。

（二）出血

多数病例有不同程度的出血症状，部位可遍及全身，以牙龈出血、鼻衄、皮肤淤点或淤斑以及女性月经过多为常见症状。

（三）贫血

发病开始即有不同程度的贫血，一般血红蛋白下降到 110 g/L 以下，红细胞也呈比例下降。贫血多为正细胞正色素性。贫血常随疾病的进展而加重，出现头晕、头痛、心悸、耳鸣、胸闷、听力减退及视力减退。

（四）骨及关节疼痛

约有80%的ALL患者可出现骨和关节疼痛,常为胸骨局部的压痛,有的患者出现游走性关节疼痛,包括肘关节、膝关节、下颌关节等,并伴有活动障碍,但无红肿,以酸痛、隐痛较常见,易与急性风湿性关节炎相混淆。X线拍片可见骨髓有稀疏层、骨髓腔扩大以及白细胞浸润引起的骨质破坏。

（五）淋巴结、肝、脾肿大

有75%的急性淋巴细胞白血病患者可出现淋巴结肿大,多数为全身淋巴结肿大,少数表现为局部淋巴结肿大,肝肿大约占75%,脾肿大约占85%。

（六）神经系统表现

神经系统表现是由白血病细胞直接浸润所致。临床检查及尸检,CNS白血病合计的发病率在急性淋巴细胞白血病中占74%,而急性非淋巴细胞白血病占27%。CNS白血病患者的颅内压增高,主要有恶心、头痛、心率减慢、视力模糊及颅神经麻痹等症状,此外,尚可呈现癫痫、共济失调、昏迷、脑膜刺激征、偏瘫及全瘫等。

（七）生殖系统

女性患者子宫和卵巢也可有白血病细胞浸润,表现为阴道出血、盆腔包块和月经不调等。男性睾丸浸润可出现睾丸肿大,性欲减退。

二、实验室检查

（一）血象

1. 白细胞计数

白细胞总数减少者约占27%,正常或轻度增加约占60%,有16%的患者在就诊时白细胞总数大于100×10^9/L。

2. 血小板计数

绝大多数患者有血小板减少,其中30%患者血小板低于25×10^9/L。

3. 血涂片检查

绝大部分患者在诊断时有贫血,近1/3患者血红蛋白低于80 g/L,为正细胞正色素性贫血;外周血涂片分类以原始和幼稚淋巴细胞为主,可占10%~90%,粒细胞和单核细胞减少,但要注意有15%左右的患者外周血涂片找不到原始淋巴细胞或幼稚淋巴细胞,而骨髓象可见大量的白血病细胞。

（二）骨髓象及细胞形态

骨髓细胞学检查有核细胞增生活跃至极度活跃,淋巴系细胞呈显著增生,以原始淋巴细胞为主,并有部分幼稚淋巴细胞,且这些细胞占有核细胞的20%以上,成熟淋巴细胞少见,核分裂象易见,粒系、红系及巨核系细胞明显减少。

FAB协作组以细胞形态学为基础,将ALL分为L1、L2、L3型。在此基础上,国内于1980年9月在江苏苏州召开了全国白血病分类分型讨论会,对ALL的分型标准提出如下建议。

（1）第一型（L1）:原始和幼稚淋巴细胞以小细胞（直径小于12 μm）为主;胞核呈圆形,偶有凹陷与折叠,染色质较粗,结构较一致,核仁少而小,不清楚;胞质少,轻度或中度嗜碱;过氧化酶或苏丹黑染色阳性的原始细胞一般不超过3%。

（2）第二型（L2）：原始淋巴细胞和幼稚淋巴细胞以大细胞（直径大于正常小淋巴细胞2倍以上，大于12 μm）为主；核形不规则，可见凹陷和折叠。染色质较疏松，结构较不一致，核仁较清楚，为一个或多个；胞质量常较多，轻度或中度嗜碱，有些细胞深染。

（3）第三型（L3）：似 Burkitt 型，原始淋巴细胞和幼稚淋巴细胞大小较一致，以大细胞为主。核形较规则。染色质呈均匀细点状，核仁明显，有一个或多个，呈小泡状。胞质量较多，呈深蓝色，空泡常明显，呈蜂窝状。

细胞化学染色：过氧化物酶（POX）染色阴性，苏丹黑 B（SBB）染色阴性，粒细胞特异性酯酶（CE）阴性；糖原染色和酸性磷酸酶染色阳性，大多数成人 ALL – L1 或 L2 型患者，其 PAS 染色至少在一部分细胞为粗颗粒或块状颗粒。在两组患者中其阳性率都均有60%～70%，20%～30% 的 ALL 患者其酸性磷酸酶染色为阳性，它对 T – ALL 更为特异。但应注意，由于 PAS 或酸性磷酸酶并不仅限于 ALL，在某些情况下，AML – M5 也可为阳性，故 ALL 的诊断必须有阴性的过氧化物酶和阴性的特异性酯酶染色结果（阳性率小于3%）。

急性淋巴细胞白血病电镜特征如下所示。

L1 型特征如下：①以小淋巴细胞为主，具有高的核质比；②核形圆或具浅的凹陷，可见核袋，异染色质呈团块状沿核周分布，核仁明显；③细胞表面光滑或具短的胞质突起；④细胞内除有丰富游离核蛋白体外，其余细胞器十分简单。此为其重要特征。

L2 型特征如下：①细胞大小不等，以大细胞为主，具有高的核质比；②胞核呈高度不规则形或具深的凹陷为其特征，核内异染色质多沿核周分布，核仁明显；③细胞表面大多光滑或具少量短的胞质突起；④细胞内除有丰富游离核蛋白体外其余细胞器多很简单，有的细胞内可见少量电子致密颗粒。

L3 型特征如下：①以大细胞为主，具有高的核质比；②核形不太规则，但较 L2 型规则；③细胞表面大多光滑；④胞质内有中等数量线粒体及丰富的游离核蛋白体。

依据细胞超微结构，对较为典型或已具有一定分化程度的 T – ALL 细胞与 B – ALL 细胞可加以区分，主要区别在于：T – ALL 细胞具有高的核质比，核大，且呈高度不规则形，核膜具深的凹陷，胞质内细胞器简单；B – ALL 细胞形态多较规则，或仅具浅的凹陷，较成熟者，异染色质呈大团块沿核周作规律分布，胞质内细胞器较 T – ALL 细胞的丰富，特别是其粗面内质网呈长条索状。

（三）骨髓病理

ALL 呈原始淋巴细胞、幼稚淋巴细胞浸润，胞核大小不一，核呈圆形或卵圆形，核膜清晰，异染色质呈斑点样，核仁为1～2个，细胞质少量，边界不清。

（四）细胞免疫表型

在 WHO 分型中，ALL 的分型取消了形态学标准，完全依靠免疫学分型，因 L1 和 L2 型的区分对治疗和预后估计意义不是很大，而免疫学分型能够真实地反映淋巴细胞白血病患者的白血病细胞的分化和发育的阶段属性，对指导治疗和判断预后均具有重要意义。

（五）染色体和基因检查

对于 ALL 患者，核型改变是一种重要的诊断和判断预后的因素。到目前为止，至少2/3 的 ALL 患者具有克隆性的染色体核型异常。在 ALL 中，超二倍体比 AML 更常见，约占30%，亚二倍体所占比例略低于10%。有几种细胞遗传学异常与 ALL 的不同免疫和临床表型有关。

1. t(8;14)(q24;q32)MYC - IgH

在 B 细胞分化过程中,Ig 基因发生重排是形成 Ig 分子多样性的分子基础,B 系淋巴细胞白血病(L3)常发生 Ig 基因与癌基因或潜在癌基因交互易位而产生融合基因。除了最常见的 t(8;14)易位(见于 75% B - ALL)外,还涉及 8q24 其他异常有 t(2;8)(p11 - 12;q24)和 t(8;22)(q24;q11),分别见于 20% 和 5% 的 B - ALL 患者。这一易位使位于 8q24 位置上的 CMYC 与 Ig 重链基因 IgH(14q32)的 C 区、Igλ 基因(22q11)的 C 区或 Igκ 基因(2p12)的 V 区或 C 区发生重排,导致融合基因表达增高或活化原癌基因(C - MYC 失控),从而可能导致白血病的发生。此易位在 B 细胞 ALL - L3 中可以检测到。此类 ALL - L3 患者发病时细胞倍增时间短,呈高度侵袭性,中枢神经系统浸润的比例较高,预后极差。

2. t(4;11)(q21;q23)HRX - AF4

此型见于 50% 的婴儿 ALL 和 5% 的成人 ALL。染色体易位导致 11q23 上的一个与白血病发生相关的 HRX 基因与 4q21 的 AF4 基因形成融合基因 HRX - AF4,该易位和融合基因形成主要见于早前 B - ALL,同早前 B - ALL 的发生有关。t(4;11)易位白血病通常有以下特点:①WBC 明显增高;②发病多在 1 岁以下,且多见于女性;③初诊时即可有中枢神经系统浸润;④预后很差,但年长患者较好。

3. t(9;22)(q34;q11)bcr/abl

Ph 染色体阳性的 ALLt(9;22)染色体移位形成 bcr/abl 融合基因,产生 bcr/abl 融合蛋白,80% 的 Ph 染色体阳性的 ALL 产生较小分子量的 p190 融合蛋白,20% 的产生较大分子量的 p210 融合蛋白。同慢性粒细胞白血病一样,bcr/abl 融合蛋白在 ALL 的发病中起着至关重要的作用。酪氨酸激酶抑制剂甲磺酸伊马替尼(格列卫)治疗效果较好,但不持久,需要联合化疗。

在 ALL 中,Ph 染色体呈阳性的儿童 ALL 约占 6%,Ph 染色体呈阳性的成人 ALL 约占 20% ~ 30%。在 ALL 亚型中,Ph 染色体见于早前 B - ALL、C - ALL 和前 B - ALL,约占所有 B - ALL 的 1/2。Ph 染色体呈阳性的 ALL 预后极差。化疗可以使 60% ~ 80% 的初治患者获得完全缓解,但复发不可避免,化疗的中位完全缓解期仅为 9 个月。尽管异基因造血干细胞移植治疗相关死亡率较高和部分患者移植后复发,但异基因造血干细胞移植仍是目前唯一可以治愈 Ph 染色体呈阳性的 ALL 的方法。

4. 超二倍体

染色体数目为 50 或 50 以上的 ALL 患者,以 L1 和 L2 型多见,化疗效果好,预后佳。增加的染色体按其发生的几率依次是 X、21、6、18、14、10 和 4 号。如果染色体数目多于 50 的 ALL 患者,同时又伴有染色体结构上的异常,在生物学上则有可能属于另一种类型的白血病。其临床特征是易出现耐药,且预后差。

T 细胞 ALL 染色体改变比 B 细胞 ALL 要少见,染色体改变常涉及 T 细胞受体(TCR)位点区域,还有一些其他非随机易位,如 t(11;14)(p13;q13),t(8;14)(q24;q11)和 t(10;14)(q24;q11),这些特异的遗传学改变也可见于 T 细胞淋巴瘤。

三、诊断和鉴别诊断

(一)诊断

根据典型的临床表现、血象和外周血形态学以及骨髓象,容易诊断 ALL。免疫分型对确诊 ALL 及进一步分型具有重要意义。特异性染色体重排与免疫学亚型及预后有关。

（二）鉴别诊断

1. 急性非淋巴细胞白血病

ALL 和 AML 的鉴别，除了可利用细胞形态学和细胞化学染色外，对于诊断困难的病例还可以利用免疫分型、检测淋巴细胞表面抗原及基因分子生物学等检查进行鉴别。

2. 神经母细胞瘤

神经母细胞瘤多发生于 4 岁以前的婴幼儿，症状有发热，头痛，四肢骨骼疼痛，腹胀并可触及包块。骨髓可见瘤细胞代替了正常细胞，瘤细胞呈圆形，较小而一致，细胞质少、呈蓝色，核为圆形，染色质细致，核仁不清，易见退化细胞，常误诊为原始淋巴细胞。但有其典型的特征可资鉴别：可见数十个细胞呈多层环状排列（呈菊花团状），这些细胞可呈锥形，尖端系神经纤维，组成菊花团的中心。

3. 传染性单核细胞增多症

传染性单核细胞增多症可表现为发热、浅表淋巴结肿大、外周血中出现大量异形淋巴细胞，但形态与原始细胞不同，可分为 3 型。Ⅰ型细胞大小中等，边缘不整齐，核偏心呈椭圆形、肾形或分叶状，核染色质呈粉条状，分布不均，胞质少，嗜碱，含空泡及少量嗜苯胺蓝颗粒。Ⅱ型细胞体积较大，核形不规则，染色质较疏松，胞质染色较淡，无空泡，形似单核细胞。Ⅲ型为幼稚型，染色质较细，有 1~2 个核仁，胞质强嗜碱，有空泡。另外，传染性单核细胞增多症通常无进行性贫血，也无血小板减少，骨髓象中仅有少量异形淋巴细胞，其血清中嗜异性抗体效价逐步上升，病程短，可自愈。

4. 其他

有些巨细胞病毒感染、风疹病毒感染、弓形虫病、百日咳等也可有发热、浅表淋巴结肿大、脾脏增大，血象中淋巴细胞增多，可有少量异形淋巴细胞，病程良性，多可自愈。

弓形虫是一种专性细胞内寄生虫，在所有有核细胞内均能快速生长、繁殖，在骨髓中可找到病原体，在巨噬细胞和中性粒细胞内可见许多形似香蕉的滋养体，长 4~8 μm，宽 1~2 μm，两头尖，中间粗，胞质呈蓝色，胞核呈紫红色，位于虫体中央，在核与尖端之间可见染成浅红色的颗粒，称为副核体。

四、治疗

（一）支持治疗

ALL 患者发病时，往往伴有感染，贫血，出血和高尿酸血症等并发症，在化疗之前和化疗同时，应采取积极有效的预防和治疗措施，才能保证化疗顺利进行。感染是多数急性白血病包括 ALL 在内，诱导化疗前后最常见的并发症。由于患者发病时，伴有粒细胞缺乏，加之患者本身免疫功能低下及化疗后黏膜屏障损伤，易发生各种严重的感染。其中感染最常见的部位是呼吸道，皮肤黏膜及软组织感染也容易出现。而且感染不容易局限，病情进展快，易出现早期死亡。为此应对初治白血病患者采取预防感染措施，包括口腔黏膜、肛门等的消毒护理，口服肠道抗菌药物，必要时采取隔离措施。对于严重感染患者，在积极寻找病原学证据同时，应给予经验性广谱抗生素治疗，以免贻误治疗时机。同时还应注意真菌感染的预防和治疗。

对出血患者，应注意关注血小板计数以及凝血象改变。及时补充血小板和凝血因子。对于化疗时使用门冬酰胺酶的患者，容易出现低纤维蛋白血症，应注意补充。

　　高尿酸血症及高尿酸性肾病预防,应在化疗前开始给予患者别嘌呤醇(300～600 mg/d)口服,同时注意碱化、水化尿液。对于高白细胞计数的 ALL 患者(白细胞大于 100×10^9/L),化疗后白血病细胞大量破坏,易发生白细胞溶解综合征等并发症,故可在化疗前进行白细胞去除,常采用血细胞分离机进行白细胞单采术,降低患者外周血白细胞数,随即加用常规化疗,以免白细胞单采术后,导致白细胞急剧上升引起肺栓塞和脑梗死。

　　对于贫血严重患者,还应补充红细胞,提高患者 Hb 水平,通常 Hb 维持在 70 g/L 以上,改善机体缺氧状态,提高对化疗耐受性。

　　(二)化学治疗

　　在上个世纪 80 年代初期,成人 ALL 化疗长期生存率小于 10%。而儿童 ALL 采用大剂量联合化疗方案,长期生存率可达 80% 以上。源于儿童 ALL 成功治疗的经验,目前成人 ALL 的化疗不但主张采用多种药联合化疗,而且加大了化疗剂量,使得成人 ALL 初治完全缓解率(CR)可达 80%～90%,化疗长期生存率提高到 30%～40%。ALL 化疗分几个阶段:首先是诱导缓解治疗,同时开始中枢神经系统白血病等髓外白血病浸润的预防治疗;达到完全缓解后则进行巩固和强化治疗;在强化治疗的间歇期应进行维持治疗,总的化疗时间 2～3 年。

　　1. 诱导缓解

　　目前成人 ALL 诱导化疗标准方案包括:皮质激素(泼尼松),长春新碱(VCR),蒽环类药物,或再加用左旋门冬酰胺酶(L-ASP),使得 CR 达到 70%～85%,而单药化疗 CR 仅有 25%～50%。

　　目前最常用 ALL 诱导方案为 DVLP 方案:柔红霉素(DNR)30～40 mg/m2 静脉注射,1～2 天,15～17 天;VCR 1.5 mg/m2 静脉注射,1,8,15,22 天;泼尼松 40～60 mg/m2 口服,1～14 天,从 15 天开始逐渐减量至 28 天停药;L-ASP 6 000 U/m2 静脉注射,19～28 天。此方案 4 周为一疗程,目前资料显示该方案 1～2 疗程达 CR 为 66%～94%。

　　源自儿童 ALL 治疗结果,泼尼松现已被地塞米松所替代,因为后者具有更强的抗白血病作用和在中枢神经系统更高的药物浓度。然而长疗程大剂量地塞米松所带来的后果包括血管性骨坏死和感染并发症增加。GMALL 的多中心研究显示,采用地塞米松 10 mg/m2,第 1～16 天给药与第 1～5,11～14 天给药相比,治疗早期并发症分别为 16% 和 5%;而 CR 分别为 76% 和 82%。因而后一种给药方式更多被采用。

　　蒽环类药物的剂量和应用时间的研究目前还没有最终结论。目前最常应用的蒽环类药物为柔红霉素(DNR)和多柔比星(阿霉素)。一项随机研究比较 DNR($30\ mg/m^2$)每周用药与去甲氧柔红霉素(IDA)($9\ mg/m^2$)每周给药用于诱导化疗,DFS 分别为 36% 和 30%。许多研究中心采用大剂量 DNR($45～80\ mg/m^2$),连续 2～3 天给药,代替每周给药方式,其结果在 GIMEMA 多中心最新研究显示,CR 为 80%,OS 为 33%,而该研究协作组早期报告的较小规模的研究结果 CR 高达 93%,OS 为 55%,由于其显著增加了血液学毒性,可导致治疗相关死亡率增加。因此在应用时应注意加强支持治疗,包括应用细胞生长因子粒细胞集落刺激因子(G-CSF)。

　　左旋门冬酰胺酶(L-asp)在诱导化疗阶段应用,不增加血液学毒性,但增加肝脏毒性吸凝血功能障碍,应注意监测凝血象,补充凝血因子,主要是纤维蛋白原。在上述联合用药方案的基础上,再加用环磷酰胺(CTX),阿糖胞苷(Ara-C)和其他药物,虽然可能有助于增加疗效,但均未得到随机研究证实。

总之,增加诱导化疗剂量,一方面提高了缓解率,延长缓解时间。另一方面也加重骨髓抑制,致使治疗相关的早期死亡率可达11%,其中主要死亡原因为血象减低时间延长所导致的后果,例如粒细胞缺乏所致感染包括真菌性肺炎等。因此,即使加大剂量取得了更高 CR,但总体生存率确无显著增加。进一步改善成人 ALL 预后的策略包括:增加具有非血液学毒性药物的剂量,如长春新碱、皮质激素及门冬酰胺酶等;积极评价耐药情况,适时调整治疗方案。

2. 巩固和强化治疗

巩固强化治疗在 ALL 治疗中对于防止复发,延长缓解期是必不可少的。其原则是采用多药联合,交替续贯,加大剂量和中枢神经系统白血病防治。治疗方案通常采用原诱导缓解的治疗方案的改良方案与非诱导化疗方案以及大剂量化疗交替循环进行,高危患者争取在 CRl 进行造血干细胞移植。

1989 年在贵阳举行的全国白血病研讨会推荐的巩固强化方案为:诱导缓解后 2 周开始 6 个疗程的强化治疗,每个疗程间隔 2~3 周。第 1,4 个疗程同诱导方案或改良诱导方案;第 2,5 个疗程采用 EA 或其他非诱导方案如 VM26 + Ara – C;第 3,6 个疗程采用大剂量化疗如 HD – MTX。

尽管各个研究中心采用的巩固化疗方案,疗程及时间不同。但目前公认在强化阶段采用大剂量 MTX 是十分有益的。由于受其严重的黏膜炎等副作用影响,成人 HD – MTX 剂量一般限制在 $1.5 \sim 2 \ g/m^2$,持续 24 小时静脉、滴注。在儿童 B 细胞肿瘤的治疗中采用 HD – MTX $5 \ g/m^2$,持续 4 小时静脉滴注与持续 24 小时静脉滴注比较,一方面减少了毒副作用,但另一方面对于高危患者疗效减低。许多临床研究证实在巩固强化阶段应用改良的诱导化疗可改善预后。

儿童 ALL 治疗经验证明,在强化阶段再次使用 L – ASP 的重要性,而且其副作用要低于诱导阶段。关于大剂量阿糖胞苷(HD – Ara – C)及大剂量蒽环类药物在强化阶段的意义,目前还没有定论。

3. 维持治疗

维持治疗对于 ALL 治疗也是不可缺少的。研究表明很多试图省略维持治疗的尝试,结果使得 LFS 降低到 18%~28%。因此认为维持治疗仍然是 ALL 治疗的标准之一。目前维持治疗方案包括每日口服 6 – 巯基嘌呤(6 – MP)75 mg/m2;每周给予一次的 MTX 20 mg/m2 口服或静脉注射;每月给予一次长春新碱和泼尼松。许多学者认为维持治疗至少持续 2 年,而维持治疗时间超过 3 年,并无显著优势。在维持治疗中使用更大剂量的 6 – MP,并不能增加疗效,随机研究显示强化的维持治疗与传统的维持方案比较,亦无优势。

关于维持治疗的意义在 ALL 各亚型是不同的。目前 T – ALL 是否需要维持治疗还存在争议。成熟 B – ALL 不需要维持治疗,因为此亚型 ALL 短期强化治疗反应好,缓解超过 1 年的病例,很少有复发。

4. 中枢神经系统(CNS)及其他髓外白血病的防治

在 ALL 诊断时中枢神经系统侵犯 <10%,但如果不予 CNS 预防,70% 患者会在疾病过程中发生 CNS 的病变。CNS 白血病(CNSL)发生的危险因素有:发病时高 WBC,高 LDH 水平;成熟 B – ALL,T – ALL;创伤性腰穿等。对于中枢神经系统白血病(CNSL)的防治,虽然国际上许多研究中心的 ALL 化疗方案是在化疗开始前或同时,进行腰穿检查,并行鞘内化疗。但为了避免发病时体内大量白血病细胞通过腰穿带入脑脊液的危险,大多数学者主张在患者达

到完全缓解后尽早开始,其主要方法有以下几种。

(1)鞘内化疗,常用药物为 MTX 每次 8 ~ 12 mg/m² 联合地塞米松(5 mg/次)。对于确诊存在脑膜白血病的患者,鞘内化疗应每周 1 ~ 2 次,连用 4 ~ 6 次,以后也应在化疗间歇期定期进行腰穿和鞘注化疗。而对于预防 CNSL 患者,可在每个疗程前进行鞘注化疗,共 4 ~ 6 次。此外,也可联合 Ara - C(30 ~ 50 mg/m²)进行三联鞘注;还有采用三尖杉酯碱或高三尖杉酯碱进行鞘内注射的,但例数较少,还无法证实其疗效。

(2)放疗,可行全颅 + 全脊髓放疗,范围应包括全颅(下界达颅底骨线下 0.5 ~ 1.0 cm)和脊髓(上界与全颅照射野相连,下界达第二骶椎下缘)。

(3)全身大剂量化疗,目前认为 HD - MTX,HD - Ara - C 可进入血脑屏障,有预防和治疗 CNSL 作用,但还不能替代鞘内注射。但采用鞘注化疗联合全身大剂量化疗,CNSL 发病率低于 5%。

(4)全颅照射 + 鞘内注射,即用鞘注化疗药物代替全脊髓照射。目前关于头颅照射(XRT)尚有争议。它可产生严重的神经系统不良反应,包括惊厥,智力障碍,儿童生长停滞及痴呆等。最近研究显示,联合鞘注和大剂量全身化疗,省略头颅 XRT,可有效预防 CNSL,即使对于伴发 CNSL 高危因素的患者,也能有效预防。然而对于化疗耐药的 CNSL,或脑神经和神经根受累及的病例,还需要借助放疗包括头颅 XRT。

对于睾丸白血病的防治也采用局部放疗联合全身大剂量化疗。而卵巢白血病的防治除上述方法外,还可考虑手术摘除卵巢。

5.造血干细胞移植(HCT)

成人 ALL - CR1 接受同胞相合的异基因造血干细胞移植(Allo - HCT)长期生存率为 50%(30% ~ 70%)。由于 Allo - HCT 后移植物抗白血病的作用对于 ALL 的效果要低于 AML、CML,因此 ALL 移植后,除移植相关并发症外,还面临复发的高度危险。

尽管采用目前大多数前瞻性研究设计强调,成人 ALL 应在 CR1 接受造血干细胞移植,但还没有形成标准化的治疗程序和方案。几个大宗病例报告,研究 ALL - CR1 患者,比较化疗、自体移植和异基因移植,结果异基因移植长期无白血病生存率(LFS)50% ~ 60%,而化疗和自体移植相比,长期生存率 20% ~ 30%,无显著差异。目前已开展的循证医学研究得出的结论:对于高危 ALL,建议在 CR1 接受异基因造血干细胞移植,包括非血缘移植和亲缘间配型不合的移植;对于标危 ALL 不推荐在 CR1 行异基因造血干细胞移植;ALL - CR2 患者,造血干细胞移植疗效优于化疗。但对于成人标危 ALL,有前瞻性研究显示,选择 CR1 移植,可改善预后。对于儿童,标危 ALL,建议选择 > CR2 接受异基因移植;而儿童 ALL,< 1 岁,或 > 10 岁,并具有其他上述 ALL 高危因素的儿童 ALL,应采取成人高危 ALL 治疗策略。

关于同胞相合与非血缘 HLA 相合的移植治疗 ALL 疗效的比较,近期来自 IBMTR 的资料显示,OS 分别为 48% 和 42%。同样在 GMALL,06/99 方案研究结果,同胞相合移植与非血缘移植比较,OS 分别为 53% 与 44%。一些大宗病例前瞻性研究也得到同样的结论,但比较两种移植发现,同胞相合的移植具有较高的复发率,而非血缘移植具有相对较高的移植相关死亡率,而总体生存率无显著差异。因此目前认为亲缘间相合的移植与非血缘移植相比,疗效具有可比性。来自 EBMT 具有循证医学研究价值的资料比较异基因 BMT 和 PBSCT 治疗 ALL - CR1,LFS 分别为 59%,46%,无显著差异,而多因素分析显示,只有移植前疾病状态是影响患者长期生存率显著相关因素,即 LFS:CR1 > CR2 > 进展期患者。

比较以 TBI 为主的预处理方案和以 Bu 为主的预处理方案,5 年生存率分别为 30%,17%。虽然也有许多研究显示 TBI 和非 TBI 的预处理方案对 ALL 患者长期生存率无显著差异,但目前多数移植单位采用以 TBI 为主的预处理方案,作为 ALL 常规预处理方案。

6. 难治与复发成人 ALL 的治疗复发标准

有下列之一者,可诊断为复发:①骨髓原始细胞(Ⅰ+Ⅱ型)或原始单核细胞 + 幼单或原始淋巴细胞 + 幼稚淋巴细胞 >5%,但 <20%,经正规抗白血病治疗一疗程仍未达 CR;②骨髓中上述细胞≥20%;③发现髓外白血病细胞浸润(称髓外复发)。

难治性白血病概念:①经标准方案正规化疗两个疗程未达缓解的初治患者;②CR1 后 6 个月内复发患者(称早期复发);③CR1 后 6 个月以后复发,且经标准化疗未达缓解者(称为晚期复发);④复发两次或两次以上者。

挽救治疗:挽救化疗通常采用一线治疗最有效的化疗方案组合,包括长春新碱,蒽环类药物和泼尼松等,如 VAD 方案,加 L‐ASP,HD‐MTX;也可选用 HD‐Ara‐C;或选用其他诱导和巩固治疗阶段未使用过的新药如威猛 26(VM26),AM‐SA,IDA,阿克拉霉素,氟达拉滨等。复发难治性 ALL 化疗后再次 CR 率仅为 10% ~50%,而长期生存率很低。应用 VAD 治疗 64 例复发耐药的 ALL,CR 为 39%,中位 CR 持续时间为 7 个月,中位生存时间为 6 个月,2 年总体生存率(OS)为 8%。Koller 比较 Hyper‐CAVD 和以 HD‐Ara‐C 为基础的治疗方案(MTN,HD‐Ara‐C 和 GM‐CSF)的疗效,结果两种方案的 CR 率相似,而 Hyper‐CAVD 组长期生存率较好。L‐asp 与 MTX,蒽环类药物,长春新碱和泼尼松联用,治疗有效率 33% ~79%,中位无病生存期(DFS)仅 3~6 个月。以 HD‐Ara‐C 为基础的化疗方案,再次缓解率为 17% ~70%。

对于复发难治性 ALL,即使采用异基因造血干细胞移植,长期存活率很低,约 20%。在 GIMEMA,ALL 挽救的Ⅱ期临床研究中 135 例原发耐药或复发的 ALL 病例接受挽救化疗,结果 75 例(55%)获得 CR2,其中 55 例接受 SCT 治疗,包括 19 例采用 HLA 相合的同胞移植,16 例采用非血缘移植,7 例采用亲缘间单倍体移植,2 例接受脐带血移植,6 例为自体移植。中位 DFS 和 OS 均较短,分别为 5 个月和 6.4 个月。经过中位数为 40 个月的随访,13 例(23.6%)患者存活,10 例为无病存活(其中 9 例接受过移植)。

其他一些新药正处于临床研究阶段,单克隆抗体能直接对抗肿瘤细胞表面抗原,其疗效处于研究阶段。其中 CD20 抗原在 1/3 的前体 B 细胞 ALL 中,尤其是老年病例中(40% ~50%)表达,在 80% ~90% 的成熟 B 细胞 ALL 中表达,为应用抗 CD20 单抗(利妥昔)治疗前提 B‐ALL,成熟 B‐ALL 和 Burkitt 淋巴瘤提供了理论依据。抗 CD52 单抗治疗 5 例 ALL,其中 3 例有效。有报道应用抗 CD52 单抗作为自体移植前体内净化治疗有效,但由于病例数少,还难以评价其对长期生存率影响。一些新的核苷类药物如 Clofarabine,Nelarabine(compound506U),对于难治复发 ALL 有效。含脂质体的化疗药物如脂质体长春新碱,脂质体阿霉素,脂质体 Ara‐C 可提高 ALL 化疗效果。

此外,一些生物制剂在 ALL 治疗中亦发挥重要作用,如白介素‐2(IL‐2)能通过增强机体 T 细胞免疫功能,起到抗白血病作用,因此用于 B‐ALL 化疗和 HCT 后,但其疗效还未经过前瞻性研究证实。干扰素 α(IFN‐α)联合化疗可能会延长 Ph + ALL 患者生存,也可作为 B‐ALL 化疗或 SCT 后的维持治疗,有助于延长缓解时间。

第三节 溶血性贫血

一、概述

红细胞在血液循环中正常寿命是 90 ~ 120 天,机体自然消亡的红细胞和新生成的红细胞数量处于动态平衡状态,使红细胞总量保持恒定。引起溶血性贫血(以下简称溶贫)的疾患使红细胞在成熟之前即受到破坏。当体内红细胞过早、过多地破坏,其速度未超过骨髓代偿能力时,临床无贫血表现,称溶血或代偿性溶血。当体内红细胞破坏过度超过骨髓代偿能力时,临床可出现不同程度的贫血,称溶血性贫血。

对溶贫的患者而言,详细询问病史和体格检查可以为病因提供重要线索。患者一般会有乏力等贫血症状,黄疸和茶红色尿多见,应详问药物及毒素接触史,体格检查易发现皮肤黏膜感染,脾大较常见。

实验室检查用于证实溶血的存在并确定病因。贫血的患者发现网织红细胞增多是诊断溶血的最有用指标,其他网织红细胞增多的贫血还见于活动性失血、骨髓炎、红系造血抑制的恢复期。红细胞形态检查可以为溶贫提供证据和病因线索(表 7 - 3 - 1)。

表 7 - 3 - 1 诊断溶血性贫血时多见的红细胞形态

形态	原因	疾病
球形细胞	膜缺失	遗传性球形红细胞增多症,免疫性溶血性贫血
靶形细胞	红细胞表面积和容积比例增加	血红蛋白疾病:地中海贫血;血红蛋白 S,血红蛋白 C;肝病
裂细胞	膜创伤性破坏	微血管病、血管内修复
镰刀状细胞	血红蛋白 S 聚合	镰状细胞综合征
棘状细胞	膜脂类异常	严重肝病
黏合细胞	存在 IgM 抗体	冷凝集素病
Hinz 小体	血红蛋白沉淀	血红蛋白不稳定、氧化剂中毒

红细胞可以在成熟前被循环中尤其是肝、脾的巨噬细胞清除,即血管外溶血或者循环中膜被破坏,即血管内溶血。两种机制都会使血红素代谢增加,非结合胆红素(间接胆红素)增加,> 34 $\mu mol/L$ 时,临床可见黄疸。溶血的患者如果肝功能未受损,则非结合胆红素很少超过 70 ~ 85 $\mu mol/L$(4 ~ 5 mg/dl),而在 Gilbert's 综合征患者中胆红素结合存在缺陷,非结合胆红素将会继续上升。

血管内溶血导致血浆中血红蛋白上升,数量超过。肾小管吸收能力时,即会出现血红蛋白尿。3 ~ 4 天后,尿中即会出现含铁血黄素并可持续到血红蛋白尿停止后数周。因此,血红蛋白尿象征严重的血管内溶血,血红蛋白尿需与血尿和横纹肌肉瘤溶解造成的肌球蛋白尿鉴别。

不存在组织损伤时,血清酶水平可用于溶血患者的诊断和监测。乳酸脱氢酶 LDH 可随着红细胞的破坏而增加,谷草转氨酶也会(AST)有所升高,而谷丙转氨酶正常。

溶贫可以按以下三种方式分类。造成红细胞破坏增加的原因包括：①红细胞内分子缺陷（珠蛋白合成异常或酶病）；②膜结构或功能异常；③细胞外在因素如自身抗体、机械性损伤、生物因素或化学因素。还可以分为遗传性和获得性。

二、遗传性溶贫

遗传性溶贫是全球最常见的遗传性疾病，涉及红细胞膜、酶或血红蛋白的先天缺陷，其诊断有赖于临床表现和实验室检查。

（一）红细胞膜异常

经常以血涂片中红细胞形态异常来检测。以遗传性球形红细胞增多症为例。

遗传性球形红细胞增多症由于红细胞膜骨架蛋白的分子缺陷造成，是常染色体遗传疾病，遗传方式和基因突变均具有异质性。发病率欧美国家 1：1 000 到 1：5 000，国内未见统计。临床以贫血、脾大和黄疸为特点，表现多样，黄疸和贫血不成比例。外周血涂片可见较多的小球形红细胞，家族史阳性及红细胞渗透脆性阳性者诊断并不困难。临床特点不典型者应认真调查家系，增做 24 小时温育脆性试验、自溶试验及酸化甘油溶血试验等，以期发现红细胞渗透脆性增高的证据。诊断时需与免疫性球形红细胞增多鉴别（后者 Coomb's 试验阳性）。其他需鉴别的疾病包括肝硬化、梭状芽孢杆菌感染和蛇毒导致的脾大相关的球形细胞增多。特异性诊断试验为流式细胞仪测定 ENA 结合酶，敏感性高。有症状者建议脾切除，除了常染色体隐性遗传外大多数切脾效果好。切脾的时机：通常年龄大于 10 岁在确诊后进行，对于重型患者手术也尽可能延迟至 5 岁以上。部分患者由于长期溶血合并胆囊炎、胆石症，应行充分术前准备后行脾、胆一次切除。手术应注意同时切除副脾。切脾后 90% 患者可获治愈。但术后球形红细胞增多。术后主要不良反应有致命的肺炎链球菌败血症（见于儿童）、反应性血小板增高、肺动脉高压及血栓形成。重度儿童患者 6 岁以后行次全切除，其他儿童不宜实施脾切。术前应用肺炎链球菌疫苗 2 周。

遗传性椭圆形红细胞增多症和遗传性口形红细胞增多症也大多属常染色体显性遗传。诊断前者的主要依据是外周血出现较多的椭圆形红细胞，目前认为超过 15% 即有意义，大多数学者将异常值确定在 25% 以上。诊断后者的外周血口形红细胞界限值尚未确定，因其受其他系统疾患影响，阳性家族史有利于诊断，各临床分型对脾切除反映不一致。

（二）红细胞酶病

指红细胞酶缺陷所致的溶血性贫血，即参与红细胞代谢（主要是糖代谢）的酶由于基因突变导致酶活性改变所致的溶血性疾病，诊断依赖于实验室检查。维持成熟红细胞正常的代谢活动需要葡萄糖的无糖酵解途径生成的 ATP 提供能量，和己糖磷酸旁路生成的还原型酶 Ⅱ（NADPH）提供还原动力。此代谢途径中任何引起 ATP 或 NADPH 生成障碍的红细胞酶缺乏或缺陷，均可导致红细胞酶病。目前已发现有 20 种参与糖代谢的酶与溶血有关。当溶血的诊断已经确定，有下列条件之一或更多者要考虑红细胞酶病的诊断：①有严重的新生儿高胆红素血症病史。②有不明原因的药物性溶血史。③不明原因的先天性非球形红细胞性溶血性贫血。④并发有酶病的其他临床表现。确诊有赖于酶活性测定，一般应先做筛查试验，如 G-6-PD，PK，P5'N，GPI 活性测定，有条件可做定量试验，无异常发现时选做其他酶活性试验。

以遗传性红细胞酶病中最常见的 G-6-PD 缺乏症为例。G-6-PD 是防止红细胞内蛋白质被氧化损伤的看家酶。G-6-PD 缺乏症属性连锁不完全显性遗传性疾病。高发区见于北非、地中海地区和东南亚。中国发病率 1%~15%。临床多数不被认识,除少数变异型外,一般在意外遭受氧化剂攻击或感染时发生急性溶血始被发现。其临床类型分为:①先天性非球形红细胞性溶血性贫血;②蚕豆病;③新生儿黄疸;④药物性溶血;⑤感染性溶血。

实验室筛查推荐荧光斑点试验。确诊依靠 G-6-PD 活性测定。属遗传性疾病,病因属基因缺陷,目前尚无特殊治疗方法。此种溶血多是自限性,不需要治疗,严重溶血者可给予叶酸(1 mg/g),贫血危急时应输血。值得注意的是白血病和 MDS 患者中获得性 G-6-PD 缺乏症发生率达 43.1%。最近公布了新版 G-6-PD 缺乏者可能引起溶血的氧化剂清单。

（三）血红蛋白病

异常血红蛋白的变异大多数没有临床症状体征,仅少数有贫血、黄疸、肝脾大和发绀等表现。实验室血红蛋白电泳检查可见异常区带。遗传可为纯合子或杂合子。进一步进行不同类型异常血红蛋白特性与功能检查,要明确异常血红蛋白变异并受到国际公认,必须进行蛋白质化学结构分析和(或)基因分析或 DNA 碱基序列分析。

以地中海贫血为例,我国华南、西南、华东地区多见,以 α 地贫多见。小细胞低色素性贫血除外缺铁性贫血和慢性病性贫血后应考虑地贫的可能,以外周血涂片筛查。确诊应进行 HbA2 测定和抗碱 Hb 测定。首次妊娠的产前基因诊断是高发区预防和控制发病的主要方法,以基因携带者,确定发病风险夫妇。轻中度贫血者可以输血并联合去铁剂。重型 α 地贫唯一的根治方法是异基因造血干细胞移植。

三、自身免疫性溶血性贫血

自身免疫性溶血性贫血指有各种原因刺激机体产生自身红细胞抗体 IgG 或 IgM 导致红细胞破坏溶血的贫血。根据自身抗体血清学特点分为温抗体型、冷抗体型和兼有温冷抗体型。根据有无基础疾病分为原发性和继发性。继发性病因涉及淋巴增殖性疾病、风湿病、慢性炎症、实体瘤和药物。Coomb's 抗球蛋白试验是诊断免疫性溶贫的安全手段。近 4 个月内无输血或特殊药物服用史,Coomb's 抗球蛋白试验阳性,结合临床表现和实验室检查可确立诊断。如 Coomb's 抗球蛋白试验阴性,但临床表现符合,糖皮质激素或脾切除有效,除外其他溶血性贫血特别是遗传性球形红细胞增多症可诊断为抗球蛋白试验阴性的自身免疫性溶贫。

轻度溶贫者无需治疗。临床上溶血严重者治疗首选糖皮质激素[如强的松 1~1.5 mg/(kg·d)],观察到血红蛋白上升至正常后激素逐渐减量至每天 20 mg,之后在数月之内缓慢减量。糖皮质激素治疗药物减停后 75% 以上的患者溶血会显著减轻,但有一半的患者会复发。激素通过两种机制起效,一是直接抑制被 IgG 包裹的红细胞的清除;二是抑制抗体合成。

脾切除适用于激素治疗无效或不能耐受者。激素和脾切均无效的患者可应用免疫抑制剂治疗。如硫唑嘌呤和环孢素 A,报告分别有近 50% 的疗效。静脉 Gamma 球蛋白可以迅速终止溶血,但并非像免疫性血小板减少那么有效。严重贫血者需要输血,此类患者中的自身抗体为"全凝集素",与所有正常供者细胞反应,因此不可能常规交叉配血。一般先用清除抗体的患者红细胞将患者血清中全凝集素吸附,之后的血清用于检测对抗供体细胞的异体抗体。ABO 配血后,输血时应缓慢输注,密切观察即刻型溶血反应。

大多数患者的溶血会被激素和(或)脾切控制。极少出现以下致命情况:①溶血难以控制死于贫血;②免疫功能被皮质激素、脾切或免疫抑制剂破坏;③由于活动性溶血而发生大栓塞事件。当免疫性溶血继发于其他原因时,其预后取决于基础疾病的转归。

四、阵发性睡眠性血红蛋白尿(PNH)

PNH 是获得性克隆性造血干细胞疾患。患者红细胞膜缺乏两种蛋白:衰变加速因子 DAF,CD55 和膜反应性溶血抑制剂 MIRL,CD59。PNH 以溶贫、静脉血栓和造血低下为特点。

贫血多为正细胞正色素性。粒细胞减少和血小板减少常见,是造血低下的反应。某些患者间断出现血红蛋白尿,所有人均存在含铁血黄素尿(Rous 试验阳性)。欧洲患者静脉血栓发生率高至 40%,而亚洲人并不常见,血栓多首发于股内静脉,导致布-加综合征和腹痛。颅内静脉窦血栓常是 PNH 患者死亡的原因。15%~30% 的长期生存者有再生障碍性贫血,循环中存在 PNH 细胞,PNH 可与其他干细胞疾病合并,如骨髓纤维化。少数还会合并骨髓增生异常或骨髓增殖性疾患。

多年来诊断依据体外激活酸溶血试验和蔗糖水试验。目前已被流式细胞仪检测 GPI-联接蛋白(如 CD59,DAF)所取代。

输血治疗对 PNH 患者不仅可以提高血红蛋白水平,还可以在持续血红蛋白尿时抑制骨髓生成红细胞。提倡输注洗涤红细胞。雄性激素有时会起到提高血红蛋白的作用,中等剂量的糖皮质激素隔日给药(15~30 mg 强的松)可以减少溶血发生的次数。

缺铁常见,补铁会因增加对体外敏感的红细胞而加重溶血,这种情况可以应用强的松 60 mg/d 来缓解或通过输血来抑制骨髓。

PNH 患者的急性栓塞,尤其是布-加综合征和脑栓塞应予溶栓治疗。骨髓增生低下的患者可应用抗人胸腺球蛋白[150 mg/(kg·d),4~10 天]。骨髓增生低下或血栓形成的患者只要有同胞相合供者即应尽早考虑骨髓移植,常规预处理足以清除异常克隆。　　　**(柯金勇)**

第四节 慢性粒细胞白血病

慢性粒细胞白血病(简称"慢粒"),亦称慢性髓细胞白血病(chronic myelocytic leukemia, CML),起源于骨髓多能干细胞,是一种恶性克隆的骨髓增生性疾病。其特点为外周血白细胞总数增加,骨髓和外周血中粒系各期幼稚和成熟的粒细胞显著增多,尤以中、晚幼粒细胞为甚。慢粒可在任何年龄发病,但通常随着年龄的增加,其发病率也逐步上升,至中年发病率最高。男性发病略高于女性。临床上常表现为脾肿大。90% 以上的病例均具有慢粒的标记染色体——Ph 染色体。Ph 染色体的分子生物学基础是 bcr/abl 基因重排。

一、临床诊断

(一)典型慢粒

1. 起病

一般较缓慢并且隐袭,早期无明显自觉症状。部分病例因乏力、低热就诊,部分病例因偶然发现脾肿大就诊,也有部分病例为其他原因检验血象时发现白细胞异常才获诊断。

Kamada 和 Uchino 等曾发起了一项大规模研究,他们提出慢粒病程可分为基因不稳定期、增生期(平均 6.3 年)和进展期(3.5)年。而这三个阶段的分界点分别为 Ph 染色体的出

现和白细胞超过 $100 \times 10^9/L$。他们又在增生期中按照白细胞是否高于 $10 \times 10^9/L$ 分出临床前期。这个假设虽然其分界点尚有争议,但能够在一定程度上反映慢粒的自然病程。

2. 全身症状

症状发展与白细胞数成正比,可逐渐出现疲乏、食欲减退、消瘦、盗汗等一般虚弱症状。患者外周血白细胞增多、代谢率升高,早期可出现类似甲状腺功能亢进的表现,如怕热、食欲增多、体重减轻等。贫血、发热多在后期出现。出血及碰伤易出现皮下淤斑的现象并不常见,明显的全身出血症状往往发生于本病急性变时。一般来说,实验室检查的异常往往早于症状的出现,有人认为只有当白细胞明显升高[$(30 \sim 90) \times 10^9/L$]时,才会出现全身症状。

3. 肝脾肿大

约95%的病例有脾肿大,其程度不一。在疾病早期,脾脏肋下无法触及,但一般在诊断时脾脏已有轻至中度的肿大。脾肿大后,患者可有左上腹不适与闷胀感。重度的脾肿大,其右缘与下缘可过脐;巨脾患者脾脏几乎占满整个腹部并伸入盆腔。脾肿大程度常与白细胞数成正比。疾病缓解时,脾脏可缩小。疾病复发或急性变时,脾脏可再度肿大。肿大的脾脏可发生脾梗死、脾周围炎,但很少发生脾破裂。脾区剧痛或脾区局部听诊闻及摩擦音是发生脾梗死的征兆。肝肿大一般不如脾肿大明显,约45%的患者有肝肿大。肿大的肝、脾质地一般为中等硬度。

4. 其他

患者可有轻度全身浅表淋巴结肿大。有人统计,只有不到10%的患者会出现直径大于1 cm 的肿大淋巴结。胸骨压痛较常见,多在胸骨体部,但压痛区范围较小,这是本病重要的体征,其疼痛程度与白血病细胞的浸润成正比。部分病例有肋骨疼痛或骨骼隐痛。眼底变化较常见。慢性期患者不易感染,发热较少。白细胞数过高时可出现呼吸困难、神经精神症状、血栓形成等。皮肤浸润和中枢神经系统白血病多为疾病晚期表现。晚期患者还常出现血小板降低,并可由此出现紫癜、鼻出血、呕血、阴道出血症状。患者合并贫血、出血、发热、明显的淋巴结肿大及皮肤受累等情况表明预后不良。

女性患者可发生闭经。男性患者罕见有阴茎异常勃起。14%患者易伴发溃疡病,多由嗜碱性细胞增高所致。本病亦可并发结核病和淋巴瘤等。

(二)不典型慢粒(Ph 染色体阴性的成人慢粒)

Ph 染色体阴性的病例在成人慢粒中占4% ~15%,与 Ph 染色体阳性的成人慢粒比较,具有下列特点:年龄较大,通常大于60岁;在诊断时有轻度贫血,外周血白细胞计数相对较低,常在 $(50 \sim 70) \times 10^9/L$ 或小于此数值;脾肿大不如 Ph(+)患者显著;骨髓纤维化较少。对化疗反应差,化疗后完全缓解率较低,中位生存期较短(Ph 染色体阳性、Ph 染色体阴性分别为40 ~45 个月、8 ~18 个月),较早发生急性变。经 bcr – abl 探针检测,又可将 Ph(-)的慢粒分为 Ph –/bcr + 及 Ph –/bcr – 两类。临床资料证明,前者与 Ph(+)慢粒具有相同的临床及生物学特征,系同一疾病。

Ph –/bcr – 慢粒占全部慢粒患者的3% ~6%,而在 Ph –慢粒患者中占50%以上。研究发现 bcr –患者与 Ph +患者相比无论临床、血液学及细胞生物学均有其自身的特点。患者发病年龄明显增大,中位年龄67 岁(34 ~80 岁),男性多于女性[(1.7 ~2.3):1],贫血多见,脾脏轻至中度肿大。本病中位生存期仅14 个月,3 年存活率为33%。死因多为白细胞负荷增加、脏器进行性肿大、髓外浸润以及骨髓衰竭所致的贫血、出血及感染,急性变相对少见。

（三）儿童、青少年慢粒

慢粒极少发生于儿童或青少年，其发生率为2.8%，有两种主要类型：第一类，其临床症状及血液学特征与成人慢粒类似，具有典型的Ph染色体，平均年龄14岁，占儿童、青少年慢粒的5%；第二类，主要好发于儿童（＜4岁），平均年龄为22个月，其临床特点与第一类慢粒患者有所不同。临床症状包括骨痛、腹部胀满、阴茎异常勃起、出血、淋巴结肿大及感染。

二、实验室诊断

（一）典型慢粒

由于本病的症状大多不明显，且为非特异性，因此实验室检查对于诊断有着极其重要的意义。

1. 外周血象

（1）白细胞：慢性期外周血白细胞数（10～200）$\times 10^9$/L或更高。临床有症状的患者白细胞总数最高可达$1\,000 \times 10^9$/L。无症状的病例白细胞计数通常小于50×10^9/L。计数正常或减少者罕见。周围血中可见各阶段的粒细胞，达分类中的90%～95%，其中以中性中幼粒和晚幼粒细胞的增多尤为突出，分别占15%～40%及20%～40%，杆状核和分叶核粒细胞也增多。原粒细胞和早幼粒细胞的总数一般在10%以下。嗜酸和嗜碱性粒细胞绝对数可增多，后者在治疗后尤多见，细胞内的颗粒可减少。

外周血中T淋巴细胞和B淋巴细胞的比例一般正常，但在脾脏中可发现T淋巴细胞/B淋巴细胞比值升高。

（2）红细胞和血红蛋白：约1/3患者血红蛋白低于110 g/L或外周血中出现晚幼红细胞。红细胞计数及血红蛋白为轻度至中度减少。贫血呈正细胞正色素性，严重贫血多见于疾病晚期。贫血原因由于红细胞生成减少或脾肿大致红细胞寿命缩短。部分患者表现为红细胞数及血红蛋白数增高，似为真性红细胞增多症。

（3）血小板：血小板数变异度较大，约50%的患者可有血小板计数的升高，少数患者在诊断时可有严重的血小板减少。部分患者可有极度血小板升高，超过$1\,000 \times 10^9$/L，这些患者中约25%在疾病的进程中血小板可升高到更高的水平。血小板计数的升高一般与总的白细胞计数无关。形态学上，血小板一般正常，可出现中等或较大的血小板。虽然血小板计数较高，但一般不会出现血栓。血小板数的降低和极度升高都与疾病的不良预后有关。

2. 骨髓象

慢粒患者骨髓呈极度增生，分类和血象大致相同。粒系细胞显著增生过多，其中主要为中性中幼粒与晚幼粒细胞，带状核和分叶核细胞缺乏，嗜酸和嗜碱性粒细胞亦增多，原粒细胞和早幼粒细胞可见，但两者之和一般低于20%。幼红细胞在早期仍明显增生，但与粒系比较，红系细胞相对减少，粒/红比例可增至（10～50）：1。晚期红系可减少。巨核细胞通常增多或正常，血小板减少的病例巨核细胞往往减少，偶见戈谢细胞。骨髓易发生"干抽"现象。

3. 细胞化学染色

中性粒细胞碱性磷酸酶（NAP）的活性在90%的患者明显减低，积分减少或染色阴性，这对本病与类白血病反应和骨髓纤维化等的鉴别诊断具有重要意义。若慢粒合并感染、妊娠或其他原因时，NAP的积分可升高；经治疗获得完全缓解时，NAP活力恢复正常，则表示预后较好。

4. 其他生化指标

患者血浆叶酸的活力显著降低,血清维生素 B12 水平增高,运氰钴胺蛋白 I 与 II 的比例改变;外周血血清溶菌酶活性增高,并有溶菌酶尿,出现后者的患者一般预后较差。外周血嗜碱性粒细胞增多,血组胺增高。血清中尿酸可中度升高,并可发生痛风,但尿酸性肾病较少发生。清蛋白正常,γ 球蛋白中度升高,但很少见到单克隆免疫球蛋白峰。

慢粒慢性期,加速期及原始细胞危象期即慢粒活动期血清乳酸脱氢酶(LDH)均升高,尤其是 LDH -3 同工酶的升高,阳性率高达 75% ~100%,而缓解期阳性率仅 13%。本实验可作为慢粒患者疾病活动与否和肿瘤负荷的一个观察指标。

5. 染色体检查

染色体核型分析、分带技术、染色体原位杂交术及基因检查是肯定诊断的依据。Ph 染色体是慢粒的特征性标志。85% ~94% 的慢粒患者有 Ph 染色体。Nowell 和 Hungerford 首先描述了这种异常,并命名为 Ph 染色体。Ph 染色体是第 22 号染色体的长臂发生易位,90% 是易位到第 9 号染色体的长臂上 $[t(9q + ;22q -)]$,余下的 10% 患者则可易位到其他任何染色体上,较多的是第 2、10、13、17、19、21 号染色体。在慢粒慢性期,易位到第 8、20 号及 Y 染色体的较少。由此可见,Ph 染色体的关键是第 22 号染色体长臂的丢失或缩短,而不是易位到哪一号染色体。分带技术示 $t(9;22)(q34;q11)$,Ph 染色体具有多形性,即断裂点可位于第 22 号染色体长臂的不同位点,以至 Ph 染色体可有不同的长度。Ph 染色体除可见于幼稚的粒系细胞外,还可见于幼稚的单核、红系、巨核细胞及幼稚的嗜酸 - 嗜碱性粒细胞,但不见于体细胞、骨髓成纤维细胞及外周淋巴细胞(尤其是 T 淋巴细胞)。Ph 染色体偶可见于 B 淋巴细胞系祖细胞。Ph 染色体不见于体细胞,只见于分裂中的骨髓细胞,这一现象说明慢粒是从多能造血干细胞变异后演化而来。

6. bcr/abl 融合基因检测

Ph 染色体阳性患者可检测出 bcr/abl 融合基因。Ph 染色体的本质是正常定位于第 9 号染色体上的 C - abl 原癌基因在其第二外显子的 5 端发生断裂,并易位到第 22 号染色体上的一个功能未明基因 bcr(断裂点集簇区域)第二或第三外显子的 3 端(M - bcr)内。在断裂处,C - abl 和 M - bcr 拼接成一个新的嵌合基因,即 bcr/abl 基因。该基因转录出一个 8 ~8.5 kb 异常的 mRNA,并编码翻译成分子量为 210 000 的蛋白质。p210 比 C - abl 编码的 p145 具有更强的酪氨酸激酶(PTK)活性,能在体外转化造血细胞,诱发慢粒,故 bcr/abl 嵌合基因的形成是慢粒发病的关键环节。

若提取骨髓或外周血单个核细胞总 RNA,经反转录 - 聚合酶链反应(RT - PCR)术可检测到 bcr/abl 转录产物 mRNA。此法在目前属最灵敏而又特异。其灵敏度可达 10 - 6 ~10 - 5 个细胞,故 RT - PCR 技术可用于监测化疗或骨髓移植后的微小残留病变(MRD)。此外亦可应用荧光原位杂交(FISH)技术,以 abl 基因(9q34)和 bcr 区(22q11)作探针进行双色荧光原位杂交用于检测分裂中期和间期细胞的 bcr/abl 融合基因,并对异常染色体进行定位和分析。其最大优点是可用于间期细胞,因而避免了处于间期细胞漏检的可能性。与之同时,本方法可与形态学和组织化学结合起来进行观察。

bcr/abl 融合基因能作为分子生物学的一个标志物检测 MRD,但对于其临床意义尚有争议。有人认为,PCR 检测 bcr/abl 融合基因在某种程度显得"过于敏感"。许多 bcr/abl 融合基因阳性并不预示疾病复发的趋势,与生存关系也不大,这需要今后定量 PCR 的推广以进一步明确其意义。

7.细胞培养

慢粒慢性期骨髓体外集落生成率、集落大小与正常骨髓相似。Moore测定的62例中4例明显异常者较快演变为急性变期,其余58例粒－单核细胞集落形成单位(CFU－G)的丛与集落之比为小于1∶1。外周血CFU－G明显高于骨髓,为(10～103)/106有核细胞或更高。CFU－G数与白细胞数呈正相关。缓解后CFU－G恢复正常。此项实验不能作为诊断依据,仅能反应骨髓/血祖细胞的增生能力或预示病情进展。

8.X线检查

骨骼X线检查在大部分患者是正常的,甚至在有明显的骨痛和关节痛的患者。少数患者可见单个或多个的溶骨性改变,此与白血病细胞的浸润破坏有关。在溶骨性改变区做活检,可发现粒细胞明显增生,较大的溶骨性改变提示患者将有急性变的可能。

(二)不典型慢粒

1.Ph染色体阴性的成人慢粒

细胞遗传学检查发现20%～30%的Ph(－)的慢粒患者存在其他细胞遗传学异常,包括染色体缺失或多倍体,以+8最为多见,但Y染色体缺失不如Ph(＋)慢粒患者常见。

Ph－/bcr－慢粒白细胞数增高者相对较少($>10 \times 10^9$/L者占32%),血小板数多减少,嗜碱性粒细胞及外周血中早、中、晚幼粒细胞明显低于bcr＋者,外周血单核细胞数增多。骨髓涂片中原红细胞比例增高,且有明显的病态造血。染色体核型异常多见,ras原癌基因突变发生率明显增高。FAB协作组最近提出了鉴别慢粒、慢性粒－单核细胞白血病(CMML)和不典型慢性粒细胞白血病(aCML)的标准。一般认为慢粒是一种独立的疾病,但CMML和aCML是独立的疾病还是属于有病态造血特征的骨髓增殖性疾患尚有争论。文献认为Ph－/bcr慢粒与CMML有一定关系,两者可能都是骨髓增生异常综合征的一个亚型。与CMML相比,慢粒患者外周血单核细胞相对及绝对数均较低,但嗜碱性粒细胞及早、中、晚幼粒细胞比例又显著高于前者。有关Ph－/bcr－慢粒诊断,大致可归纳为:①至少分析25个骨髓外周血有丝分裂细胞后未发现Ph染色体;②持续无明显原因的白细胞数增高($>20 \times 10^9$/L);③外周血75%以上的白细胞为粒系细胞;④外周血中发现早、中、晚幼粒细胞,原始细胞小于或等于5%;⑤排除其他骨髓增殖性疾病如真性红细胞增多症、原发性血小板增多症、原发性骨髓纤维化等;⑥分子生物学检测无bcr基因重组。

2.慢性嗜酸和嗜碱性粒细胞白血病

在慢粒的血象中,除了出现较多的幼稚和成熟的中性粒细胞外,还出现较多的嗜酸或嗜碱的幼稚和成熟的粒细胞,Ph染色体通常阴性。慢性期的病程短,易急性变。大多数学者认为它们是慢粒的"变型"或亚型。

(三)儿童、青少年慢粒

有两种主要类型:第一类(平均年龄14岁),其血液学特征与成人慢粒类似,具有典型的Ph染色体。第二类,主要好发于儿童(＜4岁),患者一般具有典型的骨髓增生性疾病的表现,如贫血(平均80 g/L)、白细胞计数增高[平均达30×10^9/L,(15.0～50.0)$\times 10^9$/L]、原始细胞低于10%,外周血涂片可见各阶段粒系细胞,多形核白细胞占30%～60%,髓系细胞及单核样细胞占20%～30%,血小板计数平均30×10^9/L,超过100×10^9/L少见。确诊时骨髓中原始细胞低于10%,NAP积分较低。文献中报道85例儿童慢粒的细胞遗传学研究:患者一般缺乏持续的染色体异常,如染色体缺失或增加及第 8、3、11 号染色体的转位。体外研究发现,染色体异常的患者单核 – 巨噬细胞集落形成增加,提示其病变涉及全骨髓。

三、病理诊断

慢粒是一种异质性疾病,慢性期患者按骨髓组织学所见的不同,可分为两种亚型——粒细胞(GRAN)和粒细胞 – 巨核细胞(GRAN – Meg)混合型,两者有不同的自然史和预后。

(一)GRAN 型

切片示增生极度活跃,以不同发育阶段的粒系细胞增生为主,与小梁旁骨内膜接壤处粒系细胞较幼稚,至小梁间区中央部分逐渐成熟。约半数本型患者切片内可检出原始与早幼粒细胞非小梁旁区的灶性异常定位,此种病例易进入急性变期。嗜酸性粒细胞与嗜碱性粒细胞增多,由于嗜碱性颗粒属水溶性,故它增多与否,切片上难以判断。幼红细胞减少,使 M/E 比值极度增高。巨核细胞数正常或减少。

(二)GRAN – Meg 混合型

此型切片主质内常以中性粒细胞、巨核细胞和嗜酸性粒细胞三者混合性增生为主特征。某些病例巨核细胞呈现多行性与异位,而另一些病例则可检出较小的巨核细胞。

以上两型均示脂肪细胞消失或接近消失,偶见小灶性伴成熟阻滞的残余幼红细胞。成纤维细胞增多,尤其在小梁旁区。40% ~ 50% 慢性期患者切片 Gomori 染色示不同程度的网硬蛋白纤维增加,某些病例伴弥漫性继发性网硬蛋白型纤维化。此外,慢性期病例定期骨髓活检随访中,如果小梁旁区的原始与幼稚前身细胞进行性增宽,并逐渐伸入间区中央主质内,提示急性变即将来临。

四、鉴别诊断

本病患者的脾肿大需与肝硬化、血吸虫病、黑热病、霍奇金病、溶血性贫血等引起的脾肿大相鉴别。发生脾梗死时,其腹痛类似急腹症。但本病患者多有特殊血象,与上述疾病的鉴别并不困难。

(一)骨髓增殖性疾病

如真性红细胞增多症、骨髓纤维化、出血性血小板增多症患者,有时也可有白细胞数增多,外周血中有中性中幼粒细胞、晚幼粒细胞,酷似慢粒,但这组疾病各有其临床特点。骨髓纤维化患者的白细胞总数和幼粒细胞的百分数较少,有核红细胞、泪滴形红细胞较明显;NAP 积分高低不一,白细胞数高者积分常较高;骨髓穿刺常呈干抽,骨髓活检则可证实有骨髓纤维化及巨核细胞增多;脾穿刺涂片也可见幼红和巨核细胞,类似骨髓象。真性红细胞增多症以红细胞增多为突出表现。出血性血小板增多症以血小板计数增多为主要特点,白细胞数虽有增多,但均在 $50 \times 10^9/L$ 以下,嗜酸性粒细胞和嗜碱性粒细胞不增多,幼粒细胞可见。

(二)其他白血病

本病还应与慢性中性粒细胞白血病相鉴别。此病少见,白细胞数虽多,但主要是成熟中性粒细胞,嗜酸性粒细胞和嗜碱性粒细胞亦不增多,NAP 积分正常或增多,无 Ph 染色体。还有一些少见的白血病,如嗜酸性粒细胞白血病和嗜碱性粒细胞白血病,它们分别以各阶段嗜酸性粒细胞或嗜碱性粒细胞增多为主要表现,且嗜酸性粒细胞与嗜碱性粒细胞形态异常,原粒细胞增多。

（三）类白血病反应

类白血病反应是人体受到各种刺激时发生类似急性或慢性白血病血象的反应。类白血病反应可分为粒细胞、淋巴细胞、单核细胞和嗜酸性粒细胞等类型，白细胞可增多或不增多。临床常见的类型为粒细胞型类白血病反应。其常见原因为感染、中毒、癌肿、大量出血、急剧溶血、休克或外伤等，尤以感染与癌肿较多见。在感染所致的类白血病反应中，各种细胞类型与致病因素的关系大致为：中性粒细胞型以化脓性球菌感染为主；淋巴细胞型以病毒感染为主；单核细胞型以结核杆菌感染为主；嗜酸性粒细胞型以寄生虫感染为主。

在某些疑难病例中，Ph染色体的存在有助于鉴别。

五、诊断标准

（一）国内诊断标准

国内外尚无专门会议讨论本病的诊断标准，国内诊断标准大多参照张之南主编的《血液病诊断及疗效标准》，其拟订的标准如下。

（1）Ph染色体阳性和（或）bcr/abl融合基因阳性，并有以下任何一项者可诊断。①外周血白细胞升高，以中性粒细胞为主，不成熟粒细胞大于10%，原始细胞（Ⅰ型＋Ⅱ型）低于5%～10%。②骨髓粒系高度增生，以中性中幼、晚幼粒、杆状核粒细胞增多为主，原始细胞（Ⅰ型＋Ⅱ型）低于10%。

（2）Ph染色体阴性和bcr/abl融合基因阴性者，需有以下①～④中的三项加第⑤项可诊断。①脾大。②外周血：白细胞计数持续升高大于30×10^9/L，以中性粒细胞为主，不成熟细胞大于10%，嗜碱性粒细胞增多，原始细胞（Ⅰ型＋Ⅱ型）低于5%～10%。③骨髓象：增生明显至极度活跃，以中性中幼粒细胞、晚幼粒细胞、杆状核粒细胞增多为主，原始细胞（Ⅰ型＋Ⅱ型）低于10%。④NAP积分降低。⑤能排除类白血病反应、CMML或其他类型的骨髓增生异常综合征、其他类型的骨髓增殖性疾病。

（二）分期诊断

目前将慢粒分为慢性期、加速期和急性变期。后两者属慢粒终末期，终末期可以突然发生，亦可以经过一段时间后逐渐从慢性期转化而成。终末期主要有三个特征：①骨髓增生加速；②原始细胞危象；③髓外原始细胞浸润。

关于CML的分期诊断，1989年第二届全国白血病讨论会制订了标准，其具体如下。

1. 慢性期

（1）临床表现：无症状或有低热、乏力、多汗、体重减轻等症状。

（2）血象：白细胞计数增高，主要为中性中幼粒细胞、晚幼粒细胞和杆状核粒细胞，原始细胞（Ⅰ型＋Ⅱ型）低于5%～10%，嗜酸性粒细胞和嗜碱性粒细胞增多，可有少量有核红细胞。

（3）骨髓象：增生明显至极度活跃，以粒系增生为主，中幼粒细胞、晚幼粒细胞和杆状核粒细胞增多，原始细胞（Ⅰ型＋Ⅱ型）低于10%。

（4）染色体：有Ph染色体。

（5）CFU－GM培养：集落或集簇较正常明显增加。

2. 加速期

具有下列之两者，考虑为本期。

（1）不明原因的发热、贫血、出血加重和（或）骨骼疼痛。

（2）脾脏进行性肿大。

（3）非药物引起的血小板进行性降低或增高。

（4）原始细胞（Ⅰ型＋Ⅱ型）在血和（或）骨髓中大于10%。

（5）外周血嗜碱性粒细胞大于20%。

（6）骨髓中有显著的胶原纤维增生。

（7）出现Ph以外的其他染色体异常。

（8）对传统的抗"慢粒"药物治疗无效。

（9）CFU-GM增生和分化缺陷，集簇增多，集簇与集落的比值增高。临床上加速期通常持续3~9个月。

3.急性变期

慢粒终末期，常可自发或经治疗后发生急性变。在慢粒急性变时，造血干细胞恶性克隆异常性增殖，可造成多种形式的急性变：粒系、淋系、单核系、未分化型以及较少发生的红系或巨核系急性变，也有报道双重变者。其诊断可以通过细胞形态、细胞化学，免疫组织学、血小板过氧化物酶、细胞内血红蛋白的含量及抗红系、巨核系、单核系等单克隆抗体检测来鉴别。

具下列之一者可诊断为本期：①原始细胞（Ⅰ型＋Ⅱ型），或原淋巴细胞＋幼淋巴细胞，或原单核细胞＋幼单核细胞在外周血或骨髓中大于20%；②外周血中原粒细胞＋早幼粒细胞大于30%；③骨髓中原粒细胞＋早幼粒细胞大于50%；④有髓外原始细胞浸润。

此期临床症状、体征比加速期更恶化，慢粒患者合并有以下临床表现时，要考虑急性变的可能：①不明原因发热持续5 d以上，体温38.5 ℃以上，抗生素治疗无效；②不能用药物、出血、营养不良等原因解释的进行性难治性贫血；③明显的出血倾向，顽固性消化道出血、DIC等；④进行性肝脾肿大，不能被既往的治疗方法所控制；⑤肌肉、骨、关节疼痛，对症处理无缓解，少数出现溶骨性损害；⑥食欲减退、消瘦、疲劳、盗汗、精神抑郁等症状进行性加剧；⑦其他表现，如口腔溃疡、淋巴结肿大、神经系统受累、髓外肿瘤形成等，但极个别发生皮肤结节。

血象和骨髓象检查，可有以下表现：①中度或重度血红蛋白减少；②血小板减少，个别患者可突然剧增；③白细胞计数常迅速增高，但也有表现减少者，分类中原粒细胞与早幼粒细胞增多，出现Auer小体；④骨髓象中原粒细胞大于10%或原粒细胞＋早幼粒细胞大于30%，随着急性变的进展，原粒细胞和早幼粒细胞可充斥骨髓；⑤NAP积分常增加；⑥原始细胞常为未分化细胞，既往常与大细胞淋巴瘤相混淆，经Wright-Giemsa染色显示为髓系原始细胞。

生化检查示，溶骨性损害较罕见，可引起高钙血症；血清维生素B12水平升高；嗜碱性粒细胞的产物与血组胺水平有一定的相关，急性变期的组胺水平较慢性期高；几乎所有患者，其脑脊液变化与急性淋巴细胞白血病或淋巴瘤类似，表现为蛋白的升高。

染色体检查示，在急性变过程中，除原有Ph染色体外，还可并发其他染色体异常。这些染色体变化通常在临床急性变前3~6个月就可检出。多倍体是最常见的异常（68%），假二倍体（23%）、亚二倍体最少（约8%）。最常见的染色体异常为第8号染色体三体（+8）（约50%）；双倍Ph染色体（约40%）；第9号染色体三体（+9）（13%）；17号长臂的等臂染色体（i17）（25%）；Y染色体缺失（约3%）。除了典型的t(9;22)外，少数患者可见下列不同的易位，如t(3;22)、t(11;22)及t(19;22)。

在细胞动力学方面，琼脂培养条件下集落生成单位（如CFU-G）常显示血小板增生和成熟的缺陷。与慢性期不同,集落数减少,集簇/集落比例增加,出现大集簇、小集簇或小集落,集落中的细胞主要为原粒细胞和早幼粒细胞。

此外,在慢粒加速期及急性变期可见到 p53 基因重排及 p53 基因的点突变、过量表达。研究提示,p53 基因重排出现在慢粒从慢性期向进展期转变的早期,可能是从慢性期向原始危象期转变的主要的分子生物学改变。

近十余年临床资料发现,慢粒急性变时除可出现大量原粒细胞(称为急粒变)外,20% ~ 30% 的患者出现大量原淋巴细胞,称为慢粒急淋变。急淋变患者年龄明显偏小,贫血程度较轻,白细胞计数较低,外周血原始细胞数较少,骨髓幼稚细胞百分率较高,LDH 较低和白蛋白水平较高。在急性变期之前先有加速期者在急淋变组中约占 40%,而于其他类型急性变组约占 54%。急淋变者发生多倍体如第 8 号染色体二体及第 17 号等臂染色体异常的发生率较低。急淋变者急性期的生存期亦明显长于其他类型急变组(中位生存期分别为 9 个月和 3 个月)。但无论成人或儿童,Ph(+)者比 Ph(-)者生存期短。

(三)国际骨髓移植登记组对慢粒分期标准

1.慢性期

(1)无明显症状(治疗后)。

(2)无加速期或急性变期特点[注意:骨髓可有粒系增生活跃、Ph 染色体和(或)其他染色体异常]。

2.加速期

(1)在白消安或羟基脲等常规治疗下难以控制白细胞数,或需加大剂量,或停药间期缩短。

(2)白细胞数倍增时间短于 5 d。

(3)骨髓或血中原始细胞大于或等于 10%。

(4)骨髓或血中原粒细胞 + 早幼粒细胞大于或等于 20%。

(5)血中嗜碱性粒细胞 + 嗜酸性粒细胞大于或等于 20%。

(6)经白消安或羟基脲治疗后贫血或血小板减少不改善。

(7)持续性血小板数增高。

(8)附加染色体异常(涉及新的克隆)。

(9)脾进行性肿大。

(10)发生绿色瘤或骨髓纤维化。

3.急性变期

骨髓或血中原粒细胞 + 早幼粒细胞大于或等于 30%。

六、治疗

(一)化学治疗

化疗可以迅速改善症状,使病情稳定,但患者的中数生存期(40 个月左右)并未改善。

(1)羟基脲:为细胞周期特异性抑制 DNA 合成的药物,作用迅速,能使白细胞数快速下降,为首选药物。开始剂量为 2 ~ 3 g/d,分 2 次口服。待白细胞下降到 20×10^9/L 时羟基脲减为半量,降至 10×10^9/L 时用小剂量(0.5 ~ 1 g/d)维持治疗。为防止细胞破坏过多引起的尿酸性肾病,应补充水分,保持每日尿量在 2500 ml 以上,碱化尿液,加服别嘌醇 0.1 g,一日 3

次,至白细胞正常后停药。

(2)白消安:又称马利兰。开始剂量为 4~6 mg/d,分 2~3 次口服。用药 2~3 周,白细胞下降、脾缩小,可适当减量。长期用药可引起骨髓抑制、皮肤色素沉着、肺间质纤维化、睾丸萎缩和停经等,甚至有提前发生急变的可能,所以使用过程中应严密观察。

(二)α-干扰素

能使多数患者血液学缓解,Ph 染色体阳性率下降。剂量为 300 万~500 万 $U/(m^2 \cdot d)$,肌肉或皮下注射,每周 3~7 次,连用数月至 2 年不等。也可与其他化疗药物联合应用,如小剂量阿糖胞苷或羟基脲,则效果更好。

(三)中药

靛玉红降白细胞作用与白消安相似,剂量 150~300 mg/d,分 3 次口服。甲异靛为其衍生物,50 mg 口服,每日 3 次。牛黄解毒丸每次 1 丸,每日 2 次口服。

(四)骨髓移植

应在慢性期缓解后尽早施行,以 45 岁以下者为宜。其 3~5 年无病存活率为 60%,复发率约 20%。

(五)慢粒急变的治疗

目前尚无满意疗法,可根据急变类型按相应的急性白血病化疗方案治疗,但缓解率低且缓解期短,中数缓解期约 4 个月。

(六)白细胞单采

采用血细胞分离机可除去大量白细胞,减少体内白细胞数量。主要用于白细胞淤滞症,也可用于急需治疗的孕妇。

(七)脾放射和脾切除

目前脾区放射偶用于伴有胀痛的巨脾以缓解症状。曾研究脾切除作为治疗方法之一,但脾切除后既对慢性期无作用,也不能阻止急性变,更不能延长生存期,故目前多已弃用。

第五节 慢性淋巴细胞白血病

慢性淋巴细胞白血病(CLL),简称慢淋,是相对成熟的小淋巴细胞恶性增殖性疾病,以小淋巴细胞在血液、骨髓和淋巴组织中不断聚集为主要表现。90% 以上的病例为 CD5 + 的 B 细胞型慢淋(B-CLL)。T 细胞型慢淋(T-CLL)则少见,在我国约占 10%,欧美更少,约占 5% 左右;多发生于老年男性;90% 的病人发病年龄在 50 岁以上,30 岁以下罕见;起病缓慢,以全身淋巴结进行性肿大为主要体征,脾脏轻度至中度肿大。临床症状较轻,病人往往因淋巴结肿大而初次就诊,部分病人可不贫血或仅有轻度贫血。

一、临床表现

最常见的主诉是疲乏与体力下降,但也有 1/4 患者诊断时无症状,仅在常规体检或血细胞计数检查时发现疾病。

(一)淋巴结肿大

淋巴结肿大是最常见的体征,80% 以上患者有此表现,淋巴结由黄豆大小到核桃大小,甚至融合成块,最常见于颈部与锁骨上,其次是腋下与腹股沟,CT 扫描可发现肺门、肝门及腹膜后淋巴结肿大。

（二）肝脾肿大

初诊时75%患者有脾肿大，为轻度至中度肿大，90%患者脾肿大不超过肋下10 cm，但在疾病晚期，脾脏可以占据整个腹部与盆腔。初诊时45%患者有肝肿大，为轻度至中度肿大，肝脏多为弥散性浸润，也有结节或块状浸润。

（三）免疫异常

约10%～20%的患者发生自身免疫性溶血性贫血，并可作为首发症状出现，在疾病后期可有免疫性血小板减少。6%的CLL病人合并纯红细胞再障，临床表现为严重贫血，骨髓幼红细胞和外周血网织红细胞减低。

二、实验室和特殊检查

（一）血象

（1）WBC增高，常为（10～20）×10⁹/L，以成熟小淋巴细胞为主，大于或等于50%，常为60%～90%，绝对值大于或等于5×10⁹/L。

（2）红细胞和血小板早期正常，后期减少。

（二）骨髓象

（1）增生明显活跃或极度活跃。

（2）淋巴细胞比值明显增高，大于或等于40%，以成熟小淋巴细胞为主，原始及幼稚淋巴细胞小于5%，有时易见涂抹细胞。

（3）粒系及红系细胞减少，并发溶血性贫血时，幼红细胞可明显增生。

（4）巨核细胞减少或缺如。

根据幼稚淋巴细胞及不典型淋巴细胞所占比例的不同，可将B细胞型慢性淋巴细胞白血病（B-CLL）分为三种亚型。①经典型CLL：90%以上的细胞类似成熟的小淋巴细胞；②CLL伴随幼稚淋巴细胞增多（CLL/PL）：幼淋巴细胞大于10%，但小于54%；③混合型CLL：有不同比例的不典型淋巴细胞，细胞体积大、核质比例减低，胞质呈不同程度的嗜碱性染色，有或无嗜天青颗粒。

根据细胞形态的不同，可将T细胞型慢性淋巴细胞白血病（T-CLL）分为以下四种。①大淋巴细胞型：多见，细胞体积较大，胞质为淡蓝色，内有细或粗的嗜天青颗粒，胞核为圆形或卵圆形，常偏向一侧，染色质聚集成块，核仁罕见；②T-幼稚淋巴细胞型：胞核嗜碱性增强，无颗粒，核仁明显；③细胞核呈脑回样的小淋巴细胞或大淋巴细胞型；④细胞形态多样，胞核多有分叶的细胞型。

（三）骨髓组织病理学

骨髓增生明显活跃至极度活跃。白血病细胞主要是分化较成熟的小淋巴细胞，细胞核呈圆形，染色质粗，核仁不明显，胞质量少，细胞形态一般较正常淋巴细胞大。

根据淋巴细胞的浸润情况，可将CLL分为四种组织学类型。

（1）结节型：白血病细胞聚积成片或结节状，结节多靠近骨小梁，少数在骨小梁之间，结节中心和边缘的细胞一致，结节与结节之间为粒、红、巨三系造血细胞不同程度增生。

（2）间质型：白血病细胞散在分布于其他造血细胞和脂肪细胞之间。

（3）混合型：既有结节型又有间质型的特点。

（4）弥漫型：白血病细胞呈均一弥漫性浸润或呈淋巴瘤样实体性增生，呈填塞状，其他造血细胞极少。

（四）白血病细胞免疫分型

B-CLL：小鼠玫瑰花结试验呈阳性；SmIg 呈弱阳性，为 κ 或 λ 单克隆轻链型；CD5、CD19、CD20、CD23 呈阳性；CD10、CD22 呈阴性。

T-CLL：绵羊玫瑰花结试验呈阳性；CD2、CD3、CD8（或 CD4）呈阳性、CD5 呈阴性。

三、几种常见的 CLL 骨髓细胞形态学特征

（一）经典型 CLL

骨髓增生活跃至明显活跃，少数为极度活跃。淋巴细胞比值明显增高，大于或等于40%，以成熟小淋巴细胞为主，细胞轻度大小不等，胞质量少，呈浅蓝色，少数细胞可见胞质突起或小绒毛；核染色质呈裂块状或炭核状，不见核仁。原始及幼稚淋巴细胞少见，小于5%。部分病例可见少量幼稚淋巴细胞，数量小于10%。有时易见涂抹细胞。粒、红两系细胞比值降低，细胞形态大致正常。巨核细胞数量大多正常，晚期减少。

（二）CLL 伴幼稚淋巴细胞增多（CLL/PL）

骨髓增生活跃至极度活跃。淋巴细胞比值明显增高，大于或等于40%，以成熟小淋巴细胞为主，细胞形态与经典型 CLL 的相同。易见幼稚淋巴细胞，数量大于10%，但小于54%，其胞体及细胞核较成熟淋巴细胞稍大，核染色质呈裂块状，但大部分细胞有 1~2 个大而明显的核仁，少数细胞核仁不明显。

（三）混合型 CLL

骨髓增生活跃至极度活跃。淋巴细胞比值明显增高，大于或等于40%，以成熟淋巴细胞为主，细胞大小不等。除见较多成熟小淋巴细胞外，可见部分不典型淋巴细胞，其胞质中等量，呈浅蓝色或蓝色，部分细胞可见少量嗜天青颗粒；细胞核稍大，染色质结构介于幼稚淋巴细胞及成熟淋巴细胞之间，核仁不明显。原始及幼稚淋巴细胞少见，小于5%。部分病例可见幼稚淋巴细胞。

10%~15%患者转化为侵袭性淋巴瘤/白血病，最常见转化为 Richter 综合征，表现为进行性肝、脾、淋巴结肿大，发热、腹痛、体重减轻，进行性贫血和血小板减少，外周血淋巴细胞迅速增多。淋巴结病理活检为大 B 细胞或免疫母细胞淋巴瘤。CLL 还可转为幼稚淋巴细胞白血病、急性淋巴细胞白血病等。

四、诊断和分期

中老年患者血液中成熟淋巴细胞持续增高，并可排除反应性淋巴细胞增多的原因，基本可诊断本病。

五、鉴别诊断

（1）需排除病毒感染、结核、伤寒、传染性单核细胞增多症等其他引起淋巴细胞增多的疾病。外周血淋巴细胞持续增高大于或等于3个月（每月至少检查两次 WBC 和分类），在较长期连续观察下，仍无下降，结合临床、血象、骨髓象和免疫表型，可诊断为 CLL。

（2）应与幼稚淋巴细胞白血病（PLL）相鉴别。幼稚淋巴细胞形态特征为：胞体较大，核质

比例低;胞质较丰富,嗜碱性;核圆,核染色质浓集成块状或粗细不等,尤其在核膜周边密集分布;核仁多为 1 个,清晰可见。大而明显的核仁是幼稚淋巴细胞的突出特征,核质与核仁发育不同步。在 PLL 的外周血中,此类细胞占 50% 以上。

六、治疗

本病进展缓慢,故不应在血象发生淋巴细胞增高时急于治疗。治疗指征是:①骨髓检查三系减少;②有并发症;③有压迫症状。

(1)化疗:①苯丁酸氮介(瘤可宁)为首选,6~12 mg/次(每日 0.2~0.3 mg/kg),饭后服。若骨髓增生低下者减量,每日 0.1 mg/kg,连用 4 周,维持量为 2~4 mg/d。副作用为骨髓抑制、胃肠功能紊乱。②环磷酰胺每日 2~5 mg/kg,与强的松同时用疗效更佳。③强的松 30 mg/d,分次口服。④联合化疗:瘤可宁 + 强的松或环磷酰胺 + 阿糖胞苷。

(2)放疗:用 60Co 照射,用于浅表或深部淋巴结肿大、脾大经上述化疗效果不佳者;有压迫栓塞症状者。

(3)反复感染或严重感染,除用抗生素外,可给予 γ 球蛋白注射。

(4)急变者根据白血病细胞类型使用相应化疗方案治疗。

第六节　过敏性紫癜

过敏性紫癜又称自身过敏性血管性紫癜或 Schonlein – Henoch 综合征,是一种临床上常见的血管免疫反应性出血性疾病。主要由于机体对某些物质发生变态反应引起毛细血管壁的通透性增高与出血。临床表现以皮肤紫癜为主,常伴有腹痛及关节痛等症状。

一、病因和病理

多种因素都可引起毛细血管变态反应,但在不少病人很难确定具体的致病原因。在已知的病因中,以病毒或细菌(鼻病毒、流感病毒、腺病毒、柯萨奇病毒、溶血性链球菌、金黄色葡萄球菌与肺炎球菌等)引起的上呼吸道感染最常见,约占一半病例。寄生虫感染(如蛔虫、钩虫、丝虫与血吸虫等)也较多见。对药物(如磺胺类、解热镇痛剂与各种抗生素等)及食物过敏约占 1/6 病例,其余 1/3 的病例为原因不明。

过敏性紫癜的基本病理变化为无菌性血管炎。在毛细血管及其动脉端与静脉端周围有多形核白细胞浸润,嗜酸性粒细胞相当多见。局部有水肿或出血。病变主要发生在皮肤的真皮层。肾小球的病变一般为局限性,但严重者的病变范围可相当广泛。在动物实验上,抗内皮细胞表面的 ICAM – 1 与抗白细胞表面的 CD11b 与 CD18 可抑制出血性血管炎,提示白细胞聚集导致血管的出血性反应,而内皮细胞 ICAM – 1 的上调促进了白细胞聚集。

过敏性紫癜的发病机制尚未完全阐明。在动物实验中,将兔抗豚鼠动脉内皮组织的抗体注入豚鼠体内后引起非血小板减少性的全身紫癜,类似过敏性紫癜的病理变化,提示本病可能为对血管壁成分的自身免疫反应。用免疫荧光显微镜检查发现,在患者血管的炎症损伤部位及肾小球有免疫球蛋白(主要为 IgG 与 IgA)及补体(主要为 C3c、C3d、与 C5)颗粒状沉淀物,并可检测到 C5b – 9 攻膜复合物。细胞免疫与体液免疫有密切的相互关系。过敏性紫癜患者的辅助性 T 细胞功能降低,抑制性 T 细胞功能增强,而 B 细胞的数量与活性均有增加,产生大量的免疫球蛋白,形成 IgA 免疫复合物。在患者的血清中常发现有免疫复合物,其免疫球蛋白部分主要为 IgG 或 IgA,特别是 IgA 比在其他疾病明显多见。有人报道,在疾病的第 1 周,几乎在所有的过敏性紫癜患者的血清中都可检出以 IgA 为主的免疫复合物。有人在患者的血清中发现 IgA 与纤维连接蛋白的复合物,这可能是 IgA 易于与肾血管和外周血管结合的原因。此外,50% 患者的 IgA 型类风湿因子阳性。

少数过敏性紫癜患者并发肾脏损害,其机制不清。肾组织活检表明,这类患者的肾系膜上 $\alpha1\beta1$ 整合素表达增加,而在 IgA 型肾炎无此改变。也有人发现,IL－1 受体拮抗剂基因多态性 ILRN＊2 与肾脏病变的严重性相关。

二、临床表现

本病主要见于儿童和青少年,在 3～7 岁最为多见。男性多于女性。约 2/3 病人在发病前 2～3 周感倦怠乏力、头痛、低热、纳差及全身不适,有上呼吸道感染或其他前驱症状。大多数病例以皮肤紫癜为首起症状,出现大小不等的紫癜与红斑,偶有痒感或不适。紫癜高出皮肤表面,呈鲜红色或紫红色,以后逐渐转变成暗红色乃至棕色。除紫癜外,常合并荨麻疹、神经血管性水肿或多形性红斑。紫癜呈对称性分布,时起时伏,分批出现,四肢比躯干多见,以下肢关节伸侧最多。少数患者在口腔或眼结膜等黏膜部位也有紫癜。有 68% 患者出现关节症状,有足、膝、踝、腕、肘或手指关节的疼痛、肿胀或压痛。关节症状可单发、多发或呈游走性。如在皮肤紫癜出现之前先有关节症状,则易被误诊为风湿性关节炎。约有一半的病例有腹痛或其他胃肠道症状。腹痛是由于肠道出血与水肿引起,尤以回肠下段最为常见。腹痛可以轻微,也可如绞痛状,通常位于脐周及下腹部。腹痛可反复发作,但一般不伴有腹肌紧张。如腹痛发生在紫癜之前,则易被误诊为急腹症,肠道不规则蠕动尚可诱发肠套叠。除腹痛外,恶心、呕吐与黑便也相当常见。肾炎是本病常见的并发症,国内外均报道占 1/3 左右,表现为镜检血尿或肉眼血尿、蛋白尿或管型尿,部分病例可有水肿及少尿等急性肾炎症状。肾炎可发生在紫癜出现以前,但以起病 4～8 周后发生最多,极少数在 3～5 个月后才出现,可很快恢复或持续数月而愈。少数可转变为慢性肾炎,伴有高血压(甚至发生高血压脑病)、肾功能减退以及尿毒症等。国外在对慢性紫癜性肾炎 20 年的随访研究中发现,约 20% 的患者出现了肾功能不全,因此,临床上应对有肾脏损害的过敏性紫癜患者进行长期的观察。有人把临床表现与病理改变结合起来分析,将过敏性紫癜分为 4 型。

第 I 型:尿检查无异常,光学镜检查示肾组织正常或轻度改变。

第 II 型:蛋白尿、血尿,临床呈急性肾小球肾炎症状,但无肾功能障碍。肾组织学检查早期呈灶性或节段性肾小球肾炎,轻者仅有肾小球间质细胞和肾小球内皮细胞增生。常在 1 年内恢复。

第 III 型:除大量蛋白尿、血尿外,尚有一过性或持续性肉眼血尿,有的患者有明显水肿、氮质血症、高血压、低蛋白血症或高胆固醇血症。肾组织学表现有严重程度不同的局灶性坏死,血管间质细胞和内皮细胞增生,伴大量中性粒细胞浸润,基底膜肿胀,有玻璃样变化。受累部位血管呈白细胞浸润性血管炎,有鉴别诊断意义。

第 IV 型:具有 III 型临床症状,肾功能进行性恶化,可死于肾功能衰竭。肾组织学检查呈进行性弥漫性肾小球肾炎,广泛增殖性病变和纤维化。此外,有的病人可有神经系统病变,表现有惊厥、瘫痪或颅内出血等。个别病例的呼吸系统受累,表现咯血、哮喘及胸膜炎与肺部实质性病变。也可发生心内膜炎或心包炎。

三、实验室检查

白细胞计数一般正常,有时嗜酸性粒细胞增多。红细胞沉降率可有轻度增加。出血时间、凝血时间、血小板计数及血块退缩时间正常,血小板功能正常。血清 IgA 多有增高,但无特异的诊断价值。毛细血管脆性试验多为阳性。甲襞毛细血管镜检查可能发现毛细血管扩张、扭曲或畸形,对针刺反应减弱。部分患者的血沉有轻度增快,抗 O 也可增高。有肾脏损害者,尿中有蛋白、红细胞、白细胞以及管型,严重者出现尿素氮及肌酐升高。国内有人报道,在 31 例过敏性紫癜患儿中有 30 例(96.8%)的尿亮氨酸氨基肽酶、γ - 谷氨酰转肽酶与碱性磷酸酶同工酶区带出现异常,仅有 15 例(48.3%)有尿常规异常。尿酶异常出现在尿常规异常之前,并与肾脏损害严重程度相关。该方法可能是检测过敏性紫癜肾脏损害的一项敏感实验指标。

四、诊断

根据患者的临床表现,特别是有典型的紫癜及皮肤改变,血小板数量及功能正常,毛细血管脆性增加,能排除其他具有弥散分布的类似紫癜的疾病者,可以确定为过敏性紫癜。

临床上按患者的表现不同,可分为 5 型:单纯皮肤型、关节型、腹型、过敏性紫癜合并肾炎以及混合型。

我国拟订的过敏性紫癜诊断标准为:①有过敏性体质或较肯定的过敏原发现;②有下述临床表现:在紫癜出现前 1~3 周有低热、上呼吸道感染及全身不适等症状:典型的皮肤紫癜和相应皮损:病程中可有腹痛或累及关节或肾脏;③血小板计数、血小板功能及凝血时间均正常,毛细血管脆性试验可为阳性;④组织学检查:受累皮肤或组织中可见到较均匀一致的过敏性血管炎。毛细血管后的小静脉有大量白细胞浸润、纤维样坏死和红细胞渗出血管外。血管壁可有灶性坏死与上皮细胞增生;⑤需除外其他疾病引起的血管炎、冷球蛋白综合征、良性高球蛋白紫癜、环形毛细血管扩张性紫癜及色素沉着性紫癜性苔藓样皮炎等。

五、治疗

本病经过良好,儿童病程一般在 4~6 周以内,但有一半的病人有一次或多次复发,通常在 1 年内复发,但绝大多数患者最后都可痊愈。一般而言,临床上以对症治疗及支持治疗为主,仅在症状严重或有并发症时需特殊处理。

(一)一般治疗

首先应去除致病因素,如扁桃体炎或其他感染病灶、结核病、寄生虫感染等都应及时治疗。某些疑为过敏原的食物或药物应避免应用。患者如有荨麻疹、水肿及腹痛时可应用抗组胺类药物。如非那根、安其敏与甲氧苄二胺等。也可给予一般的止血药物如止血敏与安络血等。

(二)肾上腺糖皮质激素

激素具有抗过敏及减低毛细血管通透性作用,有助于水肿的消退以及关节痛与腹痛的缓解,并可能促进紫癜的消退。激素治疗以泼尼松为常用,每日 30 mg,如 1 周皮疹不退,可将剂量加至 40~60 mg 或改用 β - 米松或地塞米松。症状缓解后应逐渐减量以至停药。一般认为,激素不能缩短病程,也不能防止复发。同时,激素可能掩盖病情发展,引起应激性溃疡,加重消化道出血。既往认为在有紫癜性肾炎时激素减少 IgA 的产生以及沉积于肾小球毛细血管壁与肾小球系膜,减轻炎症反应,但对蛋白尿及慢性肾脏损害的发生无明显的防治效果。相反,有人观察到,部分患者用此类药物后血压升高,甚至水肿、氮质血症与血尿加剧,因此,目前倾向于不将激素作为过敏性紫癜治疗的常规药物。

（三）免疫抑制剂

过敏性紫癜并发慢性肾炎时可采用免疫抑制疗法,可选用硫唑嘌呤 2~3 mg/（kg·d）、环磷酰胺 2~3 mg/（kg·d）或苯丁酸氮芥 4~6 mg/d,连用数月。免疫抑制剂可能有抑制肾小球血管间质细胞和内皮细胞增生以及肾小球囊膜增厚的作用,但疗效尚未被完全证实。临床上在采用免疫抑制疗法时常与肾上腺糖皮质激素联合应用。免疫抑制剂有一定的毒性,对非顽固性病例最好避免应用。有人用雷公藤多甙做免疫抑制治疗,剂量为 20~30 mg,每日 3次。该药的毒性较小,但也可引起胃肠反应与肝功能损害。

（四）其他治疗

近年来国内有人试用胸腺肽治疗过敏性紫癜。胸腺肽对细胞免疫与体液免疫均有调节作用,促进 T 细胞的分化与成熟过程。胸腺肽对过敏性紫癜的治愈率达 90%。在随访的半年时间里胸腺肽组无复发,而激素组有 1/6 的病例复发。对用激素复发的患者改用胸腺肽后即不再复发。胸腺肽的不良反应较少,对多次复发的过敏性紫癜患者可以改用胸腺肽治疗。治疗方法为胸腺肽 12 mg 加入 10% 葡萄糖液 100 ml 中静脉滴入,每日 1 次,共 2 周,然后改为肌内注射,隔日 1 次,总的疗程为 4 周。也可用胸腺肽 12 mg,每日分 2 次静滴或肌注,7 d后改为 1 周 2 次,总的疗程为 3~4 周。

过敏性紫癜是一种坏死性小血管炎,存在血管内皮细胞损伤与血小板活化。有人提出试用抗血小板药物,包括阿司匹林、双嘧达莫、抵克利得以及前列环素类似物 iloprost。但这类药物可能增加出血的危险性,临床上应采取慎重的态度。也有人用钙离子通道阻滞剂硝苯吡啶扩张血管,减轻炎性血管的痉挛与血小板聚集。

（五）中医中药

对一般的过敏性紫癜患者可不用激素而主要用中药治疗,给予犀角地黄汤凉血解毒。方剂为水牛角 30 g,鲜生地 30 g,玄参 12 g,金银花 12 g,连翘 9 g,大青叶 9 g,丹参 9 g 等。在此基础上辨证施治。

（六）并发症的处理

有肠套叠但尚未出现肠梗阻时可试用激素减轻肠壁水肿,一旦有肠梗阻的表现时应立即手术。对紫癜性肾炎患者除用激素与免疫抑制剂外,可试用肝素抗凝治疗。在有肾脏损害的患者,早期联合运用甲泼尼龙与免疫抑制剂可能有预防慢性肾功能衰竭的作用。有人报道,这类患者长期（≥1 年）合用泼尼松与硫唑嘌呤可获得稳定的缓解,而单用激素无明显的效果。对病情进展迅速而严重的肾脏损伤,可用血浆置换疗法,以降低血液中 IgA 免疫复合物浓度,去除具有致病性的 IgA 免疫复合物,减少在血管壁及肾小球系膜的沉积及病变的发展。具体方法为用新鲜冰冻血浆作交换液,每次血浆交换量为患者有效血浆量的 1/4~1/3,可多次进行,依病情调整。对晚期肾功能衰竭患者可做肾移植手术,部分患者能长期存活,但也有在移植后复发而死亡。

第七节 血栓性血小板减少性紫癜

血栓性血小板减少性紫癜(TTP),是一种少见的微血管血栓-出血综合征,临床上以30~40岁女性多见,主要表现为发热、出血、微血管性溶血性贫血、肾损害和神经精神症状,称为TTP五联征,有前三者称为三联征。因Moschcowrtz于1925年首先报道此病,因此该病又称为Moschcowrtz综合征。本病起病急骤,进展迅速,未作治疗的患者病死率>90%,少数可较慢而反复发作,病程可达数月至数年。根据美国20世纪90年代报告的资料,其发病率为3.7/106,发现的病例数呈增多趋势。

一、病因和发病机制

TTP的病因和发病机制尚未阐明,可能与药物、中毒、妊娠、肿瘤化疗、感染、骨髓移植和自身免疫性疾病等有关。血管性血友病因子切割蛋白酶(VWF-CP)缺乏VWF是正常止血过程中必须的成分,在高剪切力血流状态时,内皮细胞表面、血小板表面受体和VWF多聚体三者之间相互作用,介导血小板与内皮细胞黏附,VWF水平过高会造成慢性内皮细胞损伤,导致血栓性疾病。人们发现,慢性反复发作性TTP患者缓解期血浆中存在异常的VWF大分子多聚体(UL-VWF),这些UL-VWF多聚体与内皮细胞及血小板表面的受体具有更高的亲和力,在剪切力作用下促进血小板黏附、聚集,在微血管内形成血小板血栓,引起本病。

正常人血浆中存在 种裂解VWF的蛋白酶,即VWF-CP,属于具有凝血酶敏感蛋白I基序的裂解素和金属蛋白酶(ADAMTS)亚家族中的一个新成员,又称为ADAMTS13,基因定位于染色体9q34。VWF-CP可以作用于VWF,将其水解为小分子肽段,降低VWF与内皮下胶原和血小板等的黏附能力。遗传性TTP患者血浆中缺乏VWF-CP,不能正常降解大分子的VWF多聚体,聚集的UL-VWF和血小板结合,促进血小板的黏附和聚集,增加它们在血管内的滞留,导致血管内微血栓的形成,引起TTP发病。在获得性TTP患者体内,VWF-CP含量可以正常,但血浆中存在抗VWF-CP的自身抗体,可中和或抑制VWF-CP的活性,诱发血小板血栓形成,导致TTP的发生。微血栓的形成不仅会引起血小板的消耗性减少,继发出血,而且还会造成微血管的狭窄,影响红细胞的顺利通过,致使红细胞变形、损伤甚至破碎,发生微血管性溶血性贫血。微血管内血栓形成还会引起微循环障碍,使受累器官出现功能障碍与损害。内皮损伤VWF由血管内皮细胞和巨核细胞合成,内皮细胞是合成和分泌VWF多聚体的主要场所。血管内皮损伤可在短期内释放大量的VWF大分子多聚体。如果VWF-CP活性降低或缺乏,可使这种超大分子量的VWF不被降解。而大量的UL-VWF可促进血小板的黏附和聚集,使损伤的微血管内血小板血栓的形成,从而导致TTP的发生。许多因素如免疫复合物、抗体、细胞毒素、病毒以及一些化疗药物等可损伤血管内皮细胞。研究发现,在一些获得性TTP患者体内存在一种抗内皮细胞CD36自身抗体,可刺激内皮细胞释放过多的UL-VWF。血浆中前列腺素(PGI2)浓度降低血管内皮细胞可合成PGI2,正常情况下PGI2可抑制细胞因子和切应力诱导的血小板黏附及聚集。而TTP患者PGI2水平明显下降,这可能与血小板聚集增加有关。

二、病理变化

本病的主要病理变化为微循环中的小动脉及毛细血管中广泛存在透明血栓,致使小血管堵塞。在病变附近,内皮细胞增生,内皮下有玻璃样物质沉着,但血管周围无免疫性血管炎的单核细胞浸润。

三、临床表现

(1)发热:热型不一,常达 38~40.5 ℃。

(2)微血管性溶血性贫血:约有 40%~50% 的患者出现黄疸,尿色深,少数患者有雷诺现象。

(3)出血:表现为皮肤的淤点、淤斑或紫癜及鼻出血、视网膜出血、血尿和胃肠道出血,严重者可有脑出血。

(4)神经精神症状:如头痛、意识障碍、嗜睡、昏迷、举止异常、一过性脑缺血发作、癫痫、半身感觉改变、精神变化、抽搐、视力障碍、失语、说话不清等,呈间歇性或波动性。

(5)肾脏损害:表现为蛋白尿,少数可发生急性肾功能衰竭。

(6)其他:心力衰竭或各种心律失常,腹痛,轻度的肝、脾肿大,皮疹,恶性高血压,皮肤和皮下组织广泛坏死等。

四、临床分型

先天性 TTP 又称之为 Schulman – Upshaw 综合征,罕见,通常发生于婴儿或少儿阶段。由位于 VWF – CP 基因上的 9q34 染色体突变,使 VWF – CP 绝对缺乏所致。

获得性 TTP 根据有无诱因,又可分为:①急性原发性 TTP:多见,无明确病因,突然发病,病情发展迅速,约75% 的患者在发病后 3 个月内死亡。②继发性 TTP:有特殊的诱因可寻,如妊娠、恶性肿瘤、感染、HIV、骨髓移植后、自身免疫性疾病、药物(口服避孕药、噻氯匹定、环孢霉素、丝裂霉素)等。③间歇性(复发性)TTP:反复发作,复发间隔期不可预知,在 1 个月内复发者为近期复发,而在 1 个月后复发者为远期复发。

五、实验室检查

血象血小板明显降低,常在(10~50)×10^9/L,中至重度贫血,网织红细胞升高,血片中可见巨大血小板、有核红细胞及红细胞碎片,白细胞计数正常或升高,并可出现粒系幼稚细胞。骨髓象红系增生,巨核细胞数正常或增多,呈成熟障碍。出凝血时间检查出血时间延长,血块收缩不良,凝血检查基本正常,纤维蛋白原减少,纤维蛋白降解产物增多。溶血指标的检查血清间接胆红素增高,血中游离血红蛋白增高,血清结合珠蛋白减少。皮肤或骨髓活检可见毛细血管内皮下层、小动脉肌层和内皮层之间有玻璃样沉积,伴血管内皮增殖和管腔阻塞。

尿常规检查可有血尿、蛋白尿或管型。部分患者肌酐清除率下降。血清学检查 LDH 增高,并与临床病程严重程度相平行。肝功能检查可有转氨酶升高,部分患者可有轻度氮质血症。血浆中 VWF 水平增加,UL – VWF 含量增多。VWF – CP 活性分析血浆 VWF – CP 活性在正常人为 50%~78%,先天性 TTP 患者 VWF – CP 缺乏或活性严重降低(<5%);原发性 TTP 患者 VWF – CP 活性降低,甚至严重降低(<5%),继发性 TTP。

患者 VWF – CP 活性可正常或降低(<50%)。抗 VWF – CP 自身抗体检测有 44% ~ 94%的获得性 TTP 患者血浆中可检测到抑制血浆 VWF – CP 活性的 IgG 型自身抗体。

六、诊断

多数学者认为根据三联征(微血管病性溶血性贫血、血小板减少和神经精神症状)即可诊断为 TTP,但也有人认为必须具备五联征(加发热和肾损害)才能诊断。然而需要注意的是,约有 35%的患者不出现神经系统的症状或体征,而发热和肾功能损害亦只存在部分患者中,因此 Cuttorman 等认为具有如下表现才可诊断。

(1)主要表现:①溶血性贫血,外周血片中可见红细胞碎片和异型红细胞;②血小板计数 $<100 \times 10^9/L$。

(2)次要表现:①发热;②特征性的神经系统症状;③肾损害,包括血肌酐 >177 μmol/L 或尿常规检查发现血尿、蛋白尿、管型尿。若有 2 个主要表现加上任何 1 个次要表现,诊断即可成立。

七、鉴别诊断

溶血性尿毒症综合征(HUS)本病多见于 4 岁以下幼儿,可有血小板减少和微血管病性溶血性贫血,但一般无发热和神经精神症状,主要以肾脏损害为主。血浆中很少有 VWF – CP 活性的下降。弥散性血管内凝血(DIC)表现为严重的出血、血小板减少、循环衰竭、栓塞和溶血,而无一过性多变性的神经精神症状,溶血一般较轻。实验室检查可有 PT 缩短或延长,FDP、D – 二聚体增高,抗凝血酶Ⅲ活性降低。Evans 综合征(自身免疫性溶血性贫血合并免疫性血小板减少性紫癜)本病可有血小板减少引起的出血和溶血性贫血,但无神经系统的症状,外周血中也无畸形和破碎的红细胞。抗球蛋白试验(Coombs 试验)常阳性。系统性红斑狼疮(SLE)可有发热、肾脏损害、精神症状,部分患者可合并溶血性贫血和(或)血小板减少性紫癜,但外周血中也无畸形和破碎的红细胞。免疫血清学检查可有抗核抗体和(或)双链DNA 阳性。阵发性睡眠性血红蛋白尿症(PNH)可有溶血性贫血和血小板减少引起的出血,但无神经系统的症状,外周血中也无畸形和破碎的红细胞。酸溶血试验阳性,CD55、CD59 降低。其他还需与先兆子痫/子痫、HELLP 鉴别,前者主要表现为在怀孕后半期新发的高血压和蛋白尿,症状在产后消失,患者常有血小板减少,轻度的溶血;后者主要表现为妊娠后期出现溶血、肝功能异常和血小板减少。

八、治疗

TTP 病情凶险,大多数患者在发病 90 天内即可死亡,死亡率达 90%,血浆置换用于 TTP 治疗后,患者的预后大大改善,整体生存率提高到 70% ~ 80%以上。

(一)血浆置换

对于急性原发性 TTP 最好在发病 24 小时内给予血浆置换,在开始治疗前 2 天,每天置换 1 ~ 1.5 个血浆容量(约 45 ml/kg),以后每天置换 1 个血浆容量,直至血小板计数、血清乳酸脱氢酶(LDH)恢复正常,血红蛋白数值稳定,神经系统症状消失后数天,再逐渐减少置换次数,在 1 ~ 2 周内停用。但如在减量或停用过程中又有复发,应重新治疗。输入的标准液体可以是冷冻新鲜血浆(FFP)。

（二）血浆输注

适用于慢性型或复发型，疗效不及血浆置换。但在急性，TTP 患者，如不能实施血浆置换，可给予血浆输注 30 ml/（kg·d），但要注意患者的心功能，有突发心衰的可能，当严重肾功能衰竭时可与血液透析联合应用。

（三）蛋白 A 柱免疫吸附

有些 TTP 患者，特别是与肿瘤化疗有关的 TTP，在血浆置换及其他疗法无效时可试用免疫吸附疗法。方法是在进行血浆分离置换时，让患者的血浆通过一个葡萄球菌蛋白 A 免疫吸附柱。

（四）药物疗法

1. 糖皮质激素

有助于稳定血小板和内皮细胞膜，抑制抗体 IgG 的产生。单独使用者不多，一般用作辅助治疗。开始时可用泼尼松 1 ~ 2 mg/（kg·d），不能口服者可用相应剂量的氢化可的松或地塞米松代替，缓解后逐渐减量至停药。对于急性特发性 TTP，所有患者均应采用辅助性糖皮质激素治疗，为取得有效的免疫抑制，并减少长期用药引起的不良反应，可给予静脉冲击疗法，甲基强的松龙 1 g/d，连用 3 天。

2. 抗血小板药物

包括阿司匹林、潘生丁、噻氯匹定、前列腺素等。联合口服阿司匹林和双嘧达莫可以降低急性 TTP 患者的病死率，因此在血小板恢复期（ > 50 × 10^9/L），推荐使用低剂量阿司匹林 75 mg/d 和（或）双嘧达莫 3 mg/（kg·d）。单用抗血小板药物疗效较差，常与其他治疗联合应用，取得缓解后可作为维持治疗。疗程需长达 6 ~ 18 个月，停药过早易复发。但是由于 TTP 诊断时血小板严重减少，这类药物有增加出血的危险。

3. 细胞毒药物

主要用于难治和复发患者，常用药物有长春新碱、环孢素 A、环磷酰胺、硫唑嘌呤等。长春新碱能够改变血小板膜蛋白受体，阻止 VWF 多聚体与血小板的结合，抑制血小板聚集，另外它还有免疫调节作用，防止体内 IgG 型抗体对内皮细胞的损伤。每周静脉注射 1 次，每次 1 ~ 2 mg，连用 4 次。

4. 抗 CD20 抗体（美罗华）

375 mg/m^2，每周 1 次，一般用 4 ~ 8 次，对慢性复发性获得性 TTP 有效。

5. 静脉用免疫球蛋白（IVIG）

一般不单独应用，当患者在血浆置换难以奏效时可考虑加用 IVIG，常用量 0.4 ~ 1 g/（kg·d），不作为一线治疗。脾切除可以祛除致病抗体的产生部位，避免早期死亡。适用于血浆置换无效或多次复发的患者。支持治疗溶血严重者应输注祛除了血小板的浓缩红细胞。血小板输注可能加剧微血管血栓性病变，导致临床症状恶化，应为禁忌，除非发生了致命性出血。

血栓性血小板减少性紫癜易误诊，早期诊断、早期治疗为治疗关键，对于急性原发性 TTP，血浆置换为首选，如不能血浆置换者，可给予血浆输注，在血浆治疗的同时联合应用皮质激素及加强对症支持治疗。在病情渐稳定，血小板恢复期，可给予抗血小板药物维持治疗。

（1）复发性 TTP 的治疗：尽管通过以上治疗，80% 的患者可取得缓解，但仍有 30% 的患者出现复发。对于复发患者的治疗，目前还没有统一有效的方案，可以重新做血浆置换。脾切除的结果很不一致。免疫抑制剂如长春新碱、环磷酰胺、环孢素单用或联合应用可能有效。亦有用抗 CD20 抗体治疗复发性 TTP 有效的报道。

（2）难治性 TTP 的治疗：难治性 TTP 是指持续性血小板减少或每日血浆置换连续 7 天后，乳酸脱氢酶仍高者，可用冷上清或 S/D 血浆代替冰冻新鲜血浆。对有生命危险的可考虑强化血浆置换法：每 12 小时置换 1 次或用双倍体积置换，但要注意心功能。亦可应用免疫抑制剂和抗 CD20 抗体。

（3）继发性 TTP 的治疗：妊娠相关性 TTP 患者可采用血浆置换或血浆输注。继发于 AIDS 的 TTP 患者中，并发 TTP 的 AIDS 患者对血浆置换的疗效不如仅 HIV 阳性的 TTP 患者。免疫抑制剂尤其是糖皮质激素和细胞毒类药物应慎用，因这类药物可以增加 AIDS 患者发生感染的几率。因为恶性肿瘤相关性 TTP 和骨髓移植后相关性 TTP 通常对血浆置换无效，可以考虑使用蛋白 A 柱免疫吸附。对于严重的先天性 TTP 患者，应每隔 3～4 周给予 1 次预防性冰冻新鲜血浆或冷上清及 S/D 血浆输注。对于轻微患者在有临床症状时，可给予血浆输注。

九、疗效评价

达到下列标准、持续 6 个月以上者为治愈。①一切临床症状、体征消失。②血红蛋白恢复到正常范围。③血小板计数恢复到正常范围。④尿常规、血尿素氮、肌酐恢复正常。⑤其他异常表现消失。

（荆凌华）

第十二章 风湿免疫性疾病

第一节 风湿免疫性疾病诊疗标准及治疗原则

　　风湿免疫性疾病的研究范畴,当今已远远不仅指风湿热、风湿关节炎以及类风湿性关节炎,而是泛指累及骨、关节及其周围软组织,如肌腱、滑囊、筋膜、肌肉等的一组疾病。病因多样,如感染性、免疫性、代谢性、内分泌性、退化性、地理环境性、遗传性等。随着分子生物学、细胞生物学、免疫学、遗传学和临床医学的迅猛发展,风湿免疫性疾病的研究范畴不断扩充,美国风湿病学学会从疾病的病因学、组织学、病理学、生物化学、遗传学、免疫学以及临床学等不同角度进行归纳分类,分为十类,共包括了 100 多种疾病。而临床上比较多见的仍是第一大类即弥漫性结缔组织病如系统性红斑狼疮(SLE)、类风湿关节炎(RA)、多发性肌炎/皮肌炎(PM/DM)、干燥综合征(SS)、混合性结缔组织病(MCTD)、系统性硬化症、系统性血管炎等。由于近年来风湿免疫性疾病诊断及治疗水平不断提高,新病种不断发现,现将以上这些临床上较为常见的风湿免疫性疾病的诊断标准、治疗原则及疗效标准介绍如下。

一、类风湿关节炎(RA)

　　(一)分类标准

　　(1)晨僵:关节内或关节周围晨僵,每日持续至少 1h,持续至少 6 周。

　　(2)3 个或 3 个以上关节炎:14 个关节区中至少有 3 个同时出现肿胀,持续至少 6 周。

　　(3)手部关节关节炎:腕、掌指关节和近端指间关节至少 1 处肿胀,持续至少 6 周。

　　(4)对称性关节炎:身体两侧相同关节区同时受累(近端指间关节/掌指关节/跖趾关节区受累时可不是完全对称)。

　　(5)类风湿结节:医生观察到在关节伸侧、关节周围或骨突出部位的皮下结节。

　　(6)类风湿因子阳性,该方法在正常人群中的阳性率 < 5%。

　　(7)影像学改变:手及腕部前后位摄片有骨质侵蚀或骨质疏松。

　　符合以上 7 项中的 4 项者,即可诊断为 RA。

　　(二)临床缓解标准

　　(1)晨僵不超过 15min。

　　(2)无疲劳感。

　　(3)无关节疼痛。

　　(4)无关节触痛或运动时疼痛。

　　(5)无关节区及腱鞘软组织肿胀。

　　(6)血沉(魏氏法)女性 < 30mm/h,男性 < 20mm/h。

　　至少符合以上 5 条标准,并至少持续 2 个月时间才能判断为临床缓解。若有临床活动性血管炎、胸膜炎、心包炎、肌炎、不明原因体重减轻或发热时,均不能认为是临床缓解。

　　(三)治疗原则

　　类风湿关节炎是一种慢性系统性炎性疾病,以外周关节滑膜炎为主要表现,可累及全身所有关节。RA 致残率高,起病 10 年后约有 35% ～ 50% 的患者将丧失工作能力,而 20 年后将升至 50% ～ 70% 。RA 诊断明确后,以药物治疗为主,同时配合病人教育、物理康复、饮食、外科和心理治疗等多种手段,强调早期治疗和综合治疗,以达到控制炎症、缓解症状、改善关节功能,降低关节畸形发生率,尽可能控制疾病发展,减少复发,提高生活质量。

1. 药物治疗

20 世纪 90 年代以来所推崇的联合疗法,特别是改善病情的抗风湿药(DMARDs)的早期治疗和联合治疗,目的是发挥药物的协同作用,提高疗效。近十年来生物制剂,特别是肿瘤坏死因子拮抗剂的使用,大大改善了 RA 的病情,减少疾病的致残率。

治疗 RA 的药物常分为四大类,即非甾类抗炎药(NSAIDs)、改善病情的抗风湿药(DMARDs)、糖皮质激素和生物制剂。

(1)NSAIDs 通过抑制环氧化酶活性,减少前列腺素合成而具有解热镇痛抗炎作用。起效较快,小剂量解热镇痛作用为主,较大剂量则有抗炎作用。能减轻关节炎症的症状和体征,但不能控制疾病的进展,也不能对受损的关节和软组织起保护作用。这类药物主要包括阿司匹林、保泰松、吲哚美辛、布洛芬、双氯芬酸、奈普生、依托度酸、美洛昔康及昔布类(塞来昔布、罗非昔布、依托考昔)等。所有 NSAIDs 均有胃肠道症状、肝肾毒性、抗凝作用和骨髓抑制等,昔布类药物还应注意心血管事件的发生 。

(2)DMARDs 发挥作用较慢,起效约需 1 ～ 6 个月,故又称慢作用药。DMARDs 没有即刻的止痛和抗炎作用,但能改善和延缓病情进展,故又称为改善病情药。对 RA 病人尽早联合使用 DMARDs 治疗已成为目前风湿病学界的共识。最常使用的 DMARDs 有甲氨喋呤(MTX)、羟氯喹(HCQ)、柳氮磺胺吡啶(SSZ)、来氟米特(LEF);也有使用金制剂、青霉胺、硫唑嘌呤、环孢素和米诺环素等。从疗效和费用等考虑,一般首选 MTX(10 ～ 15mg/w),并作为联合治疗的基本药物。对于病情重,RF 滴度高,病情反复发作者可联用两种或两种以上 DMARDs 。常用的联合用药组合包括 MTX + LEF 、MTX + HCQ 、MTX + SSZ 、SSZ + HCQ 、LEF + SSZ 及 MTX + SSZ + HCQ 等,但应注意联合用药的毒副反应。

(3)糖皮质激素 能迅速减轻关节疼痛、肿胀,在关节炎急性发作,或伴有心、肺、眼和神经系统等器官受累的重症患者,可给予短效激素,其剂量依病情严重程度而调整。小剂量糖皮质激素(泼尼松 < 10mg/d)可缓解多数患者的症状,并在 DMARDs 起效前发挥"桥梁"作用,或 NSAIDs 疗效不满意时的短期措施,用激素时应同时服用 DMARDs 。激素治疗类风湿关节炎的原则是:不需用大剂量时叫小剂量;能短期使用者,不长期使用;在治疗过程中,注意补充钙剂和维生素 D 以防止骨质疏松。关节腔内注射激素有利于缓解受累关节疼痛、肿胀,减轻滑膜炎症,改善关节功能。但同一关节一年内不宜超过 3 次,并且需排除其他原因所致关节炎。

(4)生物制剂 近十余年的研究表明,TNFa 是 RA 滑膜炎关键的细胞因子之一,TNFa 与局部炎症反应、组织损伤和 RA 骨破坏的持续进展密切相关。目前用于治疗 RA 的生物制剂最主要为抗肿瘤坏死因子 - α(TNF - α)拮抗剂,有 TNF - α 单克隆抗体(英夫利西单抗和阿达木单抗)和 TNF - α 受体融合蛋白(依那西普)。现有的研究提示,抗 TNF - α 拮抗剂联合 MTX 可能延缓早期 RA 的病程进展。TNF - α 拮抗剂在 RA 治疗中应用广泛,患者耐受性较好,严重不良反应发生率较低。其他的生物制剂还有 CD20 靶向生物制剂(利妥昔单抗 TRU - 015 、HuMax - CD20)、CTLA - 4Ig 、白介素 - 1 受体拮抗剂、抗白介素 - 6 受体抗体和抗白介素-15受体抗体（AMG714）等。

（5）植物药制剂 雷公藤多甙（10～20mg，3次/d）不良反应：胃肠道反应，性腺抑制，骨髓抑制，肝肾损害等。青藤碱（20～80mg，3次/d）不良反应：皮肤瘙痒、皮疹等过敏反应，少数可有白细胞减少。白芍总甙（600mg，2～3次/d）不良反应：大便次数增多，轻度腹痛，纳差等。

2. 外科治疗

对早期RA患者经积极正规的内科治疗仍有关节肿胀、疼痛和滑膜肥厚，关节软骨已受侵犯，病情相对稳定，受累关节局限，为防止关节软骨进一步破坏可考虑行滑膜切除术。晚期严重关节畸形可施行关节松解术、关节融合术及人工关节置换术。

3. 其他治疗有血浆置换、自体外周血干细胞移植、基因治疗等。

4. 治疗原则

在当今RA还不能根治的情况下，早期诊断，早期治疗，尽早使用DMARDs和生物制剂是尽快改善和延缓病情进展的重要手段。治疗的目标是防止关节破坏，保护关节功能最大限度地提高患者的生活质量。

二、系统性红斑狼疮（SLE）

（一）分类标准

目前普遍采用美国风湿病学学会（ACR）1997年推荐的SLE分类标准，该分类标准的11项中，符合4项或4项以上者，在除外感染、肿瘤和其他结缔组织病后，可诊断SLE。

（1）颊部红斑：固定红斑，扁平或高起，在两颧突出部位。

（2）盘状红斑：片状高起于皮肤的红斑，黏附有角质脱屑和毛囊栓；陈旧病变可发生萎缩性瘢痕。

（3）光过敏：对日光有明显的反应，引起皮疹，从病史中得知或医生观察到。

（4）口腔溃疡：经医生观察到的口腔或鼻咽部溃疡，一般为无痛性。

（5）关节炎：非侵蚀性关节炎，累及2个或更多的外周关节，有压痛，肿胀或积液。

（6）浆膜炎：胸膜炎或心包炎。

（7）肾脏病变：尿蛋白>0.5g/24h或+++，或管型（红细胞，血红蛋白，颗粒或混合管型）。

（8）神经病变：癫痫发作或精神病，除外药物或已知的代谢紊乱。

（9）血液学疾病：溶血性贫血，或白细胞减少，或淋巴细胞减少，或血小板减少。

（10）免疫学异常：抗ds-DNA抗体阳性，或抗Sm抗体阳性，或抗磷脂抗体阳性（包括抗心磷脂抗体，或狼疮凝集物，或至少持续6个月的梅毒血清试验假阳性三者中具备一项阳性）。

（11）抗核抗体：在任何时候和未用药物诱发"药物性狼疮"的情况下，抗核抗体滴度异常。

（二）SLE病情活动性和病情轻重程度的评估

1. 活动性表现

SLE为多器官多系统受累，有以下表现提示SLE活动：中枢神经系统受累（可表现为癫痫、精神病、器质性脑病、视觉异常、颅神经病变、狼疮性头痛、脑血管意外等，但需排除中枢神经系统感染)、肾脏受累(包括管型尿、血尿、蛋白尿、脓尿)、血管炎、关节炎、肌炎、皮肤黏膜表现(如新发红斑、脱发、黏膜溃疡)、胸膜炎、心包炎、低补体血症、DNA 滴度增高、发热、血三系减少(需除外药物所致的骨髓抑制)和血沉增快等。国际上通用的几个 SLE 活动性判断标准包括：SLEDAI、SLAM、OUT 等。其中以 SLEDAI 最为常用，其理论总积分为 105 分，但实际绝大多数患者积分 < 45，活动积分在 20 以上者提示很明显的病情活动。

2．病情轻重程度的评估

SLE 活动性和病情轻重程度的评估是治疗方案拟定的先决条件。根据病情轻重可分为轻型 SLE、重型 SLE 和狼疮危象。

(1)轻型 SLE 诊断明确或高度怀疑者，但临床稳定，所累及的靶器官(包括肾脏、血液系统、肺脏、心脏、消化系统、中枢神经系统、皮肤、关节)功能正常或稳定，呈非致命性。

(2)重型 SLE ① 心脏：冠状动脉血管受累，Libman - Sacks 心内膜炎、心肌炎、心包填塞、恶心高血压；② 肺脏：肺动脉高压、肺出血、肺炎、肺梗塞、肺萎缩、肺间质纤维化；③ 消化系统：肠系膜血管炎、急性胰腺炎；④ 血液系统：溶血性贫血、粒细胞减少(WBC < 1.0 × 10^9/

L)、血小板减少(< 50 × 10^9/L)、血栓性血小板减少性紫癜、动静脉血栓形成；⑤ 肾脏：肾小球肾炎持续不缓解、急进性肾小球肾炎、肾病综合征；⑥ 神经系统：抽搐、急性意识障碍、昏迷、脑卒中、横贯性脊髓炎、单神经炎/多神经炎、精神性发作、脱髓鞘综合征；⑦ 其他：包括皮肤血管炎、弥漫性严重的皮损、溃疡、大疱、肌炎、非感染性高热有衰竭表现等。

(3)狼疮危象：是指急性的危及生命的重症 SLE。包括急进性狼疮性肾炎、严重的中枢神经系统损害、严重的溶血性贫血、血小板减少性紫癜、粒细胞缺乏症、严重心脏损害、严重狼疮性肺炎、严重狼疮性肝炎、严重的血管炎等。

(三)治疗原则

由于 SLE 是一复发与缓解交替的自身免疫性疾病，起病形式多样，可累及多个器官和系统，目前尚无根治 SLE 的方法，恰当的治疗可使大多数患者达到病情完全缓解。经正规治疗，SLE 5 年的存活率为 85%，10 年已超过 75%。大多数 SLE 患者需长期服药治疗，定期随诊、规范化治疗和遵循医嘱对 SLE 患者至关重要。

1．一般治疗

对确诊 SLE 的患者，应避免过多的紫外线暴露，避免过度疲劳，避免病毒或链球菌感染，避免服用易引起本病恶化或诱发本病的药物。

2．药物治疗

(1)轻型 SLE 的药物治疗 患者虽有疾病活动，但症状轻微，无明显内脏损害。药物治疗包括：①非甾类抗炎药(NSAIDs)：用于控制发热、关节炎。注意消化道损害、肝功能损害、血象等方面的副作用。② 抗疟药：可控制皮疹和减轻光敏感，常用氯喹 0.25g，每日一次，或羟氯喹 200mg，每日 1 ~ 2 次。主要不良反应是视物模糊和眼底病变，用药超过 6 个月者和有视力明显下降者，应检查眼底，明确原因。有心脏病史者，特别是心动过缓或有传导阻滞者禁用抗疟药。③含激素的外用药膏：可短期局部应用治疗皮疹，但脸部应尽量避免使用强效激素类外用药，一旦使用，不应超过一周。④小剂量激素(泼尼松 ≤ 10mg/d)：可明显减轻症状，控制病情。⑤ 权衡利弊，必要时可用硫唑嘌呤(AZA)、甲氨蝶呤(MTX)或环磷酰胺(CTX)等免疫抑制剂。应注意轻型 SLE 可因过敏、感染、妊娠生育、环境变化等诱发因素而加重，甚至进入狼疮危象。

（2）重型 SLE 的药物治疗 分两个阶段，即诱导缓解和巩固治疗。诱导缓解目的在于迅速控制病情，阻止和逆转内脏损害，力求疾病完全缓解（包括血清学指标、临床症状和受损器官的功能恢复）。但应注意过分抑制免疫可诱发感染、性腺抑制等并发症。目前，多数患者需要超过半年甚至 1 年才能达到缓解。① 糖皮质激素：具有强大的抗炎作用和免疫抑制作用，是治疗 SLE 的基础用药。重型 SLE 的激素标准剂量是泼尼松 1mg/（kg · d），病情稳定后 2 周或疗程 8 周内，开始以每 1 ～ 2 周减 10% 的速度缓慢减量，在减药过程中，如果病情不稳定，可暂时不减或酌情加量或加用免疫抑制剂联合治疗。对有重要脏器受累，乃至出现狼疮危象的患者，可以使用较大剂量［泼尼松 ≥ 2mg/（kg · d）］，甚至甲泼尼龙（MP）冲击治疗，MP 可用至 500 ～ 1000mg，每天一次，连续 3d 为一疗程。间隔期和冲击后需用泼尼松 0.5 ～ 1mg/（kg · d），病情稳定后逐渐减量。在大剂量 MP 冲击治疗前、中、后应密切观察有无感染发生。② 免疫抑制剂：适用于单用糖皮质激素效果欠佳，或激素减量后病情复发或长期大量使用激素有严重副作用的患者。环磷酰胺（CTX）是治疗重症 SLE 的有效药物之一，与激素联合治疗能有效地诱导疾病缓解，阻止和逆转病情发展，改善远期预后，特别是合并肌炎、狼疮脑病、狼疮肾病等情况下。标准环磷酰胺冲击疗法是 0.5 ～ 1.0g/m2 体表面积，每 3 ～ 4 周一次，难治性或危重患者可缩短治疗间期。CTX 的副作用有胃肠道反应、出血性膀胱炎、骨髓抑制及性腺抑制、诱发感染、肝功能损害等。其他免疫抑制剂还有硫唑嘌呤、甲氨喋呤、环孢素及霉酚酸酯等。

（3）狼疮危象的治疗 治疗目的在于挽救生命，保护受累脏器，防止后遗症。通常狼疮危象的患者需要大剂量甲泼尼龙冲击以及针对受累脏器的对症支持治疗，渡过狼疮危象后可按照重型 SLE 的原则治疗，继续诱导缓解和维持巩固治疗。

3．其他治疗

大剂量丙种球蛋白静脉滴注、血浆置换、免疫吸附、干细胞移植等，抗 CD20 单克隆抗体。

4．妊娠生育

妊娠生育曾被认为是 SLE 的禁忌证，SLE 患者在无重要脏器受损、病情稳定 1 年以上，仅用小剂量糖皮质激素（每日 7.5 ～ 10mg）或不用糖皮质激素，且停用免疫抑制剂 6 个月以上的情况下可允许妊娠。SLE 患者妊娠期间发生流产、早产、胎儿发育迟缓、先兆子痫的危险性较正常妇女明显升高。有抗 SSA 抗体的母亲所育新生儿可能发生新生儿狼疮或心脏传导阻滞。妊娠期间和分娩后 SLE 病情也易复发，故 SLE 患者妊娠后应到风湿科和妇产科随诊和监护。妊娠头 3 个月病情明显活动，建议终止妊娠。妊娠 3 个月以后出现病情活动，可酌情短期加大激素用量。地塞米松（倍他米松）可通过胎盘屏障，不宜使用；而泼尼松通过胎盘时可被灭活，短期使用对胎儿影响不大。妊娠前 3 个月和妊娠全期都禁用 CTX、MTX 等免疫抑制剂，以免影响胎儿正常发育而导致畸胎。

三、皮肌炎（DM）和多发性肌炎（PM）

（一）分类标准

（1）对称性近端肌无力，伴或不伴吞咽困难和呼吸肌无力。

（2）血清肌酶升高，特别是 CK 升高。

（3）肌电图异常。

（4）肌活检异常。

（5）特征性的皮肤损害。

具备上述（1）、（2）、（3）、（4）者可确诊 PM，具备上述（1）～（4）项中的三项可能为 PM，只具备两项为疑诊 PM。具备第（5）条，再加（3）或（4）可确诊为 DM。第（5）条，加上两项可能为 DM。第（5）条，加上一项为可疑 DM。

（二）病情评估

定期对病情进行全面评估，有助于判定药物疗效、监测副作用及调整治疗方案。病情评估主要包括以下几个方面：

1．监测肌力

肌无力程度的判定：

0 级：完全瘫痪

1 级：肌肉能轻微收缩不能产生动作

2 级：肌肉能平面移动，但不能抬起

3 级：肌肉能抬离床面（抗地心吸引力）

4 级：能抗阻力

5 级：正常肌力

一般情况下，肌力与病情轻重程度成正比。但是，对于延误治疗或治疗不当的慢性肌炎患者，由于肌萎缩和肌纤维化，肌力与病情不一致。在治疗过程中，疾病好转之后又出现肌力下降，除要考虑疾病复发外，还应排除类固醇肌病可能。DM 患者的肌力与皮疹不一定平行。

2．监测肌酶

包括肌酸磷酸激酶（CK）、醛缩酶（ALD）、天冬氨酸氨基转移酶（AST）和乳酸脱氢酶（LDH）的监测。其中 CK 水平与疾病严重程度关系最为密切。但是 CK 水平与肌力可以不平行，肌力的改变往往要滞后一个月左右；在肌病较重的患者由于血清中有 CI：抑制物，CK 水平反而较低或正常；或患者肌力已恢复正常，但 CK 水平仍较高，可能与细胞膜"渗漏"有关。

3．了解其他脏器受累情况必要时做 X 线胸片、胸部 CT、肺功能、钡餐造影、心电图等。

（三）治疗原则

1．一般治疗

急性期宜卧床休息，并适当进行肢体被动运动，以防肌肉萎缩。症状控制后适当锻炼，加强肌力的恢复。同时给予高热量、高蛋白饮食。

2．药物治疗

（1）糖皮质激素 是本病的首选药物，剂量为泼尼松 1.5 ～ 2mg/（kg·d）。大多数患者于治疗 6 ～ 12 周后肌酶下降，逐渐接近正常。待 CK 值恢复正常，肌力明显改善，肌痛和皮疹减少或消失后激素开始缓慢减量（1 年左右），减至维持量 5 ～ 10mg/d 后继续用药 2 年以上。在减量过程中如病情反复或激素减量困难时应及时加用免疫抑制剂。对病情发展迅速或有呼吸肌无力、呼吸困难或吞咽困难者，可用甲泼尼龙 500 ～ 1000mg 静脉冲击治疗，连用 3 ～ 5d，后改为 60mg/d，再根据症状及肌酶水平逐渐减量。

(2)免疫抑制剂 对病情反复及重症患者应及时加用免疫抑制剂。激素与免疫抑制剂联合应用可提高疗效、减少激素用量，及时避免不良反应。①甲氨蝶呤(MTX)：常用剂量为 10 ~ 15mg/w，若无不良反应，可根据病情加量至 30mg/w，待病情稳定后减量维持。②硫唑嘌呤(AZA)：常用剂量为 2 ~ 3mg/(kg·d)，初始剂量可以从 50mg/d 开始，逐渐增加至 150mg/d，待病情控制后逐渐减量，维持量为 50mg/d。不良反应主要有骨髓抑制、血细胞减少、肝酶增高、脱发等。③环磷酰胺(CTX)：对 MTX 不能耐受或疗效不佳者可用 CTX 50 ~ 100mg/d 口服，重症者可 0.8 ~ 1.0g 静脉冲击治疗。主要不良反应有骨髓抑制、血细胞减少、出血性膀胱炎、卵巢毒性、诱发恶性肿瘤等。

(3)其他药物 ①抗疟药如羟氯喹(200 ~ 400mg/d)和磷酸氯喹(250 ~ 500mg/d)对皮肤病变有一定疗效。②大剂量丙种球蛋白静脉滴注〔200 ~ 400mg/(kg·d)，连续 5d〕③沙利度胺(50 ~ 150mg/d)对难治性皮疹有一定疗效。④皮肤可涂遮光剂如对氨基苯甲酸、双氧化钛、二甲基辛酯和二苯甲酮等。

3．其他 血浆置换，抗 CD20 单克隆抗体等。有报道 35 例难治性皮肌炎，通过血浆置换疗法，32 例肌无力得以改善。

四、干燥综合征(SS)

(一)诊断标准

(1)口腔症状(3 项中有 1 项或 1 项以上)：①每日感口干持续个月以上；②成人后腮腺反复或持续肿大；③吞咽干性食物时需水帮助。

(2)眼部症状(3 项中有 1 项或 1 项以上)：①每日感到不能忍受的眼干持续 3 个月以上；②反复感到砂子进眼或砂磨感；③每日需用人工泪液 3 次或以上。

(3)组织学检查：小唇腺淋巴细胞灶≥1。

(4)唾液腺受损(下述检查任一项或以上阳性)：①唾液腺率(＋)(≤1.5ml/15min)；②腮腺造影(＋)；③唾液腺同位素检查(＋)。

(5)自身抗体：抗 SSA 和(或)抗 SSB(＋)(双扩散法)。

1．原发性干燥综合征

无任何潜在疾病的情况下，有下述 2 条则可诊断：

(1)具有上述条目中 4 条或 4 条以上者，但必须包括(4)和(5)其中之一。

(2)(3)、(4)、(5)、(6)4 条中任 3 条阳性。

2．继发性干燥综合征

患者有潜在的疾病(如任一结缔组织病)，符合上述(1)和(2)中任 1 条，同时符合(3)、(4)、(5)中任 2 条。

3．诊断原发性干燥综合征及继发性干燥综合征者必须除外颈头面部放疗史、丙型肝炎病毒感染、艾滋病(AIDS)、淋巴瘤、结节病、移植物抗宿主病(GVHD)及抗乙酰胆碱药的应用(如阿托品、莨菪碱、溴丙胺太林、颠茄等)等情况。

(二)治疗原则

1．对症治疗

(1)口干 症状减轻较为困难，应停止吸烟、饮酒及避免可引起口干的药物如阿托品等。保持口腔清洁，勤漱口，减少龋齿和口腔继发感染的可能。可服用副交感乙酰胆碱刺激剂，如匹罗卡品片等，以刺激唾液腺中尚未破坏的腺体分泌，改善口干症状，但有出汗、尿频等不良反应。也可咀嚼口香糖或话梅等刺激唾液腺分泌，缓解口干。

（2）眼干　可予人工泪液滴眼，以减轻眼干症状，并预防角膜损伤。

2．全身治疗

有系统损害者可根据受损器官及严重程度进行相应治疗。对合并有神经系统损害、肾脏损害、间质性肺炎、肝损、血细胞减少尤其是血小板减少以及肌炎等则要给予糖皮质激素，剂量与其他结缔组织病治疗用法相同。对于病情进展迅速者可合用免疫抑制剂如羟氯喹、环磷酰胺、硫唑嘌呤等。

五、混合性结缔组织病（MCTD）

混合性结缔组织病（MCTD）是一组具有系统性红斑狼疮（SLE）、系统性硬化（SSC）、皮肌炎（PM）、类风湿关节炎（RA）等疾病的某些症状，血清中有高滴度的抗 U1 - RNP 抗体的病人的临床特征，预后相对良好。现在认为，MCTD 是结缔组织病的中间状态或亚型，重视该病并认真随访将有助于患者的治疗和预后的评价。

（一）分类标准

国内外尚无统一的诊断标准，大多采用 1986 年美国 Sharp 诊断标准：

1．主要标准

（1）严重肌炎。

（2）肺部受累：CO 弥散功能 < 正常的 70% 和（或）肺动脉高压；肺活检示增殖性血管病变。

（3）雷诺现象或食管蠕动功能降低。

（4）手指肿胀或手指硬化。

（5）抗 ENA 抗体阳性（> 1 ： 10000，血凝法）和抗 U1 - RNP 阳性，而抗 Sm 抗体阴性。

2．次要标准

（1）脱发。

（2）白细胞减少，< 4.0×10^9/L。

（3）贫血，血红蛋白女性 < 100g/L，男性 < 120g/L。

（4）胸膜炎。

（5）心包炎。

（6）关节炎。

（7）三叉神经病变。

（8）颊部红斑。

（9）血小板减少，< 100×10^9/L。

（10）轻度肌炎。

（11）手肿胀。

3．判断标准

（1）确诊：4 个主要标准加血清学抗 U1 - RNP 抗体（ + ），滴度 > 1 ： 4000（血凝法），抗 Sm 抗体（ - ）。

(2)可能诊断:3个主要标准或1,2,3中任何2条及2条次要标准,伴抗 U1 - RNP 抗体(+),滴度 > 1: 1000(血凝法)。

(3)可疑诊断:3个主要标准但抗 U1 - RNP 抗体(-);或2个主要标准;或1个主要标准和3个次要标准,伴抗 U1 - RNP 抗体滴度 ≥ 1: 100 。

(二)治疗原则

以 SLE/PM/DM/RA 和 SSc 的治疗原则为基础。

1.雷诺现象

注意保暖,避免外伤。应用阿司匹林等抗血小板聚集药物,以及扩血管药物如钙通道拮抗剂如硝苯地平和血管紧张素转化酶抑制剂如卡托普利。局部可试用前列环素软膏外用改善症状。如出现指端溃疡或坏死,可使用静脉扩血管药物(如前列环素)。

2.关节炎

轻者可应用 NSAIDs,重者加用甲氨蝶呤或抗疟药。

3.肌炎

以肌炎为主要表现者,可用糖皮质激素和免疫抑制剂治疗。轻症和慢性病程应用(泼尼松 0.5mg/d),急性起病和重症患者应用大剂量激素(泼尼松 1mg/d),同时加用甲氨蝶呤。

4.肺动脉高压

肺动脉高压是 MCTD 患者致死的主要原因之一,应早期、积极治疗,给予大剂量糖皮质激素和免疫抑制剂治疗。免疫抑制剂首选环磷酰胺,也可根据病情选用甲氨蝶呤或硫唑嘌呤口服。同时给予阿司匹林、低分子肝素等抗凝治疗,钙离子拮抗剂、血管紧张素转化酶抑制剂及前列腺素均有一定疗效。

5.其他

血浆置换、大剂量丙种球蛋白和干细胞移植及生物制剂等。

六、系统性硬化(SSc)

系统性硬化是一种原因不明的临床上以局限性或弥漫性皮肤炎性、变性、增厚和纤维化进而萎缩和硬化为特征的结缔组织病。除皮肤受累外,它也可以影响内脏(心、肺、肾脏和消化道等器官)。

(一)分类标准

1.主要诊断条件

指端到掌指关节或(拇指)关节近端皮肤对称性增厚、绷紧。类似病变也可累及整个肢体、面部、颈部及躯干。

2.次要诊断条件

(1)指端硬化 以上皮肤改变仅出现在手指。

(2)指尖凹陷性疤痕,或指垫消失 由于缺血导致指尖凹陷性疤,或指垫消失。

(3)双肺基底部纤维化 在立位胸片上,可见条状或结节灶致密影,以双肺底为著,也可呈弥漫斑点或蜂窝状肺。要除外原发性肺病所致。凡具有主要诊断条件或两个以上次要诊断条件者,可诊断为系统性硬化。此外雷诺现象、多发性关节炎或关节痛、食道蠕动异常、皮肤活检示胶原纤维肿胀和纤维化、血清有 ANA(阳性)、抗 Scl - 70 抗体(阳性)和抗着丝点抗体(阳性)均有助于诊断。

（二）治疗原则

1．一般治疗

对病人进行健康教育、心理辅导以及物理治疗，注意保暖。

2．药物治疗

（1）抑制胶原合成　青霉胺、秋水仙碱等，连续用3个月至数年。

（2）扩张血管，降低血液黏滞度，改善微循环：钙通道阻滞剂、潘生丁、低分子肝素、阿司匹林、低分子右旋糖酐等。

（3）糖皮质激素及免疫抑制剂　糖皮质激素对水肿期的皮肤损害有效，患者合并肌炎或间质性肺病的炎症期，可给泼尼松30～40mg/d，连用数周减至10～15mg/d维持。早期（2年内）的弥漫性SSc患者，可使用MTX治疗，剂量7.5～15mg，每周1次，口服或静脉注射，疗程1年。

七、系统性血管炎

系统性血管炎是一大类不明原因的，以血管炎性破坏为基本病变并引起相应的组织器官缺血、炎症和坏死的结缔组织病。

根据1993年Chapel Hill会议，将系统性血管炎分为累及大血管的血管炎（巨细胞动脉炎和大动脉炎）、累及中等血管的血管炎（结节性多动脉炎和川崎病）、累及小血管的血管炎（包括韦格纳肉芽肿、变应性肉芽肿性血管炎、显微镜下多血管炎、过敏性紫癜、原发性冷球蛋白血症性血管炎和皮肤白细胞碎裂性血管炎），这是目前国际上最受公认和通用的系统性血管炎的分类方法。其中，韦格纳肉芽肿、Churg - Strauss综合征和显微镜下多血管炎均主要累及小血管，有相似的临床特点（具有肺、肾小球损害）和实验室检查抗中性粒细胞胞浆抗体（ANCA）阳性，因此又将这三种小血管炎合称为ANCA相关的小血管炎。

（一）巨细胞动脉炎分类标准

（1）发病年龄≥50岁　在50岁以后出现症状和体征。

（2）新发头痛　新近发作的头痛，或新起的，与过去类型不同的局限性头痛。

（3）颞动脉异常　颞动脉触痛，搏动减弱，并与颈动脉硬化无关。

（4）血沉增高　血沉≥50mm/h（魏氏法）。

（5）动脉活检异常　活检病理显示动脉炎症，以单核细胞浸润为主，或肉芽肿性炎症，常含有多核巨细胞。

以上5项中，符合3项或3项以上者，可诊断为巨细胞动脉炎。

（二）大动脉炎分类标准

（1）发病年龄≤40岁　出现症状或体征时年龄在40岁以下。

（2）肢体间歇性跛行　活动时一个或更多肢体出现乏力，不适或症状加重，尤以上肢明显。

（3）臂动脉搏动减弱　一侧或双侧肱动脉搏动减弱。

（4）脉压差≥10mmHg　双侧上肢收缩压差＞10mmHg。

（5）锁骨下动脉或主动脉区杂音　一侧或双侧锁骨下动脉或腹主动脉闻及杂音。

（6）动脉造影异常　主动脉一级分支或上下肢近端的大动脉狭窄或闭塞，病变常为局灶或节段性，且不是由动脉硬化，纤维肌发育不良或类似原因引起。上述6项中，符合3项或

3 项以上者，可诊断为大动脉炎。

（三）结节性动脉炎分类标准

（1）体重下降≥ 4kg 自发病起，体重下降≥ 4kg，并除外饮食和其他因素。

（2）网状青斑 四肢和躯干的网状青斑。

（3）睾丸疼痛和（或）压痛 睾丸疼痛或压痛，并除外感染、创伤或其他原因。

（4）肌肉疼痛，无力或下肢触痛 弥漫性肌痛（除外肩胛和骨盆带肌），或肌无力以及下肢肌肉压痛。

（5）单神经病变或多神经病变。

（6）舒张压≥ 90mmHg。

（7）血肌酐＞ 40mg/dl 或尿素氮＞ 1.5mg/dl，除外脱水或少尿如梗阻等因素。

（8）乙型病毒性肝炎标记阳性 血清 HbsAg 或 HbsAb 阳性。

（9）血管造影异常 动脉造影显示内脏动脉的动脉瘤形成或动脉血管阻塞，除外动脉粥样硬化或纤维肌性发育不良或其他非炎症因素。

（10）中小动脉活检可见粒细胞浸润 血管壁组织学检查见粒细胞或（和）单核细胞浸润。

上述 10 项中，符合 3 项或 3 项以上者，可诊断为结节性多动脉炎。

（1）鼻或口腔炎症 逐渐加重的痛性或无痛性口腔溃疡，脓性或血性鼻腔分泌物。

（2）异常的胸部 X 线片 胸片显示有结节，固定位置的肺浸润或空洞的存在。

（3）尿沉渣异常 镜下血尿或尿沉渣中有红细胞管型。

（4）病理有肉芽肿性炎性改变 动脉壁内，血管周围或血管外有肉芽肿炎性改变。

具备上述两项或两项以上者，可诊断韦格纳肉芽肿。

（五）Churg - Strauss 综合征（变应性肉芽肿性血管炎）分类标准

（1）哮喘 有哮喘史或呼气时广泛的肺部高调啰音。

（2）血嗜酸粒细胞增多 外周血白细胞计数中，嗜酸粒细胞占 10% 以上。

（3）单发性或多发性神经炎。

（4）非固定性肺内浸润 由系统性血管炎所致的 X 线胸片上迁移性或一过性肺浸润。

（5）鼻窦炎 急性或慢性鼻窦疼痛或压痛史，或放射学显示鼻窦炎。

（6）病理显示血管外有嗜酸粒细胞积聚。

（六）白塞病分类标准

（1）反复口腔溃疡 1 年内反复发作 3 次以上，由医生观察到或患者诉说有阿弗他溃疡。

（2）反复外阴溃疡 由医生观察到或患者诉说有外阴部阿弗他溃疡或疤痕。

（3）眼病变 前或后色素膜炎、裂隙灯检查时玻璃体内有细胞出现或由眼科医生观察到视网膜血管炎。

（4）皮肤病变 医生观察到或患者诉说的结节性红斑、假性毛囊炎或丘疹性脓疱；或未服糖皮质激素的非青春期患者患者出现痤疮样结节。

（5）皮肤针刺试验阳性 试验后 48 ~ 72h 由医生判断。

第 1 项＋ 其他 4 项中两项以上者，可诊断白塞病。

（七）系统性血管炎的治疗原则

系统性血管炎的治疗原则是早期诊断，早期治疗，防止不可逆的器官损害。即使分型困难的患者，只要确诊为系统性血管炎就应及早治疗，以免延误病情。特别是 ANCA 相关小血管炎多累及肺、肾，且病情进展迅速，甚至危及生命。目前对 ANCA 相关小血管炎的治疗尚无十分严格的标准化治疗方案，药物治疗主要分为诱导缓解，维持缓解以及复发的治疗。

1．诱导缓解

足量糖皮质激素联合环磷酰胺已成为治疗 ANCA 相关小血管炎，特别是伴有肾脏损害的首选方法。足量激素 + 环磷酰胺冲击治疗 ANCA 相关小血管炎，显著地改善了其自然病程，大大提高了患者的生存率。甲氨蝶呤则主要是用于轻型病人和环磷酰胺治疗到病情减轻或缓解阶段的维持药物。霉酚酸酯、来氟米特等有待于临床证实。

2．维持治疗

采用小剂量激素联合静脉环磷酰胺(每 2 ～ 3 个月 1 次)疗法，维持 1.5 ～ 2 年。同时注意激素和环磷酰胺长期使用所带来的不良反应。

八、成人斯蒂尔病(AOSD)

(一)分类标准：推荐应用较多的为美国的 Cush 标准和日本标准

1．美国 Cush 标准

(1)必备条件 发热 ≥ 39 ℃ ；关节痛或关节炎 ；类风湿因子 < 1：80 ；抗核抗体 < 1：100 。

(2)另具备下列任何两项 血白细胞 ≥ 15 × 10^9/L ；皮疹 ；胸膜炎或心包炎 ；肝大或脾大或淋巴结肿大。

2．日本标准

(1)主要条件 发热 ≥ 39 ℃ 并持续一周以上 ；关节痛持续两周以上 ；典型皮疹 ；血白细胞 ≥ 15 × 109 /L ，包括中性粒细胞 ≥ 0 畅 80 。

(2)次要条件 咽痛 ；淋巴结和(或)脾肿大 ；肝功能异常 ；类风湿因子和抗核抗体阴性。此标准需排除：感染性疾病、恶性肿瘤和其他风湿病。符合 5 项或更多条件(至少含两项主要条件)，可做出诊断。

(三)治疗原则

1．一般治疗

急性期患者应卧床休息，同时注意补充水分，并给予易消化并富有蛋白质、糖和维生素的饮食。

2．药物治疗

(1)非甾体抗炎药(NSAIDs) 急性发热炎症期可首先使用足量 NSAIDs 。并遵循个体化原则 ；不宜两种 NSAIDs 联合使用 ；一种 NSAIDs 足量使用 1 ～ 2 周无效可更换另一种。待病情缓解后减量。

(2)糖皮质激素 以下情况需使用糖皮质激素 ：① NSAIDs 疗效不好或出现毒副作用(如肝功能损害)或减量后病情复发 ；②重要脏器受累时 ，如心脏压塞、心肌炎、严重肺炎、血管内凝血及其他脏器严重损害。通常激素剂量为泼尼松 0.5 ～ 1mg/(kg·d)，少数病情危重者需用甲泼尼龙(500 ～ 1000mg/次，连用 3 ～ 5d)冲击疗法。必要时 1 ～ 3 周后可重复，间隔期和冲击后继续口服激素治疗。

(3)改善病情抗风湿药物(DMARDs) 当出现以下情况时应尽早加用 DMARDs ，用激素后仍不能控制发热或激素减量即复发者 ；或关节炎表现明显者。首选甲氨蝶呤(7 畅 5 ～

15mg/周)。病情较轻者也可有羟氯喹。对较顽固病例可考虑使用硫唑嘌呤、环磷酰胺及环孢素 A 。

(4)植物制剂 如雷公藤多甙、青藤碱、白芍总甙。在本病慢性期,以关节炎为主要表现时亦可使用。

(5)生物制剂 抗 TNF - α 拮抗剂和抗 IL - 1 的制剂对部分难治性成人斯蒂尔病有一定效果,尤其对系统性炎症表现的患者而言。但确凿的结论还有待进一步研究。

九、强直性脊柱炎(ankylosing spondylitis ,AS)

强直性脊柱炎是一种慢性进行性炎症性疾病,主要侵犯中轴关节,以骶髂关节、脊柱骨突、脊柱旁软组织及外周关节受累为主要表现,并可伴发关节外表现。

(一)分类标准

1 . 纽约标准(1966 年)

(1)腰椎在前屈,侧屈和后伸的 3 个方向运动均受限;

(2)腰背痛史或现有症状;

(3)胸廓扩展范围 < 2.5cm 。

诊断肯定的 AS 要求有 :X 线片证实的 III ~ IV 级双侧骶髂关节炎,并附加上述临床表现中的至少 1 条;或者 X 线证实的 III ~ IV 级单侧骶髂关节炎或 II 级双侧骶髂关节炎,并分别附加上述临床表现的 1 条或 2 条。

2 . 修订的纽约标准(1984 年)

(1)下腰背痛的病程至少持续 3 个月,疼痛随活动改善,但休息不减轻;

(2)腰椎在前后和侧屈方向活动受限;

(3)胸廓扩展范围小于同年龄和性别的正常值;

(4)双侧骶髂关节炎 II ~ IV 级,和单侧骶髂关节炎 III ~ IV 级。

如果患者具备(4)并分别附加(1)~ (3)条中的任何一条可确诊 AS 。

3 . 欧洲脊柱关节病研究组标准

炎性脊柱痛或非对称性,以下肢关节为主的滑膜炎,并附加以下项目中的任何一项,即 :① 阳性家族史 ;②银屑病 ;③炎性肠病 ;④关节炎前 1 个月内的尿道炎、宫颈炎或急性腹泻 ;⑤ 双侧臀部交替疼痛 ;⑥肌腱末端病 ;⑦骶髂关节炎。

(二)治疗原则

目前 AS 尚无根治方法,但是早期诊断及合理治疗,可控制症状并有可能改善预后。

1 . 一般治疗

强直性脊柱炎的治疗目的是缓解疼痛和僵硬感,定期治疗性体育锻炼对减少或防止畸形和残废是最重要的治疗方法。游泳是最好的运动方式 。

2 . 药物治疗

(1)非甾体抗炎药(NSAIDs) 无论急性发病还是慢性病程中,都可使用 NSAIDs 来改善脊柱和外周关节症状,NSAIDs 可减缓疼痛(后背痛、骶髂关节痛和外周关节炎引发的疼痛,以及附着点炎)和僵硬感,但对骨性强直的进展无效 。

(2)糖皮质激素 口服激素在 AS 的长期治疗中价值不大,长期使用弊大于利,且不能阻止 AS 病程进展。但在顽固性肌腱端病和持续性滑膜炎中治疗反应较好,可短期或局部使用。

（3）改善病情抗风湿药物（DMARDs）柳氮磺胺吡啶（SASP）可改善 AS 的外周关节疼痛、肿胀和发僵，并可降低血沉和 C - 反应蛋白等实验室活动指标，主要用于改善 AS 患者的外周关节炎。通常推荐剂量为每日 2 畅 0g，分 2 ～ 3 次口服。活动性 AS 患者经 SASP 和 NSAIDs 治疗无效时，可采用甲氨蝶呤（MTX）和来氟米特等治疗。SASP、MTX 和来氟米特等对 AS 中轴关节的病情进展和影像学改变无改善证据。

3．生物制剂

近年来国内外已将抗肿瘤坏死因子 - α 用于治疗活动性或对抗炎药无效的 AS，有 TNF - α 单克隆抗体（英夫利西单抗和阿达木单抗）和 TNF - α 受体融合蛋白（依那西普）。临床使用发现，抗 TNF - α 拮抗剂可明显改善患者晨僵、脊背痛及肌腱端炎，扩胸度增加，血沉降低和 C 反应蛋白下降。早期使用可使患者的脊柱和骶髂关节炎症、水肿消退。

（李晓雯）

第二节　生物制剂在风湿性疾病中的应用

一、生物制剂的种类及特性

（一）抗炎性细胞因子的生物制剂

1．TNF - α 抑制剂的种类

目前有 3 种 TNF - α 抑制剂：① 重组 Ⅱ 型 TNF 受体 - 抗体融合蛋白（etanercept，依那西普，商品名：enbrel 或益赛普），是由 Ⅱ 型 TNF 受体与 IgG1 的 Fc 部分组成的完全人源化二聚体。使用方法为每次 25mg，皮下注射，1 周 2 次。经皮下注射后缓慢吸收，平均半衰期为 4 畅 8d。该药与血浆中可溶性 TNF - α 以及细胞膜表面的 TNF - α 高亲和结合并中和其作用，使 TNF - α 的生物活性丧失，它还可以和 TNF - β 结合，后者与 TNF - α 有相似的生物活性，在机体的免疫功能尤其是淋巴器官的形成和炎症过程中发挥作用，但依那西普结合 TNF - β 并产生抑制作用与临床疗效的关系还不清楚。② 英夫利昔单抗（infliximab，商品名：remicade 或类克）是人嵌合的抗 TNF - α 的特异性 IgG1 单克隆抗体。英夫利昔的半衰期为 9 畅 5d，使用方法为每次 3 ～ 5mg/kg，2h 内静脉缓慢滴注，第 0，2 和 6 周，以后每 4 ～ 8 周 1 次维持。英夫利昔也与可溶性和细胞膜表面的 TNF - α 高亲和结合，从而使 TNF - α 丧失生物活性，但它不与 TNF - β 结合。当英夫利昔与细胞膜表面特异性抗原结合，通过激活经典的补体激活途径和抗体依赖细胞介导的细胞毒作用（ADCC 作用）导致细胞溶解。③ 阿达木单抗（ada - lumimab，商品名：humira），全人源化的 TNF - α 的特异性 IgG1 单克隆抗体。阿达木单抗的半衰期为 14d。使用方法为每次 40mg，皮下注射，每 2 周 1 次。体内和体外实验观察到，阿达木单抗与可溶性的 TNF 结合进而抑制 TNF 与细胞表面的 TNF 受体结合以达到其抗 TNF 作用。尽管还不知道其能否与膜型 TNF 结合，但是它具有固定补体或激发效应细胞而导致细胞裂解的潜在作用。

2．抗 IL - 1 受体拮抗剂（anakinra，阿那白滞素）

到目前为止，anakinra 是唯一被批准用于治疗类风湿关节炎（RA）的直接抑制 IL - 1 活性的人重组抗 IL - 1 受体拮抗剂（IL - 1Ra）。Anakinra 能与可溶性及细胞表面的 IL - 1

受体结合，通过完全抑制 IL - 1 与受体的结合来阻断其生物活性。Anakinra 可抑制滑膜细胞和软骨细胞产生前列腺素，抑制活化的滑膜细胞和软骨细胞产生基质金属蛋白酶，具有软骨保护作用。分析 RA 患者的药物动力学观察到，Anakinra 的最大血浆浓度出现在皮下给药 1 ~ 2mg/kg 后的 3 ~ 7h。此外，Anakinra 的终末半衰期是 4 ~ 6h，每天给药直到第 24 周并未出现药物蓄积。

3．抗 IL - 6 受体单克隆抗体(tocilizumab，MRA)

MRA 是由日本 Chugai 制药公司利用重组 DNA 技术开发出来的完全人源化的抗 IL - 6 受体(anti - IL - 6R)的单克隆抗体。MRA 通过竞争性与可溶性和膜结合型 IL - 6R 结合，从而抑制 IL - 6 的功能。

(二)抗 B 细胞特异性生物制剂

1．抗 CD20 单克隆抗体 - 利妥昔单抗(rituximab，商品名：美罗华)

利妥昔单抗是人/鼠嵌合的抗 CD20 单克隆抗体，由抗人 CD20 的小鼠抗体的多变区和人 IgG1κ 链的恒定区组成。CD20 表达于前 B 细胞、未成熟 B 细胞和所有成熟 B 细胞，其确切的功能并不清楚，被磷酸化后作为钙离子通道。利妥昔单抗可通过补体介导的 B 细胞溶解、抗体依赖细胞毒作用和激活 Caspase - 3 蛋白酶诱导凋亡 3 种途径去除循环中表达 CD20 的 B 细胞。

2．抗 CD22 单抗 - 依帕珠单抗

依帕珠单抗是人源化的抗 CD22 单抗，同利妥昔单抗一样，依帕珠单抗可以去除 B 细胞。但不同的是，由于 CD22 仅表达在成熟 B 细胞表面，因此，抗 CD22 抗体仅能使 B 细胞下降 40% ~ 60%。此外，可能通过抑制 B 细胞受体(BCR)从而反向控制极度活跃的 B 细胞。

3．贝利单抗

贝利单抗是一种人源化单克隆抗体，能与 B 细胞刺激剂(BAFF)结合并抑制其生物学活性，BlyS 与其受体结合后促进淋巴细胞增殖、分化并增加免疫球蛋白的产生。目前该药正用于 SLE 患者的 Ⅱ / Ⅲ 期临床试验。

(三)抗 T 细胞特异性生物制剂(阿贝西普)

活化的 T 细胞在风湿性疾病的发病中起重要作用，T 细胞的活化需要两种信号，第一信号为抗原递呈细胞(APC)表达的 MHC 携带抗原与 T 细胞表面受体相结合；第二信号是 APC 表达的 CD86/CD80 与 T 细胞表达的 CD28 相结合，即辅助刺激信号。CTLA - 4 是与 CD28 具有同源性的免疫球蛋白超家族成员，和 CD28 竞争与 CD80/CD86 的结合，不同的是，CD28 是 T 细胞活化的正性信号，而 CTLA - 4 是抑制 T 细胞活化的信号，可以下调 T 细胞的增殖和细胞因子合成，抑制免疫应答。CTLA - 4Ig，是由人 CTLA - 4 胞外部分和人 IgG1Fc 段形成的融合蛋白，抑制炎症反应的进展。

二、生物制剂在风湿病中的应用

(一)生物制剂在类风湿关节炎的临床应用

类风湿关节炎(RA)的发病机制相当复杂，涉及一系列免疫反应：抗原进入关节腔后诱导巨噬细胞和树突状细胞等抗原呈递细胞释放细胞因子和趋化性细胞因子，并上调黏附分子在外周血免疫细胞和滑膜上皮细胞上的表达，招募炎症细胞向关节腔内聚集。抗原、主要组织相容性复合体(MHC) Ⅱ 分子和 T 细胞受体结合形成的三分子复合物(MHC - Ⅱ - Ag - TCR,)激活 T 细胞,加上黏附分子和协同刺激分子表达的上调,导致细胞因子进一步释放。这些促炎症细胞因子刺激滑膜纤维母细胞、巨噬细胞、破骨细胞增生,又反过来产生基质金属蛋白酶,最终导致软骨和骨的降解。在诸多 RA 炎症反应的细胞因子中,TNF - α 是最重要的前炎性细胞因子,参与 RA 的滑膜炎症和骨侵蚀。其主要致病作用为:①诱导内皮细胞表达黏附分子和血管内皮生长因子,促进白细胞与血管内皮黏附、渗透,导致局部炎症反应和血管翳生成;② 作用于肝细胞,产生 C 反应蛋白(CRP);③ 作用于破骨细胞、滑膜细胞和软骨细胞,诱导这些细胞产生金属

蛋白酶、胶原酶、基质溶解酶等,破坏软骨并引起骨侵蚀;④ 促使滑膜细胞、巨噬细胞、纤维母细胞和软骨细胞产生炎性细胞因子,加重组织损伤。因此,抑制 TNF - α 的作用对控制 RA 的病情和改善预后非常重要。

1．TNF - α 抑制剂治疗 RA 的临床疗效

(1)依那西普

依那西普是目前全球应用最广泛的 TNF - α 抑制剂之一。单用或与甲氨喋呤(MTX)联合治疗 RA 的有效性和安全性在全球许多中心的临床试验(包括 COMET 试验、TEMPO 试验和 ERA 试验等)中均已被肯定。随机、双盲、安慰剂对照临床试验显示,依那西普治疗 RA 可快速、显著缓解病情活动性,且疗效与剂量相关,每次 25mg 疗效显著优于每次 10mg;在治疗早期 RA 试验中,与 MTX 比较,依那西普起效快,RA 疾病活动性改善迅速,阻止关节骨侵蚀进展显著优于 MTX;比较依那西普和 MTX 联合与单药治疗疗效临床试验表明无论在降低疾病活动性和改善功能障碍,还是延缓放射学关节损害方面,联合治疗比任何一种药单用更有效。在依那西普的长期疗效(随访 2 年)的试验中也证实,长期治疗,依那西普组达 ACR20、骨侵蚀未增加以及健康问卷改善者均高于 MTX 治疗组。

(2)英夫利昔　英夫利昔是第一个在美国获批准上市治疗 RA 的抗 TNF - α 单克隆抗体,是目前 TNF 抑制剂使用病例数最多的药物。大量的前瞻性临床试验(ASPIRE 试验、AT-TRACT 试验、BEST 研究等)已表明,该药可有效控制 RA 病情,减缓关节侵蚀。双盲随机对照试验表明,接受英夫利昔 3mg/kg 或 10mg/kg 治疗,患者的病情改善显著优于单独使用 MTX 者,且合用 MTX 时 2 种药物表现协同作用。ASPIRE 试验是迄今为止研究早期 RA 最大的临床试验。125 个中心 1049 名 RA 患者参加,随机分成 3 组:单用甲氨喋呤组、3mg/kg 英夫利昔 + MTX 组和 6mg/kg 英夫利昔 + MTX 组,观察 1 年。结果证实,与 MTX 相比,英夫利昔 + MTX 组可迅速产生临床反应,效果也更好。根据意向治疗分析,从基线期至第 54 周,改善程度的中位数在英夫利昔治疗患者为 44%,而 MTX 单独治疗的患者只有 28%。3mg/kg 英夫利昔和 6mg/kg 英夫利昔治疗组间没有显著差异。在第 54 周,英夫利昔治疗患者分别约 2/3、1/2 和 1/3 达到 ACR20、ACR50 和 ACR70 反应,单用 MTX 治疗的患者反应率只有 54%、32% 和 21%。此外,有 1/7 接受英夫利昔治疗患者达到 ACR90 反应,而 MTX 单独治疗患者只有 7%。关节影像学检查也证实,英夫利昔 + MTX 可阻止关节破坏的进展,此疗效优于单独使用 MTX 治疗。MTX 组患者的关节破坏明显持续恶化,总 Sharp 评分平均改变了 3.7 分,而接受 3mg/kg 或 6mg/kg 英夫利昔治疗的患者的关节破坏几乎没有进展。

(3)阿达木单抗　阿达木单抗在 2002 年被批准上市治疗 RA,临床数据证实可显著减轻

RA 患者的症状和体征，抑制放射学进展，改善关节功能。西班牙 Navarro - Sarabia F 总结分析了 6 项阿达木单抗治疗 RA 的临床试验，共 2390 例 RA 患者参加。结果显示，阿达木单抗可显著改善 RA 的活动性和放射学进展。在挪威进行的一项为期 6 个月的多中心研究证实，阿达木单抗与 MTX 合用治疗 RA 较单用阿达木单抗更好。在联合治疗病情活动指数 DAS28、肿胀关节数、关节损伤指数、SF - 36、检查者总体评价均优于单药治疗组。另一项多中心、随机、双盲临床试验比较阿达木单抗合并 MTX，阿达木单抗单用或 MTX 单用治疗早期进展型 RA 的疗效，观察期为 2 年，共 799 例早期 RA 患者参加。阿达木单抗剂量为 40mg，皮下注射每 2 周 1 次，MTX 为每周 1 次，口服或注射。结果显示，联合治疗效果显著优于单药治疗。在 1 年时，达 ACR50 的患者在联合治疗组、MTX 单用组和阿达木单抗单用组分别为 62%、46% 和 41%。同样，在 1 年和 2 年时，达到 ACR20、ACR70 和 ACR90 的比例在联合用药组也显著高于单药组。另外，对减少患者影像学进展也优于单药治疗组，1 年和 2 年时 Sharp 评分在联合治疗组分别为 1.3 和 1.9，在 MTX 组分别为 5.7 和 10，在阿达木单抗组分别为 3.0 和 5.5。

2．抗 CD20 单克隆抗体治疗 RA

一项随机、双盲、对照 Ⅱ a 期试验比较 MTX、利妥昔单抗（1000mg d1，d15）、利妥昔单抗 + 环磷酰胺（CTX）（750mg d3，d17）、利妥昔单抗 + MTX 治疗 RA 患者。第 24 周各组达 ACR50 缓解率依次为 13%、33%、41%、43%，而且在治疗后第 48 周，利妥昔单抗 + MTX 组患者的 ACR 缓解情况仍然得以维持，说明无论是单药使用还是联合其他药物，利妥昔单抗在 RA 的治疗方面都有较好疗效。另一项 Ⅱ b 期随机、双盲、对照、多中心试验入选了 465 名 RA 患者，随机分为不同剂量利妥昔单抗（500mg 组和 1000mg 组）和激素交叉治疗共 9 组。结果表明利妥昔单抗 500mg 组和 1000mg 组同样有效，达 ACR20 的比例分别为 55% 和 54%，达 ACR50 的比例分别为 33%、34%，达 ACR70 的比例分别为 13%、20%，而糖皮质激素剂量和治疗效果之间无明显相关性。此外，Strand 等也证实利妥昔单抗 + MTX，以及利妥昔单抗 + CTX 临床疗效和关节功能恢复更佳。多中心临床研究还表明，利妥昔单抗对 TNF 抑制剂疗效不佳的 RA 患者也部分有效。

3．抗 T 细胞特异性生物制剂治疗 RA

美国 FDA 于 2005 年批准阿贝西普治疗 RA。阿贝西普最早的临床试验是用于传统治疗无效的 RA 患者，旨在确定人体的最佳剂量。结果发现静脉注射阿贝西普 0 畅 5mg/kg、2mg/kg 和 10mg/kg 的患者都有临床改善，且呈剂量依赖效应。此后的一项 Ⅱ 期临床试验比较阿贝西普与 MTX 联合应用及单用 MTX 治疗 RA 的疗效，治疗 6 个月后，10mg/kg 阿贝西普 + MTX 组可以很好地控制症状和体征，改善患者和医生对疾病的整体评价。最近报道的一项临床试验在 339 名经 MTX 治疗但病情仍处于活动的 RA 患者中进行的随机、双盲、安慰剂对照研究，分别使用安慰剂 + MTX，或 2mg/kg 阿贝西普 + MTX，或 10mg/kg 阿贝西普 + MTX。治疗 1 年时，阿贝西普 10mg/kg 组达到 ACR20、ACR50 和 ACR70 的患者分别为 62.6%、41.7% 和 20.9%，均显著高于安慰剂组，而 2mg/kg 阿贝西普组与安慰剂组没有差别。该研究结果表明，阿贝西普 + MTX 对单用 MTX 无效的 RA 患者具有一定的疗效，而且是安全的。另一项临床试验，将 322 名对 TNF - α 单抗治疗 3 个月无效的患者随机、双盲分为安慰剂和阿贝西普治疗组，患者还可服用另外一种 DMARD。治疗 6 个月后，阿贝西普治疗组达到 ACR20、ACR50 和 ACR70 缓解的明显优于安慰剂组，说明阿贝西普对 TNF - α

单抗治疗无效的患者仍然有效。

4．抗IL－1受体拮抗剂

到目前为止，只有1个抗IL－1受体拮抗剂（阿那白滞素）已经被FDA批准用于治疗RA，与TNF－α抑制剂比较，一些专家认为当RA患者对TNF抑制剂治疗失败后，应该立即使用阿那白滞素作为另外一种DMARDs。阿那白滞素可以单独或与MTX联合应用治疗活动性RA。在欧洲治疗RA，阿那白滞素被标明需要与MTX联合应用。阿那白滞素的推荐剂量是100mg/d，皮下注射，在治疗活动性RA患者2～16周内，RA患者症状、体征和实验室参数均显著改善。对于活动性RA患者，给予单一阿那白滞素（150mg/d）治疗24周后，有43%患者达到ACR20改善，安慰剂组只有27%患者达到ACR20改善。阿那白滞素同时也与MTX联合应用，一项研究将506例具有侵蚀病变的RA患者随机给予阿那白滞素（100mg/d）加上MTX或MTX单独治疗，24周后阿那白滞素与MTX联合治疗组对MTX单独治疗组达到ACR20、ACR50、ACR70改善分别38%、22%，17%对8%，6%、2%。

5．抗IL－6受体单克隆抗体

完全人源化的抗IL－6受体的单克隆抗体tocilizumab也用于治疗RA，目前药物试验发现，治疗RA有效剂量是4mg～10mg/kg，每4周给药1次，连续3个月。最近一项多中心、

双盲和安慰剂对照的药物验证试验表明，164例难治性RA患者随机接受tocilizumab（4mg或8mg/kg）或安慰剂治疗，每4周静脉给药1次，连续治疗3个月。结果分别有78%（8mg/kg）、57%（4mg/kg）和安慰剂组11%患者达到ACR20改善；分别有40%（8mg/kg）和1.9%安慰剂组患者达到ACR50改善（P＜0.001）。

（二）生物制剂在强直性脊柱炎的临床应用

目前临床用于治疗强直性脊柱炎（AS）的生物制剂主要是抗TNF－α抑制剂。

（1）英夫利昔　为研究其治疗AS的有效性，最早于2000年6月柏林进行了一项为期12周的开放性研究，入选者为平均病程5年的重症AS患者，英夫利昔使用剂量为5mg/kg，在第0、2、6周3次静脉输注。结果表明，10例患者中9例Bath强直性脊柱炎疾病活动指数（BASDAI）改善＞50%，在开始治疗4周后BASDAI平均改善＞70%，更重要的是SF－36生活质量特别是躯体健康部分在治疗4周后显著改善。此后比利时、加拿大、法国、西班牙先后进行了英夫利昔治疗AS或脊柱关节病（SpA）的开放性研究，所有患者治疗反应相似达到80%。为评估英夫利昔治疗AS的安全性和疗效，Braun等进行了双盲、安慰剂对照、多中心的应用英夫利昔治疗70例AS患者的临床试验。入选者均是只接受过非甾类抗炎药（NSAIDs）治疗的活动性AS患者，分别在0、2、6周给予英夫利昔（5mg/kg）或安慰剂治疗，并连续观察至第12周。结果分别有53%的英夫利昔治疗组和9%的安慰剂组BASDAI改善达到50%（P＜0.001），并且发现基线期C反应蛋白高的患者对治疗反应更好。此外，其他评估病情活动性指标如功能指数（BASFI）和生活质量等均有显著改善。比利时的类似研究发现，40例脊柱关节病（SPA）患者（具有更多外周关节炎）经过英夫利昔治疗后，与对照组比较，脊柱关节病患者外周关节和脊柱症状，包括严重的肌腱端炎经英夫利昔治疗后都得到了显著改善。此外，最近在随访研究中对急慢性脊柱病变的MRI影像学评估结果显示，英夫利昔对AS的脊柱炎进程有明显抑制作用。这提示英夫利昔对外周和中轴关节均有明显疗效。关于英夫利昔治疗AS最适剂量的研究资料尚少。最近柏林在一小样本的开放

性研究中使用英夫利昔治疗 6 例 SpA ,3 例患者给予英夫利昔 3mg/kg ,另外 3 例给予 5mg/kg ,在开始治疗后短期内 5 例患者症状显著改善 ,当治疗持续至第 12 周 ,大剂量组症状改善 > 50% ,小剂量组疗效不如大剂量组。接受长期(3 年)英夫利昔治疗 ,患者病情能够得到长期缓解 ,耐受性良好。

(2)依那西普 依那西普用于强直性脊柱炎的多项短期和长期临床研究均证实了其改善临床症状、减少脊柱炎症和增加腰椎活动度的临床效果 ,一项应用 MRI 的观察显示 ,AS 患者接受依那西普治疗 24 周后以 MRI 检测其脊柱炎症改变 ,治疗组脊柱炎症减少达 69% 。另一项 227 例 AS 患者参与的为期 96 周的多中心临床研究(随机临床试验 + 延续观察)显示 ,74% 的持续治疗两年的 AS 患者 96 周时达到 ASAS20 。有报道对英夫利昔和依那西普治疗无效的 AS 患者 ,可换用阿达木单抗治疗。

(三)生物制剂在银屑病关节炎的应用

在美国、欧洲和中国已经批准依那西普和英夫利昔治疗银屑病关节炎(PsA) ,阿达木单抗在欧洲被批准治疗 PsA 。多项对照试验的结果显示 ,依那西普、阿达木单抗和英夫利昔治疗 PsA 不仅关节症状显著改善 ,而且皮疹也有明显改善。可以单独或与其他 DMARDs 联合应用。

(四)生物制剂在 SLE 的临床应用

随着生物抑制剂在治疗 RA 、AS 和 PsA 等疾病所取得的巨大进展 ,研究和开发相应的生物制剂治疗其他结缔组织病特别是 SLE 也已经取得了初步成果。由于 SLE 的病理基础是多克隆的 B 细胞活化及增殖 ,产生高滴度的自身抗体 ,从而形成自身免疫复合物。基于该病理基础 ,目前应用于 SLE 治疗的生物抑制剂包括 :① 抗 CD20 的单克隆抗体利妥昔单抗 ;②抑制协同刺激信号即抑制 T 细胞依赖性的 B 细胞活性 ,如 CTLA4 - Ig ;③ 抗 B 淋巴细胞刺激因子(BlyS)的单克隆抗体 ,BlyS 拮抗剂。

(1)利妥昔单抗 利妥昔单抗治疗难治性 SLE 取得了成功。一项研究报道 24 名难治性 SLE 患者接受利妥昔单抗治疗 ,6 名患者联合利用利妥昔单抗(500mg 静滴 × 2 次)、CTX(750mg 静滴 × 2 次)以及强的松(每日 30mg 或 60mg ,应用 5d)分 2 周进行 ,另 18 名患者使用大剂量利妥昔单抗(1000mg 静滴 × 2 次)以及甲泼尼龙(250mg 静滴 × 2 次)和 CTX 治疗。平均随访 23 个月 ,患者 BILAG 评分显著下降 ,浆膜炎、关节炎和皮肤血管炎对治疗反应最好 ,蛋白尿也有改善。辅助检查中红细胞沉降率(ESR)、血红蛋白和补体 C3 水平明显改善 ,但抗 - dsDNA 抗体水平无下降。另一项由 11 名常规治疗无效的患者接受每周 1 次的利妥昔单抗治疗(剂量 375mg/m^2) ,共 4 周 ,在每次给药前给予甲泼尼龙 100mg 。共 8 名患者完成全部治疗 ,其中 6 名 B 细胞去除达 99% 以上 ,患者临床症状明显改善 ,2 名获得长期临床缓解持续 6 ~ 14 个月 ,且口服激素剂量也有所降低。4 名患者获得短期的缓解 ,持续 4 周至 6 个月 ,需重新接受免疫抑制剂治疗 ,但病情较试验前有全面好转。治疗期间 ,血清补体 C3 、C4 、抗 ds - DNA 抗体滴度以及免疫球蛋白水平均无明显改变。

(2)CTLA4 - Ig CTLA4 - Ig 主要在活化的 T 细胞表面表达 ,通过产生抑制信号来下调 T 细胞功能 ,从而达到抑制 T 细胞依赖性 B 细胞的活性。目前在狼疮鼠的研究中发现 ,CTLA4 - Ig 可以降低狼疮鼠蛋白尿的发生率及病死率。而另一研究发现单用 CTLA4 - Ig 不能明显改善狼疮鼠狼疮肾炎的进展 ,但与 CTX 联合治疗则可明显延长生存期。至于 CTLA4 - Ig 是否能够被批准治疗 SLE 则还依赖于大量的临床验证结果。

（3）贝利单抗 BlyS 拮抗剂属于 TNF 家族，其受体绝大部分表达在 B 细胞表面。在动物模型中发现过度表达 BlyS 导致狼疮样疾病，而敲除 BlyS 则可缓解疾病。贝利单抗是完全人源化的 BlySIgG 单克隆抗体，其 I 期临床发现 70 例 SLE 患者经过贝利单抗治疗后，临床疗效显著优于安慰剂组；其 II 期临床试验正在进行中。

（五）生物制剂在其他风湿性疾病的应用

生物制剂特别是 TNF 抑制剂不仅被用于治疗 RA、AS、PsA，还同时被试用于治疗其他结缔组织病。

1．干燥综合征（SS）

早期一项单中心、开放标签试验，用 TNF 抑制剂治疗 16 例活动性 SS，临床症状、实验室指标均有改善。但 2004 年发表的多中心、随机、双盲试验治疗 103 例 SS，结果认为 TNF 抑制剂疗效不明显。而有一项回顾性分析表明，利妥昔单抗对 PSS 患者口眼干燥症、严重的关节炎、严重的血细胞减少、周围神经病变以及相关的淋巴瘤均有较好的疗效。

2．成人 Still 病（AOSD）

一些小样本、开放性临床研究证实 TNF 抑制剂对于某些经激素和一种或多种免疫抑制剂治疗无效的难治性 AOSD 患者有效，大多数患者可达到部分缓解。对部分顽固性的多发性肌炎/皮肌炎、复发性多软骨炎等的临床观察也表明，抗 TNF - α 治疗联合激素以及免疫抑制剂有效。

3．系统性血管炎

少数病例的观察性研究提示，TNF 抑制剂可缓解部分顽固性大动脉炎的血管壁水肿，降低血沉和 C 反应蛋白等。英夫利昔联合其他免疫抑制剂治疗顽固性韦格纳肉芽肿患者，临床症状、c - ANCA 滴度和血管炎活性评分均显著改善。但依那西普对韦格纳肉芽肿无效。有 4 项前瞻性的研究共入选 40 例难治性 ANCA 相关血管炎患者，利妥昔单抗每 2 周 1000mg，共计 2 次，联合应用或不应用 CTX 治疗后，37 例完全缓解，仅 1 例无反应。因而认为利妥昔单抗可用于治疗难治性 ANCA 相关血管炎。

4．白塞病

TNF 抑制剂治疗白塞病的临床数据多源于英夫利昔的治疗，证实其对白塞病眼病、中枢神经系统受累、肠白塞和关节炎以及皮肤黏膜病变的患者均有效。在激素和免疫抑制剂正规治疗无效患者可推荐使用。

三、生物制剂的不良反应和处理建议临床使用病例数最多

时间最长的是 TNF - α 抑制剂，因此生物制剂的不良反应和处理以 TNF - α 抑制剂为例。

（一）TNF - α 抑制剂的不良反应

1．常见不良反应

为注射部位局部反应，包括轻至中度红斑、瘙痒、疼痛和肿胀等。益赛普最常见的是注射部位的不良反应，英夫利昔最常见的是静脉输液反应。大多为轻到中度、无需特殊处理。但应警惕有极个别病人可能需要停药处理

2．感染

荟萃分析提示抗 TNF - α 治疗可增加严重感染的危险性，危险度比值为 2.0。最常见

的感染是上呼吸道感染，严重感染有肾盂肾炎、支气管炎、化脓性关节炎、蜂窝组织炎、骨髓炎、腹部脓肿、结核和败血症等。感染率(泌尿道，上呼吸道，下呼吸道)约为0.9/患者年，其中部分是致命的，为0.05/患者年。

3．免疫源性

少数患者产生针对药物蛋白成分的抗体或中和性抗体，导致药物在使用一段时间后有效性降低。

4．自身抗体

部分患者治疗后产生自身抗体如抗核抗体和抗ds-DNA抗体。

5．恶性肿瘤

长期使用TNF抑制剂淋巴瘤的发生率高于对照组。一项依那西普治疗试验提示淋巴瘤发生率是正常人群预期值的两倍。2005年英夫利昔和阿达木单抗治疗RA临床试验的荟萃分析显示，其增加肿瘤危险性比值为3.3。

6．其他

罕见不良反应有血细胞减少、中枢神经系统脱髓鞘病变等。

利妥昔单抗的不良反应主要来自治疗血液系统肿瘤的患者，治疗RA的不良反应与治疗肿瘤性疾病类似。

(1)输液反应 一般发生在第一次用药开始输液后30～120min。轻度输液反应包括发热、寒战、面色发红或苍白、恶心、呕吐、心动过速、呼吸急促和胸背部疼痛。严重时可有低氧血症、严重心血管事件、血管神经性水肿、支气管痉挛、肺部浸润、急性呼吸窘迫综合征。

(2)肿瘤溶解综合征 一般见于淋巴瘤治疗的患者。

(3)严重皮疹 很少见，包括Stevens-Johnson综合征、苔藓样皮疹、大泡样皮疹、中毒性表皮坏死溶解等。

(二)结核的筛查和防治建议

1．筛查

在启动TNFα拮抗剂治疗前，为排除结核潜伏感染者，所有患者必须检查X线胸片，应仔细体检和详细询问结核既往史、家族史以及近期与结核病人接触史，可以进行结核菌素(PPD-C 5TU)皮肤试验。如怀疑活动性结核，应结合微生物学、影像学和病理学检查加以确诊和排除。

2．防治结核的建议

(1)活动性结核应经标准治疗后才能应用TNF-α拮抗剂。

(2)既往有结核病史且已经接受标准治疗者无需再进行预防治疗，但需临床密切随访和每隔3月查胸片。

(3)既往有未足量治疗结核史或结核疑似者，都应进行预防治疗。

(4)结核标准治疗方案和预防性治疗方案应遵循当地结核病专科医生的建议。

(5)如临床急需治疗关节炎，应在结核标准治疗或预防性治疗启动1～2个月后，并征得结核病专科医生的同意和建议，才可考虑应用TNF-α拮抗剂治疗。

(6)TNF-α拮抗剂使用过程中发生结核病，应立即停用TNF-α拮抗剂并启动抗结核标准治疗。

(7)TNF-α拮抗剂治疗中应加强对结核的监测，随访时须询问结核特征性症状，建议定期行痰涂片检查和 X 线胸片检查。由于英夫利昔有较长的消除半衰期，应在停用英夫利昔后的 6 个月内继续进行结核监测。

（三）慢性肝炎

对于乙型和丙型病毒性肝炎慢性感染患者，目前还没有 TNF - α 拮抗剂治疗关节炎的长期疗效和安全性数据。从已有的观察性研究来看，TNF - α 拮抗剂停药后辅以抗病毒治疗可以预防乙型病毒性肝炎复发，TNF - α 拮抗剂用于 HCV 阳性的 RA 患者时未见显著不良反应且 HCV RNA 负荷还较治疗前降低。但也注意到有些案例报道 TNF - α 拮抗剂用后出现病毒性肝炎复发。建议：

（1）TNF - α 拮抗剂禁忌用于急性病毒性肝炎患者。

（2）对于要接受 TNF - α 拮抗剂治疗的病人，必须检查 HbsAg、抗 HCV 抗体以及肝功能。对于 HBV 携带者，还应查 HbeAg 和外周血 HBV DNA 水平。对于 HCV 携带者，还应查外周血 HCV RNA 水平。

（3）如果基线肝功能异常，应进一步查清病因。对于慢性活动性 HBV 或 HCV 感染患者，应请肝脏病专科医生进行相应评估和治疗。

（4）如果基线肝功能正常且外周血 HBV 或 HCV 拷贝数增加，应就是否需要相关治疗征询肝脏病专科医生。

（5）如果基线肝功能正常且外周血 HBV 或 HCV 拷贝数未增加，可以在 TNF - α 拮抗剂治疗过程中密切监查肝功能。在停药后还应定期检查一段时间。

（四）机会性感染

TNF - α 拮抗剂可引发机会性感染，如李斯特菌病、球孢子菌病或组织胞浆菌病，但发生率极低，尚未证实高于 DMARDs 或糖皮质激素。建议发生机会性感染应暂时停用 TNF - α 拮抗剂，在抗感染治疗成功后再继续使用 TNF - α 拮抗剂。

（五）细菌感染

有报道在接受 TNF - α 拮抗剂治疗的患者中发生严重细菌性感染，估计其发生率为 0.05 ~ 0.06/（患者？年），而传统 DMARDs 为 0.03 ~ 0.09/（患者？年）。其他非严重性细菌感染的发生率，在 TNF - α 拮抗剂组仅略微升高。建议对于严重细菌感染，应立即停用 TNF - α 拮抗剂，在充分抗感染治疗后才可继续使用。

（六）恶性肿瘤

与健康人群相比，慢性炎性疾病患者（高度活动性 RA、AS）本身的淋巴瘤发病率是增加的。目前的资料显示使用 TNF - α 拮抗剂的 RA 患者发生淋巴瘤（尤其是非霍奇金淋巴瘤）的风险增加 2 ~ 5 倍，这可能是由于应用这些制剂的患者病情较重、病程较长，有较高的淋巴瘤发生危。对于 TNF - α 拮抗剂是否增加 AS 患者恶性肿瘤发生风险，目前尚存争议。没有可靠证据提示 TNF - α 拮抗剂增加其他恶性肿瘤的发生率或导致原有实体瘤复发。几个大型观察性研究数据库和病例对照研究未证实 TNF - α 拮抗剂治疗会增加实体瘤发生风险。建议 TNF - α 拮抗剂禁用于有淋巴瘤既往史患者。对于那些有肿瘤发生高风险患者，在治疗过程中，应密切监查恶性肿瘤的相关生物制剂的适应。

（七）TNF - α 拮抗剂治疗的禁忌证绝对排除：

（1）活动性感染。

（2）在最近 12 个月内感染性固有关节或假体关节关节炎。

（3）NYHA 分级为Ⅲ或Ⅳ级的充血性心衰。

（4）恶性肿瘤。除外皮肤基底细胞癌、已经治疗且至少有 10 年缓解期的肿瘤。

（5）既往脱髓鞘综合征病史或多发性硬化症病史。

高度警惕：

（1）妊娠或哺乳妇女。

（2）有依据或既往史证明曾经有结核病，或有依据证明结核潜伏感染。

（3）已经治愈的感染性假肢关节关节炎。

（4）有高感染风险者。

生物制剂的疗效是肯定的，但仍然有许多问题有待长期观察。如长期使用生物制剂治疗的安全性如何？患者是否可以停药？停药后复发率如何？不同生物制剂之间如何进行转换。免疫系统是复杂的网络系统，生物制剂是否因抑制某一环节而导致其他免疫反应的异常活化，从而削弱某些保护作用，增加其他免疫病发生的可能？上述问题都有待进一步探讨。

（刘娣）

第三节　免疫紊乱性疾病概论

一、免疫紊乱性疾病的定义和历史

（一）定义

免疫紊乱性疾病包括一大类临床特点各异，但具有共同病因和发病机制 - 针对自身抗原发动过度的免疫反应引起的疾病。据估计，至少约有 80 多种人类疾病中，自身免疫反应是明显的起始原因或主要原因。

（二）历史

免疫紊乱性疾病主要是指自身免疫性疾病，或也有人称之为胶原病、风湿病或结缔组织病中的发病机制涉及机体免疫功能紊乱的一类疾病。称谓的不同反映了不同时代人们看问题的角度不同和对问题认识的层次不同，也反映了人们对免疫学和免疫紊乱性疾病认识的不断深入。虽然免疫紊乱性疾病的发生已有几千年的历史，但作为一个独立的免疫性疾病来认识，它仅有近几十年的历史。"风湿病学家"一词由 Bernard Comroe 于 1940 年提出，而"风湿病学"一词最早见于 1949 年 Joseph L . Hollandar 所编写的一本书中。古代对风湿病的描述实际上是描述一组临床症状，正如我们现在所说的关节炎和荨麻疹一样，不是一个特定疾病的诊断。Sydenham 首先将痛风与一种"主要侵犯青壮年"的急性热性多关节炎区别开来，根据他的描述，后者大部分符合急性风湿热，也可能夹杂一部分类风湿关节炎。Antonj van Leeuwenhoe 于 1684 年描述了痛风石中尿酸盐结晶的显微镜下外观。1776 年 Carl W . Scheele 证明尿结石含有一种前所未知的有机酸，即现在所称的尿酸。Alfred B . Carrod 在痛风患者的皮下组织和关节软骨中查出尿酸，他推测痛风可能是肾脏排泄障碍或尿酸生成增加所致。1899 年 Max Fretidweiler 用尿酸钠微结晶皮下注射诱发实验性急性炎症。其他风湿性疾病如类风湿关节炎、强直性脊柱炎、红斑狼疮、硬皮病、皮肌炎都经历了一个类似的认识过程。这种对疾病认识的累积过程，就是风湿病学的发展史。

祖国医学对风湿病的认识，更是源远流长。远在马王堆汉墓出土的竹简中即有"疾畀"

等记载。枟黄帝内经枠中更有"风寒湿三气杂至，合而为痹也"的论述。嗣后汉、三国、隋、唐、宋、元、明、清历代医圣对风湿病均有著述。中医和西医在对风湿病的诊断治疗方面有很大的不同，但现在看来两者是殊途同归，都对风湿病的防治作出了巨大贡献，应取长补短共同提高。

　　1942 年美国病理学家克莱姆普尔(根据结缔组织中有类纤维化这一共同点将风湿热、类风湿关节炎、结节性多动脉炎、系统性红斑狼疮、硬皮病和皮肌炎统称为胶原病。1952 年 Willim E . Ehrich 建议用结缔组织病这一概念取代胶原病。1969 年大高裕一将骨和软骨疾病也包括进来，提出了广义的结缔组织病概念。因此广义的结缔组织病包含了胶原病，但比胶原病范围更广。引起自身免疫病的免疫损伤可以局限于一个器官或多个器官。如桥本甲状腺炎甲状腺自身免疫病是器官特异性自身免疫病的典型代表；而系统性红斑狼疮则是非器官特异性自身免疫病异性自身免疫病的典型代表；而系统性红斑狼疮则是非器官特异性自身免疫病的典型代表。以这两个病为自身免疫病病谱的两端，许多自身免疫病依次分布其间。在自身免疫病病谱中靠近系统性红斑狼疮这一端的疾病大都属于结缔组织病，显然并非所有自身免疫病都是结缔组织病，前者的范围更广，只有部分和后者交叉重叠。近代临床免疫学的新观点：对某些病种按共同的临床病理改变特征进行归类：例如把以血管炎症性坏死为主要病理特征的结节性多动脉炎、结节性红斑等 10 多个病种归为一类；根据以类风湿因子(19M 型)阴性为共同免疫特征进行归类：强直性脊柱炎、银屑病关节炎、瑞特综合征、克隆病等；风湿病的重叠：根据日本人的观点，把系统性自身免疫性风湿病的相互过渡或重叠，如干燥综合征、混合结缔组织病单独归为一类；边缘性风湿病：把原因不明的以免疫失调为致病机制而又不能归入美国风湿病学会分类法的少数几个疾病，如斯维特综合征、纤维化综合征及高嗜酸粒细胞症单独列为一类。

二、免疫紊乱性疾病的现状和展望

　　免疫紊乱性疾病学是一个古老而又年轻的医学分支，说它古老，是因为其历史源远流长，可上溯至公元一世纪；说它年轻，是因为近一二十年它才得到了长足的发展，充满了勃勃生机。现在它是最活跃的临学学科之一，表现在新概念、新术语不断涌现，新的病因和发病机制不断被阐明，新的检查手段和新的治疗方法不断被应用于临床。免疫紊乱性疾病在世界各国均属多发病，我国也不例外。在美国丧失劳动力的人中，风湿病患者占第二位；在我国虽无准确的统计资料，但从临床观察看，该类疾病确实是多发病、常见病，且其中有的病较某些国家更尤为多见，如与乙型肝炎病毒(HBV)相关的慢性关节病等疾病及白塞病等。近年来免疫紊乱性疾病学已发展成为临床免疫学的主体组成部分。临床免疫学以研究免疫紊乱性疾病为主要对象，系一门新兴的学科，目前尚未被人们完全重视，因而当听到免疫紊乱性疾病这一名词时，人们就习惯联想到以类风湿关节炎和系统性红斑狼疮为代表的一组疾病。

　　由此可见，免疫紊乱性疾病不仅是内科学的问题，而且还是一门与许多临床医学专业有关的边缘学科，从国内外的研究现状和发展来看，自身免疫已成为两者的研究中心。由于医学免疫学的发展和对自身免疫性疾病的研究，一大批新技术、新方法的发明及应用，使临床医师能够在更新的层次上认识疾病，阐明发病机制，尤其是酶标技术、免疫荧光技术及单克隆技术的应用被誉为生物技术上的一次革命，为自身免疫性疾病的深入研究奠定了决定性基础。人类基因组计划为确定免疫紊乱性疾病的遗传易感位点奠定了基础。典型代表。以这两个病为自身免疫病病谱的两端，许多自身免疫病依次分布其间。在自身免疫病病谱中靠近系统性红斑狼疮这一端的疾病大都属于结缔组织病，显然并非所有自身免疫病都是结缔组织病，前者范围更广，只有部分和后者交叉重叠。近代临床免疫学的新观点：对某些病种按共同的临床病理改变特征进行归类：例如把以血管炎症性坏死为主要病理特征的结节性多动脉炎、结节性红斑等10多个病种归为一类；根据以类风湿因子(19M型)阴性为共同免疫特征进行归类：强直性脊柱炎、银屑病关节炎、瑞特综合征、克隆病等；风湿病的重叠：根据日本人的观点，把系统性自身免疫性风湿病的相互过渡或重叠，如干燥综合征、混合结缔组织病单独归为一类；边缘性风湿病：把原因不明的以免疫失调为致病机制而又不能归入美国风湿病学会分类法的少数几个疾病，如斯维特综合征、纤维化综合征及高嗜酸粒细胞症单独列为一类。

(一)新的病因、发病机制不断被阐明

1.新的病因被阐明

1981年美国微生物学家Burgdorfer发现蜱的肠道中有螺旋体，这种蜱可使新西兰白兔出现皮肤红斑且血中出现抗螺旋体抗体。此后发现莱姆病患者的血液、脑脊液和皮疹标本中可检出螺旋体，血清中有抗螺旋体抗体，从而确定了螺旋体与莱姆病的因果关系。

2.关于发病机制的新认识

已知许多途径可引发自身免疫，自身免疫又通过很多效应器而致病。但对大多数自身免疫病而言，都有一个共同的关键步骤，即自身反应辅助性T细胞(CD4)的活化(mobiliza - tion of self reactive helper T cell)。引发自身免疫方式很多，常见有："隔绝"抗原(seques - tered antigen)，某些未被觉察的微小抗原及佐剂，与自身抗原相似的外源分子，以及基因缺失等。例如，晶状体贯穿伤造成交感性眼炎就是因"隔绝"抗原暴露引发自身免疫病；β溶血性链球菌具有肌球蛋白样抗原，可诱发心肌炎；胸腺选择性清除T细胞的基因机制可能有缺陷，以致宿主残留具有高度亲和力的自身反应性T细胞。实验动物可因基因缺失引起Fas途径细胞凋亡障碍，最终发生狼疮样疾病。以上仅列举众多因素中有限的几个例子说明自身免疫辅助性T细胞如何被激活。一旦T细胞激活，就会促进自身免疫病的发生。辅助性T细胞依其分泌的细胞因子的类型分为两个亚群－TH1和TH2。TH1产生白介素2(IL - 2)和γ干扰素，参与对细胞内病原体的防御。TH2以产生IL - 4、IL - 5及IL - 10为特征，主要作用在于通过促进抗体的产生而对细胞外的入侵者起抵御作用。TH2造成的破坏作用相对较小。TH1亚群促进细胞免疫的产生，为甲状腺炎和胰岛素依赖型糖尿病等器官特异性自身免疫病最为突出的发病特征。其发病机制涉及巨噬细胞的激活，细胞毒性CD8淋巴细胞的生成，以及释放可引起细胞损伤的介质如肿瘤坏死因子α - (TNF - α)及TNF - β。TH2分泌的细胞因子促进体液免疫反应而致病，最常见于血液病和红斑狼疮。自身抗体与靶细胞结合，通过介导补体溶解细胞，或通过调理作用促进细胞吞噬，这是抗体对靶细胞的直接效应。也可形成免疫复合物沉积于血管床，激活补体系统并诱发炎症反应，引起狼疮样病。抗体依赖性细胞毒作用(ADCC)，则是特异性抗体与非特异性细胞毒细胞合作的结果。一部分自身免疫病是由细胞表面受体的抗体介导。这些自身抗体阻碍着受体功能，例如重症肌无力中的乙酰胆碱受体。自身抗体还可以拟似自然激素并刺激受体，如抗TSH受体的抗体模拟TSH的作用，导致Graves病甲状腺功能亢进症。由此可见，自身免疫病的触发途径及效应方式多种多样，但从触发到致病效应阶段有一共同通路，即抗原特异性自身反应辅助 T 细胞。尽管这些特异性 T 细胞在浸润细胞群中占很少比例，但对为数众多的非特异性细胞却有着举足轻重的调控作用。因此，若要发展终止自身免疫反应的特异性疗法，显然 T 细胞是主要的靶细胞。

（二）新的发病机制的研究

1．TH1 和 TH2 亚群及细胞因子

1986 年 Mosmann 等发现小鼠的 CD4 + T 细胞具有两种功能不同的亚群，即 TH1 和 TH2 细胞。TH1 细胞分泌 IL - 2、IFN - γ、TNF - α 及 TNF - β 促进细胞免疫；TH2 细胞分泌 IL - 4、IL - 5、IL - 10、IL - 13，主要参与体液免疫反应。1991 年 Maggi 证明人类也存在类似的 T 细胞亚群。TH1 和 TH2 细胞分泌的细胞因子能通过自分泌刺激自身的增殖，并相互下调对方的生长和分化。TH 的极性偏离在疾病的发生和发展中起重要作用。研究表明，系统性红斑狼疮是 TH1 仅占优势反应的自身免疫病。发病初期系统性红斑狼疮患者机体内短暂地产生 TH1 型细胞因子，随后产生 TH2 型细胞因子，而 TNF - α 和 IL - 1 始终保持较高水平。TH1 和 TH2 T 细胞亚群失调与类风湿关节炎的关系也是人们关注的焦点，但也有相互矛盾的文献报道。有报道类风湿关节炎的滑膜炎是 TH1 型反应，也有人认为在类风湿关节炎中 TH1 和 TH2 细胞反应均增强，但一般认为在类风湿关节炎中，细胞因子有向 TH1 偏离的倾向。

2．调节性 T 细胞

早在 20 世纪 70 年代，就有人提出"抑制性 T 细胞"的概念。接着发现这些抑制细胞可以是外周血单核细胞亚群和（或）T 细胞亚群，并且发现在系统性红斑狼疮等自身免疫性疾病中这些细胞的功能有异常。1995 年 Sakaguchi 等发现将去除 CD4 + CD 25 + T 细胞转移到裸鼠体内会引发多种自身免疫性疾病；而同时回输 CD4 + CD 25 + T 细胞可抑制自身免疫性疾病的发生。随后体外研究也证实，CD4 + CD 25 + T 细胞具有低反应性和免疫抑制功能。在人类胸腺和外周血中同样发现了 CD4 + CD 25 + Treg 细胞的存在。近年来研究发现，在系统性红斑狼疮等一些自身免疫性疾病中调节性 T 细胞都有不同程度的减少，而且与疾病活动程度相关。随着对疾病状态下 Treg 细胞数量和功能的深入研究，有望将来通过调节 Terg 细胞来干预和阻止自身免疫性疾病的发展。

3．细胞凋亡

1990 年 Rumore 等人发现系统性红斑狼疮患者循环血浆中 DNA 大约为 150 ~ 200、400、600 和 800bp，接近细胞凋亡过程中释放出的电泳图呈梯形的寡聚核苷酸 DNA。1994 年 Emlen 和 Joamn 发现系统性红斑狼疮患者外周淋巴细胞在体外凋亡加速，活动期患者淋巴细胞凋亡快于非活动期患者，推测凋亡细胞释放到细胞外间质中的完整核小体可能作为自身抗原驱动自身免疫反应。类风湿关节炎是另一个典型的自身免疫性疾病，其病理特征为滑膜增生。1994 年，Mounts 提出滑膜细胞增殖与细胞凋亡障碍有关，引起人们广泛的注意。

4．组织相容性抗原

在自身免疫病的发病机制中，一般认为具有某种特定空间构型的组织相容性抗原分子是外源或自身抗原的载体。T 细胞受体识别抗原多肽与组织相容性分子结合形成多肽 - 组织相容性分子复合物，引起一系列自身免疫反应而导致自身免疫病。1978 年 Stastny 首次报道了类风湿关节炎与 HLA - DR4 相关，进一步的研究发现在以色列犹太人、希腊人、部分亚洲印度人群中类风湿关节炎与 HLA - DR4 无相关性，而与 HLA - DR1、HLA - DR10 或 HLA - DR6 有相关性。Nepom 等还发现在白人中，表达两个疾病相关 HLA - DRB1 倡04 等位基因的个体发展成临床类风湿关节炎的危险性比表达一个疾病相关 HLA - DRB1 倡04 等位基因的个体约高 5 倍。从临床上看，具有两个致病基因的患者的疾病进展快，关节破坏严重，都有关节外表现，说明致病基因有"剂量作用"。新的疾病易感基因定位正在进展中。

5．神经－内分泌－免疫网络

大量研究证明神经、内分泌和免疫系统之间信息交流的存在。控制产热、行为、睡眠和情绪的神经靶位点受到感染过程中激活的巨噬细胞和单核细胞分泌的炎症性细胞因子影响。在中枢神经系统内的大脑损伤、细菌和病毒感染、神经退行性变过程中也已经发现各种细胞因子的产生。神经内分泌系统可通过诸如脾、胸腺、淋巴结等免疫器官内的交感神经和感觉神经元的支配来直接调节免疫系统。例如，2/3 的大鼠肠黏膜的肥大细胞与表皮下多肽神经元密切接触。交感神经系统直接参与机体免疫功能的证据还来自于交感神经切断术和大脑某些特殊部位的损伤都能加强和(或)减弱免疫反应。例如下丘脑部位的精确的切割可引起大颗粒淋巴细胞数量的减少。已经发现下丘脑前叶的切割与免疫反应性降低有关。已知垂体切除术能损害机体的体液免疫和细胞免疫功能。这种损害又能通过一些诸如催乳素或生长激素等神经调节性的介质作用而得到纠正。已经发现，大鼠和小鼠的垂体切除术能抑制体液免疫的抗体产生，延长移植物生存时间，减少淋巴细胞增殖，减少脾脏自然杀伤细胞活性以及阻止佐剂性关节炎的发生。机体免疫器官的神经支持需要局部存在高浓度的神经肽和其他神经介质，这样才能与表达于免疫活性细胞上的受体相互作用。有人还观察到免疫活性细胞进入神经系统的过程。单核细胞、巨噬细胞和 T 细胞能够通过血脑屏障。巨噬细胞作为大脑的小胶质细胞能存活相当长一段时间，并且大约占到胶质细胞总量的 10% 。激活的 T 细胞如果与中枢神经系统的抗原起特异反应，则能停留数天。许多不同的刺激物能诱导星状胶原细胞、小胶质细胞和寡树突状细胞表达 MHC 分子。这些细胞能提呈抗原并成为细胞毒性 T 细胞的靶细胞。已经发现，在免疫反应和炎症反应部位存在一些达到具有生物学功能浓度的神经肽。许多不同种类的分子，包括细胞因子、神经激素、神经递质和许多非肽类介质与神经免疫系统的信号通路的放大、协调和调节有关。这些物质似乎不但作用于经典的神经内分泌靶细胞，而且还作为机体免疫系统的内源性调节剂，作用表达免疫细胞的受体并且具有自分泌和(或)旁分泌功能。

已经证明，外周血循环中的免疫活性细胞是一种流动着的神经调节剂的源泉。这些调节剂分子能达到机体内几乎所有类型的细胞。大多数内分泌腺都含有大量的淋巴样细胞。

例如，这些淋巴样细胞可以占肾上腺所有细胞总数的 20% 。然而，许多免疫系统中经典的细胞因子可以由许多不同的包括神经元和胶质细胞在内的脑细胞产生。免疫反应中神经激素的作用早已为人知，尤其是糖皮质激素的免疫抑制作用已得到广泛的应用。在鼠类肾上腺产生皮质酮以及在人类肾上腺产生可的松都是受 ACTH 刺激的结果。垂体切除能引起肾上腺萎缩，因为肾上腺依赖于垂体分泌的 ACTH 。皮质激素的含量升高能抑制垂体 ACTH 的分泌，而且同时关闭特异性下丘脑释放因子的产生，这正是调节垂体激素合成的机制。IL - 1 可抑制这些细胞产生催乳素。当静脉注射 IL - 1 时，抗促皮质激素释放因子的抗体能封闭皮质类固醇激素的诱导产生。ACTH 的合成增强可引起皮质类固醇的产生增多,继而引起巨噬细胞减少 IL－1 的产生。已经证明，IL－1 也是神经分化因子和神经指导因子的诱导剂。这些因子能改变特殊神经元神经递质类型的利用。

临床上免疫紊乱性疾病中的一些神经内分泌介质的改变可能在发病机制中起着重要作用。正由于这些重要作用以及临床上使用单纯免疫抑制剂收效有限，我们有理由相信这将为今后探索免疫紊乱性疾病的发生机制提供新的研究方向，伴随而来的有关神经肽、内分泌肽拮抗剂的研制也将为某些免疫紊乱性疾病的治疗展示新的前景。

（三）新病种不断发现

由于有了许多风湿病特异而又敏感的试验方法，因此新的病种不断被发现。夏普 1971 年建立了抗 RNP 抗体检测方法，发现一种当时认为新的风湿病，即现在所谓的混合结缔组织病，简称 MCTD）。舒曼（Shuman）于 1974 年通过临床和免疫学研究发现一种需与进行性系统性硬皮病仔细鉴别的新风湿病，即伴有嗜酸粒细胞增多的弥漫性嗜酸性筋膜炎。从 20 世纪 50 年代在非洲大陆发现获得性免疫缺陷综合征，称之为艾滋病（AIDS）以来，该病在非洲大陆迅速蔓延。同时随着国家间往来增加，直到现在仍然呈无法控制的态势并向非洲以外世界各国蔓延传播。随着我国对外开放 30 多年来，与国外交往日益频繁，艾滋病在我国迅速蔓延，我国艾滋病的发病率呈快速增加。艾滋病是一种慢病毒感染性疾病，由于体内长期持续形成抗原抗体复合物，以及组织受免疫缺损病毒（HIV）感染后，其抗原性受到修饰，体内继发自身免疫异常，从而引起自身免疫性病变，出现骨关节病、干燥综合征的特征。故 20 世纪 90 年代以来由艾滋病继发风湿病症状群日益受到人们的重视，它与慢性肝炎病毒感染继发引起风湿病症状群一样，严重危害着人们的健康及生存，这是我国医务工作者必须引起高度重视的问题。像艾滋病一样，近年来梅毒在我国呈急剧上升趋势，由梅毒引起的骨关节病及心血管病也必须引起医学工作者的高度重视，这样既有利于患者的及时合理治疗，又有利于风湿病专业工作者的鉴别诊断。

（四）新检查和诊断手段不断出现

1．诊断抗体

1982 年 Davies 等首先从局灶性坏死性肾小球肾炎患者血清中发现抗中性粒细胞胞浆抗体。1989 年 Falk 等用乙醇固定的中性粒细胞作底物，用免疫荧光法测定 ANCA，发现有两种染色类型。抗 Sa 抗体是 1992 年由加拿大学者 Despres 首先从一个名为 Savoie 的患者血清中发现的，它在类风湿关节炎患者中的阳性率为 7%～61%，特异性为 94%～98.9%。它在疾病早期出现，对疾病的早期诊断有帮助。由于自身抗体的产生导致多个系统损害。一般情况下 SLE 中的某些自身抗体在 SLE 症状表现之前的很长时间就已经产生。如 88% 的患者在 SLE 诊断之前的 3 畅 3 年，血清中至少出现过一种自身抗体，如抗核抗体（ANA）、抗磷脂抗体、抗 Ro 和抗 La 抗体出现在诊断 SLE 前的 3.4 年出现，抗 ds－DNA 抗体在 SLE 诊断前的 2.2 年出现。抗 Sm 和抗核核糖核蛋白抗体则在诊断前 1.2 年出现，是最晚出现的先兆性抗体。一旦确立 SLE 的诊断，某些自身抗体可以作为疾病活动性或器官特异性表现的标志。狼疮性肾炎的患者硫乙酰肝素（,HS）活性显著增强；SLE 活动期及狼疮性肾炎的患者抗核小体抗体明显增高。患有 SLE 的孕妇，抗 Ro 抗体标识其子女患新生儿狼疮和先天性心脏传导阻滞的危险性显著增加，需要慎重监测。抗磷脂抗体与 SLE 孕妇流产、胎儿生长迟滞和早产密切相关，这类患者应加强抗凝治疗。另外，处于临床健康状态的孕妇若抗 Ro 和抗 La 抗体阳性，则其将来可能患有 SLE 和干燥综合征。抗磷脂抗体和抗核糖体 P

蛋白抗体可能是 SLE 中枢神经系统损害的先兆。

天疱疮的特征是自身抗体诱导表皮细胞的分离(棘层松解),这些自身抗体主要是针对角质形成细胞桥粒抗原的循环 IgG 自身抗体。抗桥粒核心糖蛋白(desmoglein,Dsg)3 和抗 Dsg1 自身抗体分别是寻常型天疱疮和落叶型天疱疮的主要自身抗体。研究发现,抗 Dsg1 抗体在落叶型天疱疮发病前的几个月甚至几年即可检测到;同时,疾病活动性亦与这些自身抗体密切相关。因此,特异性自身抗体可能预示无症状性天疱疮患者。

系统性硬皮病的特点是组织纤维化、小血管病变以及对多种特异性自身抗体的自身免疫应答。系统性硬皮病疾病的初发起始于皮肤的受累,但亦有研究者认为应将雷诺氏症的出现作为硬皮病病程的起始点。但不管如何定义硬皮病临床症状的起始,自身抗体却在临床症状开始前即已经表达,而且这些自身抗体与硬皮病特异性临床表型密切相关。例如抗着丝粒抗体与局限性硬皮病和 CREST 综合征有关;抗拓扑异构酶抗体预示弥漫性硬皮病和重症间质性肺病;抗 RNA 聚合酶抗体标识弥漫性硬皮病和肾脏损害以及患者预后不良;抗 B23(核仁磷蛋白)抗体与硬皮病肺动脉高压有关;抗核纤维蛋白抗体说明患者病情严重,可能出现肌肉和心肺病变;抗 PM - Scl(核蛋白复合体)抗体与硬皮病炎症性肌病有关;而抗 U1snRNP(核 RNA 剪接体)抗体则表明硬皮病与其他自身免疫性疾病的重叠。

2.核磁共振和超声波检查

普通 X 像可显示类风湿关节炎的骨侵蚀,有助于类风湿关节炎的诊断和疗效观察,但它的敏感性低,应用价值有限。新的多维影像设备(如核磁共振和超声诊断)可显示软组织和骨骼的早期改变,能够使我们对早期类风湿关节炎的发病机制和治疗反应有更好的了解。一些研究证实,核磁共振可发现早期类风湿关节炎的骨侵蚀,在这一方面,它比 X 线检查更敏感。在应用静脉对照剂的情况下,核磁共振是一个检测滑膜炎的好方法。核磁共振测定的滑膜体积是一个判定临床活动度的敏感指标。因此核磁共振可用于类风湿关节炎的早期诊断和追踪观察。和核磁共振一样,近年来超声技术在类风湿关节炎中的应用也是热门话题。随着微处理系统、数字成像系统的改善和高分辨率传感器的出现,软组织和骨的超声成像更清晰。初步研究显示磁共振、CT 和超声比普通 X 像更敏感,磁共振和超声敏感性相似,两者均优于 CT。

3.诊断技术和水平的不断提高

在 20 世纪 50 年代,类风湿因子(RA)和狼疮细胞(LE 细胞)曾对自身免疫性风湿病的诊断起到重要的推动作用。随着免疫生物学和免疫化学的进展,免疫活性细胞起源、分化和功能,以及免疫调控反应机制的实验研究,充分证实了这些疾病的发生是因机体免疫调节功能失调造成的。免疫化学研究已确定了参与风湿病致病的免疫分子结构、种类和功能,如类风湿因子、补体系统、细胞活性因子及白细胞抗原(HLA)等。免疫荧光技术、免疫电镜技术及单克隆技术的问世及应用,已肯定了造成这类疾病组织损伤的原因是免疫病理改变及致病物质(即免疫复合物),该种致病物质就是由自身抗体、补体及细胞因子组成的。通过免疫化学、免疫荧光技术及免疫电泳技术的综合应用,从而建立了免疫荧光抗核抗体、抗 DNA 抗体、抗 ENA(可提取的核抗原)抗体谱(包括抗 RNP、Sm、SSA/Ro、SSB/La、PM - 1、Jo - 1 抗体等)。这就为风湿病的诊断、鉴别诊断及深入研究提供了特异性高的免疫学检查方法,并且对其研究也有巨大的推动作用。应用免疫荧光技术和酶标技术建立抗中性粒细胞浆自身抗体(ANCA)试验方法对韦格内肉芽肿及多种血管炎的诊断提供了较为敏感而相对特异性的血清学检查。该试验检查对于血管炎类疾病的诊断、鉴别诊断起到良好的筛选作用，是对血管炎类疾病研究的灵敏方法，目前国内不少医院开展了该试验。

医学免疫学研究的不断深化，发现新的细胞因子。就白细胞介素（.IL）而言，目前已发现30多种，并初步确定了它们各自的生物学功能，进一步确定了其他细胞因子如干扰素、肿瘤坏死因子等的生物效应，同时也阐明了各细胞因子间的相互调节及对整个免疫系统的调控作用，从而深化了对风湿病发病机制的了解，这无疑对风湿病的医疗实践起到良好的指导作用，如应用抗肿瘤坏死因子以及 TNF - α 单克隆抗体治疗类风湿关节炎，已获得初步疗效。

近年，由于分子免疫学的建立，发现了一类介导细胞间、细胞与细胞外起黏附作用的细胞表面糖蛋白，它们对胚胎发育和组织分化、正常组织结构的维持、炎症的发生、免疫应答、创伤修复和肿瘤的浸润、转移等多种病理生理过程均具有重要的作用。这类起黏附作用的生物分子称为黏附分子，其种类繁多，目前已知包括选择素家族、整合素家族、免疫球蛋白超家族、钙依赖黏附素等。它们的发现，对指导风湿病临床研究起到了重要的作用。

由于免疫遗传学的建立，业已肯定了人类白细胞抗原（HLA）对免疫反应具有调控作用。通过大量实验研究和临床研究证实，HLA 与许多风湿病有相关作用，如强直性脊柱炎与HLAB27 相关，对可疑的病例进行 HLA 表现型测定，即可辅助诊断。

（五）新的诊疗方法和观念不断应用于临床

1．治疗水平的提高

随着医学免疫学的发展，现已建立了许多敏感而特异性高的风湿病试验方法，因此使许多风湿病能够得到早期诊断和早期治疗。通过抗 ENA 抗体谱测定可以早期确定可疑性系统性红斑狼疮的诊断。通过 cANCA 的测定可以早期确诊韦格内肉芽肿，从而对这些疾病进行早期治疗，延缓病情的发展，达到改善预后的目的。对早期表现为骶髂关节炎的强直性脊柱炎患者进行 HLA - B27 定型，可以早期诊断，让患者早期进行功能锻炼和加强治疗，阻止病情发展，并能减轻致残的后果。

由于目前已认识到自身免疫病的组织损伤是由体内免疫失调造成的，因此通过纠正体内免疫失衡来治疗该病，这也是在治疗自身免疫病过程中始终贯穿的主线，可达到控制病情的效果。大多数风湿病患者治疗前体液免疫功能亢进，应用免疫抑制剂进行治疗，可使病情明显缓解，延缓疾病发展，从而延长患者的存活时间。患者体内体液免疫亢进是由于CD8＋T 细胞的功能缺损造成的，通过使用非特异性 T 细胞调节剂如左旋咪唑来提高 CD8＋T 细胞的功能，可间接抑制体液免疫的亢进状态，抑制病变的活动性，改善患者症状和预后。目前应用对体液免疫抑制作用较强的糖皮质激素与 T 细胞调节剂联合用药，取得了较满意的疗效，同时亦大大减少了激素用量。应用小剂量免疫抑制剂和免疫调节剂，也可获得同样效益。

现代医学主要治疗手段：①肾上腺皮质激素。具有较快抑制免疫反应和较强的抗炎作用，是最常用的治疗药物。近年采用的激素冲击疗法提高了危重症的缓解率，但是激素也有不少副作用，导致肥胖、多毛、各种感染、高血压、青光眼、糖尿病、消化道溃疡、出血、精神症状、骨质疏松、股骨头坏死等。②免疫抑制剂。通过抑制免疫反应使自身抗体生成减少，用于大剂量激素治疗效果不佳或激素减量、病情复发或有心、肾、脑等重要器官受损的重症患者。近年来环磷酰胺冲击疗法或与甲基强的松龙配合的双冲击疗法、甲氨喋呤鞘内注射以及环孢霉素 A 、霉酚酸酯等药物的应用 ,使顽重症疗效有所提高 ,但毒副作用较多 ,可导致脱发、胃肠道反应、贫血、白细胞减少、血小板减少、肝肾功能损伤、月经紊乱或闭经、并发各种感染等。另外 ,环孢菌素 A 、霉酚酸酯价格昂贵 ,应用受到一定限制。③ 丙种球蛋白。大剂量球蛋白静脉注射通过抗体封闭作用治疗用激素和免疫抑制剂不能控制的难治性患者 ,国内外均有成功经验。但此法对不同的患者疗效上也有差异 ,有一定副作用。④ 血浆置换、双重滤过、血浆吸附。能迅速减少血液中的抗体和免疫复合物 ,较快改善病情 ,但仍属短期缓解病情的权宜疗法 ,需和激素及免疫抑制剂配合应用。也有并发感染、凝血障碍、水和电解质失衡等副作用 ,而且价格昂贵。⑤骨髓移植和干细胞移植在治疗自身免疫性疾病中已展示了良好的前景。对严重的、难治性自身免疫性皮肤病可给予造血干细胞移植的治疗方法 ,经动物试验、临床观察 ,20 世纪 90 年代中期造血干细胞移植正式用于治疗严重的自身免疫性疾病 ,其中包括系统性硬皮病、系统性红斑狼疮、类风湿关节炎、青少年反应性关节炎。对现有的病历资料分析 ,造血干细胞移植有效、可行。目前 ,仍在开展大型、多中心、随机、对照试验及长期随访 ,比较造血干细胞移植与常规治疗的安全性和疗效。基因疗法尚在初步临床试验研究中。

2 . 治疗观念的改变

随着对疾病认识的不断深入 ,人们对自身免疫病的治疗策略也在不断变更。以类风湿关节炎为例 ,在十几年前联合治疗还被视为仅适用于严重类风湿关节炎的非常规疗法 ,而现在几乎所有风湿病医师都在应用联合治疗 。这种观念上的转变部分得益于下列三个方面的进展 :①提倡进行积极的防御性治疗 ;②许多患者可接受联合治疗 ;③ 对不能控制的进展 ,应采取积极的联合治疗。早期流行病学研究提示大部分类风湿关节炎患者的病情迁延 ,对治疗药物反应不佳 ,长期预后不好 ,会导致关节畸形、功能受损及寿命缩短。而且大部分关节侵蚀都发生在头 1 ~ 2 年。药物治疗可延缓病情发展 ,但一般不能恢复已经破坏的关节 ,因此提倡在关节尚未被破坏之前进行积极的防御性治疗。研究表明 ,单一病情缓解药物仅能使不足2% 的患者病情缓解 ;持续应用病情缓解药物确实能延缓病情进展 ;现在使用的药物如羟基氯喹、柳氮磺胺吡啶及甲氨蝶呤有更好的疗效/毒性比 ,特别是甲氨蝶呤长期应用疗效好 ,毒性低 ,患者耐受性好。在治疗高血压、肿瘤等疾病时 ,一种药物疗效不满意 ,同时应用多种药物几乎已成惯例。而类风湿患者很少有完全缓解的 ,因而许多患者可接受联合治疗。近几年几家长期(5 ~ 10 年)临床观察结果显示尽管疾病活动度包括关节压痛、关节肿胀、晨僵、握力以及血沉均有改善 ,但放射学检查显示疾病仍在进展。提示部分控制炎症并不能控制放射学改变的进展 ,应采取积极的联合治疗。

3 . 生物治疗的引入和基因治疗的展望

自身免疫性疾病大部分病因不明 ,对患者的危害较大 ,缺乏有效的治疗措施。近几年方兴未艾的生物治疗 ,在一些重要的作用靶点进行阻断 ,为解决这一难题带来了新的希望。生物治疗指用生物制剂选择性地针对免疫系统中参与炎症反应的细胞或分子而达到治疗目的。它可分为非特异方法和特异性方法。非特异方法能选择性地针对参与免疫应答的细胞亚群或生物介质 ,通过清除异常活化细胞 ,下调致炎细胞因子水平 ,从而抑制过度的免疫病理反应 ,改善临床症状。采用基因治疗、单克隆抗体、可溶性多肽(细胞因子片断或可溶性受体)、免疫毒素和免疫配体。免疫毒素为由能与细胞结合的导向成分(细胞因子或单克隆抗体)和植物或动物毒素结合而成的细胞毒制剂 ;免疫配体是将膜受体的细胞外部分与免疫球蛋白的 Fc 段融合在一起构成的可溶性蛋白。依坦奈塞，商品名恩博，是由美国惠氏白宫和 Imm 肿瘤的发生率。

骁悉(霉酚酸酯)是一种新型免疫抑制剂，其活性成分为次黄嘌呤 5'磷酸脱氢酶抑制剂－霉酚酸，后者则是三磷酸鸟苷(GTP)合成的限速酶。由于激活的 T、B 淋巴细胞的增殖高度依赖于嘌呤合成途径，而其他细胞则可通过替代途径增殖。因此，骁悉可选择性抑制淋巴细胞的增殖，除此之外，骁悉尚可抑制新血管的形成、抗体的产生及淋巴细胞表面糖蛋白分子(如黏附分子)的表达。近年来多数临床观察发现：骁悉 1.5g/d，2 ～ 3 个月后改为 1.0g/d，连用 4 ～ 6 个月以上可显著改善系统性红斑狼疮患者的临床症状及实验室异常。骁悉对 IgA 肾病的治疗作用优于泼尼松，骁悉治疗可使患者的蛋白尿减少、血脂减低及血浆白蛋白升高，其改变程度优于泼尼松治疗的患者。临床观察发现，骁悉的不良反应主要有恶心、消化不良、感染、白细胞减少及转氨酶增高等，但比较少见，发生率远低于环磷酰胺。

他克莫司(FK506)是真菌的代谢产物，其结构与大环内酯类抗生素相似。他克莫司口服吸收缓慢，半衰期为 8 畅7h，其免疫抑制机制与环孢菌素 A 类似，但作用更强。它在比环孢菌素 A 低 10 ～ 100 倍的浓度下即具有抑制 IL-2，IL-3 及 IL-4 产生的作用。该药主要作用于淋巴细胞，是 T 淋巴细胞活化的抑制剂，尤其具有很强的抑制细胞因子、炎性介质及组胺释放的作用。

特异性方法针对三分子复合物 Ag/MHC/TCR，选择性地干扰致病抗原的递呈过程，特异地终止机体对特异病原体或自身抗原的反应，而不削弱机体正常的免疫反应。可采用：① T 细胞疫苗；② 口服免疫耐受；③ 可溶性多肽。

T 细胞疫苗：早期动物实验提示，用灭活自身反应 T 细胞克隆作"疫苗"，注射给尚未发生自身免疫反应的动物，可以出现针对该 T 细胞受体的免疫反应。更新的研究则分离此类 T 细胞受体或其主要结合序列，并用来诱导主动免疫。

口服抗原诱导免疫耐受也是一种值得探索的方法。临床已用该法治疗过敏性哮喘、过敏性鼻炎、特应性皮炎，取得实效。用该法治疗多发性硬化、类风湿关节炎、糖尿病及葡萄膜炎等几种自身免疫病已进入临床研究阶段。

可溶性多肽：T 细胞发生反应不仅需接受被递呈的抗原多肽刺激，同时需要 MHC Ⅱ类抗原参与，即所谓 MHC 限制。因此，若能阻断自身抗原多肽与抗原递呈细胞(如巨噬细胞)的 MHC 分子结合，就能防止 T 细胞被激活。MHC 阻断剂是指竞争性与 MHC 结合但不触发 T 细胞增殖的多肽，有阻止特异性免疫反应的作用。以上两种方法，通过抑制特异性自身反应 T 细胞达到治疗目的。关键在于起病初期及早使用，随着病程进展，治疗成功机会减少。近年来，TCR 多肽疫苗已试用于类风湿关节炎的治疗，并取得了较好的疗效。国外一项多中心随机双盲对照临床研究对 99 例类风湿关节炎患者予以 TCR 3 种多肽混合的疫苗 IR501 治疗。两种剂量均明显改善了患者的关节肿痛及晨僵等临床症状，并未引起不良反应发生。研究者认为，TCRVβ 疫苗可能是一种有希望的类风湿关节炎生物治疗的有效药物。值得注意的是，我国的类风湿关节炎患者的 TCRV 亚型不同于西方人，上述 TCR 多肽 IR501 并不一定完全适用于我国的类风湿关节炎患者。T 细胞的激活在通过受体识别抗原决定簇的同时，还要接受刺激信号。若未收到辅助刺激信号，T 细胞就不会被激活。中断辅助刺激信号为抑制自身免疫反应提供了另外一条途径。该法优点是不需鉴定致病特定抗原，但有普遍抑制免疫和炎症反应的缺点。

治疗自身免疫病的另一可能途径,是调节 TH1 和 TH2 的平衡,使 T 细胞向破坏性较少的 TH2 分化。给予特定细胞因子或其抑制剂,将能取得这种效果。由于细胞因子网络的复杂性,该领域的研究才刚刚起步。生物治疗最新进展:已投入临床的如抗 CD4 单克隆抗体,效果有的并不非常理想。新近面市的 infliximab(抗 TNFα 抗体)和 etanercept(可溶性 P75TNF 受体与 IgG1 的 Fc 段所构成的免疫配体),Immunex BMS、Amevive、ABX IL8 等炎症性细胞因子抗体,细胞活化重要标记的抗体和配受体制剂等,临床效果不错。总之,生物治疗和基因治疗的研究任重而道远,但充满希望,它很可能成为治疗免疫紊乱性疾病的主流药物。自身免疫病的治疗目标:① 恢复丧失的功能,如给胰岛素依赖型糖尿病者补充胰岛素以替代损伤的胰岛 β 细胞功能,但这类治疗需终生维持;②通过药物抑制自身免疫反应的致病性而达到治疗自身免疫病,主要有抗代谢药、糖皮质激素及抗炎药,这些药物的副作用已是众所周知。目前,针对自身反应性辅助 T 细胞的新疗法正在形成,包括 T 细胞疫苗、MHC 阻断剂、刺激阻断剂、调节 TH1/TH2 比例、调节 Treg 的数量和功能以及口服抗原诱导免疫耐受等。相信随着人类基因功能及相互影响的逐步阐明,将有可能用这种方法在人群中进行普查。此外,环境因素也是自身免疫病不可忽视的诱因。避免环境中的危险因素是最经济的预防措施。

(王双双)

第十三章　消化内科常见病

第一节　急性胃炎

急性胃炎是由各种内外源性损伤因子引起的急性胃黏膜，甚至胃壁（黏膜下层、肌层、浆膜层）的急性炎症，表现为胃黏膜明显充血、水肿、渗出、散在出血点，严重损伤时会出现糜烂和广泛出血。患者多有急性上腹疼痛、腹胀、恶心及呕吐，甚至发热、呕血、黑便、休克，为消化系常见的急症之一，其中急性糜烂出血性胃炎又是上消化道出血的常见病因，约占上消化道出血病例的20%。

本病的主要病因有细菌和毒素的感染、理化因素的刺激、肌体应激反应及全身疾病的影响等。根据病因的不同可以分为急性外周性胃炎（包括急性单纯性胃炎、急性腐蚀性胃炎、急性糜烂性胃炎）和急性内周性胃炎（急性感染性胃炎、急性化脓性胃炎）。临床一般以急性单纯性胃炎为多见。

一、病因与发病机制

胃黏膜经常接触各种内、外源性损伤因素，很容易发生损伤。根据目前的研究，多数学者认为，人体胃黏膜正常情况下其保护机制与损伤机制处于平衡状态。一旦两者失去平衡，无论是胃黏膜保护机制削弱还是损伤作用增强，均会发生胃黏膜病变。

胃黏膜对离子的通透性很低，正常情况下仅有极少量的氢离子由胃腔弥散入黏膜组织。胃黏膜的保护机制分为五个层次：

第一层：胃黏膜上皮表面的分泌物（包括黏液、重碳酸盐、表面活性磷脂、免疫球蛋白等）；

第二层：胃黏膜上皮层的屏障功能；

第三层：黏膜的微循环；

第四层：黏膜的免疫系统（如肥大细胞、巨噬细胞、淋巴细胞等）；

第五层：黏膜损伤后的修复过程。这些保护机制并非孤立的，而是相互联系，并受许多因素，尤其是机体神经体液因素的调节而起作用。

急性胃黏膜损伤的因素很多，但不外于内源性损伤和外源损伤两类。凡致病因子经口进入胃内引起的急性胃炎为外因性胃炎，包括细菌性胃炎（沙门菌属、嗜盐杆菌和Hp等），中毒性胃炎（细菌毒素和各种毒物），酒精性胃炎，药物性胃炎（如水杨酸盐类、肾上腺糖皮质激素、某些抗生素及抗癌药物），腐蚀性胃炎（吞服一些强碱、强酸）等，现将放射性胃炎及机械性损伤也归入其中。如有害因子通过血循环到达胃黏膜而引起的急性胃炎，为内因性胃炎，常见的是全身性疾病和应激、过敏等因素所致。包括急性传染病（伤寒、流感、肺炎等）、尿毒症、肝硬化、肺心病等合并的胃炎，还有化脓性胃炎，过敏性胃炎和应激性胃黏膜病变等。

上述各种损伤因素均可破坏胃黏膜屏障而导致及胃蛋白酶的反弥散，同时有胃黏膜缺血和胃酸分泌的增加等，均可引起胃黏膜损伤而发生糜烂、出血，甚至坏死等急性病变。

二、诊断

既往急性胃炎的临床诊断主要分为单纯性、糜烂性、腐蚀性和化脓性四类,以单纯性最为常见。近年来由于内镜的广泛应用,发现应激性胃黏膜病变很常见且易引起急性上消化道出血,故单独列为急性胃黏膜病变,又称急性出血糜烂性胃炎。

国内着重按病因对急性胃炎进行分类。在急性胃炎前冠以病因,如药物性、过敏性、酒精性、腐蚀性、感染性、应激性、化脓性、食物中毒性、胆汁反流性、缺血性、机械损伤性或放射性等。此种分类方法在临床应用中较为方便,有利于急性胃炎的诊断与治疗。

当患者急性起病,出现上腹疼痛、饱胀、嗳气、恶心、呕吐或食欲不振等上消化道症状,怀疑为急性胃炎时,在病史询问中就应当寻找病因,注意有无服药,醉酒,放、化疗,有毒、有害食品的摄取,是否伴随有全身严重疾病的存在,但确诊需靠及时的内镜检查。胃镜下胃黏膜呈局限性或弥漫性充血、水肿、糜烂、出血,黏膜表面有炎性渗出物或粘稠的黏液覆盖。有学者将急性胃炎的镜下表现分为三型:Ⅰ型(轻型),它以广泛性黏膜水肿,胃窦变窄,无糜烂出血为特点;Ⅱ型(出血型),它以弥漫性出血点和糜烂性缺损为特点。Ⅲ型(溃疡型),它以广泛糜烂或溃疡,伴有出血为为特点;上消化道 X 线钡餐检查对急性胃炎无诊断价值,以出血为主要表现者,应靠急诊胃镜检查进行确诊。在腐蚀性胃炎急性期,为避免食管及胃穿孔禁忌行胃镜检查。

三、治疗

急性胃炎的治疗原则包括祛除病因、保护胃黏膜、对症处理三个方面。

(一)祛除病因

针对内外源性损伤因子进行病因治疗,如停用非甾体类抗炎药,减少放射量,洗胃,导泻排除摄入的毒物等,对急性腐蚀性胃炎服强酸者,可口服弱碱性溶液(镁乳、氢氧化铝凝胶等)进行中和。服强碱者,可用弱酸溶液醋酸、枸橼酸等中和。同时可加用牛奶、蛋清或植物油,但不宜用碳酸氢钠中和强酸,以免产生二氧化碳气体而导致穿孔。血源性感染引起的化脓性胃炎,尽早给予大剂量抗生素控制感染,若脓肿形成用药物治疗无效,宜行胃部分切除术。对于应激性胃炎,应积极治疗原发病,除去可能的致病因素,胃黏膜病变才能得到很好控制。

(二)保护胃黏膜

这是减轻胃黏膜损伤的一种重要措施,胃黏膜保护剂可广泛应用于各种类型的急性胃炎,具有对抗或减弱内外源性攻击因子的能力,抑制炎性反应,增强或改善胃黏膜微循环及胃黏膜血流,促进组织修复及再生过程。

1. 硫糖铝

可与蛋白质结合形成络合物覆盖于损伤黏膜表面起到保护作用,还可增加内源性前列腺素释放,促进上皮细胞更新,增加黏液分泌及降低胃蛋白酶活性等多方面作用。为了解决其片剂崩解慢,影响与胃黏膜的结合,现已出现一些新剂型,如分散片、混悬剂等,能使其充分发挥胃黏膜的保护作用,尤适合患儿服用,但老年便秘者不适用。

2. 枸橼酸铋钾

作为胶态铋制剂亦可在损伤黏膜表面形成保护膜,阻止氢离子弥散,抑制胃蛋白酶活性,刺激内源性 PGE2 合成,促进上皮细胞修复,还具有杀灭 Hp 的作用。常与抗生素 PPI 制剂三联组方应用,治疗 Hp 引起的急慢性胃炎。

3. 瑞巴派特

新型的胃黏膜保护剂,除具有直接胃黏膜保护作用,增加胃黏液分泌量,促进胃黏膜合成外,还能抑制中性粒细胞的激活,抑制 Hp 黏附与化学趋化因子的产生,促进表皮生长因子及其受体表达,有利于胃黏膜上皮细胞增生、再生及腺体的重建。同时可清除氧自由基,增加胃膜血流量从而对急性胃炎的发生和发展产生抑制作用。对应激和阿司匹林等引起的黏膜损伤也有其独特疗效。

4. 替普瑞酮

亦为新型保护剂,既有刺激保护性黏液、蛋白质的合成,抑制炎性反应,清除氧自由基的作用,又有增加,促进内源性 PGE2 合成和胃黏膜再生修复的能力。

5. 铝碳酸镁

可降低胃黏膜损伤因子,包括中和胃酸、抑制胃蛋白酶活性,结合胆酸以及中和毒素蛋白,并能增强胃黏膜防御因子。较适用于胆汁反流性胃炎和感染性胃炎。现有混悬剂和咀嚼片等新剂型问市。

(三)对症处理

括抑酸、止血、补液、抗感染等措施,较大量出血和休克者还需采用抗休克、输血等治疗。

第二节　慢性胃炎

慢性胃炎(chronic gastritis)是指多种病因引起的慢性胃黏膜炎性病变。可分为浅表性胃炎(也称非萎缩性胃炎)和萎缩性胃炎,后者又可分为自身免疫性胃炎和多灶萎缩性胃炎。慢性胃炎在我国是一种常见病、多发病,发病率一般随年龄增长而增加,特别是中年以上更为多见。男性多于女性。

一、病因与发病机制

慢性胃炎是由多种原因引起的胃黏膜慢性炎症性病变,其病因很多,主要与物理化学因素、相关基因及因子、免疫因素、年龄、遗传、职业等因素相关。近年来,随着分子生物学等相关学科的不断发展,对慢性胃炎的病因及发病机制的认识日趋深入。

(一)幽门螺杆菌

现已确认,幽门螺杆菌(Helicobactor pylori,Hpylori)是慢性胃炎的主要致病因子。慢性胃炎患者胃黏膜活检标本中 H pylori 检出率高达 60%~80%,慢性活动性胃炎患者的检出率则更高,可达 90%~100%。流行病学研究资料表明,HpyIori 感染率与慢性胃炎发病率大致呈平行关系,而 Hpylori 相关性胃炎患者经有效抗生素治疗根除 Hpylori 后,其临床症状与病理改变也随之好转。Hpylori 对胃黏膜的损伤机制可能与以下因素有关:

①Hpylori 产生的空泡毒素(VacA)和细胞毒相关蛋白(CagA)及多种酶(如尿素酶、黏蛋白酶、脂配和磷脂酶 A)等均可损伤胃黏膜屏障,介导炎症反应;

②Hpylori 感染可引起多种炎症细胞的浸润和炎症介质的释放,造成胃黏膜的损害;

③Hpylori 可诱导机体体液免疫和细胞免疫反应,并刺激免疫细胞产生 TNF-α、IL-1、

IL-8 等细胞因子,可能是引起黏膜损伤的重要病理生理因素;

④自身免疫反应,部分 Hpylori 感染者中可检抗胃上皮、G 细胞、壁细胞和 H^+-K^+-ATP 酶等多种胃黏膜细胞成分的自身抗体。总之,Hpylori 感染后通过多种致病因素的作用,使黏液屏障受损,黏膜细胞变性坏死,大量炎性细胞浸润,从而引起慢性胃炎。

(二)物理化学因素

胃黏膜是一种柔软的黏膜组织,一些不良的生活习惯和饮食可引起胃黏膜的损伤。长期摄食粗糙刺激性食物、过热饮料、酗酒、咸食及食物中含有化学刺激剂,服用非甾体抗炎药和钾、铁等对胃黏膜有损害的药物,以及过度吸烟等均可直接损伤胃黏膜,诱导炎症介质释放,影响黏膜血流量,减少黏膜前列腺素 E 水平,促进胆汁返流,从而削弱和破坏胃黏膜屏障。

过量饮酒,易患酒精性胃炎,酒后发生胃出血的患者很常见。大量高度白酒在胃内很快被吸收,直接损伤胃黏膜的上皮细胞,破坏胃黏膜的屏障作用,增加 H^+ 对黏膜的反弥散,不仅损坏黏膜,亦可对黏膜下的血管造成损伤,破坏血管内皮,然后引起血管扩张,使血流缓慢,血浆渗出到血管外。同时局部产生大量炎性介质使白细胞浸润,胃酸分泌增多,更进一步加重胃损伤,导致胃黏膜病变。

烟草中的尼古丁能使幽门括约肌松弛,而且刺激胃泌素分泌增多,胰液素、胆囊收缩素分泌相对减少,致使胆汁、十二指肠液反流入胃,损坏胃黏膜。另外,胃蠕动减缓致排空延迟,通过释放过多的胃泌素也可引起慢性浅表性胃发炎,尤其是胃窦炎。

长期服用非甾体类抗炎药(如阿司匹林、吲哚美辛等),可破坏黏膜表面的黏液层或抑制胃黏膜合成前列腺素,致使胃黏膜保护作用受到损坏,也可间接诱导炎症,使细胞浸润,影响胃黏膜血液灌流。

长期服用氯化钾、碘、铁剂等也可损伤胃黏膜,并致口咽等部位慢性感染,上腹部肿瘤深部放疗等均可引起胃黏膜损伤。

(三)十二指肠反流

因幽门括约肌功能失调、碱性反流物中的胆盐和溶血性卵磷脂对胃黏膜屏障有极强的破坏作用,能溶解黏液,破坏胃黏膜屏障,促使氢离子回渗入胃黏膜,产生炎症、糜烂等。

(四)免疫因素

以胃体萎缩为主的慢性胃炎患者血清中常能检出壁细胞抗体和内因子抗体,尤其是伴有恶性贫血的胃萎缩者检出率更高。而以胃窦萎缩为主的慢性胃炎患者壁细胞抗体和内因子抗体的检出率则很低。一般认为,免疫所引起的损伤是继发性的。各种有害因素引起胃黏膜损伤,壁细胞抗原释出并致敏免疫细胞引起免疫反应,造成胃黏膜慢性炎症。继而通过体液免疫产生壁细胞抗体,此后在壁细胞内形成抗原抗体复合物,在补体参与下不断破坏壁细胞,随着壁细胞数量的逐渐减少,而形成慢性萎缩性胃炎。

(五)其他细菌、病毒及其毒素

急性胃炎后胃黏膜损伤可经久不愈,反复发作可发展为慢性浅表性胃炎。口腔、扁桃体及鼻窦处感染灶细菌或毒素长期吞入胃内,也可引发慢性胃炎。

(六)营养因子缺乏

胃黏膜营养因子,如胃泌素、表皮生长因子等缺乏,也可引起胃黏膜萎缩。

二、病理

慢性胃炎的病理变化主要局限于黏膜层,极少数累及黏膜下层。慢性炎症长期存在可引起腺体破坏和肠腺化生,使浅表性胃炎逐渐发展成萎缩性胃炎。当胃底腺完全萎缩并由化生腺体替代,而胃窦黏膜尚正常时,称为胃萎缩,见于 A 型胃炎患者。慢性胃炎的基本病变有以下几种:

（一）炎细胞浸润

胃黏膜固有层中有效多的慢性炎症细胞存在,以浆细胞和淋巴细胞为主。炎细胞浸润多呈弥漫性,常位于黏膜小凹层,逐渐向深部浸润,可达黏膜肌层。根据炎细胞的浸润程度可将炎症分为轻、中和重度。活动性炎症是指慢性炎症背景上有不同程度中性粒细胞浸润。重者甚至可见小凹脓肿。

（二）固有腺体萎缩

表现为固有腺体数量减少,黏膜层变薄。代之固有层中纤维组织、黏膜肌和淋巴滤泡常增生。萎缩可呈局灶性或弥漫性。根据固有腺体减少的程度,萎缩也可分为轻、中和重度。

（三）肠上皮化生

肠上皮化生(简称肠化)是指胃黏膜表层上皮和腺上皮被杯状细胞和吸收细胞所取代。萎缩性胃炎常伴有肠化,但两者亦可单独存在。对于肠化非常显著的萎缩性胃炎也称之为化生性胃炎。肠化按其所占胃黏膜腺管的多少分为轻、中和重度。根据肠化的组织学形态和黏液组化染色可将肠化分为三型:Ⅰ 型为完全型,由吸收细胞、杯状细胞及 Panth 细胞所组成,杯状细胞合有唾液酸黏液、吸收细胞不含黏液:Ⅱ 型和 Ⅲ 型为不完全型化生,由杯状细胞和柱状细胞所组成,无 Panth 细胞。Ⅱ 型肠化的柱状细胞分泌中性黏液和唾液酸黏液,而 Ⅲ 型肠化的柱状细胞则分泌硫酸黏液。多数认为 Ⅲ 型肠化与胃癌关系密切,但其对预测胃癌发生危险性的价值仍有争论。

（四）异型增生

又称不典型增生(dysplasia),是胃黏膜结构及上皮细胞偏离正常的一种过度增生状态,其形态学基本特征包括细胞异型性和黏膜腺体结构异型性。细胞异型性指细胞核浆比例增大、核深染、呈类圆形或杆形、排列密集;腺体结构异型性指腺管结构紊乱,排列不规则,可见出芽、分支、乳头、共壁及背靠背现象。肠化和非肠化貌膜均可发生异型增生,故有肠型和胃型异型增生之分。异型增生是胃癌的癌前病变,根据异型程度也分为轻、中和重度三级。重度异型增生有时与高分化腺癌不易区别.应密切观察。

（五）其他病理变化

慢性胃炎时可出现上皮变性、小凹增生、水肿、糜烂、纤维化、假幽门腺化生和胰腺化生等。假幽门腺化生是指胃体腺萎缩后,腺体的黏液颈细胞增多、扩展、取代壁细胞和主细胞。假幽门腺化生是胃底腺萎缩的指标,与幽门腺很难区分,要根据取材部位进行判断。胰腺化生为巢状或小叶状分布于胃腺体中的胰腺样细胞,其脑浆丰富,细胞顶部和中部有嗜酸性颗粒,基底部为嗜碱性,意义目前尚不明确。

三、分类

胃炎分为原发性和继发性,原发性包括浅表性胃炎、萎缩性胃炎和肥厚性胃炎。

（一）慢性浅表性胃炎 包括糜烂与出血,应进一步注明是弥漫性或局灶性及其部位,如胃窦、胃体部等。

（二）慢性萎缩性胃炎 如萎缩性胃炎伴增生,可称为萎缩性胃炎伴过形成。

（三）慢性肥厚性胃炎 此型胃炎患者极少。

四、诊断

慢性胃炎的发病率很高,是消化系统常见病、多发病。通常凡有上消化道症状者胃镜检查均可得出慢性胃炎的诊断。慢性胃炎的诊断主要靠胃镜和胃黏膜活检组织学检查。

（一）临床表现 慢性胃炎的临床表现无特异性,且症状的轻重与黏膜的病理变化往往不一致。多表现为上腹疼痛与饱胀,疼痛多于进食后加重,空腹时较轻。此外,患者常伴有暖气、反酸、恶心、呕吐、早饱和烧灼感等消化不良症状。进食冷、硬、辛辣或其他刺激性食物时可引发或加重上述症状。慢性胃炎合并胃黏膜糜烂者可出现少量、甚至明显上消化道出血,表现为黑便,持续时间较短,常于 3~4 天后自动停止。胃体胃炎利胃窦胃炎临床表现各有特点。胃体胃炎消化道症状较少,可有贫血,多为缺铁性贫血,极少数为恶性贫血。胃窦胃炎的消化道症状较明显,有时颇似消化性溃疡。

慢性胃炎大多无明显体征,少数患者可出现上腹部轻度压痛。胃体胃炎严重者可有舌炎、贫血、消瘦和营养不良等。伴恶性贫血者,可出现脊髓后索及侧索变性,表现为肢体无力、深感觉减退或消失、共济失调、锥体束征阳性等。

（二）实验室检查

1. 胃液分析 慢性胃体炎病变弥漫而严重,常有胃酸缺乏,五肽胃泌素试验可低酸或无胃酸分泌。慢性胃窦炎不影响胃酸分泌,有时反而增多。但如有大量 G 细胞破坏丧失,则胃酸分泌降低。有条件单位可行胃液 24h pH 监测。

2. 血清学检查 慢性胃体炎血清胃泌素水平常明显升高,在有恶件贫血时更甚。血清中可测出 PCA（约90%）和 IFA（约75%）、维生素 B_{12} 水平明显降低。慢性胃窦炎视 G 细胞破坏程度,血清胃泌素水平可有不同程度下降。血清中也可检出 PCA（约30%）,但滴度较低,血中抗 HPylori 抗体可出现阳性。

3. 胃运动功能检测 慢性胃炎的某些症状可能与胃运动功能障碍有关。有条件的单位,可检测胃排空功能。目前闪烁扫描技术为代表胃排空测定的金标准。非闪烁扫描法,如超声检查、放射检查及磁共振成像技术也已用于临床。

五、慢性胃炎的普通胃镜诊断

1.浅表性胃炎胃镜下特征:

（1）黏液增多:胃黏膜表面附着白色或灰白色黏液斑,不易脱落,用水冲掉后其下可见黏膜糜烂面;

（2）充血:小斑片状或线状发红,为浅表性胃炎的主要表现,发红的境界不很明显,色调鲜红;线性充血常见于皱襞隆起处,很少见整个胃黏膜呈弥漫性均匀一致的充血;

（3）红白相间或花斑:为散在均匀的小红点,红点与红点之间黏膜略苍白;

（4）水肿:黏膜肿胀感,反光度增强,色泽较正常黏膜淡,黏膜皱襞增厚且柔软,胃小区结构显著;

（5）糜烂:黏膜上皮完整性受损,表层黏膜剥脱(可分为隆起型、平坦型和凹陷型);

（6）出血斑点:胃黏膜可出现散在小点状或小片状新鲜或陈旧出血,重者有炎症表现且出血较多。

2.萎缩性胃炎胃镜下特征

（1）黏膜色泽改变呈淡红，重者呈灰白或苍白色，萎缩黏膜的范围可以是弥漫的也可以是局部的，甚至呈小灶性，黏膜变薄而凹陷，四周边界常不明显（如黏膜变淡不呈均匀一片，而留有一些橘红色黏膜，胃镜下可呈红白相间，以白为主）；

（2）血管透见，因胃腺体萎缩，黏膜变薄，故可见黏膜下血管；萎缩初期可见到黏膜内小血管；重者可见到黏膜下的大血管（如树枝状）；

（3）皱襞变细或消失，由于黏膜萎缩致使黏膜皱襞变细，数量减少甚至消失，据此萎缩程度可分3度：皱襞变细为轻度；皱襞消失为重度；介于两者之间为中度；

（4）可同时见到浅表性胃炎的表现，如黏液增多、充血及水肿等。

六、慢性胃炎的病理诊断

慢性胃炎的病理变化是由胃黏膜的损伤和修复相互演变而构成。其主要组织学特点是炎症、萎缩和化生。在慢性炎症过程中，胃黏膜也有反应性增生，如胃小凹上皮过形成、黏膜肌增厚、淋巴滤泡形成、纤维组织和腺管的增生等。不同类型的胃炎又具有其各自的病理特征：

（一）浅表性胃炎的病理特征：

胃黏膜固有膜宽度增加、水肿，浅表部有淋巴细胞、浆细胞浸润，而以淋巴细胞为主。有中性粒细胞浸润者，提示伴有急性炎症，病变活动。炎症一般局限于黏膜的浅表1/3（位于陷窝层而不影响腺管部分），浸润深度限于胃小凹水平以上。另外还可见充血或出血、颈部细胞坏死，腺窝层细胞剥脱形成糜烂。长期重度浅表性胃炎还可以合并上皮细胞增生，少数合并有肠上皮化生或异型增生，但程度较轻。慢性浅表性胃炎的程度主要根据炎细胞在黏膜层的浸润深度，可分为轻、中、重三级，炎症局限于黏膜浅层1/3以内者为轻度，深及2/3者为中度，超过2/3或全层浸润并细胞密集者为重度。

（二）萎缩性胃炎的病理特征：

萎缩性胃炎是以胃黏膜固有腺萎缩为其主要特征，常伴有肠上皮化生、炎性反应及不典型增生。炎症变化与浅表性胃炎相似，但炎症范围扩大可波及黏膜全层，黏膜的固有层中有大量淋巴、浆细胞浸润，并有散在少量的嗜酸细胞及单核细胞；黏膜深层有淋巴滤泡形成；固有膜炎症反应是萎缩性胃炎的基本病变之一，仅反映病变活动情况。重度萎缩者原有固有腺均萎缩，整个黏膜层为增生、化生的腺体所代替；肠腺上皮化生是萎缩性胃炎的常见病变（肠化生上皮由吸收细胞、杯状细胞及潘氏细胞等正常肠黏膜成分构成）。根据细胞形态及分泌黏液类型分为小肠型完全肠化生、小肠型不完全肠化生、大肠型完全和不完全肠化生。

胃黏膜活检病理检查对慢性胃炎的诊断仍被视为金标准，尤其有助于判断慢性胃炎的程度和排除早期恶变。但在慢性胃炎的病理诊断上仍存在问题。首先，对慢性胃炎感染的诊断方法、分度标准等的尺度掌握缺乏统一认识，而使同一胃黏膜活检标本得出不同的病理结论。其次，胃炎在胃内各个部位的表现常不一致，因此活检部位与块数的确定是统一认识和诊断标准的重要前提。

七、治疗

慢性胃炎系由多种病因反复长期作用于胃黏膜所引起的慢性胃黏膜炎症性病变，为消化系统常见病。临床主要症状为上腹部隐痛、饱胀、纳差、反酸、乏力等。大多数无症状慢性胃炎患者无需治疗,经数月或数年病变可以完全恢复;有症状者的治疗应强调全面、综合、平衡,而不应仅限于药物治疗。

(一)一般治疗 积极治疗口腔及咽喉部慢性感染病灶,适当避免对胃有刺激性的食物,纠正不良的饮食习惯。对伴有肠化生或异型增生者,可补充维生素 C、维生素 A、叶酸和 β 胡萝卜素等,以促使其逆转。

(二)药物治疗

1. 胃黏膜保护剂 胃膜保护剂能促进细胞再生和修复,增加上皮细胞之间的紧密性,改善黏膜血流,从而维护和增强黏膜屏障功能。胃黏膜保护剂有硫糖铝、胶体铋剂(丽珠得乐、德诺及果胶铋),铝碳酸镁(达喜)等对防治胃炎也有一定帮助。

2. 抑酸剂 对于有溃疡病样症状或胃镜下见黏膜糜烂出血者,应给予抑酸治疗。常采用 H_2 受体拮抗剂(西咪替丁、雷尼替丁及法莫替丁)及质子泵抑制剂(PPI,包括奥美拉唑、兰索拉唑或潘托拉唑),可取得较好临床效果。

3. 根治幽门螺杆菌 由幽门螺杆菌感染所致的慢性活动性胃炎,应予以抗菌治疗。目前常用于根除幽门螺杆菌的抗生素有:呋喃唑酮(痢特灵)、羟氨苄青霉素、甲硝唑、四环素、甲红霉素(克拉霉素)等;有些药物有较强的抑菌作用。如胶体铋和质子泵抑制剂等。常常联合用药,三联治疗的根除率可达 90%。经典的三联(2 周)方案为:胶体铋(240mg,2/d)+ 甲硝唑(0.2g,4/d)+ 羟氨苄青霉素(0.5g,4/d)。最近提出的 1 周三联方案为:澳美拉唑 + 甲红霉素 + 羟氨苄青霉素,而且对甲硝唑耐药的菌株也有很好的根治效果。此方案中克拉霉素价格昂贵,可改用呋喃唑酮或替硝唑。

4. 胃动力药物 促胃肠动力药物通过促进胃排空及增加胃近端张力而提高胃肠运动功能。可减少胆汁反流,缓解恶心、嗳气、腹胀等症状。常用药物有甲氧氯普安(胃复安),多潘立酮,西沙比利及莫沙比利等。

(三)神经精神因素治疗 神经精神因素在慢性胃炎的发生、发展中占有重要地位。一些"胃神经官能症"和"神经衰弱"的患者,临床上反复出现嗳气、上腹部不适、食欲不振等症状,经胃镜检查诊断为"慢性胃炎"。另外,据统计,从事竞争性强、精神紧张、心理压力较大的职业者(如司机、接线员、急诊科医师、推销员等),其慢性胃炎的发病率明显高于平均人群。神经内分泌功能紊乱,胃肠激素释放失调等均能引起慢性胃炎。研究认为这种病变开始为分泌功能及运动功能失调,久之可引起胃黏膜营养障碍,最后导致慢性胃炎。因此,对于慢性胃炎患者,应对其神经精神因素予以足够重视,帮助患者调整情绪,树立积极向上、健康快乐的生活信念,同时注意纠正失眠。改变不良生活习惯,戒烟戒酒,保证良好足够的休息及睡眠等,这些看似平常而易被忽视的措施,在慢性胃炎的治疗中具有极其重要的意义。

(四)饮食治疗 胃黏膜组织柔软,一些不良的饮食、生活习惯易引起胃黏膜的损伤,如长期摄入粗糙、过冷、过热、过咸、过辣的食物或饮料,均可损伤胃黏膜,导致黏膜炎症反应,故应避免食用。长期酗酒、吸烟等均可直接刺激胃黏膜,破坏正常胃黏膜屏障,引起慢性胃炎。应帮助患者养成良好的生活习惯,戒烟戒酒,进食规律,避免进刺激性食物,不暴饮暴食,不吃零食,避免睡前进食等。然而,因不同国家和地区的饮食习惯和生活方式差别较大,加之不同种族的个体差异也较大,故尚无法制定统一的饮食标准。但总的原则为进食软且易消化的食物,养成细嚼慢咽的习惯。另外,患了急性胃炎应及时诊治,否则若未去除病因,病变反复发作,持续不愈,亦可演变成慢性胃炎。

（五）中医中药　某些中药方剂或中成药对缓解慢性胃炎的上消化道症状及组织学炎症等有一定效果,但需要根据病情辨证施治。

八、预后

慢性胃炎一般预后良好,少数浅表性胃炎可以逆转为正常,也可演变为萎缩性胃炎。萎缩性胃炎可维持多年不发展,少部分病例病变可以逆转减轻。病变加重可演变为胃癌者极少,仅为 $1\% \sim 2\%$ 。

第三节　消化性溃疡出血

胃及十二指肠溃疡出血占全部上消化道出血病因的 50% 左右。

一、诊断

（1）根据本病的慢性过程、周期性发作及节律性上腹痛,一般可作出初步诊断。出血前上腹部疼痛常加重,出血后可减轻或缓解。应注意约 15% 患者可无上腹痛病史,而以上消化道出血为首发症状。也有部分患者虽有上腹部疼痛症状,但规律性并不明显。

（2）胃镜检查常可发现溃疡灶。对无明显病史、诊断疑难或有助于治疗时,应争取行紧急胃镜检查。若有胃镜检查禁忌证或无条件行胃镜检查,可于出血停止后数日行 X 线钡餐检查。

二、治疗

治疗原则与上述相同。一般少量出血经适当内科治疗后可于短期内止血,大量出血则应引起高度重视,宜采取综合治疗措施。

1. 饮食

目前不主张过分严格的禁食。若患者无呕血或明显活动性出血的征象,可予流质饮食,并逐渐过度到半流质饮食。但若患者有频繁呕血或解稀烂黑便,甚至暗红色血便,则主张暂时禁食,直至活动性出血停止才予进食。

2. 提高胃内 pH 的措施

主要措施是静脉内使用抑制胃酸分泌的药物。静脉使用质子泵抑制剂如奥美拉唑首剂 80 mg,然后每 12 h 40 mg 维持。国外有报道首剂注射 80 mg 后以每小时 8 mg 的速度持续静脉滴注,认为可稳定提高胃内 pH,提高止血效果。当活动性出血停止后,可改口服治疗。

3. 内镜下止血

是溃疡出血止血的首选方法,疗效肯定。常用方法包括注射疗法,在出血部位附近注射 1：10000 肾上腺素溶液,热凝固方法（电极、热探头、氩离子凝固术等）。目前主张首选热凝固疗法或联合治疗,即注射疗法加热凝固方法,或止血类加注射疗法。可根据条件及医生经验选用。

4. 手术治疗

经积极内科治疗仍有活动性出血者,应及时邀请外科医生会诊。手术治疗仍是消化性溃疡出血治疗的有效手段,其指征为:①严重出血经内科积极治疗仍不止血,血压难以维持正常,或血压虽已正常,但又再次大出血的。②以往曾有多次严重出血,间隔时间较短后又再次出血的。③合并幽门梗阻、穿孔,或疑有癌患者。

第四节　食管胃底静脉曲张破裂出血

为上消化道出血常见病因,出血量往往较大,病情凶险,病死率较高。

一、诊断

(1)起病急,出血量往往较大,常有呕血。

(2)有慢性肝病史。若发现黄疸、蜘蛛痣、肝掌、腹壁静脉曲张、脾脏肿大、腹水等有助于诊断。

(3)实验室检查可发肝功能异常,特别是白/球蛋白比例倒置、凝血酶原时间延长、血清胆红素增高。血常规检查有红细胞、白细胞及血小板减少等脾功能亢进表现。

(4)胃镜检查或食管吞钡检查发现食管静脉曲张。值得注意的是,有不少的肝硬化消化道出血原因不是食管胃底静脉曲张破裂出血所致,而是急性胃黏膜糜烂或消化性溃疡。急诊胃镜检查对出血原因部位的诊断具有重要意义。

二、治疗

除按前述紧急治疗、输液及输血抗休克、使用抑制胃酸分泌药物外,下列方法可根据具体情况选用。

1.药物治疗

是各种止血治疗措施的基础,在建立静脉通路后即可使用,为后续的各种治疗措施创造条件。

(1)生长抑素及其类似品:可降低门静脉压力。国内外临床试验表明,该类药物对控制食管胃底曲张静脉出血有效,止血有效率在70%～90%,与气囊压迫相似。目前供应临床使用的有14肽生长抑素,用法是首剂250 μg静注,继而3 mg加入5%葡萄糖液500 ml中,250 μg/h连续静滴,连用3～5 d。因该药半减期短,若输液中断超过3 min,需追加250 μg静注,以维持有效的血药浓度。奥曲肽是一种合成的8肽生长抑素类似物,具有与14肽相似的生物学活性,半减期较长。其用法是奥曲肽首剂100 μg静注,继而600ttg,加入5%葡萄糖液500 ml中,以25～50 μg/h速度静滴,连用3～5 d。生长抑素治疗食管静脉曲张破裂出血止血率与气囊压迫相似,其最大的优点是无明显的不良反应。在硬化治疗前使用有利于减少活动性出血,使视野清晰,便于治疗。硬化治疗后再静滴一段时间可减少再出血的机会。

(2)血管加压素:作用机制是通过对内脏血管的收缩作用,减少门静脉血流量,降低门静脉及其侧支的压力,从而控制食管、胃底静脉曲张破裂出血。目前推荐的疗法是0.2 U/min,持续静滴,视治疗反应,可逐渐增加剂量,至0.4 U/min。如出血得到控制,应继续用药8～12 h,然后停药。如果治疗4～6 h后仍不能控制出血,或出血一度中止而后又复发,应及时改用其他疗法。由于血管加压素具有收缩全身血管的作用,其不良反应包括血压升高、心动过缓、心律失常、心绞痛、心肌梗死、缺血性腹痛等。

目前主张在使用血管加压素同时使用硝酸甘油,以减少前者引起的全身不良反应,取得良好效果,尤以有冠心病、高血压病史者效果更好。具体用法是在应用血管加压素后,舌下含服硝酸甘油0.6 mg,每30 mini 次。也有主张使用硝酸甘油40～400 μg/min 静滴,根据患者血压调整剂量。

2. 内镜治疗

(1)硬化栓塞疗法(EVS):在有条件的医疗单位,EVS 为当今控制食管静脉曲张破裂出血的首选疗法。多数报道 EVS 紧急止血成功率超过90%,EVS 治疗组出血致死率较其他疗法明显降低。

适应证:一般来说,不论什么原因引起的食管静脉曲张破裂出血,均可考虑行 EVS,下列情况下更是 EVS 的指征:①重度肝功能不全、储备功能低下如 Child C 级、低血浆蛋白质、血清胆红素升高的病例。②合并有心、肺、脑、肾等重要器官疾病而不宜手术者。③合有预后不良或无法切除之恶性肿瘤者,尤以肝癌为常见。④已行手术治疗而再度出血,不可再次手术治疗,而常规治疗无效者。⑤经保守治疗(包括三腔二囊管压迫)无效者。

禁忌证:①有效血容量不足,血循环状态尚不稳定者。②正在不断大量呕血者,因为行EVS 可造成呼吸道误吸,加上视野不清也无法进行治疗操作。③已濒临呼吸衰竭者,由于插管可加重呼吸困难,甚至呼吸停止。④肝性脑病或其他原因意识不清无法合作者。⑤严重心律失常或新近发生心肌梗死者。⑥出血倾向严重,虽然内科纠正治疗,但仍远未接近正常者。⑦长期用三腔二囊管压迫,可能造成较广泛的溃疡及坏死者,EVS 疗效常不满意。

硬化剂的选择:常用的硬化剂有下列几种:①乙氧硬化醇(AS):主要成分为表面麻醉剂polidocanol 与乙醇;AS 的特点是对组织损伤作用小,有较强的致组织纤维作用,黏度低,可用较细的注射针注入,是一种比较安全的硬化剂;AS 可用于血管旁与血管内注射,血管旁每点2～3 ml,每条静脉内4～5 ml,每次总量不超过30 ml。②乙醇胺油酸酯(EO):以血管内注射为主,因可引起较明显的组织损害,每条静脉内不超过5 ml,血管旁每点不超过3 ml,每次总量不超过20 ml。③十四羟基硫酸钠(TSS):据报道硬化作用较强,止血效果好,用于血管内注射。④纯乙醇:以血管内注射为主,每条静脉不超过1 ml,血管外每点不超过0.6 ml。⑤鱼肝油酸钠:以血管内注射为主,每条静脉2～5 ml,总量不超过20 ml。

术前准备:①补充血容量,纠正休克。②配血备用。③带静脉补液进入操作室。④注射针充分消毒,检查内镜、注射针、吸引器性能良好。⑤最好使用药物先控制出血,使视野清晰,便于选择注射点。

操作方法:按常规插入胃镜,观察曲张静脉情况,确定注射部位。在齿状线上2～3 cm 穿刺出血征象和出血最明显的血管,注入适量(根据不同硬化剂决定注射量)硬化剂。每次可同时注射1～3 条血管,但应在不同平面注射(相隔3 cm),以免引起术后吞咽困难。也有人同时在出血静脉或曲张最明显的静脉旁注射硬化剂,以达到直接压迫作用,继而化学性炎症、血管旁纤维结缔组织增生,使曲张静脉硬化。每次静注完毕后退出注射针,用附在镜身弯曲部的止血气囊或直接用镜头压迫穿刺点1 min,以达到止血的目的。若有渗血,可局部喷洒凝血酶或25%孟氏液,仔细观察无活动性出血后出镜。

术后治疗:术后应继续卧床休息,密切注意出血情况,监测血压等生命指征,禁食24 h,补液,酌情使用抗生素,根据病情继续使用降低门静脉压力的药物(后述)。首次治疗止血成功后,应在1～2周后进行重复治疗,直至曲张静脉完全消失或只留白色硬索状血管,多数病例施行 3~5 次治疗后可达到此目的。

并发症:较常见的并发症有:①出血:在穿刺部位出现渗血或喷血,可在出血处再补注 1~2 针,可达到止血作用。②胸痛、胸水和发热:可能与硬化剂引起曲张静脉周围炎症、管溃疡、纵隔炎、胸膜炎的发生有关。③食管溃疡和狭窄。④胃溃疡及出血性胃炎:可能与 EVS 后胃血流淤滞加重、应激、从穿刺点溢出的硬化剂对胃黏膜的直接损害有关。

(2)食管静脉曲张套扎术(EVL):适应证、禁忌证与 EVS 大致相同。其操作要点是在内镜直视下把曲张静脉用负压吸引入附加在内镜前端特制的内套管中,然后通过牵拉引线,使内套管沿外套管回缩,把原放置在内套管上的特制橡皮圈套入已被吸入内套管内的静脉上,阻断曲张静脉的血流,起到与硬化剂栓塞相同的效果。每次可套扎 5~10 个部位。和 EVS 相比,两者止血率相近,可达 90% 左右。其优点是 EVL 不引起注射部位出血和系统并发症,值得进一步推广。

3.三腔二囊管压迫

是传统的有效止血方法,其止血成功率在 44%~90%,由于存在一定的并发症,目前大医院已较少使用。主要用于药物效果不佳,暂时无法进行内镜治疗者,也适用于基层单位不具备内镜治疗的技术或条件者。

(1)插管前准备:①向患者说明插管的必要性与重要性,取得其合作。②仔细检查三腔管各通道是否通畅,气囊充气后作水下检查有无漏气,同时测量气囊充气量,一般胃囊注气 200~300 ml(用血压计测定内压,以 40~50 mmHg 为宜),食管囊注气 150~200 ml(压力以 30~40 mmHg 为宜),同时要求注气后气囊膨胀均匀,大小、张力适中,并作好各管刻度标记。③插管时若患者能忍受,最好不用咽部麻醉剂,以保存喉头反射,防止吸入性肺炎 (1 kPa = 7.5 mmHg)。

(2)正确的气囊压迫:插管前先测知胃囊上端至管前端的距离,然后将气囊完全抽空,气囊与导管均外涂石蜡油,通过鼻孔或口腔缓缓插入。当至 50~60 cm 刻度时,套上 50 ml 注射器从胃管作回抽。如抽出血性液体,表示已到达胃腔,并有活动性出血。先将胃内积血抽空,用生理盐水冲洗。然后用注射器注气,将胃气囊充气 200~300 ml,再将管轻轻提拉,直到感到管子有弹性阻力时,表示胃气囊已压于胃底贲门部,此时可用宽胶布将管子固定于上唇一侧,并用滑车加重量 500 g(如 500m 性理盐水瓶加水 250ml)牵引止血。定时抽吸胃管,若不再抽出血性液体,说明压迫有效,此时可继续观察,不用再向食管囊注气。否则应向食管囊充气 150~200 ml,使压力维持在 30~40 mmHg,压迫出血的食管曲张静脉(1 kPa = 7.5 mm-Hg)。

(3)气囊压迫时间:第一个 24 h 可持续压迫,定时监测气囊压力,及时补充气体。每 1~2 h 从胃管抽吸胃内容物,观察出血情况,并可同时监测胃内 pH。压迫 24 h 后每间隔 6 h 放气 1 次,放气前宜让患者吞入石蜡油 15 ml,润滑食管黏膜,以防止囊壁与黏膜黏附。先解除牵拉的重力,抽出食管囊气体,再放胃囊气体,也有人主张可不放胃囊气体,只需把三腔管向胃腔内推入少许则可解除胃底黏膜压迫。每次放气观察 15~30 min 后再注气压迫。间歇放气的目的在于改善局部血循环,避免发生黏膜坏死糜烂。出血停止 24 h 后可完全放气,但仍将三腔管保留于胃内,再观察 24 h,如仍无再出血方可拔出。一般三腔二囊管放置时间以不超过 72 h 为宜,也有报告长达 7 d 而未见黏膜糜烂者。

(4)拔管前后注意事项:拔管前先给患者服用石蜡油 15~30 ml,然后抽空 2 个气囊中的气体,慢慢拔出三腔二囊管。拔管后仍需禁食 1 d,然后给予温流质饮食,视具体情况再逐渐过渡到半流质和软食。

三腔二囊管如使用不当,可出现以下并发症:①曲张静脉糜烂破裂。②气囊脱出阻塞呼吸道引起窒息。③胃气囊进入食管导致食管破裂。④食管和(或)胃底黏膜因受压发生糜烂。⑤呕吐反流引起吸入性肺炎。⑥气囊漏气使止血失败,若不注意观察可继续出血引起休克。

4.经皮经颈静脉肝穿刺肝内门体分流术(TIPS)

TIPS 是影像学 X 线监视下的介入治疗技术。通过颈静脉插管到达肝静脉,用特制穿刺针穿过肝实质,进入门静脉。放置导线后反复扩张,最后在这个人工隧道内置入 1 个可扩张的金属支架,建立人工瘘管,实施门体分流,降低门静脉压力,达到治疗食管胃底曲张静脉破裂出血的目的。TIPS 要求有相当的设备与技术,费用昂贵,推广普及尚有困难。

5.手术治疗

大出血时有效循环血量骤降,肝供血量减少,可导致肝功能进一步的恶化,患者对手术的耐受性低,急症分流术死亡率达 15% ~30%,断流术死亡率达 7.7% ~43.3%。因此,在大出血期间应尽量采用各种非手术治疗,若不能止血才考虑行外科手术治疗。急症手术原则上采取并发症少、止血效果确切及简易的方法,如食管胃底曲张静脉缝扎术、门—奇静脉断流术等。待出血控制后再行择期手术,如远端脾 – 肾静脉分流术等,以解决门静脉高压问题,预防再出血。

第五节　其他原因引起的上消化道出血

一、急性胃黏膜损害

本病是以一组胃黏膜糜烂或急性溃疡为特征的急性胃黏膜表浅性损害,常引起急性出血。主要包括急性出血性糜烂性胃炎和应激性溃疡,是上消化道出血的常见病因。

(一)病因

(1)服用非甾体类抗炎药(阿司匹林、吲哚美辛等)。

(2)大量酗烈性酒。

(3)应激状态(大面积烧伤、严重创伤、脑血管意外、休克、败血症、心肺功能不全等)。

(二)诊断

(1)具备上述病因之一者。

(2)出血后 24 ~48 h 内急诊胃镜检查发现胃黏膜(以胃体为主)多发性糜烂或急性浅表小溃疡;有时可见活动性出血。

(三)治疗

本病以内科治疗为主。一般急救措施及补充血容量、抗休克与前述相同。本病的治疗要点是:

(1)迅速提高胃内 pH,以减少 H^+ 反弥散,降低胃蛋白酶活力,防止胃黏膜自身消化,帮助凝血。可选用质子泵抑制剂如奥美拉唑或潘妥拉唑,具体用法见"消化性溃疡出血"。

(2)内镜下直视止血包括出血部位的注射疗法、电凝止血或局部喷洒止血药(凝血酶或去甲肾上腺素溶液等）。

（3）手术治疗应慎重考虑，因本病病变范围广泛，加上手术本身也是一种应激。对经内科积极治疗无效、出血量大者可考虑手术治疗。

二、胃癌出血

胃癌一般为持续小量出血，急性大量出血者占 20% ~25% ，对中年以上男性患者，近期内出现上腹部疼痛或原有疼痛规律消失，食欲下降，消瘦，贫血程度与出血量不符者，应警惕胃癌出血的可能。内镜、活检或 X 线钡餐检查可明确诊断。治疗方法是补充血容量后及早手术治疗。

三、食管贲门黏膜撕裂综合征

由于剧烈干呕、呕吐或可致腹腔内压力骤增的其他原因，造成食管贲门部黏膜及黏膜下层撕裂并出血。为上消化道出血的常见病因之一，约占上消化道出血病因的 10% ，部分患者可致严重出血。急诊内镜检查是确诊的最重要方法，镜下可见纵形撕裂，长 3 ~20mm，宽 2 ~3 mm，大多为单个裂伤，以右侧壁最多，左侧壁次之，可见到病灶渗血或有血痂附着。治疗上除按一般上消化道出血原则治疗外，可在内镜下使用钛夹、电凝、注射疗法等。使用抑制胃酸分泌药物可减少胃酸反流，促进止血与损伤组织的修复。

四、胆管出血

本病是指胆管或流入胆管的出血，可分为肝内型和肝外型出血。肝内型出血多为肝外伤、肝脏活检、PTC、感染和中毒后肝坏死、血管瘤、恶性肿瘤、肝动脉栓塞等病因所致。肝外型出血多为胆结石、胆管蛔虫、胆管感染、胆管肿瘤、经内镜胆管逆行造影下十二指肠乳头括约肌切开术后、T 管引流等引起。

（一）诊断

（1）有上述致病因素存在，临床上出现三大症状：消化道出血、胆绞痛及黄疸。

（2）经内镜检查未发现食管和胃内的出血病变，而十二指肠乳头部有血液或血块排出，即可确认胆管出血。必要时可行 ERCP、PTC、选择性动脉造影、腹部探查中的胆管造影、术中胆管镜直视检查等，均有助于确诊。

（二）治疗

首先要查明原发疾病，只有原发病查明后才能制定正确的治疗方案。轻度的胆管出血，一般可用保守疗法止血，急性胆管大出血则应及时手术治疗。除按上述一般紧急治疗、输液及输血、止血药物使用外，以下措施应着重进行。

1. 病因治疗

（1）控制感染：由于肝内或胆管内化脓性感染所引起的出血，控制感染至关重要，可选用肝胆管系统内浓度较高的抗生素，如头孢菌素类、喹诺酮类等抗生素静滴，可联合两种以上抗生素。

（2）驱蛔治疗：由胆管蛔虫引起者，主要措施是驱蛔、防治感染、解痉镇痛。在内镜直视下钳取嵌顿在壶腹内的蛔虫是一种有效措施。

2. 手术治疗

有下列情况可考虑手术治疗：①持续胆管大出血，经各种治疗仍血压不稳，休克未能有效控制者。②反复的胆管出血，经内科积极治疗无效者。③肝内或肝外有需要处科手术治疗的病变存在者。

第六节 急性胰腺炎

急性胰腺炎是内科常见急腹症，是多种病因导致胰酶在胰腺内被激活引起胰腺组织自身消化的炎症反应。轻症有胰腺水肿，约占90%，临床症状较轻，预后良好，又称轻症急性胰腺炎。重者胰腺出血坏死，占10%，可有局部和全身并发症，病程较长，病死率较高，又称重症急性胰腺炎。

一、诊断

（一）临床表现特点

1. 病史

有胆石症、胆管感染或胆管蛔虫史，大量饮酒或暴饮暴食史、腹腔手术或创伤、ERCP检查后、高三酰甘油血症、流行性腮腺炎、传染性单核细胞增多症等病毒感染史，使用硫唑嘌呤、糖皮质激素、噻嗪类利尿药等病史。有时妊娠中晚期也可发生胰腺炎，需注意胰腺肿瘤或胰管寄生虫如肝吸虫引起胰管阻塞引起的胰腺炎。

2. 临床表现

（1）症状：腹痛为本病主要表现和首发症状，常位于中上腹，可向腰背部呈带状放射，取弯腰抱膝位可减轻疼痛。腹痛可分为钝痛、刀割样痛，可阵发性加剧，不能为胃肠解痉药缓解，进食可加剧。极少数患者可无腹痛或腹痛轻微。常伴恶心、呕吐后腹痛并不减轻。多有低至中度发热，持续3~5 d，持续发热1周以上或逐渐升高，应怀疑有继发感染。重症者有休克、脱水表现。

（2）体征：①轻症急性胰腺炎：患者腹部体征较轻，可有上腹部压痛和肠鸣音减少，无肌卫和反跳痛。②重症急性胰腺炎：患者上腹或全腹压痛明显，并有腹肌紧张、反跳痛、肠鸣音减弱，可出现移动性浊音，左侧胸水体征，胸腹水可为血性并且淀粉酶明显升高，胆总管梗阻可出现黄疸，低血钙可引起手足搐搦。

（3）并发症：①局部并发症：有胰腺脓肿和胰腺假性囊肿。②全身并发症：可有不同程度的多器官功能衰竭，如呼吸衰竭、肾衰竭、心力衰竭、消化道出血、败血症及真菌感染、胰性脑病和高血糖等。少数患者可转为慢性胰腺炎。

（二）实验室检查及辅助检查特点

血白细胞轻至中度增多，分类示中性粒细胞核左移。血淀粉酶超过正常值3倍可帮助确诊，但淀粉酶高低不一定反映病情轻重，极少数患者血淀粉酶轻度升高或正常。血清脂肪酶升高出现较晚，恢复较迟，特异性较高。C反应蛋白明显升高反映胰腺坏死。空腹血糖 >10 mmol/L反映胰腺坏死，低钙血症（ <2 mmol/L）常见于重症胰腺炎，低血钙和临床病情相平行。

影像学检查，胸片、腹部平片可发现胸水、肠麻痹等。B超可发现胰腺肿大，胰周积液及胆管情况，但因患者腹胀、肠麻痹常影响观察。CT对急性胰腺炎的诊断、鉴别诊断、轻重症评估、附近器官是否受累具有重要价值,增强 CT 是诊断胰腺坏死的最好方法。

二、治疗

1. 严密观察病情

注意腹痛和腹部体征,对怀疑为重症急性胰腺炎者应监测:体温、脉搏、血压、呼吸、神志、尿量,定期检查血淀粉酶、白细胞计数、血钙、血糖、肝肾功能、血气分析、心电图、胸片、胰腺 CT 等。如为重症患者应转入监护病房治疗。

2. 内科治疗

(1)减少胰液分泌:禁食至腹痛缓解,逐步进食低脂流质、低脂半流质等。对腹胀或病情重者可留置胃管做胃肠减压。静脉应用 H2 受体拮抗剂或质子泵抑制剂抑制胃酸分泌,从而减少对胰液分泌的刺激,并预防应激性溃疡。生长抑素具有抑制胰液和胰酶分泌,能减轻腹痛、减少局部并发症,缩短住院时间。用法:生长抑素或奥曲肽以每小时 250 μg 和 25~50 μg 速度持续静滴数日。

(2)静脉输液积极补充血容量,维持水电解质和酸碱平衡,补充白蛋白、血浆。根据生化结果、中心静脉压、尿量等调整补液量及速度。

(3)止痛治疗:可予颅痛定肌注,腹痛剧烈者可予哌替啶 50~100 mg 肌注,忌用吗啡,因吗啡可收缩胆胰括约肌。

(4)抗菌药物:如有胆源性因素,并有发热、白细胞升高,或重症胰腺炎,必须联合、足量应用抗生素。应考虑对肠道移位细菌(大肠杆菌、铜绿假单胞菌、金黄色葡萄球菌等)敏感、容易通过血胰屏障的抗生素,如亚胺培南、喹诺酮类、氧哌嗪青霉素、第三代头孢菌素等,并联合应用对厌氧菌有效的药物如甲硝唑。

(5)抑制胰酶活性:仅用于重症胰腺炎早期,抑肽酶 10 万~20 万 U,每日 2 次加入葡萄糖液静脉滴注。氟尿嘧啶可抑制 DNA 和 RNA 合成,减少胰腺分泌,对胰蛋白酶有抑制作用,每日 500 mg,加入葡萄糖液 500 ml 静滴。加贝脂(FOY)每日 100~300 mg,加入葡萄糖盐水,以 2.5 mg/(kg·h)静滴。

(6)营养支持:对重症胰腺炎,早期采用全胃肠外营养,注意补充谷氨酰胺(力肽),如有高三酰甘油血症,不宜补充脂肪乳。如无肠梗阻,可考虑尽早进行空肠插管,逐步过渡到肠内营养,营养支持可增强肠道黏膜屏障,防止肠内细菌移位引起胰腺坏死合并感染。有条件者还可给予胸腺肽及生长激素治疗。

(7)肾上腺皮质激素:重症胰腺炎出现下列情况可考虑应用:休克、成人呼吸窘迫综合征、败血症中毒症状明显。采用短程应用地塞米松静脉滴注。

(8)血液滤过:连续性肾脏替代治疗可清除急性重症胰腺炎炎症介质,防止并发多器官功能衰竭;也可治疗肾衰竭少尿、高血钾、心力衰竭及明显升高的高三酰甘油血症(TG > 11 mmol/L)。

(9)并发症治疗:如胸腹水多可予穿刺引流,针对呼吸衰竭可予面罩吸氧、气管插管、呼吸机通气等对症治疗。

3. 内镜下治疗

对胆总管阻塞并有黄疸者,应尽早于 72 h 内行 ERCP 及乳头括约肌切开术,达到胆管减压引流、去除结石梗阻的目的,并行鼻胆管引流。

4. 中医中药

对急性胰腺炎有一定疗效,可通过胃管注入,如清胰汤等,应辨证加减。

5. 外科治疗适应证

(1)对重症胰腺炎经内科积极治疗无好转,可考虑腹腔灌注,可清除腹腔内细菌、内毒素、胰酶、炎性介质等,减少这些物质进入血循环后对全身脏器的损害。

(2)对胰腺脓肿、胰周脓肿、胰腺假性囊肿感染或有压迫症状,可考虑经 B 超或 CT 下穿刺引流或置管引流。

(3)手术适应证并发腹膜炎、肠坏死,胆源性胰腺炎需手术解除梗阻,未能除外其他外科急腹症者。

第七节　急性出血坏死性肠炎

急性出血坏死性肠炎是由产生 B 毒素的 C 型产气荚膜梭状芽胞杆菌感染所致的肠道急性炎症,病变主要累及空、回肠,偶尔累及十二指肠、结肠。夏秋季发病多见,儿童多发,其次为青少年,常见于食用变质肉食之后。

一、诊断

1. 急性腹痛

突发性左上腹、脐周疼痛,阵发性绞痛,逐渐转为持续性腹痛伴阵发性加重,常伴有恶心、呕吐,病情严重者局部有压痛、反跳痛与腹肌紧张。

2. 腹泻及便血

每日腹泻数次,有时达 10 次以上,初为糊状,带有粪质,继而发展为果酱样、鲜红或暗红色血便,具有腥臭味,有时混有腐肉状坏死黏膜。发生肠麻痹时可无腹泻,但肛门指检时可发现血便。

3. 发热

体温可达38℃~39℃,甚至40℃,伴有畏寒、乏力,白细胞升高,明显核左移,不同程度贫血。

4. 毒血症状

面色苍白、冷汗、口唇发绀,甚至谵语、嗜睡及休克。并有明显腹胀、肠麻痹,幼儿可出现高热抽搐。

5. 大便镜检

可见大量红、白细胞,需做厌氧菌培养。腹部平片见小肠胀气、肠腔扩张、肠间隙增宽,坏死肠段可呈不规则致密阴影团。

二、治疗

绝大多数内科治疗后康复,甚少复发。

1. 非手术治疗

(1)一般治疗:禁食、休息,待呕吐停止,便血减少,腹痛减轻予流质饮食,逐步过渡至正常饮食。

（2）支持疗法：输血、补液、补充白蛋白、各种维生素。注意水、电解质平衡。

（3）抗休克：补充血容量，纠正酸中毒，酌情应用血管活性药物间羟胺、多巴胺。短程静滴肾上腺皮质激素，成人每日给予氢化可的松 200～300 mg，或地塞米松 5～10 mg。

（4）抗感染治疗：可选用头孢菌素、甲硝唑等联合使用。

（5）中药治疗：可予清热、解毒、行气、止血中药辨证施治。

2. 手术治疗

大部分病例非手术疗法而痊愈，仅有少数病例需手术治疗，手术探查的指征是：①反复大量便血，内科治疗无效。②有明显腹膜炎表现者，腹腔诊断性穿刺有脓性或血性渗液。③中毒性休克治疗后，病情仍不稳定，提示肠道毒素持续吸收者。④未能排除其他需手术的急腹症患者。

第八节　功能性消化不良

消化不良是临床常见的症候群，表现为慢性复发性或持续性上腹部疼痛、饱胀、早饱、嗳气、恶心、呕吐等症状。分为器质性消化不良和功能性消化不良（FD）。FD 又称非溃疡性消化不良（NUD），指具有上述慢性、复发性消化不良症状，持续至少 4 周以上，而各种检查未能发现器质性病变的一种功能性疾病。本病十分常见，估计在社会人群中的患病率约为 10%～30%。

一、病因与发病机制

FD 发病的确切病因尚不十分清楚，可能与下列因素相关。

1. 胃酸　未发现 FD 与胃酸分泌的高低由确切的相关性。但 FD 病人对五肽胃泌素刺激试验呈高酸分泌反应，部分病人可诱发上腹部症状加重，提示可能对酸的敏感性增加。

2. 慢性胃炎和十二指肠炎　FD 患者大约 50%～80% 伴有慢性胃炎，20% 患者伴有十二指肠炎。然而，FD 症状的轻重并不与胃十二指肠黏膜炎病变相互平行。不少慢性胃炎、十二指肠炎患者通过改善胃运动功能，消化不良症状可明显改善甚至消失。慢性胃炎与 FD 及胃运动功能关系需进一步深入研究。

3. 幽门螺杆菌感染　幽门螺杆菌（Hp）感染是慢性胃炎重要病因。对于 Hp 感染与 FD 之间的关系仍有争议：有研究发现，FD 患者 Hp 感染率高，患者胃酸分泌增加，当根治 Hp 后其胃酸分泌正常，推测 FD 症状可能与 Hp 刺激泌酸增高有关；另有观察 Hp 感染的 FD 患者胃排空延迟和胃运动减弱，根除 Hp 后胃动力恢复正常症状消失，而未根除 Hp 者，其消化不良症状持续存在。然而，流行病学调查 FD 患者的 Hp 感染率约为 65%～75%，并不高于健康的人群；Hp 感染的 FD 患者症状积分与无 Hp 感染对照组也无显著差异；相当一部分 FD 患者临床症状很明显，而不能证实伴有 Hp 感染；也有报道 Hp 阳性的 FD 患者，Hp 根除治疗后，其症状并不一定随之消失。Hp 在 FD 中的作用还需要作深入的研究。

5. 胃肠运动功能障碍　大约 20%～50% 的 FD 患者有消化道运动功能障碍。FD 的胃肠动力异常表现有：①胃排空迟缓。30%～50% 的 FD 病人伴胃排空迟缓，以固体为主，也存在液体排空时间延长，特别是动力障碍样的 FD 更为明显；②胃窦动力低下。在某些 FD 患者的病人，胃内压测定和 MMC 记录发现胃窦运动减弱，餐后消化间期 MMC Ⅲ 相缺如或幅度下降，胃窦－幽门－十二指肠运动的协调性紊乱;③胃电异常。FD 病人常出现胃电节律紊乱,可表现为胃动过速,胃动过缓和混合型节律紊乱。FD 病人的胃肠运动功能障碍发生的机制可能与中枢神经系统的调节失调、内脏感觉异常、疼痛阈值低、肠神经系统障碍和激素等多种因素有关。

6. 精神和应激 个性异常、焦虑、抑郁、疑心等也对 FD 的发病有一定的影响。

二、临床分型

功能性消化不良的主要临床表现是与进餐有关的腹痛、腹胀、早饱、嗳气,具有慢性、反复发作的特点。可伴有精神、心理或应激因素。病程持续至少 4 周以上。按临床表现可分为下列亚型:

(一)溃疡样型消化不良 症状以上腹痛为主,与消化性溃疡类似,部分可在进餐后或服制酸药缓解,而内镜检查未发现消化性溃疡或肿瘤等。

(二)运动障碍型消化不良 主要表现为上腹胀满、饱胀、早饱、嗳气等,严重者可有恶心、呕吐。胃动力学检查提示胃动力异常、胃排空延迟、胃电紊乱等。

(三)非特异型消化不良 具有上述两型的部分症状特点,但不能确切列入上述两亚型者。

三、诊断

对以消化不良症状就诊的病人,详尽的询问病史和查体是非常重要的。症状典型者在排除器质性消化不良之后,叮考虑本病。病史询问应注意:①有"报警"症状如年龄 45 岁以上、吞咽困难、呕血黑粪、贫血、黄疸、体重下降等;②诱发因素症状发作有无相关的应激事件、精神压力、心理因素;③上腹痛的特点应询问疼痛的部位,性质与进餐的关系等。

FD 的诊断需具备以下条件:①上腹疼痛和不适,后者包括腹胀、早饱、嗳气、恶心甚至呕吐等,疾状具有慢性复发性特点,持续至少 4 周以上。②体格检查无特异性阳性发现;③内镜检查未发现食管、胃及肠等器质性病变(慢性胃炎例外);④腹部 B 超无肝、胆、胰疾病;⑤无全身器质性疾病或原发病不能解释其消化不良的症状。

四、一般治疗措施

(一)生活调节 建议患者生活规律、戒忌烟酒、少吃刺激性强和生冷食物。避免摄入能诱发症状或产气多的食物如红薯、土豆等。由于大量脂肪、蛋白质均不利于胃的排空,应控制入量。

(二)消除精神因素 FD 患者部分有精神因素的影响,应予病情解释。避免过度劳累及精神紧张,必要时给适量镇静剂。常用药物有多塞平(多虑平)、阿米替林、地西泮(安定)、阿普唑仑、甲丙氨酯(安宁)、羟嗪(安泰乐)、赛乐特等。

五、药物治疗

应根据不同临床类型及个体化原则选择用药。

1. 运动障碍型 促动力药可以促进胃排空及增加胃近端张力而提高胃肠运动功能。常用的有多潘立酮(商品名吗叮啉)、西沙比利。前者为多巴胺受体拮抗剂,可增加食管下括约肌张力,加强胃的收缩,尤其是胃窦的收缩,加强胃窦十二指肠的协调运动,提高胃排空。每次 10 mg,3 次/d,餐前口服。后者作用于肠肌间神经丛,促进乙酰胆碱的生理性释放,协调并加强胃肠排空,并具有全胃肠促动力作用。常用剂量每次 5mg,3 次/d,餐前口服。

2. 溃疡样型 抑酸治疗同消化性溃疡。常用的药物有 H_2 受体拮抗剂西咪替丁、雷尼替丁、法莫替丁等。质子泵抑制剂如奥美拉唑、兰索拉唑。

3. 非特异型 根据患者各自的临床表现,选用促动力药物、抑酸剂或黏膜保护剂及心理、精神疗法等进行治疗。

4. 关于 Hp 感染治疗问题 由于有关 FD 与 Hp 关系研究结果报道不一,对 FD 患者合并 Hp 感染治疗存在争议。

六、预后

功能性消化不良预后良好,但治疗后必须进行四周以上的随访,以排除器质性疾病。尽管 FD 预后良好,有的报道还发现 3% 患者可发展为消化性溃疡。

第九节 胃下垂

胃下垂是指人体站立时胃小弯角切迹低于髂嵴连线,多见于瘦长无力体形或多生育妇女及虚弱性疾病患者,临床表现轻重不一,根据其下垂程度临床分为三度。胃下垂常伴有其他脏器下垂,如肝下垂、肾下垂、结肠下垂等。本病的治疗比较困难,但预后较好。

一、病因

引起胃下垂的病因很多,有素体禀赋不足,先天腹壁脂肪薄弱(瘦长体形者),后天失于调养锻炼,腹肌松弛,胃韧带张力减弱(妇女生育较多者,卧床少动者),罹患重症,内脏平滑肌张力低下(消耗性疾病进行性消瘦者)等。本病发病机制为固定胃的韧带张力减弱,内脏平滑肌张力低下,腹壁脂肪减少,腹肌弛缓,无力撑托胃体而使之下垂。

二、诊断

(一)临床表现

1. 病史 患者多体形瘦长,禀赋偏弱,或有慢性衰弱性疾病史,或为生育过多的妇女。

2. 症状 常有腹胀下坠感,餐后明显,平卧减轻,常伴嗳气、上腹痛,腹痛无规律性。可有头晕、乏力等。

3. 体征 上胃部常可闻及振水音及强烈的主动脉搏动,可发现其他内脏下垂(如肝、肾)的体征。

(二)实验室及其他检查

1. X 线检查 胃角部低于髂嵴连线,胃幽门管低于髂嵴连线,胃呈长钩形或无力型,上窄下宽,胃体与胃窦靠近,胃角变锐,胃的位置及张力均低,整个胃几乎位于腹腔左侧。

2. 超声检查 饮水使胃腔充盈后,可测出胃下缘移入盆腔。

三、鉴别诊断

1. 慢性胃炎 临床表现与胃下垂极其相似,但 X 线钡餐检查慢性胃炎胃黏膜皱壁增粗;胃镜检查胃炎有胃黏膜水肿、充血、糜烂和萎缩性胃炎的特征性变化。

2. 消化性溃疡 消化性溃疡有慢性、周期性和节律性上腹痛典型症状;X 线钡餐诊断要点检查溃疡部可显示龛影;胃镜检查溃疡部有白色或灰白色苔,边缘似锯齿状,锐而光整,无结节突出,周围黏膜红肿。

3. 功能性消化不良 以上腹痛、早饱、腹胀、嗳气、恶心等为主要特征,排除胃的溃疡、糜烂、肿瘤及肝胆胰等器质性病变方可作出诊断。

四、诊断要点

胃下垂的诊断主要依据其临床症状,体征及 X 线检查。患者系瘦长体形,经产妇生育较多,消耗性疾病进行性消瘦,卧床少动者,对本病的诊断有一定的帮助。主要指标:①胃下垂本身的临床症状;②肋下角常 <90°;站立时腹主动脉搏动明显;③胃内有振水声,双手托扶下腹部则上腹坠胀减轻;④X 线检查异常者。次要指标:①瘦长体形者,经产妇生育较多者,消耗性疾病进行性消瘦者;②有站立性昏厥、低血压、心悸、乏力、眩晕等"循环无力症"及其他内脏下垂的现象;③超声波检查异常者。

确诊条件:具有主要指标 2 项(①、④项必备 1 项)及次要指标 1 项,即可确诊为胃下垂。

五、临床分度

按病变严重程度可分为三度:

Ⅰ度 胃小弯至髂嵴连线距离在 0.1 ~ 0.5cm,胃大弯至髂嵴连线距离在 3.0 ~ 7.5cm 之间。

Ⅱ度 胃小弯至髂嵴连线距离在 1.6 ~ 4.5cm,胃大弯至髂嵴连线距离在 7.6 ~ 10.0cm 之间。

Ⅲ度 胃小弯至髂嵴连线距离 >4.6cm,胃大弯至髂嵴连线距离 >10.0cm 者。

六、治疗

(一)治疗原则 积极治疗各种慢性消耗性疾病,注意纠正不良的习惯性体位。加强体育锻炼,注意饮食调护。

(二)药物治疗

1 促动力剂 吗丁林,每次 10 ~ 20mg,1 日 3 次,口服;西沙必利,每次 5 ~ 10mg,1 日 3 次,口服;莫沙必利,每次 5 ~ 10 mg,1 日 3 次,口服。此外也可试用胃肠动力调节剂马来酸曲美布丁,每次 0.1 ~ 0.2g,1 日 3 次,口服。还可试用增强平滑肌张力药加兰他敏 1mg,每日 2 次肌注;ATP 注射液 20mg,每日 2 次肌注。

2 对症治疗 如有胃痛,可选用颠茄浸膏片或普鲁本辛口服,或山莨菪碱 10 mg 肌注;消化不良,可选用助消化剂如多酶片、胃蛋白酶合剂;胃酸缺乏者可给 1% 稀盐酸每次 2 ~ 5ml,1 日 1 次。

(1) 止吐药 胃复安,每次 5 ~ 10mg,每日 3 次口服;或每次 20 ~ 40 mg 肌注。吗丁林也有止呕作用。

(2)泻药 便塞停,每次 5 ~ 10mg,每日 1 次口服。大便通畅后停用。

(3)助消化药 胃蛋白酶合剂,每次 10ml,每日 3 次口服;多酶片,每次 1 ~ 2 片,每日 3 次口服;乳酶生,每次3~5片,1日3次,口服。

第十节　胃黏膜脱垂症

胃黏膜脱垂症,是由于胃窦部黏膜异常松弛,通过幽门管向十二指肠球部脱入所引起的一系列症候,本病的发生与胃窦部炎症水肿有关,当胃窦部炎症时,黏膜下结缔组织较松,胃黏膜皱襞肥大,胃窦部蠕动增强时则黏膜皱襞易被送入幽门,形成胃黏膜脱垂。胃黏膜恶性细胞浸润也可发生本病。老年人发病与黏膜肌层弹力减弱有关。少数为黏膜皱襞畸形,不能保持正常的纵行皱襞而形成环形,或胃窦蠕动过度活跃而造成。绝大多数胃黏膜脱垂是可复性的,严重脱垂的胃黏膜充血、水肿,并可有糜烂、溃疡、幽门梗阻、出血及坏死。好发年龄为40~60岁,男性多见。

一、病因

(一)机体外部因素

1. 精神神经因素　长期持续或强烈的精神紧张、过度疲劳、忧郁、沮丧、生活无规律等。

2. 饮食　无节制的暴饮、暴食、粗硬难消化、煎炸食物等物理因素或为饮酒、咖啡、浓茶、辛辣、厚味等化学性刺激。

3. 吸烟　可影响胃黏膜血循环,降低胃黏膜防御功能,影响胃排空及幽门括约肌功能。

4. 药物　布洛芬、保泰松、消炎痛及阿司匹林等药物,除可直接损伤胃黏膜外,还可抑制体内环氧化酶活性,干扰前列腺素的合成,削弱对胃黏膜的保护作用。药物的危害性与其剂量、服用时间的长短及机体敏感性等因素有关。

(二)机体内部因素

胃黏膜的防御功能不仅包括黏膜及其相关的解剖结构对损伤的天然抵抗机制,还包括一旦损伤发生,黏膜迅速修复,从而维护黏膜的完整性。胃、十二指肠的保护机制是一个很复杂的过程,目前认为是多种保护性因素综合作用的结果。包括胃黏液、黏膜屏障、黏膜细胞的高度再生和重建能力、丰富的黏膜微循环、内源性前列腺素的合成与释放以及多种胃肠激素的作用。一系列的防御因素在神经体液的调节下,胃黏膜免受胃酸的损害。一旦防御因素被削弱,胃十二指肠炎症、溃疡就可能发生,多在炎症的基础上,胃黏膜与黏膜下层增生、肥大、松弛、冗长,在胃蠕动增强时与黏膜下肌层滑动,胃窦部黏膜脱入十二指肠而产生胃黏膜脱垂症。

二、病理

病理特点为脱垂的黏膜松弛、柔软,胃黏膜与肌层之间容易滑动,或肥大增厚,水肿充血,亦可见黏膜糜烂、溃疡,甚至息肉样隆起。在显微镜下,脱垂的黏膜增厚,充血水肿,伴腺体增生,亦可有少量淋巴细胞、浆细胞及嗜酸性粒细胞浸润,呈现慢性炎症状态。胃黏膜脱垂在尸体解剖不易发现,因当胃蠕动消失后,脱垂的胃黏膜又退回到胃内。

三、诊断

(一)临床表现

1.症状

（1）上腹部疼痛 轻症者可无症状,重症者可有发作性中上腹部隐痛、烧灼感,甚至绞痛,并可向后背部放射,进食或食后右侧卧位时加重,改变体位后症状可突然消失,向左侧卧位时则较少发作。

（2）上消化道出血 多为少量出血,表现为黑便。呕血较少见,出血前常有恶心、呕吐。

（3）消化不良症状 腹胀、嗳气、返酸、上腹灼热等。

2. 体征 轻症患者可无体征,重者可有上腹压痛。当脱垂的黏膜阻塞幽门管而发生嵌顿或绞窄时,上腹部可扪到柔软而有压痛的肿块,并出现幽门梗阻的症状。

（二）实验室及其他检查

1. 实验室检查 大便潜血试验常为阳性。

2. 纤维胃镜检查 可见胃黏膜红白相间,以红为主,伴有充血、水肿,有时可见出血点、糜烂及浅表溃疡。在少量注气的情况下,胃舒张时,可见胃窦部脱垂的黏膜,自幽门口返回至胃内;胃窦部收缩时,黏膜又滑入十二指肠球部。

3. X线钡餐检查 X线检查为本病的重要诊断方法,其主要改变为十二指肠球底部中央呈现残缺阴影,球部呈"蘑菇"状,或在球底中央呈现相互连接的小型残缺,呈"伞"状或菜花状变形。此种X线征极不稳定。幽门管可增宽,其中可见黏膜皱襞,或出现重叠边缘。

四、诊断要点

主要根据胃黏膜脱垂的特征性症状及X线钡餐上消化道造影。

五、鉴别诊断

胃黏膜脱垂症需与慢性胃炎、消化性溃疡、幽门肌肥厚、有蒂胃息肉脱入幽门管、胃癌等鉴别。

1. 慢性胃炎与胃黏膜脱垂症 均有不典型的上腹部疼痛、胀满、嗳气、泛酸、烧心等症状,胃镜检查见胃窦部黏膜充血水肿等,甚而出现糜烂和溃疡。二者的鉴别主要是上消化道钡餐造影有否胃黏膜脱入十二指肠内之影像,特别是当胃黏膜嵌顿时炎症反应及症状更加突出是胃黏膜脱垂症。但后者常在慢性胃炎的基础上发生,且两者并存应予注意。

2. 消化性溃疡 本病的疼痛特点多为慢性、周期性、节律性疼痛,服用制酸药可缓解。X线钡餐可见龛影,胃镜检查可见溃疡灶。胃黏膜脱垂者,上腹疼痛无规律,间断性上腹痛,右侧卧位疼痛发生或加重,服用制酸药不能缓解。X线钡餐胃肠造影可见脱垂之胃黏膜像。如胃黏膜脱垂伴有十二指肠溃疡,其疼痛症状可被溃疡病掩盖,值得注意。

3. 幽门括约肌肥厚 多与胃窦炎或胃溃疡伴发,X线钡餐检查时可见球底部有明显压迹,与黏膜脱垂相似。但压迹边缘整齐,胃黏膜未脱入球部。幽门管细长,常见胃排空迟缓。

4. 有蒂胃息肉脱入幽门管 有带息肉较长可脱入幽门管,通过胃镜可确诊。

5. 胃癌 主要依靠胃镜及病理组织活检确诊。

六、治疗

（一）内科治疗 本病以内科治疗为主,患者进少量多餐饮食,戒烟、酒,饭后左侧卧位。并用抗胆碱类药物,如:颠茄浸膏片8～16mg,每日3次;普鲁苯辛片15～30mg,每日3次,以抑制过强胃蠕动。有幽门梗阻者,禁食,胃肠减压,并补液,纠正水电解质失衡。对伴有溃疡或慢性胃炎者,应积极治疗原发病。

(二)手术治疗 手术指征为有嵌顿梗阻现象,或反复出血及顽固性疼痛,及内科治疗不能控制者。

第十一节 急性胃黏膜病变

临床上将休克、败血症、大面积烧伤、多脏器衰竭、脑血管疾病、颅脑损伤及手术、脓毒血症、大手术和药物等多种因素引起的急性胃黏膜浅表性损伤,如急性炎症、黏膜出血、糜烂或浅表溃疡病变,统称为急性胃黏膜病变,也包括应激性溃疡。

一、病因

1. 外伤及大手术 如心、脑血管、胸腹部、泌尿系手术等。多在术后 7~10 天间发病。
2. 颅脑疾患 脑血管意外、颅内肿瘤、颅内感染等。
3. 严重感染 败血症、脓毒血症、中毒性休克肺炎、流感等,溃疡出血多在感染性休克后第 5 日发生,或在感染最严重阶段并发。
4. 大面积烧伤 一般烧伤面积在 30% 以上时发生。大面积烧伤并发急性胃黏膜病变机会更多。出血常在烧伤后 8~10 日内发生,穿孔多发在烧伤后 1 个月左右,为溃疡逐渐进展的缘故。
5. 应用某些药物 酒精、非甾体类消炎药物。如消炎痛、保泰松、阿司匹林等可抑制前列腺素合成,胃黏膜防护能力减弱。肾上腺皮质激素最易诱发急性胃黏膜病变。

二、发病机制

由于各种应激因素作用于中枢神经系统和胃肠道。通过神经内分泌和消化系统的相互作用,使得维持胃、十二指肠黏膜完整的攻击因子和保护因子之间的平衡破坏,最终导致黏膜发生病变和应激性溃疡的发生。

1. H^+ 的逆扩散正常情况下, H^+ 的逆扩散 保持在正常生理限度内,它取决于黏膜的屏障能力与足以维持代谢需要并能缓冲逆扩散的 H^+ 所需的血供。严重创伤时,黏液/碳酸氢盐分泌减少,且由于胃肠功能紊乱,胆汁反流,从而使黏液/碳酸氢盐屏障破坏。逆扩散与胃黏膜受损的程度和胃液内 H^+ 浓度密切相关成正比关系。

2. 胃黏膜上皮细胞增殖减少,黏膜更新缓慢 维持正常胃黏膜屏障极重要因素之一是完整的胃黏膜表面上皮细胞的脱落与更新。当这一平衡失调,即上皮细胞脱落增加和(或)更新减少,可使胃黏膜屏障遭到破坏

3. 胃黏膜微循环障碍 胃黏膜正常微循环结构的完整才使细胞更新速度得以维持,黏膜的完整性得以保全。处于应激状态下,胃黏膜小动脉与毛细血管动脉端收缩痉挛,导致胃黏膜缺血、缺氧,致使黏膜细胞内酸性产物增多,且损伤胃黏膜。结果由于酸中毒导致黏膜细胞内的溶酶体酶释放,破坏溶酶体,胃黏膜上皮细胞损伤并坏死,形成应激性溃疡。在应激状态下,可引起交感神经与迷走神经兴奋,前者导致黏膜血管收缩、痉挛,后者则使黏膜下动静脉短路开放,致使胃黏膜缺血加重。同时,迷走神经兴奋还可引起胰腺消化酶的释放、幽门开

放、十二指肠碱性内容物反流至胃腔内,使胃黏膜受损,这也是加重应激性溃疡的重要因素。

4.氧自由基的损伤作用 在应激状态下胃黏膜可产生大量氧自由基,氧自由基损伤胃黏膜的机制有:①与细胞膜内多价不饱和脂肪酸结合,形成脂质过氧化物而破坏细胞内线粒体和溶酶体,造成细胞死亡。②与含巯基的氨基酸结合,使蛋白质和酶失活,破坏上皮间质透明质酸酶和胶原纤维网。

5.前列腺素等物质的作用 胃黏膜内前列腺素(主要是 PGE2)可维持和促进胃黏液及碳酸氢盐的分泌,改善胃黏膜微循环,抑制胃酸分泌及促进上皮细胞的更新。与前列腺素作用相反,血栓素 A2、血栓素拟似物及白三烯 C4。均有增强血管收缩作用,可引起严重黏膜病变。由白细胞、巨噬细胞及上皮细胞合成并释放的血小板活化因子(PAF)在炎症过程及内毒素性休克的发展中起一定作用,可能也参与胃溃疡的发病过程。

6.神经肽类等物质的作用 消化系统的功能与中枢神经系统之间存在密切联系,某些神经肽类物质能调控胃肠道的分泌与运动功能,有些则可影响胃黏膜的血管舒缩功能,参与应激性溃疡的形成。

三、病理

1.肉眼所见 以胃黏膜多发性糜烂为特征,糜烂可小如针尖,直径约 1cm,可偶见巨大溃疡病变。有人分别指出糜烂性出血性胃炎的基本损害是糜烂,病变一般呈多发性,常常限于胃体与胃底的泌酸黏膜,炎症反应极轻微,胃窦部通常毫无损害。而急性应激性溃疡主要呈单发,易于穿孔,常发生于十二指肠与碱性胃黏膜。因此,从病理学角度看,急性应激性溃疡与糜烂性出血性胃炎是有区别的。应激性溃疡病变的分布可因发病原因不同而异。由于大手术或严重创伤应激所引起者,病变常在胃大弯侧近端成块状分布,且向胃窦与体部联结处扩展。服用阿司匹林所引起的应激性溃疡,则常见于胃小弯处。相反,大面积烧伤患者发生的应激性溃疡常累及胃的远端,且伴有单个或多个十二指肠溃疡。

2.显微镜检查 特征性病理表现是黏膜糜烂或溃疡。显微镜下可明显地看出这种病变是局灶性黏膜出血,从而导致出血性与凝固性坏死,坏死物脱落后形成特征性糜烂或溃疡。在其他处可发现有弥散性黏膜出血、黏膜下水肿、充血及出血。在黏膜固有层内,在表面上皮以下与胃小凹周围,也可存在黏膜水肿。此外,常可见表面上皮缺如,在胃腺颈层水平处,有上皮腐烂脱落。部分病例并发不同程度的慢性胃炎。

四、诊断

(一)临床表现

临床可无任何症状,直至大出血时始被注意,多数患者潜在出血征象。急性胃黏膜病变临床表现:①出血症状,是其主要表现,呕血、便血、晕厥、休克等。常无前驱征兆且不易止血。出血停止后常易复发,与一般消化性溃疡的出血不同。推测可能与病变新旧交替有关。②急性胃炎症状,上腹疼痛、腹胀、恶心、呕吐、返酸等消化系统症状。③并发症症状黄疸、腹水或发生穿孔腹膜炎。

(二)实验室及其他检查

1.纤维胃镜检查 争取在出血后 12~24 小时内检查,对本病有重要诊断价值。镜下可见黏膜充血、水肿、点片状糜烂出血、大小不一的浅表多发性溃疡,溃疡面可有新鲜出血或血凝块,少见白苔。活检为出血、糜烂、坏死和上皮脱落。应激性溃疡可独立存在,溃疡深大易出血。

2. X线钡餐检查 由于急性胃黏膜病变多为浅表性病变,故常不易发现。主张用头低位进行气钡双重造影法检查,能提高本症之诊断率。选择性腹腔动脉造影在活动性大出血时,有助诊断。

五、治疗

(一)治疗原则 维持血容量,注意酸碱平衡,进行抗溃疡和保护胃黏膜及加强凝血机制的药物治疗,必要时可考虑手术治疗。

(二)内科治疗

1. 积极消除应激因素 包括控制原发病,如有感染、败血症时应给予相应的抗生素,停用引起应激性溃疡的药物,纠正缺氧等。

2. 输血、补充血容量 因本病病变广泛,且反复出现,侵及血管的机会大,故出血量常较大,60%以上病例需输血。低血容量本身可作为新的应激因素而加重病情,加重原先的胃黏膜缺血,所以应重视及时输血以恢复血容量。出血难止的病例应输新鲜血,并作凝血功能检查,因近年发现本病可发生血小板黏附性障碍,此时只有输入新鲜血和血小板才能有效止血。

3. 抑酸剂 H_2 受体拮抗剂如甲氰咪胍、雷尼替丁、法莫替丁等;质子泵抑制剂如奥美拉唑、兰索拉唑、雷贝拉唑等,其中以奥美拉唑为例,用 40mg 静脉推注,每天 1 次。善得定(奥曲肽)是一种人工合成的八肽环化合物,它保留了天然的生长抑素的药理学活性,可抑制生长激素和胃肠胰内分泌激素的病理性分泌过多,从而起到治疗作用。用法:每次 0.1mg,8h1 次,皮下注射。

4. 黏膜保护剂 铋剂、硫糖铝、米索前列醇、麦滋林、施维舒、醋氨己酸锌等均可选用。

5. 冰盐水洗胃 对这种弥漫性胃黏膜出血尤其适用据实验观察,冰盐水可使胃收缩和黏膜血管收缩而止血,并可达到去除胃内积血而便于进行紧急内镜检查。约85%~90%病例可因此止血。以去甲肾上腺素 8mg 加人生理盐水 100ml 间歇灌入胃后复抽出。同时可保留鼻胃管以便观察止血效果。

6. 抗酸剂与饮食 如出血量少或已停止,可多次有规则地从胃管注入氢氧化铝凝胶或与牛奶、米汤等交替使用,以保证胃内盐酸的持久中和,促使胃黏膜糜烂的愈合,并可减轻出血。

7. 抗胆碱药物(胃肠外给药) 有人认为应激的后期,迷走神经过度兴奋,使胃黏膜下层动-静脉短路强烈收缩,这与继发的黏膜出血、坏死有密切关系,抗胆碱药物亦能起一定作用,故应用此类药物因增加胃黏膜下层动.静脉分流,减少黏膜层血流量,抑制胃酸分泌,对止血有一定作用。

(三)内镜治疗 通过内镜治疗上消化道出血的技术包括单、双极电灼法和激光凝固法及内镜下止血剂等。但对在临床应用的确实疗效和安全性尚需作进一步评估。

(四)经血管的治疗方法 包括血管内灌注加压素和经导管动脉栓塞,对于常规方法治疗后上消化道出血不能控制的患者可考虑采用血管治疗方法。经腹腔或胃左动脉以 0.2 ~ 0.4U/min 加压素持续滴注 48~72h,在停药前逐渐减量。心肌缺血和高血压病患者要慎用。经导管动脉栓塞治疗,通常将自身血凝块经导管通路栓塞出血动脉或加用氧化纤维素、氨基乙酸、凝血酶及明胶海绵等。这种方法一般适合于含有一个较大动脉供血部位的出血,由于胃黏膜下血管丛非常广泛,没有一个胃动脉是终动脉,因此尽管用这种方法有成功地控制出血的报道,但很少用于急性胃黏膜溃疡出血的患者。

(五)手术治疗　部分病例,主要是应激性溃疡出血者,经上述治疗仍不能控制出血,一般认为反复大出血达 8h 以上应考虑手术治疗,对于这种病例,如不及时手术则病死率极高。手术治疗的效果亦有欠满意之处,主要是术后残胃再出血。总的说,目前认为手术治疗应根据具体病情而进行选择性迷走神经切断术、幽门成形术、出血点缝合术或近全胃切除术等几种术式。病情越严重,选择的术式应越彻底。

第十二节　溃疡性结肠炎

溃疡性结肠炎(UC)简称溃结,是一种病因未明的非特异性炎症性肠病,主要受累的部位是结肠和直肠。本病可发生在任何年龄,以 20~40 岁者居多。男女发病无差别。国外统计单纯的溃疡性直肠炎约占 30%~50%,左半结扬(包括直肠)占 30%~50%,全结肠炎占 15%~20%,在我国以直肠和乙状结肠受累多见,全结肠炎少见。欧美流行病学资料显示,人群患病率为 40~117 人/10 万。国内缺乏流行病学的调查资料。我国发病较欧美国家少见,病症一般较轻。但近年报道增多,发病有增加的趋势。

一、病因及发病机制

溃疡性结肠炎的病因及发病机制迄今仍不清楚。可能与以下因素有关:

1. 遗传因素　溃结的发病有明显的种族差异及家族积聚现象,据报道有 10%~34% 有阳性家族史。对我国患者 HLA 的分布研究显示,溃结患者 HLA-31 抗原频率较对照组明显增高,且与病情严重程度有一定关系。溃结患者血清遗传标志物核周型抗中性粒细胞胞浆抗体(PANCA),阳性率可达 75%~80%,而在克罗恩病和其他感染性肠病 PANCA 阳性率仅 5% ~20%。同时 HLA-DR 2 多呈阳性。这说明遗传因素与本病的发病有关。

2. 食物过敏　某些溃结患者对饮食中的一些动植物蛋白过敏。脱脂饮食仅对少部分溃结患者有利。目前还不能肯定食物过敏在溃结发生中的作用。

3. 感染因素　溃结发病与某些感染性肠道疾病相似,但长期的研究结果仍未发现哪些细菌或病毒与溃结的发病有直接的关系。溃结病人往往因继发细菌感染而使病情加重,用抗生素治疗后病情可得到一定的缓解。

4. 环境因素　本病在不吸烟者中比吸烟者更为常见,相对危险性为 2~6。口服避孕药的妇女溃结发病有增加的趋势。当对吸烟习惯及社会群体进行研究时,未发现吸烟与溃结有关。

5. 自身免疫因素　溃结的发生与免疫异常有关,但免疫异常是病因还是炎症的后果,尚难作出结论。溃结患者血中免疫球蛋 IgM 明显增高,IgG 与 IgA 在血中及肠黏膜间质和腺腔内也增高,部分患者还可检测出特异性抗结肠上皮的抗体。淋巴细胞转换率、白细胞及巨噬细胞游走抑制试验提示本病患者中有细胞免疫异常。临床上用糖皮质激素治疗有较好的疗效也提示免疫异常在溃结的发病中起一定作用。

6. 精神因素　从临床观察到精神抑郁与焦虑可能与溃结的发生与复发有关。较多的研究表明心理社会应激是该病复发的诱因。溃结患者多有特殊的性格特征,对生活中重大事件的心理承受能力和适应能力差,但目前对此还未完全定论。

二、病理

本病主要侵犯大肠的黏膜及黏膜下层,病变从远端向近瑞发展,呈连续性,远端重于近端,当全结肠受累时.病变可累及末端回肠。肉眼可见病变肠黏膜明显充血水肿,其间散在分布大小不等的糜烂及阿弗他溃疡,溃疡表面有脓性渗出物;黏膜表面有颗粒感、质脆易出血;长期反复发作的病人可见肠黏膜有许多大小不等炎性息肉形成。若有中毒性肠扩张,可见肠壁明显变薄,因黏膜有广泛性的溃疡形成及黏膜脱落或出现灶性穿孔。在患者急性发作期间,显微镜下可见黏膜内有较多的炎件细胞(浆细胞、淋巴细胞、单核细胞、嗜酸性细胞及多核粒细胞)浸润,毛细血管明显充血或出血,肠腺顶端可见隐窝脓肿形成,脓肿相互融合向黏膜面延伸形成溃疡,杯状细胞减少或消失。

三、临床分型、分期

(一)按症状发作及病程,可分为:①初发型;②慢性复发型;③慢性持续型;④急性暴发型。

(二)按病变范围,可分为:①远端直肠型;②左半结肠型;③全结肠型。

(三)依病情的严重程度,临床上分为轻、中及重型:

1.轻型 腹泻少于4次/天,大便中少许黏液及镜下红细胞,无发热和心动过速,血红蛋白正常或轻度贫血,一般情况良好。血沉正常。

2.中型 腹泻4~6次/天,其他症状介于轻度与重度之间。

3.重型(或暴发型) 严重的腹泻(多于6次/天),大便带有大量的黏液脓血,发热,心动过速,贫血,低蛋白血症,血沉加速、G-反应蛋白升高。

按病情,分期可分为活动期和缓解期。

四、诊断

溃结多呈慢性起病,少数可急性起病。病程迁延数年至十余年,常呈发作期与间歇期交替。肠道和肠外的症状反复发作,在间歇期及发作期症状不同。少有急性暴发过程。精神因素、劳累、饮食失调及肠道感染为本病发作的诱因。

(一)肠道症状及体征

1.腹泻 腹泻伴黏液脓血便或黏液血便是本病最常见的临床症状,腹泻程度不一,患者大便每日3~20次不等,或腹泻便秘交替;患者可有明显的里急后重感;粪便呈糊状,带有黏液、脓血或仅排黏液、脓血。

2.腹痛 轻症及间歇期患者一般没有腹痛,或仅有下腹的不适;若有腹痛者一般为左下及下腹阵发性隐痛,也可波及全腹。严重的病例可出现持续剧烈的腹痛。有的患者可有腹痛—便后缓解的规律。

3.其他症状 腹胀、恶心、呕吐及食欲不振等。

4.腹部体征 左下腹压痛,有时可触及痉挛的乙状结肠。严重的病例有腹肌紧张,压痛及反跳痛。

(二)肠外症状 溃结与克罗恩病相比,较少出现皮肤病变、关节炎及眼部症状等肠外表现。国内患者发生肠外症状者也较国外少。

1. 皮肤病变　坏疽性脓皮病、结节性红斑,后者一般与肠道病变的活动性有关,女性多于男性,常发生于腿部皮肤,高出表皮。

2. 关节炎　国外报道在急性期有 10%～25% 的病人发生关节炎,主要累及大关节,表现为骶髂关节和周围性关节炎等。

3. 眼部　可出现结合膜炎、虹膜睫状体炎、葡萄膜炎等。

4. 肝脏疾病　本病患者常有碱性磷酸酶和转氨酶的升高,升高可能是多因素的结果。硬化性胆管炎常常与本病并存,一般溃疡性结肠炎较轻,但硬化性胆管炎则进行性的发展,造成肝硬化及门静脉高压。硬化性胆管炎有可能发展成胆管癌。

5. 全身症状　发热在急性期或急性发作时出现,一般为低热或中度发热,重症患者可有高热。病程在发作期或迁延不愈者可出现贫血、体重下降、疲乏、营养不良、水与电解质失衡及低蛋白血症等。

(三)实验室及特殊检查

1. 血液学检查　在疾病活动期,红细胞沉降率加速、白细胞升高、血红蛋白降低、血清总蛋白降低、G-反应蛋白升高、α1-酸性糖蛋白升高、电解质紊乱。核周型抗中性粒细胞胞浆抗体(PANCA)阳性。

2. 粪便检查　大便隐血实验阳性。粪便中可见黏液及脓血,镜检有大量的红细胞、白细胞及脓细胞。

3. 结肠镜检查　结肠镜下可发现以下病变:①肠黏膜明显充血、水肿、血管模糊不清,有散在分布的大小不等、形态各异的糜烂和浅表溃疡,表面附有黏液、脓性或血性分泌物,病变呈连续性、弥漫性分布;②黏膜表面粗糙呈细颗粒状、质脆、易出血;③后期可见假息肉形成,息肉形态各异、大小不等、有蒂或无蒂、色泽不一。急性期溃疡和慢性期息肉可同时存在,有时可见桥形增生黏膜。④肠壁僵直,结肠袋消失。

4. X线检查　多采用气钡双重对比造影,对重症及暴发型的患者不宜使用,有加重病情的危险。溃疡性结肠炎的 X 线征象为:①多发性浅溃疡:表现为肠腔管壁边缘呈毛刺状或锯齿状,肠腔内有多发性小龛影或条索状存钡区;②后期肠腔内可见大小不等圆形或椭圆形的充盈缺损;③肠管短缩,结肠袋消失,呈铅管状。

五、诊断标准

(一)诊断标准　全国慢性非感染肠道疾病学术会议(1993)制订的溃疡性结肠炎诊断标准,在排除痢疾、血吸虫病、肠结核等特异性感染性结肠炎及结肠克罗恩病、缺血性肠炎的基础上,可按下列标准诊断:

1. 典型临床表现,反复发作的黏液脓血便、腹泻、腹痛、发热、体重减轻或有便秘等,上述肠镜检查①②③三项中之一项及/或黏膜活检可以确诊本病。

2. 典型临床表现,钡剂灌肠 X 线征①②③之一项,可以诊断本病。

3. 临床表现不典型而有典型结肠镜检查或钡剂灌肠典型征象者可以诊断本病。

4. 临床表现有典型或典型病史而目前无结肠镜检查或钡刑灌肠典型改变者,列为"疑诊"病例,进行随访。

(二)诊断格式　一个完整的诊断还应包括临床类型、病变范围、严重程度及病情分期等。

如:溃疡型结肠炎;慢性复发型;左半结肠型;中度;活动期。

六、鉴别诊断

(一)感染性腹泻 感染性腹泻是临床上引起腹泻的最常见原因,部分病人的临床表现与本病相似,一般细菌性痢疾便血不常见,即使有便血持续时间也不长,粪便培养可分离出致病菌,抗生素治疗有效。肠镜检查及黏膜活检没有溃结的特点。

(二)结肠克罗恩氏病 在国内比溃结少见,克罗恩病患者可出现腹痛、腹泻,但黏液脓血便少见,腹部包块发生较溃结多见;肛周病变较溃结常见;肠镜及 X 线钡剂灌肠检查多为节段性损害,铺路石样改变;PANCA 多为阴性。

(三)溃疡性结肠炎 多发生在老年患者,一般表现为某节肠段的损害。放射学检查若发现出于肠壁内出血而致的"拇指纹"征,可帮助诊断。结肠梗塞多发生于右结肠,一般急性发病,下腹部疼痛、发热及便血。依本病的特点有助于鉴别。

(四)肠易激综合症 常常有腹痛及黏液便,但无脓血便,精神应激可使症状加重,粪便化验、肠镜及 X 线钡剂灌肠检查无阳性发现。

(五)便血的鉴别 当溃疡以便血为主要症状时,应同痔疮、直肠及结肠新生物、血管畸形和出血性疾病相鉴别。肠镜及 X 线钡剂灌肠检查,是最好的鉴别手段。

(六)其他 放射性结肠炎、过敏性结肠炎、药物性结肠炎、伪膜性结肠炎等依据病史,临床表现,肠镜所见可与本病鉴别。

七、并发症

1. 肠道并发症 可有肠穿孔给腹膜炎、肠道大出血、肠梗阻等。

2. 肛周病变 可有肛裂、瘘管形成、肛门直肠周围脓肿和直肠脱垂。

3. 中毒性巨结肠 国外报道发生率为 2% ~23%,国内少见发生。多发生在重症溃结患者,病情极为严重,临床上可出现明显毒血症、脱水、腹痛、腹胀、腹部压痛及反跳痛;X 线平片常提示肠腔明显扩张,一般以横结肠最为严重。血常规白细胞计数显著升高。钡剂灌扬检查、低钾、使用抗胆碱能药物或鸦片酊为诱发因素。该并发症一旦发生,死亡率高,顶后极差。

4. 癌变 国外报道溃结癌变发生率为 5% ~10%,国内报道较少见。癌变的发生与病情的轻重、病变的范围及病程有关。多见于病程 >10 年、病变累及全结肠、有重度不典型增生的患者。

5. 肠管狭窄 在病程较长的溃结病人可能发生肠管狭窄,但发生率较低,一旦发现肠管狭窄应在内镜下反复多处活检,以排除癌变的可能。

6. 其他 内科保守治疗无效的病人,可出现脓毒血症及严重的肠外症状。

八、一般治疗

治疗目的为控制急性发作、缓解症状、防止并发症及预防复发。具体治疗措施包括:

在急性发作期应进食高糖、高蛋白、高维生素、少纤维的流质饮食,待病情好转后改为营养丰富的少渣饮食。病情严重者禁食、静脉高营养,以使肠道得到充分的休息,有利于病变恢复。纠正水、电解质平衡紊乱,贫血严重者应输血,补充血浆白蛋白纠正低蛋白血症。

对服痛、腹泻可对症治疗,腹痛用阿托品 0.5mg,口服每天 3~4 次,应注意大剂量抗胆碱药物可诱发中毒性巨结肠;腹泻严重者可用洛哌丁胺(易蒙停)2~4mg 餐前及睡前服。复方地芬诺酯(苯乙哌啶)也可慎用。

急性发作期对重型或有并发症的患者常合并细菌感染,应使用抗生素。如甲硝唑和环丙沙星类药物。

九、特殊药物治疗

(一)常用药物

1. 水杨酸制剂

(1)柳氮磺胺吡啶(SASP) 适用于轻、中型或重型溃结经肾上腺皮质激素治疗已缓解者。SASP 口服后在肠道由细菌分解成磺胺吡啶和 5 - 氨基水杨酸(5 - ASA)。后者可通过抑制环氧化酶途径阻断前列腺素的合成,或通过抑制脂质氧化酶途径干扰花生四烯酸代谢,抑制肠巨噬细胞的移动,抑制外用血和肠淋巴细胞产生免疫球蛋内,从而控制炎症。用药方法:在发作期,4~6g/d,分 4 次口服;病情缓解后改为 2g/d,分次口服,维持 1~2 年,可减少复发。对轻、中型溃结也可应用 SASP 灌肠剂或栓剂局部治疗。

(2)5 - 氨基水杨酸(5 - ASA)制剂 商品名有艾迪莎(etiasa)和颇得斯安(pentasa),没有磺胺吡啶引起的副作用。该药在肠道中缓慢释放,可保持回肠及结肠内药物的有效浓度,对轻、中型的患者有较好的疗效。用药方法:在急性期,1000mg(口服),4 次/d;在缓解期:500mg 2 次/d,栓剂,每次 1 栓剂(1g)、1~2 次/d,主要适应于溃疡性直肠炎。副作用有头晕、头痛、恶心、搔痒、消化不良、肌痛和发热等,对本品过敏者禁用。

2. 肾上腺皮质激素 适用于中、重型发作期的病人。其作用机制为减少白三烯 B4 的释放,抑制中性粒细胞趋化作用,防止氧自由基形成,抑制自身免疫过程,控制炎症,减轻中毒症状。用法:泼尼松(强的松)一般剂量力 30~40 mg/d,重型病例可达 60mg/d,或氢化可的松 200~300mg/d 静脉滴注,一周后改为口服。症状缓解后用药 2~4 周减量至停药,疗程 6~8 周。维持治疗或停药后可给予水杨酸制剂。对左半结肠、乙状结肠及直肠可分别适用灌肠剂及栓剂。最近报道布地奈德(丁地去炎松)灌肠剂,对激素受体的亲和力比氢化可的松高 100 倍,灌肠治疗效果更好,副作用更少。

3. 免疫抑制剂 用于肾上腺皮质激素依赖或不能耐受者,可以作为辅助治疗剂。常用药物硫唑嘌呤,可特异性地作用于 T 细胞,抑制 RNA 的合成,发挥抗炎作用。一般用量 1.5mg/(kg·d),分次口服,在使用中应注意胃肠道反应、白细胞减少及骨髓抑制等副作用。

4. 中药治疗 目前报道有中药锡类散和冰硼散灌肠,每次 1g,每天 1~2 次,疗程 14 日,对轻、中度左半结肠以远的溃结有效,与激素(醋酸曲炎松 50mg)合同溃疡,疗效更佳。

十、治疗方案

1. 急性期

①轻型:5 - ASA 1.5~2g/d 分次或 SASP 3~4g/d 口服。病变局限在直肠和直肠、乙状结肠时可用 5 - ASA、SASP 或肾上腺皮质激素灌肠液或栓剂,局部治疗。

②中型:最初口服泼尼松(强的松)30~40mg/d,以后每周递减 5~10 mg,根据临床症状改善情况,以后 5mg/d 维持治疗,如果需要也可用 5 - ASA、SASP 或肾上腺皮质激素局部治疗。

③重型:静脉或肠道内高营养,维持水、电解质平衡,输血及白蛋白,氢化可的松 200～300mg/d,静脉滴注(或强的松 60mg/d 口服),口服 5 - ASA 或 SASP。有脓毒血症的病人应用相应的抗生素。

2. 缓解期 进食富含纤维的饮食;5 - ASA 1g/d 或 SASP 2g/d 口服维持治疗防止复发;对症治疗。

十一、外科治疗

手术适应证:①结肠穿孔;②大出血威胁生命,内科治疗无效;③结肠癌变;④肠腔狭窄不能除外癌变者;⑤重型溃结肾上胰皮质激素静脉滴注和综合治疗 5～7 天无效者,可考虑手术。

十二、预后

病程一般迁延不愈,或急性发作与缓解交替,缓解期可从几周到许多年。5%～l0%的病人有慢性持续性的发展过程。很少病例能达到完全缓解。约 5%的重症病例,需要手术治疗。90%的患者除发作期外都能工作。绝大部分的患者因疾病的发作而影响生活质量。

第十三节　十二指肠炎

十二指肠炎是指各种原因所致的十二指肠黏膜的急性或慢性炎症。本病 20 世纪初期由于十二指肠溃疡的手术病例增多,多数学者的研究认为十二指肠炎是十二指肠溃疡的前期表现。随着消化内镜及黏膜活体组织检查的广泛开展,直至 1973 年后十二指肠炎作为一种独立疾病的观点才为人们所接受。

十二指肠炎发病率约占因上腹部症状受检病人的 6.4%,占胃镜检查数 4.1%～7.2%,发病年龄以 40～50 岁为多,男性多于女性,男女之比为 1.9∶5.5。

一、病因及发病机制

(一)原发性十二指肠炎

原发性十二指肠炎的病因尚不十分清楚。可能是多种因素共同作用的结果。

1. 胃酸分泌过多 部分病人胃液分泌量增高,文献报告十二指肠炎的胃酸分泌介于正态酸分泌和十二指肠溃疡的过酸分泌状态之间。十二指肠炎患者基础胃酸分泌(BAO)和最大刺激时胃酸分泌(PAO)均介于正常者和十二指肠溃疡之间。用制酸或抑酸剂治疗有效,提示胃酸过多可能是十二指肠炎发病的重要因素。但也有些病人胃酸正常,不支持此观点。

2. 幽门螺杆菌(Hp)感染 目前幽门螺杆菌(Hp)和十二指肠炎的关系还不清楚。十二指肠炎患者的十二指肠黏膜幽门螺杆菌(Hp)的检出率低。现认为 Hp 只在伴发胃上皮化生的十二指肠黏膜栖息,而十二指肠自身黏膜检不出 Hp。由于十二指肠球的胃上皮化生是散在分布的,因此 Hp 的检出率与活检数有关。亦有报告根除 Hp 后十二指肠糜烂反而增加,可能由于酸分泌增加引起。

3. 非甾体抗炎药(NSAIDs) 服 NSAIDs 的 90%组织学可见十二指肠炎。还有报告服 NSAIDs 一周,48%的病例出现胃黏膜损害,45%的病例出现十二指肠黏膜损害,十二指肠黏膜损害多数表现为十二指肠黏膜糜烂。

（二）继发性十二指肠炎

继发性十二指肠炎多与其他脏器疾病相关,其中合并慢性肝病、肝癌、慢性肾功能不全者多。还有其他一些特殊的原因。

1. 小肠及邻接脏器疾患 ①感染性十二指肠炎:细菌感染;梅毒;结核;十二指肠憩室(细菌停滞的原因);寄生虫、原虫感染(钩虫、贾第氏鞭毛虫、血吸虫、旋毛形线虫、粪类圆线虫、溶组织阿米巴、贝尔氏等孢子球虫等);真菌感染;病毒感染。②伴随小肠大肠炎症性肠病的非感染性十二指肠炎:克罗恩病;过敏性紫癜;嗜酸细胞性胃肠炎;Whipple 病;谷胶肠病;缺血性小肠炎;溃疡性结肠炎。③随伴邻接脏器疾患的十二指肠炎:胰腺疾病(急性胰腺炎、慢性胰腺炎);肝、胆道疾患(胆管炎、胆囊炎、肝硬变)。

2. 伴随全身性疾病或应激发生的十二指肠炎 心脏病(心肌梗塞);肾脏病(慢性肾功能衰竭);头部外伤;大面积烧伤;胶原病。

3. 医原性及中毒性十二指肠炎 反复的胰胆手术;放射线损伤;药物(消炎镇痛药等);自杀,误服(强酸、强碱);酒精;肝动脉栓塞治疗。

二、病理

（一）病理改变

十二指肠炎的基本病理改变是上皮细胞变性、增生以及基质内的炎细胞浸润。黏膜活体组织学检查,可见充血、水肿、糜烂、出血、腺体减少、绒毛萎缩、黏膜层及黏膜下层炎细胞(包括淋巴细胞、浆细胞、单核细胞及中性多形核粒细胞)浸润等。伴有多形核粒细胞浸润提示活动性炎症存在。不超过黏膜肌层的黏膜浅层缺损及炎性渗出,则为糜烂性十二指肠炎的组织学诊断依据。

胃化生和布氏腺增生亦较为常见。胃化生被认为是十二指肠炎的重要组织学特征。活体组织学检查发现,十二指肠炎的病变黏膜常有胃化生及布氏腺增生改变。此两种改变被认为是对高酸的一种适应性反应。胃化生型上皮可增强十二指肠黏膜对酸暴露损害的抵御能力,而布氏腺增生则可导致能中和胃酸的碳酸氢盐分泌增加。

（二）按照病理形态学改变,十二指肠炎可分为三型。

1. 浅表型 此型最为常见。表现为上皮绒毛变性、缩短、间隙减少。上皮细胞核致密,胞质有空泡。间质内可见较多慢性炎症细胞浸润及毛细血管扩张,腺体正常。

2. 间质型 此型主要表现为肠腺周围黏膜肌处有炎症细胞浸润,伴有淋巴滤泡增生及相应的瘢痕纤维的增生。

3. 萎缩型 此型主要表现为黏膜层变薄,绒毛萎缩、变平、间隙消失。浅表上皮变性,常大片脱落形成不同程度的糜烂。间质内有炎症细胞广泛浸润。肠腺减少,而杯状细胞及黏液细胞增加。黏膜肌增生、断裂,上皮部分或全部胃化生。此外,尚有其他不同的病理形态分类方法。

（三）好发部位 发病部位与病因关系密切,与酸相关者多局限在十二指肠球部,其他原因者病变范围相对广泛,如肝硬化患者由于门静脉高压及伴随的血液微循环障碍,病变不仅限于十二指肠球,炎症常波及十二指肠降部以远。

三、诊断

(一)临床表现

十二指肠炎临床表现差异很大,且无特异性。轻者可无症状,有症状者多诉有烧心和剑突下疼痛,可呈周期性及节律性上腹痛,空腹时明显,进食或用抑酸剂可缓解,类似消化性溃疡或典型十二指肠溃疡样症状。也可出现不同程度消化不良表现,如上腹不适、饱胀、反酸、嗳气、恶心、呕吐等。有些病人可合并出血,主要表现为黑粪,少有呕血或呕血兼黑粪者。少数病例以上消化道出血为首发表现,文献报告饮酒、劳累、进食生冷刺激性或粗糙食物为十二指肠炎出血诱因。体格检查多无特殊发现。

(二)实验室及特殊检查

1. 胃液分析 可见胃液的酸度和胃液分泌量异常。可行十二指肠引流检查以排除。

2. 十二指肠引流 怀疑十二指肠或胆道有细菌或寄生虫感染者可行十二指肠引流检查。

3. X线检查 X线钡剂造影可有球部激惹、痉挛、充盈不良,以及十二指肠黏膜粗乱、皱襞粗大,球部边缘呈锯齿状或针刺状改变等,均为非特异性征象。

4. 内镜检查 病变多发生在十二指肠球部,降部次之。内镜下常以球部局限性炎症为主要病变,可有黏膜充血、水肿、糜烂、点状或片状出血,绒毛模糊不清,皱襞粗大增厚,黏膜下血管暴露,黏膜表面粗糙、颗粒样或有增生的小结节等。合并布氏腺增生时,十二指肠黏膜呈结节状或息肉样隆起,与其他息肉样病变不易鉴别,取材较深的活组织检查可有助于诊断。

十二指肠炎的病变程度轻重不同,内镜表现差异很大,给内镜分类带来一定的困难,许多作者采用不同的方式进行分类。日本稻土将十二指肠炎分为三型:即充血型、糜烂型 黏膜粗糙型。由于该分类方法简洁而全面,较准确地反映了本病的全部内镜表现,得到国际内镜同行的广泛认同,我国多本内镜专著也在使用该分型方法。

1. 充血型 黏膜充血呈片状红斑,可伴有黏膜水肿。无明显白苔,多发生在十二指肠降部以下的深部环行皱襞,成带状出现,用亚甲蓝染色着色差。

2. 糜烂型 黏膜见有白苔或血凝块覆盖的糜烂,糜烂面可成点状、斑状或带状,黏膜缺损长径 1~10mm,伴有周边黏膜充血、水肿。用亚甲蓝染色,糜烂面着色而糜烂面周围黏膜不着色。

3. 黏膜粗糙型 为增生性改变,黏膜面弥漫性凹凸不平呈颗粒状,或小结节状,通常无充血等色泽变化。用亚甲蓝染色着色差。胃上皮化生也属此种,表现为球部四壁可见散在及成簇的颗粒,大小不等,表面光滑、柔软,色淡红,活检病理为胃腺上皮化生。

红斑型和糜烂型为急性炎症,经2次以上内镜下观察发现两者关系密切,多数糜烂型在治疗过程中移行为红斑型。黏膜粗糙型通常为慢性炎症。

四、诊断及鉴别诊断

(一)诊断 十二指肠炎的临床表现及实验室检查缺乏特异性,X线钡剂造影诊断的阳性率亦不高,诊断主要依靠内镜和活体组织学检查。对临床上出现溃疡样症状,内镜检查示十二指肠黏膜充血、水肿、糜烂、出血,活检组织呈慢性炎症,是诊断十二指肠炎的重要依据。

(二)鉴别诊断 主要是原发性十二指肠炎要和上述那些继发性十二指肠炎相鉴别,应认真查找基础病。其他还应和肠淋巴管扩张症、肠淀粉样病变、免疫增生性小肠病等鉴别。重要的是掌握各自的内镜特点。

五、治疗

（一）原发性十二指肠炎 原发性十二指肠炎的治疗原则与十二指肠溃疡相似。

1. 去除可能病因。避免服用刺激性食物、药物,忌烟酒。

2. 可服抗酸药。黏膜保护剂、H_2受体阻滞剂、质子泵抑制剂。

3. 根除 Hp。对伴有 Hp 感染病人,应予以根除 Hp 治疗。

4. 对症治疗。有消化不良症状者,可给予促胃肠动力药物,辅以其他助消化药。合并出血者的治疗与溃疡病出血相同。

红斑型和糜烂型十二指肠炎经过 6 周治疗约半数治愈;黏膜粗糙型病例现多认为是慢性过程,经过长期观察完全治愈的报告少见。原发性十二指肠炎可多年不愈或反复复发,但不发展为十二指肠溃疡。一般预后良好。

（二）继发性十二指肠炎 需积极治疗引起十二指肠炎的原发疾病。

（三）伴随性十二指肠炎 伴随性十二指肠炎由于是伴随十二指肠溃疡发病,病程与十二指肠溃疡平行,通常伴随溃疡的治愈而治愈。

（刘江凯）

参考文献

［1］崔丽英. 神经内科疾病临床诊疗思维. 北京：人民卫生出版社,2011.

［2］李龙延等. 心内科临床备忘录. 北京：人民军医出版社,2011.

［3］俞森洋,孙宝君. 呼吸内科临床诊治精要. 中国协和医科大学出版社,2011.

［4］邹建刚,杨荣. 心血管内科精要. 南京：江苏科学技术出版社,2010.

［5］张树基,罗明绮. 内科症状鉴别诊断学. 北京：科学出版社,2010.

［6］胡大一,高占成. 呼吸内科. 北京：北京科学技术出版社,2010.

［7］白玉海,付家和,何婷. 常见内科疾病诊疗概论. 哈尔滨：黑龙江人民出版社,2010.

［8］陈书长. 肿瘤的内科治疗. 北京：科学出版社,2010.

［9］孙明. 内科治疗学. 北京：人民卫生出版社,2010.

［10］梅冰. 内科急症. 北京：科学出版社,2010.

［11］宋国华,闫金辉. 内科学. 北京：人民军医出版社,2010.

［12］李广元. 诊断学基础. 北京：人民卫生出版社,2010.

［13］王涤非. 内科程序诊疗手册. 北京：化学工业出版社,2010.

［14］冼绍祥. 现代中医内科研究. 上海：上海科学技术出版社,2010.

［15］胡大一. 心血管内科学高级教程. 北京：人民军医出版社,2009.

［16］刘东霞,孙颖光. 内科规范化诊疗. 武汉：华中科技大学出版社,2009.

［17］敬长春. 内科学. 济南：济南出版社,2009.

［18］刘又宁. 呼吸内科学高级教程. 北京：人民军医出版社,2009.

［19］唐爱明,曹忠义,刘禧玲. 新编内科疾病诊疗学. 上海：第二军医大学出版社,2009.

［20］杨绍旺等. 实用大内科诊疗指南. 北京：中医古籍出版社,2009.

［21］陆凤翔,吴文溪. 实习医师手册. 南京：江苏科学技术出版社,2008.

［22］李剑,吴东;王迁,等. 协和内科住院医师手册. 北京：中国协和医科大学出版社,
2008.

［23］李德天. 泌尿系统与疾病. 上海：上海科学技术出版社,2008.

［24］任登先. 内科学. 北京：人民卫生出版社,2008.

［25］石宏斌,贺西南. 肾内科新医师手册. 北京：化学工业出版社,2008.

［26］孙凤春. 现代呼吸内科教程. 济南：山东大学出版社,2008.

［27］杨立明,官德元. 内科学. 武汉：湖北科学技术出版社,2008.

［28］尹爱萍. 肾内科手册. 北京：科学出版社,2008.

［29］张尤历. 消化内科疾病诊疗指南. 北京：学苑出版社,2008.

［30］马爱群. 内科学. 北京：人民卫生出版社,2007.

［31］刘仁树;江西省乡村医生培训中心编. 内科学. 南昌：江西科学技术出版社,2006.

［32］孙颖立,戴万亨. 诊断学基础. 上海：上海科学技术出版社,2006.

［33］姚鸿恩,张玉芹. 诊断学基础. 北京：人民体育出版社,2006.

［34］中华医学会. 临床诊疗指南 神经内科分册. 北京：人民卫生出版社,2006.

［35］麦灿荣,陈伟光;北京协和医院编. 消化内科诊疗常规. 北京:人民卫生出版社,
2005.

［36］蔡柏蔷;北京协和医院编. 呼吸内科诊疗常规. 北京:人民卫生出版社,2004.